Mit freundlicher Unterstützung

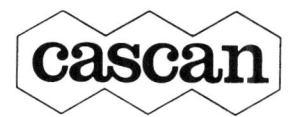
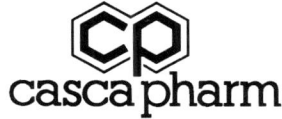

Wolfgang Petro (Hrsg.)

Pneumologische Prävention und Rehabilitation

Ziele – Methoden – Ergebnisse

Unter Mitarbeit von
M. Barth   K.-Ch. Bergmann   U. H. Cegla   M. Debelić
H. Fabel   J. Fischer   V. Flörkemeier   N. Gebert   N. Gerdes
E. Gonsior   P. Haber   R. Keller   H. Keller-Wossidlo
B. Kroemer   R. F. Kroidl   J. Lecheler   H. Lindemann
E. Meissner   R. Meister   G. Menz   A. Mikulla   W. Mohrmann
F.A. Muthny   B. Niggemann   D. Nolte   D. Nowak   F. Petermann
E. Petri   W. Petro   R. Pfister   H. Piechowiak   F. Raschke
K.-H. Rühle   O.-P. Schmidt   Ch. Schöttes   H. Schweisfurth
G. Siemon   H. Trötschler   U. Wahn   K. Weißer-Brauch

Mit 130 Abbildungen und 92 Tabellen

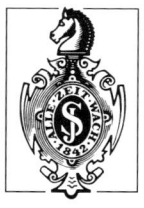

Springer-Verlag
Berlin Heidelberg New York
London Paris Tokyo
Hong Kong Barcelona
Budapest

Prof. Dr. med. Wolfgang Petro

Fachklinik für Erkrankungen der Atmungsorgane
und Allergien der LVA Niederbayern-Oberpfalz
Salzburger Straße 8−11
83435 Bad Reichenhall

ISBN 3-540-57249-X Springer-Verlag Berlin Heidelberg New York

Die Deutsche Bibliothek – CIP-Einheitsaufnahme
Pneumologische Prävention und Rehabilitation: Ziele – Methoden – Ergebnisse / W. Petro (Hrsg.).
Unter Mitarb. von M. Barth ... Berlin; Heidelberg; New York; London; Paris; Tokyo; Hong Kong;
Barcelona; Budapest: Springer, 1994
ISBN 3-540-57249-X
NE: Petro, Wolfgang [Hrsg.]; Barth, Michael

Umschlaggestaltung: E. Kirchner, Heidelberg
Datenkonvertierung Typo Design Hecker GmbH, Heidelberg
Druck: Colordruck, Leimen
Buchbinder: Schäffer, Grünstadt

19/3130 − 543210 − Gedruckt auf säurefreiem Papier

Geleitwort

Der Anspruch eines Buches erwächst aus seinem Titel. „Pneumologische Prävention und Rehabilitation", das soll die Darstellung des Einfachen sein, das doch so schwer zu machen ist; soll ein Beitrag sein,
zur Krankheitsvermeidung und Krankheitsbewältigung im Bereich der
Lungenheilkunde. Aber gerade das Einfache bedarf eines festgefügten
Rahmens, der zwar nicht neu gezimmert zu werden braucht, der aber
doch das zusammenfassen soll, was vorhanden ist als erprobtes und
brauchbares Werkzeug und Erfolgsrezept der Pneumologie.

Das vorliegende Buch füllt eine Lücke auf dem Markt der medizinischen Fachliteratur. Es spannt den Bogen zwischen naturwissenschaftlich begründeter pneumologischer Diagnostik und Therapie hin
zu den wissenschaftlich begründeten Methoden der pneumologischen
Rehabilitation. Der Wert der Darstellung liegt in der sinnvollen Zusammenfassung des vorhandenen Wissens über Prävention und Rehabilitation, und damit kommen zugleich die Gemeinsamkeiten mit dem
Fachgebiet Pneumologie zum Tragen. Hierbei wird die inhaltliche
Überlegenheit des Rehabilitationsverfahrens im Vergleich zu Versor-
gungs- und Akutmedizin deutlich, ohne daß die bedeutsamen Kritik-
punkte in den Verfahrensweisen und insbesondere in der Mitwirkungspflicht und Mitwirkungsbereitschaft des Patienten übersehen
werden. Es spart nicht an sachlicher, konstruktiver Kritik, wenn es um
die Schwächen der Rehabilitationsmedizin bei ihren Anbietern geht.
Die kontroverse Erfolgsdiskussion wird aufgelöst durch belegbare Re-
habilitationseffekte. Autoren der deutschsprachigen Pneumologie –
niedergelassene Ärzte ebenso wie Hochschullehrer, Forscher, Psychologen und Rehabilitationsmediziner – kommen zu Wort. Sie bieten
eine Synopsis der Maßnahmen der Prävention im Erwachsenenalter
und in der Pädiatrie der pneumologischen Rehabilitation mit Aspekten
der Epidemiologie bei Kindern und Erwachsenen. Die klassischen
pneumologischen Krankheitsbilder werden abgehandelt, ihre Diagnostik, ihre Leistungsdiagnostik und ihre Therapie unter Berücksichtigung nichtmedikamentöser Behandlungsweisen, die die Rehabilitationsmedizin so positiv heraushebt.

Das vorliegende Buch ist summa summarum ein Leitfaden für die
Praxis der pneumologischen Prävention und Rehabilitation. Es kann
dem erfahrenen Rehabilitationsmediziner den beschriebenen Rahmen

geben, und es kann dem sozialmedizinisch interessierten Internisten, Pädiater und Pneumologen als Richtschnur dienen. Die lehrbuchhafte Gliederung mag auch den Anfänger ansprechen, ebenso wie die den Patienten betreuenden Hausärzte. Denn alle Bemühungen der klinischen Prävention und Rehabilitation münden ein in die gesamthaften Anstrengungen der niedergelassenen Ärzte. Nur wenn in ihren Kreisen der Gedanke an Prävention und Rehabilitation wirklich Fuß zu fassen vermag, sind ihre Ziele erreicht.

Ich würde mir wünschen, daß dieses Buch hierbei hilfreich ist, denn dann hätte es seinen Zweck erfüllt.

Landshut, im Herbst 1993

A. Haltenberger
Erster Direktor
und Geschäftsführer
LVA Niederbayern-Oberpfalz

Vorwort

Das Sozialgesetzbuch Band VI legt in § 9 und § 31 unmißverständlich Aufgaben und Umfang der Rehabilitation fest. Danach erbringt die Rentenversicherung medizinische, berufsfördernde und ergänzende Leistungen zur Rehabilitation, um den Auswirkungen einer Krankheit oder einer Behinderung auf die Erwerbsfähigkeit entgegenzuwirken oder sie zu überwinden. Ziel der Rehabilitation ist es, die Beeinträchtigung der Erwerbsfähigkeit Erkrankter oder das vorzeitige Ausscheiden aus dem Erwerbsleben zu verhindern oder sie möglichst dauerhaft wieder in das Erwerbsleben einzugliedern. Die Leistungen der Rehabilitation haben Vorrang vor Rentenleistungen.

Wenn auch auf diese Leistungen kein direkter Rechtsanspruch besteht, so hat diese gesetzgeberische Festschreibung eine praktische Folge: Prävention und Rehabilitation werden als „Pflichtleistungen" eines Versicherungssystems angesehen, und daraus resultiert automatisch eine Anspruchshaltung. Anspruch und echte Indikation für eine Rehabilitationsmaßnahme sind jedoch an einen gesamtgesellschaftlichen Konsens gebunden, der neben dem funktionierenden „Generationenvertrag" den behutsamen, eigenverantwortlichen Umgang mit dem Rehabilitationsangebot einschließt. Geht dieser Konsens verloren, erzeugen disproportionale, ja teilweise aus dem Ruder laufende Entwicklungen eine „Ausnutzermentalität" einerseits, Versuche überstarker Restriktionen andererseits.

In dieser Zeit besteht um so mehr die Notwendigkeit, die vorhandenen Kräfte zu bündeln und die Aufgaben neu zu formulieren. Dies sind die Ziele des vorgelegten Buches. Renommierte Vertreter der deutschsprachigen Pneumologie Europas unternehmen den Versuch, den Rahmen der pneumologischen Prävention und Rehabilitation und ihre Inhalte zu definieren. Dabei ist der Ductus des Buches auf Vollständigkeit ausgelegt und oft der Struktur eines Lehrbuches angelehnt. Der interdisziplinäre Charakter wird betont. Dieser ergibt sich einerseits aus dem aktuellen Tätigkeitsfeld der Autoren: niedergelassene Ärzte aus der ambulanten Rehabilitation, erfahrene Rehabilitationsmediziner großer Schwerpunkt- und Fachkliniken sowie Universitätsmediziner, andererseits aus ihrer fachlichen Spezifikation: Pneumologen, Internisten, Allergologen, Sozialmediziner, Arbeitsmediziner, Pädiater, Psychologen, Sozialpädagogen aus Deutschland, Österreich und der Schweiz.

Der inhaltliche Schwerpunkt des Buches liegt im Bereich der rehabilitativen pneumologischen Therapie (wobei die Besonderheiten der
Diagnostik in der pneumologischen Rehabilitation dargelegt werden)
und hier besonders in ihrem ganzheitlichen Ansatz. Gründliche Diagnostik ergibt effektive Behandlung, wobei hier die Beschreibungen
der physikalischer. Therapie sowie die edukatorische und Trainingstherapie zum Abbau krankheitsverursachender Verhaltensweisen im
Vordergrund steheı. Das Ziel aller Maßnahmen ist zwar auch die Verbesserung eines medizinischen Befundes, vor allem jedoch die verbesserte Lebensqualität. Dazu soll dieses Buch gelesen werden: zur besseren Betreuung unserer Patienten und Versicherten.

Die Entstehung eines solchen Buches ist an die intensive, aufrich-
tige Mit- und Zuarbeit einer großen Zahl fleißiger Autoren gebunden.
Der Herausgeber dankt hiermit allen geduldigen „Mitschreibern", die
die Zeit des Wartens und der vielfachen Korrekturen klaglos ertrugen
und immer bereit waren, dem gemeinsamen Ziel zu dienen.

Im Namen aller Beteiligten sei hier ausdrücklich den Trägern der
pneumologischen Rehabilitation in Deutschland gedankt, insbesondere den Rentenversicherungsträgern, die stets mithelfen, die nötigen
Rahmenbedingungen zu bieten und zu sichern, die letztlich das Entstehen solch einer Übersicht erst umsetzbar machen.

Bad Reichenhall, im November 1993   W. Petro

Inhaltsverzeichnis

Autorenverzeichnis

Barth, M., Dr. phil.
Albert-Ludwigs-Universität Freiburg, Psychologisches Institut,
Belfortstr. 16, D-79098 Freiburg

Bergmann, K.-Ch., Prof. Dr. med.
Allergie- und Asthmaklinik Wilhelm Gronemeyer,
Lindenstr. 26, D-33175 Bad Lippspringe

Cegla, U. H., Prof. Dr. med.
Hufeland-Klinik, Zentrum für Pneumologie und Allergologie,
Taunusallee, D-56130 Bad Ems

Debelić, M., Dr. med.
Auguste-Viktoria- und Cecilienstift,
Cecilienallee 6−8, D-33175 Bad Lippspringe

Fabel, H., Prof. Dr. med.
Medizinische Hochschule Hannover, Zentrum Innere Medizin
und Dermatolgie, Abteilung Pneumologie,
Konstanty-Gutschow-Str. 8, D-30625 Hannover

Fischer, J., Prof. Dr. med.
Klinik Norderney, Klinik für Erkrankungen der Atmungsorgane
und Allergien der LVA Westfalen,
Kaiserstr. 26, D-26548 Norderney

Flörkemeier, V., Dr. med.
Düppelstr. 60, D-56179 Vallendar/Rhein

Gebert, N., Dipl.-Psych.
Krankenhaus Zehlendorf, Bereich Heckeshorn, Kinderabteilung,
Zum Heckeshorn 30, D-14109 Berlin 39

Gerdes, N., Dr. sc. soc.
Institut Schloß Reisensburg,
D-89312 Günzburg

Gonsior, E., Priv.-Doz. Dr. med.
Klinik Kurhessen der LVA Hessen,
Am Haintor 7, D-37242 Bad Sooden-Allendorf

Haber, P., Univ.-Prof. Dr. med.
Universitätsklinik für Innere Medizin IV,
Währinger Gürtel 18−20, A-1090 Wien

Keller, R., Prof. Dr. med.
Klinik Barmelweid des Aargauischen Heilstättevereins,
CH-5017 Barmelweid

Keller-Wossidlo, H., Dr. med.
Klinik Barmelweid des Aargauischen Heilstättevereins,
CH-5017 Barmelweid

Kroemer, B., Dr. med.
Augsburger Str. 1, D-87600 Kaufbeuren

Kroidl, R. F., Dr. med.
Hökerstr. 37, D-21682 Stade

Lecheler, J., Dr. med.
Asthmazentrum Jugenddorf Buchenhöhe,
Buchenhöhe 46, D-83471 Berchtesgaden

Lindemann, H., Prof. Dr. med.
Klinikum der Justus-Liebig-Universität Gießen,
Medizinisches Zentrum für Kinderheilkunde, Funktionsbereich:
Pädagogische Pneumologie und Allergologie,
Feulgenstr. 12, D-35392 Gießen

Meissner, E., Dr. med.
Medizinische Hochschule Hannover, Zentrum Innere Medizin
und Dermatologie, Abteilung Pneumologie,
Konstanty-Gutschow-Str. 8, D-30625 Hannover

Meister, R., Prof. Dr. med.
Marienkrankenhaus, Klinik für Erkrankungen der Atmungsorgane,
Asthma und Allergie,
Auguste-Viktoria-Allee 2, D-33175 Bad Lippspringe

Menz, G., Dr. med.
Hochgebirgsklinik Davos-Wolfgang, Asthma- und Allergie-Klinik,
Abt. Pneumologie II,
CH-7265 Davos-Wolfgang

Mikulla, A., Dr. med.
Albert-Schweitzer-Klinik,
Fachklinik für Herz-, Kreislauf- und Atemwegserkrankungen,
Parkstr. 10, D-78126 Königsfeld/Schwarzwald

Mohrmann, W., Dr. med.
Klinik für Berufskrankheiten der Berufsgenossenschaft
der Keramik- und Glasindustrie,
Münchner Allee 10, D-83435 Bad Reichenhall

Muthny, F. A., Priv.-Doz. Dr. med. Dr. phil.
Institut für Medizinische Psychologie,
Westfälische Universität Münster, Domagkstr. 3, D-48149 Münster

Niggemann, B., Dr. med.
Universitätskinderklinik, Heubner Weg 6, D-14059 Berlin

Nolte, D., Prof. Dr. med.
Städtisches Krankenhaus Bad Reichenhall,
II. Medizinische Abteilung, Riedelstr. 5,
D-83435 Bad Reichenhall

Nowak, D., Dr. med.
Zentralinstitut für Arbeitsmedizin,
Adolph-Schönfelder-Str. 5, D-22083 Hamburg

Petermann, F., Prof. Dr.
Universität Bremen, Klinische Psychologie,
Grazer Str. 2, D-28359 Bremen

Petri, E., Dr. med.
Hochgebirgsklinik Davos-Wolfgang, Asthma- und Allergie-Klinik,
CH-7265 Davos-Wolfgang

Petro, W., Prof. Dr. med.
Klinik Bad Reichenhall, Fachklinik für Erkrankungen
der Atmungsorgane und Allergien der LVA Niederbayern/Oberpfalz,
Salzburger Str. 8–11, D-83435 Bad Reichenhall

Pfister, R., Dr. med.
Hochgebirgsklinik Davos-Wolfgang, Asthma- und Allergie-Klinik,
CH-7265 Davos-Wolfgang

Piechowiak, H., Dr. med.
Medizinischer Dienst der Krankenversicherung in Bayern,
Margaretenstr. 14 a, D-93047 Regensburg

Raschke, F., Priv.-Doz. Dr. med.
Institut für Rehabilitationsforschung an der Klinik Norderney
der LVA Westfalen,
Kaiserstr. 26, D-26548 Norderney

Rühle, K.-H., Prof. Dr. med.
Klinik Ambrock, Zentrum für Pneumologie und Thoraxchirurgie,
Postfach 969, D-58009 Hagen

Schmidt, O.-P., Dr. med.
Langenfeld 2, D-83457 Bayerisch Gmain

Schöttes, Ch., Dr. med.
St.-Joseph-Hospital Laar,
Ahrstr. 100, D-47139 Duisburg

Schweisfurth, H., Priv.-Doz. Dr. med.
Klinik Münnerstadt, Fachkrankenhaus des Bezirks Unterfranken,
Michelsberg 1, D-97698 Münnerstadt

Siemon, G., Prof. Dr. med.
Krankenhaus Donaustauf, Fachklinik für Erkrankungen
der Atmungsorgane der LVA Niederbayern/Oberpfalz,
Ludwigstr. 68, D-93093 Donaustauf

Trötschler, H., Dr. med.
Reha-Klinik St. Blasien, Vorsorge, Rehabilitation, AHB,
Erkrankungen der Atmungsorgane, Allergologie, Verhaltensmedizin,
Muchenländer Str. 4a, D-79837 St. Blasien

Wahn, U., Prof. Dr. med.
Krankenhaus Zehlendorf, Bereich Heckeshorn, Kinderabteilung,
Zum Heckeshorn 30, D-14109 Berlin

Weißer-Brauch, K., Dipl.-Psych.
Albert-Schweitzer Klinik,
Fachklinik für Herz-, Kreislauf- und Atemwegserkrankungen,
Parkstr. 10, D-78126 Königsfeld/Schwarzwald

A. Prävention und Rehabilitation. Zur historischen Entwicklung

A. Prävention und Rehabilitation. Zur historischen Entwicklung

O.-P. Schmidt

„Gesundheit erflehen die Sterblichen von den Göttern.
Daß es nur an ihnen liegt, diese zu bewahren, denken sie nicht."
(Heraklit, 4. Jh. v. Chr.)

Jede Epoche der präventiven und rehabilitativen Medizin, einer Heilkunde, die Gesundheit bewahrt und Krankheiten heilt, ist einzigartig, was aber nicht heißt, daß keinerlei Vergleiche mit anderen Epochen, und lägen sie auch tausend Jahre zurück, aus ihr zu ziehen wären. Nur durch Vergleiche ist das gänzlich Einmalige und Neue zu erkennen.

Ein goldenes, glückliches, krankheitsloses Zeitalter in der fernen Vergangenheit, eine Legende, die in fast allen Kulturkreisen gepflegt wird, gab es nie, so wie es auch eine Utopie ist, anzunehmen, daß es eines Tages in der Zukunft keine Krankheiten mehr geben werde.

Der Mensch ist immer ein Opfer der Krankheit gewesen, seit er vor etwa 3 Mio. Jahren erstmals aufrechtgehend aus dem Dunkel seiner Entwicklung auftauchte. Die frühesten schriftlichen Dokumente der Medizingeschichte, die ägyptischen Papyri, erlauben uns nur etwa 4000 Jahre zurückzugehen. Doch es gibt heute Forschungsmethoden, die uns einen Begriff auch davon vermitteln können, was Millionen, ja Hunderte von Millionen Jahre vor der Erfindung des Schreibens geschah. Die Methoden der Wissenschaft, die sich mit prähistorischen Aspekten der Krankheit befassen, auch Paläontologie genannt bzw. Paläopathologie, vermitteln zwar nur bruchstückhafte Kenntnisse oder lassen oft mehrere Deutungen zu. Aber die Forscher sind sich einig, weil alle Funde die gleichen Krankheitsgeschichten erzählen:

1) Krankheiten sind weit älter als die Menschheit, fast so alt wie das Leben auf der Erde,
2) Krankheitsformen sind in den vergangenen Jahrhundertmillionen von Jahren im wesentlichen die gleichen geblieben.

So wurden in geologischen Formationen, die 500 Mio. Jahre alt sind, versteinerte Bakterien gefunden. Schon in diesem frühen Zeitalter wurden lebende Tierformen durch Parasiten und Traumen zerstört. Die großen Reptilien vor 200 Mio. Jahren wiesen u. a. Zeichen von chronischer Arthritis auf, obgleich sie nicht dem Alkohol, Tabak oder anderen modernen diätetischen Zivilisationsirrtümern verfallen waren. Entzündliche Knochenprozesse waren ebenso zu finden wie Geschwülste. Bei den frühesten Menschen waren Eiterungen, Tumoren, Tuberkulosen etc. entdeckt worden (Ackerknecht 1986).

Es gibt auch keine absolute Gesundheit, weil jeder Mensch kranke oder potentiell krankmachende Komponenten in sich trägt; sei es, daß sie genetisch fixiert sind, sei es, daß sie durch Umwelteinflüsse bedingt sind oder daß der einzelne Mensch durch sein Verhalten dazu beiträgt.

In der neueren Zeit fragt man sogar, warum man eigentlich gesund bleibt oder es wieder wird und sucht nach Faktoren, die einen Menschen trotz aller Gefährdungen mehr oder weniger gesund erhalten. Gesundheit und Krankheit sind nicht ein statisches Entweder – Oder, sondern sie streben vielmehr an den beiden Enden eines Kontinuums, in dem wir uns ständig bewegen, entweder mehr auf den einen oder anderen Pol zu. Das bedeutet, daß niemand ganz krank oder ganz gesund ist. Und wenn Leiden zum Leben gehört, dann kommt es darauf an, den Menschen durch Prävention vor Krankheiten zu schützen, durch Rehabilitation die Lebensfunktionen höchstmöglich wiederherzustellen und ihn wieder in die Gesellschaft zu integrieren und dazu alle Widerstandskräfte und Schutzfaktoren zu mobilisieren, wozu beispielsweise auch Traditionen mit kultureller Stabilität, sozialer Bindung und Wohlstand gehören, sozusagen Grundgefühle des Vertrauens in die Beeinflußbarkeit und den sinnvollen Zusammenhang des eigenen Lebens.

Prävention und Rehabilitation in der Frühzeit

In der bewußten Geschichte der Menschheit wurde kein Volk gefunden ohne irgendwelche Merkmale präventiver oder rehabilitativer Maßnahmen. Immer hat es als Folge der Endlichkeit des Lebens Krankheitsvorbeugung und -wiederherstellung gegeben (Ackerknecht 1986). Die Heilkunde hat es immer schon als ihre erste und oberste Aufgabe angesehen, die Gesundheit zu bewahren und fühlte sich erst in zweiter Linie der Aufgabe verpflichtet, die Gesundheit wiederherzustellen, bei chronischen Krankheiten zu lindern und unheilbar Kranke zu trösten (Schipperges et al. 1988). Prävention war immer die große Herausforderung an die jeweilige Zeit. Rehabilitation war wichtig, falls man helfen konnte, aber bei den geringen Kenntnissen in der Therapie war man meist hilflos.

Man begegnet präventiven und rehabilitativen Maßnahmen unter den Naturvölkern, in Babylon, in Ägypten, unter den alten Juden, im griechischen und römischen Kulturkreis sowie im ganzen Mittelalter bis in die heutige Zeit, wenn sie auch zuweilen durch ihre religiösen oder philosophischen Ausschmückungen manchmal kaum zu erkennen waren.

Das präventive „regimen sanitatis" stand über zwei Jahrtausende im Mittelpunkt der Lebensführung, wurde besonders bei den alten Griechen entwickelt und galt als die „Kunst zu leben" (Schipperges 1986; Schipperges et al. 1988).

Damit war eine Einstellung gemeint, das Leben nicht nur zu verlängern, sondern auch schöpferisch tätig zu sein und sinnvoll zu gestalten. So beschreibt Schipperges (1988), daß sich die griechische Lebenskultur auf mehrere Lebensbereiche konzentrierte, nämlich den kultivierten Umgang mit Speise und Trank, mit der Umwelt, mit einer humanen Arbeit und Freizeit, mit dem geregelten Rhythmus der Wachzeiten ebenso wie mit der Nachtruhe, mit der Regulierung des innersekretorischen Stoffwechsels einschließlich der Sexualhygiene und mit einer allgemeinen Gesundheitsbildung. Die Griechen schätzten nichts so sehr wie das Maß der Dinge. Man dürfe den Bogen nicht überspannen, jedes Zuviel sei von Übel. „Da fordern die Menschen in ihren Gebeten die Gesundheit von ihren Göttern", sagt Demokrit bereits im 4. Jh. v. Chr., „wissen aber nicht, daß sie die Macht darüber in sich selbst haben. Durch die Unmäßigkeit wirken sie der Gesundheit entgegen; durch ihre Gelüste werden sie selbst zu Verrätern an ihrer Gesundheit." Von Hippokrates (460–377 v. Chr.) wird berichtet: „Wohlbeleibte Leute sterben eher eines schnellen Todes als magere. Diejenigen, welche infolge von Asthma oder Husten vor der Geschlechtsreife bucklig werden, gehen zugrunde", womit offensichtlich der asthmatische Emphysemthorax gemeint war. Auch die Störung des Gleichgewichts mit sich und der Umwelt (Wasser, Luft, Feuer, Klima) galt für Hippokrates als Krankheit, also ganz modern klingende Auffassungen, die heute unter solideren naturwissenschaftlichen Voraussetzungen wiederentdeckt wurden. Seit Jahrmilliarden sind Licht, Luft, Wasser und Wärme die unabdingbaren Voraussetzungen unserer Existenz vom ersten bis zum letzten Atemzug.

Prävention und Rehabiliation im Mittelalter und in der Neuzeit

Neben vielen anderen war es beispielsweise auch dem Dorfpfarrer Kneipp in Wörishofen im vorigen Jahrhundert ein großes Anliegen, durch die Ordnung des Lebens eine langlebige gesunde Zufriedenheit zu erreichen. Sein Rezept bestand in dem Rat, mäßiger und liebender zu leben. In Erinnerung an ihn werden noch Variationen verschiedener naturheilkundlicher Anwendungen durchgeführt. Bei den heutigen naturwissenschaftlichen Erkenntnissen können sie – wie andere Richtungen der Naturheilkunde – dann zu Häresien werden, wenn Teilwahrheiten für die „ganze Wahrheit" angesehen werden.

Die kleine Auswahl der angeführten Beispiele sollen die alte Erkenntnis verdeutlichen, daß Krankheiten häufig nicht eine Folge des Alters, sondern eine selbst zu verantwortende Konsequenz des eigenen Lebensstils sind. Eine falsche Lebensführung z. B. durch Genußmittelmißbrauch kann dafür verantwortlich sein, daß wir oft schon aus dem Leben scheiden, bevor die biologisch festgelegte Lebensuhr abgelaufen ist. Das krankheitsfördernde Verhalten ist besonders bei chronischen Krankheiten auch für den Anstieg der vermeidbaren Aufwendungen im Gesundheitswesen verantwortlich. Prävention und Rehabilitation bedeuten daher auch Kostendämpfung. Bei der Verhaltenstherapie geht es sogar darum, die Lebensverhältnisse und die Lebensweise ganzer Gruppen zu ändern. Nur dadurch wird das Risiko vermieden, das die individuelle Prävention und Rehabilitation in sich birgt: eine immer stärker normierende „Fremd- und Selbstdisziplinierung mit zunächst sanften und später dann scharfen Sanktionen bei Nichtbefolgung", also Appelle an die Vernunft, die aller Erfahrung nach in dieser Form erfolglos sind.

Wollte man die Geschichte der Medizin beschreiben, so waren bis in das 19. Jahrhundert hinein die Mittel der Erkenntnis die Beobachtung, Beschreibung und vorsichtige Abstrahierung von Krankheiten und die sich daraus ergebenden Behandlungskonzepte vorwiegend der Prävention das Ergebnis von umfassenden Erfahrungen, von Vernunft und Handeln, sozusagen eine rationale Empirie. Die medizinischen „Fachleute" waren kunstfertige Laien ohne besondere theoretische Kenntnisse. Und das in einer Welt des Mystizismus und des Ritualismus, immer verbunden mit religiösen Vorstellungen und Handlungen.

So blieb es in Abstufungen bis in die neuere Zeit. Würde man beispielsweise die Möglichkeiten der Prävention und Rehabilitation auf die häufigsten Krankheiten der früheren Jahrhunderte, nämlich die Infektionskrankheiten Cholera, Pest, Lepra, Tuberkulose, Lungenentzündungen einengen, die man weder vermeiden noch behandeln konnte, so waren präventive und rehabilitative Maßnahmen bedeutungslos. Wenn man ihren Einfluß dagegen auf die weiteren medizinischen Entwicklungen bezieht, dann hat ihr die Medizin bis in das 20. Jahrhundert hinein die meisten Fortschritte zu verdanken.

Der Vater von Albrecht Dürer verstarb noch innerhalb von 3 Tagen an Ruhr. „Er hat das elende Leben hier mit ewiger Glückseligkeit vertauscht", teilt der Sohn mit (Imhof 1988). Seine Mutter hatte bereits mit 15 Jahren geheiratet. Nur so war es möglich, daß in ihrer Ehe 18 Geburten erfolgen konnten. Was davon übrig blieb, war allerdings – aus heutiger Sicht – erschreckend wenig. Am Totenbett hätten nur 3 Söhne gestanden, so teilt es Imhof (1988) mit. Alle Geschwister waren ebenso wie der Vater längst gestorben, meist im Säuglings- und Kleinkindesalter. Albrecht Dürer (1471–1539) fertigte von seiner 63jährigen Mutter 2 Monate vor ihrem Ableben eine berühmt gewordene Kohlezeichnung an, die in ungewöhnlich drastischer Weise Alter und Verfall zeigt. Diese Darstellung war nach Ansicht von Imhof keine Lieblosigkeit eines bekümmerten Sohnes, sondern die Realität: Altern, Sterben und Tod sind ewige Lebenszyklen (Imhof 1988).

Ein anderes Beispiel: der berühmte französische Arzt und Kliniker an der Pariser Universität, Trousseau (1801–1867), der die erste präzise medizinische Schilderung seines eigenen Asthma bronchiale gab, konnte vor ca. 130 Jahren weder sich selbst noch anderen helfen. Immer, wenn er auf den Dachspeicher stieg, wo sein Getreide lagerte, bekam er so starke asthmatische Beklemmungen, daß er kaum imstande war, in sein Zimmer zurückzukehren. Zu seiner Zeit war das Asthma wie jede andere allergische Erkrankung noch ein dunkles Schicksal. Niemand wußte, woher es kam und warum es wieder verschwand.

Die Professoren, die im Zeitalter des Humanismus an der medizinischen Fakultät lehrten, waren meist Philologen; die Praxis der Medizin lernte man außerhalb der Universität. Erst im 17. Jahrhundert mit der Erfindung des Mikroskops begannen Physik und Chemie, die Situation zu verändern. Die am meisten charakteristischen medizinischen Entwicklungen des 18. und 19. Jahrhunderts sind diejenigen, die direkt in Verbindung mit der Philosophie der Aufklärung standen. Sie verlegte den Mittelpunkt des Interesses von der Beschäftigung mit dem Schicksal der Seele in einer anderen Welt (selige Unsterblichkeit) auf die Verbesserung der Bedingungen des Lebens in dieser Welt. Die Menschen standen den schrecklichen hygienischen Zuständen in Heer, Gefängnis und Krankenhaus hilflos gegenüber, in denen Fleckfieber, Typhus, Ruhr, Tuberkulose, Pneumonien herrschten. 2317 Menschen starben in Berlin zwischen August 1831 und Januar 1832 an der tödlichen Cholera. Erst 50 Jahre später entdeckte Robert Koch den Cholerabazillus und stellte fest, daß er sich im menschlichen Darm ansiedelt, mit den Exkrementen ausgeschieden und durch Wasser, Nahrungsmittel und Fliegen übertragen wird. Diese Entdekkung lieferte die Erklärung dafür, daß die Seuche vornehmlich in den Vierteln der Armen mit ihren schlechten Wohnverhältnissen auftrat.

Auf diesem so wichtigen Gebiet der Hygiene, welches man heute unter dem Begriff der öffentlichen Gesundheitspflege zusammenfaßt, wurde die Prävention führend und erfolgreich.

Vor der bakteriologischen Ära war es besonders Max v. Pettenkofer (1818–1901), der Vater der modernen wissenschaftlichen Hygiene, der 1865 auf den ersten Lehrstuhl für experimentelle Hygiene in München berufen wurde. Er trug mit anderen viel zur Beseitigung von Krankheitsüberträgern wie z. B. Ratten und Läusen bei, kämpfte gegen verschmutzte Wasserversorgung, schlechte Kanalisation, verfälschte Nahrung, Kinderarbeit, sorgte für Isolierung bei Infektionskrankheiten und begann mit der Kontrolle gefährlicher Gewerbe, also mit dem präventiven Angriff gegen Berufskrankheiten (Blei, Phosphor).

Im weiteren Verlauf wandte sich die Prävention der sozialen Pathologie zu. Es kam zur Einführung ausgedehnter Schutzimpfungen gegen Diphtherie, Tetanus, Kinderlähmung und zu einem erfolgreichen Kampf gegen Gelbfieber und Malaria überall in der Welt. Im zweiten Weltkrieg wurden mit dem Insektenvertilgungsmittel DDT große Erfolge in der Malaria- und Fleckfieberprävention erzielt.

Oliver Wendell Holmes, ein Hygieniker aus England, äußerte sich gegen Ende des 19. Jahrhunderts besonders drastisch über die Bedeutung der Prävention auf dem Gebiet der Hygiene mit der Ansicht: „Die Mortalitätslisten werden mehr durch die Kanalisation beeinflußt als durch diese oder jene Methode der ärztlichen Praxis."

Der Kanadier Sir William Osler (1849–1919) bezeichnete das 19. Jahrhundert als das Zeitalter der präventiven Medizin. Das Zutreffende dieser Feststellung geht deutlich aus der Tatsache hervor, daß trotz therapeutischem Nihilismus die großen Leistungen der Prävention zu einem Anstieg der durchschnittlichen Lebenserwartung in den westlichen Ländern von 40 Jahren im Jahre 1850 auf 70 Jahre im Jahre 1950 führten.

In der Zwischenzeit hatte die Bakteriologie dann die medizinische Führung durch Entdeckung zahlreicher infektiös wirkender Bakterien übernommen, was zu weiteren beispiellosen Fortschritten der Präventionsmedizin führte. Die klinische Medizin war damals ein unbedeutendes Anhängsel der Bakteriologie und blieb es bis zum Beginn des 20. Jahrhunderts, weil die Therapie immer noch der schwächste Punkt der Medizin war.

Es ist bezeichnend für den Geist der Zeit, daß ein Pathologe und Leiter eines Laboratoriums, Rudolf Virchow (1821–1902), die führende Rolle unter den Medizinern in Deutschland übernahm. Dazu leitete er im Preußischen Landtag die liberale Opposition, war an der öffentlichen Gesundheitspflege stark interessiert und überwachte die hygienischen Maßnahmen bei der Fleckfieberepidemie 1848 in Oberschlesien. Seinen Bericht darüber und seine Erfahrungen sah er als das entscheidende Ereignis seines Lebens an. Seine soziale Theorie und sein Ausspruch: „Die Medizin ist eine soziale Wissenschaft" sind wohlbekannt. Die Umwandlung Berlins in eine gesündere Stadt war weitgehend sein Werk.

Auch in Wien war es ein bedeutender pathologischer Anatom, Karl Rokitansky (1804–1878), der den Klinikern den Rat gab – und er mußte es ja wissen –, jede

Therapie besser zu unterlassen als die Anwendung der zur Verfügung stehenden Behandlungsmethoden. Das wird auch verständlich, wenn die Autorität der Physiologen, Claude Bernard (1813–1878), in Paris erklärte: „Beim derzeitigen Stande der Wissenschaft versteht man vom Wirkungsmechanismus der Arzneimittel so wenig, daß der experimentell denkende Arzt, wenn er logisch sein will, gezwungen ist, gar nichts zu tun."

Noch bis zum Ende des 19. Jahrhunderts hatte auch in der Chirurgie ein beliebiger Patient, der einen beliebigen Chirurgen aufsuchte, erstmals in der Geschichte der Medizin bei Eröffnung der Bauchhöhle eine mehr als 50%ige Chance, den Operationstisch wieder lebend zu verlassen. Die großartigen Erfolge der Chirurgie Anfang des 20. Jahrhunderts waren einmal auf die Entwicklung der Anästhesiologie zurückzuführen, zum anderen auf die Einführung der aseptischen Operationstechnik. Aber immer noch verstarben Hunderttausende an Lungentuberkulose, nur weil man noch nicht im Brustkorb operieren konnte. Das war damals der Traum aller kompetenten Chirurgen: die Tuberkulose, diese große Volksseuche, an der Millionen litten, aktiv chirurgisch angehen zu können.

Schon die technischen Voraussetzungen für das Gelingen eines intrathorakalen Eingriffs zeigten bereits, daß man ohne die Mithilfe von Technikern nicht weiterkommen konnte. Ein eindrucksvolles Beispiel hierfür war die Entdeckung und der weitere Ausbau der X-Strahlen durch Wilhelm Conrad Röntgen (1845–1922) – später nach ihrem Entdecker als Röntgenstrahlen benannt –, mit denen für die Medizin ein neuer Zeitabschnitt begann. Was man heute als Selbstverständlichkeit hinnimmt, muß man mit den Augen der Zeit sehen, um verstehen zu können, was es bedeutet hat, erstmals am lebenden Menschen mit Hilfe der neu entdeckten Strahlen und ihrer ersten Verwendung in der Medizin im Jahre 1896 Teile des Skeletts, das Herz, infiltrative Verdichtungen wie bei der Tuberkulose und Pneumonie etc. zu sehen und im Bilde festhalten zu können, und so erstmals Tuberkuloseprävention durch vorbeugende Reihenuntersuchungen von noch Gesunden oder Ansteckungsgefährdeten durchführen zu können.

In den letzten 30–40 Jahren ist die Tuberkulose durch die Einführung der Antituberkulotika eine Krankheit geworden, bei der fast alle Frischfälle heilbar sind und alte chronische Prozesse stabilisiert werden können. Wenn man bedenkt, daß in früherer Zeit jeder zweite Tuberkulöse an seiner Krankheit starb und daß Patienten mit einem beidseitigen offenen Prozeß eine durchschnittliche Lebenserwartung von etwa 7 Jahren hatten, so kann man ermessen, welche Bedeutung die Antituberkulotika auch in der präventiven und rehabilitativen Behandlung dieser großen Seuche haben. Dank dieser Erfolge ist die chirurgische Behandlung der Lungentuberkulose ganz in den Hintergrund getreten.

Durch derartige Erfolge seien die Ärzte so labor- und experimentell gesinnt und so wissenschaftlich geworden und dadurch nicht wenige von ihnen so unpersönlich, schreibt Ackerknecht (1986), „daß sie sogar den Patienten als Persönlichkeit vergaßen oder sich berechtigt fühlten, ihn als solchen zu ignorieren." Er betont weiter, daß es eine seltsame Spiegelung des jetzigen Zeitalters sei mit seinen bewundernswerten technischen medizinischen Fortschritten, daß damals schon eine der ärztlichen Grundfunktionen aller Zeiten als neues Spezialgebiet wieder hätte eingeführt werden müssen, nämlich die psychosomatische Medizin. Körperliche Symptome oder Krankheiten können durch seelische Prozesse beeinflußt oder gar verursacht werden.

Die Wiederentdeckung der Psyche ist auch die große Leistung des Psychoanalytikers Sigmund Freud (1856–1939), was auch zur Öffnung der gesetzlichen Grundlagen für psychische Krankheiten führte; denn bis 1914 galt als krank nur derjenige, bei dem ein organischer Befund festzustellen war. Wer diesen Befund nicht hatte, war gesund. Auch was Krankheit ist, wird historisch bestimmt. Was alle haben, ist keine Krankheit. Den Jodmangelkropf hatte vor 50 Jahren in bayerischen Hochtälern jeder, was der Volksspruch charakterisiert: „Meinst du, ich will aussehen wie ein Preuße?"

Die Einbindung der Psyche und sozialer Faktoren als krankheitsunterhaltende Faktoren in den Begriff der Rehabilitation ist schon deshalb wichtig, weil es in einem Solidarsystem eine kollektive Vernunft nicht gibt und man deshalb damit rechnen muß, daß nicht jede Krankheit auch dem Kranken zuwider ist. Spätestens seit Sigmund Freud wissen wir auch, daß unter Menschen die „Flucht in die Krankheit" nicht selten ist; die freudige Ausnutzung oder hysterische Herbeiführung eines Zustandes, in dem man aus der Verantwortung zurück in die Passivität und Hilflosigkeit des Kindes flüchtet und sich des Mitleids der Angehörigen, ja der Fürsorge des Staates erfreuen kann [Fontane über Christine (Fontane 1987): „Sie wird verstimmt sein und das heißt man dann Krankheit. Wenn man will, ist man immer krank und erfreut sich sogar des Vorzugs, jede Laune rechtfertigen zu können."] Es wäre billig, über einen solchen „Krankheitsgewinn" – wie Freud ihn nennt – zu spotten; je mehr einerseits die moderne Zivilisation den Menschen aufsaugt und ihn in die Enge treibt und je größer andererseits die Wehleidigkeit und je geringer ein möglicher Profit aus der sozialen Solidargemeinschaft ist, um so mehr wird eine „sichere Zuflucht" verständlich.

Die Prävention war über Jahrtausende die Medizin schlechthin. Erst seit Mitte des 20. Jahrhunderts führt sie scheinbar ein Schattendasein, weil sich die Fortschritte der medizinischen Wissenschaft erstmalig auf die kurativen Bezirke, nämlich die Akutmedizin, konzentrieren. Eine Herztransplantation ist spektakulärer, als durch präventive Maßnahmen die Lebenszeit bei Noch-Gesunden mit Risikofaktoren zu verlängern. Das ist für den Betreuten unauffällig und für die Öffentlichkeit und die Medien uninteressant.

Noch 1922 starb der durch sein Buch *Auf der Suche nach der verlorenen Zeit* weltberühmt gewordene französische Dichter Marcel Proust mit nur 51 Jahren an Asthma bronchiale, – die bei dieser Krankheit damals höchste Lebenserwartung. Die seit dem 10. Lebensjahr bestehende Krankheit zwang den Dichter für mehr als 12 Jahre ins Bett seines Zimmers, welches er als Arche bezeichnete. Tag und Nacht blieben die Fenster und Rolläden davor verschlossen. Von innen wurde das Zimmer ausgepolstert und tapeziert, es durfte nicht geheizt, nicht Staub gewischt werden und war ständig verdunkelt. Proust fühlte sich dem Leben gegenüber gänzlich hilflos. Die Behandlung bestand nur im Einatmen von Rauch aus angezündeten Blättern von Stechäpfeln, Bilsenkraut und Tollkirsche – wirksame Substanz Atropin –, die Rechtsherzüberlastung wurde mit intramuskulären Injektionen von Kampfer behandelt. Diese damals übliche, dürftige Therapie entsprach dem Wissensstand.

Erst 1939 erschien die erste klinische Studie über Aludrin (Isoprenalin). Im zweiten Weltkrieg gab es kaum pharmazeutische Weiterentwicklungen. Während der internistischen Ausbildung des Autors bestand die Asthmabehandlung in der Anwendung von Pyrifer-Fieber-Injektionen, oft kombiniert mit Eigenblut, i.m.-Gaben von sterilisierter Milch sowie subkutanem Anlegen von sterilen Terpentinabszessen oberhalb der Oberschenkelfaszie. Erst 1944 wurde die Behandlung mit Theophyllin eingeführt, meist in der Kombination mit Jod und Kalzium! Dazu häufige Sitzungen in der „pneumatischen Überdruckkammer" zur Abwendung eines sekundären Lungenemphysems etc., alles in einer Asthmaspezialklinik! Bei einer Pneumokokkeninfektion starben an den Folgen der Lungenentzündung reihenweise junge Soldaten. Die Behandlung bestand in Gaben von Neo-Salvarsan, später Prontosil und ab 1948 bei schweren Krankheitsformen durch Sondergenehmigung Penicillin i.v. alle 2 h rund um die Uhr.

Am Beispiel der Asthmatherapie, die hier stellvertretend für die gesamt damalige Pharmakotherapie angeführt wird, soll im Vergleich mit den heutigen Behandlungsmöglichkeiten gezeigt werden, daß in einem Zeitraum von etwa 40 Jahren größere Behandlungsfortschritte erzielt wurden als in der gesamten vorangegangenen Medizingeschichte. In diesem Fortschritt liegen nicht nur 2 Jahrtausende dazwischen, sondern zugleich eine andere Denkweise. Bis zum Anfang des 20. Jahrhunderts fragte man final: Wozu ist eine Krankheit da? In der Neuzeit fragt man kausal: Woraus entsteht eine Krankheit? Welchen Gesetzen gehorcht sie? Es ist der kühne Weg des methodischen (in geordneten Denkschritten vollzogenen) und radikalen (bis an die Wurzeln gehenden) und deshalb universalen (alles umfassenden) Zweifels. Es geht nicht nur um jederzeit nachprüfbare methodisch-experimentelle Forschungen, sondern auch um deren Falsifikation, nämlich um die Überprüfung der eigenen Ergebnisse, um auf diese Weise die eigene Erkenntnis als unrichtig zu erweisen (Popper 1976).

Strukturelle Grundlagen der Rehabilitation

Die Rehabilitationsidee hat ihren Ursprung in caritativ-fürsorgerischer Grundhaltung gegenüber den Behinderten, die auf jüdische und christliche Glaubensvorstellungen zurückgeht. Die Behinderung war früher ein staatsfernes, nicht sozialstaatlich gesehenes privates Schicksal. Synonym wurde auch von Resozialisierung gesprochen, womit man früher in erster Linie das Spitalwesen meinte, welches „allen Pilgern und Kranken, allen Gebrechlichen und Alten offenstehen sollte bei Tag und Nacht und daß alle von barmherzigen Männern und Frauen gepflegt werden sollen usque ad mortem!" Es war dies eine individuelle Mildtätigkeit oder Almosengabe mit dem Charakter der Unverbindlichkeit und Zufälligkeit, die bis heute in den Einrichtungen der Inneren Mission und des Caritas-Verbandes fortgesetzt wird. Im 18. und bis in die Mitte des 19. Jahrhunderts wurden dann von den christlichen Kirchen und Wohlfahrtsverbänden Einrichtungen gegründet, die teilweise heute noch bestehen.

Durch den Freiburger Hofrat Ritter von Busse wurde bereits 1844 das aus dem spätlateinischen Wort „rehabilitatio", verstanden als „Wiedereinsetzung in die volle Rechtsstellung innerhalb der Gemeinschaft", hergeleitete Wort Rehabilitation zum ersten Male in modernem Sinne verwendet, also mit dem gleichen sozialethischen Charakter. Er definierte sie in seinem Buch über das „System der gesamten Krankenpflege nach den Werken des R. v. Girardo und nach eigenen Ansichten" wie folgt: „ Vielmehr soll der heilbare Kranke vollkommen rehabilitiert werden, er soll sich zu der Stellung wiedererheben, von welcher er herabgestiegen war, er soll das Gefühl einer persönlichen Würde wiedergewinnen und mit ihm ein neues Leben." Rehabilitation will aus dieser Sicht ein Prinzip zum Ausdruck bringen. Es besteht darin, daß alle Maßnahmen, die geeignet sind, einen Behinderten in das Arbeitsleben einzugliedern, unter dieser Zielsetzung in einem fortlaufenden Verfahren von dem Eintritt der Behinderung bis zu dem angestrebten Erfolg durchgeführt werden."

Der medizinische Fortschritt schaffte neue Probleme. Die ärztliche Behandlung wurde zwar wesentlich wirksamer, aber dafür kostspieliger. Die Nachfrage nach ärztlichen Behandlungen nahm ständig zu, wurde aber für viele Familien unerschwinglich. Ursache hierfür war, daß die moderne Industriegesellschaft mit der Auflösung der Großfamilie die Behinderten und ihre Familien in besonders schwierige Lagen brachten; sie waren nicht mehr genügend in die Gemeinschaften von Familie, Großfamilie und Dorf eingebunden, die ihnen die nötigen Hilfestellungen gaben. Dadurch wurden neue Unterstützungen notwendig. Deshalb ist die Rehabilitationsidee auf der sozialethischen Vorstellung aufgebaut, daß Staat und Gesellschaft den benachteiligten Menschen , die gesundheitlich unverschuldet in Not geraten sind, helfen müssen. Eine Infragestellung kann sich eine Gesellschaft, die in ihrer Verfassung das Sozialstaatsprinzip[1] verankert hat, nicht leisten. Für diesen Grundbegriff gibt es keine alternativen Konzepte.

In Deutschland wurden deshalb mit einer kaiserlichen Botschaft, die den sozialen Zweck zum Staatszweck erklärte, 1881 und 1884 die sogenannten Bismarckschen Sozialgesetze für die Sozial- und die Krankenversicherung eingeführt. Sie sind darauf aufgebaut, den Menschen gegen Krankheiten finanziell abzusichern, um damit dem Zerfall der familiären Sicherung eine neue, kollektive Sicherung entgegenzusetzen.

Noch im „Neuen Brockhaus" von 1937 findet sich unter dem Wort „Rehabilitation: Wiederherstellung der Ehre, Wiedereinsetzung in den früheren Stand." In

---

[1] Grundgesetz der BRD, Art. 2.2:
Jeder hat das Recht auf Leben und körperliche Unversehrtheit. Die Freiheit der Person ist unverletzlich. In diese Rechte darf nur auf Grund eines Gesetzes eingegriffen werden.
Im Sozialgesetzbuch (SGB) I heißt es im § 9 unter Sozialhilfe klipp und klar: „Wer nicht in der Lage ist, aus eigenen Kräften seinen Lebensunterhalt zu bestreiten oder in besonderen Lebenslagen sich selbst zu helfen und auch von anderer Seite keine ausreichende Hilfe erhält, die seinem besonderen Bedarf entspricht, ihn zur Selbsthilfe befähigt, die Teilnahme am Leben in der Gemeinschaft ermöglicht und die Führung eines menschenwürdigen Lebens sichert."
SGB I, § 10 erhebt die Aufgabe der Rehabilitation Behinderter zum Rechtsprinzip mit Verfassungsrang.

der „Charta für die 80er Jahre" aus dem Jahre 1981 finden sich die wesentlichen Merkmale der WHO-Definition von 1969. Nach Punkt 17 der Charta ist Rehabilitation „ein Prozeß, bei dem der kombinierte und koordinierte Einsatz medizinischer, sozialer, erzieherischer und beruflicher Maßnahmen dem einzelnen behinderten Menschen hilft, die höchstmöglichen Funktionsebenen zu erreichen und sich voll in die Gesellschaft zu integrieren".

Prävention und Rehabilitation – Entwicklungstendenzen

Bei der menschlichen Neigung zur Idealisierung unserer Vergangenheit sollte die bisherige Darstellung daran erinnern, daß die Medizingeschichte bis in das letzte Jahrhundert hinein fast nur in dem Bemühen bestand, die menschliche Gesundheit zu erhalten und die Rehabilitation zwar ideell bereits Mitte des 19. Jahrhunderts richtige Konturen gewann, aber erst in den letzten Jahrzehnten des 20. Jahrhunderts sowohl in der Erarbeitung der Rechtsgrundlagen (s. „Rechtsgrundlagen", S. 18) als auch in dem sich daraus ergebenden praktisch-therapeutischen Bezug die Voraussetzungen für eine optimale medizinische, berufliche und soziale Betreuung geschaffen wurden. In einer sich in ständigem Wandel befindlichen Welt gibt es auch in der Medizin und hier speziell in der Prävention und Rehabilitation nichts Endgültiges. Neben der ständigen Reformierung gesetzgeberischer Grundlagen sind auch zahlreiche Faktoren durch den Wandel der Medizin im letzten Jahrhundert zu berücksichtigen. Sie hat sich von einer empirisch handelnden Heilkunde zu einer naturwissenschaftlich ausgerichteten Heiltechnik verändert. Das Krankheitspanorama hat sich von den akuten Infektionskrankheiten, die wir heute weitgehend beherrschen, auf die chronischen Wohlstandsleiden verschoben, die wir nicht beherrschen. Der Krankheitsbegriff hat sich vom bloßen Organdefekt auf die psychosoziale Dimension ausgedehnt. Viel mehr Menschen erreichen heute die biologisch festgelegte Altersgrenze. Das längere Altern führt zur Multimorbidität mit anwachsendem Beschwerdeprofil und bedingt eine zwar wirksame, aber nur symptomatisch helfende Behandlung der Ausgangs-, Begleit- und Folgekrankheiten. Die großen Erfolge der Akutmedizin haben inzwischen dazu geführt, daß die große Zahl der Älteren von der modernen Heiltechnik immer abhängiger, der Nutzen der Therapie immer geringer und schwieriger zu erreichen ist und die Kosten dabei immer weiter steigen. Auf diese Weise werden die chronisch Kranken immer mehr, die akut Kranken immer weniger und das Gesundheitssystem gerät in ein wachsendes finanzielles Dilemma.

So haben sich die Gesamtausgaben für das Wiederherstellen der lädierten Gesundheit 1988 in der Bundesrepublik Deutschland auf die unvorstellbare Summe von 277 Mrd. DM vor Abzug der darin enthaltenen Krankheitsfolgekosten (Lohnfortzahlung, Krankengeld, Verwaltung, Ausbildung, Forschung = 93 Mrd. DM) erhöht. Somit verbleiben ausschließlich für Behandlung, Vorbeugung und Betreuung 184 Mrd. DM. Die Tendenz ist weiter steigend (1973: 107 Mrd. DM, 1978: 167 Mrd. DM, 1983: 216 Mrd. DM). Nach den derzeitigen Berechnungen werden im Jahre 2030 die Gesamtkosten für Krankheitsaufwendungen jährlich dem gesamten derzeitigen Bruttosozialprodukt entsprechen (*Statistisches Jahrbuch* 1988), wenn das Gesundheitswesen nicht reformiert wird.

Schon seit längerem wird vorausgesagt, daß sich um die zweite Jahrtausendwende die Kosten für das Gesundheitswesen zu einem Drittel auf die Präventivmedizin, zu einem weiteren Drittel auf die Rehabilitationsmedizin und nur noch mit einem weiteren Drittel auf die Akutmedizin verteilen werden.

Zur finanziellen Entlastung wird immer mehr betont, daß die praktizierte Medizin immer noch zu sehr krankheitsfixiert sei. Es sei doch sinnvoller, die Voraussetzungen für den Erhalt der Gesundheit zu fördern. Müsse man denn erst krank werden, um dann wieder unter großen finanziellen Belastungen gesund werden zu können, so fragt der Medizinhistoriker Schipperges (1988). Da fast alle Menschen gesund zur Welt kämen und Krankheiten meist erst erworben würden, müsse dem Präventionsgedanken absolute Priorität eingeräumt werden. „Bewahren, was man besitzt, ist sinnvoller als wiedererwerben, was man verlor" (Schipperges 1988). Die Akutmedizin stößt deutlich an ihre Grenzen. Der Zusammenschluß chronisch Kranker in Selbsthilfegruppen und -verbänden ist ein deutliches Signal dafür, wie wenig eine Behandlung der interkurrenten akuten Krankheitsschübe den Bedürfnissen dieser Menschen gerecht wird. Sie benötigen neben rehabilitativen Maßnahmen zur Vermeidung eines therapeutischen Vakuums eine langfristige und wohnortnahe Beratung und Versorgung. Das bedeutet, daß Prävention und Rehabilitation zumindest gleichgewichtig neben die kurative medizinische Versorgung treten müssen. Nur durch gezielte Prävention und Rehabilitation kann verhindert werden, daß ein Leiden chronisch wird.

Prävention und Rehabilitation – heutige Möglichkeiten

Die Aspekte über die Leistungen zur Erhaltung der Gesundheit und zu ihrer Wiederherstellung während der letzten Jahrzehnte können nicht in demselben Maße historisch sein wie das bisher Gesagte. Der Abstand von den Ereignissen ist zu kurz, die persönliche Beteiligung zu groß und die Fülle der Daten zu reichlich, um schon ein objektiveres Urteil darüber zuzulassen, was von dauerndem und was von vorübergehendem Wert ist.

Keinerlei Zweifel gibt es über die Priorität von Prävention und Rehabilitation und deren weiterer Vervollkommnung (Flatten 1988; Schäfer 1983; Schipperges 1984; Schipperges 1988; Schipperges 1990; Schmidt 1981). Prävention beginnt im Elternhaus und im Kindergarten und muß vom Staat ideell und praktisch als nationale Aufgabe massiv unterstützt werden. Es gilt als sicher, „daß die Wissenschaft schon jetzt für die meisten Nöte der Menschen Lösungsmöglichkeiten anbietet, die aber teils nicht verstanden werden, teils deshalb nicht befolgt werden, weil ihre Beachtung unbequem ist und persönliche Opfer verlangt. Man gesteht der Wissenschaft nicht das Recht zu, in die persönliche Sphäre (der Selbstschädigung) einzugreifen" (Schäfer 1983, 1986). Gute Beispiele dafür sind Rauchgewohnheiten und Umweltgefahren. In den letzten beiden Jahrzehnten wird dieses Postulat nachdrücklich durch einen tiefgreifenden Wandel in der Theorie der Krankheitsentstehung unterstützt. Die Epidemiologie zeigt eindeutige Zusammenhänge auf, beispielsweise zwischen Rauchen und Bronchialkrankheiten, speziell dem Lungenkrebs. Eine der Reaktionen darauf war, daß die Deutschen Ärztetage in Karlsruhe und Frankfurt 1987 und 1988 zur Prävention richtungweisende Beschlüsse gefaßt haben.

Ein entscheidender Faktor in der Prävention und Rehabilitation ist die Gesundheitsbildung. Es gab immer schon eine pädagogische Dimension der Medizin und wird sie immer geben müssen. Die Schwäche der früheren Argumente lag darin, daß die Erziehungsmethoden in Appelle mündeten, die noch nie übermäßig viel bewirkt haben. Heute gilt der erfolgreichere Leitsatz: „nicht reglementieren, sondern regulieren; nicht belehren, sondern bekehren!" (Schipperges et al. 1988). Es geht nicht nur um Wissensvermittlung, sondern um Verhaltensanpassung. Und die wird gelenkt nach dem uralten Mechanismus, der Kulturtraditionen möglich macht: Vorbilder, denen man sich in Anteilnahme zuwenden kann, werden akzeptiert und als Identifikationsmuster nachgeahmt.

Die neueren Ergebnisse der vergleichenden Verhaltensforschung (Asendorpf 1988; Bouchard et al. 1988; Eibl-Eibesfeld 1985; Eigen 1989; Plomin 1990; Plomin u. Daniels 1987) zeigen im Gegensatz zur klassischen Sozialisationsforschung, daß menschliche Eigenschaften, insbesondere sozial-emotionale Wesensmerkmale, nicht von einem singulären Gen abhängen, sondern von einem Potpourri von Erbfaktoren. Zwillings-, Adoptions- und Familienstudien stützen die Überzeugung, daß Wesens- und Verhaltensunterschiede bis zu einem erheblichen Grad in der abweichenden genetischen Ausstattung begründet sein können. Zieht man beispielsweise nur die Gruppe der getrennt aufgewachsenen erbgleichen Zwillinge in Betracht, kann man sogar eine anormal hohe genetische Determiniertheit (Heritabilität) von mehr als 70 % vom Einfluß des Milieus trennen. Das Ererbte ist der bestimmende Faktor und nicht der Umwelteinfluß (sog. Milieutheorie). Das heißt konkret, daß die antiautoritäre, antierzieherische Zeit beendet ist, in der man dem heranwachsenden Menschen überhaupt keine Leitlinien anzubieten brauchte, weil er ja von der Umwelt geprägt werde und er sich deshalb sozusagen aus sich selbst heraus zu entwickeln habe. Aber woraus denn? Aus eigener Anlage? Die ist im wesentlichen triebhaft bzw. instinktiv! Die stammesgeschichtlichen Vorprogrammierungen (Hirnstamm, Zwischenhirn) des Menschen reichen nicht auch für die reibungslose Kontrolle sozialen Zusammenlebens und damit auch für das richtige Verhalten gegenüber der eigenen Gesundheit aus. Der Mensch ist auf die Vermittlung kultureller Kontrollmuster angewiesen, wenn er im späteren Leben an die Gesellschaft angepaßt sein soll (Eibl-Eibesfeld 1985). Mit dem Jahrhunderte von Millionen später entwickelten und noch weiter in der Entwicklung befindlichen Großhirn könne man nur den gröbsten Unfug des Verstandes bremsen (Lorenz 1977). Die Erziehung ist deshalb für das richtige gesundheitliche Verhalten ebenso wichtig wie überhaupt für das ganze zwischenmenschliche Zusammenleben.

Und wenn man davon ausgeht – und vieles spricht dafür –, daß ein erheblicher Prozentsatz an Möglichkeiten, die das Individuum in seiner Lebenszeit entfalten kann, erblich vorgegeben ist – auch die individuelle Lebenszeit und Krankheitsdispositionen –, so stecken in den verbleibenden disponiblen Prozenten „jene Freiheiten, die die Lebensführung als die größte individuelle Herausforderung erscheinen lassen. Und wenn nun eine der menschenwürdigsten Definitionen dessen, was Gesundheit eigentlich sei, besagt, daß sie die Kraft sei, das eigene Leben zu führen, dann ist es doch wohl auch dasselbe, was die Vokabel Selbstverwirklichung eigentlich meint, nämlich die disponiblen Bestände der eigenen Existenz so zu verwalten, daß sie dem Besitzer zum Nutzen und dem Nächsten nicht zum Nachteil werden" (Schipperges 1984; Schipperges 1986; Schipperges et al. 1988; Schipperges 1990). Die These von der Selbstverwirklichung in der heutigen Zeit ist deshalb eine unüberlegte Parole, weil damit nur die Durchsetzung der eigenen Bequemlichkeit gemeint sein kann (Skinner 1973).

Eine immer wichtiger werdende Aufgabe der Primärprävention (Trendelenburg 1987) ist die Erforschung der Risikofaktoren. Inzwischen sind die Genorte von über 100 Erbkrankheiten bekannt, von den pulmonalen Erkrankungen beispielsweise bei der zystischen Fibrose. Es ist sogar im Reagenzglas geglückt, mit Hilfe von Viren das aus gesunden Zellen entnommene Gen in kranke Zellen zu schleusen und damit ihre Funktion wieder herzustellen. Es ist nur eine Frage der Zeit, bis alle Strukturgene geortet und entschlüsselt sind (Schweitzer 1987). Zunehmend werden bereits genetische Risikofaktoren für „normale Erkrankungen" wie Dispositionen zu viralen bronchopulmonalen Infekten diskutiert. Je mehr pathologische Gene bekannt werden, desto größer wird das Interesse an „genetischen Reihentests", um die genetische Tauglichkeit beispielsweise von Stellenbewerbern abzuschätzen. Ein Blutstropfen pro Bewerber reicht dafür aus. So wird man herausfinden, wer aus genetischen Gründen allergisch auf bestimmte Substanzen am Arbeitsplatz reagieren wird. Damit wird ein wichtiger Beitrag zur Primärprävention von Krankheiten möglich. So wurde bereits vorgeschlagen, Arbeiter mit einem genetisch bedingten α_1-Proteaseninhibitor, der zum Lungenemphysem disponiert, aus der Asbest- und Baumwollindustrie fernzuhalten. Die Genomanalyse eröffnet somit ungeahnte Möglichkeiten, den genetischen Einfluß auf Krankheitsmerkmale abzuschätzen und sie zur Prävention von Krankheiten ebenso einzusetzen wie zur Berufs- und Ausbildungsberatung (Asendorpf 1988).

Die Sozialgesetzgebung der 80er Jahre des vorigen Jahrhunderts, von der damals kaum 10 % der notleidenden Bevölkerung profitierte, ist heute ein Solidarsystem für alle Bürger geworden und wurde in den letzten 3 Jahrzehnten weiter ausgebaut als im ganzen Jahrhundert vorher (Müller: persönl. Mitteilung). Beispielhaft zeigt dies die auch heute noch mißverständliche Verquickung der Begriffe Kur und Rehabilitation (Wirth 1990). Früher war der primäre Zweck des herkömmlichen Begriffs Kur bzw. Heilverfahren in der Regel die Erholung von schwerer körperlicher Arbeit bzw. beruflicher Anspannung. Für diesen Zweck bot sich die Infrastruktur der Kurorte mit ihren Behandlungsmöglichkeiten und ihrem Ambiente in idealer Weise an. Hinzu kam auch der politische Wille, auch der sozial niedriger gestellten Bevölkerung die Annehmlichkeiten eines solchen Aufenthaltes anzubieten, die vorher für bürgerliche Kreise erschwinglich waren, allerdings nur als Selbstzahler unter Inkaufnahme eines erheblichen Einkommensverlustes, da es einen Urlaub im heutigen Sinne nicht gab. Im Rentenversicherungs-Neuregelungsgesetz vom 1. Januar 1957, welches – ungeachtet der seither eingetretenen Rechtsänderungen – nach wie vor die Grundlage der heutigen Rehabilitationspraxis der Rentenversicherung bildet, betont der Gesetzgeber in §§ 1235

Reichsversicherungsordnung (RVO) und §§ 12 Angestelltenversicherungsgesetz (AVG) eindeutig, daß sowohl das sozialpolitische Ziel als auch das Interesse des Versicherten nicht die Berentung sei, sondern die Erfüllung des Arbeitslebens in Gesundheit und Leistungsfähigkeit (Rehabilitation geht vor Rente). Um dieses Ziel zu erreichen, wurde eine Klinifizierung der Rehabilitation unerläßlich. Mit der neuen und gesetzlich festgelegten Aufgabenstellung der stationären Rehabilitationsmaßnahmen änderte sich auch deren Charakter. So trat der Erholungsaspekt in den Hintergrund zugunsten einer aktiven klinisch-stationären Rehabilitation (Müller 1981; Müller 1990; Schmidt 1982). Zusammen mit der damit verbundenen zahlenmäßigen Ausweitung wurden – grundsätzlich unabhängig von Kurortaspekten – stationäre Rehabilitationsmaßnahmen auch anderenorts eingeführt, zumal zahlreiche anstaltseigene Kliniken der Versicherungsträger durch die großen Fortschritte der Tuberkulosebehandlung freigeworden waren und umfunktioniert werden konnten. Somit ist durch die sozialversicherungsrechtliche Entwicklung, durch Fortschritte der medizinischen Wissenschaft und durch die speziellen Aufgabenstellungen eine moderne klinisch-stationäre Rehabilitation entstanden, allein abhängig vom medizinischen Niveau und grundsätzlich unabhängig vom Ort der Institution. Das ändert nichts an der Erfahrung, daß bei geeigneten Patienten beispielsweise eine „psychosoziale Erholung" bzw. „Erbauung" oder „Selbstfindung" oder zusätzliche optimale Therapiemöglichkeiten am Kurort den Behandlungserfolg verbessern können. Deshalb behalten Rehabilitationsmaßnahmen an einem Kurort nach wie vor einen wichtigen Stellenwert im Gesundungsprozeß.

Je größer das Netz der sozialen Sicherheit ist, umso größer ist die Versuchung, leistungsunfähiger zu sein als man tatsächlich ist. Ein Asthmatiker, bei dem eine Rente in Aussicht steht oder der bereits eine Zeitrente bezieht, ist so gut wie nicht mehr rehabilitierbar. Das ist durch die Auslösungsmechanismen der Krankheit bedingt. Nicht selten erfolgt auch die Berentung zu vorzeitig, oft erfolgt sie ohne Rehabilitationsversuch!

Zu den heutigen Forderungen nach sozialen Grundrechten gehört auch das Recht auf Gesundheit. Die Weltgesundheitsorganisation (WHO) hat wesentliche Ziele dieser Glückserwartung in der These zusammengefaßt: „Zustand physischen, psychischen und sozialen Wohlbefindens", eine Utopie! Was ist beispielsweise „soziales Wohlbefinden"? Während die Gerechtigkeit wenigstens der überpersönlichen Auslegung durch Parteien, Parlamente und Gerichte zugänglich ist, darf sich beim Wohlbefinden jedermann auf seinen privaten Seelenzustand berufen!

Nur durch gezielte Motivation und Therapie der behandelnden Ärzte kann ein Kranker dazu gebracht werden, daß er aktiv seine Krankheit bekämpft. Bei der Prävention und Rehabiliation muß für den Arzt die Überlegung lauten: Der richtige Patient zur rechten Zeit in die richtige Institution (Petro u. Lautwein 1988; Schmidt 1981, 1985, 1986; Schmidt et al. 1987; v.Stetten 1989). Dies ist aller ärztlicher Erfahrung und harter wissenschaftlicher Daten nach die bestmögliche Voraussetzung für optimale Behandlungsergebnisse (Hodgkin 1990; Petro 1991; Petty et al. 1974). Die Überlegung für den Patienten kann nur lauten: wieder lernen, Krankheit als Daseinsform zu meistern, eine bedingte bzw. relative Gesundheit zu akzeptieren und rechtzeitig das eigengesundheitliche Verhalten zu ändern und eine als richtig erkannte Lebensordnung und gesundheitsbewußte Lebensführung einzuhalten. Erst wenn noch manche Unzulänglichkeit vor allem in der Einweisungspraxis abgestellt ist (Schmidt 1982; Petro u. Lautwein 1988), kann man die bisher im deutschen Sprachraum mit manchen Unsicherheiten belastete Frage exakter beantworten, inwieweit stationäre Rehabilitationsmaßnahmen effektiver und effizienter an Rehabilitationskliniken der Versicherungsträger durchgeführt werden als sonstige stationäre oder ambulante derartige Betreuungen. Dann müßte sich auch die Frage beantworten lassen, ob man diese medizinischen Leistungen auch regional bzw. wohnortnah durch die Rehabilitationskliniken selbst oder durch andere geeignete Institutionen stationär und/oder ambulant ausdehnen kann bei evtl. Verzahnung der medizinischen mit der beruflichen Rehabilitation. Die zu erbringenden Leistungen müssen auf jeden Fall so gut sein, daß „die Rente wegen Erwerbsminderung nur Abfallprodukt nicht mehr möglicher Rehabilitationsmaßnahmen ist" (Müller 1990).

Neben dem intensiven Wunsch um ein langes und beschwerdearmes Leben wird mit den medizinischen Fortschritten vielleicht der größere Wohlstand die Wiederentdeckung und vermehrte Einhaltung der uralten Weisheit der Griechen möglich machen, daß für die Erhaltung der Gesundheit – wie für so vieles im Leben – auch hier das Erlaubte und Zuträgliche eine Funktion des Maßes ist. Kein anderes Verhalten kann dies entschiedener absichern als Prävention und Rehabilitation. Ohne Prävention und Rehabilitation gibt es kein langes Leben in erfüllter Lebensqualität.

Und sollte man nicht auch die Wünsche vieler Menschen im Auge behalten, ihnen einen Freiraum zugestehen, für sich selbst zu sorgen. Muß denn alles abgesichert sein? Will man denn jedem Bürger ständig einreden, daß er trotz besten Willens nicht ausreichend in der Lage sei, für sich selbst zu sorgen? Will wirklich niemand mehr sein Leben annehmen, wie es nun einmal ist mit seiner Endlichkeit, mit all seiner Lust und seinen Risiken? Viele wollen doch gerade im Wellengang der Lebensreise nicht nur Geruderter, sondern selbst Steuermann sein. Nichts schätzt doch der Mensch mehr als Lob und Bewunderung für die ihm angeborenen Kreativitätsimpulse, die Unternehmungslust und Einfallskraft. Eine völlige, dauernde Zufriedenheit des Menschen gibt es nicht. „Die Produktion, so groß sie auch sein mag, (kann) niemals mit unbegrenzten Wünschen Schritt halten" (Fromm 1979).

Ackerknecht, einer der großen Medizinhistoriker unserer Zeit, hält in der Einleitung zur 5. Auflage seiner Geschichte der Medizin im Jahre 1986 fest: „Mächtige soziale Faktoren bestimmten und bestimmen, ob Menschen krank werden oder nicht und mit welchem Wissen sie behandelt werden. Ein Arzt kann nicht früh genug die Tatsache würdigen, daß sein Beruf Teil und Produkt der Gesellschaft ist. Seine Ausbildung, seine gesellschaftliche Wertschätzung, seine Entschädigung hängen in letzter Instanz von Orientierung und Entscheidung der Gesellschaft ab. Die Medizingeschichte ist gezwungen, diesen nichtwissenschaftlichen sozialen Hintergrund der Medizin zu behandeln und dient daher wie keine andere medizinische Disziplin dazu, die Augen für jene sozialen Faktoren zu öffnen, ohne die die Probleme von Gesundheit und Krankheit nicht richtig verstanden werden können" (Ackerknecht 1986).

Rechtsgrundlagen

Bei der Prävention und Rehabilitation geht es um die einheitliche Erfassung eines sozialen Sachverhaltes im Problembereich „Krankheit und Heilung" s. Teil C, 17.1). Wie im gesamten Sozialrecht liegt auch hier der Sinnbezug auf der Seite des Staates in der ständigen Verbesserung des Gemeinwohlzustandes, der keineswegs nur ökonomisch meßbar ist, betroffenen Bürger in der Erhaltung oder im Erreichen einer ganz konkreten Zufriedenheit.

Die derzeitigen Rechtsgrundlagen sind geprägt durch die „Grundsätze und Richtlinien für die Rehabilitation" der westeuropäischen Union von 1950/1958, die Rentenreform des Jahres 1957 (Rehabilitation vor Rente), das Aktionsprogramm der Bundesregierung aus dem Jahre 1970 und das Rehabilitations-Angleichungsgesetz vom 07.08.1974, welches das Ziel der Rehabilitation in § 1 wie folgt definiert:

1. Die medizinischen, berufsfördernden und ergänzenden Maßnahmen und Leistungen zur Rehabilitation im Sinne dieses Gesetzes sind darauf auszurichten, körperlich, geistig oder seelisch Behinderte möglichst auf Dauer in Arbeit, Beruf und Gesellschaft einzugliedern.
2. Den Behinderten stehen bei der Anwendung dieses Gesetzes diejenigen gleich, denen eine Behinderung droht.

Die Rehabilitationsträger des gegliederten Systems:

Gegenwärtig werden die notwendigen Leistungen von verschiedenen Sozialleistungsträgern im Präventions- und Rehabilitationsbereich erbracht, insbesondere von der gesetzlichen Renten-, Unfall- und Krankenversicherung, den Versorgungsämtern und den Sozialhilfeträgern.

Vom Umfang her sind die Träger der Rentenversicherung der Arbeiter (Landesversicherungsanstalten – LVA), der Rentenversicherung der Angestellten (Bundesversicherungsanstalt für Angestellte – BfA), der Bundesknappschaft, der Seekasse und die Träger der Altershilfe für Landwirte (landwirtschaftliche Alterskassen) die größten Kostenträger für medizinische Rehabilitationsmaßnahmen, die sie in Form der stationären Heilbehandlung grundsätzlich als Sachleistung, d. h. unter Übernahme sämtlicher erforderlicher Kosten gewähren.

Neben der Erfüllung der versicherungsrechtlichen Voraussetzungen – Nachweis einer Versicherungszeit in bestimmtem Umfang – müssen zur Gewährung medizinischer Leistungen auch die persönlichen Voraussetzungen vorliegen. Das bedeutet, daß die Erwerbsfähigkeit des Versicherten wegen Krankheit oder körperlicher, geistiger oder seelischer Behinderung erheblich gefährdet oder gemindert sein muß und voraussichtlich durch die Gewährung medizinischer Leistungen eine Minderung der Erwerbsfähigkeit abgewendet (Prävention) oder wesentlich gebessert oder wiederhergestellt werden kann (Rehabilitation); §§ 9–11 Sozialgesetzbuch (SGB) VI).

Die Zuständigkeit des jeweiligen Rentenversicherungsträgers richtet sich nach dem Wohnort des Versicherten und nach dem zuletzt entrichteten Beitrag.

Die Träger der Unfallversicherung (gewerbliche und landwirtschaftliche Berufsgenossenschaften sowie Unfallversicherungsträger des öffentlichen Dienstes) sind nach Arbeits- und Wegeunfällen sowie bei Berufskrankheiten u. a. von abhängig Beschäftigten, bestimmten Gruppen von Unternehmern und Selbständigen (Landwirte, Künstler, Heimarbeiter), Kindern, Schülern, Studenten für die Erbringung von medizinischen Leistungen zur Rehabilitation zuständig (§§ 537–569 c Reichsversicherungsordnung (RVO) und Berufskrankheiten-Verordnung vom 20.6.1968).

Die Träger der gesetzlichen Krankenversicherung (Allgemeine Ortskrankenkasse – AOK, Betriebskrankenkasse – BKK, Innungskrankenkasse – IKK, Landwirtschaftliche Krankenkasse – LKK sowie die verschiedenen Ersatzkassen) gewähren Leistungen zur medizinischen Rehabilitation (Vorsorgeleistungen) für ihre Mitglieder und dessen mitversicherte Angehörige, wenn diese notwendig sind,

1. eine Schwächung der Gesundheit, die in absehbarer Zeit voraussichtlich zu einer Krankheit führen würde, zu beseitigen,
2. einer Gefährdung der gesundheitlichen Entwicklung eines Kindes entgegenzuwirken oder
3. Pflegebedürftigkeit zu vermeiden
   (§ 23 Abs. 1 Sozialgesetzbuch (SGB) V).

Die Versorgungsämter und die Träger der Sozialhilfe (Gemeinden, Landkreise) erbringen Leistungen zur Rehabilitation für bestimmte Personengruppen nach §§ 10–26 Bundesversorgungsgesetz (BVG), §§ 80 ff. Soldatenversorgungsgesetz (SVG), §§ 47 ff. Zivildienstgesetz (ZDG) bzw. §§ 36–40 Bundessozialhilfegesetz (BSHG). Schließlich werden auch Leistungen zur Rehabilitation in besonderen Fällen (Impfschaden) nach § 51 Bundesseuchengesetz (BSeuchG) gewährt.

Zu den elementaren Grundlagen für die Gesundheitsförderung und Krankheitsverhütung zählen §§ 20–22 Sozialgesetzbuch (SGB) V. Es veranschaulicht die Bedeutung der Prävention innerhalb einer modernen Gesundheitspolitik und weist der Krankenversicherung neue Aufgaben zu.

Durch das Gesundheitsreformgesetz (GRG vom 20.12.1988 – SGB V) wurden sie ab 01.01.1989 verpflichtet, allgemein über Gesundheitsgefährdungen und über die Verhütung von Krankheiten aufzuklären, den Ursachen nachzugehen und auf ihre Beseitigung hinzuwirken sowie bei der Verhütung arbeitsbedingter Gesundheitsgefahren mitzuwirken. § 23 ordnet im Zusammenhang mit § 24 SGB V den gesamten Bereich der Vorsorge im Rahmen ambulanter Behandlung sowie ambulanter und stationärer Vorsorgekuren neu und errichtet zusammen mit den parallelen Vorschriften der §§ 40 und 41 SGB V über ambulante und stationäre Rehabilitationsmaßnahmen ein geschlossenes Modell aufeinander aufbauender Hilfen, wobei die §§ 40 und 41 SGB V Rehabilitationsmaßnahmen gleichsam spiegelbildlich zu den Vorsorgemaßnahmen nach §§ 23 und 24 SGB V erfassen. Die ambulante Vorsorgebehandlung nach § 23 Abs. 1 SGB V stellt sozusagen die Regelleistung dar.

Nur wenn ambulante Vorsorgeleistungen nicht ausreichen, kann eine ambulante Vorsorgekur nach § 23 Abs. 2 SGB V gewährt werden. Dabei steht die Anwendung ortsgebundener Heilmittel im Vordergrund, ergänzt durch weitere aus medizinischen Gründen erforderliche Maßnahmen mit einzel- oder gruppentherapeutischer Ausrichtung, Gesundheitsbildung, Genußmittelentwöhnung etc., die sich hier durch ihre Einbindung in eine ambulante Vorsorgekur von den vergleichbaren Maßnahmen der Gesundheitsförderung nach § 20 SGB V abgrenzen. Reichen ambulante Behandlungen nach § 23 Abs. 1 SGB V und auch ambulante Vorsorgekuren nach § 23 Abs. 2 SGB V nicht aus, kann die Krankenkasse nunmehr nach § 23 Abs. 3 SGB V – und insoweit handelt es sich um eine echte Erweiterung des Vorsorgebereiches – eine stationäre Maßnahme in einer Vorsorgeeinrichtung erbringen.

Durch § 13 Abs. 1 Rentenreformgesetz 1992 (RRG) ist im Bereich der medizinischen Rehabilitation klargestellt, daß der Rentenversicherungsträger im Einzelfall unter Beachtung der Grundsätze von Wirtschaftlichkeit und Sparsamkeit Art, Dauer, Umfang, Beginn und Durchführung der Leistungen zur Rehabilitation bestimmt. Hierdurch soll eine Flexibilisierung der von den Rehabilitationsärzten schon immer geforderten Leistungsdauer entsprechend dem konkreten Krankheitsbild erreicht werden, wozu auch eine Verkürzung unter die bisher üblichen 4 Wochen gehören kann unter Einschluß der wohnortnahen bzw. regionalen Rehabilitation nach den Erfordernissen des Einzelfalles.

Leistungen sind von der gesetzlichen Rentenversicherung bei Vorliegen der versicherungsrechtlichen Voraussetzungen nur zu erbringen, wenn die Erwerbsfähigkeit des Versicherten wegen Krankheit oder körperlicher, geistiger oder seelischer Behinderung gefährdet oder gemindert ist und voraussichtlich durch die Gewährung medizinischer Leistungen ein bestimmter Erfolg zu erwarten ist, d. h. eine Minderung der Erwerbsfähigkeit abgewendet werden kann oder bei bereits eingeschränkter Erwerbsfähigkeit diese wesentlich gebessert oder wiederhergestellt werden oder der Eintritt von Berufs- bzw. Erwerbsunfähigkeit verhindert werden kann.

Eine wiederholte Heilbehandlung innerhalb einer Dreijahresfrist kann nur dann erfolgen, wenn eine vorzeitige Maßnahme aus gesundheitlichen Gründen dringend erforderlich ist.

Die Übergänge zwischen Präventions- und Rehabilitationsmaßnahmen zwischen Krankenversicherung und Rentenversicherung sind fließend, die Abgrenzung bleibt weiterhin dem ärztlichen Urteil oder den beteiligten Leistungsträgern überlassen. Der Arzt hat zu klären, wann nach dem gesundheitlichen Erscheinungsbild des Patienten die Akutbehandlung endet, die Frühmobilisation erreicht und somit die angegebenen Rehabilitationsmaßnahmen entweder jetzt durch die Krankenversicherung oder wie bisher durch die Rentenversicherung beginnen können.

Bei der Prävention und Rehabilitation lautet die Frage immer für die Versicherungsträger: Wie kann mit gegebenen Mitteln am optimalsten das Ziel erreicht werden oder welche Mittel benötigt man, um die vorgegebenen Ziele zu realisieren (Kosten-Nutzen-Analyse).

Unter dem Aspekt der Kostenentwicklung müssen immer stärker Forderungen nach Effizienz- und Effektivitätsuntersuchungen gestellt werden.

Mit dem Gesundheitsreformgesetz (SGB V) und dem Rentenreformgesetz (SGB VI) wurden Änderungen eingeführt, wovon man sich eine Steigerung der Effektivität der medizinischen Rehabilitation verspricht.

Der Gesetzgeber hat mit dem Gesundheitsreformgesetz für die gesetzliche Krankenversicherung die ambulante Rehabilitation eingeführt. Mehr Flexibilität sowohl in bezug auf die Dauer der stationären Klinikaufenthalte als auch der stationär und ambulant zu behandelnden Personengruppen (Erwerbstätige, Nichterwerbstätige) einschließlich der dabei zu erbringenden Leistungen wird ebenso erwogen wie die Fragen, ob die Rentenversicherung ihre Rehabilitationskliniken auch in die regionale Versorgung mit Möglichkeiten der ambulanten Betreuung einbinden soll und ob nicht eine sinnvollere Verzahnung der medizinischen mit der beruflichen Rehabilitation erreicht werden kann (Barth et al. 1989; Enquete-Kommission 1988; Heidenberger 1989; Müller 1990; Schmidt 1989; Specht 1979; v.Stetten 1989).

B. Pneumologische Prävention

1 Definition und Ziele der pneumologischen Prävention

A. Mikulla

Das schnelle Vordringen chronischer Atemwegserkrankungen mit ihrer multifaktoriellen Genese verlangt dringlicher denn je Ansatzpunkte für die Prävention. Die Akzentuierung der kurativen und damit krankheitsorientierten Medizin wird auf Dauer die medizinischen Probleme der modernen Gesellschaft nicht lösen können. Seitdem die Kostenentwicklung der medizinischen Versorgungssysteme in allen hoch entwickelten Gesellschaften bedrohliche Ausmaße mit exponentiellen Steigerungsraten angenommen hat, tritt die Idee einer Krankheitsverhütung, d. h. Prävention, immer stärker in den Vordergrund der gesundheitspolitischen Diskussion. Es besteht kein Zweifel darüber, daß Gesundheitssysteme der Zukunft verstärkt die Prinzipien der Krankheitsprävention verinnerlichen müssen, vor allem im Sinne öffentlicher Gesundheitserziehung mit suffizienter Unterstützung durch gesundheitspolitische Kräfte. Die Mentalität „für jedes gesundheitliche Problem ein entsprechendes Medikament..." muß durch aktive Krankheitsvorsorge korrigiert werden. Das Ziel präventiver Maßnahmen besteht darin, Krankheiten optimalerweise zu verhindern bzw. die vorhandene Gesundheit zu erhalten und/oder bei bereits vorliegender Erkrankung das Tempo der krankheitsbedingten Verschlechterung zu minimieren. Eine integrierte Betrachtung aller Faktoren, die die Morbidität und Mortalität betreffen, stellt die wesentliche Voraussetzung für eine wirksame Prävention dar.

Im Gesundheitswesen und, als dessen Teilbereich, in der Medizin werden traditionsgemäß 4 klassische Ziele unterschieden. Die Gesundheitsförderung, *Promotion* genannt, zielt auf Verbesserung und Erhaltung des Gesundheitszustands. Die Krankheitsverhütung, auch *Prävention* genannt, zielt auf die Verhütung einer Erst- oder einer Wiedererkrankung. Die Krankheitsheilung, also die *Kuration*, befaßt sich mit der Behandlung akuter und chronischer manifester Erkrankungen. Die Wiederbefähigung, auch *Rehabilitation* genannt, zielt schließlich auf die Wiedergewinnung oder Kompensation verlorengegangener Funktionen. Bezüglich der Erreichung der 4 klassischen Ziele sollte die klinische Medizin eine funktionelle Einheit bilden. Daher ist zu fordern, daß jedes der genannten Ziele sowohl in der Forschung wie auch in der Lehre und Praxis integriert wird. Neben die klassische kurative Medizin sind in den letzten Jahrzehnten Promotion, Prävention und Rehabilitation ergänzt durch die Erkenntnisse psychosomatischer Zusammenhänge und die Berücksichtigung von Risikofaktoren getreten. Während die kurative Medizin eine schmerz- oder symptomgesteuerte, damit reagierende Medizin ist, wobei die

Tabelle 1. Prävention in der Pneumologie

Präventionsart	Zielgruppe	Beispiele
Promotion und Primärprävention	Gesunde, Gesunde mit besonderen inhalativen Belastungen	– Bekämpfung und Reduktion der Luftverschmutzung, – arbeitsmedizinische Maßnahmen und Untersuchungen, – Antiraucherprogramme
Sekundärprävention	noch „Gesunde" bei gehäuftem Vorhandensein von Risikofaktoren, Menschen mit Frühzeichen einer Krankheit	– Früherkennung von Atemwegserkrankungen
Tertiärprävention	Patienten mit chronischen Erkrankungen	– pneumologische Rehabilitation mit Patientenschulung, – ambulante Atemtherapiegruppen

Hilfe oft zu spät oder mit eingeschränkter Effektivität kommt, kann man die Promotion, Prävention und auch Rehabilitation als informationsgesteuerte Medizin bezeichnen, die bemüht ist, Wissen, Einsicht und Motivation als bestimmende Auslöser des Verhaltens zu stärken.

Die Präventionsmaßnahmen in der Pneumologie setzen auf allen 3 Ebenen an, nämlich der Primär-, Sekundär- und Tertiärprävention mit ihren unterschiedlichen Zielgruppen (Tabelle 1).

Zielgruppen der Prävention sind somit: Gesunde, gesunde Exponierte, früh Erkrankte, fortgeschritten Erkrankte, schließlich chronisch Behinderte.

1.1 Primärprävention

Maßnahmen zur Gesunderhaltung bzw. Krankheitsverhinderung bei Gesunden, insbesondere bei solchen, die inhalativen Noxen ausgesetzt sind. Zu nennen sind hier vor allem Aktivitäten gegen den inhalativen Nikotinabusus, arbeitsmedizinische Vorsorgeuntersuchungen und Maßnahmen zur Bekämpfung und Reduktion der Luftverschmutzung.

1.1.1 Primärprävention – konservierender Aspekt

– Erhaltung gesunder Organ- und Funktionssysteme,
– Konditionierung gesunder Organ- und Funktionssysteme,
– Habituierung gesunder Organ- und Funktionssysteme,
– Konditionierung eines auf Ausgleich gerichteten Lebensverhaltens.

1.1.2 Primärprävention – korrigierender Aspekt

– Vermeidung und Ausschaltung gesundheitsbelastender, schädigender Faktoren in der natürlichen wie auch zivilisatorischen Umwelt, im psychosozialen Bereich (Streß) und im Lebensverhalten.

1.1.3 Primärprävention – behördliche Maßnahmen

Zur Expositionsprophylaxe bzw. Karenz gehören auch behördliche Maßnahmen wie die einer angemessenen Städteplanung sowie Stillegung von bestimmten Industriebetrieben und des Kraftverkehrs, wenn besondere klimatische Bedingungen akute Luftverschmutzungskatastrophen erwarten lassen, wie sie in den letzten Jahrzehnten verschiedentlich aufgetreten sind. Weitere Maßnahmen zur Bekämpfung der Luftverschmutzung sind die, gesetzlich zu erzwingende, Abgasreinigung von Fabriken, Hausbrandstellen und Automobilen.

1.2 Sekundärprävention

Medizinische Maßnahmen zur Früherkennung von Atemwegserkrankungen bei „noch Gesunden" mit gehäuftem Vorhandensein von Risikofaktoren und bei Menschen mit frühen Zeichen einer respiratorischen Erkrankung (Früherkennung von Atemwegserkrankungen, Screeninguntersuchungsprogramme etc.).

1.3 Tertiärprävention

Medizinische Maßnahmen zur Stabilisierung erlittener Einschränkungen und Behinderungen (Optimierung der „Restgesundheit") mit dem Ziel eines akzeptablen, befriedigenden Lebensmodus. z. B. pneumologische Rehabilitation mit integrierter Patientenschulung, ambulante Atemgruppen etc. (s. Teil C; 10.10.1 und 10.10.2).

Es ist damit zu rechnen, daß bereits in wenigen Jahrzehnten die Gesundheitsförderung in der Medizin dominieren wird. Gesundheit muß mit Freude, Zufriedenheit und Lust assoziiert werden.

Auf gesundheitspolitischer Ebene sollte ein Zusammenwirken von medizinischem Sachverstand, politischer Einsicht mit Vorausplanungen über die nächste Wahlperiode hinaus, Orientierung industrieller Zielvorgaben an Schadensvermeidung für die jetzige und künftige Generation, verbunden mit der Bereitschaft zum Konsumverzicht erwartet werden. Die Werbung für präventivmedizinische Zielsetzungen in breiten Bevölkerungskreisen dürfte im Zeitalter der Elektronik und damit „grenzenlosen" Kommunikation kein technisches Problem mehr darstellen. Ein hohes Maß an sozialer Akzeptanz für ein gesundheitlich präventives Verhalten ist der beste Garant für das längerfristige Erreichen der gesetzten Ziele.

2 Pneumologische Prävention in der Klinik

G. Menz

2.1 Allgemeines über Prävention in der Medizin

Die Ausführungen über pneumologische Prävention in der Klinik sind nur klar und verständlich, wenn wir uns eindeutig an die Definitionen halten (s. Teil B, Kap. 1). Es erscheint einleuchtend, einzuteilen in Primärprävention, Sekundärprävention und Tertiärprävention (Fortschritt und Fortbildung in der Medizin, 1988/89):

- *Primärprävention*:
  Vorbeugung und Prophylaxe im engeren Sinne, noch vor Ausbruch einer Krankheit, mit dem Ziel der Reduzierung der Inzidienz;
- *Sekundärprävention*:
  Früherkennung und die rechtzeitige, sachgerechte Therapie; bewirkt eine Reduzierung der Zahl von Kranken; eine Senkung der Prävalenzrate;
- *Tertiärprävention*:
  Rückfallprophylaxe, ist der Rehabilitation, Verhütung schlimmerer Folgen, Sekundärveränderungen, palliative Versorgung im chronifizierten (inkurablen) Stadium.

2.1.1 Primärprävention in der pneumologischen Klinik

In den folgenden Ausführungen soll immer ein Leitfaden sichtbar sein; wir wollen ansprechen, bei *wem* wir Maßnahmen der Prävention ansetzen und *wie* sie aussehen können.

So können wir für die Primärprävention in der Klinik ansetzen beim *Patienten* mit Aufklärung und Unterricht in Risikofaktoren für mit dem Grundleiden assoziierten oder davon unabhängigen Erkrankungen. Bei vorhandenen Risikofaktoren sind neben der Aufklärung auch eine Darstellung von Modellen zur günstigen Beeinflussung bzw. zur Entwöhnung notwendig.

Die Patient *und die genetischen Verwandten* (Geschwister, Kinder, Enkel etc.) sind gemeinsam aufzuklären und zu unterrichten in genetischen Zusammenhängen (humangenetische Beratung), Risiken, Karenzmethoden, familiär orientierte Diagnostik etc.

Patient und nicht genetisch verwandte Bezugspersonen (Partner, Lehrer, Erzieher) können nach Aufklärung und Unterrichtung möglicherweise noch zu einer Verstärkung der Wirkung der Argumente beitragen und Hilfestellung bei der Durchführung der Präventivmaßnahmen geben.

2.1.2 Sekundärprävention in der Klinik

Wieder gilt der Ansatz: Bei wem und wie? Hier ist der Patient in der Klinik das Ziel unseres präventiven Bemühens, das durch die Ausdehnung auf die genetisch Verwandten und nicht genetisch verwandte Bezugspersonen (Partner, Erzieher) eine Verstärkung erfährt. Für die Einrichtung einer pneumologischen Fachklinik bedeutet dies auch die Bevorratung und den gekonnten Einsatz einer eingehenden medizinischen Diagnostik auf modernstem Stand, setzt einen hohen fachspezifischen Ausbildungsstandard des Personals voraus und die Bereitschaft, wo notwendig auch früh interdisziplinär zusammenzuarbeiten. Damit soll eine Erkrankung in einer beginnenden, „latenten" Phase erfaßt werden und präventive Therapie oder auch die Möglichkeit von Umsetzungsmaßnahmen im Beruf erkannt werden. Noch besser wäre hier eine frühzeitige Einwirkung auf die Berufswahl.

Die genetischen Verwandten des Patienten sind nach Diagnosestellung bei dem Patienten über Hilfsmaßnahmen und Risikofaktoren, die sie selber betreffen, zu unterrichten. Hierfür sind je nach Krankheitsintensität besondere humangenetische und fachpneumologische Kenntnisse erforderlich.

Die nicht genetisch verwandten Bezugspersonen (Partner, Erzieher etc.) sind eingehend aufzuklären, damit sie ihre Hilfe bei der Bewältigung optimal erbringen können.

2.1.3 Tertiärprävention in der Klinik

Der Patient wird in der Regel in diesem Falle nach der früher und evtl. am anderen Orte erfolgten Primärdiagnostik in die pneumologische Fachklinik kommen. Hier ist jetzt im Sinne der Definition der Tertiärprävention eine eingehende Situationsdiagnostik zur optimalen Therapieeinstellung und Therapieführung notwendig, um schlimmere Folgen der Krankheit und irreversible Sekundärveränderungen (z. B. Emphysem) zu verhindern. Eine optimale Therapieeinstellung muß immer die mögliche Polymorbidität der Patienten berücksichtigen, auf Medikamenteninteraktionen ist sorgfältig zu achten.

Ein weiterer Ansatz ist die systematische Patientenschulung in geeigneten großen Gruppen mit Unterrichtung über Möglichkeiten des Vermeidens von weiterer Risikofaktoren wie Rauchen, Alkohol, unverträgliche Medikamente etc.

Die systematische Patientenschulung soll Aufklärung über Therapieprinzipien, frühzeitige Exazerbationserkennung und wirksame Therapieschemata für die Exazerbationsphase enthalten. Die Bedeutsamkeit der Medikamentencompliance ist zu betonen; eine erfolgreiche Schulung wird die Compliance erhöhen können (s. Teil C; 10.10.1 u. 10.10.2).

Alle diese Ansätze können zu einer Komplikationsprophylaxe führen.

Weiter enthält die erfolgreiche Patientenschulung in der Tertiärpräventionsphase an der Klinik Unterrichtung im Umgang mit Therapiehilfen, sie erläutert Karenzmaßnahmen (z. B. Allergenkarenz, Schutz am Arbeitsplatz etc.).

Die pneumologische Fachklinik muß mit ihrem speziell geschulten ärztlichen, psychologischen, sozialpädagogischen und physiotherapeutischen „manpower" in der Lage sein, Hilfe bei beruflicher Umsetzung zu geben und Maßnahmen zur

Schulung bei Überbelastung, Arbeitsschutzmaßnahmen, evtl. auch Rentenverfahren initiieren bzw. beeinflussen zu können. Die Bezugspersonen des Patienten sind wiederum frühzeitig einzubeziehen und können nach Aufklärung ihre Hilfe zur Bewältigung beitragen. Dies alles ist eine sehr anspruchsvolle, aber auch vornehme Aufgabenstellung im Dienste des kranken Menschen. Die bestehende Struktur der pneumologischen Fachkliniken und Rehabilitationseinrichtungen muß sich diesen Anforderungen stellen können. Auf der anderen Seite hat gerade diese Struktur in der Bundesrepublik Deutschland eine fast einzigartige Möglichkeit, Patienten, die an chronischen Krankheiten leiden, zwischen den beiden Polen, einerseits Akutbehandlung im Spital/Krankenhaus und andererseits ambulante Betreuung bei Haus- und Facharzt, gezielt im o. g. Sinne betreuen zu können und auf hochstehendem medizinisch-ärztlichem Fachniveau in interdisziplinärer Zusammenarbeit mit Sozialpädagogen, Familientherapeuten, Psychologen, Erziehern und Physiotherapeuten die Ziele der Prävention im oben definierten Sinne verfolgen zu können.

2.2 Klinische Prävention am Beispiel

Allergien unterliegen einer erblichen Disposition; für ihre klinische Manifestation bedarf es einerseits einer Allergenexposition, welche zu einer spezifischen IgE-Bildung führt, andererseits zum Teil noch unbekannter *Realisationsfaktoren*. Klinische und tierexperimentelle Beobachtungen deuten bei aller Vorsicht in der Interpretation der Daten daraufhin, daß einerseits die Zunahme der Luftschadstoffe („outdoor" und „indoor pollution"), andererseits aber auch die vermehrte Allergenexposition durch veränderte Lebensgewohnheiten wichtige Kofaktoren für die Zunahme allergischer Erkrankungen sind. Hier ist ein Ansatzpunkt präventiver Bemühungen!

Eine großräumige Erhebung von Wüthrich et al. (1986) hat 1985 bei einer repräsentativen Stichprobe von 2524 Probanden im Alter von 16 bis 60 Jahren eine aktuelle Heuschnupfenprävalenz von rund 10% ergeben, ohne einen Unterschied zwischen Stadt- und Landbevölkerung. In den Altersklassen 15 bis 19 Jahre betrug die Heuschnupfenhäufigkeit 16%. Bereits 24% der Befragten litten unter Pollenasthma. Eine Kontrollstichprobe in Zürich ergab 1986 10,02%, eine Untersuchung 1958 hatte 4,80% ergeben. Der Anstieg kann als statistisch gesichert angesehen werden.

Auch die Prävalenz des Asthma bronchiale hat zugenommen (Tabellen 1 und 2). Die vorhandenen epidemiologischen Daten für Allergien sollten als Grundlage für die Entwicklung von Präventionskonzepten durch Identifizierung von Risikogruppen dienen.

Wie erklärt man die starke, statistisch signifikante Zunahme der atopischen Erkrankungen in den letzten Jahrzehnten?

Genetische Prädisposition: Die Fähigkeit, spontan spezifisches IgE gegen Umweltallergene zu produzieren, ist bei etwa 30 – 40% der Bevölkerung vorhanden. Für das Manifestwerden dieser latenten Atopie bedarf es bestimmter Realisationsfaktoren sowie einer spezifischen überschwelligen Allergenexposition.

Tabelle 1. Häufigkeit von Rhinitis allergica und Asthma bei Stellungspflichtigen in Schweden

Kollektive	1971 (n=55 393)[a] [%]	1981 (n=57 150)[a] [%]
Rhinitis allergica (zu 78 % Pollenallergie)	4,9 %	8,4 % (p<0,001)
Asthma bronchiale	1,9 %	2,8 % (p<0,001)

[a] Altersklassen zwischen 17 und 20 Jahren, davon 95 % 18 Jahre (Aeberg 1989).

Tabelle 2. Häufigkeit von Allergien in Genf 1968 bis 1981 (Angaben in %). (Nach Varronier et al., 1984)

	Kinder (4–6 Jahre) 1968 (n=4 781)	1981 (n=3 270)	Jugendliche (15 Jahre) 1968 (n=2 451)	1981 (n=3 500)
Asthma	1,7	2,0	1,9[a]	2,8[a]
Allergische Rhinitis	0,6	0,2	1,0	0,6
Heuschnupfen	0,5[a]	1,1[a]	4,4[b]	6,1[b]
Neurodermitis	2,2	2,8	2,3	1,5
Urtikaria	0,4[b]	0,9[b]	0,7[a]	0,5[a]
Gesamt	5,4	7,0	10,3	11,5

[a] p<0,05.
[b] p<0,01.

Realisationsfaktoren:

Luftschadstoffe
- führen zur Schädigung der Epithelien des Respirationstraktes (besonders bei Kleinkindern),
- fördern die IgE-vermittelte Immunantwort (Dieselabgase – Tierexperiment) (Takafuji et al. 1987) Autoabgase – Prävalenz Zedernpollinosis in Japan; Ishizaki et al. 1987), aktives – passives Rauchen führt zu einer Erhöhung des IgE sogar bei Säuglingen (im Nabelschnurblut gemessen).

Vermehrte häusliche Allergenexposition
- Vermehrung von Hausstaubmilben und Schimmelpilzen infolge besserer Raumisolation und damit verbundener verminderter Durchlüftung der Räume, höherer Raumtemperaturen und z. T. höherer Luftfeuchtigkeit,
- unbekümmerte Kleintierhaltung (bis zu 60% der Haushalte in Europa; Wüthrich et al. 1986).

Ansatz für die Prävention in der Klinik:
Diese oben angeführten komplexen Zusammenhänge müssen bekannt sein und dem Patienten und den Bezugspersonen frühzeitig erläutert werden.

Allergien und allergen-assoziierte Krankheitsbilder gelten heute mit Recht als Umweltkrankheit Nummer Eins. Weil sie multifaktoriell sind, müssen zu ihrer Bekämpfung und Prävention verschiedene Wege beschritten werden.

Vermindern von Luftschadstoffen, einschließlich des Zigarettenrauches, Erfassung der Risikokinder für Allergien mit Messung der IgE-Konzentration im Nabelschnurblut, keine Tierhaltung in Wohnungen atopischer Familien, Regulierung der Raumtemperatur und bessere Belüftung, Hausstaubmilbensanierung, geeignete Berufsberatung für Allergiker.

Allergische Eltern haben im Sinne einer Primärprävention auf eine weitgehende Reduktion der Realisationsfaktoren zu achten (s. oben).

Im Sinne der Sekundär- und Tertiärprävention ist die allergische Rhinitis frühzeitig in optimaler Weise zu diagnostizieren, Maßnahmen der Allergenkarenz sind zu lehren und zu befolgen, eine moderne medikamentöse Therapie einzuleiten und die Indikation zur Hyposensibilisierung mit standardisierten Allergenextrakten ist kritisch zu prüfen. Ein „latentes" Asthma ist durch Bestimmung der bronchialen Reagibilitätslage durch validisierte Provokationsmethoden (Histamin, Metacholin, Carbachol) frühzeitig zu enttarnen; die bronchiale Hyperreagibilität als Ausdruck der bronchialen Inflammation früh und konsequent zu behandeln!

Auf inhalative Allergene und Irritantien am Arbeitsplatz muß streng geachtet werden (Baur 1990; Cullen 1990; Tabelle 3).

Die vorhandenen Daten für Allergien sollten als Grundlage für die Entwicklung von Präventionskonzepten durch Identifizierung von Risikogruppen und Definition von Risikofaktoren dienen.

Das Erkennen von relevanten Allergenen und Irritanzien am Arbeitsplatz muß die Meldung des Verdachtes auf Berufskrankheit nach sich ziehen („obstruktive Atemwegskrankheiten – einschließlich Rhinopathie – die durch allergische Stoffe [Berufskrankheiten BK-Nr. 4301] bzw. „die durch chemisch irritativ oder toxisch wirkende Stoffe [BK-Nr. 4302] hervorgerufen werden"; s. Teil C, Kap. 16).

Die in der klinischen Prävention ambitioniert tätige pneumologische Klinik muß diagnostische Einrichtungen und ärztliche Fachkompetenz vorweisen können, die es ermöglichen, ein Asthma bronchiale komplett in Ursachenabklärung, Schweregradeinteilung zu diagnostizieren und eine optimale aktuelle Therapieeinstellung zu erarbeiten (dies beinhaltet auch Therapieschemata für die Exazerbation u. ä.).

Das diagnostische Repertoir muß umfassen:
komplettes Lungenfunktionslabor, Anstrengungsasthmatestung (Laufband, Fahr-

Tabelle 3. Arbeitsstoffe, die häufig Sensibilisierungen des Bronchialsystemes auslösen

Stoff	Berufliche Exposition
Diisocyanate	Polyurethan schäume, Lacke, Klebstoffe
Enzyme	
Papain	Küchenpersonal (Gewürze,
Subtilisin	Fleischmürber),
Pankreatin	Waschmittelhersteller,
Trypsin	pharmazeutische Betriebe,
Pektinase	„Mehlberufe",
Amylase	Obstverwertung
Epithelien	
Haare von Mensch und Tier	Friseur, Tierpfleger,
Federnstaub	Veterinärwesen, biologische Labors,
Rattenurin	Federnbettherstellung
Schalentiere	
Getreidestaub	
Futtermittel	Landwirte,
Leguminosen	Müller
Pilzsporen	
Milben	
Insekten	
Holzstaub	Waldarbeiter, Säger, Schreiner
Insekten	
Bienen	Biologielaboranten, Imker,
Schmetterlinge	verunreinigte Futtermittel,
Heuschrecken	Fischfutter, Karminfarbstoff für Kosmetika
Milben	
Kornkäfer	
Seidenraupen	
Zuckmücken	
Läuse	
Kolophonium	Flußmittel beim Löten
Mehlstaub	
Kleien	Bäcker, „Mehlberufe"
Backzusätze	
Phtal- und Trimellitsäureanhydrid	Härter und Weichmacher in der Kunststoffindustrie
Platinsalze	Herstellung, Anwendung

rad), Provokationsmethoden (nasal, inhalativ) für unspezifische Provokation mit Histamin, Metacholin, Carbachol, inhalative Analgetikaprovokationstestung, allergenspezifische Provokation, Allergietestlabor, immunologisch-allergologisches Labor, Fiberbronchoskopie, Röntgen; zum Abschätzen von Sekundärveränderungen am kardiopulmonalen System auch Rechtsherzkathetermeßplatz und Doppler-Echokardiographie.

Erst die eingehende und gekonnte Situationsdiagnostik einer chronischen Erkrankung, hier war das Asthma bronchiale als Beispiel aufgeführt, ermöglicht eine optimale Beurteilung des aktuellen Krankheitszustandes, gibt Hinweise für die Prognose und den optimalen Medikamenten und Hilfsmitteleinsatz.

So kann im Sinne der o. g. Definition beim manifesten Krankheitsbild optimale Sekundärprävention (Beispiel: vermeiden des Überganges von Rhinitis allergica in Asthma bronchiale) und Tertiärprävention (bei Asthma bronchiale Exazerbationsprophylaxe, Übergang in chronisches Intrinsicasthma, Sekundärveränderungen wie Emphysem und Cor pulmonale) an der pneumologischen Fachklinik betrieben werden.

Asthma und Allergie wurden als Beispiel gewählt. Systematisch kann dieser Ansatz für die Prävention in der Kinik auf viele andere pneumologische Krankheitsbilder angewendet werden (z. B. Mukoviszidose, Proteinaseninhibitorenmangelzustände, Bronchialkarzinome u. a.).

Zusammenfassend darf gesagt werden, daß sich Prävention in Praxis und Klinik vom Ansatz her nicht unterscheiden sollte. Die Klinik muß die ihr gegebenen besonderen Möglichkeiten (größeres diagnostisches Repertoir, Schulungspotential etc.) in der ihr gegebenen Zeit (Aufenthaltsdauer des Patienten) systematisch und optimal zum Wohle des Kranken nutzen.

3 Pneumologische Prävention im ambulanten Bereich

H. Keller-Wossidlo

3.1 Einleitung

Maßnahmen zur Prävention sind insbesondere bei denjenigen Lungen- und Atemwegserkrankungen notwendig, die durch schwere und/oder chronische Verläufe langwierige rehabilitative Maßnahmen zur Folge haben und oftmals zur Invalidisierung führen können.

Prävention bedeutet in diesem Zusammenhang die primäre Verhütung dieser Erkrankungen oder die Früherkennung (sekundäre Prävention) zur Einleitung der Therapie in Anfangsstadien der Erkrankung (s. Teil B; 1).

3.1.1 Prävention von rehabilitativen pneumologischen Erkrankungen

Bei der Vielzahl pneumologischer Erkrankungen kommen zur primären und sekundären Prävention nur diejenigen Erkrankungen in Betracht, bei denen in der Gesamtbevölkerung von einer hohen Prävalenz und Inzidenz (s. Teil B; 2) ausgegangen werden muß. Gleichzeitig sollte bei diesen Erkrankungen durch gezielte Prävention sowohl für das Individuum als auch aus epidemiologischer Sicht ein positiver Einfluß auf Erkrankungshäufigkeit und -verlauf zu erwarten sein. Es handelt sich insbesondere um diejenigen bronchopulmonalen Erkrankungen, bei denen oftmals langwierige rehabilitative Maßnahmen notwendig sind. Dies sind: Asthma bronchiale, chronische obstruktive Atemwegserkrankungen, primäres Bronchialkarzinom und Lungentuberkulose. Bei diesen Erkrankungen gilt es primär den Ausbruch der Erkrankung zu verhindern und sekundär den Verlauf durch Früherkennung günstig zu beeinflussen.

3.1.2 Ziel und Vorgehen

Eine sinnvolle Präventionsstrategie setzt die Kenntnis der Ätiologie dieser Erkrankungen voraus und insbesondere auch prädisponierender Faktoren, welche Entstehung und Verlauf der Erkrankung ungünstig beeinflussen können. Diese Erkrankungen gelten zwar nicht mehr oder noch nicht als sogenannte „Volkskrankheiten", weisen aber eine Häufung in der Bevölkerung auf, die auch aus sozioökonomischer Sicht Vorsorgeaktivitäten rechtfertigt.

Präventionsstrategie heißt auch, daß diejenigen Personenkreise angesprochen werden, bei denen das Auftreten einer der oben genannten Erkrankungen zu erwarten ist oder bei denen sich die Erkrankung bereits in einem asymptomatischen Frühstadium befindet. Daraus läßt sich klar ableiten, daß diese Aufgaben in den ambulanten Bereich fallen. Der größte Anteil der ambulanten Prävention dürfte somit von den niedergelassenen Ärzten übernommen werden, zu einem gewissen Teil möglicherweise auch durch Polikliniken oder öffentliche Gesundheitsinstitutionen.

3.1.3 Definition der Risikogruppen

Präventive Interventionen des Arztes richten sich an Personengruppen, die zum definierten Zeitpunkt gesund sind oder sich gesund fühlen. Das Wissen um eine mögliche Erkrankungsgefahr setzt die Kenntnis der „Risikodefinition" voraus. Ungezieltes Vorgehen in der präventiven Medizin führt oftmals zu unnötigen Verunsicherungen und bleibt ineffizient, wenn Zielerkrankung und Zielgruppe nicht übereinstimmen.

Zu den Risikogruppen gehören diejenigen Personen, bei denen eine erhöhte Prävalenz und Inzidenz der Zielkrankheit epidemiologisch bekannt ist (vgl. Abb. 1). Die auslösenden Krankheitsfaktoren sind oftmals durch individuelles Verhalten, äußere Einflüsse oder auch durch ethnische Zuordnung ableitbar. Ein wesentlicher Risikofaktor ist bekanntermaßen immer noch die Individualnoxe „Rauchen". Umweltschadstoffe, die sowohl atmosphärisch oder durch den Wohn- und Arbeitsplatz bedingt sein können, sind meistens als Risikofaktoren identifizierbar. Erschwerte Lebensumstände und sozial unterprivilegierte Gruppen, oftmals gepaart mit Suchtverhalten, sind ebenfalls negative Einflußgrößen für Zielerkrankungen. Zunehmend werden auch ethnische Einflußgrößen relevant und müssen im

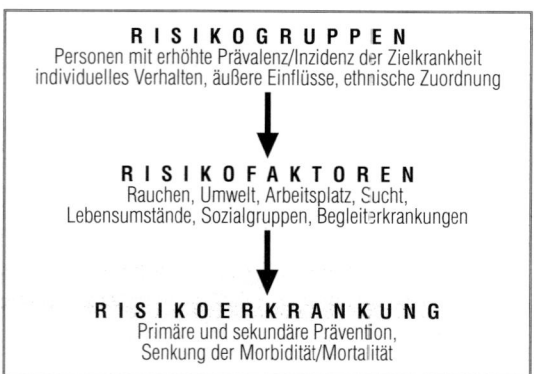

Abb. 1. Definition der Risikogruppen, ihrer Risikofaktoren und der daraus resultierenden „Risikoerkrankung". Ziel ist die Senkung der Morbidität und Mortalität der Risikokrankheiten durch Interventionen zur primären und sekundären Prävention

Hinblick auf Endemiebedingungen berücksichtigt werden. Hohes Lebensalter und prädisponierte Begleiterkrankungen stellen ebenfalls Risikofaktoren dar, die nicht unberücksichtigt bleiben dürfen.

Sind diese Risikozusammenhänge den für die Prävention verantwortlichen Institutionen und Ärzten bekannt, so sind diese Risikoerkrankungen einer gezielten präventiven Intervention zugänglich.

3.1.4 Präventionsstrategien

Für den ambulanten Bereich ist die primäre und sekundäre Prävention der Zielerkrankungen gleichermaßen geeignet. Tertiäre Prävention betrifft manifest und fortgeschritten Erkrankte und soll hier nicht besprochen werden.

Die primäre Prävention setzt weit im Vorfeld einer zu erwartenden Erkrankung ein. Sie soll verhindern, daß eine Erkrankung überhaupt entsteht bzw. Individuen zu Risikoträgern werden. Das Instrumentarium ist hier vorrangig die Aufklärung der Bevölkerung und des Einzelnen über schädigende Einflüsse und deren krankheitsauslösende Zusammenhänge. Diese Informationsbeiträge und Kampagnen können sowohl von Trägern des öffentlichen Gesundheitswesens, Versicherungsanstalten, praktizierenden Ärzten und auch Privatorganisationen durchgeführt werden. Als Beispiel für Maßnahmen von seiten des Gesundheitswesens seien hier Informationskampagnen genannt, die auf Grippeepidemien, Tuberkuloseerkrankungen, aber auch auf die Toxizität des Zigarettenrauchens hinweisen. Primäre Präventionsstrategien beinhalten in diesem Zusammenhang auch Schutzimpfungen der Risikogruppen, wozu auch die bis 1974 in der Bundesrepublik Deutschland durchgeführte regelmäßige BCG-Impfung gezählt hat.

Krankenversicherungen und Arbeitgeber gleichermaßen sind an der primären Verhütung von Atemwegs- und Lungenerkrankungen durch Schadstoffe am Arbeitsplatz interessiert, einschließlich auch hier der Durchführung von Antiraucherkampagnen. Die immense Aufgabe, Umwelt, Wohnbereich und Arbeitsplatz schadstofffrei zu gestalten, betrifft allerdings alle Bereiche der Gesundheitsvorsorge einschließlich Wissenschaft und Forschung. Es gilt, inhalative Noxen wie allergisierende, chemisch-irritative oder toxische Substanzen möglichst durch ungefährliche Stoffe zu ersetzen. Da dieses Ziel gesamthaft noch unerreichbar ist, bleibt zumindest die Expositionsprophylaxe als Maßnahme zur primären Prävention, die eine Inhalation von Schadstoffen verhüten bzw. verringern helfen soll.

Den praktizierenden Ärzten sowohl in Praxis, Poliklinik oder auch im klinischen Bereich, ebenso wie in allen öffentlichen Institutionen sind all diese Aufgaben anzuvertrauen und werden von ihnen abverlangt. Ärzte haben oftmals im Rahmen ihrer jeweiligen Tätigkeit und ihres Aufgabenbereiches den Erstkontakt zu den einer Risikogruppe zuzuordnenden Personen. Hier liegt es an ihnen, die Risikofaktoren aufzudecken und präventive Erstmaßnahmen einzuleiten.

Die Strategie der sekundären Prävention ist die Vorsorgeuntersuchung. Hier werden also Untersuchungen gezielt in Risikogruppen durchgeführt, die aufgrund der bekannten Risikofaktoren ein erhöhtes Erkrankungsrisiko aufweisen und bei denen bereits von einer symptomlosen Früherkrankung ausgegangen werden muß.

Diese Untersuchungen zur Früherkennung einer Lungen-Atemwegserkrankung muß international folgenden Anforderungen genügen:

- Sie ist gezielt, d. h. nur bei Risiko-Trägern durchzuführen.
- Die Untersuchungsmethoden sollen dem internationalen Standard und den aktuellen wissenschaftlichen und technischen Anforderungen entsprechen.
- Der Untersucher muß in der Untersuchungsmethode geübt und qualifiziert sein.
- Die Untersuchung soll eine geringe Fehlerquote von falsch-positiven oder falsch-negativen Resultaten aufweisen (hohe Sensitivität, hohe Spezifität).
- Die Untersuchungsergebnisse müssen reproduzierbar und dokumentierbar sein.
- die Untersuchung darf für den Untersuchten nicht belastend, gesundheitsschädigend oder ethisch unzumutbar sein.
- Die Untersuchung sollte nachweislich einen positiven Einfluß auf den zu erwartenden Krankheitsverlauf haben.
- Die Untersuchungskosten sollten in einer angemessenen Relation zu dem individuellen Nutzen stehen.
- Die Vorsorgeuntersuchung sollte eine wirkliche Früherkennungsmaßnahme sein.
- Die Untersuchungsmethode sollte auch in großen Kollektiven als Screeningverfahren (Siebtest) geeignet und einsetzbar sein.

Vorsorgeuntersuchungen der oben genannten Art werden in der Regel von Hausärzten oder speziell dafür geschulten Betriebsärzten durchgeführt. In die Hand des öffentlichen Auftraggebers gehören diese Untersuchungen weiterhin bei seuchenhygienischen Einsätzen (Umgebungsuntersuchungen, Asylantenuntersuchungen), wie sie noch vor nicht allzu langer Zeit im Sinne von Röntgenreihenuntersuchungen eindrücklich zur Bekämpfung der Tuberkulose eingesetzt wurden.

3.2 Primär präventive Maßnahmen

Ziel: Verhinderung von Erkrankungsfällen in den Risikogruppen.

Die primär präventiven Maßnahmen richten sich an Personen, die einer Risikogruppe zuzuordnen sind, aber auch an potentielle Risikoträger, so daß der angesprochene Personenkreis weiter zu stecken ist.

Die auf rehabilitative, pneumologische Erkrankungen ausgerichteten primären präventivmedizinischen Maßnahmen werden im folgenden besprochen.

3.2.1 Asthma bronchiale

Gesamteuropäisch liegen bisher nur Schätzungen zur Prävalenz des Asthma bronchiale vor. Diese Erkrankung ist in allen Bevölkerungsschichten und in jedem Lebensalter anzutreffen. Die Prävalenz des Asthma bronchiale in der Gesamtbevölkerung wird mit ca. 5 % angegeben und zeigt in der Altersgruppe von Jugendlichen unter 20 Jahren eine Häufung bis 8 % (Dodge 1980). In der mittleren Altersgruppe muß außerdem mit einer recht hohen Anzahl möglicherweise berufsbedingter Asthma-bronchiale-Erkrankungen gerechnet werden. Die mehreren hundert inhalativen Reizstoffe gemäß Gefahrstoffliste (Verordnung über gefährliche Stoffe, Gefahrstoffverordnung 1988) zeigen bereits die Schwierigkeiten einer primären Prävention des Berufsasthmas. Die Vielfalt der Berufe und Arbeitsplätze mit inhalativer Exposition durch Gas, Dampf, Staub, Rauch oder Aerosol durch allergisierende, chemisch-irritative oder toxische Substanzen zeigt die potentielle Gefährdung eines Asthmapatienten durch die Berufswahl bzw. Berufsausübung. Entsprechend werden z. Z. ca. 2 % aller Asthmaerkrankungen auf Berufsexpositionen zurückgeführt (Bauer 1988). Nicht zuletzt auch daraus ergibt sich die Empfehlung an jugendliche Asthmatiker, einen Beruf zu wählen, der frei von bekannten asthmogenen oder irritativen inhalativen Schadstoffen ist. Da zur Beurteilung vieler Berufszweige arbeitsmedizinische Spezialkenntnisse notwendig sind, kann die primäre Prävention z. B. durch den Hausarzt zumindest so gelenkt werden, daß die Berufswahl von bekannten „Asthmaberufen" (Bäckerhandwerk, Tierhaltung, Spritzlackierer, Schreinerei, papierverarbeitende Berufe und Berufe der chemischen Herstellungsindustrie u.v.m.) vermieden wird. Da prinzipiell eine Schadstoffexposition für die Entwicklung bzw. Aufrechterhaltung oder Verschlimmerung eines vorbestehenden Asthma bronchiale entscheidender ist als die individuelle Prädisposition (einschließlich Atopie; Hartmann 1987), bleibt die Forderung einer konsequenten Expositionsprophylaxe durch Berufsberatung als wesentlichste primär präventive Maßnahme.

Selbstverständlich gilt die Expositionsprophylaxe als Primärmaßnahme auch im Wohnbereich. Dort ist insbesondere die Reduktion von häuslichen Allergenen empfehlenswert. Hier kann der Arzt auf Maßnahmen zur Prophylaxe der Milbenausbreitung verweisen. Weitere gezielte Maßnahmen zur Allergenkarenz führen bereits in den therapeutischen Bereich im Sinne einer tertiären Prävention und werden hier nicht weiter besprochen (Sanierung des Wohnbereiches, Pollenwarndienst).

Eine wesentliche und an Verursacher sowie auch an Gesetzgeber gerichtete Aufgabe besteht in der allgemeinen Reduktion von atmosphärischen Luftschadstoffen. Die inhalative Schadstoffwirkung von Schwefeldioxid, Stickoxiden und Ozon am menschlichen Respirationstrakt ist anhand vieler experimenteller und epidemiologischer Studien belegt. So kann z. B. bei Asthmatikern durch Stickoxidkonzentrationen von 200 µg/m^3 ein Bronchospasmus ausgelöst werden (Dawson 1979). Symptomfreie Asthmatiker zeigen eine meßbare Atemwegsreaktion bei 2.500 µg/m^3 Schwefeldioxid (Sheppard et al. 1980). Auch für Ozon konnte in mehreren Studien 1990 unter natürlichen Umweltbedingungen eine asthmogene Wirkung objektiviert werden.

In einer kürzlichen schweizerischen Studie (Keller et al. 1990) beispielsweise ließ sich bei Ozon-30-min-Mittelwerten zwischen 140 bis 205 µg/m^3 als Hinweis auf eine potentiell asthmogene Schädigung der gesunden Bevölkerung durch Sommersmog ein Anstieg der bronchialen Reagibilität bei symptomfreien Rauchern und Nichtrauchern im Methacholinprovokationstest nachweisen. So kann in jedem Fall eine Vermeidung von sommerlichen Ozonbelastungen als primäre Prävention für die Gesamtbevölkerung gesehen werden.

Gemäß aktuellen Empfehlungen des Advisory Committee on Immunization Practices (ACIP) von 1990 (Influenza Vaccine Guidelines 1990) empfiehlt sich eine polyvalente Influenzavakzination bei Patienten mit chronischem Asthma bronchiale und generell bei chronischen bronchopulmonalen Erkrankungen. Die bekannte postinfektiöse Hyperreagibilität durch Grippeerkrankung kann so im Sinne einer primären Prävention bei Asthmapatienten vermieden werden.

3.2.2 Chronische Atemwegserkrankungen

Die meisten chronischen Atemwegserkrankungen sind auf schädigende inhalative Faktoren zurückzuführen. Deshalb gilt auch hier, daß auf eine möglichst umfassende Lufthygiene bezüglich inhalativen Noxen am Arbeitsplatz und im Wohnbereich geachtet werden sollte.

Der wesentlichste Faktor der Ätiologie der chronisch-obstruktiven Bronchitis ist sicher das Zigarettenrauchen und gilt seit dem Smoking and Health Report von 1979 als bewiesen (Smoking and Health 1979). Von allen inhalativen Noxen steht diese Individualnoxe „Rauchen" noch vor den Schadstoffexpositionen durch Umwelt oder Arbeitsplatz (Deutsches Zentralkommitee zur Bekämpfung der Tuberkulose 1988). Da mehr als ein Drittel der inhalierenden Zigarettenraucher eine chronische Bronchitis entwickeln (Fischer et al. 1985), muß „ubiquitär" auf die Schädlichkeit des inhalativen Zigarettenrauchens hingewiesen werden.

Strategien zur Raucherentwöhnung können und sollen sowohl von öffentlichen als auch von privaten Instituten und aus allen Medizinalbereichen in Angriff genommen werden. Streng genommen allerdings ist die Raucherentwöhnung bereits keine primäre Prävention mehr, sondern diese ist vielmehr definiert, den Einstieg in ein „Raucherleben" zu verhindern. Die Triggermechanismen zum Start eines inhalativen Zigarettenrauchens sind so vielschichtig, daß auslösende psychische, physische und soziale Momente noch weiter erforscht werden müssen (Buchkremer 1989).

Für die Risikogruppe der chronisch-obstruktiven Atemwegserkrankungen gilt, daß ein erhöhtes Hospitalisationsrisiko durch Influenzavirusinfektionen besteht (Glezen et al. 1987). Prospektive, randomisierte klinische Studien über die Wirksamkeit von jährlicher Influenzavakzine gibt es nicht, dennoch konnte bei Patienten mit chronisch-obstruktiven Lungenerkrankungen während der Influenzaepidemien sowohl die Mortalität, die Schwere der Morbidität, als auch das Hospitalisationsrisiko durch Vakzination verringert werden (Malinverni 1988). Die bereits oben erwähnte ACIP-Empfehlungen gelten auch für die chronisch-unspezifischen Atemwegserkrankungen. Patienten mit chronisch-obstruktiven Lungenkrankheiten haben auch ein erhöhtes Risiko für die Erkrankung an bakteriämischen Pneumokokkenpneumonien mit erhöhter Mortalität. So empfiehlt wiederum die ACIP bei diesen Hochrisikopatienten eine Pneumokokkenimpfung, zumal bisher keine schwerwiegenden Nebenwirkungen nachgewiesen werden konnten (Centers of Disease Control 1989). Schutzimpfungen generell gelten als Maßnahmen zur primären Prävention und sind problemlos im ambulanten Bereich durchführbar.

3.2.3 Bronchialkarzinom

Weltweit ist das primäre Bronchialkarzinom der häufigste Organkrebs bei Männern über 45 Jahre – mit steigender Tendenz auch bei den Frauen. Die primäre Präventionsmaßnahme heißt auch hier: Expositionsprophylaxe gegenüber inhalativen Noxen. International gilt ohne Zweifel, daß der wichtigste Einflußfaktor zur Pathogenese des Lungenkarzinoms das inhalative Zigarettenrauchen darstellt und dementsprechend sind 90 % der Bronchialkarzinompatienten Raucher (Mizell et al. 1984). Als wesentliche Einflußgröße gilt hierbei die Dauer und die Menge des Tabakkonsums und/oder der Schadstoffexposition.

Wie bereits im vorigen Abschnitt besprochen, müssen zur Prävention des Bronchialkarzinoms alle zur Verfügung stehenden Institutionen und Privatinitiativen genutzt werden, um den Einstieg in ein Raucherleben zu verhindern (hier bei Jugendlichen, Schülern und Berufsanfängern) und um den Rauchern alle zur Verfügung stehenden Interventionen zur Entwöhnung und Reduktion des Zigarettenkonsums zu ermöglichen (vgl. Teil C, 10.11.2).

Maßnahmen zur primären Prävention des Bronchialkarzinoms beinhalten auch eine Expositionsprophylaxe gegenüber inhalativen Noxen am Arbeitsplatz. Da die meisten lungenkanzerogenen Arbeitsstoffe derzeit substanzmäßig noch nicht ersetzbar sind, muß zumindest auf betrieblichen/individuellen Atemschutz von seiten der Verantwortlichen geachtet werden. Dem in der Prävention tätigen Arzt sollten die humankanzerogenen Lungenschadstoffe bekannt sein, ebenso die potentiell lungenkanzerogenen Substanzen, die bereits im Tierversuch identifiziert werden konnten. Wegen der Wichtigkeit dieser Schadstoffe sind sie hier dennoch kurz aufgelistet mit dem Hinweis, daß gleichzeitiger Zigarettenkonsum lungengängige Schadstoffe in ihren Wirkungen potenziert: Arsen, Asbest, Chloretherverbindungen, Nickel, polyzyklische aromatische Kohlenwasserstoffe, Vinylchlorid, Zinkchromat und ionisierende Strahlen (Hauptverband der gewerblichen Berufsgenossenschaften e.V. 1983; Manz 1988). Ein Teil dieser Stoffe ist zusätzlich auch im Kondensat des Zigarettenrauches enthalten.

3.2.4 Lungentuberkulose

Die veränderten epidemiologischen Gegebenheiten (vgl. Teil C, Kap. 3) haben für die Lungentuberkulose zur Folge, daß sie nicht mehr eine Volkskrankheit darstellt, die aus seuchenhygienischer Sicht staatliche Interventionen zur Prävention benötigt, sondern eine Individualerkrankung geworden ist. Damit obliegt jede Maßnahme der Tuberkuloseprävention nunmehr fast ausschließlich den praktizierenden Ärzten. Maßnahmen zur primären Prävention beinhalten alle Schritte, die eine Neuinfektion verhindern helfen. Als weltweite Maßnahme wurde nach Entdeckung des BCG-Impfstoffes die aktive Schutzimpfung mit dem „Lebend-Bazillus Calmette-Guerin" durchgeführt. Sowohl in den USA als auch in Europa und seit 1974 in der Bundesrepublik Deutschland wurde mit Rückgang der Tuberkulose diese Primärpräventivmaßnahme aufgegeben. Die Rate der Neuinfektionen pro Jahr ist in der Gesamtbevölkerung und bei Säuglingen und Kleinkindern derart regredient, daß eine aktive Immunisierung im Sinne einer generellen BCG-Impfung nicht mehr empfohlen wird. Die Inzidenzraten schwanken regional und auch innerhalb der europäischen Länder, weshalb in diesem Kapitel auf Zahlenangaben verzichtet und auf detaillierte Arbeiten verwiesen wird (Ferlinz 1988; Rieder et al. 1990). Doch wird einheitlich eine höhere Inzidenzrate bei Ausländern und deren Kindern aus Endemiegebieten gefunden, so daß für die Kinder eine BCG-Impfung bei vorgängig tuberkulin-negativem Resultat weiterhin empfohlen wird.

Hingegen gibt es definierte Kontraindikationen für BCG-Impfungen: bei kongenitaler oder erworbener Immunschwäche, manifester HIV-Infektion, malignen hämatologischen Erkrankungen, immunsuppressiven Therapien und unter Radiatio (Use of BCG Vaccines in the Control of Tuberculosis 1988).

Die heute wirksamste Primärprävention ist die Vermeidung von Neuinfektionen durch Schutz der Kontaktpersonen vor infektiösen Patienten, d. h. Vermeidung von engem und häufigem Kontakt, strenge persönliche Hygiene und Vermeidung von Tröpfcheninfektion (Mundschutz).

Wesentlich ist auch das frühzeitige Durchbrechen einer Infektionskette zum Beispiel durch frühestmögliche Identifizierung eines Tuberkulosekranken (sekundäre Prävention), wie auch durch präventive Chemotherapie von Infizierten, aber noch nicht manifest Erkrankten (tertiäre Prävention).

3.3 Früherkennung von Lungen- und Atemwegserkrankungen in Risikogruppen

Viele internationale Morbiditäts- und Mortalitätsstatistiken belegen wiederholt, daß Erkrankungen der Atmungsorgane zu den häufigsten Diagnosen gehören, sowohl in der Klinik als auch in der Praxis. Gleichzeitig gehen diese Erkrankungen mit einer hohen Zahl von Arbeitsunfähigkeitstagen, Klinikaufenthalten und Rentenansprüchen zusammen. Die oft chronischen Krankheitsverläufe mit stetig steigenden Behandlungskosten sind auch sozioökonomisch nicht zu unterschätzen (Abt 1991).

Die Früherkennung der Lungen- und Atemwegserkrankungen zielt insbesondere auf die chronischen Verlaufsformen und hat zum Ziel, durch Vorsorgeuntersuchungen im Sinne einer sekundären Prävention die oft initial asymptomatischen und damit unbemerkt beginnenden Erkrankungen aufzudecken. Es gilt, die schweren und langwierigen Verläufe zu vermeiden, auch das im Sinne einer Kostendämpfung.

3.3.1 Methodologische Aspekte

Vorsorgeuntersuchungen sind bei den epidemiologisch relevanten Erkrankungen sinnvoll, die sich nach sozialmedizinischer oder seuchenhygienischer Bedeutung definieren lassen: chronisch-obstruktive Atemwegserkrankungen wie Asthma bronchiale und obstruktive Bronchitis, primäres Bronchialkarzinom und Lungentuberkulose.

Die angewandte Untersuchungsmethode muß in der Lage sein, diese Erkrankungen insbesondere in den Frühstadien aufzudecken. Schwerpunktmäßig kommen hier 3 geeignete diagnostische Verfahren zur Anwendung, die sowohl hinsichtlich der Spezifität und Sensitivität seit Jahren weltweit ausreichend gut dokumentiert sind: Lungenfunktion, Thoraxröntgen, Tuberkulintest. So wird in Praxen und Kliniken die spirometrische Funktionsdiagnostik routinemäßig zur Graduierung und Differenzierung von Ventilationsstörungen eingesetzt. Dasselbe gilt für die radiologische Diagnostik zur Früherkennung von Organbefunden des Thorax. Zur Anwendung kommen vorwiegend 2 Röntgentechniken: die Thoraxgroßaufnahme und das Schirmbildkleinformat. Die letztere Untersuchungsmethode hatte sich jahrzehntelang zur Bekämpfung der Lungentuberkulose im Rahmen von Röntgenreihenuntersuchungen bewährt und wird bis heute in einigen europäischen Ländern unverändert, allerdings nur noch gezielt, fortgesetzt mit neuen Kleinbildanlagen, die durch Bildvestärkertechnik eine erhebliche Strahlenreduktion erreichen. Eine weitere pneumologische Vorsorgeuntersuchung ist die intrakutane Tuberkulinprobe, die als sekundär-präventive Maßnahme zur individuellen Früherkennung einer frischen Tuberkuloseinfektion (Konvertoren) durchgeführt wird.

Der Einsatz dieser Untersuchungsmethoden richtet sich nach der gesuchten Zielkrankheit in Abhängigkeit zur Risikopopulation. Diese Vorsorgeuntersuchungen sollten also gezielt in den für diese Erkrankungen speziellen Risikogruppen vorgenommen werden. Bei ungezieltem Vorgehen könnte zu recht der Einwand der Ineffizienz durch hohe Kosten und wenig Nutzen erbracht werden. Bei der Bewertung von gezielten Vorsorgeuntersuchungen müssen für die Kosten-Nutzen-Analyse auch die langfristigen Auswirkungen auf die Reduktion von Kranken- und Behandlungskosten berücksichtigt werden im Sinne einer Schaden-Kosten-Relation.

Im ambulanten Bereich und hier insbesondere bei niedergelassenen Ärzten und in Polikliniken ist die Anwendung dieser Vorsorgeuntersuchungen sinnvoll, allerdings nur, wenn sie gezielt, insbesondere aber auch periodisch in den Risikogruppen, durchgeführt wird (Empfehlungen variieren von 1 bis 3 Jahresintervallen).

3.3.2 Definition der Risikogruppen

Die pneumologisch relevanten Zielkrankheiten haben mehrere Risikofaktoren gemeinsam. Der wesentlichste Einflußfaktor sowohl für obstruktive Atemwegserkrankungen als auch für Lungenkrebs und Lungentuberkulose ist das Lebensalter. So nehmen die obstruktiven Funktionseinschränkungen mit steigendem Lebensalter zu (vgl. Abb 2.) mit additivem Effekt durch das Rauchen. Identische Risikofaktoren wie höheres Lebensalter und Rauchgewohnheiten finden sich auch beim primären Bronchialkarzinom. Ein weiterer Risikofaktor, der sowohl für die obstruktiven Atemwegserkrankungen als auch für das Lungenkarzinom zutreffen kann, sind inhalative Schadstoffe wiederum durch das Individualverhalten Rauchen oder durch inhalative Noxen am Arbeitsplatz. Die Lungentuberkulose ist

% der Gesamtbevölkerung

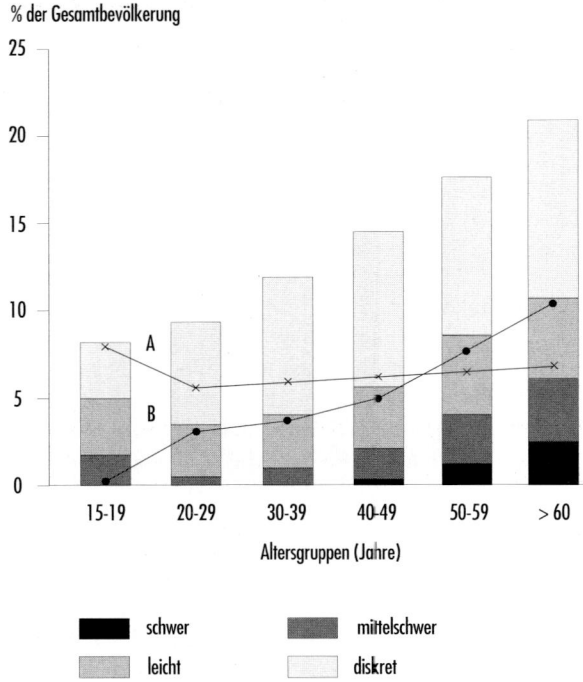

Abb. 2. Epidemiologische Untersuchungsergebnisse zur Prävalenz chronischer Atemwegserkrankungen und obstruktiver Lungenfunktionsstörungen an 19 440 Männern (*A* Asthma bronchiale, *B* chronische Bronchitis). Die Beurteilung der spirometrischen Lungenfunktionsprüfung wurde anhand des Einsekundenvolumens (FEV₁) vorgenommen und zeigt die Altersabhängigkeit. Die Prävalenz des Asthma bronchiale mit Häufung im jugendlichen Alter und die Prävalenz der chronischen Bronchitis mit Zunahme ab der mittleren Altersgruppe (Dodge 1980; Keller 1989) wird durch die spirometrisch objektivierte Obstruktion reflektiert. (Nach Keller 1986)

im Gegensatz zum Anfang dieses Jahrhunderts zunehmend eine Erkrankung des höheren Lebensalters geworden, so daß hier die über 65jährigen eine definierte Risikogruppe darstellen.

Risikofaktoren wie hohes Lebensalter, Rauchgewohnheiten und berufliche Exposition rechtfertigen in jedem Fall eine pneumologische Intervention im Sinne einer Vorsorgeuntersuchung, insbesondere wenn mehrere Risikofaktoren zusammentreffen.

3.3.3 Screening-Spirometrie

Die spirometrische Lungenfunktionsuntersuchung erlaubt anhand der statischen und dynamischen Meßgrößen eine Beurteilung der Ventilation. Die inspiratorische Vitalkapazität (IVC) und die exspiratorische forcierte Vitalkapazität (FVC) läßt bereits zusammen mit den dynamischen Volumina des Einsekundenvolumens

(FEV$_1$) und der Flußvolumenwerte (MEV$_{25-75}$) die Differenzierung zwischen restriktiver und obstruktiver Funktionseinschränkung zu. Der Schweregrad einer Ventilationsstörung wird anhand der prozentualen Sollwertabweichung nach Alter, Größe und Geschlecht ermittelt. Insbesondere beim Einsatz als Screeninguntersuchung ist auf die valide Durchführung der Atemmanöver zu achten und auf eine Gerätestandardisierung gemäß internationalen Empfehlungen (American Thoracic Society 1987; Keller-Wossidlo 1990). Voraussetzung für die Beurteilung ist ein „pathophysiologisch" korrekt durchgeführtes Atemmanöver, das bereits anhand der Flußvolumenkurven und deren Reproduzierbarkeit identifiziert werden kann (Keller 1988). Soll die Spirometrie im Rahmen von Screeninguntersuchungen eingesetzt werden, so muß insbesondere auf die gute Kooperation des Probanden durch geschultes Personal geachtet werden, um falsch-positive Atemmanöver zu eliminieren (s. Teil C; 9.5). Der Erfolg der Spirometrie als Vorsorgeuntersuchung in den Risikogruppen wird im folgenden dargestellt.

3.3.3.1 Obstruktive Atemwegserkrankungen

Sowohl bei der Diagnosefindung als auch zur Verlaufsbeurteilung eines bekannten, aber auch eines nur vermuteten Asthma bronchiale ist die Spirometrie unerläßlich. Die spirometrische Lungenfunktion ist im Sinne einer Vorsorgeuntersuchung einzusetzen, um funktionelle Verschlechterungen bzw. chronische Verläufe frühzeitig zu objektivieren. Dasselbe gilt für die chronische Bronchitis, die oft subjektiv unbemerkt von einem reversiblen Stadium der Obstruktion in ein irreversibles übergeht (Keller 1989). Diese Hochrisikogruppe rechtfertigt zumindest ein individuelles Screening in der ambulanten Praxis, kann aber auch im Massenscreening wertvolle Hinweise zur Prävalenz und Inzidenz der obstruktiven Atemwegserkrankungen geben.

Gemäß den berufsgenossenschaftlichen Grundsätzen für arbeitsmedizinische Vorsorgeuntersuchungen wird die Spirometrie bereits als echte Vorsorgeuntersuchung in definierten, inhalativ belasteten Arbeitsbereichen eingesetzt. Leider, wie bereits eingangs erwähnt, ist die Vielzahl der inhalativen Reizstoffe derart groß, daß viele Arbeitsplätze noch unberücksichtigt bleiben, zum Teil auch, weil Noxen erst im Laufe der Jahre als solche identifiziert werden können. Hier können berufsvergleichende spirometrische Reihenuntersuchungen mit Kenntnissen über die inhalativen Noxen potentiell gefährdete Betriebe ermitteln. Abbildung 3 zeigt die Bedeutung derartiger Untersuchungsergebnisse bei unselektionierten spirometrischen Reihenuntersuchungen in verschiedenen Berufsgruppen (Wossidlo 1987).

Weitere Zielgruppen für die spirometrische Vorsorgeuntersuchung sind wie bereits erwähnt zumindest alle über 45jährigen Raucher, die mehr als 20 „pack/years" aufweisen.

Subjektive Beschwerden, höheres Lebensalter, allergische Diathese und pneumologische Vorerkrankungen rechtfertigen in jedem Fall ein individuelles Check-up mit der Spirometrie als Basisuntersuchung, um gegebenenfalls konsekutive diagnostische und therapeutische Schritte einzuleiten.

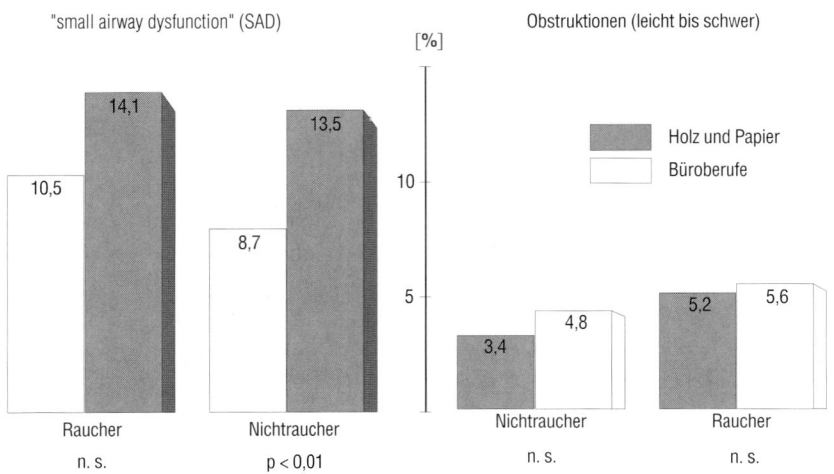

Abb. 3. Vergleich der Prävalenz von obstruktiven Ventilationsstörungen (leicht bis schwer) und der Prävalenz von Strömungsbehinderung in den kleinen Atemwegen („small airway dysfunction", SAD) zwischen inhalativ exponierten Berufen der Holz/Papierverarbeitung (n = 226; Durchschnittsalter 39 Jahre; Anteil Raucher 35 %) und Büroverwaltungsberufe ohne inhalative Noxen am Arbeitsplatz (n = 825; Durchschnittsalter 42 Jahre; Anteil Raucher 35 %). Es bestehen signifikant mehr SAD bei den Nichtrauchern in den holz/papierverarbeitenden Betrieben. (Nach Wossidlo 1987).

3.3.4 „Screening-Thoraxröntgen"

Das Thema Screening durch Röntgenthoraxaufnahme wird weltweit kontrovers diskutiert, und die Literatur dazu ist sehr umfangreich. Diese Diskussion betrifft nicht nur die Screeningart vom individuellen Verfahren bis zum Massenscreening, sondern auch die Zielgruppen. Unabhängig von der Methodik, ob Thoraxgroßaufnahmen oder 10×10-cm-Kleinfilmaufnahmen, hat sich zumindest die Einstellung gefestigt: eine radiologische Thoraxscreeninguntersuchung ist nur noch gezielt in entsprechenden Risikogruppen gerechtfertigt. So ist es auch bei dieser Vorsorgeuntersuchung von grundlegender Bedeutung, die Epidemiologie der Zielkrankheiten zu kennen (vgl. Teil C, Kap. 3). Zusätzlich gilt allerdings auch ein ethisch-moralisches Moment, da die Zielkrankheiten „Bronchialkarzinom und Lungentuberkulose" schwere und ernstzunehmende Organerkrankungen sind, die oft erhebliche persönliche Konsequenzen für die Betroffenen beinhalten. Der Untersuchungsaufwand, die Kosten und die Zumutbarkeit müssen in einem angemessenen Verhältnis zum Untersuchungsergebnis stehen. In diesem Zusammenhang sei mit Nachdruck darauf verwiesen, daß Argumente über eine zu hohe Strahlenbelastung keine Bedeutung mehr haben. Die neuen Kleinbildröntgenanlagen weisen nicht nur eine hervorragende Bildqualität auf, sondern sind mit weniger als 1 Millirem unvergleichlich niedriger in der Strahlenbelastung als jede herkömmliche Thoraxröntgenanlage. Eine derartig minimale Strahlenbelastung ist damit in jedem Fall als zumutbar auszuweisen.

3.3.4.1 Bronchialkarzinom

Die systematische Intensivierung der Früherfassung des Lungenkarzinoms hat sich seit Beendigung der Röntgenreihenuntersuchung in Deutschland in den Aufgabenbereich des ambulant tätigen Arztes verlagert. Da die prognostisch günstigen, lokoregionär begrenzten Frühstadien symptomarm sind, besteht für die Zielgruppe oftmals keine Motivation zum Arztbesuch. Wird ein Lungentumor symptomatisch, so liegt in der Regel ein fortgeschrittenes Tumorstadium vor und Lungenresektionen unter kurativen Gesichtspunkten nehmen entsprechend ab (Schildge et al. 1989; Schmid 1987). Die Ergebnisse der Sloan-Kettering-Studie zeigen eindrücklich eine Überlegenheit in der Fünfjahresüberlebensrate in dem Kollektiv, das sich Screeninguntersuchungen unterzogen hatte (Melamed 1987; Melamed et al. 1987). Die Studienergebnisse (Abb. 4) belegen, daß die Fünfjahresüberlebensrate der ungescreenten Kollektive eine deutlich tiefere Rate aufweisen als bei der gescreenten Bevölkerung.

In Risikogruppen wie langjährige Raucher, insbesondere der über 50jährigen, beruflich Exponierten, Patienten im Rentenalter, insbesondere beim Auftreten von unspezifischen bronchopulmonalen Symptomen ist ein jährliches radiologisches Screening empfehlenswert, wobei sowohl die individuelle Vorsorgeuntersuchung als auch das gezielte Screening der Risikopopulationen gleichermaßen effizient sind.

Auch eigene Untersuchungsergebnisse konnten zeigen, daß durch gezielte Schirmbilduntersuchungen in den Risikogruppen „Raucher" und „höheres Lebens-

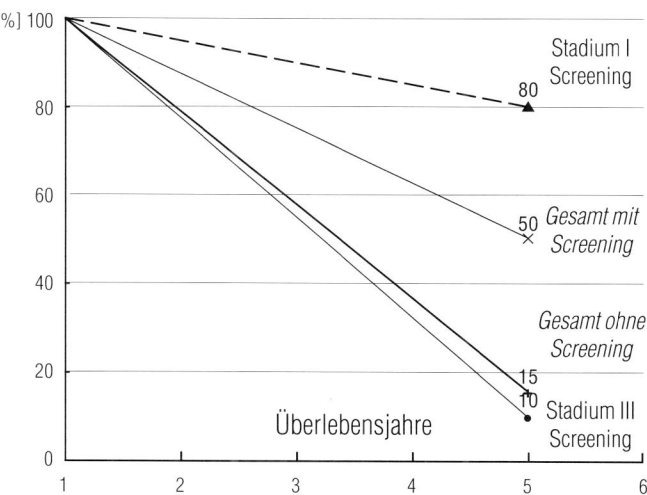

Abb. 4. Effekt des radiologischen Screening auf die Fünfjahresüberlebensrate beim primären Bronchialkarzinom (Sloan-Kettering-Studie 1987). Deutliche Überlegenheit der Screening-Gruppe mit 80 % Fünfjahresüberlebensrate im Stadium I durch kurative Lungenresektion; auch unter Berücksichtigung der fortgeschrittenen Tumorstadien deutliche Überlegenheit der Screeninggruppe mit 50 % Überlebensrate nach 5 Jahren. (Nach Melamed et al. 1987)

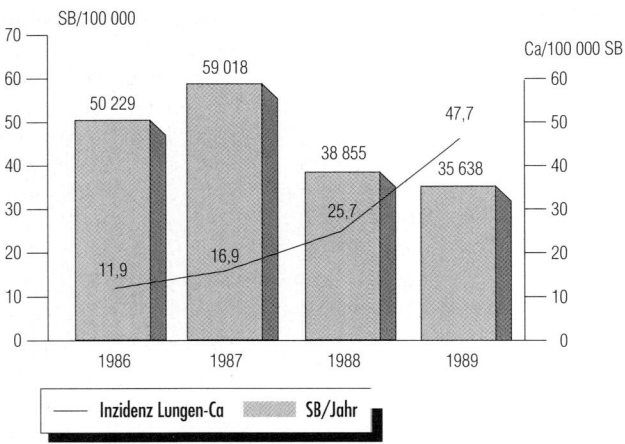

Abb. 5. Effizienzsteigerung des radiologischen Screening zur Früherkennung des Bronchialkarzinoms durch Änderung der Screeningstrategie: gezielte Schirmbildaktion (*SB*) im Kanton Aargau (Schweiz) mit Ansprechen der Hochrisikogruppen „langjährige Raucher" und der über „50jährigen". Die Jahre 1986 und 1989 entsprechen der gleichen Region und sind demographisch vergleichbar

alter" die Fallfindungsrate eindrücklich während eines Dreijahresintervalls gesteigert werden konnte (vgl. Abb. 5). Aus diesem Kollektiv konnten 69 % der Bronchialkarzinome kurativ operiert werden bei einem Durchschnittsalter von 55 Jahren.

Vorsorgeuntersuchungen bei Karzinomen anderer Organregionen sind weltweit üblich und stehen außer Zweifel. Früherkennungsmaßnahmen insbesondere beim Bronchialkarzinom nicht zu empfehlen oder nicht durchzuführen, ist aus Sicht des Pneumologen unverständlich.

3.3.4.2 Lungentuberkulose

Nach Einführung der antituberkulösen Chemotherapie und flächendeckenden Röntgenreihenuntersuchung zur Früherkennung der Lungentuberkulose konnte die Rate der Neuinfektionen eindrücklich gesenkt werden. Zumindest hat die Lungentuberkulose in den europäischen Ländern aus Sicht der Epidemiologie an Bedeutung verloren. Allerdings ist der Rückgang der Lungentuberkulose mit entsprechenden Prävalenz- und Inzidenzzahlen aber in definierten Risikogruppen (auch in anderen Industrieländern) weniger deutlich regredient.

In den letzten Jahren sind zumindest 2 ernstzunehmende Einflußgrößen hinzugekommen, die möglicherweise gesamthaft auf die Endemielage der Tuberkulose einwirken könnten. So ist die Asylanten- und Flüchtlingswelle aus Tuberkuloseendemieländern zur Zeit als Risikofaktor für die gesamte Bevölkerung noch nicht absehbar. Eindrücklich ist jedenfalls die hohe Prävalenz der Tuberkulose bei einreisenden Ausländern und deren Kindern. Eine weitere Änderung der Endemielage ist durch steigende tuberkulöse Erkrankungsraten im Zusammenhang mit AIDS (Ferlinz 1988; Rieder et al. 1989; Speich 1990; Rieder et al. 1990) zu erwarten. Bei dieser Erkrankung ist in Abhängigkeit von der Tuberkuloseprävalenz bei HIV-infizierten Personen insbesondere mit postprimären Tuberkulosereaktivierungen zu rechnen, so daß hier eine neue und definitive Risikogruppe entstanden ist, bei der sich aufgrund der Immunitätslage ein Röntgenbild zur Früherkennung aufdrängt.

Risikogruppen in der europäischen Allgemeinbevölkerung sind wiederum solche mit höherem Lebensalter, Abwehrschwäche bei Malignomen, Diabetes mellitus, immunsuppressiver Therapie, aber auch mit Hepatopathien (Keller 1983). Bekanntlich sind auch Risikogruppen definiert durch das soziale Umfeld, wie Bewohner von Alters- und Pflegeheimen oder Strafanstalten, die ein deutlich erhöhtes Krankheitsrisiko aufweisen (Das Schirmbild heute 1985). Zu weiteren Risikogruppen gehören Berufszweige mit einer hohen Chance, eine Tuberkulose zu aquirieren und/oder diese weiterzugeben: Lehrberufe, sämtliche Medizinal- und Sozialpflegeberufe. Insbesondere hier sind zusätzliche Tuberkulintests erforderlich sowie Thoraxröntgenaufnahmen als sekundärpräventive Maßnahme sowohl bei Arbeitsaufnahme als auch in Intervallen, modifiziert nach „Tuberkulosekontakt".

Bei der Früherkennung von spezifischen Lungenerkrankungen gilt es die Erkrankung aufzudecken, bevor sie als Streuquelle eine Gefahr für die Allgemeinheit wird. Demgemäß ist in den definierten Risikogruppen eine periodische Screeninguntersuchung empfehlenswert, die bei Kontakt mit Infizierten innert weniger Wochen durchgeführt werden sollte.

Unverändert bleibt das Thoraxbild die Screeningmethode der Wahl bei zentripetalen Umgebungsuntersuchungen, wo ja bekanntermaßen eine Streuquelle gesucht wird. Bei zentrifugalen Umgebungsuntersuchungen hingegen ist das Röntgenscreening sinnvoll in Abhängigkeit von der Tuberkulinreaktion, die bei positivem Ausfall, insbesondere bei Konversion in jedem Fall ein Röntgenschirmbild fordern läßt. Ein unauffälliges Röntgenresultat schließt dann zwar keine stattgefundene Infektion aus (Stichwort präventive Chemotherapie), ist aber als Röntgendokumentation die einzig valide diagnostische Methode, um Art und Ausmaß einer Tuberkuloseerkrankung zu dokumentieren. Auch ein unauffälliges Thoraxbild hat in diesem Zusammenhang eine dezidierte Aussage!

3.3.5 Tuberkulintest

Wie aus dem Vorhergesagten zu entnehmen ist, geht eine sekundäre Prävention zur Früherkennung einer Tuberkuloseinfektion oder -erkrankung nicht ohne vorgängiger oder zumindest gleichzeitiger Tuberkulintestung einher. Die Entscheidung, welche Tuberkulintestart angewendet wird, hängt unter anderem auch von der Größe der zu untersuchenden Population ab. Zur Verfügung stehen für Erwachsene die qualitative epikutane Methode, bekannt als Tuberkulinstempeltest (Monotest Mérieux), oder die quantitative Tuberkulinprobe intrakutan nach Mendel-Mantoux. Diese erlaubt eine differenzierte Beurteilung der kutanen Allergie und gilt als Standard (Deutsches Zentralkommitee zur Bekämpfung der Tuberkulose 1988; Richtlinien für die Tuberkulosetestierung 1988). In jedem Fall erfordert die Gewichtung der Testresultate differenzierte Entscheidungskriterien zur sinnvollen Einleitung der diagnostischen oder therapeutischen Konsequenzen. Diese Aufgabe wird nun vermehrt auch von einem pneumologisch nicht geschulten Arzt/ Betriebsarzt verlangt und muß im Rahmen einer sinnvollen Strategie zur Prävention der Tuberkulose aber verlangt werden! Gerade bei der Lungentuberkulose muß mit Nachdruck auf eine konsequente und qualifizierte Sekundärprävention bestanden werden, um die bereits signifikant gestiegene Rate von ausgedehnten Tuberkuloseformen seit Einstellen der Röntgenreihenuntersuchung einzudämmen (Neumann et al. 1990).

4 Pneumologische Prävention in der Pädiatrie

H. Lindemann

Vorbemerkung: Chronische bzw. rezidivierende Krankheiten des Respirationstraktes, bei denen präventive Rehabilitationsmaßnahmen sinnvoll sind, sind im Kindesalter v. a.

– eine über das normale Maß hinausgehende *Infektanfälligkeit*, wobei es oft nicht leicht ist, die Grenzen zum Gesunden zu ziehen (Isaacs 1990),
– das *Asthma-Syndrom*,
– die *Mukoviszidose* sowie andere angeborene und erworbene Krankheiten mit *chronischer Sekretretention*, z. B. auf dem Boden einer Atemwegsanomalie oder einer primären ziliären Dyskinesie.

Verantwortlich für den Schweregrad des Krankheitsgeschehens sind – in unterschiedlichem Ausmaß – hereditäre Faktoren und zahlreiche sekundäre Einflüsse (Abb. 1).

Die psychosoziale Komponente ist nicht nur für den Krankheitsverlauf selbst von Bedeutung (z. B. Furukawa et al. 1989; Richter 1988), sondern spielt insbesondere auch bei der Durchführung präventiver Maßnahmen eine entscheidende Rolle.

4.1 Hereditäre Komponente

Der Einfluß hereditärer Faktoren ist bei einer Reihe respiratorischer Krankheiten bekannt, z. B. bei Allergien (Marsh et al. 1981), bei bronchialer Hyperreaktivität

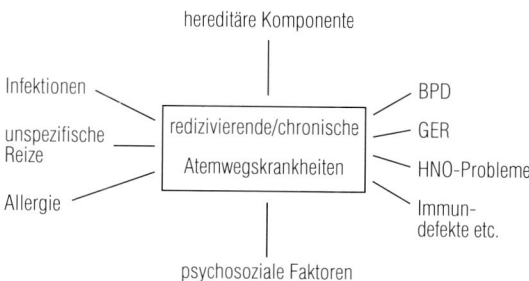

Abb. 1. Faktoren bzw. Einflüsse, die das Auftreten chronischer oder rezidivierender Krankheiten im Kindesalter begünstigen (*BPD* bronchopulmonale Dysplasie, *GER* gastroösophagealer Reflux)

(Boushey et al. 1980) und bei Mukoviszidose, bei der kürzlich der Gendefekt auf dem langen Arm des Chromosoms 7 präzise lokalisiert werden konnte (Riordan et al. 1989). Die Möglichkeiten, hier im Sinne der Prävention lenkend einzugreifen, sind begrenzt: Bei atopischer Disposition und bronchialer Überempfindlichkeit wird man vor allem frühzeitig Maßnahmen zur Reduzierung ungünstiger Umgebungsbedingungen in die Wege leiten (siehe unten). In Mukoviszidosefamilien wird man zwar eine frühzeitige Genanalyse und Beratung bei Verwandten 1. Grades befürworten. Die Entscheidung, ob alle diagnostischen Möglichkeiten genutzt werden und ggf. Konsequenzen daraus gezogen werden (z. B. eine Schwangerschaftsunterbrechung), muß aber den Betroffenen vorbehalten bleiben. Dabei darf nicht außer acht gelassen werden, daß erwachsene Mukoviszidosepatienten ihr Leben trotz aller Schwierigkeiten größtenteils als lebenswert empfinden.

4.2 Organische Veränderungen

Bronchopulmonale Dysplasie (BPD): Eine frühzeitige Steroidtherapie der Mütter bei Risikoschwangerschaften, neue Beatmungstechniken und die rechtzeitige Applikation von Surfactant haben zwar zu einer Besserung der Überlebensrate Frühgeborener geführt; die absolute Zahl der Säuglinge, die eine BPD entwickeln, geht jedoch nur allmählich zurück, weil jüngere Säuglinge häufiger überleben (Avery et al. 1987; Bancalari u. Gebhardt 1986).

Gastroösophagealer Reflux (GER): Der GER begünstigt u. a. eine bronchiale Überempfindlichkeit sowie rezidivierende Nahrungsaspirationen und wird z. T. auch als eine der Ursachen des „plötzlichen Kindstods" diskutiert (Kurz 1990). Er ist zwar in seiner Bedeutung in der Vergangenheit überschätzt worden (Gustafsson et al. 1990), dennoch sollte er bei entsprechenden Beschwerden, insbesondere bei therapieresistentem nächtlichen Asthma, in die Diagnostik einbezogen werden und – sofern sich seine klinische Relevanz untermauern läßt – adäquat behandelt werden; geeignete Maßnahmen sind beispielsweise Hochlagerung des Oberkörpers, Nahrungseindickung, der Einsatz von prokinetischen Substanzen bzw. Antazida, in Ausnahmefällen auch ein operativer Eingriff (Koch 1986).

Atemwegshindernisse im HNO-Bereich (adenoide Vegetationen, Tonsillenhyperplasie u. a.) gehören zu den wichtigsten, oft nicht ausreichend beachteten Ursachen rezidivierender Atemwegserkrankungen bzw. infektbedingter Exazerbationen chronischer Krankheiten des Respirationstraktes. Nicht selten sind derartige Affektionen mit einer persistierenden Sinusitis vergesellschaftet (Herberhold 1982). Die Sanierung des HNO-Bereichs auf operativem oder/und konservativem Wege ist daher unerläßlich.

Immundefekte: Bei nachgewiesenem Mangel humoraler Antikörper im Bereich der IgG-Subklassen kann eine Substitution zur Prävention respiratorischer Erkrankungen hilfreich sein (Roifmann et al. 1985).

Bei Säuglingen und Kleinkindern mit einem erniedrigten IgG_2-Spiegel im Serum handelt es sich häufig um eine passagere Ausreifungsstörung des Immunsystems.

Bei Patienten, bei denen eine Substitution sinnvoll erscheint, ist eine i. v.-Applikation eines Immunglobulins mit möglichst geringem IgA-Anteil in der Dosis

von 0,3 – 0,5 g/kg KG alle 4 Wochen zunächst für 1 Jahr sinnvoll. Bei zufrieden-
stellendem Erfolg wird die Behandlung fortgesetzt.

Isolierte Störungen der zellulären Immunität sind selten. Als Folge der engen
Verflechtungen der T-Zellen mit den übrigen immunologischen Abwehrreaktionen
führt ein Ausfall der T-Zellfunktion auch zur Beeinträchtigung anderer Abwehrmechanismen (Zepp u. Schulte-Wissermann 1987). Eine medikamentöse Behandlung ist meist nicht ausreichend. Unter Umständen ist eine Knochenmarktrans-
plantation zur Prävention verhängnisvoller Krankheitsverläufe, die bereits im
frühen Kindesalter beginnen, zu erwägen.

4.3 Prävention von Infektionen

Infektionen können eine bronchiale Hyperreaktivität bahnen, eine allergische Sensibilisierung begünstigen sowie zu Exazerbationen bestehender Grundkrankheiten
führen (Beck et al. 1990; Dorsch 1990).

Die aktive Impfung gegen einige bakterielle Erreger hat sich bewährt: Die
Pertussisimpfung wird v. a. bei ernsten respiratorischen Krankheiten wie Asthma
schweren Grades und Mukoviszidose empfohlen, zumal bekannt ist, daß Keuchhu-
sten eine besonders anhaltende bronchiale Überempfindlichkeit induziert (Howenstine 1991). Die unerwünschten Wirkungen der Impfung sind nach dem heutigen
Kenntnisstand wesentlich überschätzt worden (Stickl 1991). In jüngster Zeit beginnt sich die Impfung gegen Haemophilus influenzae B (HIB) durchzusetzen,
und zwar nicht nur im Hinblick auf akute ernste Infektionen wie Epiglottitis und
Meningitis, sondern vor allem auch bei schweren Grundkrankheiten (humorale
Immundefekte, Mukoviszidose u. ä.; Stickl u. Just 1991).

Bei *viralen* Infektionen ist die Effizienz von Impfungen wenig eindrucksvoll.
Dies ist um so bedenklicher, weil im Kindesalter etwa 90 % der respiratorischen
Infektionen primär durch Viren bedingt sind und mit einer mehrere Wochen anhal-
tenden gesteigerten bronchialen Empfindlichkeit gerechnet werden muß (Schultze-
Werninghaus et al. 1988).

Die begrenzte Bedeutung von Impfungen gegen respiratorisch bedeutsame Viren ist am besten für das *RS-Virus* belegt (Gorwitz et al. 1981). Auch der Effekt
der *Grippeimpfung* ist nicht sehr überzeugend. Nichtsdestoweniger wird sie bei
chronischen Krankheiten des Respirationstraktes empfohlen (s. Übersicht).

Impfungen, die bei chronischen Krankheiten des Respirationstraktes
im Kindesalter zu empfehlen sind

– Masern:	ja,
– Haemophilus influenzae (Typ B):	ja,
– Pertussis:	ja,
– Grippe:	ja,
– Pneumokokken:	umstritten,
– RS-Viren:	nein.

Auf die Bedeutung von *Maßnahmen zur psychischen und physischen Stimulation* wird an anderer Stelle eingegangen (s. Teil C, 10.4 und 10.5). Diese Maßnahmen sind zeitlich aufwendig und werden von Kindern nur selten langfristig und regelmäßig angewendet.

Eine andere Möglichkeit der Prävention scheinen sogenannte *Immunstimulanzien oder -modulatoren* zu bieten (s. Teil C, 10.2.6). Mehrere Doppelblindstudien belegen die klinische Effizienz einer solchen Therapie im Kindesalter (z. B. Ahrens 1983; Fumex u. Michel 1980; Du Pan u. Köchli 1984).

Im Hinblick auf Vorbeugemaßnahmen gegenüber den im Kindesalter häufigen viralen Infektionen dürften vor allem unspezifische Veränderungen im Immunsystem von Bedeutung sein.

4.4 Präventive Maßnahmen im Hinblick auf Allergien des Respirationstraktes

Auf die hereditäre Grundlage für allergische Krankheiten wurde bereits hingewiesen (Marsh 1981). Bei positiver Familienanamnese und erhöhtem Nabelschnur-IgE-Spiegel sind daher Allergenkarenzmaßnahmen gerechtfertigt (s. Übersicht).

Prävention bei Säuglingen mit hohem Allergierisiko
(modifiziert nach Urbanek u. Hader 1990)

– Stillempfehlung	4 – 6 Monate (bei Beikost: kein Fremdeiweiß, Vielfalt vermeiden; ggf. hypoallergene Kost),
– Zitrus-, Hülsenfrüchte, Fisch, Ei:	erst nach dem 9. – 12. Lebensmonat,
– Sanierungsmaßnahmen:	Staub, Rauch, Tiere,
Fraglicher Effekt:	Eliminationsdiät der Stillenden,
Ungesicherter Effekt:	Eliminationsdiät der Schwangeren.

Eine *allergenarme Kost in der Schwangerschaft* scheint die Inzidenz von allergischen Symptomen nicht zu senken (Lilja et al. 1988). Belege gibt es dafür, daß mütterliches Rauchen das Risiko für eine Allergie des Kindes erhöht (Magnuson, 1986).

Der *positive Effekt des Stillens* im Sinne der Prävention von Allergien gilt heute als unbestritten (Kramer 1988). Den hohen Konzentrationen an sekretorischem IgA in der Muttermilch in den ersten Lebenstagen wird eine Bedeutung für die Herabsetzung der Mukosapenetration zugeschrieben.

Andererseits werden mit der Muttermilch auch Allergene zugeführt, wobei zumindest partiell eine intermediäre Degradation in niedermolekulare Fragmente stattzufinden scheint (Jacobsson et al. 1985), die mit einer geringeren Sensibilisierungsrate einhergehen.

Das Ziel, die Sensibilisierungshäufigkeit zu reduzieren, hat zur Herstellung von *hypoallergener Kost* für allergiegefährdete Säuglinge geführt. Durch Vermeiden hochmolekularer Proteine soll die spätere Entwicklung atopischer Erkrankungen verhindert werden.

Die Resultate einiger Studien legen nahe, daß – ähnlich wie durch Stillen – die Atopiebelastung im ersten Lebensjahr reduziert werden kann. Es darf jedoch nicht außer acht gelassen werden, daß – wie kürzlich nachgewiesen wurde – eine Antikörperbildung nicht völlig ausbleibt (Görtler u. Urbanek 1990) und anaphylaktische Reaktionen möglich sind (Businco 1991).

4.5 Sanierung bei nachgewiesener Allergie

Die Durchführung einer Allergenkarenz im Kindesalter ist bei *Tierallergien* besonders schwer zu realisieren.

Bei einer *Milbenallergie* ist die herkömmliche Sanierung (s. unten) oft nicht ausreichend. Da das Milbenallergen ubiquitär und – in Mitteleuropa – perennial vorkommt, sind passagere Aufenthalte in trockener warmer (z. B. Wüste) bzw. in trockener kalter Luft (Höhe über 1.400 m, skandinavische Länder) nicht geeignet, eine anhaltende Besserung herbeizuführen. Plastikbeschichtungen von Matratzen und Bettwäsche werden von Kindern nicht selten abgelehnt.

Seit einigen Jahren stehen akarizide Substanzen wie das Benzylbenzoat (Acarosan) zur Verfügung (Kersten et al. 1989). In vitro ist die Wirkung unbestritten. Widersprüchliche Daten aus verschiedenen Studien zur klinischen Wirksamkeit sind möglicherweise mehr auf methodische Probleme und die multifaktorielle Ätiopathogenese des Asthma zurückzuführen als auf eine mangelnde Effizienz des Akarizids. Darauf lassen die Ergebnisse einer Doppelblindstudie an 20 Patienten mit persistierender Rhinitis bei Milbenallergie schließen, in der die Wirksamkeit des Benzylbenzoats überzeugend nachgewiesen wurde (Knies et al. 1991).

Besonders wichtig ist, daß unerwünschte Wirkungen des Benzylbenzoats für das respiratorische Epithel bei langfristiger Verwendung nicht zu erwarten sind, da der Siedepunkt der Substanz über 325 °C liegt (Knecht et al. im Druck).

Auf andere unspezifische Sanierungsmaßnahmen wird in Teil C, 10.1.1, eingegangen.

4.6 Medikamentöse Behandlung

Der Nutzen herkömmlicher Medikamente im Sinne der Prävention wird in einem gesonderten Kapitel detailliert abgehandelt (s. Teil C, 10.2). Die Frage, ob es damit gelingt, etwa die bronchiale Überempfindlichkeit langfristig zu dämpfen, ist besonders in der Pädiatrie von Bedeutung. Sie muß für die Bronchospasmolytika, Cromoglicinsäure und Ketotifen nach dem derzeitigen Kenntnisstand verneint werden (Kerrebijn et al. 1987; Molema et al. 1989). Widersprüchliche Angaben gibt es zur Wirkung von *modernen inhalativen Steroiden*. Es ist allerdings wenig wahrscheinlich, daß der die bronchiale Hyperreaktivität dämpfende Effekt von

Dauer ist, zumal – wie wir wissen – u. a. bei bestehender atopischer Disposition im Rahmen erneuter Allergenexpositionen immer wieder mit entzündlichen Veränderungen gerechnet werden muß.

Darüber hinaus muß man sich der Tatsache bewußt sein, daß bei Kindern systemische Wirkungen nicht auszuschließen sind. Bereits bei täglichen Dosen in einer Größenordnung von etwa 200 µg Beclometasondipropionat pro Tag muß mit einer Reduzierung des Serumcortisols bzw. mit (aufholbarer) Wachstumsverzögerung gerechnet werden (Littlewood et al. 1988; Seidenberg et al. 1989; Nikolaizik u. Warner 1991).

Die episodische oder kontinuierliche *antibiotische Therapie* (systemisch bzw. inhalativ) kann bei einigen Krankheiten mit chronischer Schleimretention, wie Mukoviszidose, im Sinne der sekundären bzw. tertiären Prävention gerechtfertigt sein (Steinkamp 1991). Erste Beobachtungen legen ferner nahe, daß speziell bei Mukoviszidose eine (passagere) Natriumblockade am Bronchialepithel mittels *Amiloridaerosol* zu einer wirksamen Sekretverflüssigung und verminderten Sekretretention führt (Köhler et al. 1986; Knowles et al. 1990).

Ferner gibt es begründete Hoffnung, daß in absehbarer Zeit Proteaseinhibitoren gegen die aus polymorphkernigen Granulozyten massiv freigesetzten Proteasen bei bakteriellen Prozessen erfolgreich inhalativ eingesetzt werden können. Davon scheinen nach neuesten Informationen nicht nur Patienten mit angeborenem α_1-Proteaseninhibitormangel, sondern auch andere chronisch-respiratorisch kranke Patienten mit akuten bakteriellen Exazerbationen zu profitieren (McElvaney et al. 1991).

5 Rolle der Selbsthilfegruppen

K. Weißer-Brauch

Das Thema Selbsthilfe hat sich in den letzten 15 Jahren zunehmender Beliebtheit erfreut. Die 80er Jahre kann man als die Zeit der Selbsthilfebewegung ansehen: über 50 % aller existierenden Selbsthilfegruppen sind nach 1980 gegründet worden. Dies gilt prinzipiell auch für Selbsthilfegruppen im Bereich der Atemwegserkrankungen. Zunächst soll hier die allgemeine Entwicklung und Bedeutung krankheitsbezogener Selbsthilfegruppen beleuchtet werden.

5.1 Selbsthilfe – eine Modewelle?
Bedingungen für die Entstehung von Selbsthilfegruppen

5.1.1 Bewältigung chronischer Krankheit

Chronische Krankheiten zählen zu den einschneidendsten lebensverändernden Ereignissen; sie können beim Betroffenen starke emotionale Reaktionen wie Angst und Depression auslösen und beeinträchtigen Selbstwertgefühl und soziale Identität (s. Teil C, 10.12).

Ein aus der Sicht des Patienten erfolgreicher Krankheitsverarbeitungs- und -bewältigungsprozeß zielt vor allem auf die Wiedergewinnung des emotionalen Gleichgewichts und der Kontrolle über den „Störfaktor" Krankheit. Dabei sind die Ebenen des Fühlens, Denkens und Handelns eingeschlossen, um krankheitsbedingten Belastungen entsprechend vorbeugen oder begegnen zu können (Muthny 1988).

Ist die Entstehung und Verbreitung der Selbsthilfegruppen ein Beweis dafür, daß das Gesundheitssystem bei der Versorgung chronisch Kranker versagt hat?

Bei chronischen Krankheiten erhalten die subjektiven Krankheitsvorstellungen und emotionalen Bewältigungsprobleme der Patienten einen höheren Stellenwert, als dies bei akuten Erkrankungen der Fall ist. Dadurch entsteht ein Bedarf an Leistungen, der über die organmedizinische Diagnostik und Therapie hinausgeht und dem Bereich der Kommunikation mit Patienten und Angehörigen zuzuordnen ist. Dabei kommt der Akzeptanz der psychosozialen Verlaufsbedingungen von chronischen Krankheiten, wie sie von Patienten subjektiv erlebt werden, und konkreten Hilfen bei der Neuorientierung durch Beratung und Lebensbegleitung eine große Bedeutung zu.

Erfolgreiche Kommunikation und Beratung erfordern besondere Voraussetzungen wie zum Beispiel ein einfühlendes Verstehen der besonderen emotionalen

Situation eines chronisch atemwegskranken Patienten mit seinen krankheitstypischen Problemen durch Ängste vor Atemnot und beruflichem Versagen, durch das schlechte Image der Krankheit, durch Unverständnis und Vorurteile von Seiten der Bezugspersonen und Kollegen. Allgemeines Wissen um diese möglichen Probleme muß ergänzt werden um Vertrautheit mit den persönlichen Lebensumständen des Betroffenen und Erkennen der individuellen Fähigkeiten der Krankheitsbewältigung. Wissen und Einfühlung können jedoch das eigene Erleben nicht ersetzen, so daß zwischen Arzt als Nichtbetroffenem und Patient oft eine Erfahrungslücke bestehen bleibt. Von einer ähnlichen Krankheit Betroffene gehen dagegen von einer größeren Schnittmenge gemeinsamer, emotionaler Erfahrungen aus, sie haben Ähnliches erlebt und dadurch ist die Basis der Kommunikation anders (Geisler 1990).

5.1.2 Beitrittsmotive

Befragt man Mitglieder von Selbsthilfegruppen oder Interessenten nach ihren Beitrittsmotiven, erhält man folgendes Bild: Etwa 75 % der Befragten beklagen unzureichende Information und Aufklärung, Undurchschaubarkeit der Versorgungsmöglichkeiten, unpersönliche Versorgung und Zeitmangel sowie eine fehlende Versorgung für psychosoziale Probleme (Trojan 1986).

Aus diesen Erfahrungen resultieren Gefühle von Hilflosigkeit, Isolation, Fremdbestimmtheit, Minderwertigkeit und Verlust an persönlicher Kontrolle.

Die 1. Gruppe von Beitrittsmotiven enthält den Wunsch nach Kompetenzerwerb durch Information und Beratung. Die Gruppe soll durch das Beispiel anderer Mitglieder Strategien des Umgangs mit der Krankheit vermitteln.

Ein 2. Beitrittsmotiv besteht in der Erwartung, in der Gruppe über sein Leben sprechen zu können, das Mitgefühl der anderen Teilnehmer zu erfahren und hierdurch Hilfe für die emotionalen Probleme zu erhalten.

Beide Beitrittsmotive, Informationsdefizite und emotionale Bedürfnisse, stellen notwendige, aber nicht hinreichende Bedingungen für einen Beitritt dar: Nur der-

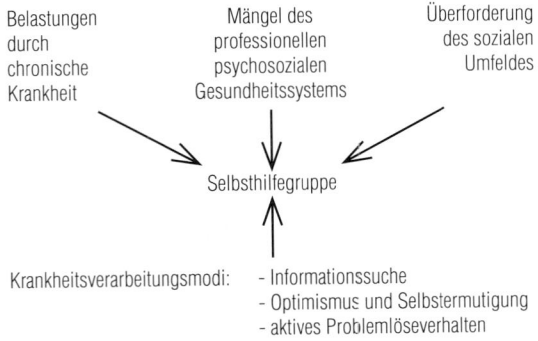

Abb. 1. Modell zur Entstehung von Selbsthilfegruppen (In Anlehnung an Trojahn 1986)

jenige Patient, der im Prozeß der persönlichen Auseinandersetzung mit der Erkrankung aktiv nach Informationen und Lösungen sucht und über genügend Selbstermutigung verfügt, um sich gegen die Krankheit wehren zu können und zu wollen, wird sich einer Selbsthilfegruppe anschließen (Abb. 1).

5.2 Was ist Selbsthilfe?

Unter Selbsthilfe versteht man
- die gleichberechtigte Zusammenarbeit von Menschen, die von einem bestimmten gesundheitlichen Problem betroffen sind,
- das Anstreben eines gemeinsamen Ziels der Veränderung der Mitglieder und/ oder ihres sozialen Umfeldes und somit Erleichterung ihres Lebens mit der Krankheit.

Bei den Zusammenschlüssen der Selbsthilfebewegung wird zwischen übergreifenden Selbsthilfeorganisationen und Selbsthilfegruppen unterschieden, da sie verschiedene Funktionen erfüllen.

5.2.1 Selbsthilfeorganisationen: die Lobby

In der Bundesrepublik Deutschland existieren inzwischen über 40 Selbsthilfe-Organisationen im Gesundheitsbereich, wovon 4 die Interessen von Atemwegserkrankten vertreten.

Adressenauswahl von Selbsthilfeorganisationen in Deutschland

Deutsche Allergie- und Asthmahilfe
   Dorotheenstraße 174
   22299 Hamburg
   Tel. 0 40/4 60 49 47

Arbeitsgemeinschaft Allergiekranker Kinder und Jugendlicher e.V.
   Hauptstraße 29
   35745 Herborn
   Tel. 02772/41 23 7

Patientenliga Atemwegserkrankungen e.V.
   Wormser Straße 81
   55276 Oppenheim
   Tel. 06133/20 33

Allergiker- und Asthmatikerbund e.V.
   Hindenburgstraße 110
   41061 Mönchengladbach
   Tel. 02161/18 30 24

Eine solche Selbsthilfeorganisation zeichnet sich durch bundesweite Ausdehnung und Vereinsstatus, durch Öffentlichkeitsarbeit und Ausübung von Lobbyfunktionen, durch Mitgliedschaft von Atemwegserkrankten und interessierten Personen des Gesundheitssystems, starke Einbeziehung von Fachkräften und einen hohen Anteil an Dienstleistungen wie z. B. schriftliche Informationsbroschüren, Beratungen, Zeitschriften aus.

Sie decken einen Teil des Informationsbedarfs der Erkrankten.

5.2.2 Selbsthilfegruppen

In Abgrenzung zu den Organisationen stellen die Selbsthilfegruppen Möglichkeiten des direkten Kontaktes von Betroffenen untereinander dar. Diese Gruppen können als Untergruppen von Selbsthilfeorganisationen entstanden sein, viele sind jedoch auch keinem Verband angeschlossen, bilden sich und lösen sich wieder auf, so daß keine genaue zahlenmäßige Erfassung möglich ist.

Hier gelten neben der gemeinsamen Betroffenheit, dem gemeinsamen Ziel und der gleichberechtigten Zusammenarbeit in der Gruppe noch die Ehrenamtlichkeit, die Selbstselektion und die Minimierung von professionellen Mitgliedern als Definitionskriterien (Daum 1984; Behrendt 1985).

So unterscheiden sich Selbsthilfegruppen von Patientenschulungsgruppen (s. Teil C, 10.10.2) dadurch, daß sie sich prinzipiell selbst organisieren und treffen; professionelle Unterstützung kann gewünscht und angenommen werden, steht jedoch nicht an erster Stelle der Selbsthilfe (Nüssel 1989).

In einer Selbsthilfegruppe treffen sich etwa 6 – 15 Teilnehmer. Als Grundlagen der gemeinsamen Arbeit an den Krankheitsproblemen gelten:

1) Das Kontinuitätsprinzip: Die Treffen finden regelmäßig, mindestens monatlich statt, Häufigkeit und Dauer sind festgelegt. Regelmäßige Teilnahme oder Absage sollte verpflichtend sein. Dies schafft Vorbedingungen für Vertrauen und soziale Geborgenheit.
2) Das Gruppenprinzip: Die Teilnehmer können Erfahrungen und Informationen austauschen und Gefühle ausdrücken, sowie konkrete Alltagsprobleme im Umgang mit der Krankheit offen besprechen.
3) Das Selbsthilfeprinzip: Durch das Miterleben, wie andere mit der Krankheit umgehen und wie gemeinsam einzelne Mitglieder beraten und Lösungsvorschläge erarbeitet werden, erhalten die Teilnehmer Anregungen und Beispiele im Sinne sozialer Modelle für die Selbsthilfe.

5.2.3 Effekte auf die Krankheitsverarbeitung

Psychologische Untersuchungen von Mitgliedern von Selbsthilfegruppen im Vergleich zu Interessenten, die später nicht teilnahmen, zeigen bestimmte Veränderungen durch die Teilnahme.

Selbsthilfegruppenmitglieder
- halten sich seltener für minderwertig, sind selbstbewußter,
- sind weniger depressiv und hilflos,
- geben an, mit der Krankheit und ihrem Schicksal besser fertig zu werden, ohne sich ständig über ihre Beschwerden zu ärgern,
- geben weniger Angst vor krankheitsbedingten Krisen an,
- zeigen bessere Compliance und halten sich an Verordnungen und Therapievorschläge, weil sie davon überzeugt sind,
- zeigen tendenziell eine zunehmende und gezieltere Nutzung von fachärztlichen und fachtherapeutischen Diensten, Medikamenten und Heilmitteln.
(Schauwecker 1988; Behrendt 1988; Trojan 1986; Volle 1990).

Bezieht man diese Veränderungen auf die Beitrittsmotive Informationsbedürfnis und emotionale Stabilisierung und auf die subjektiven Ziele einer erfolgreichen Krankheitsbewältigung, nämlich Wiedergewinnung von Kontrolle über Lebensvollzüge trotz Krankheit, so kann von einer Befriedigung der individuellen Bedürfnisse in der Gruppe ausgegangen werden.

5.3 Probleme und Grenzen der Selbsthilfegruppen

In Selbsthilfegruppen engagieren sich bundesweit zwischen 1 und 5 % der Betroffenen, also eine kleine, vielleicht sogar elitäre Auswahl: etwa 30.000 Mitglieder und Professionelle zählen die Atemwegsselbsthilforganisationen.

Nach Anlauf- und Organisationsschwierigkeiten steht bei den Gruppen vor allen Dingen fehlende Selbsthilfefähigkeit als Problem zur Diskussion. Manchmal scheint der Wunsch nach Hilfe zu einer passiv erwartenden „Selbsthilfekonsumentenhaltung" zu führen: Diese Menschen wollen betreut und beraten werden, ohne sich selbst zu engagieren, und finden daher in Selbsthilfegruppen nicht die gesuchte Unterstützung und können die Gruppe überfordern. Aber: Erhalten Patienten zuviel Information und Beratung durch Professionelle, behindert dies den emotionalen Austausch, der viel Zeit in Anspruch nimmt. Fachliche Information und Unterstützung einerseits und freier oder themenzentrierter Erfahrungsaustausch andererseits stehen jedoch nicht in Konkurrenz zueinander, sondern sollten sich gegenseitig ergänzen!

Das von Professionellen oft als Problem von Selbsthilfegruppen angesehene „Brodeln im eigenen Saft" durch die ständige Beschäftigung mit der eigenen Krankheit wird von den Teilnehmern nur selten als Belastung empfunden. Patienten, denen diese Art der Auseinandersetzung nicht wichtig erscheint, werden ohnehin nicht in einer Gruppe zu finden sein. Doch fehlt es besonders in der Anfangsphase einer Selbsthilfegruppe in der Regel an Gruppenerfahrung und Gruppenkompetenz, so daß manche Gruppen über den in der Anfangsphase dominierenden Austausch der Leidengeschichte ohne Hilfe nicht hinauskommen.

Bedenken der Experten bestehen ebenfalls gegenüber einem Abdriften in „Subkulturen" und einer Überbewertung „alternativer Therapien". Gerade dieses Thema ist nach Auskunft der Selbsthilforganisationen ein „Dauerbrenner" auf seiten der Patienten. Dies ist als Wunsch nach vollständiger Heilung und als Ausdruck von Skepsis und Mißtrauen gegenüber der medikamentösen Behandlung zu betrachten. Unkritischer Umgang mit „alternativen Therapien" kann sowohl unrealistisch hohe Erwartungen wecken als auch tiefe Enttäuschungen provozieren, die der Akzeptanz der Erkrankung nicht förderlich sind. Viel Information über Möglichkeiten und Grenzen dieser Verfahren und gegenseitiges Verstehen wird notwendig sein, um mit diesem Problem besser umgehen zu lernen.

5.4 Zum Verhältnis zwischen Selbsthilfegruppen und Expertensystemen: Wissen ist Macht

Selbsthilfezusammenschlüsse vertreten die Interessen ihrer Mitglieder gegenüber den professionellen Systemen. Ihre Existenz löste zunächst Gefühle der Verunsicherung und des Mißtrauens aus, die eine Betrachtung der Selbsthilfegruppen als potentielle Gegner oder Konkurrenz der professionellen Versorgung nach sich zogen. Die Einstellungen Professioneller in bezug auf Selbsthilfegruppen reichen von Ablehnung und Gegenwehr, abwartender Skepsis und Kooperationsbereitschaft bis zur Flucht nach vorn, nämlich der Bestrebung, die Führung der Gruppen wieder in professionelle Hand zu nehmen (Behrend 1981). „Zuviel Wissen kann die Naivität und Unbefangenheit, mit der Patienten seit eh und je ihrem Arzt begegnet sind, erschüttern. Überschätztes Wissen wird die Patientenbetreuung bei chronischem Kranksein in der Regel eher stören als fördern" (Geisler 1990).

Mittlerweile scheint sich die Kooperation jedoch durchzusetzen. Die Erfahrung zeigt, daß der niedergelassene Arzt nach wie vor die erste und optimale Anlaufstelle darstellt und in dieser Funktion konkurrenzlos bleibt.

Professionelle arbeiten in Selbsthilfeorganisationen mit und empfehlen sich gegenseitig die Unterstützung von Selbsthilfegruppen (Geisler 1990). Eine kurze, eigene Umfrage bestätigte diesen sehr positiven Trend bezüglich der Zusammenarbeit von Selbsthilfeorganisationen mit Ärzten und neuerdings auch Pharmafirmen.

5.5 Möglichkeiten der Zusammenarbeit mit Selbsthilfegruppen

Als Aufgabe der Prävention kommt folgende Unterstützung der Selbsthilfegruppen von professioneller Seite in Betracht:

- eine kooperative Grundhaltung,
- lockeren, informellen Kontakt und gegenseitige Information,
- Werbung und Ermutigung von Patienten zur Teilnahme,
- organisatorische Hilfen bei der Gründung (z. B. als Folge einer erfolgreich durchgeführten Patientenschulung) und Führung einer Gruppe (z. B. durch Informationen über Gruppenregeln),
- gelegentlich Beratungs- und Informationsveranstaltungen.

Auf keinen Fall sollte die verpflichtende Überweisung des Patienten, besonders des schwierigen Patienten, eingeführt werden (Nüssel 1989).

Aus der Sicht der Selbsthilfegruppen sind beratende Experten des medizinischen, psychologischen, sozialen, seelsorgerischen oder rechtlichen Bereichs gefragt; vor allem sind „Anstöße" für das Gruppengespräch der Betroffenen untereinander gesucht. Dabei wissen die Teilnehmer, daß jede Beratung die „Selbsthilfe" im eigentlichen Sinne nicht ersetzen kann.

C. Pneumologische Rehabilitation

1 Definitionen und Ziele
der pneumologischen Rehabilitation

W. Petro

Rehabilitative Maßnahmen sind nicht neu. Sie haben in Deutschland ihren Ursprung mit der praktischen Umsetzung entsprechender Sozialgesetze (s. Teil A; Rechtsgrundlagen).

der gesamtbegriff der rehabilitation unterlag in der vergangenheit sachlicher, aber auch oft polemischer Kritik, wobei die Ziele der Kritik breitgefächert und ihre Inhalte häufig stark pauschaliert wurden.

Um die Ziele klar herauszustellen, die Möglichkeiten festzulegen und die Erwartungen zu begrenzen, wurde immer wieder der Versuch unternommen, eine allgemein gültige, umfassende Definition der Rehabilitation zu formulieren. Die stark vereinfachte Definition als

„Leben lernen mit der Krankheit" (Schmidt 1981)

ist von genereller Gültigkeit, sagt jedoch zunächst nichts aus über Ziele, Wege und Lösungsmöglichkeiten. Die alte Definition des Council of Rehabilitation (American Thoracic Society 1981) versucht in ihrer Allgemeinformulierung allen Anforderungen verschiedener Fachzweige gerecht zu werden:

„Wiederherstellung des Individuums zum bestmöglichsten geistigen, emotionellen, sozialen und verbalen Zustand, zu dem es befähigt ist."

Die Definition der WHO ist zu wenig konkret, um den derzeitig geltenden Wünschen und Forderungen der pneumologischen Rehabilitation gerecht zu werden:

„Rehabilitation ist die Gesamtheit der Aktivitäten, die nötig sind, um den Behinderten bestmögliche körperliche, geistige und soziale Bedingungen zu sichern, die es ihm erlauben, mit seinen eigenen Mitteln einen möglichst normalen Platz in der Gesellschaft einzunehmen."

Einen erstmaligen und konkreten Bezug zum Fachbereich Pneumologie hat das American College of Chest Physicians in seiner Definition 1974 vorgelegt. In ihr wurde auf den multidisziplinären Inhalt der Rehabilitation hingewiesen und das Ziel der pneumologischen Rehabilitation relativiert, in dem kein Absolutheitsanspruch formuliert wird, sondern von Stabilisierung und dem Erreichen bestmöglicher Funktionen gesprochen wird:

„Pneumologische Rehabilitation ist das gesamthafte medizinische Vorgehen mit individuell angepaßtem multidisziplinärem Programm, das durch genaue Diagnostik, Therapie sowie psychosoziale Hilfen und Schulung die pathophysiologischen und pathopsychologischen Folgen von Lungenerkrankungen stabilisiert oder gebessert den Patienten befähigt, die bestmögliche Funktion und Lebensqualität zu erreichen."

In der praktischen Umsetzung hatte und hat die pneumologische Rehabilitation jedoch auch nach diesen Kriterien erhebliche Umsetzungsschwierigkeiten. Diese sind in erster Linie durch die historische Entwicklung der Rehabilitation allgemein und durch die immer wieder mit dem Rehabilitationsbegriff verknüpfte „Kurmedizin" bedingt. Insbesondere in der speziellen Form, der wohl auf der Welt einmaligen Variante der deutschen Rehabilitation, ergeben sich Gesichtspunkte, die von höchster Subjektivität geprägt allzu häufig zu einer Ausnutzung angebotener Förderungssysteme führen, ohne begleitende Eigeninitiative.

Polemisch formuliert ist Rehabilitation aus der Sicht des Arztes häufig eine Fortsetzung der hausärztlichen Medizin mit universitärem Niveau in landschaftlich schöner Gegend. Aus der Sicht des Patienten setzt man Rehabilitation oft mit „Kurlaub" gleich, wobei der Wunsch besteht, ohne Lustverzicht mit dem Rechtsanspruch auf Gesundheit zur Entschädigung in Form der Rente zu gelangen. Auch die Sicht der Leistungserbringer und Leistungsträger ist mancherorts von kommunalem Kuregoismus und Wunschdenken geprägt, wobei allzu häufig eine objektive Einschätzung der Leistungsfähigkeit der Rehabilitanden ohne aufwendige Diagnostik und nach Möglichkeit die Wiederherstellung der Arbeitsfähigkeit ohne teure Therapie zu erfolgen hat.

Wegen dieser hier etwas salopp und bewußt rhetorisch geführten Darstellung bedarf der Begriff der pneumologischen Rehabilitation einer begrenzten Definition, der dem Kenntnisstand der Pneumologie und den modernen Ergebnissen der Rehabilitationsforschung entspricht (Petro 1991).

Unter pneumologischer Rehabilitation ist die Gesamtheit der wissenschaftlich begründeten Diagnostik und Therapie bei vorwiegend erwerbstätigen Personen mit Gefährdung durch oder Erkrankung an pneumologischen Leiden zu verstehen. Pneumologische Rehabilitation muß in dieser Gesamtheit mit dem erforderlichen zeitlichen Aufwand und dem notwendigen Kostenrahmen erfolgen, der allein durch die gesellschaftlich verfügbaren Mittel limitiert ist.

Pneumologische Rehabilitation hat in direkter Abstimmung zwischen Hausarzt und Rehabilitationsklinik abzulaufen unter bestmöglicher Mitwirkung des Betroffenen, mit dem Ziel der Senkung von Morbidität und Mortalität sowie der Steigerung der sozialen und beruflichen Lebensqualität.

Zweifelsohne ist diese Definition eine Mixtur von Realität und Zukunftsdenken. Sie eröffnet jedoch einige neue Möglichkeiten, mit der sich die pneumologische Rehabilitation in Zukunft auseinanderzusetzen hat: Individualisierung der Zeitdauer eines Rehabilitationsverfahrens, Herausstellung der Mitwirkungspflicht des Rehabilitanden, Vereinfachung des Zuweisungsweges in Abstimmung zwischen Hausarzt und Klinik, wohnortnahe Rehabilitation.

2 Epidemiologie von Lungenkrankheiten im Kindesalter

H. Lindemann

Häufigste chronische Krankheit im Kindes- und Jugendlichenalter ist das Asthma. Die Angaben über die Prävalenz liegen zwischen 0,2 und 11 % (Debelic 1982).

In Mitteleuropa weisen bis zu 10 % aller Kinder zumindest vorübergehend asthmatische Symptome auf (von der Hardt u. Oseid 1985).

Die großen Diskrepanzen sind auf Unterschiede in der Asthmadefinition, auf unterschiedliches diagnostisches Vorgehen, aber auch auf tatsächliche Unterschiede in den untersuchten Populationen zurückzuführen.

Dies ist nicht verwunderlich, wenn man bedenkt, wie sehr die Einflüsse von Allergenen und Schadstoffbelastungen der Luft bei der Triggerung von Asthmabeschwerden zu berücksichtigen sind (Riegel u. Rieger 1987) und welche enormen regionalen Unterschiede bereits in Europa bestehen.

Bezieht man die obstruktive („wheezy") Bronchitis bei Säuglingen und Kleinkindern in die Betrachtung mit ein, so finden sich Häufigkeitsangaben bis zu 24,9 % (Gregg 1977; Geubelle u. Mossay 1983).

Die wichtigsten diagnostischen Kriterien für eine Abgrenzung des Asthma bronchiale von einer einfachen obstruktiven Bronchitis sind:

- bronchiale Hyperreaktivität auch im infektfreien Intervall,
- atopische Disposition, positive Familienanamnese; erhöhtes IgE im Serum, ggf. positiver Hauttest bzw. RAST-Bestimmung,
- mehr als 3mal/Jahr obstruktive Bronchitis (Tabachnik u. Levison 1981).

Unbestritten ist die größere Häufigkeit bei Jungen (Martni et al. 1980): Asthma bei Jungen tritt häufiger auf als bei Mädchen (Verhältnis 3:2 bis 2:1). Im jugendlichen Alter gleichen sich die Geschlechtsunterschiede wieder aus (Gerritsen et al. 1989).

Todesfälle im Kindesalter sind zwar relativ selten (Letalität ca. 1 auf 100.000 Patienten), scheinen jedoch zuzunehmen. Bei den schweren Asthmatikern wird die Letalität auf ca. 1 – 2 % geschätzt. Für die Todesfälle werden v. a. die Fehleinschätzung der Krankheit durch Angehörige, aber auch durch Ärzte sowie der Mißbrauch adrenerger Dosieraerosole verantwortlich gemacht (Phelan et al. 1982; Strunk et al. 1985).

Im übrigen wird die Prognose des Asthma als gut angesehen. Sie wird wesentlich beeinflußt vom Zeitpunkt des Beginns, vom Ausmaß der atopischen Disposition, von der Therapie und vom Schweregrad des Asthma. Langzeituntersuchungen sprechen dafür, daß sich durchschnittlich bei 30 % der pädiatrischen Patienten die Asthmabeschwerden zurückbilden (Friberg et al. 1988). Bei mildem Asthma ist die Heilungsquote höher (etwa 50%), bei schwerem Asthma niedriger (etwa 20%). Allerdings behält ein großer Teil ehemaliger Asthmakranker eine bronchiale Hyperreaktivität zurück, die durch inhalative Provokationstests nachzuweisen ist (Gerritsen et al. 1989; Reinhardt 1986).

Infektanfälligkeit: Banale Infekte kleiner Kinder können per se die ganze Familie des Patienten belasten. Darüber hinaus führen sie oft zu massiven Exazerbationen von Grundkrankheiten und können auf diese Weise eine ernste Bedrohung für den Patienten darstellen.

Unter „Infektanfälligkeit" versteht man eine über das normale Maß hinausgehende langfristige Häufung von banalen Infekten der oberen und unteren Luftwege, wie Rhinopharyngitis, Laryngotracheitis und Bronchitis. Die Prävalenz der Infekte ist von der Reifung der Abwehrmechanismen und somit auch vom Alter abhängig (Tabelle 1), d. h. daß 7 – 12 Infekte pro Jahr der normalen Streubreite entsprechen. Erst wenn die angegebenen Grenzwerte eindeutig überschritten werden, kann von einer besonderen Infektanfälligkeit gesprochen werden. Daraus geht hervor, daß dieser Begriff häufig überstrapaziert wird.

In Phasen besonderer Belastung, wie Eintritt in den Kindergarten und in die Schule, kann – vor allem in der kühlen Jahreszeit – ein Infekt in den anderen übergehen, so daß auch beim gesunden Kind eine besondere Anfälligkeit zu bestehen scheint. Nach Isaacs (1990) ist unter diesen Umständen mit einer mittleren Infekthäufigkeit von 12 Infekten pro Jahr bis zum frühen Schulkindalter zu rechnen.

Krankheiten mit chronischer Sekretretention: Im Kindesalter nimmt diesbezüglich die Mukoviszidose (zystische Fibrose = CF) eine herausragende Stellung ein. In der kaukasischen Bevölkerung beträgt ihre Prävalenz etwa 1:3000 (Nadler u. Ben-Yoseph 1984). Patienten mit primärer ziliärer Dysfunktion, Atemwegsanomalien und anderen Krankheiten mit chronischer Sekretretention dürften noch einmal die gleiche Zahl ausmachen.

Die Prognose ist bei Patienten mit Mukoviszidose deutlich schlechter; das derzeitige mittlere Alter der CF-Patienten in Deutschland liegt bei etwa 14 Jahren. Dagegen ist die Lebenserwartung der Patienten mit anderen Ursachen chronischer Sekretretention wesentlich höher. Eine Erklärung ist vermutlich v. a. darin zu su-

Tabelle 1. Infekthäufigkeit bei Kindern. (Nach Monto et al. 1971)

Alter (Jahre)	Mittlere Anzahl pro Jahr	Standardabweichung	Obere Grenze
1	16,1	± 2,6	11,3
1 – 2	5,7	± 3,0	11,7
3 – 4	4,7	± 2,9	10,5
5 – 9	3,5	± 2,6	8,7
10 – 14	2,7	± 2,2	7,2

chen, daß bei konsequenter Behandlung dieser Patienten die Bronchialtoilette durch die Hustenclearance lange erhalten bleibt, während bei der Mukoviszidose im fortgeschrittenen Stadium sowohl die mukoziliare als auch die Hustenclearance erheblich beeinträchtigt sind (Köhler 1988).

Die große sozialmedizinische Bedeutung der chronischen Atemwegskrankheiten wird durch Zahlen aus den USA deutlich gemacht. Asthmabeschwerden sind dort für 22,9 % der verlorenen Schultage verantwortlich (Dees 1977). Durch Ausfälle infolge anderer respiratorischer chronischer Krankheiten dürfte sich die angegebene Zahl um 2 – 3 % erhöhen. Selbst wenn man davon ausgeht, daß in Mitteleuropa diese Zahlen nicht ganz erreicht werden, erscheint es doch dringend notwendig, ernste Anstrengungen zu unternehmen, diese Krankheiten frühzeitig zu erkennen und zu behandeln bzw. rechtzeitig präventive Maßnahmen einzuleiten.

3 Epidemiologie der obstruktiven Atemwegserkrankungen

D. Nowak

3.1 Einführung

Die obstruktiven Atemwegserkrankungen sind der epidemiologischen Forschung besonders zugänglich. Häufigkeit, Ausprägung und Mortalität werden sowohl durch genetische als auch durch Umweltfaktoren wesentlich bestimmt. Wegen der unterschiedlichen Risikofaktoren und der unterschiedlichen Prognosen der Erkrankungen ist es unter didaktischen Aspekten sinnvoll, zwischen dem Asthma bronchiale einerseits (s. 3.2) und der chronischen Bronchitis und dem Lungenemphysem andererseits (s. 3.3) zu unterscheiden. Auf kürzlich erschienene Übersichtsarbeiten (Nowak et al. 1991; Nowak et al. 1992; Nowak u. Magnussen 1993; Nowak et al., in Vorbereitung) wird Bezug genommen.

3.2 Asthma bronchiale

3.2.1 Mortalität: geographische und zeitliche Trends

Die Mortalitätsangaben variieren je nach Kollektiv weltweit zwischen 0 und 0,008 % (Niggemann 1991). Den neuesten Angaben des Statistischen Bundesamtes in Wiesbaden zufolge starben 1991 in den alten Bundesländern 5182, in den neuen Bundesländern 1036 Menschen mit der Totenscheindiagnose „Asthma bronchiale". Bezogen auf die durchschnittliche Gesamtbevölkerung des Jahres 1991, entspricht dies einer Mortalitätsrate von 0,0081 % in den alten und 0,0065 % in den neuen Ländern. Damit steht Deutschland jetzt weltweit im Spitzenbereich der Asthmamortalität. Diesen Befund gibt Abb. 1 wieder (aus Nowak und Magnussen, im Druck, nach Sears 1991).

Die historischen Mortalitätsgipfel des Asthma bronchiale, wie sie in Großbritannien zwischen 1962 und 1967 und in Neuseeland in den Jahren 1966/1968 sowie zwischen 1977 und 1982 auftraten, wurden in Deutschland nie beobachtet. Die Abb. 2 gibt internationale Zahlen zur Asthmamortalität von 1970 bis 1984/1985 wieder, bezogen auf die Alterskohorte der 5- bis 34jährigen (aus Jackson et al. 1988). Die prozentuale Zu- oder Abnahme der Asthmamortalität im Zeitraum von 1980 bis 1987, auch auf die Kohorte der 5- bis 34jährigen bezogen, ist in Abb. 3 dargestellt und bestätigt die drastische Abnahme in Neuseeland, während in zahlreichen anderen westlichen Kulturländern eine steigende Tendenz zu beobachten ist (aus Nowak u. Magnussen 1993, nach Sears 1991). In Abb. 4 sind die

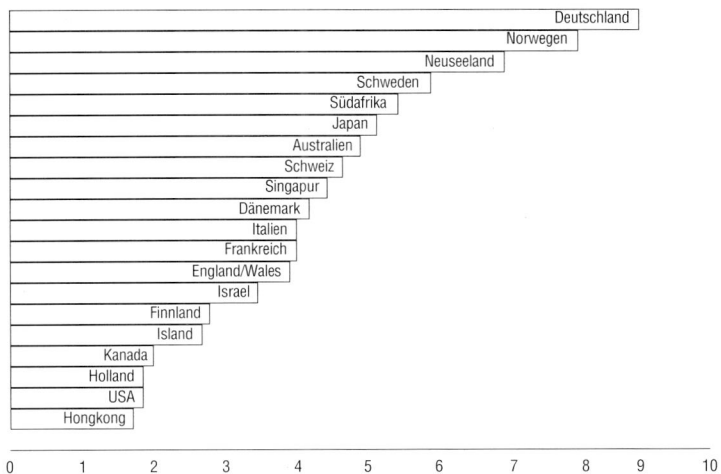

Abb. 1. Asthmamortalitätsrate in 20 Ländern, bezogen auf 100 000 Einwohner. Mittelwerte für den Zeitraum von 1985 bis 1987. (Aus Nowak u. Magnussen 1993, nach Sears 1991)

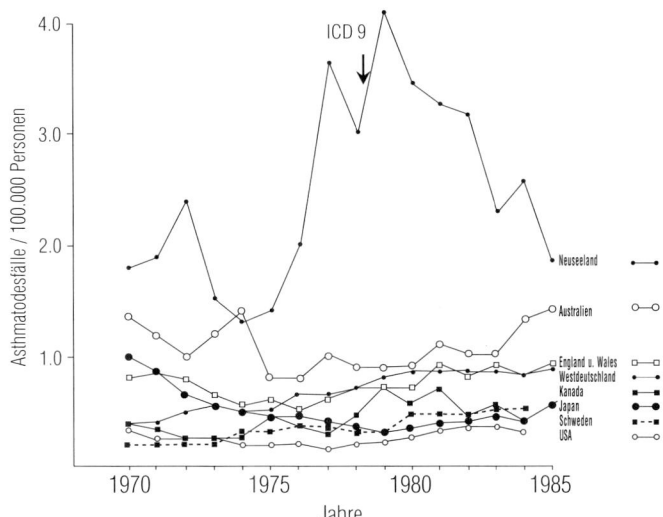

Abb. 2. Zeitverlauf der Asthmamortalitätsrate in 8 Ländern, bezogen auf 100 000 Einwohner zwischen 5 und 34 Jahren, im Zeitraum von 1970 bis 1984/1985. (Aus Jackson et al. 1988)

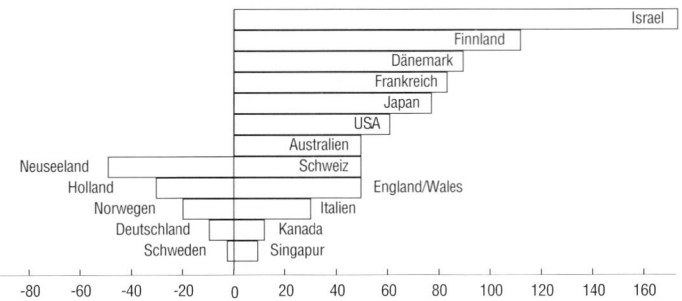

Abb. 3. Zeitverlauf der Asthmamortalitätsrate in 17 Ländern, bezogen auf die 5- bis 34jährigen, ausgedrückt als relative Änderung im Jahre 1987 gegenüber dem Jahr 1980. (Aus Nowak u. Magnussen 1993, nach Sears 1991)

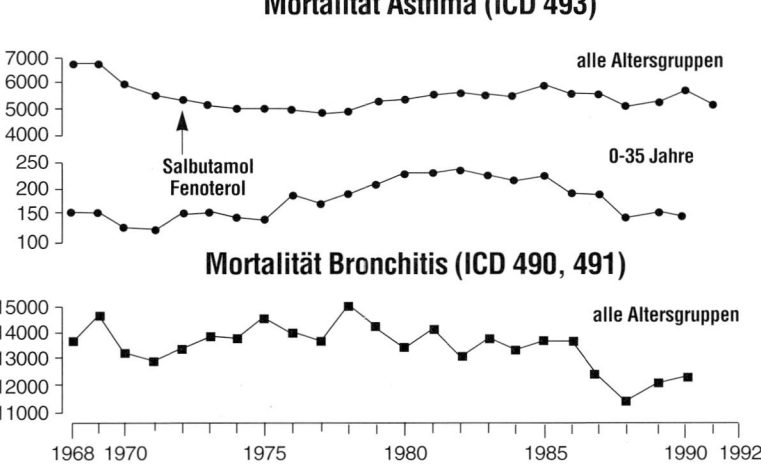

Abb. 4. Absolutraten der Mortalitätsangaben für die Totenscheindiagnose „Asthma bronchiale" (ICD 493; *Kreise*), bezogen auf alle Altersgruppen (*obere Kurve*) und auf die 0- bis 35jährigen (*mittlere Kurve*). Zum Vergleich: Absolutzahlen der Mortalitätsangaben für die Totenscheindiagnose „Bronchitis" (ICD 490, 491; *Quadrate*), bezogen auf alle Altersgruppen (*untere Kurve*). – Im oberen Teil wurde (nach Schultze-Werninghaus) der Zeitpunkt der Einführung des Salbutamol und Fenoterol markiert. Die Graphik verdeutlicht, daß keine Änderung der Mortalitätszahlen folgte

Absolutzahlen für die Mortalität mit der Totenscheindiagnose „Asthma bronchiale" für den Bereich der alten Bundesrepublik seit 1968 wiedergegeben, sowohl für alle Altersgruppen als auch für die Alterskohorte der 0- bis 35jährigen. Zum Vergleich ist auch die Bronchitismortalität aufgetragen. Ein diagnostischer Trend von der Diagnose „Bronchitis" in Richtung „Asthma", wie er bisweilen diskutiert wird, ist nicht erkennbar. Die Validität der Totenscheindiagnosen ist aufgrund der Datenschutzhandhabung in Deutschland allerdings kaum überprüfbar. Aus Untersuchungen in Neuseeland weiß man jedoch, daß die Totenscheindiagnosen in allen Altersklassen zu 75 %, in der Gruppe der unter 35jährigen zu 100 % mit derjenigen Diagnose übereinstimmte, die ein Gremium von Experten retrospektiv aufgrund der verfügbaren Patientenunterlagen stellte (Sears et al. 1986 a). Verschiedene internationale Studien lassen den Schluß zu, daß diagnostische Probleme in der Abgrenzung von „Asthma" und „Bronchitis" die beobachteten weltweiten Unterschiede und Trends ebensowenig erklären können wie die Änderung der ICD-Klassifikation (Jackson et al. 1988). Daher scheint die Annahme erlaubt, daß zumindest bei den jüngeren Altersgruppen die Totenscheindiagnosen eine gewisse Validität haben, die eine Abschätzung der tatsächlichen Verhältnisse erlaubt.

3.2.2 Mortalität: Risikofaktoren

Die Einflußgrößen, welche aufgrund internationaler Studien für die Unterschiede und Trends in der Mortalität des Asthma bronchiale verantwortlich gemacht werden, sind in der nachfolgenden Übersicht zusammengestellt. Es scheint zweckmäßig, zwischen gesicherten und wahrscheinlichen Einflüssen zu differenzieren.

Einflußgrößen auf die Mortalität des Asthma bronchiale

Gesicherte Einflüsse:
– Unterschätzung der Erkrankung

Mögliche Einflüsse:
– Therapiegewohnheiten,
– Prävalenz,
– Schweregrad der Erkrankung.

Gesicherte Einflüsse: Inzwischen kann aufgrund zahlreicher Untersuchungen als gesichert angesehen werden, daß die Unterschätzung der Erkrankung einen wesentlichen Risikofaktor für die Asthmasterblichkeit darstellt: Die Risikofaktoren für einen potentiell tödlichen Asthmaanfall sind bekannt: Hierzu gehören ein vorangegangener lebensbedrohlicher Asthmaanfall, schlechte Compliance seitens des Patienten, ausgeprägte zirkadiane Lungenfunktionsschwankungen sowie mangelnde medikamentöse Behandlung („Unterbehandlung"). Es sei jedoch erwähnt, daß vereinzelt plötzliche unvorhersehbare und somit offensichtlich „unvermeidbare" Todesfälle vorkommen.

Mögliche Einflüsse: Trotz vermehrten Einsatzes antientzündlich wirksamer Medikamente sind die Mortalitätsraten des Asthma weltweit und hierzulande nicht gesunken. Für die genannten Mortalitätsgipfel in Neuseeland wurden vielfach bestimmte Therapiegewohnheiten, insbesondere eine gesteigerte Verwendung von β_2-Adrenergika, verantwortlich gemacht. Speziell Fenoterol wurde angeschuldigt, zur Mortalität des Asthma bronchiale beizutragen. Einen Überblick über die wesentlichen Studien, in welchen die Assoziation zwischen vermehrter Gabe von β_2-Adrenergika und erhöhter Asthmamortalität gezeigt wurde, gibt Tabelle 1. Die Daten legen einen Zusammenhang zwischen der Einnahme von β_2-Adrenergika

Tabelle 1. Studien zur Assoziation zwischen β_2-Adrenergikagabe und Asthmamortalität

Relatives Mortalitätsrisiko		
Fenoterol	Salbutamol	Literatur
1,55 bzw. 3,21	0,71 bzw. 1,99	Crane 1989
1,93	0,71	Pearce 1990
2,11 bzw. 2,66	0,63 bzw. 0,54	Grainger 1991
5,4 bzw. 2,3	2,4	Spitzer 1992

und einer gesteigerten Asthmamortalität nahe. Zu den Faktoren, die hierbei eine Rolle spielen können, zählen der hypokaliämische Effekt der Medikation, die Entwicklung einer Toleranz gegenüber der protektiven Wirkung der Medikation bei erhaltener Bronchodilatation sowie eine gesteigerte Atemwegsempfindlichkeit nach Behandlungsende. Die Interpretation der Mortalitätsdaten ging so weit, daß generell von der Gabe des Fenoterol abgeraten wurde. Unseres Erachtens spiegelt sich in der Überbehandlung mit hohen Dosen von β_2-Adrenergika, die mit einer gesteigerten Mortalitätsrate assoziiert ist, eine eklatante Unterbehandlung mit antientzündlich wirksamen Medikamenten wider. In den zitierten Studien ist es nicht überzeugend gelungen, die Faktoren „Schweregrad des Asthma" und „Überbehandlung mit β_2-Adrenergika" ausreichend zu differenzieren, so daß die gesteigerte Mortalität im Zusammenhang mit dieser Substanzklasse im wesentlichen als Ausdruck der besonderen Erkrankungsschwere bei inadäquater Dauertherapie anzusehen ist. Dennoch ist eine gewisse Neubewertung der Dauertherapie für das Erwachsenenalter (Internationaler Konsensusbericht 1993) und Kindesalter (Rachelefsky u. Warner 1993) angezeigt. Ein weiterer Grund für regional unterschiedliche Mortalitätsraten kann auf regional verschiedene Prävalenzen zu beziehen sein, so daß bei variablen Erkrankungshäufigkeiten und vergleichbarer Erkrankungsschwere die Prävalenz eine wesentliche Determinante der Mortalität darstellt. Asher et al. (1988) verglichen in verschiedenen Regionen Neuseelands die Prävalenz asthmatischer Symptome und einer Überempfindlichkeit der Atemwege mit den örtlichen Mortalitätsraten, konnten aber keine Erklärung für geographische Mortalitätsunterschiede finden. Im Gegensatz hierzu stehen die Befunde von Mitchell et al. (1990), nach denen die in Neuseeland im Vergleich zu England und Wales höhere Mortalitätsrate teilweise auf eine höhere Prävalenz des Asthma bronchiale bezogen werden konnte: Die in Neuseeland um den Faktor 2,5 – 3 höhere Mortalitätsrate ging mit einer 1,9fach höheren Einmonatsprävalenz asthmatischer Beschwerden einher. Weiterhin können unterschiedliche Schweregrade der Erkrankung ursächlich für unterschiedliche Prävalenzen sein, wie Sears et al. (1986 b) im britisch-neuseeländischen Vergleich zeigten: Die jährlichen Mortalitätsraten von 4,2/100000 in Neuseeland (1981–1983) und von 1,84/100000 in England (1979) konnten in Neuseeland zu 27 %, in England nur zu 11 % auf sog. „unvermeidbare" Todesfälle bezogen werden.

3.2.3 Mortalität: Untersuchungen in Deutschland

Da die bereits kritisierte Datenschutzhandhabung in Deutschland eine kausale To-
desursachenforschung über asthmatische Erkrankungen kaum zuläßt, existieren
aus Deutschland keine systematischen Untersuchungsergebnisse.

3.2.4 Morbidität: Geographische und zeitliche Trends

Untersuchungen zur Punktprävalenz liegen weltweit in nahezu unüberschaubarer
Zahl vor, so wurde über Häufigkeiten zwischen 0 und 23 % berichtet. Methodische
Unterschiede zwischen den Studienansätzen spielen jedoch eine erhebliche Rolle.
Sekundärdaten, die sich aus Hospitalisierungshäufigkeiten errechnen lassen, sind
in ihrer Aussagekraft problematisch (Vollmer et al. 1993). Daher können valide
Aussagen zu zeitlichen Trends nur aus wiederholten Querschnittsuntersuchungen
an einem Ort erfolgen, während die Wertigkeit von Risikofaktoren im wesentli-
chen aus multizentrischen Querschnittsstudien abzuleiten ist.

In Tabelle 2 sind Studien aufgeführt, denen wiederholte Querschnittsuntersuchungen nach einem Zeitraum von 2 bis 18 Jahren zugrundeliegen (aus Nowak u.
Magnussen 1993). In allen Untersuchungen zeigt sich eine im Zeitverlauf steigende Asthmahäufigkeit. Eine zunehmende Asthmaprävalenz kann daher heute
als gesichert angenommen werden.
Die gesicherten sowie die nach heutigem Verständnis möglichen, jedoch nicht
bewiesenen Risikofaktoren für die Asthmamorbidität sind in der Übersicht zusammengefaßt.

Tabelle 2. Studien zur Prävalenzentwicklung des Asthma bronchiale (B = Befragung, L = Lungenfunktionsmessung, E = Messung der Empfindlichkeit der Atemwege, K = kumulative Prävalenz seit Geburt, P = Periodenprävalenz innerhalb des letzten Jahres)

Ort	Methodik		Alter	Erstuntersuchung		Nachuntersuchung		Literatur
				Jahr	Prävalenz	Jahr	Prävalenz	
Birmingham	B	P	5-6, 15-16	1956	1,8	1974	6,3	Smith 1976
Genf	B	K	4-6, 15	1968	1,8	1981	2,4	Varonier 1984
Neuseeland	B	K	11-13	1969	7,1	1982	13,5	Mitchell 1983
Cardiff	BLE	P	12	1973	4,2	1988	9,1	Burr 1989
England	B	P	6-12	1973	2,0	1986	4,1	Burney 1990
Neuguinea	BL(E)	K	5-20	1972	0	1985	0,6	Turner 1985
Neuguinea	BL(E)	K	>20	1972	0,3	1985	7,3	Turner 1985
Taiwan	B	P	7-15	1974	1,3	1985	5,1	Hsieh 1988
Neuseeland	B	P	20-44	1990	7,0	1992	10,0	Walters 1993
Australien	BLE	P	8-10	1982	6,6	1992	11,4	Peat 1993

Einflußgrößen auf die Prävalenz des Asthma bronchiale:

Gesicherte Einflüsse:
- Atopie,
- Allergenexposition,
- Faktoren der Innenraumluftbelastung,
- Passivrauchexposition (Kinder),
- Urbanisierung (Entwicklungsländer),
- berufliche Noxen.

Mögliche Einflüsse:
- Außenluftschadstoffe,
- Salzaufnahme,
- soziale Faktoren.

3.2.5 Morbidität: Risikofaktoren

Gesicherte Einflüsse: Die Atopie ist ein genetisch determinierter Risikofaktor für das allergische Asthma bronchiale. In einer australischen Untersuchung an Zwillingen konnte die Ausprägung der Diagnosen „Asthma bronchiale" und „Heuschnupfen" zu etwa 60 % auf genetische Faktoren bezogen werden (Duffy et al. 1990). Demgegenüber ließ sich eine Genetik der unspezifischen Überempfindlichkeit der Atemwege bislang nicht überzeugend belegen. Das Ausmaß der Allergenexposition in der frühen Kindheit ist ein weiterer Risikofaktor für die spätere Entwicklung eines Asthma bronchiale. Aus Untersuchungen zum Geburtsmonat ist lange bekannt, daß die Allergenexposition in den ersten Lebensmonaten die allergische Sensibilisierungshäufigkeit gegenüber dem speziellen saisonalen Allergen zu erhöhen scheint (Bjorksten et al. 1980). Sporik et al. (1990) konnten eindrucksvoll belegen, daß das Ausmaß der frühkindlichen Exposition gegenüber dem Allergen der Hausstaubmilbe die Asthmahäufigkeit im 11. Lebensjahr signifikant beeinflußt. So waren bei 10 von 11 Kindern, bei denen sich bis zum 11. Lebensjahr ein Asthma bronchiale entwickelte, im 1. Lebensjahr Allergenkonzentrationen von mehr als 10 μg Hausstaubmilben I pro Gramm Staub bestimmt worden, so daß das relative Erkrankungsrisiko dieser höhergradig allergenexponierten Kinder dem Faktor 4,8 entsprach. Die bislang kaum untersuchte Allergenbelastung in Schulen gewinnt als Risikofaktor zunehmend an Interesse (Warner 1992). Auch im Erwachsenenalter spielt die Allergenexposition in Innenräumen eine wesentliche kausale Rolle als Risikofaktor für asthmatische Erkrankungen (Gelber et al. 1993). Weitere Faktoren der Innenraumluft rücken zunehmend als Auslöser asthmatischer Atemwegserkrankungen in den Mittelpunkt des Interesses. Da die Innenraumluft stets ein Gemisch von Allergenen, Stäuben und Gasen darstellt und vielfach indirekte Expositionshinweise (z. B. „offene Feuerstelle") über das Fehlen objektiv gemessener Schadstoffkonzentrationen (z. B. „NO_2") hinweghelfen müssen, können Krankheitsprävalenzen oft nur indirekt auf bestimmte Expositionsparameter bezogen werden. Das Wohnen in feuchten Häusern, die Benutzung von offenen Gasherden und die Verwendung von Luftbefeuchtern scheint bei Kindern zu asthmatischen Erkrankungen zu prädisponieren (Dekker et al. 1991). Auch im Erwachsenenalter wurde über Feuchtigkeit und Schimmelpilzwachstum als Risikofaktor für asthmatische Erkrankungen berichtet (Brunekreef 1992).

Passivrauch ist ein weiterer klassischer und weitverbreiteter Innenraumschadstoff. Eine Fülle epidemiologischer Daten belegt die ungünstige Wirkung der Passivrauchexposition auf die Entstehung von Erkrankungen der unteren Atemwege im 1. Lebensjahr, denen später ein manifestes Asthma bronchiale folgt (z. B. Tager et al. 1993). Gleichermaßen gut belegt ist die gesteigerte Häufigkeit allergischer Sensibilisierungen und einer Überempfindlichkeit der Atemwege bei Kindern rauchender Mütter (Cogswell et al. 1987). Die Bedeutung von Umweltfaktoren zeigt sich eindrucksvoll in Untersuchungen zur Asthmahäufigkeit bei ähnlichen Populationen unter unterschiedlichen Umweltbedingungen: Seit langem ist bekannt, daß stärker urbanisierte Populationen eine höhere Asthmaprävalenz aufweisen als Populationen mit eher ursprünglichen Lebensbedingungen (Waite et al. 1980). Da Urbanisierungsprozesse mit Veränderungen der Bausubstanz, der Ernährung und zahlreicher anderer Variablen einhergehen, sind kausale Aussagen schwierig.

Schließlich stellen berufliche Noxen, wie sie im einzelnen gut bekannt sind (Nowak et al. 1991 b), auch in epidemiologischen Querschnittsuntersuchungen einen erkennbaren Risikofaktor für das Auftreten eines Asthma bronchiale dar. Nach Korrektur für den wesentlichen konkurrierenden Risikofaktor „Rauchgewohnheiten" zeigte sich sowohl in einer norwegischen (Bakke et al. 1991) als auch in einer norditalienischen Untersuchung (Viegi et al. 1991), daß die relativ pauschale anamnestische Angabe einer Exposition gegenüber Gasen, Stäuben und Chemikalien einen unabhängigen Risikofaktor für die Entstehung eines Asthma darstellte. Die relativen Risiken lagen zwischen 1,6 bis 1,9 (Bakke et al. 1991) und 3,3 (Viegi et al. 1991). Auch bei Landwirten ergeben sich Hinweise auf erhöhte Häufigkeiten asthmatischer Erkrankungen (Iversen et al. 1988; Nowak, in Vorbereitung).

Mögliche Einflüsse: Es liegt nahe, Faktoren der Luftverschmutzung, insbesondere Außenluftschadstoffe, in Beziehung zur Asthmahäufigkeit zu setzen, da verschiedene Untersuchungen zur respiratorischen Mortalität im Kindesalter (Bobak u. Leon 1991) und Erwachsenenalter (Schwartz u. Dockery 1992) eine ungünstige Wirkung von Luftschadstoffen nahelegen. Speziell zur Frage nach asthmatischen Erkrankungen infolge Luftschadstoffwirkungen sind mehrere hervorragende Übersichtsarbeiten erschienen (Bethel 1987; Molfino et al. 1992; Pierson u. Koenig 1992). Das Ergebnis unserer eigenen zusammenfassenden Arbeiten (Nowak et al. 1992; Nowak et al. im Druck) zur Frage nach vermehrten Atemwegserkrankungen in Beziehung zur Exposition gegenüber Schwefeldioxid, Stickstoffdioxid, Ozon und sauren Aerosolen ist in der Abb. 5 graphisch zusammengefaßt: Während die Exposition gegenüber Schwefeldioxid, Rauch und Stickstoffdioxid in epidemiologischen Studien zu vermehrten bronchitischen Symptomen wie „Husten" führt, ist ein Einfluß der klassischen Luftschadstoffe speziell auf die Asth-

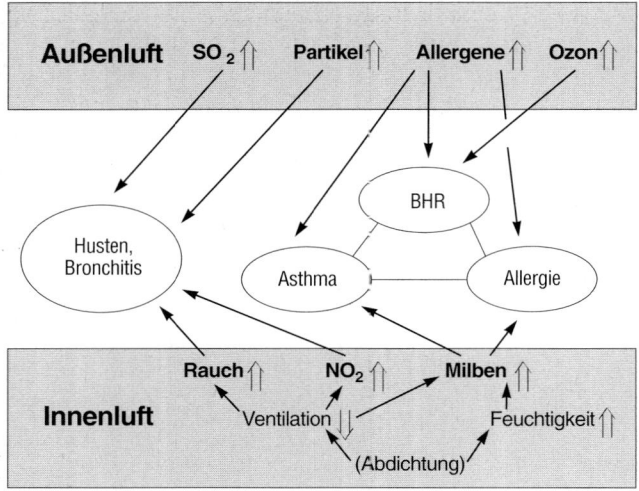

Abb. 5. Hypothetisches, stark vereinfachtes Schema zum gegenwärtigen Wissensstand über die Wirkung von Luftschadstoffen und Allergenen auf den Komplex „Husten/Bronchitis" sowie auf den Komplex „Asthma/bronchiale Überempfindlichkeit (BHR)/Allergie". Aus Gründen der Vereinfachung und unter Bezug auf die Mehrzahl der umweltepidemiologischen Untersuchungen wurden Rauch und NO_2 als Innenluftschadstoffe, Partikel als Außenluftschadstoffe eingetragen

mahäufigkeit nicht zweifelsfrei belegt. Dies gilt auch für den Luftschadstoff Ozon, der zwar zu einer Überempfindlichkeit der Atemwege führen kann, jedoch nach Einschätzung der überwiegenden Zahl der Studien wahrscheinlich nicht zu einer gesteigerten Häufigkeit asthmatischer Erkrankungen beiträgt, wenngleich kürzlich über eine solche Assoziation berichtet wurde (Schmitzberger et al. 1993). Ein Zusammenwirken allergener und gasförmiger Schadstoffe aus Kraftfahrzeugabgasen wird diskutiert (Ishizaki 1987), ist jedoch noch nicht schlüssig belegt.

In epidemiologischen Untersuchungen in Großbritannien und Italien zeigte sich ein Zusammenhang zwischen der täglichen Salzaufnahme einerseits und der Asthmamorbidität sowie Asthmamortalität andererseits. Welche Bedeutung dieser Beobachtung zukommt, ist gegenwärtig noch unklar.

Soziale Faktoren, die vielfach als Kovariable für andere Einflüsse wie Passivrauchen und Wohnverhältnisse auftreten, konnten bislang kaum überzeugend als eigene Einflußgröße abgegrenzt werden.

3.2.6 Morbidität: Untersuchungen in Deutschland

Aus Deutschland liegen bislang überwiegend Querschnittsuntersuchungen vor. Im Kindesalter wurde über Prävalenzen zwischen 1,3 und 5 % berichtet (Nowak et al. 1991). Die ersten vergleichenden Daten, die in größerem und bevölkerungsbezogenem Umfange im Erwachsenenalter erhoben wurden, stammen aus der EG-Studie über Atemwegserkrankungen, die in Hamburg durch das Krankenhaus

Großhansdorf (Magnussen, Nowak, u. Jörres) in Zusammenarbeit mit dem Institut für Mathematik und Datenverarbeitung in der Medizin im Universitätskrankenhaus Hamburg-Eppendorf (Berger u. Claussen) und in Erfurt von der Arbeitsgruppe Wichmann, Heinrich, Beck durchgeführt wurde. In beiden Orten wurde eine bevölkerungsbezogene Stichprobe von 4500 (Hamburg) bzw. 4990 (Erfurt) Personen zwischen 20 und 44 Jahren zunächst mit einem Kurzfragebogen angeschrieben. Durch Mahnschreiben, Telefonanrufe und Hausbesuche konnten Antwortraten von 80,0 bzw. 72,8% erreicht werden. Die Antworten auf die Fragen im Kurzfragebogen sind in Tabelle 3 zusammengestellt. Es fällt auf, daß in Erfurt deutlich seltener über asthmatische und allergische Symptome berichtet wird als in Hamburg (Nowak et al. 1993, Tabelle 3). Da im Rahmen dieser EG-weiten Studie zusätzlich Lungenfunktionstests, Methacholinprovokationen, Allergietests und IgE-Bestimmungen durchgeführt wurden und jeder Proband, der zu weiterführenden Tests bereit war, einen Fragebogen mit 72 Fragen zu möglichen Risikofaktoren für Atemwegserkrankungen beantwortete, rechnen wir in Kürze mit wesentlichen neuen Erkenntnissen für die Ursachenforschung des Asthma bronchiale.

Die sich aus dieser Vergleichsstudie (Hamburg–Erfurt) abzeichnende Tendenz häufigerer asthmatischer und allergischer Erkrankungen im Westen als im Osten

Tabelle 3. Ergebnisse des Kurzfragebogens, der von einer bevölkerungsbezogenen Stichprobe von Personen zwischen 20 und 44 Jahren in Hamburg und Erfurt beantwortet wurde. (Nach Nowak et al. 1993)

	Hamburg	Erfurt
Zahl versandter Fragebögen	4500	4990
Antwortrate	80,0 %	72,8 %
1 Hatten Sie jemals in den letzten 12 Monaten ein pfeifendes oder brummendes Geräusch in Ihrem Brustkorb?	20,7 %	13,7 %
1.1 Hatten Sie jemals Atemnot, als dieses pfeifende Geräusch auftrat?	8,0 %	5,1 %
1.2 Hatten Sie dieses Pfeifen oder Brummen, wenn Sie nicht erkältet waren?	13,2 %	7,4 %
2 Sind Sie irgendwann in den letzten 12 Monaten mit einem Engegefühl im Brustkorb aufgewacht?	9,6 %	9,2 %
3 Sind Sie irgendwann in den letzten 12 Monaten durch einen Anfall von Atemnot aufgewacht?	5,0 %	4,4 %
4 Sind Sie irgendwann in den letzten 12 Monaten wegen eines Hustenanfalls aufgewacht?	25,7 %	20,1 %
5 Haben Sie in den letzten 12 Monaten einen Asthmaanfall gehabt ?	3,0 %	1,3 %
6 Nehmen Sie derzeit irgendeine Medizin [z. B. Inhalationen, Dosieraerosole (Sprays) oder Tabletten] gegen Asthma?	3,4 %	1,6 %
7 Haben Sie allergischen Schnupfen, z. B. „Heuschnupfen"?	22,8 %	13,2 %

Deutschlands wird auch aus 3 weiteren kürzlich durchgeführten Untersuchungen offensichtlich: So berichteten Krämer et al. (1992) über eine umweltepidemiologische Studie an 6jährigen Kindern aus Sachsen und Sachsen-Anhalt sowie aus Nordrhein-Westfalen mit Kollektivumfängen von mehr als 4000 Kindern. Für die Kinder in Köln und Düsseldorf ergaben sich größere Häufigkeiten der Diagnose „Asthma" und „Heuschnupfen" als für die Kinder in Leipzig, Halle und in der Altmark. Im Gegensatz hierzu wurde jedoch in Leipzig wesentlich häufiger über Husten berichtet. Allerdings fand dieselbe Arbeitsgruppe kürzlich bei der Untersuchung von mehr als 2000 Kindern im Vorschulalter in den ostdeutschen Städten mit hoher Luftschadstoffbelastung deutlich höhere Gesamt-IgE-Werte als in den westdeutschen Vergleichsstädten. Spezifische Sensibilisierungen gegen Birkenpollen waren im Westen häufiger, während Beifuß und Nahrungsmittel im Osten häufiger positive RAST-Werte zeigten (Behrendt et al. 1993). Diese Unterschiede in den RAST-Befunden können jedoch kaum die genannten Differenzen in den Gesamt-IgE-Werten erklären. Zum gegenwärtigen Zeitpunkt kann man nur darüber spekulieren, ob möglicherweise toxische Umwelteinflüsse zu einer Verstärkung polyklonaler IgE-Bildung führen oder ob andere Ursachen für die Befunde verantwortlich sind.

Mutius et al. (1992) untersuchten insgesamt 6081 Kinder in München und Leipzig. Ein vom Arzt diagnostiziertes Asthma bronchiale wurde bei 9,3 % (München) und 7,3 % (Leipzig) der Kinder festgestellt, ein vom Arzt diagnostizierter Heuschnupfen bei 8,6 % (München) und 2,4 % (Leipzig). Die Diagnose einer Bronchitis wurde bei 15,9 % der Münchener und 30,9% der Leipziger Kinder gestellt. Es ist unwahrscheinlich, daß diagnostische Gepflogenheiten diesen Unterschied erklären, da die Eltern von Kindern mit der Diagnose „Bronchitis" in beiden Orten über giemende Atemgeräusche, anfallsweise Kurzluftigkeit und nächtlichen Husten mit vergleichbarer Häufigkeit berichteten.

Klein et al. (1992) verglichen die Häufigkeit von IgE-Antikörpern bei 1889 Berufsschülern in Duisburg und Leuna. In Duisburg fanden sich mehr als 5mal häufiger als in Leuna Antikörper gegen D. pteronyssinus und D. farinae (Hausstaubmilbe I und II) und mehr als 3mal häufiger Antikörper gegen Katzenallergen. Beim Vergleich der Pollenallergene stellte sich kein entsprechender Unterschied dar.

Die Befunde aus den deutsch-deutschen Untersuchungen sind insofern überraschend, als die Mehrzahl der Autoren damit gerechnet hatte, in den hoch schadstoffbelasteten ostdeutschen Ballungszentren mit wesentlich höheren SO_2- und Partikelkonzentrationen als im Westen gehäuft asthmatische und allergische Erkrankungen vorzufinden. Dies war aufgrund tierexperimenteller Untersuchungen, die eine erhöhte allergische Sensibilisierungsrate bei Meerschweinchen unter SO_2-Exposition zeigten (Riedel et al. 1988), durchaus zu erwarten.

Zur Zeit ist es noch offen, ob die „westlichen" Wohnverhältnisse mit verminderter Gebäudelüftung, höherer Luftfeuchtigkeit und höherer Allergenbelastung für den beobachteten Häufigkeitsunterschied verantwortlich sind, oder ob andere Faktoren wie Infekte in der Kindheit oder Ernährungsfaktoren eine wesentliche Rolle spielen.

3.3 Chronisch-obstruktive Bronchitis und Lungenemphysem

3.3.1 Mortalität: Geographische und zeitliche Trends

Die Sterblichkeit unter der Diagnose „Chronische Bronchitis / Lungenemphysem" weist eine erhebliche geographische Variabilität auf, wie sich aus Abb. 6 ergibt (aus Higgins u. Thoms 1989). Das Ausmaß der Bedeutung unterschiedlicher Kodierungsgewohnheiten ist schwer abschätzbar, eine Vermengung mit asthmatischen Krankheitsbildern (deren Mortalitätszahlen allerdings wesentlich niedriger liegen) ist anzunehmen. Dennoch erkennt man, daß Deutschland im mittleren Bereich liegt, wobei die Mortalitätszahlen aus der ehemaligen DDR diejenigen aus Westdeutschland überstiegen.

Der Zeitverlauf der Mortalität in Deutschland, bezogen auf die ICD-Diagnosen 490 und 491 und auf alle Altersgruppen, ist in Abb. 4 wiedergegeben. Auch unter Berücksichtigung der durchschnittlichen Gesamtbevölkerung deutet sich eine insgesamt leicht abnehmende Tendenz an.

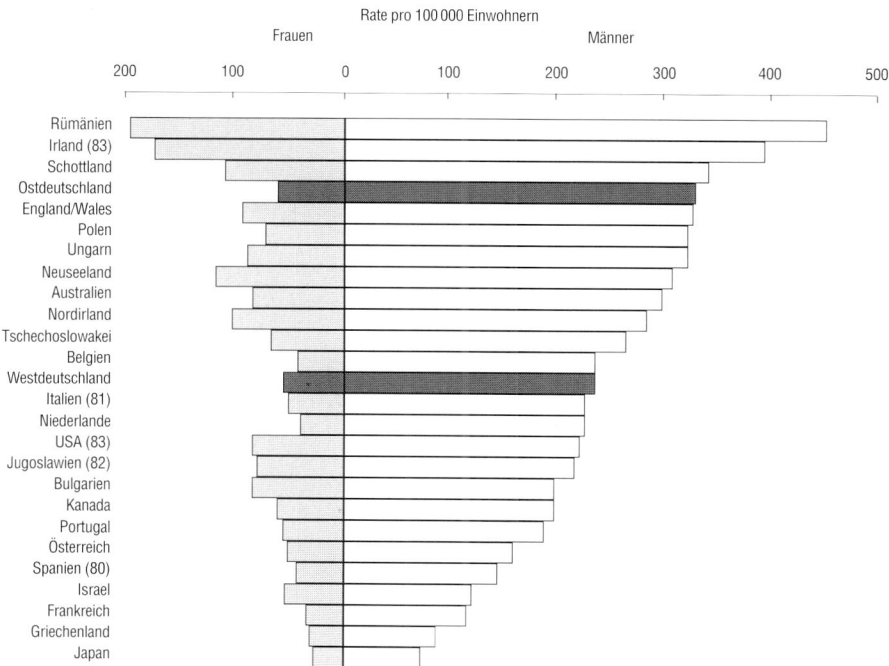

Abb. 6. Mortalitätsrate für die chronische Bronchitis und verwandte Diagnosen, bezogen auf die Altersklasse 65 bis 74 Jahre und das Jahr 1984. (Aus Higgins und Thom 1989)

3.3.2 Mortalität: Risikofaktoren

Bei der chronischen Bronchitis und dem Lungenemphysem gelingt es kaum, Risikofaktoren für Mortalität und Morbidität zu trennen, wie es bei den asthmatischen Erkrankungen möglich ist. Daher seien die Risikofaktoren für Mortalität und Morbidität in der Übersicht und in 3.3.5 zusammengefaßt.

Einflußgrößen auf die Mortalität und Moralität der chronisch-obstruktiven Bronchitis und des Lungenemphysems (nach Magnussen und Nowak 1991):

Gesicherte Einflüsse:
- Alter,
- männliches Geschlecht,
- Rauchen,
- eingeschränkte Lungenfunktion,
- berufliche Expositionen,
- Umweltschadstoffe,
- α_1-Proteaseinhibitormangel.

Mögliche Einflüsse:
- Atemwegsinfekte,
- Allergien,
- Atemwegsempfindlichkeit,
- Untergewicht,
- sozioökonomische Faktoren,
- Alkoholkonsum,
- Ernährungsfaktoren,
- ABO, ABH, Kell Phänotypen,
- eingeschränkte Immunabwehr,
- familiäre Faktoren,
- Passivrauchexposition,
- klimatische Faktoren.

3.3.3 Mortalität: Untersuchungen in Deutschland

Neuere wissenschaftliche epidemiologische Untersuchungen zur Bronchitismortalität in Deutschland sind uns nicht bekannt.

3.3.4 Morbidität: geographische und zeitliche Trends

Die Differenzierung zwischen „Asthma bronchiale" und „chronischer Bronchitis / Lungenemphysem" in epidemiologischen Querschnittsuntersuchungen ist problematisch und wird von verschiedenen Arbeitsgruppen abgelehnt, da die diagnostische Einordnung der Beschwerdesymptomatik regional und zeitlich erhebliche Unterschiede aufweist. Überdies ist es schwierig, den Krankheitswert von (meist asymptomatischen) Frühformen der chronischen Bronchitis mit diagnostischen Etiketten zu versehen. International werden Prävalenzen zwischen 2 und 15 % bei steigender Tendenz angegeben. Wesentliche internationale und deutsche Daten zur Prävalenz nicht nur des Asthma, sondern auch der chronischen Bronchitis erwarten wir in Kürze von der unter 3.2.6 genannten EG-Studie über Atemwegserkrankungen.

3.3.5 Morbidität: Risikofaktoren

Risikofaktoren für die Entstehung einer chronisch-obstruktiven Bronchitis haben wir kürzlich an anderer Stelle zusammengefaßt (Magnussen u. Nowak 1991). Sie sind in der vorigen Übersicht wiedergegeben. Weiterhin sei hier auf die einschlägigen Übersichtsartikel von Higgins (1988) und Redline (1991) verwiesen.

Gesicherte Einflüsse: Mortalitäts- und Morbiditätsraten nehmen mit steigendem Alter bei beiden Geschlechtern zu, wobei die Zahlen für Männer höher liegen als für Frauen. Das inhalative Zigarettenrauchen ist unzweifelhaft der gewichtigste Risikofaktor für die Entstehung einer chronisch-obstruktiven Bronchitis und eines Lungenemphysems, wobei das Mortalitätsrisiko infolge chronischer Bronchitis bei Rauchern etwa 10fach höher ist als bei Nichtrauchern. Nach Beendigung des Rauchens ist die Abnahme des Risikos für die obstruktive Bronchitis geringer ausgeprägt als für das Bronchialkarzinom. Eine im Zeitverlauf zunehmend eingeschränkte Lungenfunktion kann sich bei Patienten mit einer Bronchitis bei normalen Ausgangswerten („horse racing effect") oder bei leicht verminderten Ausgangswerten der Lungenfunktion entwickeln („tracking"). Faktoren der beruflichen Exposition können ebenfalls epidemiologisch bedeutsame Risikofaktoren für die Entstehung einer chronisch-obstruktiven Bronchitis darstellen, ohne daß auf die Frage der berufsbedingten Bronchitis hier näher eingegangen werden soll. Eine hohe Belastung mit Umweltschadstoffen, insbesondere SO_2, kann ebenfalls zu erhöhten Morbiditäts- und Mortalitätsraten beitragen (Nowak et al. 1992). Zu den am besten untersuchten individuell prädisponierenden Faktoren gehört der α_1-Proteaseinhibitormangel.

Mögliche Einflüsse: Der gesicherte Einfluß des Rauchens für die Entstehung einer chronisch-obstruktiven Bronchitis ist so überwältigend, daß die in der Übersicht unter der Überschrift „Mögliche Einflüsse" aufgeführten – in epidemiologischen Studien teilweise erkennbaren – Einflüsse in ihrer Bedeutung sehr deutlich in den Hintergrund treten.

3.3.6 Morbidität: Untersuchungen in Deutschland

Die umfänglichsten Untersuchungen in Deutschland wurden von der Arbeitsgruppe um Ulmer vorgenommen. Nach Ulmers Untersuchungen spielen das Tabakrauchen, Atemwegsinfekte und berufliche Noxen die entscheidende Rolle

(Ulmer 1986). Neuere Daten wird wiederum die EG-Studie über Atemwegskrankheiten (s. 3.2.6) erbringen.

3.4 Ausblick

Die Epidemiologie der Atemwegskrankheiten ist ein spannendes Gebiet. Die
deutsch-deutsche Wiedervereinigung hat bedeutsame Anstöße für vergleichende
Studien gegeben. Manches Studienergebnis ist unerwartet, zahlreiche Befunde
warten noch auf eine Erklärung. Unseres Erachtens werden die richtigen Hypothesen aus breit angelegten überregional koordinierten epidemiologischen Untersuchungen kommen. Da die epidemiologische Forschung letztlich jedoch nur Assoziationen zeigen und keine Kausalität belegen kann, sind klinisch-experimentelle
Studien der 2. wesentliche Schritt in der Ursachenforschung asthmatischer, allergischer und bronchitischer Erkrankungen.

4 Epidemiologie bronchopulmonaler Symptome

R. Meister

Husten, Auswurf und Atemnot sind die Leitsymptome bronchopulmonaler Erkrankungen. Sie sind den meisten Menchen aus eigener Erfahrung von episodischen akuten oder chronischen Erkrankungen bekannt. Vielen Betroffenen ist aber nicht bewußt, daß dem verbreiteten Symptom des chronischen Hustens in der Regel organische Krankheitsursachen zugrunde liegen (Wynder et al. 1965; Irwin et al. 1990). In ca. 85 % der Fälle handelt es sich um Erkrankungen der Atmungsorgane einschließlich der Nasennebenhöhlen. Jeweils weniger als 3 % entfallen auf Herzleiden oder bösartige Neoplasien. Psychogene Ursachen machen etwa 7 % aus (Poe et al. 1982).

Die Bedeutung des Symptoms Husten als Indikator für eine organische Erkrankung kann gerade in der heutigen Zeit nicht stark genug herausgestellt werden. Noch in den ersten Jahrzehnten dieses Jahrhunderts war chronischer Husten in erster Linie verdächtig auf das Vorliegen einer Lungentuberkulose und gab deshalb – auch im Bewußtsein des Laien – Anlaß zur Besorgnis. Der drastische Rückgang der Tuberkulose zugunsten der unspezifischen Atemwegserkrankungen, die gemeinhin als harmlos gelten, hat im Laufe der letzten Jahrzehnte immer mehr zu einer Bagatellisierung des Symptoms geführt. Die Unterbewertung und Mißachtung dieses wichtigen Warnzeichens sind wesentliche Gründe dafür, daß Bronchial- und Lungenerkrankungen heute oft viel zu spät – mitunter erst im unheilbaren Stadium – in ärztliche Behandlung kommen.

Trotz des häufigen Vorkommens bronchopulmonaler Symptome gibt es in der Bundesrepublik Deutschland bisher nur wenige epidemiologische Daten, die Aussagen über die Prävalenz und regionale Verbreitung gestatten. Dieser Mangel an Daten gab Anfang der 80er Jahre den Anstoß zu einer Repräsentativumfrage in den alten Bundesländern an mehr als 10.000 Bürgern beiderlei Geschlechts im Alter zwischen 15 und 97 Jahren (mittleres Alter 42,5 Jahre), die mit hohem Aufwand hinsichtlich der statistischen Basis und der Feldarbeit durchgeführt wurde (Meister u. Hinnah 1983; Meister et al. 1985). Die nachfolgenden Ausführungen stützen sich auf die Ergebnisse dieser Erhebung.

4.1 Häufigkeit bronchialer Symptome in den alten Bundesländern

4.1.1 Husten

16% der Bevölkerung haben nach den eigenen Angaben „häufiger" oder „ständig" Husten. Dieser Symptomatik dürfte in der Mehrzahl der Fälle eine chronische Bronchitis zugrunde liegen. Bei einer vorausgegangenen epidemiologischen Untersuchung im Jahr 1977 fanden Fischer et al. (1985) eine Prävalenz der chronischen Bronchitis von 15,9% bei einer repräsentativen Stichprobe von 3840 Personen.

Die Symptomhäufigkeit ist regional unterschiedlich. In den süddeutschen Ländern Bayern und Baden-Württemberg wird Husten von einem größeren Anteil der Bevölkerung (19,1 bzw. 17,9%) angegeben als im Bundesdurchschnitt (16%). In den norddeutschen Bundesländern Niedersachsen und Schleswig-Holstein einschließlich der Stadtstaaten Bremen und Hamburg liegen dagegen die Häufigkeitsangaben mit 11,7 bzw. 11,9% wesentlich unter dem Bundesdurchschnitt. Es besteht somit ein deutliches Süd-Nord-Gefälle für die Symptomhäufigkeit (p < 0,001; Abb. 1).

4.1.2 Auswurf

Das Symptom Auswurf („Schleim, Eiter, Blut") signalisiert bereits einen stärkeren Grad der bronchialen Schädigung. Entsprechend liegt die Prävalenz bundesweit niedriger als für Husten ohne Auswurf. 12% haben „manchmal" und 3% „häufiger" bzw. „ständig" darunter zu leiden. Ebenso wie beim Symptom Husten findet sich ein signifikantes Süd-Nord-Gefälle der Prävalenz (p < 0,001). Auswurf wird im Norden nur etwa halb so häufig angegeben wie im Süden.

4.1.3 Atemnot

15% der befragten Bundesbürger geben an, „manchmal" und 6% „häufiger" und „ständig" Atemnot zu haben. Die Symptomhäufigkeit nimmt auch hier vom Süden zum Norden ab (p < 0,001). Die Prävalenz ist im Süden doppelt so hoch wie im Norden.

Kommentar: Das Süd-Nord-Gefälle der Symptomhäufigkeit korreliert nicht mit den Rauchgewohnheiten. Im süddeutschen Raum, wo Husten, Auswurf und Atemnot am häufigsten genannt werden, liegt der Anteil der Raucher (einschließlich Exraucher) in der Bevölkerung mit 43,8% sogar gering unter dem Bundesdurchschnitt (45%). Im nördlichsten Teil Deutschlands − in Schleswig-Holstein und Hamburg − findet sich dagegen ein höherer Raucheranteil von 51,3%, der sich vom Bundesdurchschnitt abhebt. Hinsichtlich des Gesamtzigarettenkonsums − gemessen in „pack years" − existieren keine signifikanten Unterschiede zwischen den Bundesländern. Das Süd-Nord-Gefälle ist auch unabhängig von anderen potentiellen Einflußgrößen wie Alter, Geschlecht und Berufsgruppen („Sozialstatus").

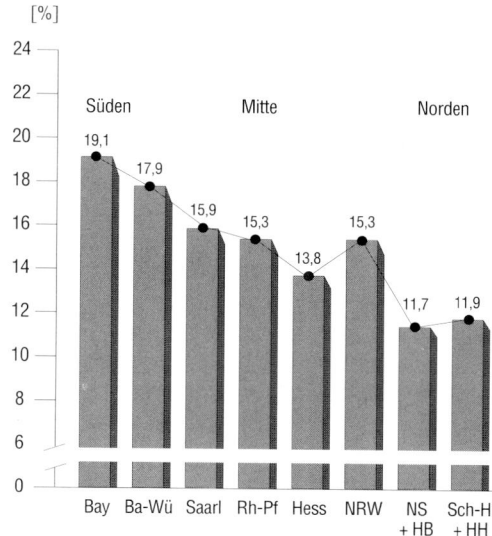

Abb. 1 Häufigkeit des Symptoms Husten in den alten Bundesländern: signifikantes Süd-Nord-Gefälle (*Bay* Bayern, *Ba-Wü* Baden-Württemberg, *Saarl* Saarland, Rh-Pf Rheinland-Pfalz, *Hess* Hessen, *NRW* Nordrhein-Westfalen, *NS + HB* Niedersachsen und Bremen, *Sch-H + HH* Schleswig-Holstein und Hamburg)

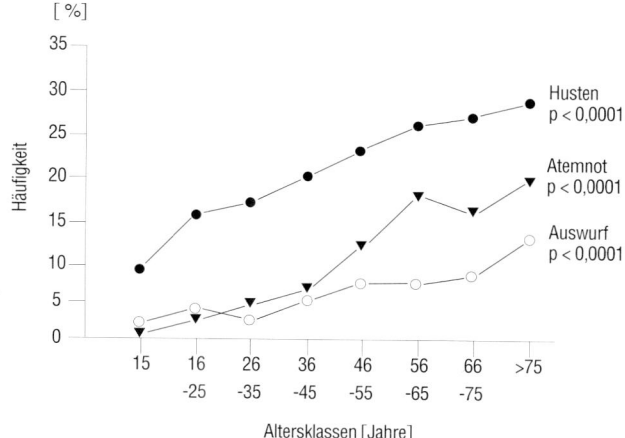

Abb. 2. Häufigkeit der Symptome Husten, Atemnot und Auswurf in Abhängigkeit vom Lebensalter (n = 10016)

4.2 Einfluß von Alter und Geschlecht

Es findet sich eine eindeutige Häufigkeitszunahme der Symptome mit fortschreitendem Lebensalter. Dies gilt gleichermaßen für Husten, Auswurf und Atemnot (Abb. 2).

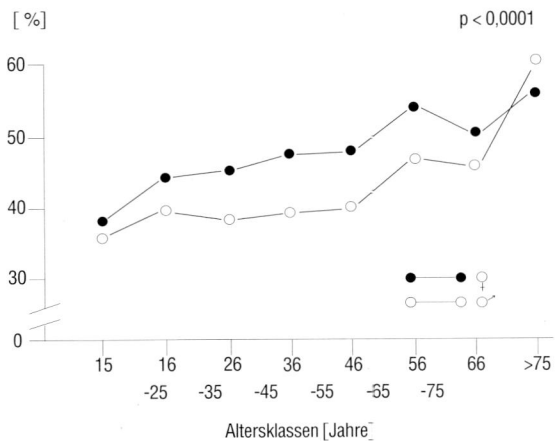

Abb. 3. Altersabhängige Zunahme des Krankheitsbewußtseins für das Symptom Husten. Höhere Bewertung des Symptoms im weiblichen Geschlecht

In allen Altersklassen zeigt sich eine Bevorzugung des männlichen Geschlechts, was sich hauptsächlich aus dem höheren Raucheranteil und dem stärkeren Zigarettenkonsum im Vergleich zum weiblichen Geschlecht erklärt.

Von besonderem Interesse aus pneumologischer Sicht ist die Frage nach der subjektiven Einschätzung der Symptome. Weniger als die Hälfte der Befragten (44%) halten Husten für ein Krankheitszeichen. Dagegen werden Atemnot von 78% und Husten mit Auswurf sogar von 82% als krankhaft gewertet. Für alle Symptome gilt, daß Männer ihnen weniger Bedeutung beimessen als Frauen. Beiden Geschlechtern gemeinsam ist das wachsende Krankheitsbewußtsein mit steigendem Lebensalter (Abb. 3).

4.3 Einfluß des Zigarettenrauchens

Wie nicht anders zu erwarten und aus vielen epidemiologischen Studien bereits bekannt, haben Raucher beiderlei Geschlechts in allen Altersklassen signifikant häufiger bronchopulmonale Symptome. Neben dem Lebensalter ist das Rauchen die wichtigste Einflußgröße für die Symptomhäufigkeit (Abb. 4).

Mit steigendem Lebensalter häufen sich auch die auffälligen, von der Norm abweichenden Lungenfunktionsbefunde, wie die Ergebnisse der Pneumobil-Aktion in den alten Bundesländern ergeben haben (Fleischer 1991). Auch hier bestätigt sich ebenso wie beim Symptom Husten das signifikant schlechtere Abschneiden der Raucher in allen Altersklassen mit exponentiellem Häufigkeitsanstieg der pathologischen Lungenfunktionsbefunde jenseits des 40. Lebensjahres (Abb. 5).

Der Zusammenhang zwischen Rauchen und bronchopulmonaler Symptomatik tritt noch klarer hervor, wenn Raucher gleicher Altersklassen in Kollektive mit leichtem, mittlerem und starken Zigarettenkonsum unterteilt werden (Abb. 6). Da-

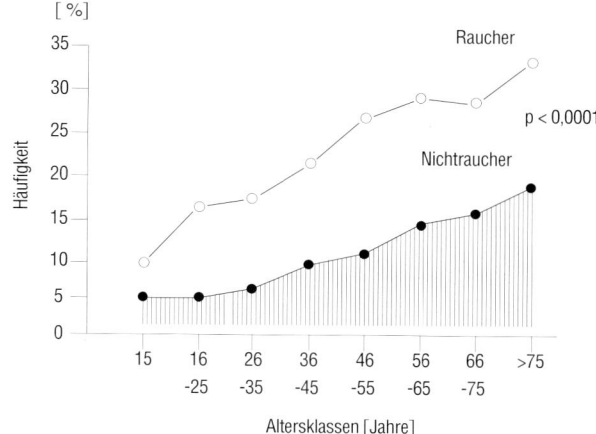

Abb. 4. Häufigkeit des Symptoms Husten in Abhängigkeit vom Lebensalter bei Rauchern und Nichtrauchern (n = 10016)

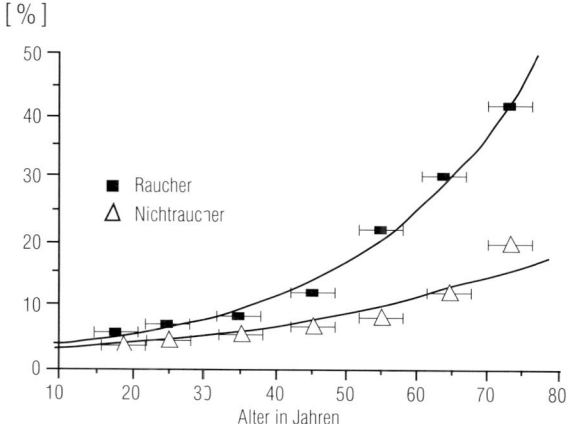

Abb. 5. Altersabhängige Zunahme abnormer Lungenfunktionsbefunde bei Rauchern und Nicht-rauchern. Auffällige Probanden in Relation zur Gesamtstichprobe. Deutliche Divergenz v. a. nach dem 40. Lebensjahr. (Aus Fleischer 1991).

bei zeigt sich ein nichtlinearer Zusammenhang mit deutlichem Anstieg der Symptomhäufigkeit beim Überschreiten von 10, mehr noch beim Überschreiten von 20 Zigaretten pro Tag. Es findet sich kein signifikanter Unterschied zwischen den Geschlechtern, d.h. Frauen, die 10, 20 oder mehr Zigaretten rauchen, haben ebenso häufig Beschwerden wie Männer mit gleichem Tageskonsum. Die sehr enge Beziehung zwischen der Anzahl täglich gerauchter Zigaretten und der Symptomhäufigkeit ist nicht erst im Erwachsenenalter nach langjähriger Raucherkarriere, sondern bereits in der jungen Generation (15–25 Jahre) mit durchschnittlich 4,5jähriger Rauchdauer nachweisbar (Meister et al. 1984).

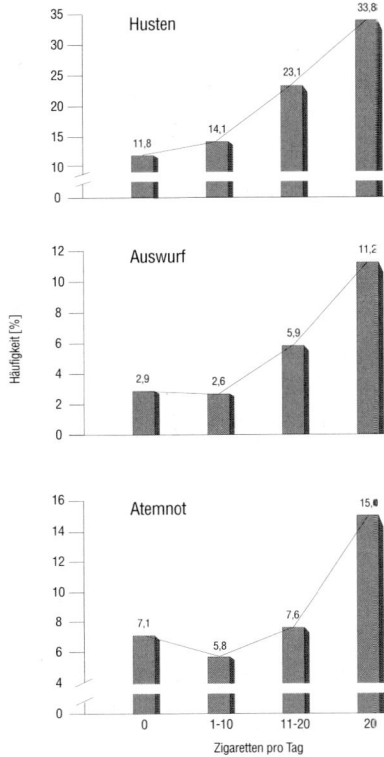

Abb. 6. Häufigkeit der Symptome Husten, Auswurf und Atemnot bei Nichtrauchern und Rauchern mit leichtem, mittlerem und starkem Zigarettenkonsum in den Altersklassen jenseits des 25. Lebensjahres (mittleres Alter 50,5 Jahre, n = 7545)

4.4 Einfluß von Stadt und Land

Welchen Einfluß möglicherweise der Urbanisationsfaktor bzw. die allgemeine Luftverschmutzung auf die Symptomhäufigkeit hat, läßt sich mit der gebotenen Vorsicht bei der Interpretation aus dem Stadt-Land-Vergleich grob abschätzen. Dabei bestätigt sich im alten Bundesgebiet das aus manchen anderen Ländern bekannte Stadt-Land-Gefälle (McKerrow 1964; Holland u. Reid 1965; Lambert u. Reid 1970; Rasmussen 1981). In den Großstädten mit mehr als 100.000 Einwohnern sind die Angaben über Husten, Auswurf und Atemnot signifikant häufiger als in den Kleinstädten und ländlichen Regionen mit Orten unter 20.000 Einwohnern. Beim Symptom Husten ergibt sich die Besonderheit, daß das Häufigkeitsmaximum in Städten mit einer Einwohnerzahl zwischen 100.000 und 499.999 liegt und nicht in den größten Städten mit mehr als 500.000 Einwohnern. Im Gegensatz dazu steigt die Prävalenz des Symptoms Auswurf in den großen Städten mit mehr als 500.000 Einwohnern auf ihr Maximum. Die Symptomatik ist hier etwa doppelt so häufig wie in den ländlichen Regionen. Auch für das Symptom Atemnot findet sich eine Häufigkeitszunahme in den Großstädten. Die Prävalenz beträgt auf dem Lande 6,5%, in den Städten mit mehr als 500.000 Einwohnern 8,8% (Abb. 7).

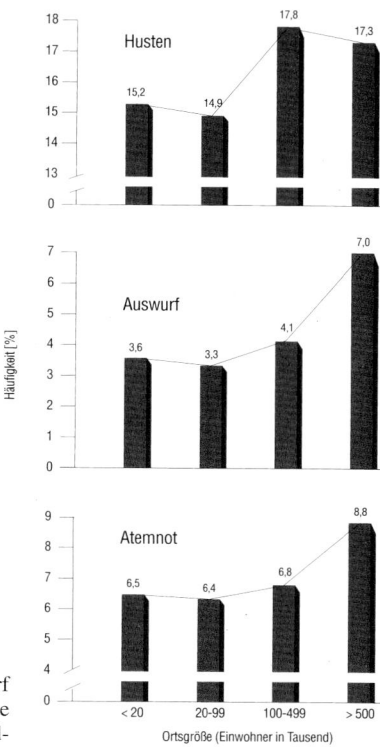

Abb. 7. Häufigkeit der Symptome Husten, Auswurf und Atemnot in Abhängigkeit von der Ortsgröße (Nichtraucher und Raucher). Signifikantes Stadt-Land-Gefälle (n = 9284)

Die für die alte Bundesrepublik insgesamt gefundene Abhängigkeit der Symptomhäufigkeit von der Ortsgröße erfährt auf Landesebene leichte Abwandlungen (Abb. 8). Am Beispiel der 4 größten Länder Niedersachsen, Nordrhein-Westfalen, Baden-Württemberg und Bayern lassen sich die Unterschiede demonstrieren. In Niedersachsen ist das Stadt-Land-Gefälle für das Symptom Husten sehr deutlich ausgeprägt, nicht dagegen in dem industriereichsten Bundesland Nordrhein-Westfalen. Die süddeutschen Flächenstaaten nehmen eine mittlere Position ein. Daraus geht hervor, daß das Stadt-Land-Gefälle offenbar von landestypischen Einflußgrößen modifiziert wird. Dazu gehören Bevölkerungs- und Wohndichte, Grad der Industrialisierung und meteorologische Faktoren.

Bei der Analyse des Stadt-Land-Faktors dürfen die Rauchgewohnheiten nicht unberücksichtigt bleiben. Dabei zeigt sich, daß der Anteil der Raucher (einschließlich Exraucher) in der Bevölkerung mit zunehmender Ortsgröße ansteigt. Auf dem Lande beträgt der Anteil 44,1 %, in den Großstädten mit mehr als 500.000 Einwohnern 49,7 %. Der Anstieg ist beim weiblichen Geschlecht stärker ausgeprägt als beim männlichen. Die entsprechenden Zahlen lauten hier 35,4 % (Männer 53,2 %) für die ländliche Region und 44,1 % (Männer 58 %) für die Großstädte. Auch die Zahl der täglich konsumierten Zigaretten nimmt mit der Ortsgröße zu. Wiederum ist der Stadt-Land-Unterschied bei den Frauen ausgeprägter als bei den

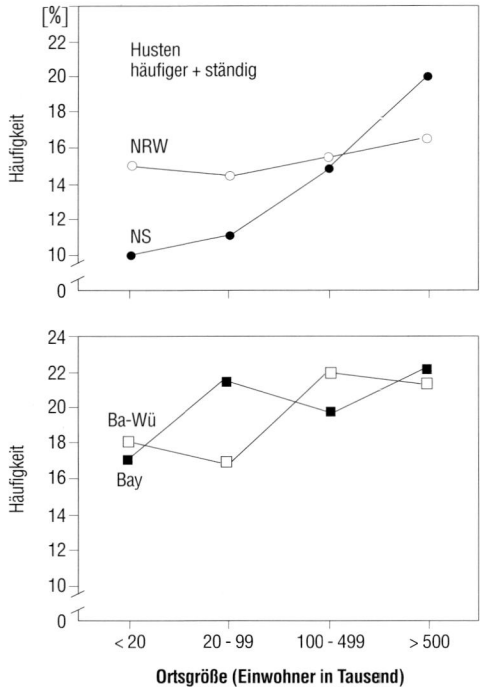

Abb. 8. Häufigkeit des Symptoms Husten in Abhängigkeit von der Ortsgröße (Nichtraucher und Raucher) in den 4 Bundesländern Niedersachsen (*NS*), Nordrhein-Westfalen (*NRW*), Baden-Württemberg (*Ba-Wü*) und Bayern (*Bay*)

Männern. Sie rauchen auf dem Land 14,9 und in der Großstadt 18,6 Zigaretten pro Tag. Bei den Männern erhöht sich der Konsum von 19,8 auf 21,3 Zigaretten, was einem Unterschied von nur 1,5 Zigaretten pro Tag entspricht gegenüber 3,7 Zigaretten bei den Frauen.

Unterteilt man die Bevölkerung in Raucher (einschließlich Exraucher) und Nichtraucher, so findet sich bezüglich der Symptomhäufigkeit ein auffälliges Phänomen. Das Stadt-Land-Gefälle zeichnet sich bei den Rauchern noch deutlicher ab als im gemischten Gesamtkollektiv, während die Nichtraucher ein solches Gefälle vollständig vermissen lassen. Dies gilt gleichermaßen für Männer und Frauen und betrifft die 3 Symptome Husten, Auswurf und Atemnot (Abb. 9).

Die mit der Ortsgröße zunehmende Häufigkeit der Symptome bei Rauchern läßt sich nur zum Teil mit dem höheren Zigarettenkonsum in den größeren Städten erklären. Beispielsweise rauchen Männer in den Großstädten nur 1,5 Zigaretten pro Tag mehr als gleichaltrige Männer in ländlichen Regionen. Dieser geringe Unterschied im Konsum kann nicht allein für die hochsignifikante Steigerung der Symptomhäufigkeit verantwortlich gemacht werden. Zu einem wesentlichen Teil dürfte der Faktor Luftverschmutzung mitbeteiligt sein. Daraus ist zu folgern, daß Raucher in Großstädten und Ballungsgebieten häufiger bronchopulmonale Sym-

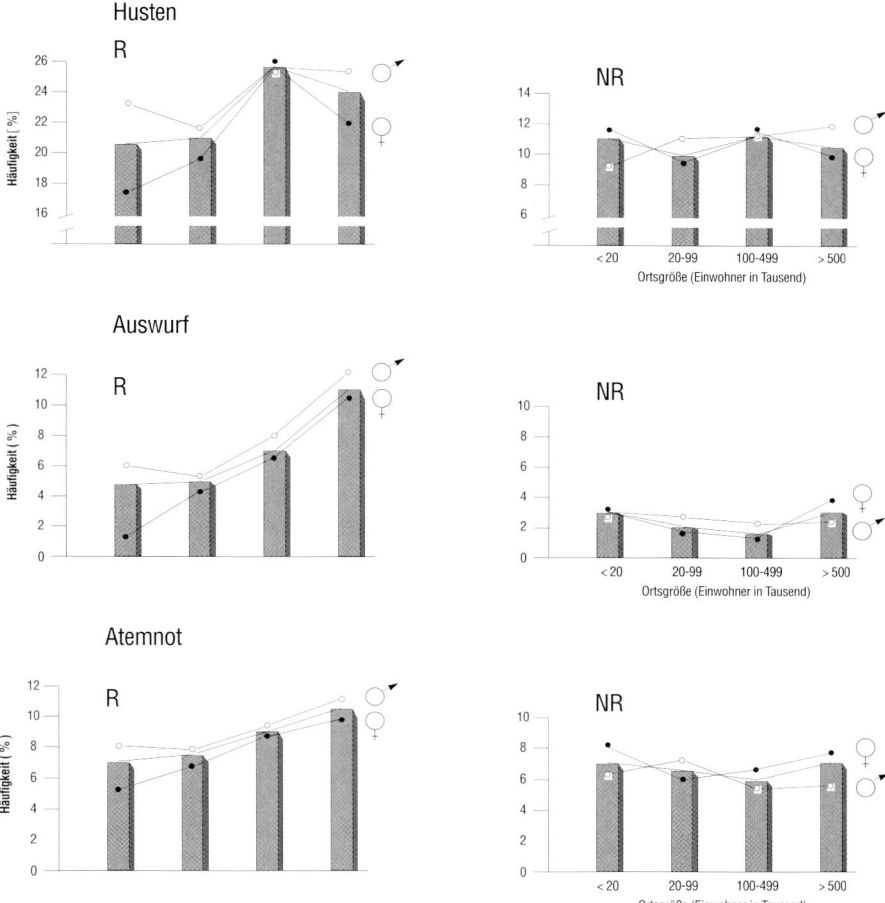

Abb. 9. Häufigkeit der Symptome Husten, Auswurf und Atemnot in Abhängigkeit von der Ortsgröße bei Rauchern (*R*) und Nichtrauchern (*NR*) unter gemeinsamer und getrennter Berücksichtigung des Geschlechts. Signifikantes Stadt-Land-Gefälle nur bei den Rauchern, nicht nachweisbarer Stadtfaktor bei den Nichtrauchern

ptome haben als Raucher in ländlichen Regionen – vergleichbarer Zigarettenkonsum vorausgesetzt.

Der sich hier zeigende Stadtfaktor stützt die Hypothese von dem ungünstigen Synergismus zwischen inhaliertem Zigarettenrauch und Belastung durch allgemeine Luftverschmutzung. Daraus folgt auch, daß offenbar das vorgeschädigte Bronchialsystem des Rauchers ein empfindlicherer Bioindikator für Luftschadstoffe ist als das intakte Bronchialsystem des Nichtrauchers.

4.5 Zusammenfassung

- Chronischer Husten ist ein häufiges Symptom in der Bevölkerung. Etwa jeder 6. Bürger der alten Bundesländer im Alter von 15 bis 97 Jahren hat darunter zu leiden. Chronischer Auswurf und Atemnot sind weniger häufig als Husten, zeigen aber eine gleichartige regionale Verbreitung in der Bevölkerung.
- Die Prävalenz von Husten, Auswurf und Atemnot läßt in der (alten) Bundesrepublik ein deutliches Süd-Nord-Gefälle erkennen. Eine Erklärung für dieses Phänomen ist aus den Daten bei statistischer Berücksichtigung der wichtigsten potentiellen Einflußgrößen (Lebensalter, Geschlecht, Rauchgewohnheiten, Sozialstatus) nicht erkennbar.
- Einen starken Einfluß auf die Prävalenz hat das Lebensalter. Die Häufigkeit von Husten, Auswurf und Atemnot steigt mit zunehmendem Alter hochsignifikant an.
- Männer haben in allen Altersklassen häufiger Symptome als Frauen. Dieser Unterschied erklärt sich hauptsächlich aus dem höheren Raucheranteil und stärkeren Zigarettenkonsum im männlichen Geschlecht.
- Raucher beiderlei Geschlechts haben in allen Altersklassen signifikant häufiger unter Husten, Auswurf und Atemnot zu leiden als Nichtraucher. Es besteht eine eindeutige Dosis-Wirkungs-Beziehung, die sich bereits mit hoher Signifikanz in der jungen Generation abzeichnet. Mit steigender Anzahl der täglich gerauchten Zigaretten erhöht sich die Prävalenz exponentiell. Der Einfluß des Rauchens ist am markantesten beim Symptom Auswurf erkennbar.
- Beim Stadt-Land-Vergleich zeigt sich bei Nichtrauchern kein Unterschied in der Symptomhäufigkeit. Dagegen findet sich bei Rauchern ein deutliches Stadt-Land-Gefälle. Dies gilt gleichermaßen für die Prävalenz von Husten, Auswurf und Atemnot. Da der Pro-Kopf-Zigarettenkonsum in den Großstädten nur geringfügig über dem der Landbevölkerung liegt, kann das Prävalenzgefälle nicht allein mit andersartigen Rauchgewohnheiten erklärt werden. Unterschiedliche Grade der Luftverschmutzung in Stadt und Land und ein ungünstiger Synergismus mit dem Zigarettenrauch könnten eine Erklärung sein.

5 Atemwegserkrankungen in der Rehabilitation

R. Keller

5.1 Einleitung

Die Erkrankungen der Atemwege spielen bei der Rehabilitation von pneumologischen Krankheiten eine übergeordnete Rolle. Einerseits machen sie zahlenmäßig mit Abstand den Hauptanteil an pneumologischen Erkrankungen überhaupt aus und andererseits sind sie meistens mit einem chronischen, invalidisierenden Verlauf behaftet. Die wichtigsten Atemwegserkrankungen wie Asthma bronchiale, chronische Bronchitis und das Lungenemphysem sind nach zuverlässigen Schätzungen (Keller 1978) verantwortlich für etwa 2 % aller Krankenhausfälle und machen etwa 30 % aller hospitalisierten pneumologischen Erkrankungsfälle aus. Ein weiteres Merkmal ist die überdurchschnittlich lange mittlere Aufenthaltsdauer in den Krankenhäusern von 25 Tagen im Vergleich zu lediglich 15 Tagen bei den übrigen Krankheitsfällen. Allein schon diese Zahlen unterstreichen die sozialmedizinische Bedeutung dieser Krankheiten und rechtfertigen die Forderung nach einer wirkungsvollen und dauerhaften Rehabilitation sowohl im Interesse dieser Patienten wie auch der dadurch übermäßig beanspruchten Kostenträger. Durch geeignete rehabilitative Maßnahmen konnte jedenfalls u. a. gezeigt werden, daß dadurch die jährlichen Krankenhaustage bei Patienten mit obstruktiven Atemwegserkrankungen unmittelbar und langfristig um ein Vielfaches abgenommen haben (Hodgkin 1970; Petro 1991).

5.2 Asthma bronchiale

Das Asthma bronchiale ist definiert als eine wechselnde bis anfallsweise auftretende Atemnot, verursacht durch diffuse Verengerung der Bronchialkaliber infolge einer pathognomonischen Trias aus Bronchospasmus, Schleimhautödem und hyperviskoser Sekretion. Voraussetzung für die Auslösung einer asthmatischen Reaktion ist eine vorgängige Sensibilisierung der Atemwege gegenüber allergischen, aber auch gegenüber nichtallergischen Einwirkungen, wodurch aus aktivierten Gewebszellen unmittelbar asthmogene Mediatoren wie z. B. Histamin, Leukotriene, Prostaglandine und plättchenaktivierende Faktoren freigesetzt werden (Abb. 1).

Dieselben sind verantwortlich für die generalisierte asthmatische Sofortreaktion, welche innerhalb weniger Minuten eine diffuse Bronchialobstruktion durch Bronchospasmus, Ödem und Hypersekretion bewirken. Sekundäre chemotaktische Mediatoren sind verantwortlich für die Aktivierung und Penetration von leukozy-

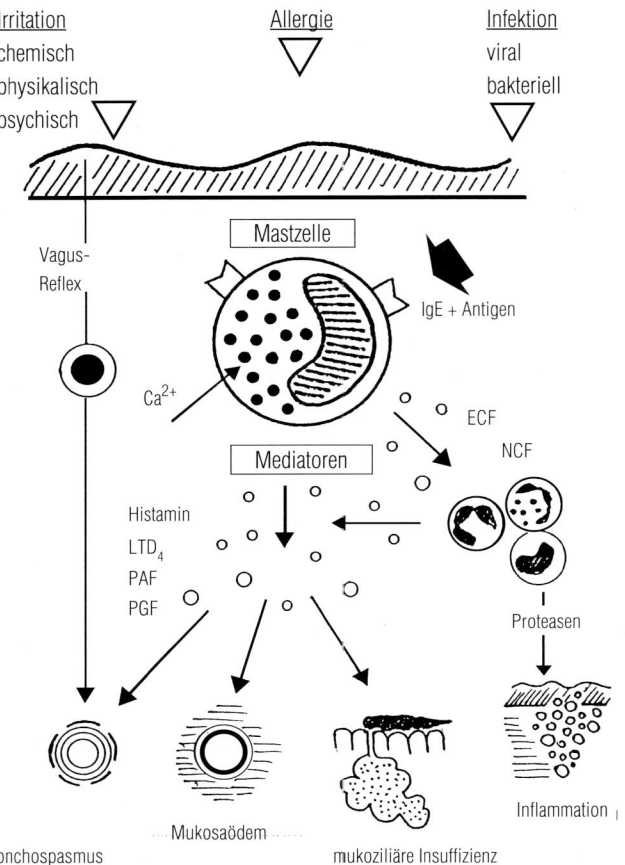

Irritation
chemisch
physikalisch
psychisch

Allergie

Infektion
viral
bakteriell

Vagus-
Reflex

Mastzelle

IgE + Antigen

Ca^{2+}

ECF

NCF

Mediatoren

Histamin
LTD$_4$
PAF
PGF

Proteasen

Inflammation

Bronchospasmus

Mukosaödem

mukoziliäre Insuffizienz

Abb. 1. Pathogenese des Asthma bronchiale mit schematisiertem Ablauf der humoralen Reaktionen nach unspezifischer oder allergeninduzierter Mastzellendegranulation. Die dabei aus der aktivierten Mastzelle freigesetzten Mediatoren (Histamin etc.) verursachen eine bronchoobstruktive Sofortreaktion mit Bronchospasmus, Schleimhautödem und Hypersekretion. Chemotaktische Mediatoren (*ECF, NCF*) aktivieren Entzündungszellen, welche eine bronchiale Inflammation und nach mehrstündiger Latenz eine bronchoobstruktive Spätreaktion auslösen

tären Entzündungszellen in die Bronchialschleimhaut und für die Entstehung einer ausgedehnten bronchialen Inflammation, welche mehrere Stunden später für die asthmatische Spätreaktion verantwortlich ist (Kay 1987). Das Ausmaß der bronchialen Inflammation ist übrigens für den weiteren Krankheitsverlauf von maßgeblicher Bedeutung; denn es resultiert daraus eine langdauernde bronchiale Hyperreagibilität (Abb. 2). Von nun an können nämlich jederzeit auch alle möglichen unspezifischen Reize einen Asthmaanfall auslösen, wie beispielsweise körperliche Anstrengungen (Anstrengungsasthma), banale Atemwegsinfekte (Infektasthma) oder auch psychische Streßfaktoren (psychogenverstärktes Asthma). Der Begriff

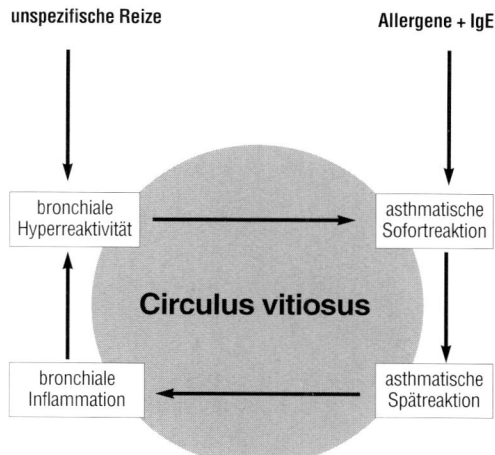

Abb. 2. Entstehungsmechanismus des chronischen Asthma bronchiale durch einen Circulus vitiosus am Beispiel des initial allergeninduzierten Asthma, welches über die Entstehung der bronchialen Inflammation zur bronchialen Hyperreaktivität führt, wonach nunmehr auch alle möglichen unspezifischen Reizeinwirkungen eine asthmatische Sofortreaktion auslösen und den Circulus vitiosus unterhalten können

der bronchialen Hyperreagibilität hat jedenfalls wesentlich zum besseren Verständnis der Pathogenese beim Asthma bronchiale beigetragen und erklärt unter anderem die früher oft verwirrende Beobachtung, daß beim vordergründig rein allergischen Asthma auch zahlreiche unspezifische Reize das Krankheitsbild unterhalten können (Cockroft 1983; Keller 1989). Durch diese erst kürzlich gewonnenen Erkenntnisse muß deshalb das Asthma bronchiale pathogenetisch als eine chronische und entzündliche Erkrankung der Atemwege eingestuft und auch dementsprechend behandelt werden. Bei Kindern und Jugendlichen ist der häufigste Entstehungsmechanismus allerdings immer noch die inhalative Allergie und nur in etwa 20 − 30 % der Fälle sind ausschließlich nichtallergische Faktoren verantwortlich (Zeltner 1986), im Gegensatz zum Erwachsenenalter, wo asthmatische Atemwegserkrankungen in über 80 % der Fälle nicht allergischer Genese sind.

Das *klinische Erscheinungsbild* und die sich daraus ergebenden therapeutischen Konsequenzen werden weitgehend vom Ausmaß der bronchialen Hyperreagibilität geprägt (s. Übersicht). Patienten mit *geringer Hyperreagibilität* klagen v. a. über sporadische kurzdauernde Anfälle mit Atemnot, Hustenreiz, thorakalem Oppressionsgefühl und weisen i. allg. nur einen geringen Leidensdruck auf. Die Diagnose kann im anfallsfreien Intervall gelegentlich problematisch sein. Unter Beachtung eines systematischen Stufenplans bei der klinischen Diagnostik (s. Übersicht) kann man das Vorliegen einer asthmatischen Erkrankung jedoch unschwer erkennen, und auch bei normaler Lungenfunktion läßt sich die bronchiale Hyperreagibilität durch den unspezifischen inhalativen Provokationstest mit Methacholin oder Histamin rasch und einfach dokumentieren. Differentialdiagnostisch müssen beim sporadischen Anfallsasthma v. a. rezidivierende Atemwegsinfekte, Lungenembolien, gastroösophagealer Reflux, Herzinsuffizienz und funktionelle Syndrome mit Hyperventilation abgegrenzt werden. Bei der Behandlung kommt den präventiven und prophylaktischen Maßnahmen eine wichtige Bedeutung zu, da es sich ätiologisch oftmals um eine vermeidbare inhalative Allergie oder arbeitsplatzbezogene Noxe handelt. Die Pharmakotherapie beschränkt sich auf die symptomatische Behandlung der Anfälle mit Bronchodilatatoren und auf die Beseitigung der bronchialen Hyperreagibilität durch Entzündungshemmer. Bei *ausgeprägter Hyperreaktivität* (Abb. 3) bestehen indessen stets häufige bis andauernde Atembeschwerden, und es zeichnet sich ein chronischer progressiver und zunehmend invalidisierender Verlauf ab, verbunden mit ausgeprägtem subjektivem Leidensdruck. In diesem Stadium können die Anfälle jederzeit durch verschiedene unspezifische Einwirkungen ausgelöst werden, wie beispielsweise körperliche Anstrengungen, Atemwegsinfekte, psychische Streßsituationen und Luftschadstoffe. Die Diagnose bereitet selten Probleme, indem nun neben den typischen Beschwerden auch stets eine obstruktive und auf Bronchodilatatoren reversible Lungenfunktionsstörung vorliegt, welche durch einfache spirometrische Untersuchungen objektivierbar ist. Die Behandlung ist jetzt aber wesentlich aufwendiger als beim sporadischen Anfallsasthma und erfordert vorerst eine konsequente Pharmakotherapie mit Bronchodilatatoren, Entzündungshemmern und flankierenden Maßnahmen je nach Ätiologie und den mit der Erkrankung verbundenen Faktoren (s. Teil C; 10.1.3; 10.2). Bei ungenügender oder inadäquater Therapie droht außerdem die Eskalation

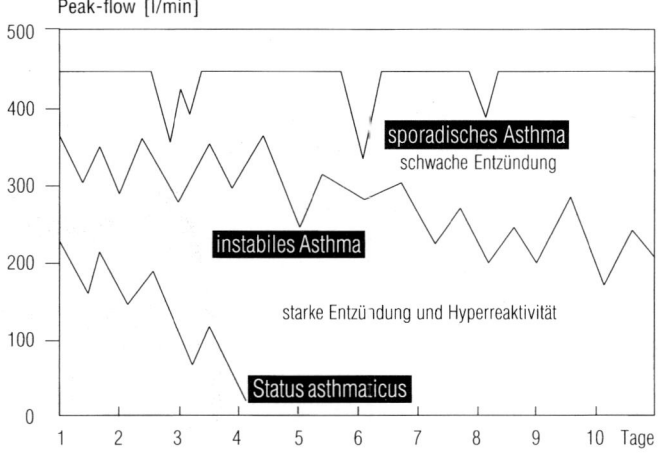

Abb. 3. Charakteristischer Verlauf der Lungenfunktion anhand eines mehrtägigen Peak flow-Profils bei Asthma bronchiale mit unterschiedlich ausgeprägter bronchialer Inflammation und Hyperreaktivität. Bei fehlender oder schwacher Inflammation bestehen lediglich sporadische Asthmaanfälle mit rascher und vollständiger Normalisierung der Lungenfunktion entweder spontan oder durch Bronchodilatatoren. Bei starker Inflammation und Hyperreaktivität ist der Verlauf durch wechselnde bis dauernde Atemnot und progrediente Abnahme der Lungenfunktion gekennzeichnet; im Extremfall resultiert ein Status asthmaticus mit rapider und lebensbedrohlicher Verschlechterung der Lungenfunktion

in einen *Status asthmaticus* mit bedrohlicher Ateminsuffizienz und zwingender Indikation zur notfallmäßigen Intensivtherapie unter stationären Bedingungen.

Diagnostischer Stufenplan bei Asthma bronchiale:

- Anamnnese :
  Beschwerdemuster, verbundene Faktoren;
- Lungenfunktion :
  einfache Spirometrie,
  unspezifische inhalative Provokation,
  (z. B. mit Methacholin, Histamin);
- Allergiediagnostik :
  Hauttestung,
  serologische Untersuchungen (RAST),
  spezifische inhalative Provokation;
- Ergänzende Untersuchungen :
  Infektabklärung,
  gastroösophagealer Reflux?
  lufthygienische Probleme?
  kardiologische Beurteilung?
  psychische Einflüsse?

Die *Rehabilitation* von Patienten mit Asthma bronchiale zielt ab auf eine weitgehende subjektive Beschwerdefreiheit und vollständige Integration bezüglich beruflicher, gesellschaftlicher und sozialer Aspekte. Asthma ist grundsätzlich eine reversible und – von wenigen Ausnahmefällen abgesehen – keine invalidisierende Erkrankung. Zu den inhaltlichen Schwerpunkten des Rehabilitationsprogrammes gehören:
- Expositionsprophylaxe gegenüber Allergenen und asthmogenen inhalativen Noxen wie z. B. Hausstaubsanierung, Schutzmaßnahmen am Arbeitsplatz, salicylatfreie Diät, Nikotinabstinenz etc.;
- Hyposensibilisierung bei speziellen Allergien, insbesondere bei Pollenallergie;
- Schulungs- und Trainingsprogramme zur korrekten Durchführung und Überwachung der Therapie wie z. B. Inhalationstechnik, Atemtechnik, Selbstmedikation, Peak-flow-Kontrollen etc.;
- Rekonditionierungsprogramme zur Wiedererlangung der normalen körperlichen Aktivitäten beispielsweise im Rahmen von Sportgruppen, Selbsthilfegruppen und Gymnastikkursen;
- sozialmedizinische Maßnahmen und Abklärungen im Hinblick auf die Wiedereingliederung an geeigneten Arbeitsplätzen.

Die aufgezeigten Rehabilitationsprogramme können teilweise ambulant durchgeführt werden, sofern die erforderlichen Einrichtungen und Fachkräfte zur Verfügung stehen. Bei Patienten mit schwerem Asthma, langwierigem Verlauf und komplexer sozialmedizinischer Problematik ist indessen die Einweisung in eine spezialisierte Rehabilitationsklinik empfehlenswert, wo der koordinierte Einsatz der diagnostischen, therapeutischen und rehabilitativen Maßnahmen einen raschen und effizienten Ablauf verspricht.

5.3 Chronische Bronchitis

Die chronische Bronchitis wurde ursprünglich von der Weltgesundheitsorganisation (WHO 1966) gemäß klinischer Leitsymptome wie folgt definiert: Husten und Auswurf seit mindestens 2 Jahren und während mindestens 3 Monaten pro Jahr unter der Voraussetzung, daß anderweitige Ursachen ausgeschlossen sind. Diese Definition hat sich wohl für epidemiologische Studien bewährt, für klinische Zwecke ist sie jedoch ungeeignet, da sie das breite Spektrum der Symptome im Verlauf dieser fortschreitenden Krankheiten zu wenig berücksichtigt. Bei den Ursachen der chronischen Bronchitis ist das langjährige Zigarettenrauchen weiterhin der wichtigste Risikofaktor (Barbee 1991; Keller 1983), doch bestehen mittlerweile auch eindeutige Zusammenhänge mit anderen schädlichen Einflüssen, wie beispielsweise der Luftverschmutzung im häuslichen Milieu, in der Atmosphäre und an gewissen Arbeitsplätzen. Vermutlich sind auch hereditäre Dispositionen (Atopien, Enzymdefekte, Antiproteasendefizit) und rezidivierende Atemwegsinfekte weitere begünstigende Faktoren.

Bei der *einfachen chronischen Bronchitis* ist das pathologische Bild gekennzeichnet durch eine Vermehrung der bronchialen Schleimdrüsen, der Becherzellen und Degeneration der Flimmerepithelien. Es besteht eine Hypersekretion und mukoziliäre Dysfunktion mit den klinischen Symptomen von Husten und Expektoration eines mukoiden Sputums. Lungenfunktion und physische Leistungskapazität sind nicht beeinträchtigt, der subjektive Leidensdruck ist unerheblich und führt selten zum Arztbesuch. Beim Übergang in die *chronische obstruktive Bronchitis* findet man in den zentralen Atemwegen nun zunehmend eine Hypertrophie der Bronchialmuskulatur sowie entzündliche Bronchialwandverdickungen, außerdem sind die peripheren Bronchien und Bronchiolen verengt, obliteriert, deformiert und diffus entzündlich verändert. In späteren Stadien beobachtet man außerdem eine Becherzellenmetaplasie, eine Verlegung der Lumina mit zähem Sekret, eine peribronchioläre Fibrose und ein zentrilobuläres Emphysem (Thurlbeck 1990). Entsprechend findet man jetzt eine obstruktive Lungenfunktionsstörung mit respiratorischer Insuffizienz, pulmonaler Hypertonie und progredientem chronischem Cor pulmonale. Zusätzlich zu den bronchitischen Symptomen gesellt sich eine zunehmende und allmählich invalidisierende Anstrengungsdyspnoe, eine zentrale Zyanose und sekundäre Polyglobulie, sowie eine progrediente Rechtsherzinsuffizienz mit peripheren Ödemen. Der weitere Verlauf ist gekennzeichnet durch eine sukzessive Verstärkung der bronchialen Obstruktion mit kontinuierlicher Abnahme der Atemreserven sowie eine Progression der respiratorischen und rechtskardialen Insuffizienz mit häufigen und gelegentlich bedrohlichen Exazerbationen durch bronchopulmonale Infekte und kardiale Dekompensationen. Als weitere Komplikation kann sich im Verlauf der Erkrankung zusätzlich eine bronchiale Hyperreaktivität einstellen, wodurch das Erscheinungsbild der *chronischen asthmatischen Bronchitis* entsteht mit asthmaähnlichen und reversiblen Anfällen von Ruhedyspnoe. Obwohl mit der gleichen Krankheit und denselben pathologischanatomischen Veränderungen behaftet, findet man bei Patienten mit chronischer obstruktiver Bronchitis gelegentlich groteske Unterschiede im klinischen Erscheinungsbild, wie sie erstmals 1955 durch Dorhorst zur Unterteilung in einen vorwie-

Tabelle 1. Extreme Erscheinungsformen der chronischen Bronchitis: Lungenfunktion. (Nach Hüttemann u. Schüen 1975)

Atemmechanik/Blutgasse	„pink puffer" (n = 20)	„blue bloater" (n = 23)	t-Test
Totalkapazität [% Soll]	129 ± 14	105 ± 27	$< 0,001$
Vitalkapazität [% Soll]	54 ± 19	55 ± 16	n. s.
Residualvolumen [% Soll]	259 ± 44	191 ± 67	$< 0,001$
Einsekundenvolumen [l]	$0,65 \pm 0,10$	$0,98 \pm 0,44$	$< 0,01$
Einsekundenvolumen [% VC]	36 ± 7	50 ± 13	$< 0,001$
Resistance [cmH$_2$O/l/s]	$12,9 \pm 5,3$	$7,8 \pm 3,6$	$< 0,001$
O$_2$-Partialdruck [mm Hg]	63 ± 9	50 ± 9	$< 0,001$
CO$_2$-Partialdruck [mm Hg]	41 ± 6	49 ± 9	$< 0,01$
Haematokrit [%]	42 ± 5	52 ± 6	$< 0,001$

gend bronchitischen („blue bloater") beziehungsweise vorwiegend emphysematösem Typ („pink puffer") beschrieben wurden (Burrows 1966; Schüren 1975). Die Ursache für diese unterschiedlichen Manifestationsformen (Tabelle 1) sind weiterhin unklar, doch leiten sich daraus gewisse therapeutische Konsequenzen ab, indem beispielsweise beim „blue bloater" im Gegensatz zum „pink puffer" die respiratorischen und kardialen Insuffizienzerscheinungen therapeutisch besser beeinflußbar und dadurch teilweise reversibel sind.

Die chronischen und zunehmend invalidisierenden Atembeschwerden verursachen nicht nur medizinische, sondern vielfach auch zahlreiche psychosoziale Probleme (Keller 1989). Allein schon bei den alltäglichen Verrichtungen sind diese Patienten wegen ihrer limitierten Belastungskapazität deutlich behindert, und die beschränkte Mobilität verhindert zunehmend die Teilnahme an gesellschaftlichen Aktivitäten (Abb. 4). Die psychischen Folgen davon sind eine zunehmende Isolation, Vereinsamung und angstneurotische Entwicklung dieser Patienten, was bei der Behandlung und Rehabilitation unbedingt mit berücksichtigt werden muß.

Die *Diagnose* der chronischen Bronchitis ist v. a. im fortgeschrittenen Stadium der Erkrankung unproblematisch. Die nachfolgende Untersuchungsmethoden dienen auch vorzugsweise einer ausführlichen Standortbestimmung sowie dem Ausschluß allfälliger Begleitkrankheiten:

– Thoraxröntgenbild zur Abschätzung von Emphysemgrad, pulmonaler Hypertonie und kardialer Stauungszeichen sowie Erfassung von zusätzlichen bronchopulmonalen Komplikationen wie Bronchopneumonien, Atelektasen, Karzinomen, reaktivierten Tuberkulosen etc.;
– Lungenfunktionsprüfung mit Bestimmung der spirometrischen und intrathorakalen Volumina zur Beurteilung von Obstruktionsgrad, Lungenüberblähung sowie potentieller Reversibilität der Funktionsstörungen durch Bronchodilatatoren und Abschätzung der noch verfügbaren Ventilationsreserven;
– Arterielle oder arterialisierte Blutgasanalyse zur Beurteilung der respiratorischen Insuffizienz;

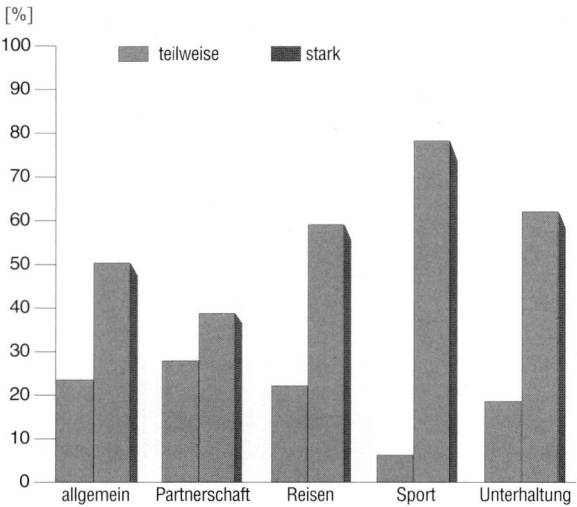

Abb. 4. Häufigkeit und Ausmaß der Einschränkungen im Alltag durch die Auswirkungen der chronischen obstruktiven Lungenkrankheit. Die Ergebnisse einer Umfrage bei 59 Patienten ergibt bei der Mehrzahl der Befragten eine starke Behinderung bei sportlichen und gesellschaftlichen Aktivitäten wie auch erhebliche Probleme in den partnerschaftlichen Beziehungen. (Nach Keller 1989)

- nächtliche Langzeitoxymetrie zur Erfassung hypoxämischer respiratorischer Störungen, wie sie gehäuft bei adipösen Patienten vom Typ „blue bloater" in Form des sogenannten „Overlapsyndroms" (De Marco 1981) beobachtet werden;
- Elektrokardiogramm zur Beurteilung der Rechtsherzbelastung und Entdeckung allfälliger Reizleitungs- und Rhythmustörungen;
- Ergometrie zur Beurteilung der physischen Belastungskapazität.

Die *therapeutischen Maßnahmen* konzentrieren sich schwerpunktmäßig auf die Rückbildung der bronchialen und bronchiolären Obstruktion mittels Bronchodilatatoren, Entzündungshemmern (Kortikosteroide) sowie Förderung der Sekretmobilisation durch atemgymnastische Techniken und sekretolytische Aerosole (s. Teil C; 10.3; 10.4). Patienten mit schwerer respiratorischer Insuffizienz benötigen überdies eine langfristige Sauerstoffheimtherapie (s. Teil C; 10.7). Bei akuten bronchopulmonalen Infektionen ist vorübergehend der Einsatz von Breitbandantibiotika (s. Teil C; 10.2.5) erforderlich und bei dekompensiertem chronischen Cor pulmonale mit peripherer Ödembildung ist eine Therapie mit Diuretika notwendig. Entscheidend für den weiteren Verlauf der Erkrankung und die Prognose des Patienten ist aber auch die Elimination der pathogenetisch bedeutsamen Risikofaktoren, so insbesondere des Zigarettenrauchens (s. Teil C; 4; 10.11.2).

Die *Rehabilitation* von Patienten mit chronischer Bronchitis bezweckt die stabile Rückbildung aller reversiblen Anteile der Atemwegsobstruktion, die Beseitigung und langfristige Verhütung von bronchopulmonalen und kardiovaskulären

Komplikationen sowie generell die Verhinderung eines progressiven und zunehmend invalidisierenden Verlaufs durch die natürlicherweise fortschreitende Grundkrankheit (Keller 1988). Ein erfolgversprechendes Rehabilitationsprogramm sollte deshalb die folgenden Schwerpunkte beinhalten:

- Einstellung und engmaschige Überwachung der individuell angepaßten Pharmakotherapie,
- Organisation und Erlernung von apparativer respiratorischen Therapien (Aerosoltherapie, Respiratortherapie, Sauerstoffheimtherapie),
- krankengymnastisches Rekonditionierungsprogramm zur Verbesserung der Atemtechnik und der physischen Belastbarkeit,
- Patientenschulung im Hinblick auf schädliche Lebensgewohnheiten (Raucherentwöhnung, richtige Ernährung, psychophysische Aktivierung etc.)
- sozialmedizinische und psychosoziale Abklärungen und Maßnahmen im Hinblick auf eine optimale Reintegration in bezug auf das häusliche und familiäre Umfeld, auf gesellschaftliche Aktivitäten und geeignete berufliche Wiedereingliederung.

Bei fortgeschrittener Krankheit mit starker Behinderung und komplexer sozialmedizinischer Problematik empfiehlt sich die Abklärung und Einleitung des Rehabilitationsprogramms unter stationären Bedingungen innerhalb einer spezialisierten Fachklinik. Die ambulante Weiterbehandlung erfordert engmaschige Kontrollen durch den Hausarzt sowie periodische Überprüfung des Patienten durch Fachzentren, um die therapeutischen und rehabilitativen Maßnahmen situationsgerecht dem weiteren und stets chronischen Verlauf anzupassen.

5.4 Lungenemphysem

Das Lungenemphysem ist definiert als eine irreversible Lungenüberblähung distal der terminalen Bronchiolen, verbunden mit einer Destruktion der Alveolarsepten. Von klinischer Bedeutung im Rahmen der chronischen Lungenkrankheiten sind ausschließlich das diffuse zentrilobuläre und das panlobuläre Emphysem, welche zur obstruktiven Ventilationsstörung, zur pulmonalen Hypertonie und zur chronischen Ateminsuffizienz führen. Die *Atemwegsobstruktion* ist dabei Folge einer Abnahme der elastischen Retraktionskraft der Lungen, wodurch exspiratorisch positive Transmuraldrücke auf die peripheren, instabilen Bronchien auftreten, verbunden mit dem Phänomen des stenosierenden Bronchial- und Bronchiolenkollapses (Abb. 5). Dieser Kollaps verursacht bei schweren Fällen schon in Ruhe, regelmäßig aber bei körperlicher Anstrengung, bei forcierter Exspiration und bei Hustenstößen eine Limitierung des Atemstromes durch Widerstandserhöhung in den intrathorakalen Atemwegen (Keller 1979). Die *pulmonale Hypertonie* resultiert aus dem Verlust an Lungenkapillaren im Rahmen der alveolären Gewebsdestruktion und demzufolge verengter pulmonaler Gefäßstrombahn, reduzierter pulmonaler Gasaustauschfläche und Diffusionsstörung. Im langen Krankheitsverlauf ist die durch das Emphysem verursachte pulmonale Hypertonie nur unter Belastungsbedingungen nachweisbar, und v. a. Patienten mit panlobulärem Emphysem

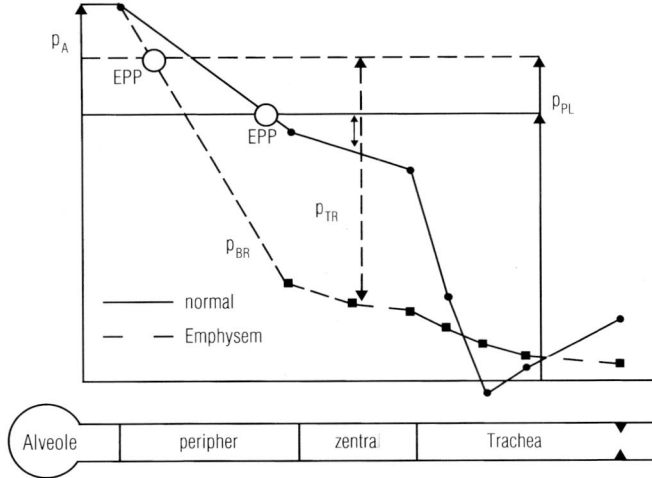

Abb. 5. Endobronchialer statischer Druckverlauf (P_{BR}) während eines maximal forcierten exspiratorischen Atemstoßes beim Gesunden und bei einem Patienten mit obstruktivem Lungenemphysem. Eine exspiratorische kompressive Stenosierung der Atemwege ist erst proximal des Druckausgleichspunktes (*EPP*) durch die Einwirkung positiver Transmuraldrücke (P_{TR}) möglich, wo der von außen einwirkende transpulmonale Druck (P_{PL}) den statischen intrabronchialen Druck (P_{BR}) übersteigt. Beim Lungenemphysem ist der Druckausgleichspunkt im Vergleich zu gesunden Versuchspersonen wegen der verminderten Lungenretraktionskraft weiter distal in die peripheren und kollapsiblen Bronchien verlagert

entwickeln erst im späten, terminalen Stadium ein klinisch manifestes chronisches Cor pulmonale. Die chronische *Ateminsuffizienz* beim Emphysem läßt sich einmal auf die inhomogene obstruktive Ventilationsstörung mit erhöhter Totraumbelüftung und gesteigerter Atemarbeit zurückführen. Hinzu kommt ferner eine muskuläre Insuffizienz der Atemmotorik, einerseits durch die ungünstige Statik des tiefstehenden Zwerchfells, andererseits aber wahrscheinlich auch noch zusätzlich durch eine muskuläre Atrophie, begünstigt durch den chronischen O_2-Mangel, Inaktivität, Mangelernährung mit katabolem Stoffwechsel und häufigen Elektrolytstörungen (Goldberg 1990; Rochester 1979).

Die *Pathogenese* des Lungenemphysems beruht auf einer humoralen Störung des Gleichgewichts zwischen Proteasen (Elastase) und Antiproteasen (α_1-Proteaseinhibitor, α_2-Makroglobulin u. a.) im terminalen bis alveolären Bereich der Atemwege (Flenley 1986; Weissler 1987). Ein Überschuß an Proteasen beziehungsweise ein Defizit an Antiproteasen führt zum Abbau des elastischen Lungengewebes und schließlich zum Emphysem, wie dies am Beispiel von Patienten mit hereditärem α_1-Proteaseninhibitormangelsyndrom modellhaft bewiesen werden kann. Die frühere, allzu mechanistische Vorstellung, das Emphysem sei eine sekundäre Folge der chronischen Bronchitis mit alveolärer Überdehnung und parenchymaler Destruktion infolge ventilartiger Bronchialstenosen, muß heute aufgrund dieser humoralen Pathogenese grundlegend revidiert werden. Chronische Bronchitis und Lungenemphysem sind vielmehr 2 verschiedene Krankheiten, welche

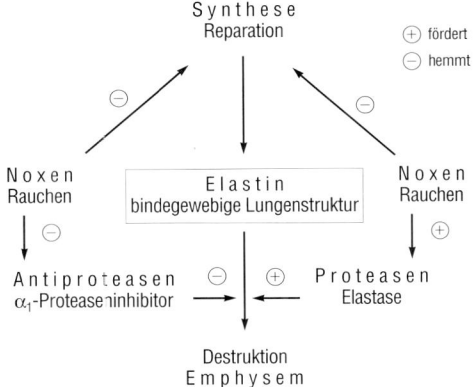

Abb. 6. Pathogenese des Emphysems durch Einwirkung von Noxen (Zigarettenrauchen) auf das physiologische Gleichgewicht zwischen Proteasen und Antiproteasen. Zahlreiche endogene und exogene Noxen behindern einerseits die Synthese von Elastin und dadurch die Reparation von parenchymalen Schäden. Ferner hemmen sie die Bildung der Antiproteasen und fördern die Proteasen, wodurch ein verstärkter Abbau von Elastin ermöglicht wird. Die beschriebenen schädlichen Einflüsse verursachen sodann eine Destruktion der bindegewebigen Lungenstruktur und begünstigen die Entstehung des Lungenemphysems

indessen wegen gemeinsamer Risikofaktoren häufig kombiniert auftreten. So bestehen eindeutige Hinweise darauf, daß Zigarettenrauch das Proteasen-Antiproteasen-Gleichgewicht an mehreren Angriffspunkten ungünstig beeinflußt, ebenso wie oxydative Luftschadstoffe (z. B. Ozon, nitrose Gase) und bakterielle Infektionen (Abb. 6).

Die *Diagnose* des Lungenemphysems ist v. a. im Anfangsstadium mittels klinischer Untersuchungsmethoden schwierig zu stellen. Das Leitsymptom ist die progressive Anstrengungsdyspnoe, wie sie aber auch bei anderen chronisch-obstruktiven Atemwegserkrankungen auftreten kann. Wegleitende Befunde im fortgeschrittenen Stadium sind Faßthorax, tiefstehende und wenig verschiebliche Zwerchfellgrenzen, hypersonorer Klopfschall und ubiquitär abgeschwächtes Atemgeräusch. Im Thoraxröntgenbild finden sich die Zeichen der Lungenüberblähung mit rarefizierter Gefäß- und Gerüststruktur. Noch am besten korrelieren die Ergebnisse der Lungenfunktionsprüfung mit dem pathologisch-anatomischen Befund (Keller 1978): erhöhte intrathorakale Gasvolumina (Residualvolumen, totale Lungenkapazität), nicht reversible Obstruktion mit Kollapsphänomen in der spirographischen Atemstoß- und Flußvolumenkurve sowie erniedrigte Diffusionskapazität. Neuerdings kann das Emphysem quantitativ recht zuverlässig auch mit dünnschichtiger hochauflösender Computertomographie nachgewiesen werden, doch ist der Einsatz dieser Methode für die routinemäßige Diagnostik des Emphysems wegen des erheblichen apparativen und finanziellen Aufwandes für die Routinediagnostik ungeeignet. Zur üblichen Standortbestimmung gehören außerdem die serologische Untersuchung des α_1-Proteaseinhibitors, um v. a. bei jüngeren Patienten ein homozygotes Mangelsyndrom zu erfassen, ferner die Bestimmung des maximalen Inspirationsdruckes zur Beurteilung der Atemmuskulatur und schließlich auch Blutgasanalysen in Ruhe und unter ergometrischer Belastung zur Beurteilung des pulmonalen Gasaustauschs und der physischen Belastungstoleranz.

Die *Therapie* des Lungenemphysems beschränkt sich auf die Behandlung von Folgeerscheinungen wie beispielsweise eine begleitende obstruktive Bronchitis, rechtskardiale Dekompensationen oder eine invalidisierende respiratorische Insuffizienz. Die Substitutionstherapie mit Antiproteasen – wie sie neuerdings handelsmäßig zur Verfügung steht – ist lediglich beim homozygoten α_1-Proteaseinhibitormangelsyndrom sinnvoll, wobei weitere klinische Erfahrungen erforderlich sind, um die Indikationen bei dieser äußerst kostspieligen Behandlungsform festzulegen (Konietzko 1989). Die wichtigste Maßnahme ist jedoch zweifellos die rigorose Elimination von schädlichen inhalativen Noxen, so insbesondere des Zigarettenrauchens, um eine weitere und rasche Progression des Emphysems zu verhindern.

Für die *Rehabilitation* des Lungenemphysems gelten analoge Grundsätze wie bei der chronischen Bronchitis, wobei insbesondere der Atemtherapie (s. Teil C; 10.4) einschließlich des Atemmuskeltrainings sowie den allgemeinen physischen Rekonditionierungsmaßnahmen besondere Beachtung gebührt (Keller 1989).

5.5 Bronchiektasie

Bronchiektasen sind definiert als irreversible Deformationen der Bronchien in Form von sackförmigen zylindrischen oder zystischen Erweiterungen (Barker 1988; Konietzko 1990). Die seltenen kongenitalen Bronchiektasen sind Mißbildungen der Atemwege infolge einer gestörten strukturellen Differenzierung und manifestieren sich meist in Form von disseminierten zystischen Defekten (Mounier-Kuhn-Syndrom, Williams-Campbell-Syndrom). In den meisten Fällen von Bronchiektasie handelt es sich jedoch um lokalisierte sekundäre Folgezustände nach langdauernden Bronchialstenosen durch Fremdkörper, Tumor oder aber infolge narbiger Traktionen durch chronische fibrosierende Lungen- und Pleuraerkrankungen (Tuberkulose). Diffuse sekundäre Bronchiektasen treten gelegentlich im Anschluß an kindliche, schwere Atemwegsinfekte (Pertussis, Masern) auf und sind eine regelmäßige Folgeerscheinung bei hereditären Defekten der mukoziliären Clearance wie beispielsweise bei Mukoviszidose und Ziliardyskinesie (Kartagener-Syndrom).

Obwohl Patienten mit Bronchiektasen während langer Zeit asymptomatisch und beschwerdefrei sein können, so verursacht die lokal gestörte bronchiale Reinigungsfunktion und die dadurch beeinträchtigte Infektabwehr doch früher oder später eine zunehmende Sekretretention und rezidivierende bis chronische bakterielle Infektionen. Die Leitsymptome sind deshalb gehäufte, fieberhafte Bronchitiden mit Husten und massiven purulenten Auswurfmengen (dreischichtiges Sputum). Bei gut drainierten Bronchiektasen v. a. im Bereich der Oberlappen können im Rahmen von Infekten gelegentlich schwere Hämoptoen auftreten. Bei chronischer Infektion entsteht durch die permanente eitrige Sekretableitung in das übrige Bronchialsystem allmählich eine chronische obstruktive Bronchitis mit progredienten Atembeschwerden, respiratorischer Insuffizienz und chronischem Cor pulmonale. Weitere schwerwiegende Komplikationen sind torpide peribronchiektatische Pneumonien, Lungenabszesse und Pleuraempyem mit bronchopleuraler Fistel und Pyopneumothorax.

Die *Diagnose* wird durch bildgebende Verfahren gestellt (s. Teil C; 9.4). Bei entsprechendem klinischem Verdacht aufgrund von Anamnese und typischem Auskultationsbefund empfiehlt sich heutzutage vorerst eine orientierende Computertomographie zur Bestätigung und Lokalisation der Bronchialerweiterungen. Die wesentlich invasivere Bronchographie ist v. a. noch zur Beurteilung der selektiven Operabilität unerläßlich. Zur weiteren klinischen Standortbestimmung gehören stets bakteriologische Untersuchungen des Sputums (Problemkeime), eine Lungenfunktionsprüfung und die Bronchoskopie zum Nachweis bzw. Ausschluß eines bronchostenotischen Prozesses.

Die *Therapie* der Bronchiektasen konzentriert sich initial auf die Elimination des akuten Bronchialinfektes durch resistenzgerechte Antibiotika sowie auf die Verbesserung der Sekretdrainage durch bronchospasmolytische Aerosole und geeignete atemtherapeutische Maßnahmen. Bei bereits ausgeprägter obstruktiver Bronchitis ist ein systemischer Kortikosteroidstoß zweckmäßig. Zur Langzeittherapie gehören insbesondere regelmäßige und tägliche Inhalationen, atemgymnastische Übungen und der unverzügliche Einsatz eines Breitbandantibiotikums bei infektiösen Exazerbationen. Bei lokalisierten Bronchiektasen ist die Indikation zur chirurgischen Sanierung zu erwägen, sofern die folgenden Probleme oder Komplikationen bestehen:

- rezidivierende oder massive Hämoptoe,
- rezidivierende und konsumierende infektiöse Schübe,
- chronische Pneumonie, Lungenabszeß, Empyem,
- dauernder putrider und fötider Auswurf (sozialmedizinische Indikation).

Patienten mit Bronchiektasen sind durch ihre Krankheit grundsätzlich nicht invalidisiert und können bei konsequenter Langzeittherapie weitgehend im angestammten sozialen Umfeld integriert bleiben. Insbesondere soll man sie zu körperlicher und sportlicher Aktivität ermuntern, wodurch die bronchialen Reinigungsmechanismen gefördert werden. Spezielle *rehabilitative Maßnahmen* sind dann erforderlich, wenn ernsthaftere Komplikationen auftreten wie beispielsweise rezidivierende und konsumierende bronchopulmonale Infekte, obstruktive Bronchitis und respiratorische Insuffizienz. In derartigen Situationen ist eine stationäre Diagnostik und Beurteilung des Patienten in einer kompetenten Fachklinik empfehlenswert, um bei diesen komplexen und zumeist langfristigen Problemen eine geeignete Therapie und Rehabilitation einzuleiten.

5.6 Hereditäre muköziliäre Defizienz

In dieser Gruppe sind seltenere chronische Atemwegserkrankungen zusammengefaßt, bei denen eine angeborene diffuse Schädigung der physiologischen bronchialen Sekretclearance vorliegt. Hierzu gehört die *Mukoviszidose*, eine autosomalrezessiv vererbte Anomalie der Schleimsekretion in allen mukösen Drüsen. Von

Geburt an ist das Bronchialsystem mit einem hochviskösen elektrolytarmen Sekret verlegt und verursacht dadurch bereits im Kindesalter rezidivierende oder chronische bronchitische Symptome mit abnorm häufigen Atemwegsinfekten. Durch die behinderte Sekretdrainage im Pankreas bestehen ebenfalls bereits im Kindesalter gastrointestinale Störungen infolge der damit verbundenen Pankreasinsuffizienz. Die Diagnose wird durch den pathologischen Schweißtest mit Nachweis einer erhöhten Chlorid- und Natriumkonzentration nach Stimulation mit Pilocarpin gestellt. In speziellen Laboratorien kann neuerdings die Diagnose auch durch eine chromosomale Analyse erfolgen, nachdem es gelungen ist, die abnorme Genstruktur zu lokalisieren. Während früher die Krankheit bereits im kindlichen oder jugendlichen Alter letal verlief, erreichen heutzutage zahlreiche Patienten dank verbesserter therapeutischer Möglichkeiten zunehmend das Erwachsenenalter (Stephan 1982).

Eine weitere hereditäre Anomalie ist das Krankheitsbild der *Ziliardyskinesie* (immotile cilia syndrome), bei welcher ein fehlerhafter Aufbau der inneren Ziliarstruktur zu einer unkoordinierten Schlagfrequenz der Zilien an den Flimmerepithelien führt und dadurch eine behinderte bronchiale Sekretclearance zur Folge hat. Eine Sonderform der Ziliardyskinesie ist das Kartagener-Syndrom mit der Trias von Situs inversus, Aplasie der Stirnhöhlen und Bronchiektasen. Die Diagnose wird durch die elektronenmikroskopische Strukturanalyse der Zilien aus der Nasen- oder Bronchialschleimhaut gestellt. Als Screeninguntersuchung eignet sich in Verdachtsfällen der „Saccharintest" (Rossmann 1985): dabei wird Pulver des künstlichen Süßstoffs in den vorderen Nasengang eingebracht und die Zeit gemessen, bis im Gaumen die Geschmacksempfindung registriert wird. Normalerweise werden die Geschmacksnerven innerhalb von 20 min erreicht, bei einer Latenz von über 2 h ist der Test pathologisch und die Ursache sollte weiter abgeklärt werden.

Patienten mit hereditärer mukoziliärer Defizienz sind bereits im Kindesalter oder spätestens im jüngeren Erwachsenenalter durch die bronchopulmonalen Folgezustände stark beeinträchtigt und invalidisiert. Die permanente Sekretretention in den Atemwegen begünstigt rezidivierende bronchopulmonale Infektionen mit oftmals torpidem, therapieresistentem Verlauf, ferner verursachen chronische fibrosierende Bronchopneumonien längerfristig ein disseminiertes periforkales Lungenemphysem und sekundäre Bronchiektasen. Weitere Komplikationen sind rezidivierende Hämoptoen, Spontanpneumothorax und die Entwicklung in eine chronische obstruktive Bronchitis mit respiratorischer Insuffizienz und chronischem Cor pulmonale. Die Patienten benötigen frühzeitig eine konsequente und dauerhafte Atem- und Inhalationstherapie zur Sekretolyse und Expektorationsförderung sowie jeweils eine unverzügliche Behandlung von infektiösen Exazerbationen, um schwerwiegende Komplikationen und eine rasche Progredienz des Leidens zu verhindern. Aber auch in fortgeschrittenen Stadien ist stets eine gewisse Rehabilitation möglich, insbesondere durch den Einsatz von apparativen Maßnahmen, beispielsweise in Form einer Beatmungsinhalation und einer Sauerstoffheimtherapie (s. Teil C; 10.3; 10.7).

6 Lungen- und Pleuraerkrankungen

U. H. Cegla

6.1 Definition

Unter Lungen- – besser noch – Lungenparenchymerkrankungen versteht man Erkrankungen, die die Alveole und damit die Gasaustauscheinheit im Lungenparenchym betreffen.

Die verschiedenen Strukturen der Alveole, also die Alveolarwand selbst, aber auch die intraalveolären Zellsysteme, Pneumozyten I und II sowie die Blutgefäße, das Interstitium und das strukturelle Bindegewebe können je nach Erkrankungsart betroffen sein.

Als Haupterkrankungen unterscheiden wir:

- ARDS,
- Lungenemphysem,
- Cor pulmonale / „cardiac lung",
- Fibrosen,
- Granulomatosen,
- toxisches Lungenödem,
- Pneumonien,
- Lungenabszeß.

6.1.1 ARD-Syndrom

Definition:
Beim ARD-Syndrom (Adult-respiratory-distress-Syndrom, ARDS) kommt es zunächst zu einem interstitiellem Ödem mit nachfolgendem intraalveolärem Ödem und Inaktivierung des Surfactants mit Atelektasenbildung und Bildung von hyalinen Membranen.

Wenn das akute Krankheitsbild überlebt wird, bildet sich eine chronische Pneumonie und interstitielle Fibrose aus.

Von den herkömmlichen Lungenödemen unterscheidet sich das Ödem beim ARDS dadurch, daß der Druck in den Pulmonalkapillaren normal ist (also keine Lungenstauung).

Die Hauptursachen für ein ARDS sind:

1) Pneumonien (viral – Grippe),
2) opportunistische Keime,
3) bakterielle Sepsis,
4) Inhalation von Magensaft (Mendelson-Syndrom),
5) Ertrinken (Wasseraspiration, Salz- und Süßwasser),
6) Peritonitis, besonders bei akuter Pankreatitis,
7) septischer Schock, hämorrhagischer Schock,
8) Embolien (Fettembolie, Gasembolie, Fruchtwasserembolie),
9) Inhalation von toxischen Gasen (Kohlenmonoxyd, Phosgen, Nitrosegase, Chlorgase, Schwefelwasserstoff),
10) Vergiftungen mit Insektiziden,
11) Vergiftungen mit Unkrautvernichtern: Paraquat,
12) Heroin,
13) Polytrauma, sog. Bywaters-Syndrom.

Klinik:
Die Entwicklung der Klinik ist unterschiedlich schnell, je nach Ätiologie können die Beschwerden sich perakut oder protrahiert einstellen:

1) Tachypnoe mit anfangs Partial-, später Globalinsuffizienz,
2) Nasenflügelatmen und interkostale Einziehung,
3) zentrale Zyanoes,
4) häufig hohes Fieber,
5) Die Auskultation zeigt spätinspiratorische Crepitationen, häufig nur diskret, aber diffus verteilt, meistens über den Unterfeldern. Oft ist die Auskultation der Schlüssel zur nachfolgenden Röntgen- und Labordiagnostik (Matthay 1991).

6.1.2 Cor pulmonale / „cardiac lung"

Definition:
Bei der „cardiac lung" handelt es sich je nach Ausprägung um ein interstitielles oder auch akutes Lungenödem, das durch Versagen des linken Ventrikels bedingt ist.

Bei chronischer Stauungslunge kommt es auch zu bindegewebigen Umbildungen des Lungeninterstitiums und der Alveolen im Sinne einer Lungenfibrose.

Hauptursachen für die „cardiac lung" sind:
– arterielle Hypertonie,
– koronare Herzkrankheit,
– Herzrhythmusstörungen,
– Herzklappenfehler,
– Kardiomyopathie.

Klinik:

Bei akutem Lungenödem – typischerweise in der Nacht – bildet sich eine Atemnot mit Engegefühl im Brustkorb. Voran geht häufig ein anfangs trockener Reizhusten, nachfolgend kommt es zu massiver Expektoration von rosigem Sputum, der Patient ist blaß und kaltschweißig, nachfolgend entsteht eine zentrale Zyanose. Diese Störungen sind mit einer Tachypnoe verbunden. Der Patient kann nicht liegen und versucht, sich aufzusetzen.

Chronische Formen der „cardiac lung" führen zu einer Tachypnoe, Reizhusten, Belastungsdyspnoe und zentraler Zyanose.

Auskultatorisch können ebenfalls spätinspiratorische Crepitationen festgestellt werden.

Unter Cor pulmonale verstehen wir eine Rechtsherzbelastung mit anschließendem Rechtsherzversagen, das durch eine intrapulmonale Störung bedingt ist, z. B. durch chronische Bronchialobstruktion, Lungenemphysem oder Lungenfibrosen. Die primären Veränderungen sind Rechtsherzsinsuffizienzzeichen, Beinödeme, Leberschwellung, Einflußstauung, aber auch Pleuraerguß.

Die Klinik entspricht der zugrundeliegenden Störung.

Allen Ursachen gemeinsam ist, daß klinisch eine Dyspnoe initial als Belastungs-, später auch als Ruhedyspnoe besteht.

Auch hier sitzt der Patient lieber, als daß er liegt (Friedmann et al. 1987).

6.1.3 Emphysem

Definition:

Unter Lungenemphysem verstehen wir eine irreversible Erweiterung der distalen Atemwege unterhalb der Bronchioli terminales in Verbindung mit Zerstörung der Alveolarwände.

Verschiedene Ätiologien gehen mit speziellen Typen eines Emphysems, die anatomisch definiert werden können, einher.

Vereinfacht läßt sich unterscheiden:

diffuses Lungenemphysem	lokalisierter Emphysemtyp
primitives panlobuläres oder panazinäres Emphysem	Narbenemphysem
sekundäres zentrolobuläres oder zentroazinäres Emphysem	Riesenzyste

Ein Emphysem muß gegen das reversible Volumen pulmonum auctum abgegrenzt werden, etwa als:

- Erweiterung infolge einer Bronchialstenose, also „air trapping",
- vorübergehende Überblähung, etwa im Rahmen eines Asthmas,

- kompensatorische Erweiterung eines Lungenlappens nach Thoraxchirurgie,
- Mac Loid-Syndrom oder einseitig helle Lunge infolge Agenesie von bronchialen oder vaskulären Strukturen.

Eine faßbare Ursache ist das Antiproteasenmangelemphysem, insbesondere durch den Phänotyp ZZ, eine weitere Ursache ist das Zigarettenrauchen. Weitere Formen sind Emphyseme im Rahmen von allgemeinen Bindegewebsschwächen und einer Hyperelastasämie.

Klinik:
Beim Antiproteasenmangelemphysem kein Auswurf, kein nennenswerter Husten, sondern nur Dyspnoe, anfangs bei Belastung, später auch in Ruhe, Entwicklung einer Rechtsherzinsuffizienz und bei Belastung einer zentralen Zyanose.
    Faßthoraxbildung, bei forcierter Exspiration polyphones Giemen; junge Patienten.
    Emphyseme im Rahmen des Rauchens führen außerdem zu Husten und Auswurf und frühzeitiger Zyanose (Flenly 1990).
    (Weitere Einzelheiten s. Teil C, 5.4.)

6.1.4 Fibrose

Definition:
Es handelt sich um interstitielle Erkrankungen mit erhöhtem Zellgehalt, vermehrtem Bindegewebe, je nach Stadium Verwaschen der gesamten Textur und Durchwachsung der Alveolen infolge verschiedenster Störungen:
- Inhalation von Reizgasen,
- Infektionen,
- als Medikamentenfolge,
- immunoallergisch,
- Strahlungsfolgen
- und „idiopathisch".

Die Lungenfibrose läuft, was das pathohistologische Bild angeht, in einer stereotypen Form ab; initial kommt es zur Zertörung von Endothel- und Epithelzellen, es bildet sich eine Alveolitis mit starker Exsudation aus, bei der es auch zur Bildung von hyalinen Membranen kommt.
    Ferner besteht ein interstitielles Ödem und eine Infiltration des Interstitiums mit Entzündungszellen. In diesem Stadium ist bei entsprechender Behandlung eine Rückbildung ad integrum möglich.

Bei weiterem Fortschreiten lassen sich verschiedene Formen der Lungenfibrose je nach Sitz und Zelltyp unterscheiden:
- desquamative interstitielle Pneumonitis,
- lymphozytäre Pneumonie,
- bronchiolitische Fibrose,

– Riesenzellfibrosen,
um nur einige zu nennen.

In einem weiteren Stadium kommt es zu einer Desorganisation des Kollagens, die Alveolarwände verdicken sich narbig, dadurch entstehen intraalveoläre Shunts, in einem Restödem bleiben Entzündungszellen.

Im Endstadium wird das Lungenparenchym durch einen Narbenblock ersetzt; es bilden sich viele zystische Erweiterungen (Honigwabenlunge), die Erkrankung führt zur Rechtsherzinsuffizienz und zum Tode.

Klinik:
Im Vordergrund der Klinik steht der trockene Reizhusten, der unstillbar sein kann, die Belastungsatemnot, in späteren Phasen die Tachypnoe, evtl. leichtes Fieber, Gewichtsabnahme, rheumatische Beschwerden, Uhrglasnägel, Trommelschlegelfinger.

6.1.5 Granulomatosen sowie exogen allergische Alveolitis

Definition:
Diese Krankheitsbilder haben pathomorphologisch die Ausbildung von Granulomen gemeinsam. Granulome können sich bei längerem Bestehen bindegewebig umwandeln und bei ausgeprägten Formen am Ende im Bild einer Lungenfibrose enden.

Für Granulomatosen gibt es bekannte Ursachen, z. B. bei exogen-allergischen Alveolitiden, die durch präzipitierende Antikörper gegen diverse Allergene tierischer Art, medikamentöser Art, durch Arbeitsmaterialien bedingt sind, ferner gibt es unbekannte Ursachen, z. B. für die Sarkoidose, sowie immunologische Ursachen, z. B. für die Wegener-Granulomatose.

Die Granulomatosen spielen eine zunehmende Rolle als Berufskrankheiten, die Möglichkeit der X-ray-Refraction identifiziert immer mehr berufsbedingte Granulomatosen.

Klinik:
Die klinischen Erscheinungsformen der Granulomatosen sind unterschiedlich. Was die pulmonalen Beschwerden angeht, so besteht häufig Beschwerdefreiheit, hin und wieder wird über Reizhusten, leichte Tachypnoe und Belastungsatemnot geklagt.

Bei exogen allergischen Alveolitiden kommt es mit der typischen Verspätung von 4 – 8 h, je nach Menge des eingeatmeten Allergens, zu akuten Symptomen mit Fieber, Gelenkschmerzen, Hustenreiz (wie bei einer Grippe); die Symptome klingen nach Allergenkarenz innerhalb von einem Tag ab.

Bei geringerer Exposition kann die exogen-allergische Alveolitis schleichend verlaufen, die Symptome entsprechen dann denen der Granulomatosen und Fibrosen.

Auch die Sarkoidose kann in ihrer akuten Fom (Löfgren-Syndrom) erhebliche Beschwerden, einschließlich Fieber, Gelenkbeschwerden und Augenbeschwerden, bereiten. Die chronische Verlaufsform der Sarkoidose ist insgesamt klinisch unauffällig.

Zu den Granulomatosen im weiteren Sinne sind auch erregerbedingte Granulomatosen (durch Bakterien und Pilze) zu rechnen (Schwarz u. King 1980).

6.1.6 Pneumonien

Definition:
Unter Pneumonie versteht man eine Entzündung mit Exsudation in das Alveolarlumen; in einigen Fällen ist es schwierig, eine interstitielle Pneumonitis von einer Pneumonie zu unterscheiden.

Die Ursachen für Pneumonien sind vielfältig; wir unterscheiden: bakterielle Pneumonien, virale Pneumonien und mykoplasmatische Pneumonien, Pneumonien durch chemische und physikalische Reize (Strahlenpneumonie).

Klinik:
Je nach Ursache der Pneumonie findet sich eine unterschiedliche Klinik:

Bakterielle Ursachen gehen mit hohem Fieber, Hustenreiz, Atemnot, meist rötlich verfärbtem Sputum einher, je nach Keimart kann es zum Lungenabszeß mit putridem Auswurf kommen.

Virale Pneumonien zeigen keine Leukozytose, geringeres Fieber, haben dafür stärkeren Reizhusten, die Dyspnoe ist identisch.

Von besonderer Bedeutung ist der atypische Verlauf von Pneumonien bei immunsupprimierten Patienten (z. B. Aids-Patienten), die trotz bakteriellen Infektionen keine Linksverschiebung und kein nennenswertes Fieber aufweisen.

Besonders zu beachten ist der atypische Verlauf der Tuberkulose bei immunsupprimierten Patienten (Casey 1991).

6.2 Vaskuläre Lungenerkrankungen

Es lassen sich unterscheiden:
– Lungenembolien,
– Vaskulitiden,
– Lungenstauung (s. oben unter „cardiac lung").

6.2.1 Lungenembolien

Definition:
Unter der Lungenembolie versteht man das präkapilläre Verlegen von alveolären Kapillaren, so daß in der Alveole kein Sauerstoff aufgenommen werden kann und das unteroxygenierte Blut an der Alveole vorbei in den großen Kreislauf fließt (Shunt).

Ätiopathogenese:
Der Verschluß der präkapillären Kapillaren kommt durch Thromben zustande, die aus distalen Venen des Körpers gelöst werden und in der Lunge die Gefäße verstopfen. Häufig liegen tiefe Beinvenenthrombosen oder Beckenvenenthrombosen vor, die vor allen Dingen posttraumatisch entstehen.

Ein Mangel an Antithrombin III sowie Störungen von Protein C und S prädestinieren zu diesen Erkrankungen.

Klinik:
Die Klinik der Lungenembolie kann vielfältig sein. Die Klinik der akuten Lungenembolie ist nicht zu übersehen: deutliche Atemnot, Kaltschweißigkeit, Tachypnoe, Zyanose, Lufthunger, Unruhe, Prolaps, später evtl. Pleurareiben.

Eine chronisch-rezidivierende Lungenembolie (immerhin 5 % aller pulmonalen Erkrankungen!) führt zu geringeren, an psychosomatische Störungen erinnernde Veränderungen, wie leichte Hyperventilation, Kreislaufschwäche, Atemnot, leichter Hustenreiz, Thoraxschmerzen (Johnson 1986).

6.3 Pleuraerkrankungen

Definition:
Pleuraerkrankungen sind Erkrankungen der Pleura visceralis oder der Pleura parietalis.
Wir unterscheiden:
- Pleuritiden,
- Pleuraschwarte,
- Pleuratumoren primär/sekundär (Metastasen).

6.3.1 Ätiopathogenese der Pleuritiden

Wir unterscheiden eine Pleuritis sicca und den Pleuraerguß, ätiopathogenetisch kommen in Frage:
- Infektionen: bakteriell, viral (etwa 15 %), Tuberkulose 30 %;
- abdominelle Störungen: Leberzirrhose, Pankreatitis, subphrenischer Abszeß;
- Neoplasien, Metastasen von abdominellen Karzinomen, maligne lymphatische Erkrankungen, Leukämien, primäre Pleuraerkrankungen zusammen etwa 30 %;
- kardiovaskuläre Erkrankungen, Lungenembolien, Linksherzinsuffizienz etwa 15 %;
- Kollagenosen, primäre PCP, Periarteriitis nodosa sowie Arzneimittelreaktionen.

Klinik:
Initial Hustenreiz und atemabhängige Schmerzen, oft als Rheuma verkannt, oberflächliches Atmen, Tachypnoe und Belastungsatemnot, Einnahme von Zwangsstellungen (sonst Schmerzen).

Wenn ein Pleuraerguß auftritt, gehen die atemabhängigen Schmerzen zurück, je nach Ätiologie kann Fieber mit hinzutreten, bei kleinen Ergüssen weitgehende Beschwerdefreiheit, evtl. etwas Druck am Thorax, auch ausstrahlend, bei großen Ergüssen Atemnot, Druckgefühl.

6.3.2 Pleuraschwarte

Definition:
Verwachsungen beider Pleurablätter unterschiedlichen Ausmaßes werden als Pleuraschwarte bezeichnet.

Ätiopathogenese:
Bei allen Pleuraergüssen, die nicht genügend punktiert wurden, können Pleuraschwarten zurückbleiben.

Klinik:
Je nach Ausmaß der Pleuraschwarte findet sich Belastungsdyspnoe sowie die Zeichen einer sich allmählich entwickelnden Rechtsherzinsuffizienz.

Oft wird auch ein bestimmter Druck im Bereich der Schwarte geklagt, der häufig wetterabhängig ist.

In der Regel wird die Beeinträchtigung der Lungenfunktion durch eine Pleuraschwarte unterschätzt.

6.3.3 Primäre Pleuratumoren

Definition:
Hierbei handelt es sich um primäre Tumoren oder Metastasen, die sich an den Pleurablättern entwickeln.

Ätiopathogenese:
Ein primärer Pleuratumor ist das Pleuramesotheliom. Dieser bösartige Tumor tritt häufig erst Jahrzehnte nach Umgang mit Asbest auf.

Alle anderen Pleuratumoren primärer Art sind selten.

Klinik des Mesothelioms:
Hustenreiz, Schmerzen, Gewichtsabnahme, Müdigkeit, Abgeschlagenheit, Dyspnoe, blutchemische Veränderungen wie bei Malignom. Auskultatorisch finden sich spätinspiratorische Crepitationen.

6.3.4 Sekundäre Pleuratumoren

Definition:
Sowohl lymphogen als auch hämatogen können Pleurametastasen entstehen.

Ätiopathogenese:
Es können Tumoren des Bronchialsystems, des Bauchraums aber auch das Mammakarzinom vorangehen; auch bei malignen lymphoproliferativen Erkrankungen kommt es zu einer Metastasierung in die Pleura, in der Regel verbunden mit einem Pleuraerguß.

Klinik:
Oft ist ein Pleuraerguß das erste Zeichen der schon fortgeschrittenen metastasierenden malignen Erkrankung. Initial treten atemabhängige Schmerzen auf, nachfolgend häufig ein Reizhusten (pleural bedingt) sowie Atemnot und ein Druckgefühl je nach Ausmaß des Pleuraergusses (Brandt u. Loddenkemper 1983).

7 Tumoren der Atmungsorgane

U. H. Cegla

7.1 Einleitung

Bronchialkarzinome machen etwa 1/5 aller Karzinome des Menschen aus.

Beim Mann ist das Bronchialkarzinom der häufigste Tumor, bei den Frauen werden die Tumoren der Mamma und des Zervix in Kürze vom Bronchialkarzinom durch den erhöhten Tabakgenuß überholt sein.

Etwa 18.000–20.000 Menschen sterben jährlich in den alten Bundesländern an einem Bronchialkarzinom, also etwa 1 1/2 mal so viel, wie bei Verkehrsunfällen zu Tode kommen.

Im Jahre 1920 gab es 1,5 Tote an Bronchialkarzinomen auf 100.000 Einwohner, 1970 waren es in Großbritannien 100 Tote auf 100.000 Einwohner.

Die Prävalenz und die Mortalität der Erkrankung überlagern sich, da eine Überlebenszeit von 5 Jahren beim Bronchialkarzinom nur von 5–7 % aller Erkrankten erreicht wird.

Die Überlebenschance von 5 Jahren ist praktisch Null, wenn der Tumor nicht operiert werden konnte; das ist, da die Diagnose zu spät gestellt wird, leider bei 70-80 % aller Erkrankten der Fall.

Bei Operierten liegt die Fünfjahresüberlebenschance bei 25–30 %.

Risikogruppen für ein Bronchialkarzinom sind Raucher sowie Menschen, die wiederholt toxischen Substanzen im Berufsleben ausgesetzt sind; häufig kommen beide Faktoren miteinander vor und potenzieren sich.

Das Rauchen eines Päckchens mit 20 Zigaretten täglich während eines Jahres wird als „Yearpack" bezeichnet. Ein solches Yearpack enthält 7,3 kg Tabak.

Statistisch steigt das Risiko, an einem Bronchialkarzinom zu erkranken, ab 20 Yearpacks oder nach dem Genuß von 150 kg Tabak an.

Der Tabakrauch enthält die verschiedensten chemischen Komponenten (mehr als 1500 unterschiedliche Substanzen). Darunter finden sich zahlreiche Karzinogene, deren Wirksamkeiten durch die Reizung des Bronchialepithels, die verminderte mukoziliäre Clearance und das Einwirken auf die Becherzellen erhöht werden.

Besonders gefährlich ist das Rauchen bei Patienten mit chronischer Bronchitis und bei Patienten, bei denen Narben und chronische Entzündungen in der Lunge vorliegen wie bei Tuberkulose, Lungenfibrosen und chronischen Pneumokoniosen.

In städtischen und industrialisierten Gebieten sind Bronchialkarzinome etwas häufiger als in ländlichen Bezirken.

Der Umgang mit Asbest, Chrom, Arsen, Nickel, Kobalt, mit Blei, Eisen, Mineralien (besonders in Lothringen), mit Radonabkömmlingen sowie mit Teerabkömmlingen, Mineralöl in der Petroleum- und mineralölverarbeitenden Industrie sowie bei Herstellung und Umgang mit Chemotherapeutika (Alkylanzien und Procarbazin) erhöht die Häufigkeit eines Bronchialkarzinoms.

Die Kombination Rauchen und Exposition gegenüber solchen Stoffen führt zu einer Multiplikation des Risikos, vor allen Dingen bei Asbest sowie Uran.

Ohne Zweifel gibt es ein genetisch determiniertes Risiko für das Bronchialkarzinom, wobei die Kenntnisse noch nicht so weit fortgeschritten sind, daß im Einzelfall das persönliche Risiko vorhergesagt werden kann.

Bei Lungenfibrosen werden vermehrt periphere Bronchialkarzinome beobachtet (bronchioalveoläres Karzinom, Adenokarzinom). Dabei ist es unerheblich, ob es sich um eine lokalisierte Narbenfibrose oder um eine diffuse Fibrose handelt.

7.2 Symptomatik

Der Zeitpunkt der Entdeckung eines Bronchialkarzinoms hängt vom Sitz des Tumors ab. Häufig handelt es sich um „Zufallsbefunde", die im Rahmen einer Routineröntgenaufnahme entdeckt werden.

Wesentliche klinische Zeichen werden besonders bei zentralen Bronchialkarzinomen beobachtet, die sich endo- oder peribronchial entwickeln:
- Husten oder neu aufgetretene Dyspnoe bei Patienten mit chronischer Bronchitis,
- Hämoptysen jedweder Art,
- Bronchialinfekte (rezidivierende Pneumonie!),
- Thoraxschmerzen, wenn peribronchiale oder perivaskuläre Nerven mit betroffen sind.

Andere Störungen weisen auf eine mediastinale Mitbeteiligung und damit auch auf eine schlechte Prognose hin:
- Heiserkeit durch Kompression des linken N. recurrens,
- Dyspnoe durch Zwerchfell-Lähmung (Lähmung des N. phrenicus),
- Dysphagie durch Kompression oder Invasion in den Ösophagus,
- Cava-superior-Syndrom: Gesichtsödem, Anschwellung der Jugularvenen, Kollateralkreislauf an der Thoraxwand, Stauungspapille,
- Herzrhythmusstörungen, evtl. auch Schmerzen durch Beteiligung des Perikards.

Peripher gelegene Bronchialkarzinome sind häufiger asymptomatisch, können aber ebenfalls durch sekundäre Symptome entdeckt werden:
- Thoraxschmerzen durch Mitbeteiligung der Pleura,
- abszedierende Pneumonie,
- Pleuritis, selten auch Pneumothorax,
- Pancoast-Syndrom bei Tumoren, die die Lungenspitze betreffen: radikuläre Schmerzen im Dermatom C 8–ThI.
- Horner-Syndrom (Ptosis, Myosis, Enophthalmus),
- Rippenerosionen.

Daneben werden eine Anzahl von extrathorakalen Zeichen beobachtet.
- Allgemeine Zeichen sind: Fieber, Gewichtsabnahme, Verschlechterung des Allgemeinzustandes.
- Metastasen.
- Paraneoplastische Syndrome: Diese können zwar bei allen Tumorarten beobachtet werden, sind aber beim Bronchialkarzinom und vor allen Dingen beim kleinzelligen Karzinom häufig.
- Endokrinologische Symptome (inadäquate ADH-Sezernierung mit Hyponatriämie, Hyperkortizismus, Schilddrüsenüberfunktion, Hyperparathyreoidismus, Hypoglykämie, Gynäkomastie), periphere Neuropathien, Myopathien, Dermatomyositis, besonders bei kleinzelligen Karzinomen.
- Trommelschlegelfinger, Uhrglasnägel, Pierre-Marie-Bamberger-Syndrom, Hyperkalzämie, besonders bei Plattenepithelkarzinomen.
- Thrombophlebitis migrans und rezidivierende Phlebitiden, besonders bei Adenokarzinomen.

Insgesamt sind die klinischen Zeichen wechselnd und vieldeutig, sie sollten aber vor allen Dingen beim Raucher an die Möglichkeit eines Bronchialkarzinoms denken lassen.

7.3 Diagnostik

Klinische Untersuchung: Anamnese bezüglich Rauchen; Berufsanamnese.
    Klinische Untersuchung, um eine Bronchialobstruktion (Giemen) sowie Tumorzeichen (s. oben) festzustellen.

Radiologische Untersuchung:
Dabei sind verschiedenste Veränderungen möglich:
1) Hiläre oder parahiläre Verschattung:
    dicht, mit unscharfen Begrenzungen manchmal von einer Segment- oder Lobäratelektase begleitet; häufig mit Lymphknotenschwellungen;
    hin und wieder mit Obstruktion der Hilusgefäße durch Lymphknoten mit schlechter Prognose.
2) Periphere Verschattung:
    dicht, rund, solitär oder multipel, hin und wieder mit Einschmelzungen.
3) Invasiv wachsend:
    Rippenarrosion, Pleuritis
4) Normales Röntgenbild (selten!).

Anatomisch/pathologische Untersuchung:
Allein die anatomisch-pathologische Untersuchung kann die Diagnose einer Malignität bestätigen.
    Die Wertigkeit der einzelnen diagnostischen Methoden hängt von der jeweils verwendeten Technik und der Lokalisation des Tumors ab.

Fiberbronchoskopie:

Sie ist durch nichts zu ersetzen: Sie erlaubt es, die Läsion sichtbar zu machen, ihre Topographie in bezug auf die Carina festzustellen und eine Probeexzision durchzuführen.

Die Art der Probeexzision hängt von der Lokalisation des Tumors ab:
- Entnahme aus einem sichtbaren proximalen Tumor;
- transbronchiale Biopsie;
- Katheteraspiration und -bürstung bei peripheren Tumoren.

Ferner sollte das Sputum nach der Bronchoskopie zytologisch untersucht werden.

Es besteht weiterhin die Möglichkeit einer perthorakalen Punktion peripherer Herde unter Röntgenkontrolle und evtl. auch unter Ultraschallkontrolle.

Probethorakotomie:

Wenn die vorangegangenen Untersuchungen auch bei Wiederholung keine Klärung der Diagnose ergeben haben, ist wegen der Bedeutung der Diagnose eine Probethorakotomie zu erwägen.

Sinn all dieser Untersuchungen ist es, eine histologische Klärung der Lungenverschattung herbeizuführen, da beim Bronchialkarzinom je nach histologischem Typ unterschiedliche therapeutische Wege eingeschlagen werden und eine unterschiedliche Prognose besteht.

7.3.1 Histologische Klassifikation der Bronchialkarzinome

1) Plattenepithelkarzinome (epidermoide Karzinome): Sie kommen am häufigsten vor (etwa 50% aller Fälle); sie liegen in der Regel proximal; sie sind meist gut oder wenig differenziert; mit und ohne Verhornung.
2) Kleinzellige Karzinome: Sie machen 8–20% aller Fälle aus; sie liegen häufig ebenfalls zentral mit peribronchialer frühzeitiger Ausbreitung ins Mediastinum; sie sind häufig schwer aus der Bronchialbiopsie zu diagnostizieren; sie zeigen frühzeitige Metastasierung.
3) Adenokarzinome: Sie machen etwa 20% aller Fälle aus; sie liegen in der Regel peripher, daher ergeben sich Probleme, zwischen einem primären Tumor und einer Metastase zu unterscheiden.
4) Eine besondere Gruppe stellen die bronchioloalveolären Karzinome dar; bei dieser Tumorart entwickeln sich die Tumorzellen entlang der Alveolarwand, ohne lange Zeit die vorgegebene Architektur zu zerstören. Hier werden azinäre und papilläre Formen unterschieden.
5) Riesenzellkarzinome: Hierbei handelt es sich um vielfältige Formen: adenoepidermoide Formen: hierbei handelt es sich um eine Zusammensetzung aus Plattenepithel- und Drüsenanteilen.
6) Andere epitheliale Tumoren:
   Sie sind selten, 2–3%, und rekrutieren sich aus Karzinoiden und Tumoren der Bronchialdrüsen: Die Karzinoide haben einen typischen morphologischen Aufbau, sie können hormonsezernierend sein, führen dann zu Flush und Bron-

chialobstruktionen, das abgegebene Serotonin ist mit Hilfe der 5-Hydroxyindolessigsäure im Urin nachweisbar. Das Gros der Karzinoide ist allerdings nicht hormonaktiv.

Die Tumoren der Bronchialdrüsen entsprechen morphologisch den Tumoren der Speicheldrüsen.

7.3.2 Staging des Bronchialkarzinoms

Um die Prognose und das therapeutische Vorgehen festzulegen, ist ein Staging des Bronchialkarzinoms unumgänglich:

Dabei wird zunächst das Stadium des Primärtumors (T) festgelegt:

T 0 − kein Hinweis für einen Primärtumor.
T x − im Bronchialsekret sind maligne Zellen nachgewiesen, aber ein Tumor kann weder mittels Röntgenbild noch Bronchoskopie gesehen werden.
T is − Carcinoma in situ.
T 1 − Tumor 3 cm oder kleiner im Durchmesser, von normalem Lungengewebe oder von normaler viszeraler Pleura umgeben.
T 2 − Tumor > 3 cm im Durchmesser oder Tumor jedweder Größe, der die viszerale Pleura befallen hat oder sich in den Hilus erstreckt. Der Tumor liegt in einem Lobärbronchus oder ist mindestens 2 cm von der Carina entfernt. Jede begleitende Atelektase oder Retentionspneumonie, die weniger als einen Lungenflügel umfaßt.
T 3 − Tumor jedweder Größe, der in die benachbarten Strukturen wie die Brustwand, das Zwerchfell oder das Mediastinum einwächst; ein Tumor, der den Hauptbronchus weniger als 2 cm von der Carina befallen hat; oder ein Tumor, der zu einer Atelektase oder Retentionspneumonie einer ganzen Lunge geführt hat; oder ein Tumor, der mit einem Pleuraerguß einhergeht.

Regionale Lymphknoten (N):
N 0 − keine Metastasen der regionalen Lymphknoten.
N 1 − keine Metastasen der peribronchialen und/oder ipsilateralen Hiluslymphknoten.
N 2 − Metastasen der mediastinalen Lymphknoten.

Fernmetastasen (M):
M 0 − keine Fernmetastasen.
M 1 − Fernmetastasen, wie Befallen des Skalenuslymphknotens, der zervikalen Lymphknoten oder der kontralateralen Hiluslymphknoten, des Gehirns, der Knochen, der Lunge oder der Leber.

Diese T-, N- und M-Stadien können nun im folgenden in Gruppen oder Stadien zusammengefaßt werden:
T x N 0 M 0 − okkultes Karzinom.
Sputum oder Bronchialsekret enthält maligne Zellen, es besteht kein Hinweis für Primärtumor oder Metastasen.

Stadium I:

T is   N 0   M 0   − Carcinoma in situ.

T 1   N 0   M 0   − Primärtumor Klasse 1, keine regionale Lymphknotenbeteiligung

T 1   N 1   M 0   − der Tumor T 1 hat Metastasen im ipsilateralen Hilus, aber keine Lymphknoten.

T 2   N 0   M 0   − Der Tumor T 2 hat keine Lymphknotenmetastasen und keine distalen Metastasen.

Beachte: T x N 1 M 0 und T 0 N 1 M 0 fallen auch unter Stadium I, sind aber schwierig, wenn überhaupt, zu diagnostizieren.

Stadium II:

T 2 N 1 M 0:

Der Tumor des Stadiums T 2 hat ipsilaterale Hiluslymphknotenmetastasen, aber keine sonstigen Metastasen.

Stadium III:

T 3 mit jedem N- oder M-Stadium: Jeder Tumor, der fortgeschrittener als T 2 ist.

N 2 mit jedem T- und M-Stadium: Jeder Tumor mit Metastasen und kontralateralen mediastinalen Lymphknoten.

M 1 mit jedem T- oder N-Stadium: Jeder Tumor mit Fernmetastasen.

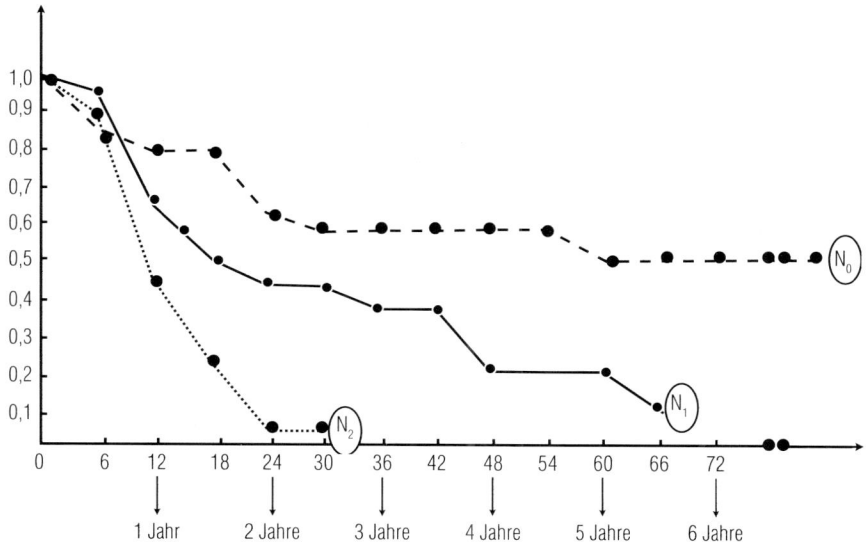

Abb. 1. Überlebenszeit bei operiertem Plattenepithelkarzinom in Abhängigkeit vom Lymphknotenbefall; (Nach F. Bonnaul 1986, Révision accélérée en pneumologie)

Da wie die Abb. 1 zeigt, außer dem Tumor auch das Lymphknotenmetastasenverhalten eine entscheidende Rolle für die Prognose hat, wird heute mit Ausnahme des kleinzelligen Bronchialkarzinoms in der Regel vor einer Operation eine Mediastinoskopie durchgeführt, um einen entsprechenden Befall des Mediastinums zu diagnostizieren.

Größere Zentren sind dazu übergegangen, sich nicht mehr alleine auf die computertomographische Untersuchung zu verlassen, zumal mediastinale Lymphknotenschwellungen auch von Infektionen der Lunge herstammen könnten.

Der entscheidende prognostische Faktor ist der „M-Faktor".

Viele Patienten, die anscheinend einen resezierbaren Lungentumor haben und bei denen im Mediastinum keine Metastasen gefunden werden, entwickeln tödliche Fernmetastasen.

Da das Bronchialkarzinom (vor allen Dingen das kleinzellige Karzinom) oft in Gehirn, Knochen, Leber und Nebennieren metastasiert, sind bei Entwicklung von Symptomen in diesem Bereich weitergehende Untersuchungen wie Computertomographie, Ultraschall, Bestimmung von Enzymen (alkalische Phosphatase, LAP) wichtig.

Das NMR ist für die Tumorsuche im Gehirn empfindlicher als das CT.

Zu beachten ist, daß sich Knochenmetastasen im Szintigramm häufig ein halbes Jahr eher nachweisen lassen, als sie im Röntgenbild festgestellt werden können.

Die initiale TNM-Klassifikation wird während der Operation oder nach Erhalt der Pathohistologie revidiert (postchirurgisches TNM-Stadium).

Für die Therapie sind der Allgemeinzustand und die Lungenfunktion von Bedeutung.

Allgemeinzustand:
Die Bewertung des Allgemeinzustandes setzt sich aus mehreren Faktoren zusammen: Alter; Gewichtsverlust (sehr wichtig); physische Aktivität (Karnofsky-Index); Begleiterkrankungen (koronarer Herzkrankheit, Kardiomyopathie, Diabetes, Niereninsuffizienz, Leberzirrhose).

Lungenfunktion:
Sie ist von entscheidender Bedeutung für die Operabilität.

Die präoperativen Lungenfunktionsparameter geben Hinweise auf die postoperative Situation: Spirometrie mit Sekundenkapazität; Blutgase in Ruhe und unter Belastung mit 75 W über 6 min; Ventilations-Perfusions-Szintigraphie, um den Verlust an Lungengewebe nach der Operation zu beschreiben (Frage ob der Patient funktionell schon pneumonektomiert ist), vor allen Dingen in Situationen, in denen die übrige Lungenfunktion grenzwertig ist. Evtl. Rechtsherzkatheteruntersuchung mit kurzfristiger Okklusion der Pulmonalarterien bei vorbestehenden Lungenkrankheiten.

Damit läßt sich der maximale, vom Patienten noch tolerierte Eingriff (Pneumonektomie, Lobektomie, Teilresektion, Klemmresektion) bestimmen.

7.4 Spontanverlauf der Bronchialkarzinome

Der Spontanverlauf von Bronchialkarzinomen hängt vom histologischen Typ der Erkrankung ab.

Plattenepithelkarzinom:
Ihre Entwicklungsgeschwindigkeit ist wechselnd; ein massiver Tumor, der vegetierend im Bronchiallumen wächst, kann so zu einer totalen Stenose eines Bronchus führen.

Die peribronchiale vaskuläre Ausweitung des Tumors führt häufig zu einer endoluminalen Vorwölbung.

Dieser Tumor entwickelt sich häufig zu einem zerfallenden pseudozystischen Tumor mit zentraler Nekrose.

Metastasierung und Beteiligung von weiteren Organen:
Die peribronchialen und mediastinalen Lymphknoten werden frühzeitig befallen.

Metastasen sind ubiquitär, besonders in Hirn, Leber, Skelett, Haut und Nebennieren.

Kleinzellige Karzinome:
Die lokale Entwicklung ist schnell (die Verdopplungszeit liegt in der Regel unter 20 Tagen).

Die kleinzelligen Karzinome verschließen damit mehr oder weniger schnell das Bronchiallumen; sie setzen insbesondere mediastinale Lymphknotenmetastasen, die zu einer Verbreiterung des Mediastinums führen.

Die frühzeitige diffuse Metastasierung (hämatogen und lymphogen) ist hervorzuheben.

Die Metastasen sind ubiquitär: im zentralen Nervensystem, in der Leber, im Knochenmark, im Skelett, in den Nebennierenrinden, in etwa vergleichbar mit der Ausdehnung einer malignen hämatologischen Erkrankung.

In der Hälfte der Fälle wird das kleinzellige Bronchialkarzinom im fortgeschrittenen Stadium diagnostiziert.

Adenokarzinom:
Der Tumor liegt im gesunden Lungenparenchym und in der Lungenperipherie. Er kann ein großes Volumen annehmen, bevor er Symptome bereitet.

Die lokalisierten Formen des bronchioalveolären Karzinoms haben eine langsame Entwicklung und bleiben lange Zeit ebenfalls lokalisiert.

Fernmetastasen entstehen durch lymphogene und hämatogene Metastasierung.

Die Metastasen betreffen insbesondere die Lymphknoten, das zentrale Nervensystem und das Skelett. Leitsymptom sind große Sputummengen.

Großzellige Karzinome:
Ihre Entwicklung entspricht denen der Plattenepithelkarzinome.

Tumoren geringerer Malignität (Karzinoidtumoren, Tumoren der Bronchialdrüsen):
Ihre Entwicklung bleibt hauptsächlich lokal; da sie sich hauptsächlich in den zentralen Bronchien entwickeln, können sie regionale Lymphknotenmetastasen setzen. Ein lokales Rezidiv ist nach Operation möglich, besonders bei Tumoren der Bronchialdrüsen. Fernmetastasen sind selten und kommen am ehesten bei atypischen Karzinoiden vor.

Die Entwicklung eines Karzinoids wirft die Frage auf, ob es sich um ein primäres Karzinoid der Lunge oder um eine Metastase eines extrapulmonalen Karzinoids, z. B. des Intestinaltraktes, handelt.

7.5 Prognose

Die Prognose wird wesentlich durch den Zelltyp determiniert.

Kleinzellige Karzinome: Sie haben die schlechteste Prognose, die Überlebenszeit nach 5 Jahren beträgt weniger als 5 %, mittlere Überlebenszeit 6-12 Monate.

Plattenepithel- und Adenokarzinome: Die Prognose ist nicht so schlecht, die Fünfjahresüberlebenszeit liegt beim ersteren über 40 %, beim Adenokarzinom bei 25 %, die Prognose hängt stark vom Grad der Differenzierung ab und ist ungünstiger bei geringer histologischer Differenzierung.

Abhängigkeit vom TNM-Stadium: Die kleinen, peripheren Tumoren haben günstigere Prognosen. Eine Mitbeteiligung von Lymphknoten, besonders der mediastinalen, verschlechtert die Prognose, und der Nachweis von Fernmetastasen senkt die Lebenserwartung erheblich.

7.6 Behandlungsmöglichkeiten

Thoraxchirurgie:
Sie verbessert die Fünfjahresüberlebenszeit der Plattenepithel- und Adenokarzinome von 30 auf 50 %. Die Überlebenszeit nach einfacher Operation, besonders Lobektomie, ist günstiger als die nach ausgedehnten Operationen.

Radiotherapie:
Sie kann die Prognose verbessern, eine Heilung ist nicht möglich; Adenokarzinome sprechen schlecht an, am günstigsten sprechen kleinzellige Karzinome an.

Chemotherapie:
Sie ist sehr wirksam beim kleinzelligen Bronchialkarzinom, geringer wirksam beim Plattenepithelkarzinom und fast nicht wirksam beim Adenokarzinom.

7.6.1 Indikationen und Kontraindikationen zur chirurgischen Behandlung

Histologischer Typ:
Rein kleinzellige Bronchialkarzinome wurden bis vor kurzem nicht operiert, sondern lediglich chemotherapeutisch behandelt; einige thoraxchirurgische Zentren operieren derzeit auch kleinzellige Bronchialkarzinome.

Die funktionelle und operative Resezierbarkeit des Tumors ist von Bedeutung: Ausdehnung des Tumors, lokoregionale Ausdehnung.

Einige Tumorausdehnungen stellen eine absolute Kontraindikation dar:
- maligner Pleuraerguß,
- Beteiligung des Ösophagus, der Trachea,
- ein Tumor, der weniger als 2 cm an die Carina heranreicht,
- Befall der V. cava inferior, der Pulmonalarterie an ihrem Abgang sowie Rekurrensparese und Phrenikusparese.

(In hochspezialisierten Zentren wird durch Plastiken- und Manschettenresektion hin und wieder auch ein Tumor, der weniger als 2 cm an die Carina herangewachsen ist, operiert.)

Manchmal kann eine Operation auch bei lokaler Beteiligung der Pleura, der Brustwand, des Perikards und des linken Herzohres sowie von homolateralen mediastinalen Lymphknoten operiert werden.

Die Beteiligung von distalen Lymphbahnen und Lymphknoten, hierzu zählen auch die kontralateralen Hiluslymphknoten sowie viszerale Metastasen, stellen eine Kontraindikation für ein chirurgisches Vorgehen dar.

Allgemeinzustand und Lungenfunktion:
Ein schlechter Allgemeinzustand und ein hohes Alter sowie das gleichzeitige Vorkommen von weiteren Erkrankungen können eine Kontraindikation für ein chirurgisches Vorgehen darstellen.

Die Kontraindikationen, die in der Lungenfunktion liegen, umfassen: Globalinsuffizienz, d. h. $P_aCO_2 > 45$ mm Hg, sowie eine Sekundenkapazität, die postoperativ weniger als 1/3 des Normwertes beträgt, das bedeutet grosso modo, daß die Sekundenkapazität präoperativ nicht unter 1 l pro Sekunde liegen darf.

Ein Globaltest stellt auch die Blutgasanalyse in Ruhe und unter Belastung mit 75 W über 6 min am Fahrradergometer dar. Fällt unter dieser Belastung der arterielle O_2-Partialdruck auf nicht mehr als 5 mm Hg ab und kommt es zu keiner Globalinsuffizienz, ist in der Regel eine Pneumonektomie möglich.

Technik und Methoden:
Die Resektion sollte so schonend wie möglich sein: Lobektomie, rechtsseitige Bilobektomie, Pneumonektomie.

Sie kann aber auch je nach Befall und vorliegender Funktion zu einer Pneumonektomie ausgedehnt werden. Ferner kommen Manschettenresektionen mit Resektion eines Stücks des Hauptbronchus und nachfolgendem Annähen der entsprechenden Lappen in Frage.

Umschriebene Operationsmethoden kommen bei Patienten in Frage, bei denen die Lungenfunktion erheblich eingeschränkt ist.

Komplikationen:
Die postoperative Mortalität kann einmal durch optimale Voruntersuchung und Eingrenzung der Indikation zur Operation sowie durch gute präoperative und postoperative Nachsorge gesenkt werden.

Die funktionellen Ergebnisse können vor allen Dingen durch postoperative Physiotherapie verbessert werden.

Ergebnisse der Chirurgie:
Sie sind beachtlich; die Fünfjahresüberlebenszeit beträgt bei operierten Patienten 50%, wenn eine ausreichend radikale Operation möglich war.

7.6.2 Strahlentherapie

Indikationen:
In Verbindung mit thoraxchirurgischen Eingriffen: Sie wird postoperativ benutzt, um die Häufigkeit lokaler Rezidive bei gleichzeitigem Befall von Lymphknoten zu vermindern; eine Nachbestrahlung erfolgt automatisch ab dem Stadium N 1 und wird auch für Stadium N 0 häufig diskutiert.

Radiotherapie bei inoperablen Tumoren (insbesondere beim kleinzelligen Bronchialkarzinom): Dabei kann es sich um eine palliative Radiotherapie handeln (besonders in Notsituationen, z. B. Cava-superior-Verschluß) oder um eine Radiotherapie mit voller Dosis, die entweder allein oder in Kombination mit einer Chemotherapie durchgeführt wird.

Radiotherapie des kleinzelligen Bronchialkarzinoms:
1) Die Bestrahlung, bei der der Tumor mit hohen Dosen angegangen wird, um die Krankheit lokoregional zu behandeln.
2) Die prophylaktische Bestrahlung des Gehirns, um die Entwicklung von Hirnmetastasen zu verhindern.

Radiotherapie von Metastasen: Sie ist als palliative Bestrahlung vor allen Dingen bei schmerzhaften Knochenmetastasen indiziert.

Technik und Methoden:
Die Strahlenfelder und -dosen richten sich nach der jeweiligen Indikation.

Außer einer konventionellen Röntgenbestrahlung kommt eine Kobalttherapie und eine Therapie mit beschleunigten Teilchen in Frage.

Eine moderne intraluminale Therapie stellt das Afterloading dar.

Ergebnisse:
Die Strahlentherapie wird in der Regel befriedigend vertragen; die Hauptkomplikationen sind die sekundäre Lungenfibrose im Strahlenfeld, massive Hämoptysen, Mediastinitis und Myelitis.

Die Ergebnisse sind, was das lokoregionale Rezidiv angeht, außerordentlich, ferner wird die Lebensqualität und auch die Überlebenszeit verlängert.

Eine kurative Strahlentherapie gibt es nicht.

7.6.3 Chemotherapie

Indikation und Kontraindikation:
Indikationen bei inoperablen Tumorformen, besonders beim kleinzelligen Bronchialkarzinom, evtl. in Kombination mit Strahlentherapie.

Als Kontraindikation stellt sich ein schlechter Allgemeinzustand, vor allen Dingen bei Tumoren, die schlecht auf Chemotherapie ansprechen, insbesondere Adenokarzinome, dar.

Es gibt verschiedenste Schemata zur Chemotherapie; in der Regel werden Stoßtherapien mit einer Dauertherapie abgewechselt. Die häufigsten Komplikationen bestehen in Blutbildveränderungen, insbesondere Leuko- und Thrombopenien, aber auch in der Entwicklung von Soor und Zystitiden und während der Chemotherapie Übelkeit.

Ergebnisse:
Beim kleinzelligen Bronchialkarzinom können häufig überraschende Ergebnisse erzielt werden, die vor allen Dingen die Lebensqualität des Patienten deutlich bessern.

7.7 Karzinompatienten in der Rehabilitation

Keine Krankheit führt zu einer so tief sitzenden emotionalen Reaktion wie die Diagnose eines Karzinoms.

Der Patient hat Angst vor Schmerzen, vor Komplikationen, Einsamkeit und Tod.

Um einen solchen Patienten und seine Familie effektiv zu unterstützen, ist außer der üblichen Medikation und Physiotherapie eine häufige Kommunikation und Besprechung erforderlich. Alle Tests, alle Behandlungsmethoden sollten dem Patienten erklärt werden, um ihm zu helfen, seine Furcht zu mindern.

Wenn das Endstadium des Karzinoms erreicht ist, kann sich ein solcher Patient einsam und verlassen fühlen. Die Betreuung eines solchen Patienten kann sowohl für den Arzt wie für das Pflegepersonal auch eine eigene Lebensbewältigung darstellen.

Je nach vorangegangener Therapie wird sich die weitere Betreuung in der Rehabilitation unterscheiden.

Allgemein gilt: Es ist zu achten auf: chronische Bronchitis, Bronchialobstruktion, Effektivität des Hustens, schmerzbedingte Retention von Schleim.

Das Atemmmuster Tachypnoe, oberflächliche Atmung infolge von Schmerzen Flüssigkeitshaushalt, Austrocknung infolge von Übelkeit, Erbrechen, Appetitlosigkeit als Folge von Chemotherapie und Strahlentherapie.

Blutgase, respiratorische Globalinsuffizienz mit Kopfschmerzen, Hypoxämie postoperativ (Langzeitsauerstoffgabe?).

Beweglichkeit, eingeschränkte physikalische Beweglichkeit infolge von Müdigkeit, Kurzatmigkeit.

Ernährungszustand, verminderte Nahrungszufuhr als Folge der Chemo- und Bestrahlungstherapie.

Hautveränderungen als Folge der Strahlentherapie (Pudern der Hautveränderungen, keine Massage, keine Sonnenbank, keine Bäder!).

Schmerzen allgemein, beachte: Knochenschmerzen lassen sich in der Regel nur mit Opiaten beherrschen, eine evtl. palliative Strahlentherapie kann hier weiter helfen; beachte ferner, der Schmerz hat auch psychische Qualitäten; eine Gesprächstherapie und die Gabe von Neuroleptika kann als Ergänzung der Schmerzmittel außerordentlich wirksam sein.

Angst: Selbst nach erfolgreich operiertem Tumor besteht eine andauernde Angst vor unbekannten Zweittumoren oder Metastasen, die Visualisierung normaler Laborwerte ist dem Patienten gegenüber von großer Bedeutung. Auch psychologische Methoden etwa in Form einer Angstbewältigungsgruppe sind erforderlich.

Ferner besteht eine Störung des Patienten in seinem „Ich-Bild" infolge Operationsfolgen wie Narbenbildungen oder eine Alopezie nach Chemotherapie („ich habe nur noch eine halbe Lunge, bin nichts mehr wert").

Auch die Frage nach dem Arbeitsplatz, des weiteren Verbleibens im Beruf sind Punkte, die die persönlichen Probleme des Patienten vergrößern.

Auch Änderungen in der Familiendynamik, geänderter Lebensstil, Probleme in der Sexualität durch Kurzatmigkeit, Müdigkeit, Impotenz im Rahmen der Chemotherapie spielen hier eine Rolle.

7.8 Physiotherapie nach Operationen und Anschlußheilbehandlung (AHB)

In der Regel wird der Patient im Sinne der AHB ab dem 10. postoperativen Tag oder später in die Rehabilitation kommen. Dann sind unmittelbare postoperative Komplikationen, die eine Lebensgefahr für den Patienten darstellen, in der Regel vorbei. Die Physiotherapie kann aktiver durchgeführt werden, muß allerdings noch Nähte und Narbenbildungen, deren Heilung noch nicht abgeschlossen ist, berücksichtigen.

Die Spirometrie ergibt in der Regel eine Abnahme der Vitalkapazität, die Atemfrequenz ist leicht erhöht, das Residualvolumen ist vermindert, der absolute Tiffeneau-Testwert vermindert, aber der relative Tiffeneau-Testwert normal.

Die Therapie umfaßt nun:
1) Behandlung der dauernden Schmerzen bei der Einatmungsbewegung, die eine bestimmte Haltung (Kyphoskoliose) des Operierten konditionieren.
2) Husten und Auswurf sind zurückgegangen, nur bei begleitender chronischer Bronchitis wird die Sekretelimination durch besondere Techniken, vor allen Dingen in Form des „huffings", gefördert. Auch Hilfsmittel wie Flutter-VRP1 können zur Anwendung kommen.

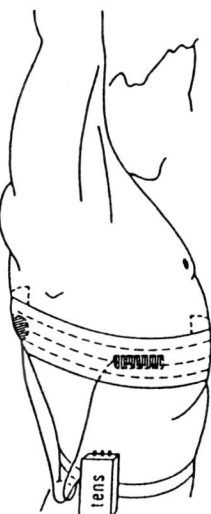

Abb. 2. Bekämpfung der Schmerzen der Operationswunde mittels TNS (transkutane nervale Stimulation).

3) Insgesamt besteht eine Verminderung der Kraft des Zwerchfells und der abdominalen Muskulatur, ferner sind die Einatembewegungen des Thorax vermindert, die Schulter der operierten Seite steht tiefer.

Die Schmerzen im Thorax lassen sich durch eine lokale Anwendung von TNS (transnervale Stimulation) ohne systemische Schmerzmittel beherrschen (siehe Abb. 2)

Außer leichter Massage zur Lockerung der etwas kontrakten Muskulatur sind Atemübungen von Bedeutung.

Dabei werden Ausatemübungen am günstigsten vor einem Spiegel durchgeführt, um die Bewegung des Abdomens und der oberen Rippen zu beobachten und zu koordinieren.

Nachfolgend sind lokalisierte Einatembewegungen (nur mit dem Zwerchfell, nur mit den Rippen) von Bedeutung, um pleurale Verwachsungen zu verhindern.

Eine Vertiefung der Atmung ist mit dem Giebel-Totraumvergrößerer möglich.

Weitere Hilfsmittel sind Incentivegeräte sowie der Thresholdinspiratory-muscle-Trainer, bei dem ein definierter zu erreichender Unterdruck für die Atmung vorgegeben werden kann.

Aber auch einfache Atemübungen wie Lufteinziehen durch die Nase („Schnüffeln") sind in der Lage, das Zwerchfell schnell zu kontrahieren und damit Adhärenzen zu lösen.

Eine Verbesserung der Wirbelsäulenstatik und Verhinderung eines Schiefwerdens des Patienten wird ebenfalls durch Atembewegungen herbeigeführt, wobei die Wirbelsäule dadurch aufgerichtet wird, daß man den Patienten ermutigt, sich „größerzumachen".

Die Bewegung der homolateralen Schulter wird mit manuellen Methoden wie leichtem Ziehen und aktiven Übungen bewirkt.

30–60 Tage nach einer Thoraxoperation finden sich je nach Operationstyp folgende Veränderungen:

Nach einer Lobektomie oder Segmentektomie hat sich die Atmung in der Regel wieder normalisiert, es besteht noch eine mehr oder weniger ausgeprägte Restriktion sowie eine leichte Einschränkung der kostodiaphragmalen Beweglichkeit.

Nach einer Bilobektomie oder stärker nach einer Pneumonektomie liegt eine verständlicherweise ausgeprägte Restriktion vor, mit der allerdings ein „normales" Leben geführt werden kann. Solche Patienten müssen über längere Zeit betreut werden, um die Entwicklung von Komplikationen frühzeitig zu entdecken. Eine einfache Bronchitis kann in solchen Fällen zu einer respiratorischen Insuffizienz führen. Die Statik des Patienten ist gestört, infolge Skoliose und Retraktion des Hemithorax; solche Störungen sind bei Kindern ausgeprägter als bei Erwachsenen.

Sind die Nähte fest, kann der Thorax nun normal und kräftig trainiert werden.

In solchem Stadium sind Gruppentherapien als Alternative zur Einzelbehandlung vorzuziehen, da die Patienten durch die Gruppe motiviert werden.

Es werden auch nicht mehr so spektakuläre Ergebnisse erreicht werden wie in den ersten 30 Tagen.

Der Patient muß ferner zu einer „hygienischen" Lebensführung motiviert werden (ständige physikalische Übungen, regelmäßige ärztliche Überwachung, Nichtrauchen).

Außer Ein- und Ausatemübungen sowie Strecken der Wirbelsäule werden jetzt Muskeltonisierungsübungen durchgeführt, die die Schultermuskulatur und die Muskeln des Schulterblattes, der Wirbelsäule und der Hüfte umfassen. Ferner werden die Muskulatur des Thorax und des Zwerchfells dadurch trainiert, daß die Einatmung behindert wird, entweder durch manuellen Widerstand an den Rippen oder durch Einatmung durch Inspiratory-muscle-Trainer (P-Flex, Threshold).

Auch die Einatmung gegen ein fest gezurrtes elastisches Band dient diesem Zweck.

Des weiteren wird eine Gruppengymnastik durchgeführt; Ziel hierbei ist, die Wirbelsäule zu strecken und die Muskeln und Aponeurosen zu lockern, ferner werden Beugeübungen für die Wirbelsäule durchgeführt. Dies erfolgt mittels Keulen, die über die Schulter geschwungen werden, oder mit Wurfübungen (z. B. Speerwurf), ferner Stretching, Ballwurf, Arbeiten mit Bällen am Boden sowie kleinen Sprüngen mit geschlossenen Beinen nach vorn und zur Seite.

Hinzu kommt die Balneotherapie, Schwingübungen und Belastungsübungen, um die Ausdauerfähigkeit des Kreislaufes zu trainieren (Fahrradfahren, Laufbandergometer sowie Rudermaschinentraining).

Gefolgt wird all dieses von Entspannungsübungen und Angstbewältigungstraining (s. oben).

Ziel der Rehabilitation muß es sein, nach Möglichkeit eine Skolioseentwicklung zu vermeiden, eine Aufgabe des Rauchens zu bewirken und den Alkoholkonsum solcher Patienten einzuschränken.

Weiterhin muß sozialmedizinisch über den Verbleib des Patienten im Beruf bzw. über seine Umschulung entschieden werden.

8 Bronchopulmonale Erkrankungen unter besonderer Berücksichtigung der Einwirkungen am Arbeitsplatz

E. Meissner, H. Fabel

Hinter Lärmschwerhörigkeit und Hauterkrankungen stehen beruflich bedingte bronchopulmonale Erkrankungen an dritter Stelle der erstmals anerkannten Berufskrankheiten (Tabelle 1). Innerhalb der als Berufskrankheit anerkannten bronchopulmonalen Erkrankungen zeigt sich eine Verschiebung. Während zwischen 1950 und 1970 die „klassischen" Berufskrankheiten wie z. B. Silikose oder – im Gesundheitsdienst – Tuberkulose im Vordergrund standen, gewinnen heute allergisch oder irritativ-toxisch verursachte obstruktive Atemwegserkrankungen zunehmend an Bedeutung.

Allergisch bedingte Asthmaformen sind häufiger als chemisch-irritativ oder -toxisch bedingte (Tabelle 1). Beim allergischen Asthma überwiegt mit ca 80 % das Bäckerasthma durch Mehlstäube oder Backhilfen. Tierepithelien, Holzstäube, Isocyanate, pflanzliche Allergene oder Arzneimittelstäube stehen bei den anderen 20 % als Allergen im Vordergrund.

Tabelle 1. Häufigkeit von im Jahr 1990 anerkannten Berufserkrankungen (nur bronchopulmonale Erkrankungen. (Nach Hauptverband der gewerblichen Berufsgenossenschaften 1991)

Häufigkeit	BeKV-Nr.	Im Jahr 1990 anerkannte Berufserkrankungen
Lärmschwerhörigkeit	2301	2854
Hauterkrankungen	5101	2053
Infektionskrankheiten (Tbc)	3101	269
Silikose	4101	471
Silikotuberkulose	4102	70
Asbestose	4103	379
Asbestose und Bronchialkarzinom	4104	132
Asbestose und Mesotheliom	4105	291
Aluminose	4106	6
Hartmetallfibrose	4107	4
toxische Bronchopneumopathie durch Thomasmehl	4108	–
Nickel und Karzinom	4109	5
Kokereirohgase und Karzinom	4110	17
exogen-allergische Alveolitis	4201	8
Byssinose	4202	2
obstruktive Atemwegserkrankungen	4301 + 4302	1364
– allergisch	4301	1198
– chemisch-irritativ, -toxisch	4302	166

8.1 Allgemeines

Für die Anerkennung einer Berufskrankheit ist es erforderlich, daß ein wesentlicher ursächlicher Zusammenhang besteht zwischen
- der versicherten Tätigkeit und der Erkrankung (haftungsbegründende Kausalität),
- der Erkrankung und dem vorliegenden Körperschaden (haftungsausfüllende Kausalität).

Jeder Arzt oder Zahnarzt ist verpflichtet, den begründeten Verdacht auf das Vorliegen einer Berufskrankheit dem Versicherungträger (zuständige Berufsgenossenschaft kommunale oder staatliche Ausführungsbehörde für die gesetzliche Unfallversicherung) oder dem Staatlichen Gewerbearzt zu melden (§ 5 BeKV). Die Meldung erfolgt auf dem Formular „Ärztliche Anzeige über eine Berufskrankheit", das bei den Berufsgenossenschaften und den kommunalen oder staatlichen Ausführungsbehörden für die gesetzliche Unfallversicherung zu beziehen ist (s. Teil C; 16).

Wichtig ist die Unterscheidung zwischen angezeigten, anerkannten und entschädigten Berufskrankheiten. Bei einer angezeigten Berufskrankheit ist die Meldung an den zuständigen Versicherungsträger erfolgt, ohne daß bisher über eine Entschädigung entschieden wurde. Wird im Rahmen der Begutachtung eine Minderung der Erwerbsfähigkeit (MdE) unter 20 % festgestellt, gilt eine Erkrankung als anerkannte Berufskrankheit. Es erfolgen keine Rentenzahlungen. Umschulungen, Heilmaßnahmen, Kuren u. a. können aber von dem jeweiligen Versicherungsträger bezahlt werden. Bei einer MdE über 20 % liegt eine zu entschädigende Berufskrankheit vor. Es erfolgen Rentenzahlungen, Heilmaßnahmen, Kuren und ggf. eine Umschulung.

Mögliche Expositionen und Belastungen eines Berufes werden in der Zeitschrift *Arbeitsmedizin, Sozialmedizin, Präventivmedizin* unter der Rubrik „Arbeitsmedizinische Berufskunde" (Titel bis 1988: „Aktuelle ärztliche Berufskunde") vorgestellt. Es werden das „Wesen des Berufs" mit Voraussetzungen und Ausbildungsgang, „Beruf und Gesundheit" mit berufsbedingten Gesundheitsgefährdungen und „Berufliche Rehabilitation" besprochen sowie Hinweise auf „Weiterführende Literatur" gegeben (als Buch: Scholz 1981). In Sonderbeilagen zu den Heften 8/79, 9/79, 10/79 sowie 1/88 wurden alphabetische Verzeichnisse der Berufsbilder und Berufsbezeichnungen publiziert.

Duldungspflichtige Maßnahmen im Rahmen der Begutachtung sind:
- Erhebung von Anamnese und körperlichem Status unter besonderer Berücksichtigung der erkrankten Organsysteme,
- EKG
- Thoraxröntgen in 2 Ebenen,
- Lungenfunktionsprüfung einschließlich Bronchospasmolysetest,
- Blutgase in Ruhe und bei Belastung (Ergospirometrie),
- Prüfung der unspezifischen bronchialen Reaktivität.

Invasive, nicht duldungspflichtige Maßnahmen im Rahmen der Begutachtung sind:
- Bronchoskopie mit bronchoalveolärer Lavage (BAL) und/oder transbronchialer Biopsie (TBB),
- Thorakotomie mit offener Lungenbiopsie,
- spezifischer inhalativer Provokationstest (mit Antigenen),
- Rechtsherzkatheterisation.

Zur Einschätzung der MdE einer bronchopulmonalen Erkrankung sind die vom Bundesministerium für Arbeit und Sozialordnung publizierten Anhaltszahlen hilfreich (Bundesministerium für Arbeit und Sozialordnung 1983).

8.2 Asthma bronchiale (BeKV-Nr. 4301 und 4302)

Pathomechanismen:
- allergische Reaktionsform (IgE-vermittelt; BeKV-Nr. 4301);
- nichtallergische Reaktionsformen (BeKV-Nr. 4302);
- chemisch-irritative Wirkung,
- physikalisch-irritative Wirkung,
- toxische Wirkung,
- biochemisch-pharmakologische Wirkung.

Allergisch:
- vorausgehende oder begleitende allergische Rhinitis, Konjunktivitis, evtl. Urtikaria;
- meistens sehr niedrige bronchiale Schwellenkonzentration für den betreffenden Inhalationsstoff;
- asymptomatische Latenzzeit von mehreren Wochen und Monaten bis zum ersten Auftreten von Krankheitserscheinungen.

Nichtallergisch:
- Stäube, Dämpfe, Rauche, Gase;
- i. allg. konzentrationsabhängige Irritation und/oder Schädigung der Bronchialschleimhaut;
- pathophysiologisch stehen die Reflexbronchokonstriktion bei erniedrigter Reaktionsschwelle der Irritansrezeptoren und die Freisetzung von Transmittersubstanzen im Vordergrund;
- in einzelnen Fällen konnte die Freisetzung von Mastzell-Mediatoren nachgewiesen werden;
- Einhaltung der MAK-Werte schließt Erkrankung bei besonders disponierten Personen nicht aus.

Anamnese:
- allgemeine und spezielle tätigkeitsbezogene Anamnese (Gegebenheiten zum Zeitpunkt der Krankheitsentstehung, Krankheitsverlauf, Änderung der Symptomatik an Wochenenden oder im Urlaub);

– reproduzierbar bei Kontakt mit einem bestimmten Stoff auftretende Krankheitssymptome;
– Berufe (Auswahl) mit Expositionen gegen Allergene sowie chemisch-irritativ oder -toxisch wirkende Stoffe sind in Tabelle 2 und der Übersicht zusammengestellt.

Tabelle 2. Wichtige asthmaauslösende Arbeitsstoffe mit Angabe von Expositionsmöglichkeiten und wahrscheinlichem Pathomechanismus (Mod. nach Fuchs, 1986 und Baur 1989)

Inhalationsstoff	Exposition (Berufsbeispiele)	Pathomechanismus (*A* allergisch, *I* irritativ-toxisch, *P* pharmakologisch)
Pflanzliche Materialien:		
Mehle, Kleie	Bäckerei, Konditorei, Mühle	A
Getreidestaub	Landwirtschaft, Mühle	A
Sojamehl	Nahrungsmittel-, Futtermittelindustrie	A
Sträucher-, Baumpollen	Gärtnerei	A
Tabakblätter, Tee	Anbau, Verarbeitung	A
Grüne Kaffeebohnen, Kakaobohnen	Plantagen, Dockarbeit	A
Rizinusbohnen	Pflanzenölherstellung, Düngemittelindustrie, Landwirtschaft	A
Holzstäube (Abachi, Mahagoni, Redwood, Teak, Rotzeder, Eiche u. a.)	Sägewerk, Möbelherstellung, Schreinerei	A, I
Henna	Friseur	A
Lycopodium	Gummiindustrie, Theater	A
Gummi arabicum	Druckerei	A
Enzyme (Papain, Bromelin u. a.)	Nahrungsmittelherstellung (Fleisch, Kekse, Getränke), pharmazeutische Industrie, Medizin	A
Tierische Materialien:		
Tierschuppen, -haare (Katze, Hund, Pferd, Nager, Rind, Pelztiere u. a.)	Landwirtschaft, Tierarzt, Zoo, Laboratorien, Tierfarm	A
Isolierte Proteine, z. B. Enzyme (Pankreatin, Trypsin), Labferment	Laboratorien, pharmazeutische Industrie, Krankenhaus, Bäckerei, Käseherstellung	A
Vögel, Federvieh	Zoohandlung, Geflügelfarm, Federverarbeitung	A
Insektenbestandteile Hausstaub-, Vorratsmilben	Landwirtschaft, Lebensmittel-, Futtermittelindustrie	A
Bienenmilben	Imkerei	A
Rote Spinnmilbe	Obstbauern	A
Coccus cacti (Schildlaus)	Getränkeindustrie (Karminrot)	A

Tabelle 2. Fortsetzung

Zuckermückenlarven, Daphnien	Fischfutterherstellung, -anwendung	A
Schmetterlinge	Zoologen	A
Seidenspinner	Seidenzucht, Rohseidenverarbeitung	A
Fliegen, Küchenschaben, Heuschrecken	Forschungslabore, Zuchtbetrieb, mehlverarbeitende Betriebe	A
Mehlwurm, Mehlmotte, Reismehlkäfer, Trogodermakäfer	Futter-, Nahrungsmittelindustrie	A
Bienen	Imkerei	A
Bakterielle Bestandteile (Bacillus-subtilis-Enzyme)	Waschmittelherstellung, Bäckereien	A
Schimmelpilze:	Chemisch/pharmazeutische Industrie, Käse-, Zucker-, Antibiotikaherstellung, Gärungsbetriebe, Landwirtschaft	A
Enzyme *(Alpha-amylase, Hemizellulase, Amyloglukosidase u. a.)*	Bäckerei, Sirup- und Getränkeherstellung	A
Arzneimittel, Pharmazeutika:		
Antibiotika (Penizilline, Cephalosporine, Spiromycin, Streptomycin, Tetrazykline)	Pharmazeutische Industrie	A ?
Psyllium, Folia sennae		A, I ?
Cimetidin		A ?
Methyldopa		A ?
Salbutamolzwischenprodukt		A ?
Phenylglycinsäurechlorid		A ?
Chloramin T	Chemische Industrie, Desinfektion	I ?
Niedermolekulare Chemikalien:		
Isocyanate (TDI, MDI, HDI und Derivate) (TDI = Toluylendiisocyanat, MDI = Diphenylmethandiisocyanat HDI = Hexamethylendiisocyanat)	Schaumstoffherstellung, Lackiererei, Anwendung in Isolierschaum, Kleb- und Beschichtungsstoffen	I, A, P
Phthalsäureanhydrid	Kunststoffherstellung, -verarbeitung chemische Industrie	I, A
Azofarbstoffe	Chemische Industrie, Textilindustrie, Färberei	A ?
p-Phenylendiamin (Ursol)	Pelzfärberei, photographisches Gewerbe	A, I ?
Kolophoniumdämpfe, -rauch	Lötarbeiten	I, A ?
Chrom, Dichromate	Baugewerbe, Zementherstellung	A ?
Platinsalze	Metallverarbeitung, Schmuckindustrie	A ?
Nickelsalze	Galvanisierbetriebe	A ?
Kobalt, Hartmetalle, Aluminium	Schweißer	A ?, I ?

Auf das Bronchialsystem chemisch-irritativ oder -toxisch wirkende Inhalations-noxen (nach Reichel 1986):
- *Leicht flüchtige organische Substanzen:*
  Acetaldehyd, Acrolein, Ethylenimin, Chlorameisensäureethylester, Diazo-methan, Dichlorethylether, Formaldehyd, Phosgen (Karbonylchlorid)[a].
- *Schwer flüchtige organische Substanzen:*
  Dimethylsulfat[a], Isocyanate, Naphthochinon, organische Säureanhydride (z. B. Maleinsäureanhydrid, Phthalsäureanhydrid, Tetrachlorphthalsäureanhydrid, Trimellitsäureanhydrid), p-Phenylendiamin.
- *Leicht flüchtige anorganische Substanzen:*
  Ammoniak in hohen Konzentrationen[a], Bortriflurid, Chlorwasserstoff, Fluor-wasserstoff, Halogene (z. B. Chlor[a], Brom, Jod), nitrose Gase[a], Phosphortrich-lorid, Phosphorpentachlorid, Phosphoroxychlorid, Schwefeldioxid[a], Schwefel-wasserstoff, Sulfurylchlorid, Thionylchlorid.
- *Schwer flüchtige anorganische Substanzen:*
  verschiedene Metallstäube oder -rauche (z. B. Nickelkarbonyl[a], Platinverbin-dungen, Kadmiumoxid[a], Vanadiumpentoxid, Mangan-, Beryllium-, Chrom- und Arsenverbindungen), Säuren und Basen (z. B. Salpetersäure, Salzsäure[a], Schwefelsäure, Kalilauge, Natronlauge u. a.).

Klinik:
- Bei sensibilisierten Probanden führt die erneute Exposition mit der ursächli-chen Noxe innerhalb weniger Minuten zu einem Asthmaanfall.
- 2–8 h nach Exposition kann sowohl ohne als auch nach Sofortreaktion eine allergische Spätreaktion auftreten.
- chemisch-irritativ oder -toxisch wirkende Schadstoffe können – z. T. durch Summationseffekte – erst nach mehrstündigem Kontakt Krankheitssymptome auslösen.

Klinische, laborchemische und technische Untersuchungen:
- körperliche Untersuchung,
- Lungenfunktionsprüfung mit Bronchospasmolysetest,
- unspezifischer inhalativer Provokationstest (Acetylcholin, Metacholin, Hista-min, Carbachol),
- Blutgasanalyse,
- Thoraxröntgen,
- Routinelabor (ggf. α_1-Proteaseninhibitor),
- zytologische/mikrobiologische Sputumuntersuchung.

Spezielle Untersuchungen:
- Hauttestung (Reibe-, Scratch-, Prick- oder Intrakutantestung) mit ubiquitären häuslichen und beruflichen Allergenen;

---

[a] Entwicklung eines Lungenödems nach einer Latenzzeit von etwa 4–12 h möglich.

- allergenspezifische IgE-Antikörper mittels RAST (v. a. bei Typ-I-Allergie).
  Anmerkung: Hauttestung und spezifische IgE zeigen eine immunologische Reaktion auf ein bestimmtes Allergen an, erlauben für sich allein aber keinen Rückschluß auf den aktuellen Krankheitswert für Bronchien oder Lunge.
- Klinische Verlaufsbeobachtung unter Karenz und Reexposition;
- Peak-flow-Messungen während der Arbeitszeit (durch Probanden selbst);
- Lungenfunktionsmessung am Arbeitsplatz (Spirometrie, oszillatorische Resistance (u. a.);
- in Einzelfällen (bzw. im Rahmen von Gutachten) spezifischer inhalativer Provokationstest.

Probleme:
- bis heute keine sichere Quantifizierung des allergenen Materials;
- falsch-negative Befunde infolge zu geringer oder zu kurz dauernder Exposition;
- falsch-positive Befundung infolge Nichtberücksichtigung der unspezifischen bronchialen Reaktion auf das Allergenlösungsmittel;
- Konzentrationsunterschiede des Allergens zwischen Arbeitsplatz und Provokationstest.

Diagnose:
- Anamnese;
- Lungenfunktion:
  - Nachweis eines unspezifischen hyperreagiblen Bronchialsystems,
  - Nachweis einer bronchialen Obstruktion;
- Allergiediagnostik (Hauttest, spezifische IgE);
- ggf. Provokationstest.

Therapie und Prävention:
- konsequente Expositionskarenz (alleinige medikamentöse Therapie ohne Allergenkarenz ist falsch);
- übliche antiobstruktive Therapie (β_2-Sympathomimetika, inhalative Kortikosteroide, Theophyllin, systemische Kortikosteroide);
- Hyposensibilisierung bei fast allen berufsbedingten Allergenen nicht möglich;
- arbeitshygienische Maßnahmen möglich (Absauganlagen bei irritativen und toxischen Einwirkungen, Tragen einer Atemschutzmaske);
- Anerkennung eines Asthma als Berufskrankheit setzt Aufgabe der krankheitsverursachenden Tätigkeit voraus;
- Problem: Bedeutung des inhalativen Zigarettenrauchens im Einzelfall schwer zu beurteilen.

Weiterführende Literatur:
- Burge 1990;
- Schultze-Werninghaus 1991

8.3 Exogen-allergische Alveolitis (EAA; BeKV-Nr. 4201)

- Synonym: Hypersensitivitätspneumonitis
- EAA: hyperergische Typ-III- oder Typ-IV-Reaktion (nach Coombs u. Gell) der Lunge auf eingeatmete organische Stoffe, meist Schimmelpilze oder Bakterien.
- Fortgesetzte Antigenexposition führt zu mehr oder weniger ausgeprägter Lungenfibrose.
- Erkrankung mit Symptomatik erst nach Sensibilisierungsphase.

Tabelle 3. Berufsbedingte exogen-allergische Alveolitiden. (Nach Baur 1989)

Krankheit	Antigene	Antigenreservoir, Exposition
Farmerlunge	Thermophile Aktinomyzeten, Aspergillen	Heustaub
Vogelhalterlunge	(Glyko) proteine	Staubförmige Absonderungen und Exkremente von Tauben und Ziervögeln
Befeuchterlunge	Verschiedene Schimmelpilze und Bakterien	Kontaminierte Klimaanlagen, Luftbefeuchter
Bagassose	Thermoactinomyces sacchari	Schimmelige Bagasse (Zuckerrohrfasern)
Malzarbeiterlunge	Aspergillus clavatus, Mucor mucedo	Schimmelige Gerste
Pilzarbeiterlunge	Thermophile Aktinomyzeten	Pferdekompost, Speisepilze
Pilzsporenalveolitis	Speisepilzsporen	Austernseitlinge u. a.
Käsewascherlunge	Penicillium casei und glaucum	Schimmel auf Käseleiben
Obstbauerlunge	Penicillium sp., Aspergillus sp.	Schimmel in Lagerhallen
Spätleselunge	Botrytis cinera	Schimmel auf Weinstöcken und -reben
Suberose	Penicillium frequentans	Schimmeliger Korkstaub
Sequoiose	Aureobasidium, Graphia u. a.	Sägemehl des Mammutbaums
Holz-, Papierarbeiterlunge	Schimmelpilze	Schimmeliges Sägemehl, Papierstaub
Ahornrindenschälerkrankheit	Cryptostroma corticale	Verschimmelte Baumrinde, Papierstaub
Kornkäferlunge	Sitophilus granarius	Verunreinigtes Getreide, Mehl
Perlmuttalveolitis	Proteine der Muschelschale	Muschelstaub (Schmuckindustrie)
Pelzverarbeiterlunge	Tierische Antigene	Pelzstaub
Isocyanatalveolitis	TDI, MDI, HDI[a] und Derivate	Schaumstoffherstellung, Lackierarbeiten u. a.

[a] TDI = Toluylendiisocyanat, MDI = Diphenylmethandiisocyanat, HDI = Hexamathylendiisocyanat.

– Zirkulierende Antikörper der IgG-Klasse gegen betreffenden Inhalationsstoff im Serum nachweisbar.
(Ag + IgG → Immunkomplexe → Komplementaktivierung → erhöhte Gefäßpermeabilität, chemotaktische Wirkung).
– Berufe mit Expositionen s. Tabelle 3.

Klinik:
– charakteristische Anamnese mit mehrstündiger Latenz (3−8 h) bis zum Einsetzen der Beschwerden;
– sensibilisierte Personen entwickeln nach erneutem Antigenkontakt zunächst Symptome wie bei einem „grippalen Infekt": Übelkeit, Brechreiz, Frösteln, Gliederschmerzen, allgemeines Krankheitsgefühl;
– trockener Husten;
– thorakales Beklemmungsgefühl;
– allmählich zunehmende Luftnot;
– Zyanose;
– Auskultation: besonders in Lungenunterfeldern fein- bis grobblasige Rasselgeräusche.

Untersuchungsbefunde:
– Lungenfunktion: Diffusionskapazität für CO (D_{LCO}), O_2-Partialdruck und Vitalkapazität vermindert;
– Leukozytose;
– Fieber: 38,5−40 °C;
– bei starken Reaktionen Veränderungen im Röntgenbild (beidseitige kleine Fleckschatten v .a. in den Unterfeldern oder milchglasartige Trübung);
– Bronchoskopie: in der bronchoalveolären Lavage (BAL) findet sich nach massiver Antigenexposition ein kurzdauernder (24−48 h) Anstieg der polymorphkernigen Granulozyten auf 20−60 %, später typischerweise eine starke lymphozytäre Alveolitis mit Zunahme v. a. der T-Suppressorzellen (Costabel 1990);
– nach 24−48 h Normalisierung der Befunde;
– Nachweis von spezifischen IgG-Antikörpern im Serum (Präzipitine).
Anmerkung:
  – ca. 20 % der Erkrankten ohne derartige AK,
  – gesunde Kontaktpersonen mit meist niedrigen IgG-Spiegeln.
– In unklaren Fällen inhalative Provokation (nicht duldungspflichtig! → Gefahr der Verschlechterung des Krankheitsbildes durch Provokation);
– bei fortgeschrittener Erkrankung trotz Antigenkarenz schlechte Prognose;
– diagnostische Schwierigkeiten bei geringer kontinuierlicher Antigenexposition mit chronischen, uncharakteristischen Krankheitssymptomen (häufig als chronische Bronchitis fehlgedeutet).

Diagnose:
– Anamnese,
– Nachweis von spezifischen IgG-Antikörpern im Serum,
– ggf. Provokationstest.

Therapie:
- konsequente Expositionskarenz,
- akute Erkrankung: Krankenhauseinweisung, O_2-Gabe, Kortikosteroide, ggf. maschinelle Beatmung.

Differentialdiagnose:
- ähnliche Symptome beim sog. „organic dust toxic syndrome" (Essen 1990) → akute fieberhafte Reaktion auf organischen Staub, meist durch massive Exposition gegen Pilzsporen oder Endotoxine (Genese bisher nicht endgültig geklärt, eigenständiges Krankheitsbild oder abortive Verlaufsform der EAA),
- zur Differentialdiagnose zwischen EAA und dem Syndrom der toxischen organischen Stäube s. Tabelle 4.

Weiterführende Literatur:
- Federsen 1991;
- Fruhmann 1985;
- Newman Taylor 1990.

Tabelle 4. Differentialdiagnose zwischen „Syndrom der toxischen organischen Stäube" und „exogen-allergischer Alveolitis"

	Staubsyndrome	Exogen-allergische Alveolitis
Latenzzeit	4–12 h	4–8 h
Symptome	Fieber, Frösteln, trockener Husten, Krankheitsgefühl, Dyspnoe	Fieber, Muskelschmerzen, Kopfschmerzen, Krankheitsgefühl, Dyspnoe
Symptomdauer	Weniger als 24 h, können 3–5 Tage anhalten	12–36 h
Befunde	Normal, feuchte RG	Sklerophonie, nicht regelhaft
Blutbild	Leukozytose	Leukozytose, ggf. leichte Eosinophilie
Blutgase	Normal, respiratorische Alkalose, milde Hypoxämie	Hypoxämie, evtl. schwer
Präzipitine	Negativ	Positiv
Röntgen	Normal, minimale Infiltration	Fleckige, nodulär-streifige Infiltrate
Lungenfunktion	Normal, evtl. leichte Restriktion	Mittelgradige bis schwere Restriktion, manchmal auch Obstruktion
BAL	Vermehrt Neutrophile	Vermehrt Lymphozyten
Histologie	Multifokale Entzündung der terminalen Bronchien und Alveolen mit Neutrophilen und Makrophagen, massenhaft Pilzsporen und Eosinophile	Akute granulomatöse interstitielle Entzündung mit Makrophagen, Fremdkörperriesenzellen, Lymphozyten, Neutrophilen
Verlauf	Bessert sich bei fortbestehender Exposition	Verschlechtert sich bei fortbestehender Exposition

Anmerkungen zu speziellen Krankheitsbildern:

Farmerlunge:
- regional gehäuft (westliches Voralpenland, Nordseeküste, seenreiche Gebiete Skandinaviens und Nordamerikas) und jahreszeitlich gehäuft (Heufütterungsperiode im Winter);
- Sporen von thermophilen Aktinomyzeten und Aspergillen im Heu-, Stroh- oder Getreidestaub;
- Aspergillussporen sind in praktisch jeder Heuprobe im gesamten Jahr nachweisbar → Krankheitserscheinungen können auch im Sommer bei Kontakt mit frischem Heu auftreten;
- thermophile Aktinomyzeten (Mikropolyspora faeni, Thermoactinomyces vulgaris u. a.) vermehren sich nur im feucht eingefahrenen Heu bei Selbsterhitzung („schimmliges Heu") → Krankheitserscheinungen nur bei Kontakt mit abgelagertem Heu;
- von einer Farmerlunge abzugrenzen sind unspezifische, durch Endotoxine im Heustaub hervorgerufene Allgemeinsymptome wie Abgeschlagenheit, Frösteln, Hustenreiz, Leukozytose und Temperaturanstieg, die ohne Sensibilisierung bereits beim ersten Kontakt und ohne weitere pulmonale Veränderungen auftreten können (s. auch Tabelle 4).

Vogelhalterlunge:
- in der Regel im Rahmen eines Hobbys (Taubenzüchter u. a.), Beschäftigte in Tierhandlungen, Zoo und Geflügelfarmen;
- Proteine aus den getrockneten Exkrementen der Tiere;
- auch Unbeteiligte können erkranken (Wohnort z. B. in der Nähe eines Taubenzüchters → Umgebungsanamnese).

Befeuchterlunge:
- bevorzugt in Druckereibetrieben;
- durch mikrobielle Verunreinigungen (selten gereinigte Wasservorratsgefäße, z. T. auch in feuchten Luftfiltern) in Klimaanlagen und Luftbefeuchtern;
- krankheitsverursachende Antigene sind uneinheitlich: Schimmelpilze (Aspergillus-Spezies, Mucor-Spezies, Aureobasidum, Alternaria, Sphäropsidales), thermophile Aktinomyzeten, verschiedene Bakterien (gramnegativ, z. B. Pseudomonas);
- Diagnose: IgG-Ak gegen Extrakte, die aus Wasserproben der am Arbeitsplatz installierten Klimaanlagen oder Luftbefeuchter gewonnen werden;
- Differentialdiagnose: Befeuchterfieber (isolierte Allgemeinreaktion mit Krankheitsgefühl, Gliederschmerzen und Fieber ohne akute oder chronische pulmonale Veränderungen; diskutiert wird eine durch eingeatmete Endotoxine bedingte Reaktionsform (s. Tabelle 4); möglicherweise handelt es sich um eine abortive Verlaufsform der EAA; Baur 1988).

8.4 Byssinose (BeKV-Nr. 4202)

Die Byssinose stellt eine durch mehrjährige Einwirkung von Feinstaub der ungereinigten Baumwolle, des Flachses oder Hanfs hervorgerufene, wahrscheinlich nichtimmunologische, chronische Erkrankung der tiefen Atemwege und Lunge dar. Charakteristisch ist die sog. „Montagssymptomatik" in Form von Kurzatmigkeit und Allgemeinbeschwerden.

Ätiologie, Pathogenese:
- bes. beim Reinigen und Verarbeiten von Rohfasern von Baumwolle, Rohflachs oder Rohhanf (Anbau, in Spinnereien und Webereien, v. a. wenn ungenügend vorgereingtes Material verwendet wird);
- individuelle Dispositionsfaktoren scheinen von Bedeutung zu sein;
- nichtimmunologisch vermittelte Mediatorfreisetzung (Histamin u. a.) aus Mastzellen (unklare Ursache).

Klinik:
- nach 1- bis 10jähriger Exposition regelmäßig nach mindestens eintägiger Arbeitspause in der ersten Schicht Enge im Thorax, Hustenreiz, Hitzegefühl, allmählich einsetzende Kurzatmigkeit und allgemeine Abgeschlagenheit („Montagssymptomatik");
- 1−2 h nach Schichtende Abklingen der Beschwerden (Stadium I);
- beim Fortschreiten der Erkrankung auch an folgenden Arbeitstagen Symptome (Stadium II);
- ggf. Entwicklung einer chronischen − auch obstruktiven − Bronchitis mit eingeschränkter Belastbarkeit − insbesondere nach intensiver und langjähriger Exposition (Stadium III);
- im Frühstadium bei körperlicher Untersuchung Normalbefund;
- bei schweren Verläufen trockene Nebengeräusche bei Auskultation.

Untersuchungen:
- Lungenfunktion:
  - unspezifische bronchiale Hyperreagibilität,
  - bronchiale Obstruktion;
- Thoraxröntgen: Normalbefund.

Diagnose:
- charakteristische „Montagssymptomatik".

Therapie:
- Expositionskarenz.

Weiterführende Literatur:
- Burge 1990;
- Fruhmann 1988.

8.5 Silikose (BeKV-Nr. 4101)

Ätiologie:
- Einatmung von freier, kristalliner Kieselsäure [Quarz (SiO_2)];
- maximale Arbeitsplatzkonzentration (MAK) für Feinstaub (Durchmesser < 7 μm): 0,15 mg/m^3;
- Quarzstaubmengen im Lungengewebe ab 1 g pro Lunge führen immer zu einer Erkrankung;
- fortschreitende, knötchenförmige Fibrosierung des Lungengewebes (Aufnahme der nicht abbaubaren Staubpartikel in Makrophagen → Zerfall → vermehrte Kollagenfasersynthese);
- Exposition: Bergbau (Steinkohlen-, Erzbergbau), Stollenbau, Steinindustrie, Gießerei, Töpferei, keramische Industrie, Sandstrahlanwendung u. a.

Thoraxröntgenveränderungen:
- reiner Quarzstaub → Knötchen bis 2 mm Durchmesser (Röntgenbefund: „Schrotkornlunge");
- Mischstäube mit geringem Quarzanteil: bis zu 4 mm große, weniger scharf begrenzte Knötchen (Röntgenbefund: „Schneegestöberlunge");
- später können die Knötchen konfluieren, Schwielen bilden und verkalken;
- ggf. verkalkte Hiluslymphknoten („Eierschalenlymphknoten");
- Röntgenbefund: ILO (International-Labour-Office-Klassifikation);
  - Beurteilung des Röntgenbildes im Vergleich mit Standardfilmen;
  - Korrelation Röntgenbefund zu Klinik sowie Lungenfunktion nur bedingt gegeben.

Klinik und Untersuchungen:

Akute Silikose:
- seltene Form, nach massiver Staubinhalation;
- Latenzzeit: wenige Monate bis Jahre (initial Thoraxröntgenveränderungen ohne Klinik möglich);
- rasch progrediente Dyspnoe (Tod innerhalb weniger Monate bis Jahre in der respiratorischen Insuffizienz);
- Zyanose, Gewichtsverlust, allgemeine Hinfälligkeit, bronchitische Krankheitssymptome;
- Thoraxröntgenbefund: ähnlich einer Miliartuberkulose.

Chronische Silikose:
- typisch: geringe Klinik (kaum Symptome) bei eindrucksvollem Throaxröntgenbefund;
- bronchitische Beschwerden;
- langsam zunehmende Belastungsdyspnoe, später auch Ruhedyspnoe;
- progredienter Verlauf auch nach Beendigung der Exposition möglich;
- Lungenfunktion: initial auffällige Diskrepanz zwischen häufig bereits eindrucksvollem Throaxröntgenbefund und nur geringen Veränderungen in der

Lungenfunktion; obstruktive, später restriktive Ventilationsstörung, in fortgeschrittenen Fällen häufig auch eine kombinierte Ventilationsstörung mit erheblicher obstruktiver Komponente, Ruhehypoxämie, später Belastungshypoxämie.

Diagnose:
- typische Röntgenveränderungen ohne oder mit Klinik;
- Berufsanamnese unter Berücksichtigung der Arbeitsplatzbedingungen;
- Lungenbiopsie (häufig offene Lungenbiopsie notwendig) für Diagnose und
  Ausschluß anderer Erkrankungen (z. B. idiopathische Lungenfibrose, Sarkoi-
  dose, Kollagenosen u. a.).

Therapie:
- Expositionskarenz;
- kausale Therapie nicht möglich;
- symptomatische Therapie (O_2-Therapie, Behandlung von kardialen Dekompen-
  sationserscheinungen und ggf. der bronchialen Obstruktion).

Weiterführende Literatur:
- Elmes 1990;
- Ulmer 1985, 1990.

Silikotuberkulose (BeKV-Nr. 4102):
- eine Tuberkulose ist um so häufiger anzutreffen, je ausgeprägter die Silikose
  ist;
- Hinweise: Leistungsknick, Zunahme der Allgemeinbeschwerden;
- zusätzlich Thoraxröntgenveränderungen (bei den Veränderungen durch die Silikose häufig schwer erkennbar);
- gehäuft auch chronische Infektionen mit atypischen Mykobakterien;
- Therapie wie bei Tuberkulose üblich.

Silikose und Bronchialkarzinom:
- keine Häufung sicher nachgewiesen;
- im Einzelfall ein Zusammenhang möglich (wenn Bronchialkarzinom im Bereich einer silikotischen Schwiele oder vieler silikotischer Knötchen);
- Diagnostik und Therapie wie beim Bronchialkarzinom üblich.

Weiterführende Literatur:
- Reitemeyer 1985.

8.6 Asbestose (BeKV-Nr. 4103)

Ätiologie, Pathogenese:
- Material: Asbest besteht aus einem Gemisch von Silikaten verschiedener Metalle:
  - meist: Magnesiumsilikat (Chrysotil, Weißasbest),

- weniger bedeutsam: Natrium-Eisen-Silikat (Krokydolith, Blauasbest), Magnesium-Eisen-Silikat (Amosit, Braunasbest), Antophyllit;
- Quellen: Asbestaufbereitung, Herstellung und Verarbeitung von Asbestzement, Bremsbelägen, Asbesttextilprodukten, Platten/Spritzmassen zur Wärme- und Feuerdämmung, säurebeständige Materialien;
- Kontakt mit alveolargängigen Asbestfasern;
- kleine Asbestfasern (mittlere Länge ca. 50 µm, mittlerer Durchmesser ca. 0,47 µm) werden in die Alveolen eingeatmet und phagozytiert → Lymphbahnen zur Pleura → chronische Reizeffekte und Entzündungsreaktion → diffuse interstitielle Fibrosierung;
- kanzerogene Wirkung haben besonders Asbestfasern mit einer Länge von mehr als 5 µm und einem Durchmesser von weniger als 0,5 µm (genauer Mechanismus der Mesotheliom- und Bronchialkarzinomentstehung bisher ungeklärt);
- Rauchen wichtiger Kofaktor; Risiko 10- bis 20mal höher als bei nichtrauchenden Asbestarbeitern.

Klinik:
- untypische Beschwerden, häufig erst nach 20jähriger Exposition,
- Bronchitiden,
- Dyspnoe,
- Zyanose,
- Gewichtsverlust.

Untersuchungen:
- Thoraxröntgenbild: meist bilaterale pleurale Verschattung, z. T. mit Verkalkungen sowie streifig-netzige Verschattungen v. a. in den Unterfeldern;
- CT („high resolution");
- Lungenfunktion: typischerweise mehr Störung des Gasaustauschs (D_{LCO}, p_aO_2), weniger Störung der Atemfunktion im Sinne einer restriktiven Ventilationsstörung;
- evtl. im Sputum sog. „Asbestkörperchen" (braun-gelbe Fasern mit kolbenförmig aufgetriebenen Enden, umgeben von einer Eiweißhülle; nicht beweisend!)
- Bronchoskopie: quantitative Bestimmung der Asbestkörperchen in 10 ml nativer BAL-Flüssigkeit (1 Asbestkörperchen/ml BAL-Flüssigkeit korreliert mit 100 – 10.000 Asbestkörperchen/g Lungentrockengewebe); ein negativer Befund in der BAL schließt aber auch eine starke Asbestbeladung der Lunge nicht aus (Costabel 1990);
- im Lungengewebe Asbestfasern und Asbestkörper nachweisbar (bei Asbestose typischerweise mehr als 10.000 Asbestfasern pro cm^3 Lungengewebe).

Diagnose:
- Anamnese (Intensität, Dauer der Exposition);
- evtl. Messung der Arbeitsplatzkonzentration;
- Thoraxröntgen, HR-CT: Lungen- und/oder Pleuraasbestose;
- Bronchoskopie, ggf. offene Lungenbiopsie.

Therapie:
- strikte Expositionskarenz,
- symptomatische Maßnahmen.

Weiterführende Literatur:
- Dunn 1989;
- Rudd 1990;
- Woitowitz 1985.

Maligne Erkrankungen durch Asbest:
- Bronchialkarzinome (BeKV-Nr. 4104) und Mesotheliome (pleural, peritoneal, selten perikardial; BeKV-Nr. 4105);
- Latenzzeit 10 – 60 Jahre;
- Bronchialkarzinome gehen typischerweise mit einer Asbestose der Lungen einher;
- Mesotheliome: häufig nur pleurale, keine pulmonalen Veränderungen;
- Diagnostik: beim Bronchialkarzinom wie üblich,
- beim Mesotheliom durch Biopsie (ungezielte Pleurabiopsie, Thorakoskopie, Thorakotomie, Laparoskopie, Laparotomie);
- Therapie beim Bronchialkarzinom: wie üblich;
- Mesotheliom: keine kausale Therapie möglich, nur palliative Maßnahmen;
- ein vermehrtes Auftreten von Lungenkarzinomen nach beruflicher Asbestexposition ohne gleichzeitiges Vorliegen einer Asbestose und/oder durch Asbestverursachten Pleuraerkrankung ist nicht gesichert, sondern wird teilweise sogar als widerlegt angesehen (Lehnert 1992).

8.7 Weitere Pneumokoniosen durch anorganische Verbindungen

Talkose:
Talk, ein hydriertes Magnesiumsilikat, kommt meist zusammen mit Quarz und Asbestfasern als wesentlichen pathogenen Bestandteilen vor. Unfallversicherungsrechtlich wird deshalb eine Entschädigung über die BeKV-Nr. 4101 (Silikose) oder 4103 (Asbestose) durchgeführt.

Kontakt besteht bei der Talkumgewinnung im Bergbau, bei der Verwendung von Talkum als Schmier- und Gleitmittel bzw. als elektrotechnischer Baustein.

Berylliose (BeKV-Nr. 1110):
Beryllium ist ein silberweißes, hartes, sehr leichtes Metall mit hohem Wärmeleitvermögen, das in der Raumfahrtindustrie, im Flugzeugbau, in der Elektronikindustrie und Röntgentechnik verwendet wird.

Zur Exposition kommt es bei der Berylliumextraktion, beim Einschmelzen, Gießen, Schweißen, Schneiden und Polieren von Beryllium-Kupfer- und anderen Legierungen. Die Diagnose ist durch den Berylliumnachweis im Urin möglich. Histologisch gleichen die Veränderungen in den Lungen denen bei der Sarkoidose.

Aluminose (Korundschmelzerlunge; BeKV-Nr. 4106):
Aluminium ist ein silberfarbenes, korrosionsbeständiges, gut wärme- und stromleitendes, weiches und sehr leichtes Material. Gesundheitsgefährdend ist nur das reine Aluminium. Exposition besteht bei der Herstellung von Korund (Al_2O_3) aus Bauxit und reiner Tonerde im Lichtbogenofen (Dämpfe und Rauch), bei der Sprengstoffherstellung, ferner beim Feinstampfen, Sieben und Mischen (Feinstaub).

Hartmetalllunge (BeKV-Nr. 4107):
Ursache für dieses Krankheitsbild sind Karbide und Oxide u. a. von Wolfram, Kobalt, Titan, Tantal, Molybdän, Chrom und Vanadium. Entsprechende Stäube, Dämpfe und Rauche werden beim Mahlen und Mischen, beim metallurgischen Verhüttungsprozeß in Schmelzöfen und im Rahmen der Roh- sowie Feinbearbeitung (z. B. Werkzeugfabrikation) frei.

Thomasmehl (Thomasphosphat; BeKV-Nr. 4108):
Thomasphosphat wird als Düngemittel eingesetzt. Es entsteht als sog. „Thomasschlacke" im Rahmen der Stahlerzeugung und enthält Mangan- und Vanadiumoxidanteile. Die Staubeinwirkung führt zu Reizungen im Nasen-Rachen-Raum, zu Husten und Auswurf. Starke Expositionen können Broncho- oder Lobärpneumonien auslösen, die tödlich verlaufen können.

Zahntechnikerlunge:
Abstrahlen, Schleifen und Polieren von Zahnprothesen ist mit der inhalativen Aufnahme unterschiedlicher Stäube verbunden, u. a. von Polymethacrylsäuremethylester, Gold, Platin, Kobalt, Chrom, Molybdän, Nickel, Aluminium, Silikaten und keramischen Materialien. Nach neueren Untersuchungen weisen Zahntechniker gehäuft pathologische Lungenbefunde im Thoraxröntgenbild auf. Funktionell wirksame höhergradige Fibrosen scheinen aber eine Ausnahme darzustellen.

Siderose (Hämatitstaublunge):
Eine Siderose entsteht durch Einatmen von Eisen- oder Eisenoxidstäuben im Erzbergbau und in der eisenverarbeitenden Industrie. Die reine Hämatitstaublunge führt zu radiologischen Veränderungen, ruft aber keine Beschwerden hervor. Die radiologischen Veränderungen können sich unter Karenz langsam wieder zurückbilden.

Elektroschweißerlunge (Siderophosphatfibrose):
Mehrere Fallbeschreibungen weisen auf mögliche fibrosierende Wirkungen und lokal entzündliche Effekte im Rahmen des Elektroschweißens durch freigesetzte Dämpfe und Rauche hin.

Anthrakose:
Durch Ablagerung von Rußpartikeln, reinem, amorphen und inerten Kohlenstoff kommt es zur Anthrakose. Zu einer stärkeren Exposition kommt es im Kohlenbergbau. Bleibende Schäden und Krankheitssymptome werden hierdurch nicht hervorgerufen. Deshalb ist auch keine Anerkennung als Berufskrankheit möglich.

„Benigne" Pneumokoniosen:

Es handelt sich um Pneumokoniosen, die aufgrund von Schwermetalleinlagerungen mit radiologischen Lungenveränderungen, nicht aber mit Krankheitssymptomen, funktionellen Störungen oder mit einem fibrotischen Lungenumbau einhergehen. Die wichtigsten auslösenden Stoffe sind: Antimon (Antimonpneumokoniose), Barium (Bariose), Cer (Cerpneumokoniose), Kaolin (Kaolinlunge), Ockererde (Ockerlunge) und Zinn (Stannose).

Weiterführende Literatur:
- Elmes 1990;
- Trendelenburg 1985;
- Kronenberger 1985;
- Hartung 1990.

8.8 Maligne Erkrankungen durch berufsbedingte Inhalationsnoxen

Nach der derzeit gültigen Liste der Berufskrankheiten können Bronchialkarzinome bzw. andere maligne Neubildungen bei Arbeitnehmern, die durch eine arbeitsbedingte Einwirkung von kanzerogenen Substanzen in erheblich höherem Grade als die übrige Bevölkerung gefährdet sind, entschädigt werden. Berufliche Inhalationsnoxen mit nachgewiesen kanzerogener Wirkung sind in Tabelle 5 wiedergegeben.

Zur Zeit befinden sich weitere berufliche Noxen, die offensichtlich die Entstehung von insbesondere Bronchialkarzinomen begünstigen können, in der Diskussion:
- aromatische Amine wie Anilin, Benzidin, β-Naphthylamin u. a.,
- polyzyklische, aromatische Kohlenwasserstoffe vom Typ des Benzpyrens (Risikofaktor 3,53),
- Bitumen und Teerstoffe: Larynxkarzinome und Tumoren der Haut,
- Dieselmotoremissionen,
- Vinylchlorid.

Tabelle 5. Berufliche Inhalationsnoxen mit nachgewiesen kanzerogener Wirkung

BeKV-Nr.	Substanz	Risikofaktor gegenüber Normalbevölkerung
1103	Chrom (Cr(VI)-Salze)	4–20
1108	Arsen	2,3–8
1302	Dichlordiäthylsulfid	37
1302	Dichlordimethyläther	100
2402	Ionisierende Strahlen	10–38
4101/02	Silikoseschwielen	?
4104	Asbest (bezüglich Bronchialkarzinom)	14–132
4105	Asbest (bezüglich Mesotheliom)	156–780
4109	Nickel oder seine Verbindungen	10,5
4110	Kokereirohgase	?

Weiterführende Literatur:
- Baur 1989;
- Hein 1985.

8.9 Hinweise zur Berufsberatung von Patienten mit Atemwegserkrankungen

Für – insbesondere jugendliche – Patienten mit chronischen bronchopulmonalen Erkrankungen ist die Frage nach dem künftigen Beruf von Bedeutung. Es sollte nicht nur an die mögliche Allergenbelastung, sondern auch an das Ausmaß der Exposition mit unspezifischen irritativen oder chemisch-toxischen Noxen gedacht werden. Nicht selten wird bei der Berufswahl eine Fehlentscheidung getroffen, die u. U. ernste Folgen – von einer Exazerbation der Erkrankung bis zur späteren Notwendigkeit der Aufgabe des Berufes – nach sich ziehen kann. Grundlage für eine adäquate Berufsberatung ist bei der in vielen Fällen bekannten Diagnose die objektive Einschätzung des Krankheitszustandes, da die subjektiven Empfindungen sehr differieren können.

Basisdiagnostik:
- Anamnese einschließlich Familienanamnese, insbesondere die Frage nach Erkrankungen des Nasen-Rachen-Raums und der Atemwege (chronische/rezidivierende Rhinitis oder Sinusitis, Husten, Auswurf, Asthmaanfälle u. a.);
- somatischer Befund, insbesondere Hinweise für
  - obstruktive bronchiale Erkrankungen (verlängertes Exspirium, Giemen u. a.) oder Erkrankungen des Lungenparenchyms (Sklerophonie u. a.) und
  - Hautveränderungen, die Rückschlüsse auf eine atopische Disposition erlauben (s. Übersicht).

Klinische Atopiekriterien (nach Lindemann 1991):

1) Hauptkriterien:
- Juckreiz,
- Lichenifikation und typische Ekzemlokalisation in den Beugen bzw. im Gesicht,
- chronischer Verlauf mit Rezidiven,
- positive Familien-/Eigenanamnese bezüglich Atopien (Asthma, Rhinitis allergica, Ekzeme),
- positive (auch unspezifische) Testreaktionen vom Soforttyp.

2) Nebenkriterien:
- weißer Dermographismus oder verzögerte Acetylcholinreaktion,
- „Milchschorf", der auf die unbehaarte Haut übergreift,
- verstärkte Handlinienzeichnung („ichthyotic" oder „atopic palms"),
- erhöhtes Gesamt-IgE im Serum,
- Pityriasis alba mit passagerer Depigmentierung der Haut,
- Infra- bzw. Retroaurikularrhagaden,

- trockene Hautabschilferungen an den Zehen (plantar, dorsal),
- doppelte Lidfalten, unspezifische Mamillenekzeme, allgemeine Sebostase, anteriore subkapsuläre Katarakte, Unverträglichkeit von Wolle auf der Haut.

Ergänzende Diagnostik:
Das Ausmaß der weiteren Diagnostik hängt entscheidend davon ab, welche Erkrankung vorliegt und ob durch Voruntersuchungen die Situation ausreichend geklärt ist. Als ergänzende Diagnostik können notwendig sein:
- Thoraxröntgen in 2 Ebenen, Nasennebenhöhlenröntgen,
- Laborparameter (BSG, Differentialblutbild, CRP, Immunglobuline im Serum),
- Allergiediagnostik (Anamnese, Hauttest, Gesamt-IgE, spezifisches IgE, spezifisches IgG, u. U. Provokationstests),
- Lungenfunktion mit unspezifischem inhalativem Provokationstest (u. a. prognostisch zur Abschätzung der bronchialen Empfindlichkeit gegen potentiell irritative und toxische Substanzen am Arbeitsplatz),
- ggf. arbeitsplatzbezogener Provokationstest (Atemfunktion, Hautreaktion),
- Ergometrie (insbesondere zur Erfassung von anstrengungsinduziertem Asthma),
- Bronchoskopie (BAL u. a.),
- Rechtsherzkatheterisation.

Die Warnung vor bestimmten Berufen (s. nachfolgende Übersicht) muß um so deutlicher ausfallen, je schwerer die bronchopulmonale Vorerkrankung einzuschätzen ist. Gegebenenfalls muß eine praktische Erprobung des Berufs zur Klärung durchgeführt werden (Betriebspraktikum, Veranstaltungen vom Arbeitsamt).

Nicht empfehlenswerte Berufe (Auswahl) bei chronischen bronchopulmonalen Erkrankungen (mod. nach Lindemann 1991):

	Expositionsarten (*A* allergene Substanzen, *T* irritativ-toxische Substanzen)
- Mehlverarbeitende Berufe (z. B. Bäcker, Konditor, Lagerarbeiter in Mehlsilos, Koch, Müller)	A, T
- Tischler oder andere holzverarbeitende Berufe	A, T
- Berufe mit engem Tierkontakt [z. B. Tierarzt, Tierpfleger, Pferdewirt, Zoohändler, Jäger, Schlachter, Vogelzüchter, Fischverarbeiter, Aquariumshändler (Fischfutter!)],	A, T
- Kürschner, Pelznäher, Zuschneider	A, T
- Gärtner, Florist, Landwirt, Forstwirt, Futtermittelarbeiter	A, T
- Chemotechniker, Zahntechniker, Desinfektor	T, A
- Lackierer	T
- Friseur, Kosmetiker	T, A

– Dekorateur, Raumausstatter, Polsterer	T, A
– Schuhfabrikarbeiter	T, A
– Müllwerker, Kanalarbeiter	T, A
– Maurer	T, A
– Tiefbauarbeiter und bergmännische Berufe in Unter- tagearbeit	T, A
– Industriearbeiter im Umgang mit allergenen (z. B. Enzyme)	A
oder chemisch-irritativen Substanzen (z. B. Säuren-/Laugendämpfen)	T

Noch schwieriger als die Warnung vor besonders riskanten Berufen ist eine konkrete Empfehlung für einen Beruf (s. nachfolgende Übersicht). Im Einzelfall können Schwierigkeiten auftreten, die vorher nicht abzusehen sind. Wichtige Kriterien für zu empfehlende Berufe sind eine geringe inhalative Exposition mit Allergenen oder Irritanzien bzw. chemisch-toxischen Substanzen sowie eine nur mäßige körperliche Belastung.

Empfehlenswerte Berufe (Auswahl) bei chronischen bronchopulmonalen Erkrankungen (mod. nach Lindemann 1992):
– Büroberufe
  – im Behördendienst und Verwaltungsbereich (z. B. Angestellter, Sekretär),
  – im kaufmännischen Bereich (z. B. Kaufmann),
  – in der Datenverarbeitung (z. B. EDV-Kaufmann, Programmierer),
  – journalistische und medientechnische Berufe im Innendienst;
– Berufe im pädagogischen Bereich (z. B. Lehrkräfte im Schuldienst);
– Berufe im sozialen Bereich (z. B. Sozialarbeiter, Sozialpädagoge)- Berufe im medizinischen Bereich (z. B. Logopäde, Musiktherapeut);
– handwerkliche Berufe an emissionsarmen Arbeitsplätzen (Feinmechaniker, Optiker, Elektromechaniker, Uhrmacher).

Auch während der Ausübung eines Berufes kann eine Betreuung und Beratung notwendig werden. Vorher nicht absehbare Gefahrenquellen müssen erkannt und ausgeschaltet werden. Möglichkeiten der Abhilfe ergeben sich z. B. durch Änderung einer Arbeitsmethode, Umstellung auf weniger belastende Arbeitsmaterialien, Installation von Abzugsvorrichtungen oder Tragen einer Schutzmaske oder Schutzkleidung. Zur Durchsetzung solcher Maßnahmen müssen notfalls der Technische Aufsichtsdienst oder die Berufsgenossenschaften eingeschaltet werden. Trotz der vorgenannten Maßnahmen kann die Umsetzung innerhalb eines Betriebes auf einen anderen Arbeitsplatz oder gar eine Umschulung notwendig werden.

Die Bemühungen um eine optimale Berufsberatung und Expositionsprophylaxe am Arbeitsplatz sind fragwürdig, wenn im privaten und häuslichen Bereich eine Sanierung außer acht gelassen wird. Es ist darauf zu drängen, daß
– auf die Haltung von Haustieren verzichtet wird,
– das Rauchen aufgegeben wird,

- eine feuchte Wohnung saniert oder bei anderen ungünstigen Wohnverhältnissen (Ofenheizung, andere Staubquellen) Abhilfe geschaffen wird,
- ggf. eine allergenarme Kost eingehalten wird,
- Hobbys mit starker Exposition mit Allergenen oder chemisch-irritativen Substanzen gemieden oder aufgegeben werden.

9 Diagnostik

9.1 Anamnese

E. Petri

Die Anamnese ist die Grundlage jeglicher ärztlichen Tätigkeit am Patienten. Sie soll die Krankheitserscheinungen und ihre Bedeutung erkennen lassen und gibt ein Bild von der Persönlichkeit des Kranken und seiner Antwort auf seine Krankheit. Bei der Erhebung der Anamnese wird das Vertrauensverhältnis zwischen dem Patienten und dem Arzt hergestellt. Die Anamnese ist die Basis der Diagnostik und ein Instrument der Therapieführung. Sie dient außerdem der Beurteilung des Wissensstandes des Patienten über seine Krankheit sowie der Beurteilung der Phase der Krankheitsverarbeitung und des Leidensdruckes des Patienten. Die Anamnese wird bestimmt durch die Vorstellung des Kranken über sein Leiden, seine Wünsche und Befürchtungen betreffend seiner Krankheit, seine verbalen Ausdrucksmöglichkeiten, sein Vertrauen zum Arzt und seine Reaktion auf dessen Verhalten (Dahmer 1988; Gross 1969).

Für die Erhebung einer guten und ausführlichen pneumologisch-allergologischen Anamnese sind ausreichend Zeit, Kenntnisse und Intuition des Arztes neben allgemeinmedizinischen, internistischen, pneumologischen, allergologischen, botanischen, zoologischen, mykologischen, psychologischen, arbeitsmedizinischen, sozialmedizinischen und versicherungsmedizinischen Kenntnissen erforderlich. Die Anamneseerhebung soll kein Monolog des Patienten, sondern ein Dialog zwischen Patient und Arzt sein. Ausgehend vom Durchschnittsverhalten des Kranken betreffend seine Angaben zum Krankheitsgeschehen muß die Neigung des Patienten zur Simulation (Vortäuschung nicht vorhandener Störungen), Aggravation (Übertreibung begründeter Beschwerden), Diminution (Bagatellisierung vorhandener Störungen) und Dissimulation (Verschweigen oder Bestreiten von Symptomen) berücksichtigt werden. Der Arzt beeinflußt beim ersten Gespräch durch sein Verhalten und seine Aufmerksamkeit, seine Anteilnahme am Krankheitsgeschehen und seinen Zeitaufwand die Angaben des Patienten (Gross 1969; Siegenthaler et al. 1980).

Anamnesefragebogen haben die Vorteile, daß der Patient sich mit den anstehenden Fragen in Ruhe vor der Anamneseerhebung auseinandersetzen kann, die Fragen standardisiert sind, keine Fragen vergessen werden, das Ergebnis schriftlich dokumentiert und Zeitersparnis beim Gespräch erzielt wird. Fragebogen können jedoch das Gepräch mit dem Patienten nicht ersetzen (Gross et al. 1973).

Früher gestellte Diagnosen sollten nicht kritiklos abgeschrieben werden, sondern kritisch betrachtet und mit den anamnestischen Angaben des Kranken in Einklang gebracht werden.

9.1.1 Familienanamnese

Die Familienanamnese enthält Angaben über das Vorkommen von Tumoren, Tuberkulose, Atopien, chronischen Bronchialkrankheiten, chronisch-obstruktiven Atemwegsleiden, Asthma, Fibrosen, „Steinstaublungen" und anderen Lungen- und Bronchialkrankheiten bei Angehörigen.

9.1.2 Eigenanamnese

Die Eigenanamnese erfaßt früher durchgemachte oder bestehende Krankheiten und die jetzige Erkrankung. Besonders ausführlich und genau erfragt wird die Erstmanifestation der Symptome (Husten, Auswurf, Fieber, Heiserkeit, Einschränkung der körperlichen Leistungsfähigkeit, Ruhe- und Belastungsdyspnoe, Schmerzen, Gewichtsabnahme), ihr schleichender oder plötzlicher Beginn, ihre Abhängigkeit von der Exposition mit Noxen sowie der weitere Krankheitsverlauf. Auch Prodromalsymptome (z. B. Rhinokonjunktivitis und Nasennebenhöhlenaffektionen beim obstruktiven Atemwegsleiden) müssen erfragt werden (Endres 1987).

9.1.3 Fremdanamnese

Auf die Fremdanamnese mit ihren Aussagen von Angehörigen, Lebenspartnern oder anderen Drittpersonen sollte nicht verzichtet werden, da diese häufig wichtige Zusatzinformationen zum Krankheitsgeschehen liefern, die der Patient selbst nicht mitgeteilt hat.

9.1.4 Allergologische Anamnese

Die Allergieanamnese ist für die Allergiediagnostik richtungsweisend und beinhaltet die Expositionsabhängigkeit von Symptomen unter privaten und beruflichen Umgebungsbedingungen, den Ernährungsgewohnheiten und der Medikamenteneinnahme. Angaben über allergische Krankheiten in der Familie deuten auf Vererbung hin. Welche Atopien, welche Sensibilisierungen mit welcher Manifestation kommen bei Anverwandten vor? Wichtig ist der Erkrankungsbeginn mit Prodromalsymptomen (z. B. Rhinoconjunctivitis allergica) mit ihrer örtlichen und jahreszeitlichen Bezogenheit und der Sensibilisierungsweg (Konjunktiven, Nasenschleimhaut, Bronchialschleimhaut, Haut, Magen-Darm-Trakt). Entsprechend der Kontaktregel nach Hansen erkrankt das Eintrittsorgan häufig zuerst. Die Mehrfachmanifestation von Symptomen (die Kombination von Symptomen an mehre-

ren Organen) sowie die Fernmanifestation (z. B. Asthma als Folge von Nahrungs-
mittelaufnahme) werden erfragt. Hinsichtlich des zeitlichen Auftretens zwischen
Allergenexposition und Auftreten von Symptomen werden Allergien vom Soforttyp, verzögerten Typ und Spättyp unterschieden. Allergiebedingt kann die saisonale Symptomatik durch Pollen, Milben, Schimmelpilze und Insekten, perenniale
Symptomatik durch berufliche, häusliche, urlaubs- und hobbybedingte Exposition
sowie durch Nahrungsmittel, Medikamente, Kosmetika, Wasch- und Putzmittel
sowie Kleidung sein (Mathews 1984; Schultze-Werninghaus 1988; Mygind 1989).

Die anamnestische Abgrenzung von spezifischen, streng allergenbedingten
Symptomen und unspezifischen chemisch-irritativ durch Überempfindlichkeit er-
zeugten Symptomen (bronchiale Hyperreagibilität) bereitet häufig Schwierigkeiten. Trotzdem muß sie minuziös erfolgen. Die Erhebung der Nachanamnese nach
erfolgter Hauttestung ist unerläßlich und vervollständigt die primär erhobene Allergieanamnese. Das Ergebnis der Allergieanamnese soll die Verdachtsdiagnose
mit Hinweis auf Verdachtsallergene und den mutmaßlichen Sensibilisierungsgrad
sein (Schultze-Werninghaus 1988; Mygind 1989).

Es folgen Fragen zu der bisher ambulant, klinisch-stationär oder während einer
Rehabilitationsmaßnahme durchgeführten Diagnostik und Therapie. Der Appli-
kationsmodus, die Verträglichkeit und die Unverträglichkeit von Medikamenten
werden dokumentiert. Die kausale Therapie im Sinne der Expositionsprophylaxe,
Allergenkarenz und Sanierungsmaßnahmen sowie die Hypo- bzw. De-
sensibilisierungsbehandlung gegen welche Allergene, mit welchem Extrakt, bis
zu welcher Dosierung, über welchen Zeitraum, mit welchem Erfolg und welchen
Nebenwirkungen wird erfragt. Außerdem sind Angaben über die physikalische
Therapie mit Atemschulung, Sekretdrainage, Lagerungsdrainage, Klopfmassage,
Inhalationen, operativer Therapie und Bestrahlungen wichtig. Vervollständigt wird
die Anamnese mit Angaben zu vorhandenen Hilfsmitteln (Inhalationsgeräten,
Sauerstoffkonzentrator, „Klopfgeräte"), zur Teilnahme an Schulungsprogrammen
und Trainingsprogrammen und zur Durchführung von Peak-flow-Messungen.

9.1.5 Arbeits- und Sozialanamnese

Am Arbeitsplatz ist die Exposition mit gesundheitsschädigenden Noxen (chemischer, toxischer, irritativer Art, im Bergbau und Steinbruch, mit Asbest etc.) und
Allergenen entweder Ursache der Erkrankung oder deutet auf gesundheitliche Belastungen hin, welche die Erkrankung verschlechtern und zur Aufgabe der beruflichen Tätigkeit zwingen. Der Zeitpunkt der Exposition und die Expositionsdauer
sind wichtig.

Die Sozialanamnese beinhaltet Fragen zur Ausbildung, dem erlernten Beruf,
der jetzigen Tätigkeit, den Verhältnissen am Arbeitsplatz mit Leistungsdruck,
Streß, Publikumsverkehr, Schichtarbeit und zur Dauer und Häufigkeit von Arbeitsunfähigkeitszeiten. Gleichzeitig werden bestehende Rentenbegehren oder bei
Rentnern die Art der Rente (Erwerbsunfähigkeits- oder Berufsunfähigkeitsrente)
erfaßt.

Der ausführlich und exakt erhobenenen Anamnese kommt als diagnostischer Maßnahme ein hoher Stellenwert zu. Sie stellt die Weichen für differentialdiagnostische Überlegungen und führt nach Bauer (1950) in 55 % und nach Lauda (1958) in etwa 70 % der Fälle allein zur richtigen Diagnose.

9.2 Klinische Untersuchungen

U. H. Cegla

Viele Krankheitsbilder können nur durch die Auskultation diagnostiziert und zugeordnet werden; bei der Spärlichkeit der pneumologischen Symptome (Husten, Auswurf, Atemnot) ergibt die physikalische Untersuchung weiterhin wertvolle diagnostische Hinweise.

Die physikalische Untersuchung ist in der Pneumologie trotz Lungenfunktionsprüfungen und verschiedener radiologischer und endoskopischer Methoden unverzichtbar.

Allerdings: „Man kann nur finden und feststellen, was man kennt und was man gelernt hat."

Eine physikalische Untersuchung nur des „Rituals" wegen ist wertlos.

Im folgenden sollen Anmerkungen zu einigen wichtigen Befunden gemacht werden; die Basis muß entsprechenden Lehrbüchern entnommen werden (Hadorn 1984; Clinics in Chest Medicine 1987).

9.2.1 Inspektion des Patienten

Zur Inspektion des Patienten gehört auch die Beobachtung, wie der Patient seine Beschwerden klagt und wie er sich verhält (Aggravation, Depression usw.).

Bewußtseinszustand:
Delirium, Verwirrung, Halluzinationen: Diese können auf eine Hyperkapnie oder eine schwere Hypoxämie hinweisen (bei älteren Patienten darf dieser Umstand nicht mit einer Verwirrtheit aufgrund des Alters verwechselt werden).
Angst: Sie wird insbesondere bei Patienten mit akutem Respiratory-distress-Syndrom beobachtet. Diese Patienten sind in der Regel unruhig und zeigen einen ängstlichen Gesichtsausdruck.

Körperfarbe:
Blässe weist auf Anämie oder niedrigen Blutdruck hin.
Rötung des Gesichts weist normalerweise auf Erhöhung des CO_2-Partialdrucks hin, aber auch ein Karzinoidsyndrom und ein Diabetes müssen differentialdiagnostisch erwogen werden.

Eine schmetterlingsförmige Rötung der Wangen, wie sie bei Lupus erythematodes beobachtet wird, sowie auch die Starre des Gesichts mit der Mikrostomie bei Sklerodermie sind ebenfalls zu beachten.

Eine Zyanose der Schleimhäute und der Lippen kann auf eine Hypoxämie hinweisen.

Bei wulstigen Lippen muß auch an eine Strömungszyanose gedacht werden, daher ist es unerläßlich, sich die Farbe der Zunge anzuschauen.

Bei Anämie kann die Zyanose fehlen!

Eine periphere Zyanose, etwa der Finger, weist auf eine Hypoxämie oder auf vermindertes Herzminutenvolumen hin. In diesem Falle ist auch die sog. Refillzeit, d. h., das Wiederrotwerden der Finger nach Niederdrücken des Nagels, verlängert (normalerweise < 2 s).

Eine rosige Haut wird bei Patienten mit reinem Emphysem, den sogenannten „pink puffer", gesehen. Diese Patienten sind normalerweise schlank und haben wenig Sputum.

Eine livide Hautverfärbung wird bei Patienten mit chronisch-obstruktiver Bronchitis gesehen; die Patienten haben häufig auch Knöchelödeme und erweiterte Jugularvenen, fühlen sich aber immer wohl.

Augen:
Erweiterte Venen und Stauungspapillen weisen auf Erhöhung des CO_2-Drucks hin. Horner-Symptomenkomplex.

Lippen:
Die Lippenbremse wird bei Patienten mit chronisch-obstruktiven Lungenerkrankungen, v. a. bei Emphysematikern, beobachtet.

Eine Lippenzyanose kann auf Hypoxämie hinweisen (s. oben).

Nase:
Nasenflügelatmen weist auf erhöhte Atemarbeit hin, besonders bei Kindern, und kann mit exspiratorischem „Grunzen" bei Kindern vorkommen.

Nasenpolypen behindern die Atmung und führen zu nasaler Sprache; häufig ist der Geruchssinn eingeschränkt.

Eine weißliche, geschwollene Nasenschleimhaut spricht für chronische Exposition gegenüber Allergenen.

Rote Schwellung bei akuter Allergie.

Hals:
Mitinnervation der Atemhilfsmuskulatur weist auf eine erschwerte Atmung hin, insbesondere bei COPD.

Jugularvenenstauung ist ein Hinweis auf erhöhten venösen Druck im rechten Vorhof.

Lage der Trachea:
Die Trachea soll in der Mitte zwischen beiden Claviculae liegen, bei Spannungspneumothorax oder großem Pleuraerguß ist die Trachea zur kontralateralen Seite verschoben, bei Atelektase bewegt sie sich auf die betroffene Seite zu.

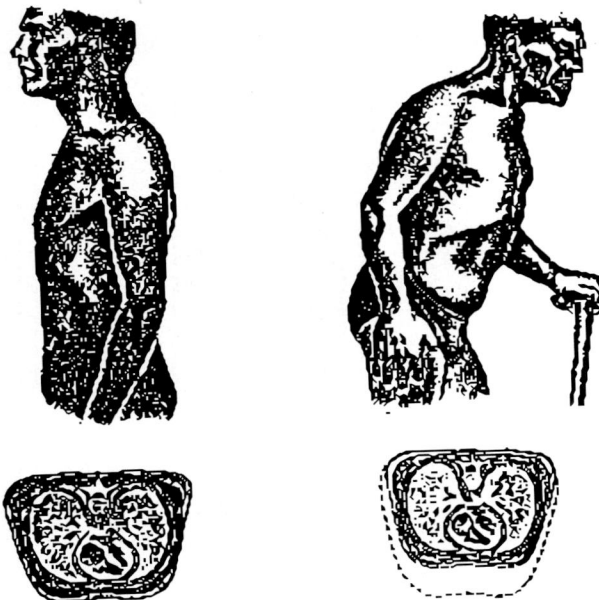

Abb. 1. *Links* normale Thoraxform, *rechts* Patient mit Faßthoraxbildung, die *gestrichelte Linie* zeigt den Durchmesser

Brustkorb:
Generelle Beobachtung:
    Narben weisen auf chirurgische Eingriffe hin.
    Der anterior-posteriore Durchmesser sollte kleiner als der halbe Lateraldurch-
messer sein.
    Das Sternum sollte vorn in der Mittellinie liegen.

Bewegung des Brustkorbes:
Einziehung der Interkostalmuskulatur bei der Inspiration: Kommt bei Patienten
mit COPD, Asthma oder Lungenfibrose vor.
    Beachte: Plötzliche starke Einziehung der Interkostalmuskulatur und der Su-
praklavikulargruben kann durch Atemwegsverschluß infolge Aspiration oder
durch Fremdkörper bedingt sein.
    Inspiratorisches Vorwölben der Interkostalräume weist auf Aneurysma, Tumor
oder Herzvergrößerung hin.
    Die Mitbenutzung der Atemhilfsmuskulatur während der Inspiration weist auf
erschwerte Atmung hin.
    Ein umschriebenes exspiratorisches Vorwölben wird bei Rippenserienfraktur
beobachtet.
    Die typische Haltung des Morbus Bechterew wird kaum übersehen werden, in
Zweifelsfällen hilft das Schober-Zeichen; zu beachten ist, daß auch große Narben-
stränge am Brustkorb die Ventilation beeinträchtigen können.

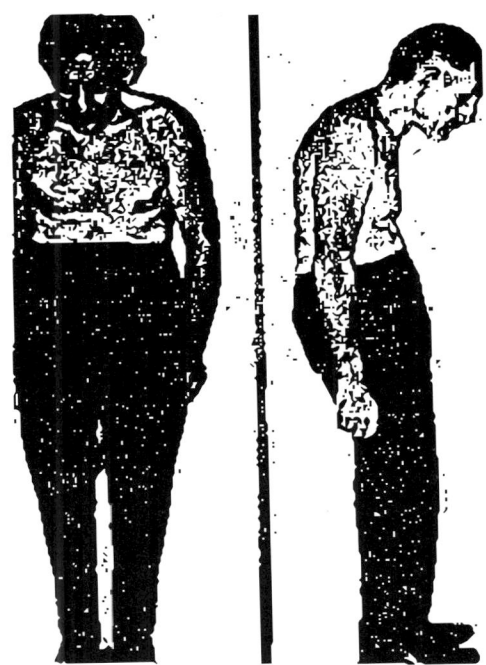

Abb. 2. Typische Haltung eines Patienten mit M. Bechterew, der Blick ist zum Boden gerichtet. Geradeaussehen ist nur bei massiver Reklination der Halswirbelsäule möglich

Abdominelle Atmung:
Wird bei Patienten mit COPD beobachtet; während der Ausatmung zieht der Patient die Bauchmuskeln zusammen, um die „trapped air" aus den Alveolen herauszudrücken.

Hierbei handelt es sich um einen unbewußten Versuch des Patienten, das Zwerchfell zur Atmung zu benutzen. Diese Patienten bedürfen der physikalischen Therapie mit entsprechender Atemanleitung.

Anomalien des Sternums:
Wenn sie stärker ausgeprägt sind, kann jede der folgenden Störungen die Atemmechanik beeinträchtigen:
Hühnerbrust: in Verbindung mit Rachitis oder Emphysem.
Hierbei kommt es durch weiche Rippen zu einer Vorwölbung des Sternums.
Faßthorax: Entsteht bei Emphysem oder Asthma, der anterior-posteriore Durchmesser des Brustkorbes ist vergrößert, die Rippen stehen mehr horizontal.
Trichterbrust: Findet sich ebenfalls bei Rachitis.
Hierbei kommt es zu einem Einwärtsdrücken des unteren Sternums.

Anomalien der Wirbelsäule:
Jede der folgenden Anomalien kann die Atmung des Patienten deutlich behindern. In einigen Fällen ist die Störung bei der physikalischen Untersuchung sichtbar, in anderen Fällen wird eine Röntgenaufnahme benötigt.

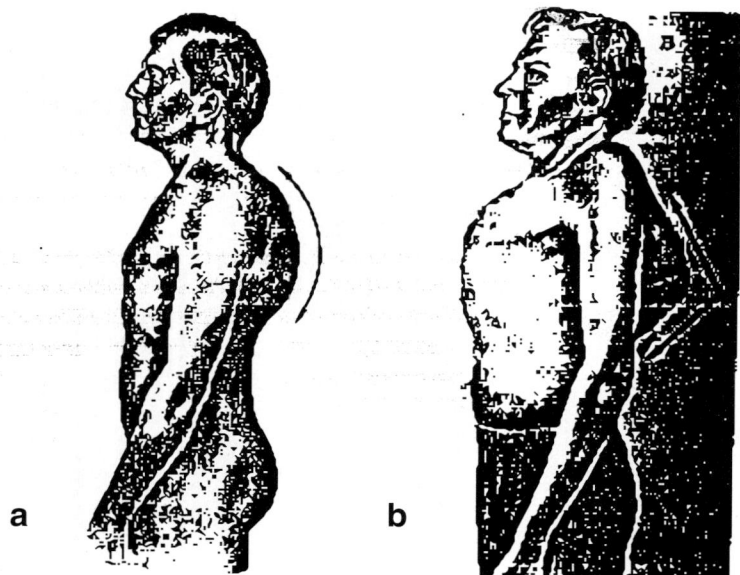

Abb. 3. *a* Übertriebene Rundung der Brustwirbelsäule, auch als Witwenbuckel bezeichnet bei Osteoporose. *b* Gibbus, extreme, mehr winkelförmige Biegung der Brustwirbelsäule

Kyphose: Hierbei kommt es zu einer verstärkten und abnormen Konvexität der Wirbelsäule.

Skoliose: Diese Patienten zeigen eine laterale Abweichung der Wirbelsäule in Form einer S-förmigen Kurve. Auf der konkaven Seite des Brustkorbs liegen die Rippen des Patienten eng beieinander, auf der konvexen Seite sind die Rippen weiter auseinanderstehend.

Kyphoskoliose: Hierbei handelt es sich um die Kombination aus Kyphose und Skoliose. Die Wirbelsäule des Patienten verläuft konvex wie bei der Kyphose, aber auch S-förmig wie bei Skoliose.

Extremitäten:
Erhöhte Hauttemperatur weist auf Infektion hin.
Schwitzen und feuchte Haut werden bei Hypoxämie und erniedrigtem Blutdruck beobachtet.
Schwitzen in der Nacht, insbesondere auch bei obstruktiver Schlafapnoe.
Fehlender Turgor weist auf Dehydratation hin.
Pulsus paradoxus als Hinweis auf schwere Obstruktion.

Finger und Zehen:
Uhrglasnägel und Trommelschlegelfinger kommen bei Bronchiektasen, bei deformierender Bronchitis, bei Lungenfibrose vor. Schamroth-Zeichen.

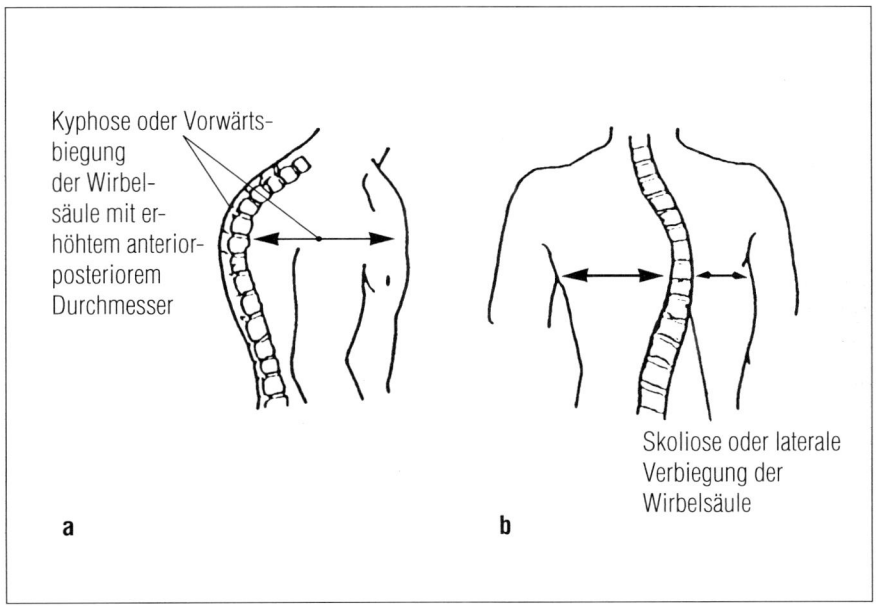

Kyphose oder Vorwärts-biegung der Wirbel-säule mit er-höhtem anterior-posteriorem Durchmesser

Skoliose oder laterale Verbiegung der Wirbelsäule

a   b

Abb. 4. a, b Stellungsanomalien der Wirbelsäule. *a* Kyphose oder Vorwärtsbiegung der Wirbel-säule mit erhöhtem anterior-posteriorem Durchmesser. *b* Skoliose oder laterale Verbiegung der Wirbelsäule

Zittern: Um dies zu prüfen, wird die Hand des Patienten Richtung Ellbogen kurz zurückgedrückt, es kommt zu einem Zittern des Mittelfingers oder aller Fin-ger. Diese Störung findet sich bei erhöhtem CO_2-Partialdruck oder Leberversagen.

Nagelbettzyanose: Bei Hypoxämie, peripheren Durchblutungsstörungen sowie Low-output-Syndrom.

Beine:
Thrombophlebitis: Waden und Oberschenkel des Patienten werden auf Rötungen, Schwellungen, Überwärmungen und Schmerzen untersucht; druckschmerzhafte, gerötete Venenstränge.

Homan-Zeichen: bei tiefer Venenthrombose.

Zur Durchführung der Untersuchung wird eine starke Dorsalflexion des Fußes durchgeführt. Wenn dabei Schmerzen in der Wade auftreten, spricht dies für eine tiefe Thrombophlebitis.

Knöchelödeme: besonders bei Patienten mit beginnender Rechtsherzinsuffi-zienz und bei COPD beobachtet.

Um Knöchelödeme zu untersuchen, wird der Finger am unteren Unterschenkel fest für 1 min gegen das Periost gedrückt (Schmerzen); beim Loslassen findet sich eine Impression der Finger auf der Haut.

Erythema nodosum? (Sarkoidose, M. Hodgkin).

Untersuchung der Nase:
Prüfung auf Durchgängigkeit durch Zuhalten eines Nasenloches oder eleganter, Prüfung der Nasenweite durch Vorhaltung eines kleinen Spiegels: auf der obstruierten Nasenseite finden sich keine Kondensationskreise auf dem Spiegel.

Rachen:
Im Rachenraum wird nach postnasalem Drip und eitrigen Sezernierungen im Sinne einer posterioren Rhinosinusitis gesucht.

Mundraum:
Soor bei Therapie mit inhalativen Steroiden?
   Große Uvula, tiefhängender Gaumen, große Tonsillen, obstruktives Schlafapnoesyndrom, chronische Gingivitis als Hinweis auf Nahrungsmittelallergie.

Feststellung des Atemtyps:
Zur körperlichen Untersuchung gehört auch die Feststellung des Atemtypus sowie der Atemfrequenz. Hierbei soll die Atemtiefe, die Atemfrequenz, die Art der Atmung beobachtet werden.
   Unter Eupnoe verstehen wir eine normale, gleichmäßige Atmung, die bei Erwachsenen 5−17 Atemzüge pro Minute beträgt, bei Kindern im Alter zwischen 2 und 10 Jahren 20−30 Atemzüge, bei Neugeborenen sogar 30−50 Atemzüge.
   Tachypnoe bedeutet erhöhte Atemfrequenz; sie findet sich bei Fieber, Pneumonien sowie als Kompensationsmaßnahme bei respiratorischer Alkalose, Ateminsuffizienz, Lungenfibrosen und Störungen des Atemzentrums.
   Eine Bradypnoe, also eine zu langsame Atmung, weist auf eine Beeinträchtigung des Atemzentrums hin, die z. T. auch über Medikamente, Opiate, Tumor, Alkohol, metabolische Störungen bedingt sein kann.
   Die Cheyne-Stokes-Atmung ist eine Atmung, die allmählich schneller und tiefer wird und sich dann wieder verflacht. Man findet sie bei erhöhtem intrakranialem Druck, schwerer kongestiver Herzinsuffizienz, Nierenversagen, Meningismus und Medikamentenüberdosierungen.
   Die Biot-Atmung ist eine schnelle und vertiefte Atmung mit plötzlich auftretenden Pausen. Sie wird bei Meningitis und bei Störungen des ZNS beobachtet.
   Die Kussmaul-Atmung ist beschleunigt und vertieft, ohne daß Pausen auftreten. Bei Erwachsenen werden über 20 Atemzüge pro Minute beobachtet. Man beobachtet sie bei Nierenversagen, bei metabolischer Azidose und insbesondere bei der diabetischen Ketoazidose.
   Ein weiterer, klinisch wichtiger Befund ist der Sternum-Schildknorpel-Abstand, der normalerweise > 2 QF beträgt; ist er verkleinert, so weist dies auf eine vermehrte Inspirationsstellung des Thorax hin, ferner sollen die Supraklavikulargruben beobachtet werden, die bei normaler Retraktionskraft des Lungengewebes konkav sind. Bei Nachlassen der Retraktionskraft des Lungengewebes verstreichen die Supraklavukulargruben und wölben sich beim Husten vor − in solchen Fällen besteht auch eine tracheobronchiale Instabilität.
   Auch der Zwerchfell-Thoraxwand-Antagonismus sowie das vordere Sternokostalparadoxon weisen auf einen Retraktionsverlust des Lungengewebes hin.

9.2.2 Palpation, Perkussion und Auskultation (Seidel 1987)

Die Palpation sollte im Bereich der dorsalen Rückenmuskulatur und der oberen Halsmuskulatur erfolgen, um hier Hartspann und einseitige Spasmen festzustellen, die auf Störungen der Wirbelsäulenbeweglichkeit hinweisen. Diese Störungen können ihrerseits zu einer vertebragen bedingten Atemnot (insbesondere bei der Inspiration) sowie zu einer Steigerung der Atemnot mit Hyperventilation führen.

In diesem Zusammenhang sei auf das Chvostek-Zeichen bei Patienten mit Neigung zur Hyperventilation und Panikattacken hingewiesen.

Die Perkussion erfüllt 2 Zwecke:

Auf der einen Seite ist sie eine abgrenzende Perkussion, um die Lungengrenzen bzw. Lebergrenzen und damit auch die Beweglichkeit des Zwerchfells festzustellen. Auf der anderen Seite benutzen wir die vergleichende Perkussion, um pathologisch schalldämpfende Strukturen im Thorax zu erkennen.

Bei der Auskultation des Thorax muß zunächst einmal die Lautstärke des Atemgeräusches beurteilt werden, dann die Art des Atemgeräusches – Bronchialatmen und Vesikuläratmen –, und dann erfolgt die Feststellung, ob Nebengeräusche vorhanden sind.

Die Lautstärke des Atemgeräusches einzuordnen, bedarf langer Erfahrung, da sie von Körpergröße, Alter, Tiefe des Thorax und vom Fettgehalt des Brustkorbs beeinflußt wird.

Eine Verminderung des Atemgeräusches weist auf eine Lungenüberblähung sowohl im Rahmen eines Lungenemphysems, als auch im Rahmen einer peripheren Bronchialobstruktion hin. Das Atemgeräusch fehlt über Gebieten mit Pneumothorax, Ergußbildung bzw. Schwarte.

Die Feststellung eines bronchialen Atemgeräusches ist über einigen Thoraxpartien physiologisch wie etwa über dem zentralen oberen Anteil des Thorax ventral und posterior.

In anderen Bereichen weist ein Bronchialatmen auf eine verbesserte Leitfähigkeit des Lungengewebes für hohe Frequenzen hin; diese verbesserte Leitfähigkeit tritt im Zusammenhang mit Verfestigung der Alveolarstruktur (Entzündung, Lymphstau, Fibrose) auf.

An Nebengeräuschen beobachten wir das monophone Giemen, das durch Schleim und Schleimhautschwellung hervorgerufen wird und in- und exspiratorisch meist über den ganzen Thorax hörbar ist. Nach Husten kann ein Giemen, das durch chronische Bronchitis bedingt ist, seinen Charakter ändern, beim asthmatischen Giemen wird durch Husten das Giemen verstärkt oder erst ausgelöst.

Dieses monophone Giemen ist vom polyphonen Giemen zu trennen, das nur während der Exspiration hörbar ist und auf einen Retraktionsverlust des Lungengewebes hinweist, wie er bei chronisch-deformierender Bronchitis und beim Lungenemphysem beobachtet wird.

Von besonderer Bedeutung sind die sogenannten Krepitationen, ein Geräuschphänomen, das nur bei Inspiration entsteht. Hier werden frühinspiratorische, also früh während der Inspiration auftretende Krepitationen von spätinspiratorischen Krepitationen unterschieden. Die frühinspiratorischen Krepitationen sind durch

mehrfaches Husten zum Verschwinden zu bringen und weisen auf eine (deformie-
rende) Bronchitis hin (Cegla 1983).

Spätinspiratorische Krepitationen verschwinden durch Husten nicht (nicht ab-
hustbar) und weisen auf eine Herzinsuffizienz sowie auf eine interstitielle Lungenerkrankung hin.

Als weiteres Auskultationsphänomen ist das Pleurareiben, das während In- und
Exspiration in Abhängigkeit von den Atembewegungen feststellbar ist, zu nennen.

Ein weiteres Geräuschphänomen ist das Hamman-Zeichen, das sog. „crun-
ching" bei Mediastinalemphysem, bei dem es zu einem knisternden Geräusch in
Abhängigkeit von der Herzfrequenz kommt.

Das Phänomen des Hautemphysems ist sowohl aspektmäßig als taktil und auskultatorisch jedem geläufig.

Hautemphyseme werden nach Thoraxtrauma, nach Pneumothorax, bei Mediastinalemphysem sowie hin und wieder nach Thorakoskopien und nicht lege artis
angelegten Thoraxdrainagen beobachtet.

9.3 Laboruntersuchungen

G. Menz

9.3.1 Allgemeines

9.3.1.1 Einleitung

Bei jeder Diagnosestellung hat der Arzt zu prüfen, mit welchem Krankheitsbegriff
oder Syndrom die Krankheitserscheinungen des Patienten mit der größten Wahrscheinlichkeit übereinstimmen. Niemals wird diese Übereinstimmung mit dem
ideal klassifizierten Krankheitsbild eine vollständige sein. Der Weg zur Diagnose
kann kurz und schnell sein (sog. Blickdiagnose; s. Teil C, 9.2) oder außerordentlich langwierig und kompliziert. Am Anfang hat immer die Anamnese (s. Teil C,
9.1) zu stehen, gefolgt von der körperlichen Untersuchung des Patienten. Dann
stellt der Arzt unter Anwendung technischer Untersuchungsmethoden, z. B. Labordiagnostik, Röntgen, Sonographie durch Meßwerte charakterisierte objektive
Symptome fest.

So kommt der Kliniker/Praktiker ganz zu Beginn des Diagnoseweges beim
Versuch der Objektivierung der Vermutungsdiagnose mit der Laboratoriumsmedi-
zin in Kontakt.

Deren Aufgabenstellung ist eine dreifache:
- Hilfe bei der Diagnosefindung durch Bereitstellung bzw. Erfassung meßbarer
  objektiver Daten (objektive Symptome) mit Laboratoriumsmethoden;
- Verfolgung des Krankheitsverlaufes anhand derartiger Daten (Meßgrößen);
- Hilfestellung bei der Durchführung der Therapie.

9.3.1.2 Untersuchungen zur Erst- bzw. Akutdiagnostik

Der Patient, der zur pneumologischen Rehabilitation in ein Fachzentrum kommt, hat in der Regel eine Primärdiagnostik seines pneumologischen Leidens erfahren.

Eine „blinde" Wiederholung der diagnostischen Schritte ist jetzt nicht sinnvoll, jedoch kann manche Ergänzung notwendig sein, bzw. es kann der Verlauf der Erkrankung zusätzliche Hinweise geben, die zu einer weiteren diagnostischen Ergänzung führen. Chronische pneumologische Krankheiten können exazerbieren und verlangen in diesen Stadien eine exakte und schnelle Akutdiagnostik.

Deshalb hat das pneumologische Fach- (Rehabilitations-)zentrum eine moderne klinisch-chemische, hämatologische und immunologische Labordiagnostik zu bevorraten bzw. muß an eine solche Einrichtung optimal angeschlossen sein.

9.3.1.3 Untersuchungen zur Verlaufsdiagnostik (therapiebegleitende Untersuchungen)

Viele pneumologische Krankheitsbilder verlaufen subchronisch bis chronisch. Die Laboratoriumsdiagnostik gibt hier wertvolle Meßgrößen zur Verfolgung des Krankheitsverlaufes und eine Hilfestellung bei der Durchführung der Therapie.

9.3.1.4 Untersuchungen bei Polymorbidität

Der Arzt, der eine pneumologische Rehabilitation durchführt, muß auf polymorbide Patienten vorbereitet sein und eine Möglichkeit der Labordiagnostik zur Diagnose und Verlaufsbeurteilung internistischer Krankheiten (Diabetes mellitus, koronarer Herzerkrankung, Herzinfarkt, Hyperthyreose etc.) zur Verfügung haben.

In manchen Fällen führt auch erst die medikamentöse Therapie der pneumologischen Erkrankung zur Instabilität einer internistischen Begleiterkrankung (z. B. Kortikoidtherapie/Diabetes mellitus).

9.3.2 Laboruntersuchungen bei speziellen pneumologischen Krankheitsbildern

9.3.2.1 Einleitung

In diesem Kapitel sind Laboruntersuchungen bei speziellen pneumologischen Krankheitsbildern angeführt. Die Diagnostik der Krankheitsbilder basiert jedoch nie auf den Laboruntersuchungen allein!

Wo es möglich und/oder notwendig erscheint, wird unterschieden in Basisdiagnostik (B) und weiterführende Diagnostik (W). Zukunftsträchtige Untersuchungsmethoden, die derzeit meist nur im Rahmen von klinisch-wissenschaftlichen Arbeiten Verwendung finden, sind mit F (Future) bezeichnet. Aus Gründen der Breite des Themas kann hier nur eine meist tabellarische Aufstellung gewählt werden.

9.3.2.2 Asthma bronchiale

Die Primärdiagnose eines Asthma bronchiale ist keine Labordiagnose. Labormethoden sind nützlich in der Differentialdiagnose der Asthmaformen (extrinsic = allergisches Asthma, intrinsic = nichtallergisches Asthma); sie geben Hilfestellung bei der Beurteilung des aktuellen Inflammationszustandes (Eosinophilie des Blutes, Sputum, BAL, Gewebe) und können Verlaufsbeurteilung und Therapieführung (Kortikoide, Theophylline) verbessern (*B* = Basisuntersuchungen, *W* = weiterführende Untersuchungen, *F* = zukunftsweisende Untersuchungen).

B: Blutbild mit Differentialblutbild, evtl. absolute Eosinophilenzahl;
 Gesamt-IgE (Altersabhängigkeit der Werte beachten);
 spezifisches IgE (RAST, Enzymimmunoassay);
 Therapiebegleitend: Blutbild (Eosinophile), Kortisol (ACTH-Test etc.), „Drugmonitoring" (Theophylline etc.).

W: Testung auf Sputumeosinophilie (Mulder/Bucher);
 (pathologisch > 10 % der Leukozyten sind Eosinophile);
 nasaler Schleimhautabstrich (eosinophile Rhinitis);
 IgG-Subklassen, spezifisches IgG (RAST, ELISA) gegen Inhalationsallergene im Serum [z. B. Aspergillus fumigatus (allergische bronchopulmonale Aspergillose = ABPA)], spezifisches IgG_4 (Immunotherapie)

W/F: ECP (Eosinophilic-cationic-Protein − RIA Pharmacia) im *Sputum* (und Blut) als Parameter der asthmatischen Inflammation.

F: Histamin (Serum, BAL, nasale Lavage) (?);
 Serumtryptase (?);
 Neopterin (Serum, Urin) (?) = möglicher Marker der infektbedingten Exazerbation?
 Immunoblotting (= „westernblot") zum Nachweis von Allergenspektren = Hauptallergenen);
 Aktivierungsmarker von
 − Lymphozyten (IL-2R, HLA-DR, VLA-1),
 − Eosinophilen (EG-2);
 Zytokine ? [Interleukine; Serum, bronchoalveoläre Lavage (BAL)];
 Biopsien (?) (typische Interleukinprofile?)

9.3.2.3 Mukoviszidose (zystische Fibrose)

B: Schweißtest mit Pilocarpin
 (Pilocarpiniontophorese);
 pathologisch: Chloridgehalt > 60 mmol/l.

W: Messung des nasalen Membranpotentials (Boucher);
 pathologisch: < 30 mV;
 indirekte Genotypdiagnostik

Tabelle 1. α_1-PI-Phänotypisierung

(Phäno)typ	α_1-PI (mg/dl)	Risiko für Emphysenbildung
PI MM	150–350	normal
PI MZ	90–210	normal
PI SS	100–140	normal
PI SZ	75–120	gering erhöht
PI ZZ	20–45	hoch
PI null	0	extrem hoch

Mit Lungenemphysem assoziierte Typen: PI ZZ, PI null, (PI SZ)
Mit Asthma assoziierte Typen: PI MZ, PI SZ
Mit Leberzirrhose assoziierte Typen: PI ZZ, PI MZ

9.3.2.4 Nachweis von Proteinaseninhibitorenmangelzuständen

(α_1-Proteinaseninhibitorenmangel)
Der wichtigste Proteinaseninhibitor im menschlichen Organismus ist der α_1-Proteaseninhibitor (α_1-PI). Er stellt den Hauptanteil (90 %) der gesamten Hemmkapazität gegenüber Proteinasen.

B: Serumelektrophorese
 – sehr grobe Meßmethode.
 Bei Werten unter 2 g/l (< 200 mg/dl) weitere Abklärung!
 α_1-PI-Bestimmung im Serum
 [radiale Immundiffusion (Mancini)]).

 Normbereich: 1,8 – 3,5 g/l (180-350 mg/dl);
 Schwellenwert = 80 mg/dl (bei < 80 mg/dl erhöhtes Risiko für Lungenemphysem).

W: α_1-PI-Phänotypisierung (Tabelle 1)
 (Prinzip der isoelektrischen Fokussierung, Arnaud et al.).
 Indikation:
 – bei erniedrigter α_1-PI-Serumkonzentration
 – Familienuntersuchungen.
Substitutionstherapie: Reserviert für Phänotypen PI ZZ, PI null. Ziel: „Schwellenwert" der Serumkonzentration von α_1-PI von 80 mg/dl und mehr zu erreichen (American Thoracic Society 1989).

9.3.2.5 Fibrosierende Lungenerkrankungen

Einteilung:
1) diffuse Lungenfibrose als Folge bekannter Ursachen (s. unter 2.5.1 und 2.5.2),
2) assoziiert mit Systemerkrankungen (s. unter 2.5.3 und 2.5.4),
3) ätiologisch unbekannte oder idiopathische Formen (s. unter 2.5.5).

Die Blutserologie und -immunologie und die Befunde der bronchoalveolären La-
vage (BAL), die hier abgehandelt werden, sind Bausteine der Diagnostik neben
Anamnese, Röntgen [inkl. Computertomographie (CT)], Lungenfunktionsanalyse,
Lungenbiopsie und (evtl.) Lymphknotenbiopsie.

Das Blutbild und die Blutserologie sind allein kaum diagnostisch ausschlaggebend, jedoch können sie wichtige Hinweise für die Ätiologie und Aktivität der
Erkrankung geben.

Die ätiologische Differentialdiagnostik mittels invasiver Methoden umfaßt:
1) bronchoalveoläre Lavage (BAL),
2) bronchopulmonale Lungenbiopsie,
3) offene Lungenbiopsie.

Lungenerkrankungen durch organische Stäube
– exogen allergische Alveolitiden,
– immunologische Typ-III-Reaktion.

Labordiagnostik:
B: Blutbild, Blutsenkung (Leukozytose bei akuter Verlaufsform 6–24 h nach Ex-
position);
Immunglobuline (Hypergammaglobulinämie IgA + IgG);
Nachweis von IgG-Antikörpern (ELISA) und Nachweis präzipitierender Anti-
körper gegen die spezifischen Allergene/Antigene (s. entsprechende tabellari-
sche Aufstellung in der angegebenen Literatur).
Cave: falsche Interpretation von IgG-Antikörpern beim gesunden Exponier-
ten).
W: BAL:
Lymphozytose (Lymphozyten: 50 – 80%!);
T 4/T 8 Quotient erniedrigt.;
Immunoblotting („western blot");
Spektrum der Allergen/Antikörper-Reaktionen (Immunopattern);
Nachweis von Lymphozytenaktivierungsmarkern (IL2-R, HLADR, VLA-1).
F: Typische Interleukinprofile?

Lungenerkrankungen durch anorganische Stäube (Pneumokoniosen)
Bei diesen Krankheiten, von denen zahlenmäßig die Silikose und von der Schwere
der Krankheit und den möglichen Folgen her die Asbestose die wichtigste Rolle
spielen, ist die Labordiagnostik von untergeordneter Bedeutung.

Ein Beispiel: Der Nachweis von Asbestfasern ist mittels BAL möglich, bedeutet jedoch nicht gleich Asbestose.

Lungenfibrosen assoziiert mit Systemerkrankungen
Die „Lege-artis-Diagnose" der Grunderkrankung ist Voraussetzung. Die Laborato-
riumsuntersuchungen sind durch die jeweiligen Grundkrankheiten geprägt. Gelegentlich kann die Lunge auch Erstmanifestation der Kollagenose sein, so daß diese
erst im Verlauf erkannt werden kann.

Systemischer Lupus erythematodes (SLE) (in 50 − 70% Lungenbeteiligung) *und verwandte Krankheitsbilder* (Sharp-Syndrom, Overlap-Syndrom, Pseudo-LE): Allgemeines Labor: BSG erhöht, Hb erniedrigt, Leukopenie, Thrombopenie, α_2-Globulin erhöht, Kreatinphosphokinase erhöht.

W: Antinukleäre Antikörper (ANA) positiv in 95 − 100%;
Anti-DNS (aktiver SLE: 60 − 100%);
Doppelstrang DNS (dsDNS):
medikamenteninduzierter LE.
Extrahierte nukleäre Antigene (ENA) auch bei Mischkollagenose = MCTD, Sharp-Syndrom, Sjögren-Syndrom, Sklerodermie, Polymyositis und Dermatomyositis.

Rheumatoide Arthritis und Rheumalunge (Häufigkeit bis 50%):
Diagnose der Grundkrankheit, positive Rheumaserologie.

Sklerodermie:
Lungenfibrose im Endstadium der voll ausgeprägten Grunderkrankung regelmäßig. ANA positiv. Hydroxyprolinnachweis.

Lungenvaskulitiden

Goodpasture-Syndrom:
Nachweis von Autoantikörpern gegen Basalmembran der Niere und der Lungen (in ca. 80−90% der Fälle im Serum nachweisbar).

Lungenhämosiderose (M. Ceelen):
Eisen erniedrigt, Hb erniedrigt, Bilirubin erhöht (Hämolyse). Sputum und BAL: Siderophagennachweis.

Wegener-Granulomatose:
B/W: BSG erhöht, Elektrophorese

„classic"/c-ANCA (antineutrophile zytoplasmatische Antikörper):
Frühere ACPA (anticytoplasmatische Antikörper) mit hoher diagnostischer Sensitivität bei M. Wegener.
Falsch-positive Einzelfälle nur bei Erkrankungen des rheumatischen Formenkreises (z. B. mikroskopische Polyarthritis).

Allergische Granulomatose (Churg-Strauss):
− B/W: BSG erhöht, Hb normal bis erniedrigt, Leukozytose, Eosinophile erhöht ($1500/mm^3$ − $20000/mm^3$).
 Cave: Maskierung durch Steroidtherapie.
 IgE erhöht
− (Perinucleärer) p-ANCA (antineutrophiler zytoplasmatischer Antikörper) auch assoziiert mit renaler Vaskulitis, mikroskopischer Polyarthritis, Colitis ulcerosa, selten M. Crohn und SLE.
− Eosinophilenaktivierungsmarker? (Verlaufskontrolle)
 F: Typische Interleukinprofile?

Sarkoidose

B: BSG, Blutbild und Elektrophorese bei akuter Sarkoidose entzündlich verändert, ansonsten normal.

Hyperkalzurie und Hyperkalzämie selten, ANA etc. normal bis grenzwertig pathologisch.

Angiotensin Converting Enzym (ACE):
– in 80% unbehandelter Sarkoidose erhöht;
– normales ACE schließt Sarkoidose nicht aus;
– ACE unter Glucocorticosteroidmedikation und in Remission rückläufig;
ACE-Anstieg für Exazerbation verdächtig.

W: Zytologie der bronchoalveolären Lavage:
Lymphozytose,
T 4-Lymphozyten $> 80\%$ der Lymphozyten,
T 4/T 8 > 6.0 = sichere Sarkoidose

F: typische Muster der Expression von Aktivationsantigenen auf T-Zellensubpopulationen? Typische Interleukinprofile?

Idiopathische Lungenfibrosen

B: BSG normal bis erhöht (Abgrenzung: Fibrose bei Systemerkrankung);
Leukozyten, Differentialblutbild normal;
Rheumafaktoren und antinukleäre Faktoren im Gegensatz zur exogen-allergischen Alveolitis in bis zu 50% der Fälle nachweisbar.

W: BAL: Lymphozyten normal, Granulozyten erhöht.

Histozytosis X

W: BAL: OKT 6$^+$ erhöht.

Klassische Befundmuster für die vorher genannten Krankheitsbilder.

Die in der nachfolgenden Übersicht zusammengefaßten Befunde spiegeln sogenannte klassische Befundmuster für die genannten Krankheitsbilder wider. In der Praxis sind die Befunde nicht immer eindeutig. Deshalb haben wir im Anhang (9.3.3) Originalergebnisse der bronchoalveolären Lavage bei verschiedenen Krankheitsbildern, wie sie am Schweizerischen Institut für Allergie- und Asthmaforschung (SIAF) Davos bearbeitet wurden, zusammengestellt. Ein Muster eines Antrags- und Befundformulars ist ebenfalls in der nachfolgenden Übersicht dargestellt.

Bronchoalveoläre Lavage: Differentialdiagnostik ohne Immunzytologie

Normalbefund:
Sicher keine aktive Sarkoidose
Sicher keine exogen-allergische Alveolitis

Granulozyten erhöht:
Idiopathische Lungenfibrose
Systemsklerose (Sklerodermie)

Lymphozyten erhöht:
Sarkoidose
Exogen-allergische Alveolitis
Pneumokoniosen

Lymphozytose + Granulozytose:
Chronische Sarkoidose und exogen-allergische Alveolitis mit Fibrose
100 % der idiopathischen Lungenfibrosen
Lungenfibrosen bei Kollagenosen, Vakulitiden

Makrophageneinschlüsse:
Asbestexpostion
Pneumokoniosen
Pulmonale Hämorrhagiesyndrome
Alveolarproteinose

Maligne Erkrankungen:
Lymphangiosis carcinomatosa
Alveolarzellkarzinom
Maligne Lymphome

Infektionskrankheiten:
Pneumocystis carinii

Diagnostische Möglichkeiten mit Immunzytologie:
Lymphozytose:
T 4/T 8 > 6,0
und T 4 > 80 % der Lymphozyten } sichere Sarkoidose

T 4/T 8 < 2 exogen-allergische Alveolitis (Lymphozyten 50–80 %)
       Silikosen und Mischstaubpneumokoniosen Lymphozyten 10–30 %)
       AIDS (T 4 absolut erniedrigt)

OKT6$^+$ erhöht Histiozytosis X

B-Zellen monoklonal erhöht
Maligne B-Zellymphome, inkl. Klassifizierung

9.3.2.6 Bronchitis

Bakterielle Bronchitis
(10 − 20% aller Atemwegsinfekte)

Häufigste Erreger:
1) Ambulant erworbene Bronchitis: Streptococcus pneumoniae (Pneumokokken), Haemophilus influenzae, Bramhamella catarrhalis (Neisseria catarrhalis). Selten: Mykoplasmen, Chlamydien und Rickettsien.
2) Stationär erworbene Bronchitis: Staphylococcus aureus, Enterokokken, E. coli, Proteus, Klebsiellen, Pseudomonas.

Virale Bronchitiden
Influenza Typ A, B, C, Parainfluenza Typ I–IV, RS-Viren, Paramyxoviren, Masernviren, Adeno-, Echo- und Rhinoviren.

B: selten möglich (klinische Diagnose).

W: direkter Virusnachweis (selten möglich);
Antikörpertiter (Verlauf).

F: „Gensonden".

9.3.2.7 Infektiöse Pneumonien

B: Sputumuntersuchung im Direktausstrich, Gramfärbung, Ziehl-Neelsen-Testung.
Kultur mit Resistenzbestimmung aus Sputum, Blut, Bronchialsekret.

W: Serologie (atypypische + Viruspneumonie);
BAL (Pneumocystis carinii).

F: Gensonden, Polymerasekettenreaktion.

9.3.2.8 Tuberkulose

B: Tubergen- oder Tine-Test:
bei negativem Ausfall der o. g. Tests und Tbc-Verdacht Mendel-Mantoux-1:1000-und-1:100-Nachtestung;
mikroskopische Untersuchung (Ziehl-Neelsen) des Morgensputums von 3 aufeinander folgenden Tagen bzw. des Magensaftes (nüchtern entnehmen!).

Postbronchoskopisches Sputum:
Kultur (4−8 Wochen) mit Identifizierung und Resistenzprüfung; Verkürzung der Kulturdauer durch radiometrische Untersuchungssysteme (Bactec).

F: Nachweis amplifizierter Mykobakterien − DNS im Sputum [schnell, hohe (zu hohe) Empfindlichkeit (ca. 5−10 Bakterien pro Probe);
Brisson-Noel et al. 1991; Schaberg u. Lode 1990].

9.3.2.9 Bronchialkarzinome

B: Sputumzytologie:
3 Tage Sputum – positiver Befund in 40–80 % der Fälle;
postbronchoskopisches Sputum an 3 auf die Bronchoskopie folgenden Tagen;
Zytologie der Bronchiallavage.

Von allen immer wieder propagierten sogenannten Tumormarkern kommt lediglich der neuronspezifischen Enolase (NSE) eine Bedeutung bei der Diagnostik und Verlaufsbeobachtung kleinzelliger Bronchialkarzinome zu (oberer Grenzwert 11 µg/l). Die Sensitivität der NSE beim kleinzelligen Bronchialkarzinom ist 60 % (bei fortgeschrittenen Stadien 87,5 %), beim nichtkleinzelligen Bronchialkarzinom nur 13,8 %.

Patienten mit kleinzelligen Karzinomen, die auf Chemotherapie ansprechen, zeigen einen Abfall unter 20 µg/l, bei Rezidiven gibt es einen Anstieg über diesen Wert hinaus.

Therapiebegleitende Labordiagnostik (z. B. unter Chemotherapie) Blutbild, organspezifische Funktionsparameter (Leberwerte, Nierenfunktion etc.).

9.3.2.10 Drugmonitoring

Theophyllin:	Serum
	Speichel
	Theophyllinclearance
	Theophyllintagesprofile
(Digitalis)	
(Antiarrhythmika)	
Antibiotika:	Aminoglykoside
	Amphotericin B
Immunsuppressiva	Cyclosporin
(Antineoplastika):	Cisplatin
	Doxorubicin
	Methotrexat

F: exogene (therapeutische) Glukokortikosteroide?

9.3.3 Anhang: Bronchoalveoläre Lavage (BAL)

Notwendige und sinnvolle Parameter für die Beurteilung einer BAL:

1) Gesamtvolumen, Gesamtzellenzahl und Zelldifferenzierung
Die Bedeutung der Zellzahlen und der Leukozytendifferenzierung läßt sich am besten anhand einiger Fallbeispiele erläutern (Tabelle 2).

Tabelle 2. Beurteilung von ausgewählten Krankheitsbildern aufgrund der Zellzahlen und Leukozytendifferenzierung

1) Zellzahlen

	Zellen/ml x 10^5	Mono-zyten [%]	Lympho-zyten [%]	Neutro-phile [%]	Eosino-phile [%]
Normalwerte	1,2	90,0	9,0	0,5	0,5
Sarkoidose, aktiv	4,5	61,0	37,0	1,5	0,5
Sarkoidose, nichtaktiv	1,9	78,0	17,0	3,0	2,0
Allergische Alveolitis	5,7	35,0	56,0	8,0	1,0
Eosinophile Infiltrate	3,6	50,0	10,0	1,0	39,0
Idiopathische Fibrose	2,9	74,0	8,0	14,0	4,0
HIV positiv mit PCI	4,8	39,0	57,0	3,0	1,0

2) Leukozytendifferenzierung

	Mono-zyten x 10^5	Lympho-zyten x 10^5	Neutro-phile x 10^5	Eosino-phile x 10^5
Normalwerte	1,08	0,11	0,01	0,01
Sarkoidose, aktiv	2,75	1,67	0,07	0,02
Sarkoidose, nichtaktiv	1,48	0,32	0,07	0,04
Allergische Alveolitis	2,00	3,19	0,46	0,06
Eosinophile Infiltrate	1,80	0,36	0,04	1,40
Idiopathische Fibrose	2,15	0,23	0,41	0,12
HIV positiv mit PCI	1,87	2,74	0,14	0,05

Aus Tabelle 2 geht hervor, daß sich einzelne Krankheitsbilder in den Zellzahlen sowie in den relativen Verteilungen der einzelnen Zellkomponenten unterscheiden und somit voneinander abgrenzbar sind. Ansonsten erlauben diese Resultate nur die Einteilung in sogenannte lymphozytäre/monozytäre, granulozytäre/monozytäre und esinophile Alveolitiden.

Ebenfalls ersichtlich wird, daß die absoluten Zellzahlen ein weit besseres Bild über den Aktivitätsstand der untersuchten Erkrankung geben (1,67 gegen $0,32 \times 10^5$ Lymphozyten bei aktiver und nichtaktiver Sarkoidose gegenüber 37 und 17 %).

2) Lymphozytensubpopulations-Analysen
Um weitere Unterscheidungen innerhalb der einzelnen Alveolitistypen vornehmen zu können, ist es sinnvoll, die Verteilung der sogenannten CD 4-(„helper/inducer") und CD 8-(„suppressor/inducer") Zellen mit Hilfe von monoklonalen Antikörpern zu bestimmen. Dadurch wird es möglich, eine Sarkoidose, die als Helper-zell-Alveolitis charakterisiert ist, von einer allergischen Alveolitis mit vorwiegend CD 8-Zellen abzugrenzen. In der Tabelle 3 sind einige typische Verteilungsmuster der Lymphozytensubpopulationen gezeigt.

Tabelle 3. Beurteilung von ausgewählten Krankheitsbildern aufgrund der Lymphozytensubpopulationen

	CD 3 [%]	CD 4 [%]	CD 8 [%]	B [%]	NK [%]	T 4/T 8 [%]
Normalwerte	75	46	23	6	3	2,0
Sarkoidose, aktiv	92	73	12	3	2	6,1
Sarkoidose, nichtaktiv	75	48	25	5	3	1,9
Allergische Alveolitis	92	31	58	1	4	0,5
Eosinophile Infiltrate	80	49	34	3	2	1,4
Idiopathische Fibrose	78	30	53	6	1	0,6
HIV positiv mit PCI	87	8	78	1	4	0,1

Aus den gezeigten Resultaten wird auch ersichtlich, daß solche Resultate nur im Zusammenhang mit den totalen Zellzahlen und der Leukozytendifferenzierung einen Sinn ergeben, da z. B. aufgrund der relativen Verschiebungen allein keine Differenzierung zwischen einer allergischen Alveolitis, einer idiopathischen Fibrose und einer Pneumocystis-carinii-Infektion bei einem HIV-Patienten möglich ist.

3) Expression von Aktivationsantigenen auf T-Zellsubpopulationen
Obwohl aus den bisher gezeigten Resultaten ein Zusammenhang zwischen Zellzahlen, Differentialzählung und Verschiebung der Lymphozytensubpopulationen mit der Aktivität der Erkrankung zu bestehen scheint, erwies sich die Beurteilung der Aktivität aufgrund dieser Paramter in verschiedenen publizierten Studien als ungenügend. Das Problem besteht dabei in der relativ langsam ablaufenden Umverteilung und Normalisierung der Zellverteilung. Daher erscheint es sinnvoll, neben der Verteilung der Zellen auch deren In-vivo-Aktivität zu bestimmen, um genauere Anhaltspunkte über die effektive Aktivität und den Therapieverlauf zu erhalten.

Als Aktivitätsparameter kommen die Expressionen von Aktivationsmarkern auf T-Zellen in Frage. Die von uns benutzten Aktivationsmarker sind IL-2-Rezeptoren sowie HLA-DR- und VLA-1-Expression auf CD 4- und CD 8-Zellen.

Bei einer initialen Aktivierung mit T-Zellbeteiligung kommt es innerhalb von 1−2 Tagen zur Expression von IL-2 Rezeptoren auf den an der Immunantwort beteiligten T-Zellen. Die Rezeptoren bleiben für 5−7 Tage und reduzieren sich dann auf eine nicht mehr detektierbare Menge. Daher gibt die Expression und die quantitative Erfassung der IL-2-Rezeptor exprimierenden T-Zellen ein Bild über die akut ablaufende Aktivierung und erlaubt eine Aussage über das initial beteiligte T-Zellsubset.

Die Expression von HLA-DR erfolgt frühestens 3−4 Tage nach initialer Aktivierung, bleibt aber über längere Zeit exprimiert. Daher kann die Quantifizierung HLA-DR tragender T-Zellen als Maß für die Gesamtaktivierung herangezogen werden.

Die Expression von VLA-1 erfolgt erst 2−5 Wochen nach initialer Aktivierung und bleibt ebenfalls für längere Zeit detektierbar. Dieser Aktivierungsmarker gilt

Tabelle 4. Beurteilung von ausgewählten Krankheitsbildern aufgrund der Expression von Aktivationsantigenen bei CD 4- und CD 8-Zellen

	CD 4-Zellen			CD 8-Zellen		
	IL-2R [%]	HLA-DR [%]	VLA-1 [%]	IL-2R [%]	HLA-DR [%]	VLA-1 [%]
Normalwerte	3	10	2	1	12	4
Sarkoidose, aktiv	22	62	11	10	54	55
Sarkoidose, nichtaktiv	5	34	5	2	34	25
Allergische Alveolitis	8	59	17	6	29	10
Eosinophile Infiltrate	7	46	39	1	61	18
Idiopathische Fibrose	10	14	16	6	23	68
HIV positiv mit PCI	41	29	5	4	20	48

daher als Maß für chronisch-aktivierte Zellen und erlaubt auch eine Aussage über den Austausch der Lymphozyten mit dem systemischen Immunsystem.

In Tabelle 4 sind einige Beispiele unterschiedlicher Krankheitsbilder und die Verteilung der Aktivationsmarker gezeigt.

Aus diesen Resultaten wird ersichtlich, daß die Bestimmung der Aktivationsmarker sicherlich sinnvoll erscheint, da sie mit der effektiven Aktivität der Erkrankung korrelierten und eine Aussage über die initial an der Reaktion beteiligten Zellen zulassen sollten. Ebenfalls zeigt sich, daß sich auch bei nichtlymphozytären Alveolitiden eine z. T. massive T-Zellaktivierung nachweisen läßt und somit eine aktive Rolle der T-Zellen auch bei diesen Krankheitsbildern vorliegt (Schweizerisches Institut für Allergie- und Asthmaforschung (SIAF), CH-Davos C. Walker).

9.4 Bildgebende Verfahren

H. Schweisfurth, Ch. Schöttes

9.4.1 Methoden

9.4.1.1 Röntgenmethoden der Thoraxuntersuchung

Zur guten Detaildarstellung hat sich für Routineaufnahmen die Hartstrahltechnik bewährt, wobei eine Aufnahmespannung von 100–150 kV, in der Regel 120 kV, angewendet wird und die Expositionszeit 10 ms dauert (Thelen u. Weigand 1986). Der Fokus-Film-Abstand für Aufnahmen im Stehen beträgt 150–200 cm. Die Strahlenbelastung einer Thoraxaufnahme liegt unter 0,1 R.

Nativaufnahmen werden im Stehen bei tiefer Inspirationsstellung im dorsoventralen Strahlengang angefertigt. Zusätzlich sollte möglichst auch eine seitliche Aufnahme vorgenommen werden, wobei darauf zu achten ist, daß die Thoraxseite mit den pathologischen Veränderungen dem Röntgenfilm anliegt. Beim bettlägerigen Patienten verläuft der Strahlengang bei einem Fokus-Film-Abstand von ca. 1 m ventrodorsal. Durch Aufnahmen in starker Lordose können röntgenologisch Details von den Lungenspitzen besser erkannt werden.

Als Kriterien einer technisch guten Thoraxröntgenaufnahme gelten unter anderem (Thurn u. Bücheler 1986):
- scharfe Begrenzung der Rippen, Herzränder und Lungengefäße,
- Abgrenzbarkeit der 4 obersten Zwischenwirbelräume der BWS und des oberen Trachealabschnitts,
- freier Herzschatten ohne Rippenüberlagerung,
- vollständige Darstellung beider Zwerchfellwinkel.

Bei der Befundung von Thoraxaufnahmen werden Zwerchfellstand und Kontur, phrenikokostaler Winkel, Hilusbereich, Lungenparenchym unter besonderer Berücksichtigung der Lungenspitzen, Lage der Trachea, Herzkonfiguration, Gefäße, Rippen, vorderes und hinteres Mediastinum und die Wirbelsäule beurteilt.

Da Lungenlappengrenzen in der dorsoventralen Aufnahme normalerweise nicht sichtbar sind, werden röntgenologisch die Lungenabschnitte in Ober-, Mittel- und Unterfeld eingeteilt. Auf der seitlichen Aufnahme lassen sich pathologische Veränderungen den Lungensegmenten eher zuordnen (Abb. 1) Dabei ist zu beachten, daß nur rechts ein vollständiger Mittellappen (Segment 5 und 6) vorkommt und links der Mittellappen (Lingula) rudimentär angelegt ist. Im Gegensatz zur rechten Lunge fehlt links auch der Lobus cardiacus (Segment 7).

Lungenzeichnung und Hilus entstehen durch Summation von Gefäßen. Bronchien und Lymphknoten sind röntgenologisch nicht schattengebend. Bei 97 % der Patienten liegt der linke Hilus höher als der rechte. Die Lungenarterien folgen den Segmenten und können bis in die Peripherie verfolgt werden. Die Venen halten sich nicht an die Segmenteinteilung und sind meistens nur im Hilusbereich zu erkennen. Herznah verlaufen die Venen in horizontaler Richtung zum linken Vorhof. Die Weite der Lungenarterien wird an der Kreuzung zum rechten Zwischenbronchus gemessen und sollte bei Gesunden nicht mehr als 15 mm Durchmesser betragen. Eine verminderte Lungenzeichnung findet man bei angeborenen Herzfehlern oder bei Füllungsbehinderungen, eine vermehrte Zeichnung ist beim Links-rechts-Shunt zu beobachten.

Durch anatomische Besonderheiten oder auch durch verprojizierte Röntgenaufnahmen können Verschattungen fehlgedeutet werden. So ist manchmal an der unteren hinteren Begrenzung der 2. Rippe eine linienförmige Verdichtung nachweisbar, die der parietalen Pleuraumschlagfalte entspricht. Die A. subclavia kann besonders links als bogenförmige Verschattung unterhalb der 2. oder 3. Rippe sichtbar werden. An der rechten Medialseite fällt oft eine bogenförmige Linie auf, die dem akzessorischen Lobus V. azygos entspricht. Im rechten Mittelfeld kann zwischen Ober- und Unterlappen eine Linie verlaufen, die der interlobären Pleuraspalte zuzuordnen ist. Verkalkungen in Projektion auf die Lungenspitzen können durch Struma oder Lymphknoten entstehen. Weichteilüberlagerungen sind ebenfalls zu berücksichtigen. So sind basale Rundherde von Brustwarzen abzugrenzen, und im Bereich der Lungenspitzen können Verdichtungen durch Muskulaturanteile (Mm. pectoralis major, minor und sternocleidomastoideus) zu Fehlinterpretationen führen (Meshan 1981).

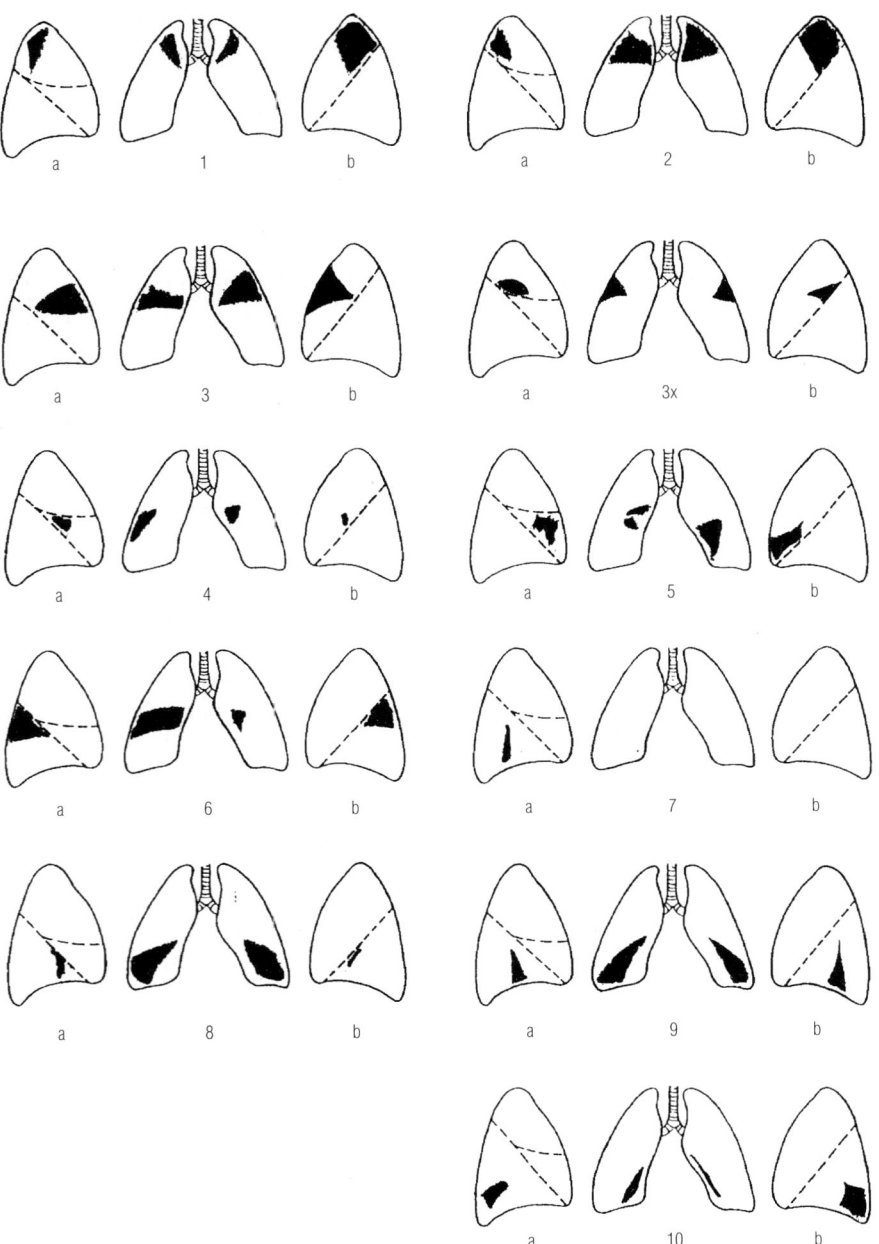

Abb. 1. Schematische Darstellung der Lungensegmente. (Nach Thelen u. Weigand 1986)

9.4.1.2 Durchleuchtung

Die Durchleuchtung sollte nur als ergänzende Untersuchung bei einem unklaren Röntgenbefund vorgenommen werden. Eine alleinige Durchleuchtung ohne Bilddokumentation reicht nicht aus und gilt als Kunstfehler.

Die Thoraxdurchleuchtung wird mit einer Bildverstärker-Fernseh-Einrichtung durchgeführt, um Rippenbewegungen, Zwerchfellbeweglichkeit, zentrale Pulmonalgefäße und Rundherde zu untersuchen. Die Strahlenbelastung beträgt ca. 1,5 R/min. Auch lassen sich pulmonale von extrapulmonalen Veränderungen dadurch abgrenzen, daß sich extrapulmonale Prozesse bei der Atmung synchron mit den Rippen bewegen.

Im Hilusbereich werden oft orthograd getroffene Gefäße dargestellt, die mit verkalkten Lymphknoten verwechselt werden können. Die Gefäßschatten verschwinden bei der Durchleuchtung, wenn der Patient gedreht wird. Dagegen bleibt ein verkalkter Rundherd in mehreren Ebenen nachweisbar. Ebenso lassen sich bei der Durchleuchtung orthograd getroffene Bronchien, die einen Ringschatten verursachen, durch Drehbewegungen auflösen.

9.4.1.3 Röntgentomographie

Bei der Tomographie werden Röntgenröhre und Filmkassette gegenläufig bewegt, so daß nur die im Drehpunkt liegenden Röntgenebenen scharf abgebildet werden. Tomographische Untersuchungen werden bei einem Schichtwinkel von 30° und bei Schichtabständen von 1−0,5 cm durchgeführt, um umschriebene Dichteveränderungen zu erkennen. Dabei werden in serienmäßiger Anordnung Aufnahmen im Abstand von 4−25 cm von der Tischoberfläche angefertigt. Durch zwischengeschaltete Streustrahlenraster wird eine größere Strahlenhärte erreicht, wodurch sich dichte Verschattungen besser darstellen lassen.

9.4.1.4 Computertomographie

Bei der Computertomographie geht ein Röntgenstrahl durch die gewünschte Schichtebene, wobei bei den meisten Geräten die Röntgenröhre um den Patienten rotiert. Die transmittierten Strahlen werden mit Hilfe eines Computers zusammengesetzt und die Schwächungswerte berechnet, so daß aufgrund der Dichteunterschiede die Gewebe den Organen zugeordnet werden (Fishman 1988). Computertomographisch können die Subsegmentbronchien, die zentralen Pulmonalgefäße, das Lungenparenchym und die Pleura dargetellt werden (Döhring 1985). Pathologische Veränderungen sind ab einer Größe von 2−5 mm Durchmesser nachweisbar. Besonders bewährt hat sich die Computertomographie bei der Suche nach Tumoren (s. Übersicht) und in der Diagnosesicherung der Lungen- und Pleuraasbestose. Besondere diagnostische Fortschritte der Asbestosediagnostik wurde durch das hochauflösende (high resolution) CT und in der Diagnostik intrabronchialer Tumore durch das Spiral-CT möglich.

Indikationen zur Computertomographie des Thorax (nach Döhring 1985)

Beurteilung beim Bronchialkarzinom:
- Stadieneinteilung,
- Therapieplanung,
- Verlaufskontrolle;

Nachweis von:
- pulmonalen Rundherden,
- pleuralen Tumoren,
- pulmonalen Mißbildungen,
- Lungenparenchymveränderungen,
- intrapulmonalen Hohlraumbildungen;

Differentialdiagnose:
- Emphysemblase-Pneumothorax,
- Lungenabszeß-Pleuraempyem,
- Atelektase-Pleuraerguß.

9.4.1.5 Kontrastdarstellungen

Mit Hilfe von bariumhaltigen Suspensionen läßt sich die Ösophaguskontur vom linken Vorhof differenzieren und durch eine seitliche oder halbschräge Aufnahme darstellen.

Bronchographien werden bei der Fragestellung nach Bronchiektasen durchgeführt. Als Gegenindikation gelten eingeschränkte Lungenfunktion, Herzinsuffizienz, Fieber, Pneumonie, Kontrastmittelüberempfindlichkeit gegen Jod, Asthma und Hämoptysen (Ferlinz et al. 1970). Der Schilddrüsenhormonspiegel sollte vor der Applikation von jodhaltigem Kontrastmittel vorliegen.

Eine Bronchographie kann sowohl in endotrachealer Intubationsnarkose unter Relaxierung als auch in Lokalanästhesie durchgeführt werden. Die Bronchographie in Allgemeinnarkose schließt sich einer starren Bronchoskopie an. Eine Bronchographie ohne vorhergehende Bronchoskopie ist ein Kunstfehler. Die Bronchographie in Allgemeinnarkose kann über das Bronchoskop unter Zuhilfenahme eines Metras-Katheters durchgeführt werden. Hierbei werden über den Metras-Katheter 2-4 ml einer Kontrastmittelsuspension (z. B. Hytrast) in das gewünschte Segment injiziert. Mit dieser Technik gelingen vorzügliche selektive Bronchogramme. Erfolgt nach stattgehabter Bronchoskopie mit dem starren Gerät eine Umintubation mittels doppelläufigem Carlens-Tubus, kann eine einseitige Bronchographie mit Prallfüllung durchgeführt werden. Diese Form der Bronchographie liefert hinsichtlich der Bronchiektasendiagnostik die besten diagnostischen Ergebnisse. Röntgenaufnahmen sollten immer in 3 Projektionen, nämlich in sagittaler, schräger und seitlicher Projektion angefertigt werden.

Mit zunehmender praktischer Bedeutung der Fiberbronchoskopie in Lokalanästhesie hat sich die Bronchographie mit dem flexiblen Gerät durchgesetzt. Gerade in der pneumologischen Rehabilitation stellt sie einen äußerst risikoarmen Eingriff dar mit hoher diagnostischer Ausbeute. Auf eine risikoreiche Allgemeinnarkose und die notwendigen apparativen und personellen Voraussetzungen kann verzichtet werden. Mit dem flexiblen Bronchoskop sind ebenfalls selektive Bronchographien bestimmter Segmente oder Lappen möglich. Durch eine geschickte Kombination von begrenzter Inspiration des Patienten und teilweisem Absaugen des eingeführten Kontrastmittels können technisch eindrucksvolle Beschlagfüllungen erzeugt werden.

Werden die Kontraindikationen streng beachtet, sind Komplikationen selten. Nach der Bronchographie können jedoch Fieber, Hustenreiz und in Einzelfällen auch pneumonische Infiltrationen auftreten. Eine anschließende Klopfmassage hat sich zur Sekret- und Kontrastmittelelimination bewährt.

9.4.1.6 Angiographie

Bei der Pulmonalisangiographie wird über einen in den Hauptstamm der A. pulmonalis vorgeschobenen Katheter Kontrastmittel verabreicht. Falls die A. pulmonalis nicht sondiert werden kann, wird der Katheter in den rechten Ventrikel plaziert. Hauptindikation der Pulmonalisangiographie ist die Suche nach Thrombembolien, bei denen nach Kontrastmittelapplikation ein Gefäßabbruch auftritt. Mit Hilfe der digitalen Subtraktionsangiographie (DSA) kann durch peripher-venös appliziertes Kontrastmittel ebenfalls die A. pulmonalis dargestellt werden. Dabei sind Embolien bis zu einer Größe von 2 mm nachweisbar.

Hinweise für eine abgelaufene Embolie ergeben sich aber auch aus der Thoraxaufnahme, auf der eine verminderte Strahlentransparenz, eine verbreiterte A. pulmonalis und eine Dilatation des rechten Ventrikels zu erkennen ist. Manchmal kommt ein Zwerchfellhochstand auf der betroffenen Seite hinzu.

Aber auch angeborene Mißbildungen wie Hypoplasie oder Agenesie der A. pulmonalis und arteriovenöse Fisteln lassen sich angiographisch nachweisen. Eine Druckmessung sollte immer erfolgen.

Die Pulmonalisangiographie kann auch therapeutisch zur Embolisation von Bronchialgefäßen bei Blutungen benutzt werden.

9.4.1.7 Sonographie und Echokardiographie

Sonographisch werden nur solide oder liquide Prozesse dargestellt, die mit der Brustwand in Verbindung stehen, wobei Flüssigkeiten wie beim Erguß, Empyem und Hämatom als echofreie Zonen auftreten. Auch werden solide Strukturen wie Tumoren, organisierte Hämatome, Pleuraschwarten, Infiltrationen, Atelektasen und Hernien erfaßt. Zur Diagnostik können sonographisch gesteuerte Feinnadelpunktionen vorgenommen werden (Börner u. Braun 1985; Börner 1986).

Mit Hilfe der Echokardiographie läßt sich auch die Morphologie und Pumpfunktion des rechten Ventrikels beurteilen (Lenci 1990). Rechtsventrikuläre Druckbelastungen können von Volumenbelastungen unterschieden werden. Als Kriterien gelten besonders die Septumbewegung und die rechtsventrikuläre Wanddicke sowie das Verhältnis zwischen der pulmonalen und systemischen Flußgeschwindigkeit. Eine pulmonale arterielle Hypertonie läßt sich mit der gepulsten Dopplerechokardiographie nachweisen (Miqueres et al. 1990). Leider ist die Echokardiographie bei Emphysematikern wegen der Luftüberlagerung nur bedingt durchführbar.

9.4.1.8 Nuklearmedizin

Bei der Szintigraphie werden Verteilung und Kinetik eines inkorporierten Radio-
nuklids in einem selektiv speichernden Organ sichtbar gemacht. In der Pneumologie werden Perfusions- und Ventilationsszintigraphien angewendet (Konietzko
1986).

Bei der Perfusionsszintigraphie werden durch intravenöse Injektion eines radioaktiv markierten Makroaggregats, z. B. mit ^{99m}Tc, die Pulmonalarterien und
der Bronchialarterienkreislauf beurteilt. Dazu werden mit einem Scanner Aufnahmen in ventraler, dorsaler und schrägdorsaler Projektion durchgeführt und Verteilungsmuster dargestellt. Dabei beträgt die Strahlenbelastung der Lunge ca. 80
µGy/MBq (0,3 rd/mCi).

Bei der Ventilationsszintigraphie atmet der Proband aus einem Spirometer
10–20 mCi ^{133}Xe ein. Hierbei beläuft sich die Strahlenbelastung auf ca. 8 µGy/
MBq (0,03 rd/mCi). Der Quotient $\dot{V}/\dot{Q}$ aus der Ventilation ($\dot{V}$) und Perfusion ($\dot{Q}$)
kann Verteilungsstörungen aufzeigen, wie sie bei der Lungenembolie vorkommen.

Die ^{67}Ga-Szintigraphie wird bei entzündlichen granulomatösen und interstitiellen Lungenerkrankungen angewendet. Die vermehrte intrapulmonale Galliuman-
reicherung korreliert mit den Granulozyten und Alveolarmakrophagen. Eine erhöhte Galliumspeicherung finden sich daher bei der Sarkoidose, der Tuberkulose,
der Lungenfibrose, der Asbestose und der chronischen Bronchitis (Pannier et al.
1983).

9.4.1.9 Kernspintomographie (NMR)

Bei der Kernspintomographie (nuklearmagnetischen Resonanz, NMR) werden Ra-
diowellen zur Darstellung von Gefäßstrukturen benutzt, wobei kein Kontrastmittel
notwendig ist. Besonders gut lassen sich hiliäre Gefäße von Tumoren oder Lymphknoten abgrenzen (Döhring 1985). Das Lungenparenchym dagegen wird nur unzureichend dargestellt. Ob die Kernspintomographie beim Tumornachweis dem
Computertomogramm überlegen ist, kann noch nicht entschieden werden. Nachteil der NMR sind die lange Untersuchungszeit von ca. 1 h und die hohen Anschaffungskosten.

9.4.2 Klinik

9.4.2.1 Lungenparenchym

Lokalisierte alveoläre Verdichtungen

Vom Lungenparenchym kann als kleinste anatomische Einheit das sekundäre Lun-
genläppchen, das aus 3–5 Acini besteht und einen Durchmesser von 5–7 mm hat,
röntgenologisch bei pathologischen Prozessen erkannt werden (Meschan 1981).

Eine lokalisierte Verdichtung von Alveolarräumen ohne Volumenverlust sieht
man bei der Pneumonie, der Atelektase, dem Lungeninfarkt und der Sequestrie-
rung. Bei der Atelektase handelt es sich um den Kollaps von Lungengewebe. Sie

kann durch Resorption von Luft in den peripheren lufthaltigen Räumen aufgrund einer Bronchus- oder Tracheaobstruktion (Obturationsatelektase) entstehen, oder sie wird durch eine von außen einwirkende komprimierende Kraft (Kompressionsatelektase) bei einem raumfordernden Prozeß oder bei einer Zystenbildung verursacht. Infiltrationen und Atelektasen gemeinsam ist die Homogenität und die scharfe Begrenzung am Interlobärspalt. Bei der Atelektase wird allerdings im Gegensatz zur Infiltration das Zwerchfell auf der atelektatischen Seite hochgezogen und das Mediastinum auf die erkrankte Seite verlagert. Beim Durchleuchten kann in der Inspirationsphase eine Bewegung der Trachea zur erkrankten Seite hin beobachtet werden. Im Gegensatz zum lageverschieblichen Pleuraerguß sind Infiltrate und Atelektasen weitgehend von der Körperposition unabhängig.

Diffuse alveoläre Verdichtungen
Sie kommen akut beim Lungenödem vor, das kardial, toxisch oder allergisch ausgelöst werden kann und nach adäquater Behandlung in einigen Tagen wieder zurückgeht. Alveoläre, über Wochen oder Monate anhaltende Verdichtungen sind bei der Proteinose, dem Alveolarzellkarzinom, der Sarkoidose und Alveolitis, bei Metastasen und beim Lymphom zu beobachten.

Interstitielle Verdichtungen
Eine Zunahme der Dichte im Interstitium kann akut durch Infekte, wie bei einer Viruspneumonie, Mykoplasmenpneumonie oder aber bei chronisch-interstitiellen Lungenerkrankungen auftreten. Interstitielle Knötchen sind bei der Pneumokoniose, der Miliartuberkulose, der Sarkoidose und der Alveolitis zu sehen. Für die röntgenologische Beurteilung der Pneumokoniose wurde eine internationale Klassifikation entwickelt (Abb. 2). Lineare Verdichtungen finden sich vorwiegend beim akuten interstitiellen Ödem, der interstitiellen Pneumonie oder der Lymphangiosis carcinomatosa. Ein retikuläres Muster, das besonders beidseits basal beginnt, kommt bei der Asbestose, der desquamativen interstitiellen Pneumonie, der idiopathischen Lungenfibrose und bei den Kollagenosen vor.

Noduläre solitäre Rundherde
Rundherde können am ehesten in der dorsoventralen Thoraxröntgenaufnahme entdeckt werden. Mit Hilfe der Röntgentomographie läßt sich der Rundherd näher lokalisieren, wobei die Nachweisgrenze bei einem Durchmesser von 6 mm liegt. Beim Computertomogramm können Rundherde bis zu einer Größe von 3 mm nachgewiesen werden. Hohe Dichte der Rundherde weist auf ein malignes Geschehen hin.

Häufigste Ursache eines Rundherdes ist das primäre Bronchialkarzinom. Rundherde kommen daneben bei der Tuberkulose, bei Metastasen, beim Hamartom, bei Zysten, arteriovenösem Shunt und der Wegener-Granulomatose vor. Scharf umschriebene Rundherde sind meistens ein Hinweis für einen benignen Prozeß. Kalkeinlagerungen findet man bei der Tuberkulose, dem Hamartom und beim Sarkom. Kavernenbildung kann sowohl bei der Tuberkulose als auch bei einem zerfallenden Tumor beobachtet werden. Ein neu aufgetretener solitärer Rundherd sollte nicht über längere Zeit radiologisch kontrolliert, sondern unbedingt histologisch abgeklärt werden.

Bildgüte	+ = gut	±= annehmbar	∓= mangelhaft	u= unbrauchbar

Schatten	Streuung 12-Stufen-Skala vgf. Standardfilme	0/- 1/0 2/1 3/2

0/0 1/1 2/2 3/3

0/1 1/2 2/3 3/+

Verbreitung (Lungenfelder)

rechts oben =	RO	LO	= links oben
rechts mitte =	RM	LM	= links mitte
rechts unten =	RU	LU	= links unten

Größe klein

Form:

rundlich (Durchmesser)   [p] = ● 1,5 mm   [q] = ● 1,5-3 =   [r] ● = 3-10 mm

unregelmäßig (Breite)   [s] = # 1,5 mm   [t] = ## 1,5-3   [u] = ### 3-10 mm

gemischt (z.B.)   [p/s]   [q/t]

Typ

groß   [A] = 1-5 cm Ø (+Ø)   [B] = 5 cm –   [RO]   [C] = > RO

[wd] =+ scharf begrenzt   [id] = ## unscharf begrenzt

Pleuraverdickung	diffus	Verbreitung	[0] = fehlt; < 1	[1] = < 1/4 der lateralen Brustwand
			[2] = 1/4-1/2 der lateralen Brustwand	[3] = > 1/2 der lateralen Brustwand
		Dicke	[a] = < 5 mm [b] = 5-10 mm	[c] = > 10 mm
		Lokalisation	[R] = rechtsseitig [L] =linksseitig	
	Plaques	Verbreitung	[0] = fehlt; < 1	[1] < 2 cm maximale Länge
			[2] = 2-10 cm maximale Länge	[3] > 10 cm maximale Länge
		Dicke	[a] = < 5 mm	[b] = 5-10 mm [c] = > 10 mm
		Lokalisation (Brustwand/Zwerchfell)	[R] = rechtsseitig	[L] = linksseitig

Kostophrenischer Winkel	Adhärenz [R] = rechtsseitig	[L] = linksseitig

Pleuraverkalkung	Grad	[0] = fehlt; < 1 [1] = < 2 cm Ø (*Ø) [2] = 2-10 cm Ø [3] = > 10 cm Ø
	Lokalisation (Brustwand/Zwerchfell/Sonstiges)	[R] = rechtsseitig [L] = linksseitig

Symbole

ax = Konfluenz kleiner Schatten
bu = bulöses Emphysem
ca = Krebs der Lunge
cn = Kalzifikation in kleinen Schatten
co = Herz, Größe/Form-Veränderungen
cp = Cor pulmonale
cv = Kaverne
di = Distorsion (Verziehung)
ef = Effusion (Pleuraerguß)

em = Emphysem
es = Eierschalenhilus (Verkalkungen)
fr = Fraktur der Rippe(n)
hi = Hilus/Mediastinal-Lymphknoten-
   vergrößerung
hc = Honigwabenlunge
idd = Zwerchfellunschärfe (> 1/3 Zwerchfellhälfte)
idh = Herzkonturunschärfe (> 1/3 li. Herzrand)
ki Kerley-Linien (basal , perihilär)

me = Mesotheliom der Pleura
od = sonstige Auffälligkeiten/Erkrankungen
   (Ergänzende Bemerkungen angeben!)
pi = Pleuraverdickung (interlobär/mediastinal)
px = Pneumothorax
rp = rheumatoide Pneumokoniose
   (Caplan-Syndrom)
tba = Tuberkulose, aktiv
tbu = Tuberkulose, inaktiv

Abb. 2. Internationale Staublungenklassifikation ILO 1980. (Nach Bohlig et al. 1982)

9.4.2.2 Mediastinum

Das Mediastinum wird in einen anteriosuperioren, mittleren und posterioren Abschnitt unterteilt. Durch Röntgenaufnahmen in 2 Ebenen lassen sich die Strukturen des Mediastinums beurteilen. Bei Hilusveränderungen sind Schichtaufnahmen angebracht. Allerdings werden Raumforderungen von kleiner als 2 cm Größe röntgenologisch nicht sicher erfaßt. Mit Hilfe des Ösophagogramms lassen sich Verdrängungen des Ösophagus nachweisen.

Durch das Computertomogramm können mediastinale Raumforderungen ab einer Größe von 1 cm Durchmesser dargestellt und mit Hilfe von Dichtemessungen die Art des Gewebes differenziert werden (Schaner et al. 1978).

9.4.2.3 Zwerchfell

Die im Stehen angefertigten Thoraxröntgenaufnahmen in 2 Ebenen in Exspirationsstellung zeigen Lage und Konfiguration.

Der Normalstand des Zwerchfells liegt in Höhe der 10. Rippe. Bei Frauen steht das Zwerchfell häufig rechts einen halben Zwischenrippenraum höher als links

(Hitzenberger 1927). Zeltformen und Buckelungen kommen als Normvarianten vor (s. Übersicht).

Röntgenologische Einteilung von Zwerchfellveränderungen (nach Hitzenberger 1927; Meschan 1981)

Beidseitiger Zwerchfellhochstand:
– Übergewicht,
– Aszites,
– Schwangerschaft,
– Hepatomegalie,
– intraabdominelle Raumforderung.

Einseitiger Zwerchfellhochstand:
– Verkleinerung einer Thoraxhälfte,
– Lähmung einer Zwerchfellhälfte,
– Zwerchfellprolaps,
– Magen- oder Darmblähung,
– Vergrößerung von Leber und Milz,
– Entzündung unterhalb des Zwerchfells,
– Abszeßbildung,
– Koloninterposition (Chilaiditi-Syndrom),
– Zwerchfelltumor,
– Lungeninfarkt,
– Pneumonie,
– Lupus erythematodes.

Beidseitiger Zwerchfelltiefstand:
– Lungenemphysem,
– Pneumothorax,
– Asthenie.

Einseitiger Zwerchfelltiefstand:
– Bronchusverschluß.

Zwerchfellkonfigurierung:
– Zwerchfelltumor,
– abgekapselter Erguß,
– subdiaphragmatische Zyste.

Am häufigsten wird ein einseitiger Zwerchfellhochstand durch ein Bronchialkarzinom verursacht. Sonst liegt meistens eine idiopathische Zwerchfelllähmung vor. Hinweis für eine Phrenikusläsion gibt der Schnupfversuch, bei dem sich das gesunde Zwerchfell nach kaudal und der paralytische Anteil nach kranial verlagert (Waagebalkenphänomen).

Zwerchfelltumoren sind selten und können vorwiegend computertomographisch dargestellt werden. Durch Dichtemessungen lassen sich Fettgewebe von subdiaphragmatischen Zysten und vom Lebergewebe unterscheiden. Pleuroparietale dorsale (Foramen Bochdalek), ventral gelegene (Foramen Morgagni) und paraösophageale Hernien werden sowohl röntgenologisch als auch computertomographisch erkannt. Hernien durch den Hiatus oesophagus findet man bei verkürztem Ösophagus, paraösophagealer Hernie und Gleithernie.

Ösophagogramme und Magen-Darm-Darstellungen mit bariumhaltigen Suspensionen, besonders bei Kopftieflage, können die Diagnostik ergänzen.

Der Nachweis von freier Luft unterhalb des Zwerchfells weist auf eine Perforation im Magen-Darm-Trakt hin. Allerdings ist auch an vorausgegangene laparoskopische Eingriffe zu denken.

9.4.2.4 Knöcherner Brustkorb

Im Röntgenbild sind von den Rippen nur die knöchernen Anteile erkennbar. Die vorderen Rippen ziehen von lateral oben nach medial unten, die hinteren Rippen verlaufen von medial leicht schräg nach außen. Erweiterte Zwischenrippenräume mit horizontalem Verlauf findet man beim Lungenemphysem. Verschmälerte Rippenräume treten bei der Atelektase und fibrosierenden Lungen- und Pleuraerkrankungen auf. Die Rippenränder sind normalerweise glatt begrenzt. Rippenusuren am unteren Rand der 3.–9. Rippe deuten auf eine Aortenisthmusstenose hin (s. Übersicht). Als Anomalie kommen häufig einseitig oder beidseitig angelegte Halsrippen vor. Sie liegen meistens in Höhe der Lungenspitzen und sind dünner als die übrigen Rippen (Meschan 1981).

Ursachen von Rippenusuren (nach Wilson 1960; Meschan 1981)

A. Gefäßbedingt:
− Aortenisthmusstenose,
− Verschluß der Aorta descendens,
− Verschluß der A. und V. subclavia,
− Verschluß der V. cava superior,
− Fallot-Tetralogie,
− Pulmonalatresie,
− Ebstein-Syndrom,
− Pulmonalklappenstenose,
− Lungenemphysem.

B. Neuralbedingt:
− Tumoren von Interkostalnerven,
− Neurofibromatose.

C. Idiopathisch

D. Endokrinbedingt:
− Hyperparathyreoidismus.

Außerdem können noch Defekte der 1. Rippe, Spaltbildungen, Pseudarthrosen und Brückenbildungen vorkommen. Rippenfrakturen haben einen freien Spalt oder eine spindelförmige Auftreibung (Kallus). Osteolytische Rippendefekte weisen auf Metastasen hin.

Das Brustbein kann Spalten als Folge der embryonalen Fehlentwicklung haben. Ein eingedrücktes Sternum findet man bei der Trichterbrust (Pectus excavatum), ein vorstehendes Brustbein bei der Hühnerbrust (Pectus carinatum).

Horizontal verlaufende Rippen kommen beim Faßthorax vor. Ein Dreschflegelthorax tritt als Folge multipler Rippenfrakturen auf.

9.4.2.5 Pleura

Die Pleura wird durch Thoraxröntgenaufnahmen in 2 Ebenen, Durchleuchtung, Röntgentomographie, Computertomographie und Sonographie untersucht.

Eine Verbreiterung des Pleuraspaltes kommt beim Pneumothorax, Hydrothorax, Empyem, Granulom oder Tumor vor. Verdichtungen können durch Erguß, Verkalkung, Adhäsionen, Granulome oder Tumoren verursacht sein.

Pleuraerguß

Freie Flüssigkeit im Pleuraspalt ist bei einer Menge von 300–400 ml zunächst nur in den Zwerchfellwinkeln der hinteren Abschnitte nachweisbar, wenn im Stehen geröntgt wird. Im Liegen sind bereits 100 ml röntgenologisch erkennbar. Ergüsse können auch sonographisch und computertomographisch dargestellt werden. Große Ergüsse verursachen eine Verbreiterung der Zwischenräume mit Verdrängung der Mediastinalorgane. Umschriebene Ergüsse kommen im Lobusspalt vor, die im Seitenbild eine spindelförmige Verschattung aufweisen. Durch Pleuraergüsse können Pleuraschwarten entstehen, die zu einer Zwerchfelladhäsion führen.

Pneumothorax

Bei einem Pneumothorax befindet sich Luft zwischen parietaler und viszeraler Pleura. Röntgenologisch fällt besonders in der Exspirationsphase auf, daß keine Lungenzeichnung nachweisbar ist. Die viszerale Pleura ist bei der kollabierten Lunge abgrenzbar. Bei Abweichung des Mediastinums zur Gegenseite besteht ein Ventilpneumothorax. Manchmal kann ein Teilpneumothorax nur im Seitenbild erkannt werden. Durch Aufnahme in Seitenlage kann der Pneumothorax durch Aufsteigen der Luft an den höchsten Punkt gesichert werden. Beim Seropneumothorax befindet sich zusätzlich ein horizontaler Flüssigkeitsspiegel im Pleuraraum. Röntgenologisch fällt durch die Abnahme der Luft eine Zunahme der Schattendichte der kollabierten Lunge auf. Die Interlobärfissur ist verlagert und die Zwerchfellhälfte der betroffenen Seite erscheint angehoben. Das Mediastinum ist zur Seite der Volumenverkleinerung verzogen und die Zwischenrippenräume sind verengt.

Röntgenologisch kann vermehrter Luftgehalt aber auch beim Emphysem, bei Hypoplasie der Lungenarterien und nach einer Mammaamputation auftreten. Beim Emphysem liegt eine Abflachung des Zwerchfells bei Zwerchfelltiefstand und eingeschränkter Beweglichkeit vor.

9.5 Funktionsdiagnostik

H. Schweisfurth

Lungenfunktionsdiagnostische Verfahren gehören zu den Standarduntersuchungen in der Pneumologie. Neben der Objektivierung von klinischen Befunden hilft die Lungenfunktion auch zur Beurteilung des Therapieerfolges und bei der Abschätzung der körperlichen Belastbarkeit.

Die zur Lungenfunktionsanalyse notwendigen Geräte sollten sich an dem zu untersuchenden Patientengut orientieren und nur unter Beachtung des notwendigen Personalbedarfs angeschafft werden. Auch muß die Ausbildung des Bedienungspersonals gewährleistet und die notwendige Sachkenntnis bei den Ärzten vorhanden sein. Allerdings sollte jedem Arzt bewußt sein, daß die alleinige Betrachtung der lungenfunktionsanalytischen Meßergebnisse zur Diagnose einer Lungenerkrankung nicht ausreicht.

9.5.1 Einfache funktionsdiagnostische Verfahren

Peak-flow-Meter
Als Peak flow wird die maximale Strömungsgeschwindigkeit während einer forcierten Exspiration bezeichnet.

Dieser exspiratorische Spitzenfluß läßt sich durch das Peak-flow-Meter messen.

Bei diesen einfachen Geräten wird durch den exspiratorischen Fluß ein Zeiger in Bewegung gesetzt, der entweder die Auslaßöffnung vergrößert oder aber einen Kolben in einem Zylinder verschiebt (Abb. 1) Die Skala ist in l/min eingeteilt. Die Division des Meßwertes durch 60 ergibt l/s. Niedrigere Werte können bei mehrmals hintereinander durchgeführten Messungen durch kondensierten Wasserdampf entstehen.

Das Peak-flow-Meter nach Wright gibt es mit 2 verschiedenen Meßbereichen. Ein Gerätetyp ist für Erwachsene mit einer Skala von 60−1000 l/min = 1−16,7 l/s vorgesehen. Ein kleineres Gerät ist für Kinder oder Erwachsene mit einer schwe-

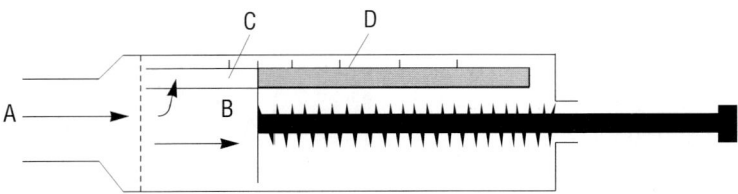

Abb. 1. Schematische Darstellung eines Peak-flow-Meters. Der exspiratorische Atemstrom (*A*) verschiebt einen verstellbaren Zeiger (*B*). Damit wird die Ausströmungsöffnung (*C*) erweitert. Die Ausströmungsöffnung hinter dem Zeiger ist verschlossen (*D*). (Nach Tammeling u. Quanjer 1980)

ren Atemwegsobstruktion mit einem Meßbereich von 20−300 l/min = 0,33−5 l/s entwickelt worden.

Durch Vergleichsmessungen an gesunden Personen oder mit einem Spirographen kann das Peak-flow-Meter auch geeicht werden.

Da der tatsächliche Peak flow nur einen sehr kurzen Zeitraum von 2−3 ms umfaßt, sind die angezeigten Werte niedriger als das forcierte Exspirationsvolumen (FEV_1), das während einer Ausatmungszeit von 1 s gefördert wird.

Die Messung sollte im Sitzen unter möglichst gleichen Bedingungen durchgeführt werden. Auf eine offene Auslaßöffnung ist zu achten. Die Lippen müssen das Mundstück dicht umschließen. Eine Nasenklemme ist nicht notwendig. Nach tiefster Inspiration wird kräftig ausgeatmet und der maximale exspiratorische Fluß angezeigt. Zur guten Reproduzierbarkeit werden 3 Versuche empfohlen, von denen der höchste Wert notiert wird.

Eingeschränkt ist die Bewertung der Meßergebnisse beim Lungenemphysem, da durch den hohen intrathorakalen Druckanstieg die Atemwege kollabieren.

Das Peak-flow-Meter hat sich bei der Therapiekontrolle von obstruktiven Atemwegserkrankungen zu Hause oder am Arbeitsplatz bewährt. Durch Aufzeichnungen über einen Zeitraum von 24 h (z. B. alle 6 h) lassen sich zirkadiane Schwankungen des Atemwegswiderstandes erkennen. Die vom Patienten selbst ermittelten und protokollierten Werte können dem behandelnden Arzt zur Diagnostik und Therapiekontrolle vorgelegt werden.

Perioperativ dient das Peak-flow-Meter auch zur Einschätzung des Operationsrisikos und des postoperativen Verlaufs.

Spirographie
Unter Spirographie versteht man die Registrierung der durch die Atmung bedingten Volumenänderungen am Mund.

Hierbei erfolgt die Messung entweder am halboffenen oder geschlossenen System.

Das einfachste halboffene Gerät ist das Balgspirometer (Abb. 2). Dabei wird über ein Mundstück ein zusammengefalteter Balg durch die Ausatemluft aufgebläht. Die Registrierung des Spirogramms als Volumen in Abhängigkeit von der Zeit erfolgt mechanisch oder elektronisch.

Weil Kohlendioxyd bei diesem einfachen Gerät nicht absorbiert werden kann und auch aus hygienischen Gründen sind nur Messungen während der Exspiration möglich.

Beim Glockenspirometer schwimmt eine Glocke in einem Wasserbad, wobei das Heben und Senken der Glocke mechanisch oder elektronisch registriert wird und dem Atemvolumen entspricht. Zusätzlich kann auch die Volumenänderung pro Zeit, also die Strömung errechnet werden. Bei langsamen Atemzügen ist die Glockenspirometrie sehr genau. Durch forcierte Atemmanöver ergeben sich aber wegen der Trägheit des Gerätes erhebliche Fehlmessungen.

Moderne geschlossene Spirometer haben eine geräuscharme Umwälzpumpe sowie einen CO_2-Absorber (Abb. 3). Außerdem können durch Computer die Ist- und Soll-Werte sowie die Strömungsvolumenbeziehung und die BTPS-Korrekturen individuell errechnet werden.

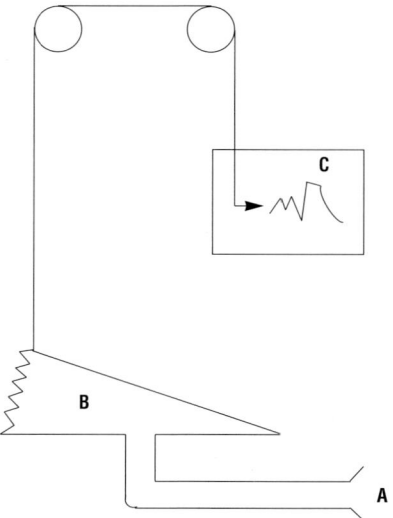

Abb. 2. Schematische Darstellung eines Balg-
spirometers mit Mundstück (*A*), Balg (*B*) und
Registrierung (*C*). (Nach Petro und Konietzko
1986)

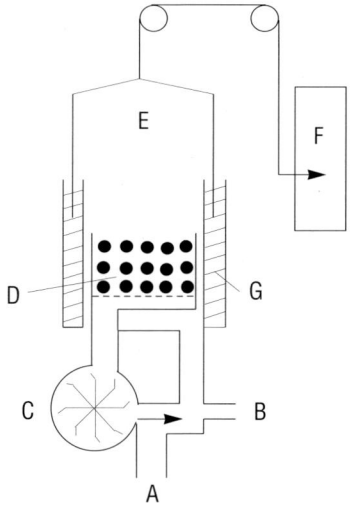

Abb. 3. Schematische Darstellung eines Glok-
kenspirometers mit Mundstück (*A*), O_2-Zufuhr
(*B*), Umwälzpumpe (*C*), CO_2-Absorption (*D*),
Spirometerglocke (*E*), Registriereinrichtung (*F*)
und Wasserfüllung (*G*). (Nach Tammeling u.
Quanjer 1980)

Pneumotachographie

Bei der Pneumotachographie wird der Atemstrom pro Zeiteinheit, also die Gas-
strömungsgeschwindigkeit, am Mund gemessen. Die bei der Atmung durch einen
zwischengeschalteten Lamellenkörper (nach Fleisch) oder ein feinmaschiges Sieb
(nach Lilly) erzeugte Strömung verursacht Druckdifferenzen, die proportional zur
Strömungsgeschwindigkeit sind (Abb. 4). Durch eine elektromagentische Schal-
tung wird eine Fluß-Volumen-Kurve registriert und daraus das Volumen bestimmt.

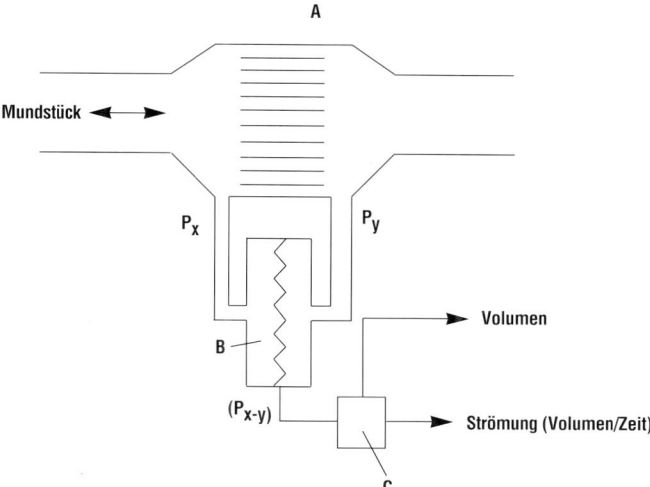

Abb. 4. Schematische Darstellung eines Pneumotachographen nach Fleisch als offene Röhre mit dem Lamellenkörper (*A*) zur Laminarisierung der Strömung. Die Drücke p_x und p_y werden vor und hinter den Lamellen gemessen (*B*). Die Berechnung des Volumens und der Strömung (Volumen/Zeit) erfolgt durch einen Integrator (*C*). (Nach Tammeling u. Quanjer 1980)

Der Kurvenverlauf läßt sich in 3 Phasen einteilen (Abb. 5). In der Anfangsphase sind der exspiratorische Spitzenfluß (PEF) und der maximale exspiratorische Fluß (MEF$_{75}$) von der Funktion der Atempumpe des Patienten abhängig. Die Kurve beschreibt die Obstruktion der großen Atemwege. Im mittleren (MEF$_{50}$) und unteren (MEF$_{25}$) Abschnitt deutet der Kurvenverlauf den Atemwegswiderstand in den kleinen Atemwegen an. Bei Jugendlichen verläuft die Kurve konvex, bei jungen Erwachsenen ähnelt sie einer Geraden und bei Älteren zeigt sie eine konkave Form. Diese Fluß-Volumen-Kurve ist allerdings zur Aufdeckung von geringen Ventilationsstörungen und zur Beurteilung der Lungenblähung nicht geeignet (Liedtke et al. 1991).

Abb. 5. Zusammenhang zwischen der Fluß-Volumen- (*links*) und Volumen-Zeit-Kurve (*rechts*). Phase *I* ist hochgradig, Phase *II* weniger und Phase *III* ganz gering von der Mitarbeit des Probanden abhängig. (Nach Petro u. Konietzko 1989)

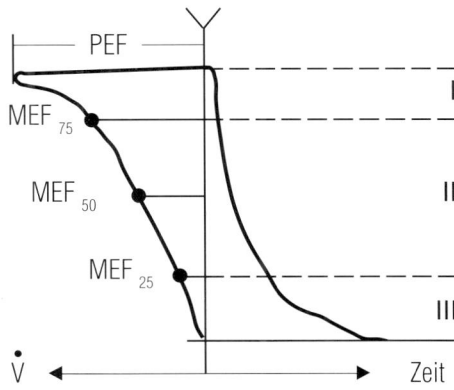

Ein Vorteil des Pneumotachographen besteht in den geringen Außenabmessungen. Dabei handelt es sich um ein offenes System, das leicht zu bedienen ist. Eine tägliche Eichung ist aber notwendig. Die Proportionalität zwischen Atemstrom und Druck kann durch Verunreinigung der Lamellen oder des Siebs verfälscht werden.

Unterbrechertechnik

Im Gegensatz zur Peak-flow-Messung, Spirometrie und Pneumotachographie ist die Unterbrechertechnik von der Mitarbeit des Probanden weitgehend unabhängig. Auch wird die Messung des Atemwegswiderstandes R_u in den Luftwegen bei Normalatmung bestimmt.

Die Atmung wird kurzfristig durch ein Verschlußventil unterbrochen (Shutter). Bei Gesunden wird dadurch ein Druckausgleich zwischen Mund- und Alveolardruck erreicht. Der am Mund gemessene Druck ist abhängig vom Alveolardruck und dem Widerstand in den Atemwegen. Bei Patienten mit einem erhöhten Atemwegswiderstand kommt dieser Druckausgleich nicht zustande.

Der Atemwegswiderstand kann für diese Exspirations- und Inspirationsphase angegeben werden. Die gemessenen Atemwegswiderstände entsprechen annähernd den bodyplethysmographisch ermittelten Werten.

Oszillometrie

Mit dieser Methode wird der weitgehend mitarbeitsunabhängige gesamte Widerstand des Atemtrakts R_{os} gemessen. Dieser Atemwiderstand setzt sich zusammen aus dem Reibungswiderstand von Luft und Gewebe der Lunge und Brustwand. Im Vergleich zur Unterbrechermethode besteht der Vorteil darin, daß der Atemwiderstand über die gesamte Vitalkapazität bestimmt wird.

Bei dieser Methode wird die Luft während der Atmung durch eine Pumpe in Schwingungen von etwa 10 Hz gebracht. Wegen der langsameren eigenen Atemfrequenz wird diese Schwingung vom Probanden nicht bemerkt. Die höherfrequente Oszillation verteilt sich in dem als Referenzwiderstand dienenden Plastikschlauch und dem Atemtrakt des Patienten. Der Wechseldruck am Mund ist ein Maß des Flusses. Dabei werden Atemwiderstand und Residualvolumen bestimmt.

Nach der Eichung wird durch Verschließen des Polyethylenschlauchs der volle Widerstand angezeigt. Anschließend erfolgt eine etwa zweiminütige Ruheatmung, um den Atemwiderstand abzulesen. Der Vorteil dieser Methode besteht darin, daß der gesamte visköse Widerstand erfaßt wird, wogegen bei der Unterbrechertechnik nur zum Zeitpunkt des Verschlusses gemessen wird.

Das Gerät wird zur bettseitigen Funktionskontrolle, bei der Bronchospasmolyse und bronchialen Provokation sowie in der Arbeitsmedizin verwendet. Auch läßt sich oszillometrisch bei Patienten mit eingeschränkter Vitalkapazität die Lungenblähung von der restriktiven Ventilationsstörung unterscheiden (Barleben et al. 1990).

Bei leichten und mittelgradigen Obstruktionen besteht eine gute Übereinstimmung mit dem bodyplethysmographisch ermittelten Atemwegswiderstand. Wenn die Atemwegswiderstände allerdings über $0,8$ kPa $\cdot$ s/l liegen, zeigt die Oszillometrie im Vergleich zur Bodyplethysmographie niedrigere Werte an.

Durch eine Zusatzausrüstung kann auch die funktionelle Residualkapazität mit Hilfe der Heliumrückatmungsmethode gemessen werden.

9.5.2 Erweiterte funktionsdiagnostische Verfahren

Bestimmung des Residualvolumens
Beim Residualvolumen handelt es sich um das Lungenvolumen, das nach maximaler Exspiration noch in den Atemwegen verbleibt. Dieses Volumen kann durch einfache spirometrische Methoden nicht ermittelt werden.

Die Bestimmung des Residualvolumens ist besonders dann notwendig, wenn eine auf Bronchospasmolytika irreversible Atemwegsobstruktion vorliegt. Dabei kann es sich um eine Lungenüberblähung oder um ein Lungenemphysem handeln. Auch hilft die Bestimmung des Residualvolumens bei der Bewertung einer erniedrigten inspiratorischen Vitalkapazität. Bei der echten restriktiven Ventilationsstörung ist das Residualvolumen vermindert, bei der Lungenüberblähung und dem Lungenemphysem dagegen erhöht.

Das Residualvolumen kann spirographisch oder bodyplethysmographisch bestimmt werden.

Bei der spirographischen Methode gibt es ein offenes und ein geschlossenes Verfahren. Beim offenen Verfahren inhaliert der Proband ein Testgas und atmet in einen Sammelbehälter aus. Beim geschlossenen Verfahren besteht eine kontinuierliche Verbindung zwischen Spirometer und Mundstück.

Als Testgas wird heute bevorzugt Helium verwendet, das am Gasaustausch nicht teilnimmt.

Der Patient muß mittels Mundstück und aufgesetzter Nasenklemme Luft mit einem etwa 10%igen Heliumanteil ein- und ausatmen. Nach normaler Ausatmung folgt eine tiefe Exspiration. Danach schließt sich eine mehrminütige Ruheatmung an. Die intrathorakale Gasdurchmischung ist abgeschlossen, wenn die Fremdgaskonzentration sich nicht weiter verändert.

Da dieses Verfahren von der Mitarbeit des Patienten nur gering beeinflußt werden kann, hat es eine hohe Reproduzierbarkeit.

Ein erniedrigtes Residualvolumen deutet auf eine restriktive Ventilationsstörung hin, ohne jedoch Hinweise für die Ursache zu geben. Ein vergrößertes Residualvolumen kann durch eine Lungenüberblähung oder ein Lungenemphysem bedingt sein. Für die Lungenüberblähung spricht eine erhöhte funktionelle Residualkapazität bei normaler Totalkapazität. Das Verhältnis von Residualvolumen zu der totalen Lungenkapazität ist damit auch vergrößert. Charakteristischerweise ist beim Lungenemphysem zusätzlich auch die Totalkapazität erhöht. Außerdem findet man oft beim Emphysem im bodyplethysmographisch ermittelten Druck-Fluß-Diagramm eine in der Exspirationsphase aufgeweitete Atemschleife und den sog. „Emphysemknick" bei der Aufzeichnung des forcierten exspiratorischen Einsekundenvolumens.

Nicht ventilierte Bereiche der Lunge wie Emphysemblasen werden mit dieser Methode nicht erfaßt. Dagegen werden bei der Bodyplethysmographie auch diese Regionen mitgemessen, so daß beim Vergleich beider Methoden unterschiedliche Volumina auftreten können.

Ganzkörperplethysmographie (Bodyplethysmographie)

Mit der Ganzkörperplethysmographie lassen sich das intrathorakale Gasvolumen und der Atemwegswiderstand bestimmen. Differentialdiagnostische Hinweise über die Lokalisation der Obstruktion gibt die Morphologie der Druck-Strömungs-Kurve.

Der Bodyplethysmograph besteht aus einer luftdicht zu verschließenden Kabine mit einem Volumen von ca. 700–1000 l. In der Kabine befindet sich ein Pneumotachograph, mit dem die Änderungen des Lungenvolumens gemessen werden.

Die Auswertung beruht auf der Gesetzmäßigkeit nach Boyle-Mariotte, wonach in einem geschlossenen System das Produkt aus Druck und Volumen bei einer bestimmten Temperatur konstant ist. Daraus läßt sich ableiten, daß jede Druckschwankung mit einer Volumenänderung einhergeht.

Messung der funktionellen Residualkapazität

Es gibt einen volumenkonstanten und einen druckkonstanten Ganzkörperplethysmographen.

Beim volumenkonstanten Gerät atmet der Proband spontan im geschlossenen Ganzkörperplethysmographen, bis stabile thermische Verhältnisse bestehen. Danach wird der Proband mit einem Rückatmungsbeutel, in welchem sich O_2-angereicherte Luft befindet, verbunden. Dadurch werden sog. BTPS-Bedingungen erreicht. Diese Bedingungen können aber auch durch elektronische Schaltungen nachempfunden werden. Danach erfolgt am Ende der Exspiration der Verschluß der Atemwege. Der Proband atmet dann schnell und oberflächlich gegen den Shutter ein und aus. Die Atembewegungen verursachen durch das Dehnen und Einziehen der Thoraxwand Schwankungen des Kammer- und Alveolardrucks, die über empfindliche Manometer gemessen werden (Abb. 6). Da Druck und Volumen im Ganzkörperplethysmographen bekannt sind, läßt sich durch die meßbare Druckdifferenz das Volumen errechnen, das dem intrathorakalen Gasvolumen entspricht. Mit Hilfe eines XY-Schreibers oder eines Oszillographen wird die am Mund gemessene Druckschwankung gegen den Kammerdruck als Kurve aufgetragen. Die Beziehung der Druckänderungen zueinander bildet einen Winkel α, wobei der Tangens das Verhältnis zwischen Alveolardruck und Kammerdruck angibt. Aus der Größe des Winkels α läßt sich das thorakale Gasvolumen (TGV) errechnen, wobei z. B. ein flacher Kurvenverlauf mit einem kleinen Winkel ein hohes thorakales Gasvolumen anzeigt.

Nach der Bestimmung des thorakalen Gasvolumens wird die inspiratorische Vitalkapazität nach langsamer Ausatmung und maximaler Einatmung gemessen. Danach schließt sich ein forcierter exspiratorischer Atemstoß an.

Beim druckkonstanten Ganzkörperplethysmographen werden die Volumenschwankungen, die beim Atmen entstehen, registriert.

Messung des Atemwegswiderstandes (Resistance)

Dabei wird während der Atmung die Strömungsgeschwindigkeit und gleichzeitig die Druckdifferenz zwischen Kammerdruck und Alveolardruck am Mund gemessen. Nach dem auch hierfür verwendbaren Ohmschen Gesetz läßt sich der Widerstand aus dem Quotienten von Kammerdruck und Atemstromstärke errechnen.

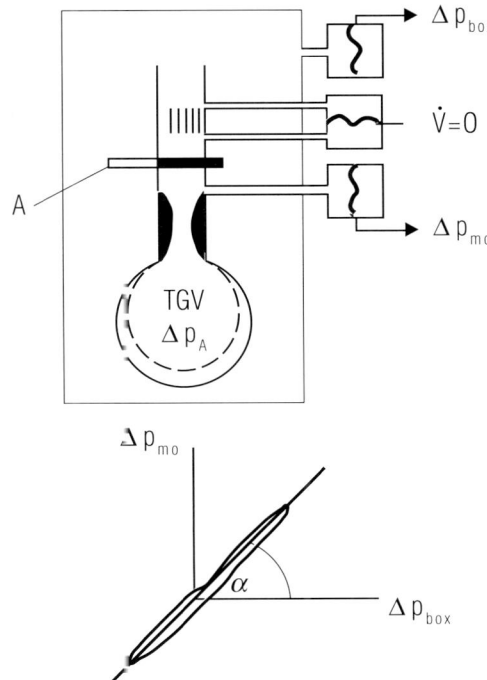

Abb. 6. a Schematische Darstellung der Messung des thorakalen Gasvolumens (*TGV*). Am Ende einer Ausatmung werden die Atemwege kurz mit dem Shutter (*A*) verschlossen. Die Strömung (*V̇*) beträgt 0. Der Alveolardruck (*P_A*) wird als Munddruck (*P_{mo}*) gemessen. Die Atembewegungen verursachen Veränderungen des Alveolardruckes (Δ *P_A*). Die durch die Ein- und Ausatembewegungen aufgetretenen Schwankungen des Lungenvolumens (Δ *_{pulm}*) werden als Änderungen des Kammerdrucks (Δ *_{box}*) gemessen. **b** Graphische Darstellung der Druckänderungen zur Errechnung des TGV. Der Tangens des Winkels α ergibt den Meßwert für das thorakale Gasvolumen zur Zeit des Shutterschlusses. (Nach Tammeling u. Quanjer 1980)

Auf einen XY-Schreiber werden die Kammerdruckschwankungen gegen die Atemstromstärke aufgetragen. Das Verhältnis von Atemstromstärke zur Druckänderung ist der Tangens des Winkels β. Dieser Tangens entspricht dem Atemwegswiderstand, wobei der Tangens bestimmt werden kann, wenn die Strömung den Wert 0 erreicht hat oder aber über den ganzen inspiratorischen und exspiratorischen Druckbereich gemessen wird. Diesen Wert bezeichnet man als totalen Atemwegswiderstand (R_{tot}). Je kleiner der Winkel β ausfällt, desto höher ist der Atemwegswiderstand (Abb. 7) Daraus läßt sich folgern, daß für einen kleinen Atemstrom ein hoher Druck notwendig ist.

Die Kurvenform hängt von vielen Faktoren ab. Bei schnellem und oberflächlichem Atmen nähert sich die Kurve einer Geraden. Bei normaler Atmung verläuft sie S-förmig, wobei die exspiratorische Krümmung stärker als die inspiratorische ist. Bei einem erhöhten Widerstand in den intrathorakalen Atemwegen wird die Kurve flacher und weist eine Schleifenbildung im exspiratorischen Anteil auf, die

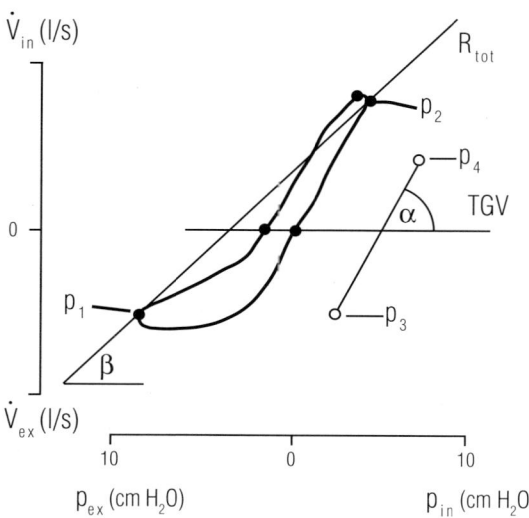

Abb. 7. Darstellung des bodyplethysmographisch registrierten (p_1-p_2) totalen Atemwegswiderstandes (R_{tot}) und des thorakalen (P_3-P_4) Gasvolumens (*TGV*). (Nach Rasche et al. 1988)

auch als Hinweis für einen Bronchiolenkollaps angesehen wird (Huppmann et al. 1990). Aus der Kurve des Atemwegswiderstandes ist auch zu ersehen, ob der Atemwegswiderstand hauptsächlich inspiratorisch oder exspiratorisch lokalisiert ist.

Einen scheinbar erhöhten Atemwegswiderstand findet man auch bei der schweren Restriktion, ohne daß eine Obstruktion besteht. Dabei muß zur richtigen Beurteilung der spezifische Atemwegswiderstand (spezifische Resistance) aus dem Produkt von Atemwegswiderstand und thorakalem Gasvolumen berechnet werden.

Unter der Leitfähigkeit (Conductance) wird der reziproke Wert des Atemwegswiderstandes verstanden. Die spezifische oder volumische Conductance bezieht sich auf das thorakale Gasvolumen oder die funktionelle Residualkapazität und ist der beste Parameter zur Beurteilung einer Atemwegsobstruktion.

Messung des Mundverschlußdrucks ($p_{0,1}$-Methode)
Mit dieser Methode wird indirekt die von der Atemmuskulatur aufgebrachte Kraft bei der Einatmung gemessen, um damit die Wirksamkeit der Atempumpe zu beurteilen. Zur Atempumpe gehören Atemzentrum, zentrale und periphere Nerven, der knöcherne Thorax und die Atemmuskulatur (Criée et al. 1991; Leier-Groeneveld u. Criée 1991).

Der Mundverschlußdruck wird 100 ms nach Inspirationsbeginn ($p_{0,1}$) bestimmt (Abb. 8). Dazu wird ein vor das Mundstück geschaltetes Ventil direkt zu Beginn der Inspiration verschlossen, um den Einstrom der Atemluft kurzfristig zu verhindern. Der in dieser Phase durch die Inspirationsmuskeln entwickelte Pleuradruck wird auf die Atemwege übertragen und am Verschlußventil als Munddruck gemes-

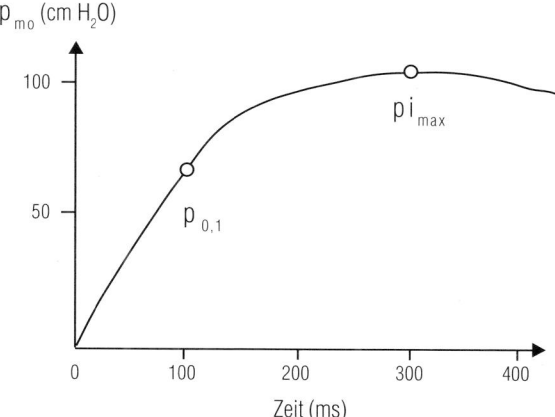

Abb. 8. Zusammenhang zwischen Inspirationszeit und Munddruck (p_{mo}) bei maximaler forcierter Einatmung gegen ein verschlossenes Ventil. Der Mundverschlußdruck wird nach 100 ms ($p_{0,1}$) gemessen. pi_{max} bedeutet den maximalen Inspirationsdruck. (Nach Criée et al. 1991)

sen. Der Munddruck gilt als Maß für die inspiratorische Druckentwicklung während eines vollständigen Atemzuges. Der normale Mundverschlußdruck beträgt 1–2 cm H_2O. Höhere Mundverschlußdrücke, wie sie besonders bei obstruktiven und restriktiven Ventilationsstörungen und auch bei anderen Erkrankungen vorkommen, führen zur vorzeitigen Ermüdung der Atemmuskulatur und damit zur Ateminsuffizienz (s. Übersicht).

Mögliche Störungen der Atempumpe (nach Criée et al. 1991)

Atemzentrum:
- Medikamente (Narkotika, Sedativa),
- metabolische Alkalose,
- Mangel von Kalium, Phosphat, Magnesium,
- primäre Hypoventilation,
- Adipositas,
- Schlafapnoesyndrom,
- Myxödem.

Muskulär:
- Hyperthyreose,
- Muskelatrophie,
- Polymyositis,
- progressive Muskeldystrophie,
- Lupus erythematodes.

Neural:
- Poliomyelitis,
- amyotrophe Lateralsklerose,
- Guillain-Barré-Syndrom,
- Spinalmarkschädigung.

Neuromuskulär:
- Myasthenia gravis.

Respiratorisch:
- Hyperkapnie,
- Hypoxie?

Gestörte Übertragung der Muskelkraft in Alveolardruck:
- Skoliose,
- Thorakoplastik,
- Lungenüberblähung,
- interstitielle Lungenerkrankungen.

Gestörte Übertragung des Alveolardrucks in Ventilation:
- Asthma,
- COLD,
- Trachealstenose,
- obstruktives Schlafapnoesyndrom,
- Stimmbandparese.

Diffusionsanalyse
Bei der Diffusion von Gasen in der Lunge handelt es sich um einen passiven Vorgang, der vom Druckgradienten der Gase abhängt. Früher wurde zur Beschreibung der Diffusion der Begriff Diffusionskapazität verwendet. Heute wird vom Transferfaktor gesprochen, da die Gasdiffusion von mehreren Faktoren wie Partialdruckdifferenz, Alveolarmembranbeschaffenheit, chemische Bindungsgeschwindigkeit, Erythrozytenzahl und Kontaktzeit abhängt.

Unter Transferfaktor oder Diffusionskapazität (ml/min/mm Hg oder mmol/min/ kPa) wird diejenige Gasmenge verstanden, die pro Minute zwischen Alveole und Kapillare diffundiert und chemisch an das Hämoglobin gebunden wird.

Da die Diffusion von Sauerstoff sehr schwierig zu messen ist, wird als Testgas Kohlenmonoxid (CO) verwendet, das eine hohe Affinität zum Hämoglobin hat. Der Gasaustausch von CO wird nur durch die alveolokapilläre Membran behindert. Die Aufnahme von CO aus einem bekannten Inspirationsgemisch wird als Maß für den Transferfaktor angesehen.

Messung des CO-Transferfaktors mit der Steady-state-Methode:
Der Proband trägt eine Nasenklemme und atmet ein Luftgemisch mit etwa 0,1 % Kohlenmonoxid für mehrere Minuten ein. Gemessen werden das Atemminutenvolumen, die inspiratorische und die gesammelte ausgeatmete CO-Konzentration. Daraus läßt sich der CO-Transferfaktor berechnen. Diese Methode ist von der Mitarbeit weitgehend unabhängig. Ein Nachteil ist in der hohen Kohlenmonoxidbelastung bei wiederholten Messungen zu sehen.

Messung des CO-Transferfaktors mit der Single-breath-Methode:
Bei der Single-breath-Methode oder Einatemzugtechnik wird die CO-Diffusion während einer Apnoezeit von 10 s gemessen. Dazu wird ein Testgas, bestehend

Tabelle 1. Beurteilung des Schweregrades einer Diffusionsstörung durch den CO-Transferfaktor (*TCO*) und den CO-Transferkoeffizienten (*TCO/VA*) in Prozent der Sollwerte

	Normal	Leicht	Mittel	Schwer
TCO [%]	>80	60-80	50-60	<40
CO/VA [%]	>80	60-80	50-60	<40

aus den Anteilen von maximal 0,3 % CO, 8–10 % Helium und normaler Luft, durch einen vorher gefüllten Atembeutel nach maximaler Exspiration eingeatmet und für 10 s der Atem angehalten. Danach erfolgt die forcierte Ausatmung. Nach der Apnoe enthält die Exspirationsluft weniger CO als bei der Inspiration. Die Differenz gilt als Maß für den Transferfaktor.

Der Transferfaktor steigt mit zunehmender Lungengröße an. Die Lungengröße ist wiederum vom Geschlecht, Alter und der Körpergröße abhängig. Um diese Einflüsse zu berücksichtigen, wird der Transferfaktor auf das Alveolarvolumen bezogen und als Transferkoeffizient bezeichnet.

Die Messung des Transferfaktors ist hauptsächlich indiziert zur Beurteilung des Schweregrads von interstitiellen Lungenerkrankungen (Alveolitis, Fibrose, Sarkoidose) und Pneumokoniosen (Tabelle 1). Bei der Auswertung ist daran zu denken, daß der Transferfaktor auch beim Lungenemphysem, bei der Lungenembolie, bei der Polyzythämie, bei Shuntvitien, bei pulmonalen Entzündungen und bei Nikotinabusus erniedrigt sein kann. Bei Zunahme der Lungendurchblutung wie bei körperlicher Belastung wird dagegen ein erhöhter Transferfaktor gemessen.

Messung der Lungendehnbarkeit (Compliance)
Mit dieser Methode werden die elastischen Eigenschaften der Lunge beurteilt.

Bei der Compliancemessung wird das Verhältnis von einem bestimmten Volumen zu dem notwendigen Druck ermittelt, wobei der Druck im Pleuraspalt als Bezugsgröße gilt. Da dieser Druck aber nur durch invasive Methoden festzustellen wäre, wird der Ösophagusdruck gemessen, der dem Druck im Pleuraspalt annähernd entspricht.

Man unterscheidet eine statische Compliance, bei der die Druck-Volumen-Beziehung bei der Strömung 0 in Apnoe gemessen wird, von der dynamischen Compliance, die bei einer bestimmten Atemfrequenz ermittelt wird.

Zur Messung der Compliance wird eine Ösophagusdrucksonde durch die Nase eingeführt und im unteren Ösophagusdrittel plaziert. Die Sonde wird an ein Manometer angeschlossen und der Proband atmet durch ein Spirometer. Bei langsamen Atembewegungen entstehen Druckschwankungen, die auf einem XY-Schreiber registriert werden. Beim zwischenzeitlichen Atemanhalten wird die statische, und bei kontinuierlicher Atmung die dynamische Compliance als Diagramm aufgezeichnet. Aus der Neigung des linearen Anteils der Druck-Volumen-Kurve läßt sich die Compliance berechnen.

Beim Gesunden entspricht die statische Compliance der dynamischen. Bei Zunahme der Atemfrequenz nimmt beim Gesunden die Compliance ab, bei einem erhöhten Atemwegswiderstand dagegen zu.

Wird die Compliance auf das thorakale Gasvolumen bezogen, so erhält man die spezifische Compliance.

Eine Verminderung der spezifischen Compliance ist typisch für eine interstitielle Lungenerkrankung. Beim Lungenemphysem dagegen nimmt die Compliance zu.

Blutgasanalyse

Der Gasaustausch gehört zu den Hauptaufgaben der Lunge. Störungen des Gasaustauschs lassen sich an den Blutgaspartialdrücken von Sauerstoff und Kohlendioxid erkennen. Mit Hilfe von modernen Blutgasanalyseautomaten sind diese Werte schnell und zuverlässig zu ermitteln (Tabelle 2).

Die Bestimmung der Blutgase hat sich bei der Beurteilung von Lungen- und Kreislauferkrankungen und bei der Begutachtung bewährt (Tabellen 3 und 4).

Tabelle 2. Normwerte von Blutgasen und anderen Parametern des Säure-Basen-Haushaltes

pH-Wert	arteriell	$7,38 - 7,45$
	venös	$7,35 - 7,45$
	Harn	$4,5 - 8,0$
PCO_2	arteriell	$36 - 42$ mm Hg
		$4,53 - 6,13$ kPa
CO_2-Gehalt	arteriell	$53 - 57$ Vol%
Standardbikarbonat	arteriell	$22 - 26$ mmol/l
	venös	$23 - 27$ mmol/l
Basenabweichung		$+ 2,7$ bis $- 2,7$
O_2-Kapazität		$19 - 20,5$ Vol%
PO_2	arteriell	$65 - 100$ mm Hg
		$8,66 - 13,3$ kPa
Arteriovenöse O_2-Differenz		$4,5 - 5,5$ Vol%
Anionlücke		$8 - 14$ mmol/l
Osmotische Lücke		bis 5 mosmol/kg
Laktat	Serum	$5,7 - 22$ mg/dl
		$0,63 - 2,44$ mmol/l

Tabelle 3. Verhalten von arteriellem O_2- (P_aO_2) und CO_2-Partialdruck (P_aCO_2) sowie der alveoloarteriellen O_2-Partialdruckdifferenz $(D_{Aa}O_2)$ unter mittelschwerer körperlicher Belastung bei verschiedenen Erkrankungen (↑ erhöht, ↓ erniedrigt, ( ) gering verändert, *n* normal). (Nach Petro u. Konietzko 1986)

Erkrankung	P_aO_2	P_aCO_2	$D_{Aa}O_2$
Asthma bronchiale	↑	(↓)	↓
Lungenemphysem	(↓)	n	(↑)
Pleuraschwarte	n	n	n
Lungenfibrose	↓ ↓	(↓)	↑ ↑
Lungenembolie	↓	↓	↑
Mistralstenose	n	n	↑

Tabelle 4. Ursachen der Azidose und Alkalose

AZIDOSE	
Metabolisch	Respiratorisch
Diabetes mellitus	Hypoventilation
Nulldiät	zentral
Laktatazidose	myogen
Diarrhö	pulmonal
Dilutation	
Hyperkaliämie	
Niereninsuffizienz	

ALKALOSE	
Metabolisch	Respiratorisch
Bikarbonatverlust	Hyperventilation
Erbrechen	zentral
Hypokaliämie	
Diuretika	

Der wichtigste Parameter ist der Sauerstoff, der im Blut physikalisch gelöst ist und durch Bestimmung seines Partialdruckes meßtechnisch erfaßt wird.

Der arterielle O_2-Partialdruck ist abhängig vom Alter, Geschlecht, Körpergewicht und Barometerdruck.

Die Blutgase können aus dem hyperämisierten Ohrläppchen bestimmt werden. Nach dem Einstich wird der erste Bluttropfen verworfen. Die folgenden werden in eine heparinisierte Mikrokapillare aufgesaugt. Die Blutgase des arterialisierten Kapillarbluts entsprechen bei normalen Kreislaufverhältnissen denen des arteriellen Bluts. Kontinuierliche intravasale Messungen des O_2-Partialdrucks sind bei kritisch Kranken auf der Intensivstation angebracht.

Der arterielle CO_2-Partialdruck spiegelt die alveoläre Ventilation wider. Dabei wird der im Blutplasma gelöste CO_2-Anteil mit einer Spezialglaselektrode gemessen und der pH-Wert errechnet, wobei eine lineare Beziehung zwischen dem pH-Wert und dem Logarithmus des CO_2-Partialdrucks besteht.

Mit Hilfe der Blutgase kann eine respiratorische Insuffizienz differenziert werden. Bei einer respiratorischen Partialinsuffizienz liegt eine Verminderung des O_2-Partialdrucks vor. Der CO_2-Partialdruck kann normal oder auch erniedrigt sein. Ist neben dem erniedrigten O_2-Partialdruck der CO_2-Partialdruck erhöht, handelt es sich um eine respiratorische Globalinsuffizienz. Unter Belastung und unter O_2-Atmung sind unterschiedliche Veränderungen entsprechend der im Vordergrund stehenden Erkrankungen zu beobachten (Tabelle 5).

Transkutane pO_2 und pCO_2-Messung
Gemessen wird mit semipermeablen Teflonelektroden. Zwischen Haut und Elektrode kommt eine Elektrolytlösung. Durch Aufheizen der Elektroden wird nach

Tabelle 5. Verhalten der Blutgase in Ruhe, unter mittelschwerer Belastung und nach Atmung von Sauerstoff bei verschiedenen pulmokardialenStörungen ($\uparrow$ erhöht, $\downarrow$ erniedrigt, ( ) gering verändert, n normal). (Nach Petro u. Konietzko 1986)

	Ruhe		Belastung		O_2-Atmung	
	P_aO_2	P_aCO_2	P_aO_2	P_aCO_2	P_aO_2	P_aCO_2
Alveoläre Hypoventiliation	$\downarrow$	($\uparrow$)	$\downarrow$	($\uparrow$)	$\uparrow$	($\uparrow$)
Diffusionsstörung	$\downarrow$	n	$\downarrow\downarrow$	n	$\uparrow$	n
Rechts-links-Shunt	$\downarrow$	n	$\downarrow$	n	$\downarrow$	n
Distributionsstörung	$\downarrow$	($\downarrow$)	$\uparrow$	n	$\uparrow$	n

einer Latenzzeit von etwa 10 min die Messung stabilisiert. Die Meßwerte sind abhängig von Durchblutung, Hautbeschaffenheit, Alter und Außentemperatur. Diese Methode hat sich in der Neonatologie und Intensivmedizin bewährt. Auch wird sie zur Überwachung bei der Bronchoskopie angewendet.

Oxymetrie
Die Oxymetrie eignet sich zur längeren kontinuierlichen Überwachung der O_2-Sättigung des Hämoglobins bei diagnostischen Eingriffen wie Bronchoskopie, Operationen, bei Beatmungspatienten auf der Intensivstation und zur Beurteilung des Schlafapnoesyndroms. Moderne Geräte zeigen zusätzlich auch die Pulsfrequenz an (Pulsoxymetrie).

Das Prinzip beruht auf der photometrischen Bestimmung der unterschiedlichen Lichtabsorption von Hämoglobin und Oxyhämoglobin. Die Messungen werden mit einem Meßfühler am Ohr oder Finger vorgenommen.

Die Vorteile dieser Meßmethode liegen in der kurzen Ansprechzeit (10-20 s). Bei hämodynamisch Gesunden sind die Werte auch zuverlässig. Fehler treten auf bei Hautpigmentveränderungen (z. B. Ikterus), bei geringer Hautdurchblutung (kardiogener Schock) oder einem Hb-CO-Gehalt-von über 3 %.

Zu beachten ist, daß die O_2-Sättigung im unteren Normbereich liegen kann, auch wenn der arterielle CO_2-Partialdruck stark erhöht ist.

Lungenperfusion
Die Lungenperfusion entspricht dem Herzminutenvolumen, das zur Berechnung der partiellen Lungengefäßwiderstände benötigt wird. Mit Hilfe der Lungenperfusionsszintigraphie lassen sich Perfusionsdefekte, wie sie bei der Lungenembolie vorkommen, nachweisen. Auch wird die Lungenperfusion zur Beurteilung der Operabilität bei funktionsverkleinernden Eingriffen wie beim Bronchialkarzinom, bei den bullösen Lungenerkrankungen oder der Pleuraschwarte gebraucht.

9.5.3 Bewertung von lungenfunktionsanalytischen Befunden

Bei der Befundung ist zu beachten, daß die Lungenfunktionsparameter abhängig sind von:

- Körpergröße,
- Körpergewicht,
- Geschlecht,
- Lebensalter,
- Elastizität von Thorax und Lungengewebe,
- Reibungswiderstand des Luftstroms,
- Innervation und Kontrahierbarkeit der Atemmuskulatur.

Als Referenzwerte werden meistens die der Europäischen Gemeinschaft für Kohle und Stahl verwendet (Europäische Gemeinschaft für Kohle und Stahl 1983). Aber auch andere Normwerte können angewendet werden (Forche u. Harnoncourt 1983; Islam u. Ulmer 1983; Jäger 1966).

Die lungenfunktionsanalytischen Parameter von normalen und pathologischen Spirogrammen und Fluß-Volumen-Kurven zeigen die Abb. 9 bis 12.

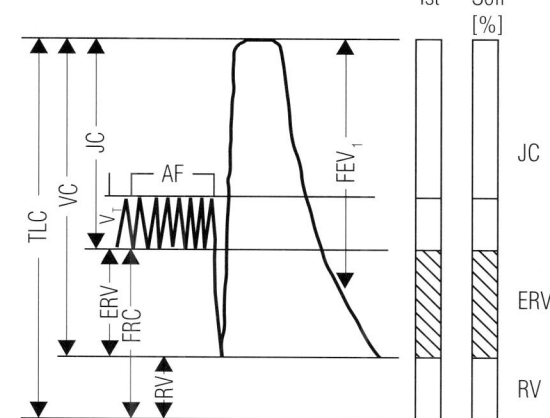

Abb. 9. Schematische Darstellung eines normalen Spirogramms. Beim Gesunden entspricht die funktionelle Residualkapazität (*FRC*) dem bodyplethysmographisch gemessenen thorakalen Gasvolumen (*TGV*). (Nach Petro u. Konietzko 1989)

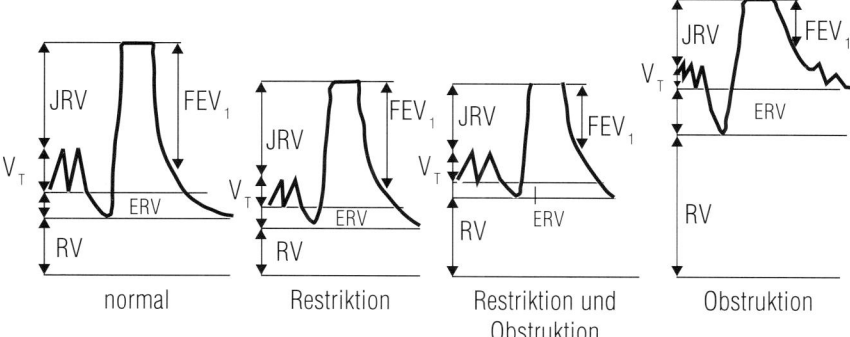

Abb. 10. Schematische Darstellung von Spirogrammen bei verschiedenen Ventilationsstörungen im Vergleich zum Gesunden. (Nach Petro u. Konietzko 1989)

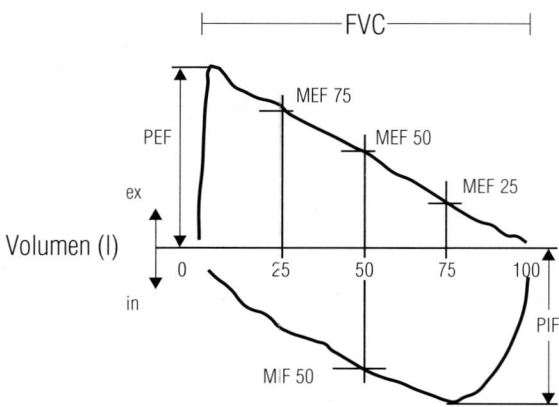

Abb. 11. Schematische Darstellung einer normalen Fluß-Volumen-Kurve. (Nach Petro u. Konietzko 1989)

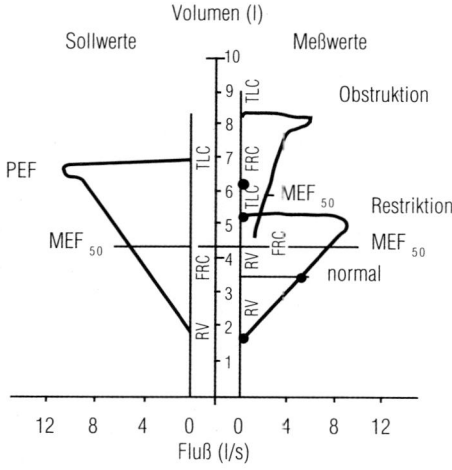

Abb. 12. Schematische Darstellung von Fluß-Volumen-Kurven bei verschiedenen Ventilationsstörungen im Vergleich zum Gesunden. (Nach Petro u. Konietzko 1989)

Obstruktive Ventilationsstörung

Unter obstruktiver Ventilationsstörung wird die Einengung des Strömungsquerschnitts der Atemwege verstanden (s. Übersicht).

Ursachen von obstruktiven Ventilationsstörungen (nach Petro u. Konietzko 1986)

obere Atemwege
– Glottisödem,
– Stimmbandparesen,
– Stimmbandtumoren,

- Stimmbandpolypen,
- Trachealtumoren,
- Tracheomalazie,
- Trachealstenose.

untere Atemwege
- COLD,
- Asthma,
- Mukoviszidose,
- Emphysem.

Durch die beschriebenen Verfahren läßt sich eine Stenose in den großen Atemwegen lokalisieren. So kann eine extrathorakale Trachealstenose von einer inspiratorischen Obstruktion begleitet sein. Dabei ist der Quotient zwischen dem maximal ex- und inspiratorischen Fluß bei 50 % der Vitalkapazität über 1. Bei der intrathorakalen Trachealstenose dagegen liegt der Quotient unter 1.

Eine Obstruktion in den peripheren Atemwegen kann durch die Analyse des Endteils der Fluß-Volumen-Kurve erkannt und durch die Ermittlung von MEF_{50} und MEF_{25} auch zahlenmäßig erfaßt werden.

Die Schwere der zentralen, die großen Atemwege betreffenden Obstruktion läßt sich durch die Bestimmung des Atemwegswiderstandes (Tabelle 6) oder noch besser durch die spezifische Conductance beurteilen.

Bei der Obstruktion ohne Emphysem ist die totale Lungenkapazität normal. Die inspiratorische Vitalkapazität ist durch die Behinderung der Ausatmung verkleinert und das Residualvolumen sowie die funktionelle Residualkapazität infolge der inspiratorischen Verschiebung der Atemlage vergrößert. Die dynamischen Lungenvolumina wie FEV_1 sind auch verringert. Da FEV_1 stark von der Mitarbeit des Patienten abhängt, kann es auch bei einem normalen Atemwegswiderstand vermindert sein.

Eine alleinige Abnahme des absoluten FEV_1 bedeutet noch keine obstruktive Ventilationsstörung. Erst das Verhältnis von FEV_1 zur Vitalkapazität läßt eine Beurteilung zu. Am besten eignet sich dazu die inspiratorische Vitalkapazität (IVC) als Bezugsvolumen, da bei einer Obstruktion die forcierte exspiratorische Vitalkapazität (FVC) kleiner als die inspiratorische ist. Auch ist der exspiratorische Anteil des Druck-Volumen-Diagramms pathologisch verändert. Eine Übersicht gibt Abb. 13.

Bei obstruktiven Atemwegserkrankungen besteht eine inhomogene alveolare Ventilation, ohne daß sich im Anfangsstadium der O_2-Partialdruck ändert. Bei einer schweren Obstruktion ist der arterielle O_2-Partialdruck erniedrigt und der CO_2-Partialdruck erhöht.

Tabelle 6. Beurteilung der Schwere der obstruktiven Ventilationsstörung durch den bodyplethysmographisch ermittelten Atemwegswiderstand (R_{tot})

	Normal	Leicht	Mittel	Schwer
R_{tot} [kPa · s/l]	< 0,3	> 0,3	> 0,6	> 0,9

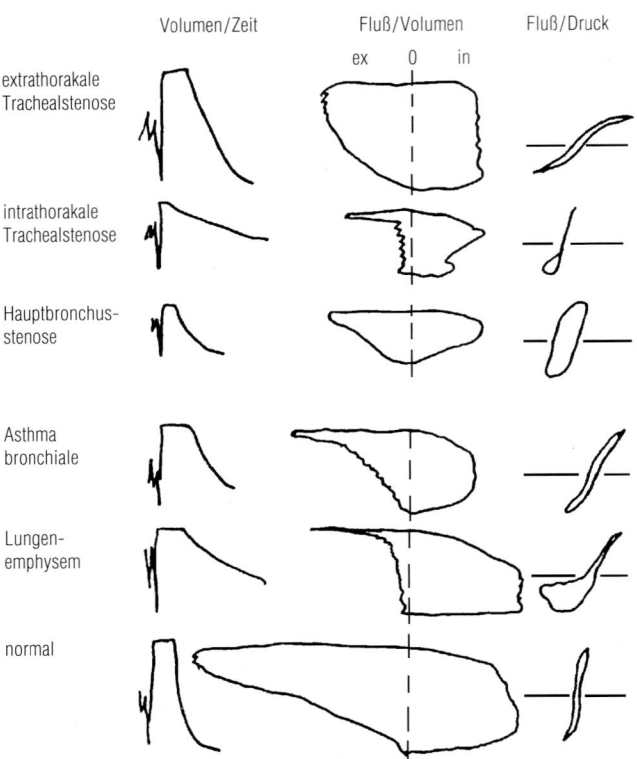

Volumen/Zeit   Fluß/Volumen   Fluß/Druck

ex   0   in

extrathorakale
Trachealstenose

intrathorakale
Trachealstenose

Hauptbronchus-
stenose

Asthma
bronchiale

Lungen-
emphysem

normal

Abb. 13. Zusammenfassende Befunde von Atemkurven zur Differentialdiagnostik von obstruktiven Ventilationsstörungen. (Nach Petro u. Konietzko 1986)

Lungenemphysem

Als Lungenemphysem wir die irreversible Erweiterung der Lufträume distal der terminalen Bronchiolen bezeichnet. Beim zentrilobulären Emphysem liegt eine Erweiterung im Zentrum des Acinus vor. Diese Form ist oft von einer chronisch-obstruktiven Bronchitis begleitet und hauptsächlich in den Oberfeldern der Lunge lokalisiert. Beim panlobulären Emphysem liegt die Erweiterung hinter den respiratorischen Bronchiolen.

Tabelle 7. Beurteilung des Schweregrades des Lungenemphysems mit Hilfe des Residualvolumens (*RV*), des thorakalen Gasvolumens (*TGV*) in % der Sollwerte und des Quotienten (*RV/TLC*) in %

	Normal	Leicht	Mittel	Schwer
RV [% Soll]	< 130	> 130	> 160	> 190
TGV [% Soll]	< 130	> 130	> 160	> 190
RV/TLC [%]	< 40	> 40	> 50	> 65

Die Lungenfunktionsanalyse beim Emphysem zeigt eine große totale Lungenkapazität bei vergrößertem Residual- und thorakalem Gasvolumen. Der Quotient aus Residualvolumen und Lungenkapazität ist erhöht (Tabelle 7).

Ursachen der restriktiven Ventilationsstörungen (nach Petro u. Konietzko 1986)

Brustwanderkrankungen:
- Skeletterkrankungen,
- Traumaten,
- Muskelerkrankungen,
- Zwerchfellparese.

Pleuraerkrankungen:
- Erguß,
- Pneumothorax,
- Schwarte,
- Neoplasien.

Lungenerkrankungen:
- Tumor,
- Fremdkörper,
- Pneumonie,
- Atelektase,
- Pneumokoniosen,
- Alveolitis,
- Fibrose,
- Resektionen,
- Stauung.

Extrapulmonale Ursache:
- Schwangerschaft,
- Adipositas.

Die verminderte Elastizität begrenzt die maximale Exspiration und Inspiration. Die dynamischen Lungenvolumina sind wegen der Steifheit der Wände wenig betroffen. Der absolute FEV_1-Wert ist verkleinert, aber normal bis leicht erhöht im Verhältnis zur Vitalkapazität. Erkrankt das peribronchiale Gewebe, dann steigen auch die Atemwegswiderstände an. Alle statischen Volumina wie Vitalkapazität, funktionelles Residualvolumen und totale Lungenkapazität sind verkleinert. Aus der alleinigen Verminderung der inspiratorischen Vitalkapazität kann keine

Tabelle 8. Beurteilung des Schweregrades einer restriktiven Ventilationsstörung durch die totale Lungenkapazität (*TLC*) in Prozent des Sollwertes

	Normal	Leicht	Mittel	Schwer
TLC % Soll	> 80	60-80	40-60	< 40

Tabelle 9. Übersicht über die häufigsten pulmokardialen Erkrankungen mit ihren charakteristischen pathophysiologischen Störungen (nach Petro u. Konietzko, 1989) ($\uparrow$ erhöht, $\downarrow$ erniedrigt, ( ) gering verändert, n normal). (Nach Petro u. Konietzko 1986)

	IVC	FEV$_1$/IVC	RV	R$_{aw}$	FRC
Obtruktion					
Asthma bronchiale	$\downarrow$	$\downarrow\downarrow$	$\uparrow$	$\uparrow\uparrow$	$\uparrow$
COLD	n	$\downarrow$	n	$\uparrow$	n
Emphysem	$\downarrow$	$\downarrow\downarrow$	$\uparrow\uparrow$	$\uparrow$	$\uparrow\uparrow$
Trachealstenose	n	$\downarrow$	($\uparrow$)	$\uparrow\uparrow$	($\uparrow$)
Restriktion					
Fibrose	$\downarrow\downarrow$	($\uparrow$)	$\downarrow$	n	$\downarrow$
Sarkoidose (Stadium I)	n	n	n	n	n
Sarkoidose (Stadium II)	$\downarrow$	n	n	n	n
Sarkoidose (Stadium III)	$\downarrow$	($\downarrow$)	$\uparrow$	($\uparrow$)	($\downarrow$)
Pleuraschwarte	$\downarrow$	($\downarrow$)	n	($\uparrow$)	($\downarrow$)
Atelektase	$\downarrow$	n	$\uparrow$	n	n
Obstruktion + Restriktion					
Bronchiektasen	$\downarrow$	$\uparrow$	($\uparrow$)	$\uparrow$	($\uparrow$)
Kyphoskoliose	$\downarrow$	n	$\uparrow$	n	$\uparrow$
Silikose	$\downarrow$	$\downarrow$	$\uparrow$	$\uparrow$	$\uparrow$
Lungentuberkulose	$\downarrow$	n	$\uparrow$	n	$\uparrow$
Mukoviszidose	$\downarrow$	$\downarrow$	n	$\uparrow$	n

Tabelle 10. Veränderte Lungenfunktionsparameter bei der obstruktiven und restriktiven Ventilationsstörung. Die mit * gekennzeichneten Parameter sind für die Ventilationsstörung charakteristisch (nach Petro u. Konietzko 1986; Schmidt 1992)

Parameter	Restriktion	Obstruktion
VC*	$\downarrow$	$=\downarrow$
FVC*	$\downarrow$	$\downarrow$
IVC*	$\downarrow$	$\downarrow$
IRV	$\downarrow$	$=$
ERV	$\downarrow$	$=\downarrow$
RV	$\downarrow$	$\uparrow$
FRC	$\downarrow$	$\uparrow$
TLC*	$\downarrow$	$=\uparrow$
FEV$_1$*	$\downarrow$	$\downarrow$
FEV % IVC*	$=\downarrow$	$\downarrow$
FIV$_1$	$\downarrow$	$=$
PEF	$\downarrow$	$\downarrow$
MEF$_{50}$	$=$	$\downarrow$
MEF$_{25}$	$=$	$\downarrow$
R$_{tot}$	$\downarrow$	$\uparrow$
sG$_{aw}$	$\uparrow$	$\downarrow$
C$_{stat}$	$\downarrow$	$\uparrow$
C$_{dyn}$	$\downarrow$	$=\downarrow$
C$_s$*	$\downarrow$	$\uparrow$
TCO	$\downarrow$	$\downarrow$

Restriktion diagnostiziert werden, da meistens die verminderte inspiratorische Vitalkapazität durch eine Vermehrung des Residualvolumens verursacht wird.

Bei lokalen restriktiven Ventilationsstörungen wird der Verlust von krankhaft veränderten Alveolen durch Überfunktion der anderen Alveolen kompensiert. Subjektiv tritt erst bei körperlicher Belastung Atemnot auf. Zur Beurteilung der Restriktion eignet sich am besten die totale Lungenkapazität (TLC; Tabelle 8).

Kombinierte Ventilationsstörungen (Tabelle 9)
Bei der kombinierten obstruktiv-restriktiven Ventilationsstörung sind die Vitalkapazität und das forcierte exspiratorische Volumen (FEV₁) erniedrigt (Tabelle 10).

Allerdings ist zu beachten, daß der lungenfunktionsanalytische Hinweis auf eine kombinierte Ventilationsstörung verschiedene Ursachen wie Silikose, Tuberkulose, Bronchialkarzinom mit COLD oder Asthma mit Atelektase haben kann.

9.5.4 Definitionen und Abkürzungen

A	Alveolus
AF	Atemfrequenz (min^{-1})
box	Ganzkörperplethysmographie
BTPS	Wasserdampfgesättigt bei Körpertemperatur und Umgebungsdruck
C	Compliance oder Dehnbarkeit der Lunge (1/kPa oder 1/cm H_2O)
COLD	Chronisch-obstruktive Lungenerkrankung
C_{dyn}	Dynamische Compliance als Verhältnis von Volumenänderung zur Druckänderung zwischen den Punkten der Strömungsumkehr ($\triangle V/\triangle p$) in Abhängigkeit von der Atemfrequenz
C_{stat}	Statische Compliance bei Apnoe gemessen, Steigung im linearen Anteil der Druck-Volumen-Kurve
C_s	Spezifische (volumische) Compliance der Lunge (C_{stat}/FRC)
cm H_2O	Wassersäule in cm als Druckeinheit (1 cm H_2O = 0,098 kPa)
FEV_1	Forciertes Exspirationsvolumen in l/s, FEV_1 in % der IVC wird Tiffeneau-Index genannt
FIV_1	Forciertes Inspirationsvolumen in l/s
FRC	Funktionelle Residualkapazität (FRC=RV+ERV), Luftvolumen in der Lunge am Ende der normalen Ausatmung, mit einer Fremdgasmethode bestimmt
ERV	Exspiratorisches Reservevolumen, das vom Ende der Exspiration zusätzlich bis zur maximalen Exspiration ausgeatmete Volumen
FVC	Forcierte exspiratorische Vitalkapazität, die mit größter Geschwindigkeit ausgeatmet wird
G	Conductance oder Leitfähigkeit (1/s · kPa oder 1/s · cm H_2O)

G_{aw}	Conductance der Atemwege
sG_{aw}	Spezifische Conductance (G_{aw}/V; $1/s \cdot kPa$)
Hb	Hämoglobin
Hb-CO	Kohlenmonoxidhämoglobin
IC	Inspiratorische Kapazität
IRV	Inspiratorische Reservevolumen, das vom Ende der Inspiration zusätzlich eingeatmete Volumen bis zur maximalen Inspiration
IVC	Inspiratorische Vitalkapazität, das von der maximalen Exspirationslage langsam eingeatmet wird
MEF	Maximaler exspiratorischer Fluß (l/s) bei einem definierten Lungenvolumen gemessen
MEF_{75}	Maximaler exspiratorischer Fluß (l/s) bei 25 % der ausgeatmeten FVC
MEF_{50}	Maximaler exspiratorischer Fluß (l/s) bei 50 % der ausgeatmeten FVC
MEF_{25}	Maximaler exspiratorischer Fluß (l/s) bei 75 % der ausgeatmeten FVC
MIF	Maximaler inspiratorischer Fluß (l/s)
mo	Am Mund registriert
oes	Im Ösophagus registriert
p	Druck (kPa, cm H_2O, mm Hg, bar)
P_A	Alveolardruck
$D_{Aa}O_2$	Alveoloarterielle O_2-Partialdruckdifferenz
p_aO_2	Arterieller O_2-Partialdruck
p_aCO_2	Arterieller CO_2-Partialdruck
PEF	Exspiratorischer Spitzenfluß (l/s oder l/min)
PIF	Inspiratorischer Spitzenfluß (l/s oder l/min)
PI_{max}	höchster Druck (cm H_2O) während einer Inspiration bei der $P_{o,1}$-Mundverschlußdruck-Kurve
p_{mo}	Druck am Mund registriert
p_{oes}	Druck im Ösophagus registriert
$p_{o,1}$	Mundverschlußdruck (cm H_2O) nach einer Inspirationszeit von 100 ms gegen ein verschlossenes Ventil, Normwert $1-2$ cm H_2O
pred	Referenzwert oder Sollwert
P_{x-y}	Druckdifferenz zwischen x und y
R_{aw}	Strömungswiderstand in den Atemwegen (k Pa $\cdot$ s/l)
R_{os}	Oszillatorisch bestimmter Atemwiderstand (k Pa $\cdot$ s/l)
R_{tot}	Totaler Atemwiderstand, ganzkörperplethysmographisch ermittelt (k Pa $\cdot$ s/l)

R_u	Mit Unterbrechermethode bestimmter Atemwegswiderstand (k Pa · s/l)
RV	Residualvolumen (RV=TCL-VC), Gasvolumen in der Lunge am Ende einer maximalen Ausatmung
s	Spezifisch (auf Volumen bezogen)
R_s	Spezifischer Atemwegswiderstand
TGV	Thorakales Gasvolumen (l), Luftraum der nach normaler Exspiration in der Lunge verbleibt und ganzkörperplethysmographisch gemessen wird
TCO	Transferfaktor oder Diffusionskapazität für die Kohlenmonoxidmenge, die pro Einheit Partialdruckdifferenz und Zeit zwischen Alveolarraum und Erythrozyten ausgetauscht wird
TCO/VA	Transferkoeffizient oder Diffusionskoeffizient von Kohlenmonoxid, bezogen auf das Alveolarlumen
TLC	Totalkapazität der Lunge
tot	Total
V	Gasvolumen (l)
$\dot{V}$	Strömung (l/min oder l/s)
Vol-%	Volumenanteil in Prozent
VA	Alveolarvolumen
VC	Vitalkapazität (l), am Mund gemessene Volumenänderung zwischen maximaler Inspiration und langsamer Exspiration (VC= VT+IRV+ERV)
$\dot{V}_E$	Exspiratorische Stromstärke (l/min oder l/s)
$\dot{V}_T$	Inspiratorische Stromstärke (l/min oder l/s)
VT	Atemzugvolumen (l)

9.6 Diagnostik und Beurteilung der körperlichen Leistungsfähigkeit

P. Haber

9.6.1 Begriffsbestimmung

9.6.1.1 Leistung

Bevor man sich mit der Diagnostik der Leistung und der Leistungsfähigkeit auseinandersetzt ist es sicher nützlich, sich über diese Begriffe klar zu werden, da die klassische physikalische Bedeutung des Begriffes „Leistung", nämlich Kraft × Weg/Zeit (= Arbeit/Zeit = kpm/min), beim Organismus nicht immer sinnvoll angewendet werden kann. Mechanische Arbeit kann allerdings mittels des mechanischen Wärmeäquivalents in Wärmeenergie, gemessen in Kalorien oder Joule, umgerechnet werden. Dies kommt biologischen Sichtweisen schon näher, da so die Leistung als Energieverbrauch in Kalorien/min angegeben werden kann. Der universelle Energiedonator im Organismus ist das Adenosintriphosphat (ATP), das mit im Organismus verfügbarer Energie gleichgesetzt werden kann. Jegliche, wie immer geartete biologische Leistung die der Nervenzelle ebenso wie die der Muskelzelle, bezieht Energie ausschließlich vom ATP. Da ATP nur in geringer Menge vorhanden ist, wäre es bei ausschließlicher Nutzung in kurzer Zeit verbraucht, was den Zelltod zur Folge hätte. ATP wird allerdings ununterbrochen von biochemischen, ATP produzierenden Prozessen nachgeliefert. Es handelt sich also nicht einfach um einen ATP-Verbrauch, sondern um einen ATP-Umsatz. Nun kann Leistung biologisch definiert werden:

> Leistung ist ATP- bzw. Energieumsatz.

9.6.1.2 Leistungsfähigkeit

Ein minimaler Energieumsatz ist auch im vollkommenen Ruhezustand zur Aufrechterhaltung der Zellstrukturen und der basalen Lebensfunktionen erforderlich (Grundumsatz). Jede über den Ruhezustand hinausgehende Tätigkeit erfordert eine Steigerung des Energieumsatzes. Daher kann der Begriff Leistungsfähigkeit biologisch so definiert werden:

> Leistungsfähigkeit ist die Fähigkeit, den ATP- bzw. Energieumsatz zu steigern.

Diese Steigerung des Energieumsatzes kann zur Tätigkeit von Nervenzellen, Magenschleimhautzellen oder Muskelzellen erforderlich werden. Die entscheidende

Determinante des Energieumsatzes ist allerdings die Muskeltätigkeit. Der Energieumsatz kann im Extremfall binnen Sekundenbruchteilen um den Faktor 300 oder mehr ansteigen, z. B. bei Schnelligkeits- oder Kraftleistungen. Die Fähigkeit, trotz dieser gewaltigen Umsatzänderungen den ATP-Gehalt der Muskulatur einigermaßen konstant zu erhalten, ist die Ausdauerleistungsfähigkeit. Ohne diese würde nach zu starkem Absinken des ATP-Gehaltes die Zelle wegen Energiemangel zugrunde gehen.

Nach dem biochemischen Weg, auf dem das verbrauchte ATP resynthetisiert wird, lassen sich 4 verschiedene Ausdauerformen unterscheiden (Hasselbach et al. 1971).

9.6.2 Energiebereitstellung

9.6.2.1 Aerobe Ausdauer

Aerobe Ausdauer ist biochemisch definiert als ATP-Resynthese durch oxidativen Substratabbau im Zitronensäurezyklus und über die Atmungskette unter Verbrauch von Sauerstoff.

I. Extensive aerobe Ausdauer
Sie ist definiert durch den überwiegenden Abbau von Fettsäuren über die β-Oxidation. Sie wird genutzt bei einem Energieumsatz, der weniger als ca. 2/3 des individuellen maximalen aeroben Energieumsatzes beträgt und ist hauptsächlich durch die enzymatische Kapazität der Mitochondrien limitiert (der maximale aerobe Energieumsatz beträgt bei jüngeren männlichen Normalpersonen etwa 15 kcal/min). Der allergrößte Teil der gesamten Energieversorgung geschieht auf diese Weise. Die extensive aerobe Ausdauer wird in etwa durch die anaerobe Schwelle (s. später) quantitativ erfaßt.

II. Intensive aerobe Ausdauer
Sie ist definiert durch Energiegewinnung aus ausschließlich oxidativem Abbau von Glukose. Sie wird genutzt bei einem Energieumsatz, der mehr als 2/3 des maximalen aeroben Energieumsatzes beträgt, und ist hauptsächlich durch die O_2-Transportkapazität des Kreislaufs limitiert. Die maximale intensive aerobe Ausdauer ist identisch mit der $\dot{V}O_{2max}$ (s. später).

Welche der beiden Ausdauerformen hauptsächlich genutzt wird, hängt von der Höhe der Belastung ab. Ist der Laktatspiegel im Blut ≥ 4 mmol/l, wird die Fettsäurenmobilisation aus den peripheren Depots blockiert, so daß nur mehr die Glukoseutilisation übrigbleibt (Jakowlew 1977). Belastungen, die eine Nutzung der intensiven Ausdauer erforderlich machen, spielen im normalen Alltag, z. B. einem Arbeitstag, nur eine sehr untergeordnete Rolle.

9.6.2.2 Anaerobe Ausdauer

Anaerobe Ausdauer ist biochemisch definiert durch ATP-Resynthese ohne O_2-Verbrauch und basiert auf 2 verschiedenen energieliefernden Prozessen.

I. Laktatazid-anaerobe Ausdauer

Sie basiert auf der Glykolyse. Der von ihr unterstützte ATP-Umsatz kann bis zum 10fachen des aeroben Umsatzes betragen, allerdings in dieser Intensität nur für etwa 1 min (150 kcal/min). Das Kennzeichen des laktatazid-anaeroben Beitrages zum Energieumsatz ist der Laktatanstieg im Blut; nicht der hohe Laktatspiegel an sich, da ein gleichbleibend hoher Laktatspiegel bei Belastung nur bei insgesamt vollständig aerobem Energieumsatz möglich ist. Limitiert ist die laktazid-anaerobe Ausdauer durch den Abfall des intrazellulären pH-Wertes. Der rasche Anstieg des Laktatspiegels während der Belastung ist ein Maß für die Aktivität dieser Art der Ausdauer. Die Höhe des Laktatspiegels nach der Belastung ist ein Maß für die Gesamtkapazität der glykolytischen Ausdauer, wobei 1 mmol/l Laktat energetisch in etwa 1 l O_2 oder 5 kcal entspricht.

Eine gleichartige Erfassung der Aktivität dieser Ausdauerform ist durch die Bestimmung des Abfalls des base-excess (ΔBE) in der Blutgasanalyse möglich.

Auch die laktazide anaerobe Ausdauer, die nur bei hohem Anstrengungsgrad genutzt wird, spielt im normalen Alltag keine wesentliche Rolle, da derartige Belastungen eher vermieden werden sollten.

II. Alaktatazide-anaerobe Ausdauer

Sie basiert auf dem Abbau der Kreatinphosphatspeicher. Ihre hohe ATP-Resyntheserate von bis zum 20fachen des maximalen aeroben Energieumsatzes (bis 300 kcal/min) reicht nur für wenige Sekunden und wird für kurzzeitige Kraft- und Schnelligkeitsleistungen genutzt. Eine praktikable und genaue Meßmöglichkeit für diese Form der Ausdauer existiert derzeit nicht. Auch diese Ausdauerform hat in der modernen Arbeitswelt keine wesentliche Bedeutung.

9.6.3 Verhalten physiologischer Parameter bei zunehmender Belastung

Die ganze komplexe Organsystemkette von Atmung, Kreislauf und Muskelstoffwechsel, inklusive angeschlossener Regelsysteme, wie z. B. die Blutzuckerregulation, haben im wesentlichen den Zweck, einen zu starken Abfall des ATP-Spiegels in der Muskulatur während Muskeltätigkeit zu verhindern. Tatsächlich fällt er auch bei erschöpfender Belastung nicht unter 40% des Ruhewertes ab (Karlsson et al. 1970). Dieser Abfall erfolgt nicht linear zum Energieumsatz, sondern bis etwa 2/3 des maximalen aeroben Energieumsatzes ist der Abfall sehr gering, um erst bei Ausnutzung des letzten Drittels der aeroben Ausdauer und der anaeroben Möglichkeiten auf 40% abzufallen. Diesem Muster folgen im wesentlichen alle Parameter, die das innere Milieu der Muskelzelle oder das Maß der biologischen Stimulierung kennzeichnen, also pH-Wert, Laktat, Katecholamine u. a. (Abb. 1).

Diejenigen physiologischen Parameter, die direkt oder indirekt mit dem O_2-Transport für den aeroben Energiestoffwechsel verbunden sind, also Kreislaufparameter wie Herzfrequenz (HF), systolischer Blutdruck (RRsyst), Herzminutenvolumen (HMV), ebenso Atemparameter wie Atemminutenvolumen ($\dot{V}_E$) oder O_2-Aufnahme ($\dot{V}O_2$) nehmen linear mit dem ansteigenden aeroben Energieumsatz zu (Abb. 2).

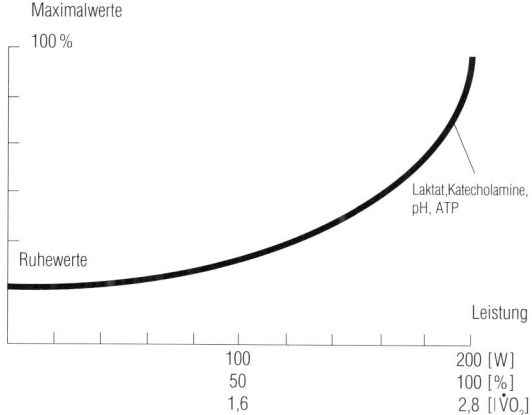

Abb. 1. Typischer nichtlinearer Verlauf physiologischer Parameter (Laktat, Katecholamine, pH-Wert, ATP) bei zunehmender Belastung

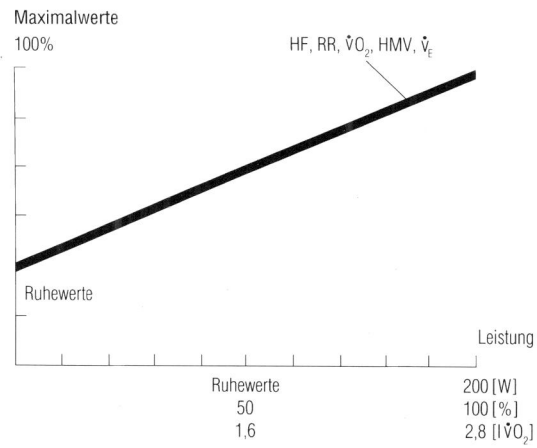

Abb. 2. Typischer, linearer Verlauf physiologischer Parameter (HF, RR, $\dot{V}O_2$, HMV, $\dot{V}_E$)bei ansteigender Belastung

Die Maximalwerte von Katecholaminspiegeln, pH-Wert, Laktat, HF und RR unter Belastung sind, in grober Näherung, typisch für den Ausbelastungszustand und nicht für die erreichte Leistung. Sie sind lediglich abhängig vom Alter. Sofern sich der Proband ausbelastet hat, werden die altersentsprechenden Maximalwerte erreicht, unabhängig davon, ob die erbrachte Leistung hoch oder niedrig ist.

$\dot{V}_E$, $\dot{V}O_2$, HMV und auch $\dot{V}CO_2$ sind direkt vom aeroben Energieumsatz abhängig und nehmen mit zunehmender Leistung daher auch immer weiter zu. Die Beziehungen zwischen Leistung und diesen Meßwerten lassen sich auch durch Regressionsgleichungen beschreiben.

9.6.4 Leistungsmessung – Ergometrie

9.6.4.1 Prinzip

Die Untersuchung der Organsysteme Atmung, Herz, Kreislauf und Muskelstoffwechsel, die bestimmungsgemäß die Lokomotion durch Muskeltätigkeit ermöglichen, ausschließlich im Ruhezustand ist unvollständig. Leichtere Funktionsstörungen demaskieren sich erst durch das Auftreten von pathologischen Zuständen unter Belastungsbedingungen und lassen die Ruhewerte unverändert. Es kann deshalb grundsätzlich festgehalten werden, daß normale Untersuchungsergebnisse von Atmung und Kreislauf in Ruhe nicht ausschließen, daß behandlungsbedürftige Funktionseinschränkungen bestehen. Ohne Untersuchung unter Belastungsbedingungen ist daher eine komplette Beurteilung von Atmung und Kreislauf nicht mit Sicherheit möglich. Die Belastungsprüfung, die heute immer in Form einer Ergometrie durchgeführt werden sollte, hat in der Regel nicht die Aufgabe, eine klinische Diagnose zu liefern. Das muß, mit anderen Methoden, bereits vor der Zuweisung zur Ergometrie erfolgt sein. Die Ergometrie liefert hingegen Informationen über das Ausmaß der Funktionsbeeinträchtigung; also sowohl der Leistungsfähigkeit insgesamt, als auch der Funktion der einzelnen, sie bedingenden Organsysteme durch die Zusatzmessungen.

Die für eine Ergometrie geeignete Belastung ist eine körperliche Tätigkeit, auf die die Bedingung zutreffen muß, daß mehr als 1/6 der gesamten Muskelmasse kontinuierlich beteiligt ist. Ferner muß die Bewegungsform von den meisten, oft auch bewegungsungewohnten Menschen problemlos beherrscht werden können. Dies trifft auf die Bewegungsformen Gehen, Laufen, Radfahren oder Treppensteigen zu. Drehen einer Armkurbel ist zwar auch einfach, die eingesetzte Muskelmasse ist aber bereits so nahe der Grenze, daß die Armkurbelergometrie deswegen deutlich schlechter für die Leistungsdiagnostik geeignet ist und nicht verwendet werden sollte (mit Ausnahme vielleicht von Spezialfällen wie ein Zustand nach einer Beinamputation). Wesentlich ist auch, daß die Belastung in physikalischen Einheiten exakt vorgegeben werden kann, z. B. in Watt oder in Geschwindigkeit und Steigung.

Ergometrieformen
Aus Gründen der Praktikabilität haben sich in Europa v. a. das Radfahren in Form des Fahrradergometers und, v. a. in den USA, das Gehen und Laufen in Form des Laufbandergometers durchgesetzt. Andere Ergometrieformen sind entweder obsolet oder exotisch und für eine umfassende Leistungsdiagnostik in der Regel nicht geeignet (z. B. Kletterstufentest nach Kaltenbach bzw. Spezialergometer aus der Sportmedizin).

Die Vorteile des Fahrradergometers sind: geringer Platzbedarf, Messung und Vorgabe der Tretfrequenz ist möglich, alle Zusatzuntersuchungen, vom Blutdruck bis zum Mikroherzkatheter, sind im Sitzen oder im Liegen ohne Einschränkung möglich. Die Leistung wird in Watt angegeben, früher auch in kpm/min. 1 W = 6 kpm/min.

Das Laufbandergometer hat demgegenüber keine wirklichen Vorteile. Die behaupteten Vorteile sind:

– Es sei die physiologischere Bewegungsform. Dazu ist zu sagen, daß ein medizinischer Test nur valide sein muß, keineswegs physiologisch. So ist auch in der Gastroenterologie das „physiologische" Probefrühstück zugunsten des besseren Stimulationstestes (z. B. mit Peptaflon) verlassen worden.
– Es erbringt bei Ausbelastung eine um ca. 8–10 % höhere $\dot{V}O_{2max}$. Dies ist allerdings kein Vorteil, sondern ein methodischer Unterschied, der nur bedeutet, daß die entsprechenden Meßwerte von Fahrrad- und Laufbandergometrie nicht direkt miteinander verglichen werden dürfen.

Die Leistung wird in Geschwindigkeit (km/h) und Steigung (in %) angegeben. Vorteilhaft ist ein standardisiertes Belastungsprotokoll, wie z. B. das nach Bruce (Bruce 1971), das einem symptomlimitierten Stufentest entspricht (s. unten).

9.6.4.2 Belastungsverfahren (Testprotokolle)

Die Belastungsverfahren werden unter verschiedenen Aspekten bezeichnet, die zunächst aufgelistet und erläutert werden sollen.

I. Einstufentest, rektangulär
Der Test besteht aus einer einzigen gleichförmigen Standardbelastung über mehrere Minuten. Der Standard kann absolut sein, z. B. 100 W, oder körpergewichtbezogen, z. B. 1 W/kg oder 1/3 des alters-, geschlechts- und größenbezogenen Sollwertes für die maximale Leistungsfähigkeit. Beides ist zur Leistungsdiagnostik ungeeignet, da eine Schätzung der maximalen Leistungsfähigkeit aus einem Einstufentest seriöserweise nicht möglich ist (Petzl et al. 1988). Die Belastungsstufe mit 1 W/kg oder 1/3 des Sollwertes ist aber immer noch angemessener als eine für alle gleiche Belastungsstufe und ist ein Bestandteil der erweiterten Diagnostik des pulmonalen Gasaustausches mittels Blutgasanalyse (Beck 1968; Haber et al. 1988; Wolf et al. 1988; Abb. 3).

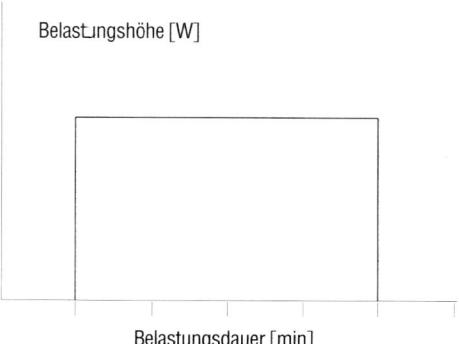

Abb. 3. Rektangulärer Test

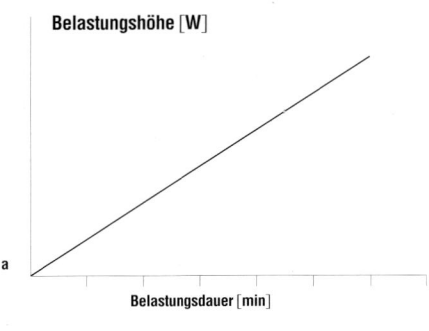

Belastungshöhe [W]

Belastungsdauer [min]

a

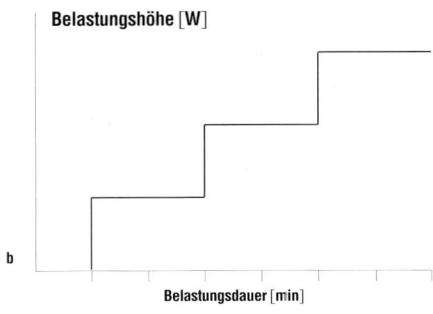

Belastungshöhe [W]

Belastungsdauer [min]

b

Abb. 4 a. Triangulärer Test.
b Rektangulär-triangulärer Stufentest

II. Stufentest, triangulär

Die Belastung wird kontinuierlich gesteigert, wobei mit Hilfe einer Regelung unterschiedliche Anstiegssteilheiten der Belastung in W/min eingestellt werden kann. Diese Form hat sich nicht durchgesetzt (Abb. 4a).

III. Stufentest, rektangulär-triangulär

Der Test besteht aus mehreren, pausenlos aufeinanderfolgenden rektangulären Stufen mit zunehmender Höhe und jeweils ein- bis mehreren Minuten Dauer. Diese Form entspricht den derzeit üblichen Standardprotokollen (Abb. 4b).

IV. Steady-state-Belastung

Eine rektanguläre Belastung wird so gewählt, daß sich nach etwa 5 min ein Steady state, d. h. eine Konstanz aller hämodynamischen und biochemischen Parameter, einer Leistungshomöostase entsprechend, einstellt. Dazu muß die Belastung weniger als die Hälfte der maximalen aeroben Leistungsfähigkeit betragen. Auch ein Stufentest kann so konzipiert werden, daß auf den ersten niedrigen Stufen mehrere unterschiedliche Steady state möglich sind. Das Erreichen des Steady state auf einer oder mehreren Belastungsstufen bringt aber gegenüber Stufentests mit kürzeren Belastungsstufen von höchstens 3 min Dauer und nur annäherndem Steady state keinen diagnostischen Gewinn, so daß in der Praxis auf die zeitraubenden Steady-state-Belastungen verzichtet werden kann (Nach 3 min hat die Herzfrequenz, der Blutdruck und die O_2-Aufnahme bereits das Steady-state-Niveau erreicht. Andere biochemische Parameter oder auch die Muskeltemperatur brauchen länger.)

V. Symptomlimitiert, maximal, Vita maxima
Dies bedeutet, daß bei triangulär oder stufenförmig ansteigender Belastung der Test so lange fortgesetzt wird, bis subjektive Symptome, wie Erschöpfung, Schmerz oder Dyspnoe, oder objektive Symptome, wie Herzrhythmusstörungen oder zu starker RR-Anstieg, den Abbruch des Tests erzwingen. Die dabei gemessenen Werte sind die Maximalwerte oder auch Vita-maxima-Werte. Die Ausbelastung ist mitarbeitsabhängig. Nur ein symptomlimitiertes Testprotokoll ermöglicht die diagnostische Feststellung der maximalen Leistungsfähigkeit in absoluten, reproduzierbaren und vergleichbaren Zahlen.

VI. Submaximal
Dies bedeutet, daß auf eine symptomlimitierte Ausbelastung des Probanden verzichtet wird und der Test planmäßig vor Erreichen der Maximalwerte, in der Regel nach 2 Belastungsstufen, abgebrochen wird. Die Ergebnisse sind zwar von der Mitarbeit des Probanden weitgehend unabhängig, dafür ist bei Patienten oder Personen über 40 Jahren eine seriöse Feststellung der maximalen Leistungsfähigkeit nicht möglich. Brauchbar ist ein derartiger submaximaler Zweistufentest für die Beurteilung der Leistungsfähigkeit nur für gesunde Jugendliche unter 30 Jahren (Haber et al. 1978; Haber et al. 1976).

Das optimale Testprotokoll ist der symptomlimitierte Stufentest mit Fahrradergometrie im Sitzen, bei speziellen Zusatzmessungen, wie z. B. Mikroherzkathether, auch im Liegen. Bei einfacher Ergometrie inklusive EKG und RR-Messungen und Mikroblutgasanalyse haben sich Belastungsstufen von 2 min Dauer und mit 25 oder 50 W Differenz sehr bewährt. Ein entsprechendes Protokoll ist in Österreich auf Initiative der Österreichischen Kardiologischen Gesellschaft bundesweit mit einem einheitlichen Protokollblatt standardisiert. Bei allen aufwendigeren Zusatzmessungen sind 3 min dauernde Belastungsstufen vorzuziehen. Für $\dot{V}O_{2max}$ ergeben sich dabei keine Unterschiede (Kullmer et al. 1987).

9.6.4.3 Meßwerte

I. Maximale symptomlimitierte Leistungsfähigkeit
Die Leistungsfähigkeit ist die Hauptinformation jeder Ergometrie und wird am genauesten durch den symptomlimitierten Test erfaßt. Sie entspricht der Leistung im Augenblick des Belastungsabbruchs aus subjektiven oder objektiven Gründen und repräsentiert den individuell größtmöglichen aeroben Energieumsatz. Die Normalwerte der maximalen Leistungsfähigkeit sind von den Körpermaßen (Größe, Gewicht, Körperorberfläche), dem Geschlecht und dem Alter abhängig. Frauen haben bei gleichem Gewicht eine um ca. 20 % niedrigere Leistungsfähigkeit, überwiegend deshalb, weil sie einen höheren Fettanteil am Körpergewicht haben und daher auch weniger Muskelmasse bei gleichem Körpergewicht (Lewis et al. 1986).

Die maximale Leistungsfähigkeit unterliegt einem Altersgang in etwa nach folgendem Schema, dem die weiter unten angeführten Formeln für die normale maximale Wattleistung zugrunde liegen. Sie sind aus den Normwerttabellen von Arstilla (1972) abgeleitet, die die Grundlage der Österreichischen Standardergometrie sind (Arbeitsgemeinschaft für Ergometrie der Österreichischen Kardiologischen Gesellschaft 1978).

Männer

Alter (Jahre)	25	35	45	55	65	75
Altersfaktor	1	0,92	0,84	0,76	0,67	0,59

Frauen

Alter (Jahre)	25	35	45	55	65	75
Altersfaktor	1	0,96	0,91	0,87	0,82	0,78

Der Variationskoeffziient der Leistungsfähigkeit bei einem derartigen Testprotokoll ist 4−5 %. Die Leistungsfähigkeit kann in verschiedenen Maßeinheiten angegeben werden.

In W (bei der Fahrradergometrie):

Hier muß berücksichtigt werden, daß die letzte Belastungsstufe meistens nicht über die gesamte vorgesehene Zeit durchgeführt wird. Die maximale Leistungsfähigkeit (W_{max}) muß daher aus der letzten Belastungsstufe, die der Proband über die volle vorgesehene Zeit arbeitet (W_v), aus der Zeit, die der Proband auf der Abbruchstufe arbeitet (T_{letzt}), aus der Differenz zwischen den Belastungsstufen (Δ St) und aus der vorgesehenen Dauer der Belastungsstufen (T_v) berechnet werden. Dies geht nach folgender Formel:

$$W_{max} = W_v + \frac{T_{letzt}}{T_v/\Delta ltSt}$$

Der Faktor $T_v/\Delta St$ beträgt für: 2 min und 25 W 4,8
                                        2 min und 50 W 2,4
                                        3 min und 25 W 7,2
                                        3 min und 50 W 3,6

Gemäß dem oben Gesagten können für die maximale Leistungsfähigkeit in W nach Geschlechtern getrennte Formeln für Normwerte angegeben werden, die Alter (A) und Körperoberfläche (KO) als Variable enthalten (Arstilla 1972):

Männer: $W_{max} = 6,773 + 136,141 \ KO - 0,064 \ A - 0,916 \ KO\cdot A$,
Frauen: $W_{max} = 3,993 + 86,641 \ KO - 0,015 \ A - 0,346 \ KO\cdot A$;

$KO = 0,007184\cdot G^{0,425} \cdot H^{0,725}$ (nach Du Bois 1975);
G: Gewicht in kg,
H: Höhe in cm.

Um den Einfluß des Körpergewichtes auf die maximale Leistungsfähigkeit auszuschalten und die Ergebnisse verschieden schwerer Personen vergleichbar zu machen, wird die Leistung auch in W/kg angegeben. Eine entsprechende Adaptierung der Tabelle des Altersganges ergibt folgende Normwerttabellen für Männer und Frauen. Die Multiplikation mit dem Körpergewicht ergibt das entsprechende W_{max}. Bei Übergewicht ist das Soll-Körpergewicht nach Broca einzusetzen, da das Körperfett stoffwechselmäßig neutral ist.

Männer

Alter (Jahre)	25	35	45	55	65	75
W_{max}/kg	3,0	2,76	2,52	2,28	2,01	1,77

Frauen

Alter (Jahre)	25	35	45	55	65	75
W_{max}/kg	2,3	2,21	2,09	2,00	1,89	1,79

Maximale O_2-Aufnahme ($\dot{V}O_{2\,max}$):
Ein Synonym ist die maximale aerobe Kapazität. Sie wird in l oder ml pro min angegeben (immer unter STPD-Bedingungen: Standard temperature (0°), Pressure (760 mm Hg), Dry (0 % Wasserdampf)).

Die Information von $\dot{V}O_{2\,max}$ ist die gleiche wie die der W_{max}. Zwischen Leistung und O_2-Aufnahme besteht eine enge lineare Beziehung, so daß $\dot{V}O_2$ aus W auch durch eine Regressionsgleichung berechnet werden kann. Eine derartige Gleichung lautet:

$$\dot{V}O_2 = 400 + 12\ W$$

Auch hier wird aus Gründen der Vergleichbarkeit $\dot{V}O_{2\,max}$/kg angegeben. Die Anwendung des Altersganges ergibt folgende Normalwerttabellen:

Männer:

Alter (Jahre)	25	35	45	55	65	75
$\dot{V}O_{2\,max}$/kg	40	36,8	33,6	30,4	26,8	23,6

Frauen:

Alter (Jahre)	25	35	45	55	65	75
$\dot{V}O_{2\,max}$/kg	31	29,8	28,3	27,0	25,4	24,2

Die $\dot{V}O_{2\,max}$-Norm erhält man durch Multipliktion mit dem Körpergewicht, bei Übergewicht ist das Sollgewicht nach Broca zu nehmen. Auch $\dot{V}O_{2\,max}$ ist, wie ersichtlich, bei Frauen um ca. 20 % niedriger als bei Männern aufgrund der geschlechtsspezifischen Körperzusammensetzung. $\dot{V}O_2$ pro kg reiner Muskelmasse ist bei Frauen nicht wesentlich niedriger als bei Männern (Lewis et al. 1986).

Metabolische Einheiten (METS):
Diese Form der Angabe der maximalen Leistungsfähigkeit benutzt den individuellen Grundumsatz als Einheit und gibt die Leistungsfähigkeit als Vielfaches des Grundumsatzes an. Die Körpermaße und das Geschlecht fallen dadurch als Variable weg, weil sie bereits den Grundumsatz bestimmen (4,5 ml O_2-Aufnahme/kg beim Mann und 4,0 ml/kg bei der Frau). Der Normwert hängt damit nur mehr vom Alter ab.

Männer						
Alter (Jahre)	25	35	45	55	65	75
METS	9	8,3	7,6	6,8	6,0	5,4

Frauen						
Alter (Jahre)	25	35	45	55	65	75
METS	7,7	7,4	7,0	6,7	6,3	6,0

Die Angabe von METS ist v. a. in den USA gebräuchlich, aber nur wenig im deutschsprachigen Raum.

II. Maximale Leistungsfähigkeit in % des Normwertes (LF %).

Die Abhängigkeit von den geschilderten Variablen bedeutet, daß ein und derselbe Wert für die maximale Leistungsfähigkeit bei einem leichteren älteren Menschen als gut und bei einem schwereren jüngeren Menschen als schlecht zu beurteilen ist. Um diese Abhängigkeit zahlenmäßig erfassen zu können und Ergebnisse der Ergometrie allgemein beurteilbar zu machen, ist es notwendig, die maximale Leistungsfähigkeit mit dem Normwert zu vergleichen, wobei der Normwert immer die Variablen Gewicht, Größe, Geschlecht und Alter berücksichtigt. Dies geschieht, indem die ermittelte maximale Leistungsfähigkeit (= Ist-Wert) in Prozent des mit den erwähnten Formeln oder Tabellen ermittelten Normwertes (= Sollwert) als Leistungsfähigkeit % (LF %) angegeben wird. Dies geschieht nach folgender Formel:

$$LF\% = \frac{\text{Ist-Wert}}{\text{Sollwert}} \cdot 100\%$$

Für alle Menschen, unabhängig von Alter, Größe und Geschlecht, beträgt nun eine normale Leistungsfähigkeit 100 %. Als Normbereich können 90–110 % angenommen werden. Weniger als 90 % bedeutet eine verminderte, mehr als 110 % eine überdurchschnittliche Leistungsfähigkeit (z. B. nach einer Ausdauertrainingsperiode).

Es ist sehr wichtig festzuhalten, daß eine verminderte Leistungsfähigkeit nicht automatisch auch „krank" bedeutet. Auch eine erheblich verminderte Leistungsfähigkeit kann das Ergebnis eines langjährigen, ausgeprägten Bewegungsmangels bei an sich gesunden Organsystemen sein. Die morphologische und funktionelle Atrophie gesunder Organsysteme bei Nichtbeanspruchung ist ein normaler physiologischer Vorgang, der bei adäquater Beanspruchung auch reversibel ist. Dies gilt auch dann, wenn eine Erkrankung der Lunge besteht, so daß das Ausmaß der Verminderung der Leistungsfähigkeit nicht unbedingt mit dem Schweregrad der Erkrankung korrelieren muß.

III. EKG und Herzfrequenz (HF)

Die fortlaufende Registrierung des EKG mit Beobachtung am Monitor und minütlicher Schreibung ist integraler Bestandteil jeder medizinischen Ergometrie, auch aus pneumologischer Indikation. Bewährt sind die Ableitungen V_2, V_4 und V_6. Für die Anlage der Elektroden empfehlen sich Pilzelektroden, die in ein breites Gummiband gesteckt werden, das zirkulär um den Thorax befestigt wird. Die Extremitätenelektroden werden am Rücken befestigt.

Das EKG wird v. a. nach Ischämiezeichen und Rhythmusstörungen ausgewertet. Außerdem dient es zur Ermittlung der Herzfrequenz.

Die HF ist die am einfachsten zu registrierende physiologische Antwort auf einen Belastungsreiz. Bei der Ergometrie nimmt sie, ausgehend vom Ruhewert, im wesentlichen linear mit der Belastungshöhe zu, bis beim symptomlimitierten Abbruch der Maximalwert erreicht wird. Die durchschnittliche maximale HF_{max} ist unabhängig vom Geschlecht und den Körpermaßen, korreliert aber negativ mit dem Alter nach der Formel:

$$HF_{max} = 220 - \text{Alter (Jahre)}.$$

Es muß aber besonders darauf hingewiesen werden, daß diese Formel nur einen statistischen mittleren Schätzwert ergibt und daß HF_{max} im Einzelfalle davon erheblich sowohl nach oben als auch nach unten abweichen kann. Die Spannweite beträgt etwa ± 30 min^{-1} (Haber u. Niederberger 1977). Die tatsächliche individuelle maximale HF kann nur durch die symptomlimitierte Ergometrie ermittelt werden. Daher ist auch das Erreichen des nach obiger Formel ermittelten Schätzwertes in keinem Fall ein Abbruchkriterium. Die individuelle HF_{max} ist auch unabhängig von der aktuellen Leistungsfähigkeit in % der Norm; d. h. bei stufenförmiger Belastung steigt die HF bei schlechterer Leistungsfähigkeit steiler an (Abb. 5).

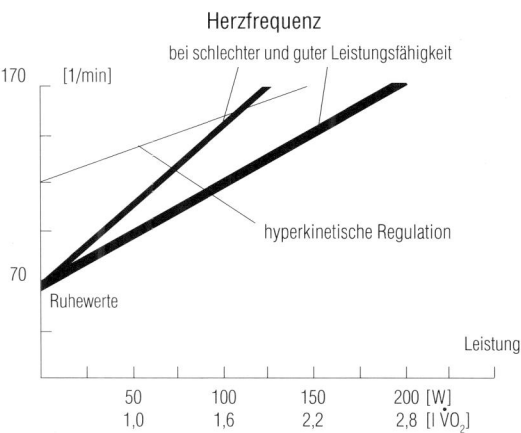

Abb. 5. Anstiegssteilheit der Herzfrequenz unter zunehmender Belastung bei schlechter und guter Leistungsfähigkeit

Bei schlechter LF% ist daher sowohl bei gleichen absoluten Belastungsstufen, z. B. 50 W, als auch bei gleichen relativen Belastungen, z. B. 1W/kg, eine höhere Belastungsherzfrequenz festzustellen. Bei einer Standardbelastung von 1 W/kg ist der Normwert der HF 115 ± 10 min^{-1} (Beck 1968).

Die HF-Regulation bei verminderter LF% ist durch einen linearen Anstieg von einem normalen Ruhewert (70–90 min^{-1}) bis zur HF$_{max}$ bei Ausbelastung gekennzeichnet.

Das hyperkinetische Herzsyndrom zeigt bereits eine Ruhetachykardie und überhöhte HF-Werte bei niedrigen Belastungsstufen, z. B. bei 1 W/kg.

IV. Blutdruck

Solange ein Arm bei der Fahrradergometrie halbwegs ruhig gehalten werden kann, ist die Methode nach Riva Rocchi und Korotkoff ausreichend genau.

Ein Ruhewert von $>$ 220/120 mmHg ist eine Kontraindikation gegen die Ergometrie.

Ein Wert von $>$ 260/130 mmHg unter Belastung ist ein Abruchkriterium.

Auch der Blutdruck steigt mit zunehmender Belastung linear vom Ruhewert bis zum Maximalwert bei Belastungsabbruch an. Bei normalem Ruhe soll unter Belastung bei 50 W ein Wert von 180/90 mmHg und bei 100 W einer von 200/100 mmHg nicht überschritten werden. Diese Werte gelten für Personen ab 40 Jahren und sind unabhängig vom Geschlecht (Franz 1982).

Liegen die RR-Werte in Ruhe und bei Belastung über den Grenzwerten, so liegt eine hypertone RR-Regulation vor.

Ist der Ruhewert normal, aber die Belastungswerte sind überhöht, so liegt eine Belastungshypertonie vor, die evtl. trotz normaler Ruhewerte behandlungsbedürftig ist, da in solchen Fällen während des Berufsalltages überwiegend eine Hypertonie bestehen kann (Abb. 6).

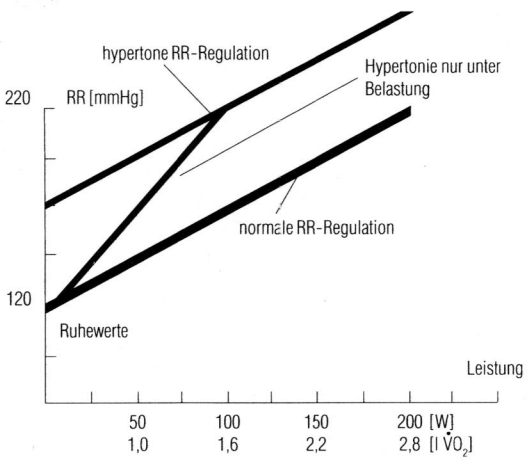

Abb. 6. Blutdruckregulation bei zunehmender Belastung

V. Blutgase, base-exzess, Laktat und metabolisch gemessene anaerobe Schwelle
Für die pneumologische Blutgasanalyse muß arterielles Blut gewonnen werden, wofür Mikropunktionssets zur Verfügung stehen. In etwa gleichwertig sind Blutabnahmen aus dem hyperämisierten Ohrläppchen. Eine Ausnahme ist die Blutgasanalye bei Atmung von reinem O_2 bei sehr adipösen Personen und „ledrigen" Ohrläppchen, z. B. bei alten Personen, wo auf die arterielle Punktion nicht verzichtet werden kann.

Differentialdiagnose der pulmonalen Gasaustauschstörung:
Mittels der arteriellen Blutgasanalyse und der Messung von pO_2, pCO_2 und der alveolo-arteriellen O_2-Differenz ($D_{Aa}O_2$), inklusive eines rektangulären, submaximalen Belastungstests können die möglichen Ursachen einer pulmonalen Gasaustauschstörung, nämlich alveoläre Hypoventilation, ventilatorische Verteilungsstörung, Diffusionsstörung und Rechts-links-Shunt, differentialdiagnostisch eindeutig unterschieden werden (Haber et al. 1988; Wolf et al. 1988). Da dies aber weniger zur Leistungsdiagnostik als zur Funktionsdiagnostik gehört, soll dies hier nicht weiter erörtert werden.

Verhalten der Blutgase O_2 und CO_2 unter ansteigender Belastung:
Der arterielle pO_2 bleibt im Normalfall unter ansteigender Belastung gleich oder wird besser, da unter Belastung die physiologischen Ventilations-Perfusions-Inhomogenitäten, die Ursache der funktionellen Recht-links-Shuntbildung, besser werden. Daher wird auch eine arterielle Hypoxämie, deren Ursache ausschließlich eine ventilatorische Verteilungsstörung ist, z. B. bei einer chronischen Atemwegserkrankung, besser. Bei den anderen 3 möglichen Ursachen, die alleine oder auch in Kombination mit einer ventilatorischen Verteilungsstörung auftreten können, fällt der pO_2 unter Belastung weiter ab, wobei das Ausmaß durchaus mit dem Schweregrad der Gasaustauschstörung korreliert. Qualitativ gleich verhält sich ein erhöhter $D_{Aa}O_2$-Wert. Bei alleiniger ventilatorischer Verteilungsstörung nimmt er bei Belastung bis in den Normalbereich ab. Bei Diffusionsstörung oder anatomischer Rechts-links-Shuntbildung nimmt er bei Belastung weiter zu.
Es ist aber falsch anzunehmen, daß ein pathologischer pO_2 bei verminderter LF% auch automatisch bedeutet, daß der verminderte pO_2 wegen zu geringer O_2-Anlieferung leistungslimitierend und die Ursache für den Belastungsabbruch ist, insbesondere wenn die Störung schon längere Zeit besteht und der Patient ausreichend adaptiert ist. Bei einem pO_2 von 55 mm Hg beträgt die Sättigung des Hämoglobins (Hb) ca. 85%. Bei einem Hb-Gehalt von 15 g% ist der O_2-Gehalt des arteriellen Blutes unter diesen Bedingungen 17 Vol.-%. Da auch bei erschöpfender Belastung gesunder Personen die maximale arterio-venöse Sauerstoffsättigungsdifferenz ($D_{av}O_2$) nicht mehr als $13-14$ Vol.-% beträgt, wäre der arterielle O_2-Gehalt auch bei einem deutlich verminderten pO_2 von 55 mm Hg durchaus ausreichend für eine normale O_2-Anlieferung und eine normale Leistungsfähigkeit, sofern ein normales maximales Herzminutenvolumen (HMV) erreicht werden kann. Bei noch stärkerer Hypoxämie oder bei zusätzlicher Anämie wird allerdings auch die verminderte O_2-Anlieferung unmittelbar leistungslimitierend, auch wenn das HMV nicht eingeschränkt sein sollte. Natürlich kann ein sehr ausgeprägter O_2-

Abfall, also eine starke Änderung unter Belastung, durch Ansprechen der arteriellen O_2-Rezeptoren auch direkt eine starke Dyspnoe verursachen und den Belastungsabbruch erzwingen.

Der arterielle pCO_2 bleibt unter Belastung normalerweise unverändert. Bei erschöpfender Anstrengung kann er auch abnehmen, um durch die so entstehende respiratorische Alkalose die belastungbedingte metabolische Azidose teilweise zu kompensieren. Bei einer obstruktiven, restriktiven oder muskulär bedingten Ventilationsstörung zeigt der Anstieg des pCO_2 unter Belastung die beginnende alveoläre Hypoventilation an, die verhindert, daß das gesamte metabolisch und durch die Laktatpufferung gebildete CO_2 abgeatmet werden kann.

Base-exzess (BE, Basendefizit und Basenüberschuß, anaerobe Schwelle).
Die bei Belastung im Muskelstoffwechsel gebildete und ins Blut abgegebene Milchsäure wird unter Verbrauch der Bikarbonatreserve abgepuffert. Die Abnahme des Standardbikarbonats wird in der Blutgasanalyse als negativer BE angezeigt, wobei für das Ausmaß der Abpufferung der metabolisch gebildeten fixen Säuren die Differenz des BE (ΔBE) zwischen Ruhe- und Belastungswert maßgeblich ist. Da der ΔBE unter Belastung immer ein negatives Vorzeichen hat, kann es im weiteren weggelassen werden. Etwa 80 % des ΔBE-Wertes unter Belastung ist durch Laktat bedingt, der Rest durch andere Säuren, z. B. Pyruvat. Der ΔBE-Wert ist also in Ruhe immer 0 und steigt bei symptomlimitierter Belastung normalerweise auf Werte von 6–10 mmol/l an, wobei er der nichtlinearen, ATP-typischen Kurve folgt. Werte über 6 mmol/l sind ein Zeichen dafür, daß der aerobe Muskelstoffwechsel weitgehend ausbelastet worden ist. Aber auch Werte von 10 mmol/l oder mehr sind möglich. Diese Maximalwerte sind im wesentlichen unabhängig von der Leistungsfähigkeit und auch von Geschlecht und Alter. Bei besserer Leistungsfähigkeit, sowohl im inter- als auch im intraindividuellen Vergleich, verlagert sich daher die Kurve des ΔBE-Wertes in Abhängigkeit von der Leistung nach rechts, so daß bei gleicher submaximaler Belastung niedrigere ΔBE-Werte auftreten (Abb. 7).

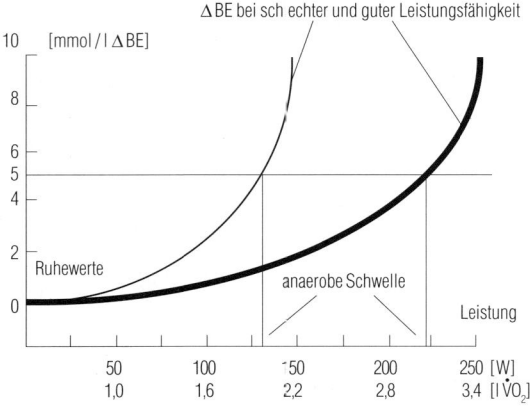

Abb. 7. Verlauf von ΔBE bei schlechter und guter Leistungsfähigkeit unter zunehmender Belastung

Bei einem ΔBE-Wert von 5 mmol/l wird ein Punkt definiert, der als anaerobe Schwelle (AS) bezeichnet wird. Er liegt normalerweise bei etwa 60 % der individuellen maximalen Leistungsfähigkeit. Die anaerobe Schwelle kennzeichnet den Bereich, in dem es durch den ansteigenden Blutlaktatspiegel zu einer Blockade der Mobilisierung von Fettsäuren aus den peripheren Depots kommt und der aerobe Muskelstoffwechsel daher von überwiegender Fettsäurenutilisation auf reine Glukoseutilisation umgestellt wird. Um diesen Punkt bestimmen zu können, sind Bestimmungen des ΔBE-Wertes in den letzten 30 s jeder Belastungsstufe, inklusive nach Ende der Belastung in der 3. Erholungsminute, erforderlich. Die Δ BE-Kurve kann graphisch dargestellt und die dem Punkt 5 mmol/l entsprechende Belastung bestimmt werden.

Die öfter geäußerte Behauptung, der Anstieg des ΔBE-Wertes über 5 mmol/l entspräche einer „anaeroben Phase" und zeige ein Überwiegen des anaeroben Stoffwechsels an, entspricht nicht den Tatsachen, wie durch eine kurze Kalkulation der aeroben und anaeroben Energieumsätze belegt werden kann:

Bei einer W_{max} von 200 W liegt die AS etwa bei 120 W oder bei einer $\dot{V}O_2$ von ca. 1,9 l/min. Bei 25 W Inkrementen und 2 min Stufendauer folgen noch 6 min Belastungsdauer mit einer mittleren $\dot{V}O_2$ von ca. 2,3 l, total ca. 14 l. Der Anstieg des ΔBE-Wertes von 5 auf 9 mmol/l entspricht energetisch einem O_2-Verbrauch von ca. 4 l, was insgesamt für 6 min einen Energieumsatz entsprechend 18 l O_2 ergibt. Davon sind lediglich ein Äquivalent von 4 l oder 22 % anaerob zugeschossen. Auch auf der höchsten Belastungsstufe ist der anaerobe Anteil nur etwa 50 %. Es dominiert also bei der Ergometrie immer die aerobe Energiebereitstellung, auch bei Belastungen mit einem ΔBE-Wert von mehr als 5 mmol/l. Eine ausschließliche oder auch nur überwiegende anaerobe Energiebereitstellung kommt bei der Standardergometrie praktisch nicht vor. Eine dominierende anaerobe laktatazide Energiebereitstellung ist nur möglich, wenn der ΔBE-Wert binnen höchstens 2 min um mehr als 6 mmol/l ansteigt. Derartige Belastungen kommen weder bei einer normalen Ergometrie noch im normalen Alltag vor.

Die AS kann auf 2 Arten angegeben werden:
- einmal als $\dot{V}O_2$ oder als Wattleistung bei einem ΔBE-Wert von 5 mmol/l,
- zweitens als $\dot{V}O_2$ (W) an der AS in % der $\dot{V}O_{2\ max}$ (W_{max}).

Das erstere ist ein etwas genaueres Maß für die tatsächliche, bei Belastungen nutzbare Ausdauerleistungsfähigkeit, als es die $\dot{V}O_{2\ max}$ ist.

Das zweite gibt an, in welchem Umfang die momentan verfügbaren organischen Kapazitäten für eine Dauerleistung nutzbar gemacht werden können (die $\dot{V}O_{2\ max}$ wird ja beim Belastungsabbruch gemessen und steht daher für Dauerleistungen nicht zur Verfügung).

Es ist nicht möglich, aus der einen oder der anderen Höhe der AS irgendeinen Rückschluß auf die zugrundeliegende klinische Diagnose zu ziehen. Auch die leistungsdiagnostische Bedeutung ist beschränkt. Ein hoher Anteil der AS in % von $\dot{V}O_{2\ max}$ bei Patienten kann z. B. bedeuten, daß keine metabolische Ausbelastung vorgelegen hat oder, daß in den Tagen vor dem Test eine überwiegend kohlenhydratarme Kost konsumiert worden ist. Gerade bei Untersuchungen unter stationären Bedingungen, wo Patienten wegen anderer Untersuchungen häufig nüchtern bleiben müssen, ist dies eine nicht unwahrscheinliche Situation.

Die gleiche Information wie durch den ΔBE-Wert erhält man durch direkte Messung des Blutlaktatspiegels, wofür bei entprechenden modernen Geräten ebenfalls Mikroblutproben aus dem hyperämisierten Ohrläppchen ausreichen. Die Vorgangsweise ist die gleiche. Zu berücksichtigen ist lediglich, daß, wie erwähnt, das Laktat nur ca. 80 % des ΔBE-Wertes ausmacht und die AS daher bei 4 mmol/l Laktat anzusetzen ist. Für pneumologische Indikationen zur Ergometrie ist aber die Blutgasanalyse wegen der umfassenderen Information vorzuziehen.

VI. Spirometrie und Atemgasanalyse
sowie respiratorisch gemessene anaerobe Schwelle

Die Kombination von Ergometrie mit Spirometrie und Atemgasanalyse wird als Ergospirometrie bezeichnet, für die eigene, technisch hochentwickelte Ergospirometriemeßplätze angeboten werden. Sie bestehen aus Meßeinheiten für die Erfassung des Atemflusses, aus dem die Atemvolumina abgeleitet werden, und aus solchen für die Gasanalyse von O_2 und CO_2 in der Exspirationsluft, wobei direkt die Konzentrationsdifferenz zur Raumluft ermittelt wird. In manchen modernen Geräten wird diese Analyse Atemzug für Atemzug durchgeführt. Dieses Gerätemerkmal ist sicher für manche wissenschaftliche Fragestellungen interessant; für die praktische Leistungsdiagnostik ist es aber nur von untergeordneter Bedeutung. Meist ist auch das EKG zur Erfassung der HF integriert und die manuelle Eingabe weiterer Daten, z. B. RR oder Blutgaswerte, ist möglich. Atemvolumina werden automatisch auf BTPS-Bedingung umgerechnet: Body temperature (37°), Pressure: 760 mm Hg, Saturated: 100 % Wasserdampf, gesättigt. Atemgasvolumina von O_2 und CO_2 werden, wie schon erwähnt, auf STPD-Bedingungen umgerechnet.

Exspiratorisches Atemminutenvolumen ($\dot{V}_E$, l).
$\dot{V}_E$ steigt von seinem Ruhewert von 8-10 l linear mit der Leistung an, etwa nach der Formel:

$$\dot{V}_E = 6 + 0{,}39 \ W$$

Im Detail ändert das $\dot{V}_E$ seine Anstiegssteilheit in Relation zur Leistung bei etwa 60 % der maximalen Leistungsfähigkeit im Sinne einer rascheren Zunahme. Ab diesem Leistungsniveau muß nämlich nicht nur das metabolisch gebildete, sondern auch das durch die zunehmenden Mengen Laktat aus dem Bikarbonatpuffer freigesetzte CO_2 abgeatmet werden. $\dot{V}_E$ verhält sich so, als ob es durch das $\dot{V}CO_2$ geregelt werden würde. Der Punkt, an dem $\dot{V}_E$ die Anstiegssteilheit ändert, entspricht der respiratorisch bestimmten anaeroben Schwelle (Wassermann et al. 1973).

$\dot{V}_E$ setzt sich aus der Atemfrequenz (f) und dem Atemzugvolumen (V_t) zusammen. f steigt vom Ruhewert von 16−20/min auf einen Maximalwert von ca. 40/min an, der von Alter, Geschlecht und Leistungsfähigkeit weitgehend unabhängig ist. V_t steigt vom Ruhewert von ca. 0,5 l auf einen Maximalwert an, der ca. 2/3 der individuellen Vitalkapazität entspricht.

Das $\dot{V}_E$ bietet im übrigen keine wesentliche leistungsdiagnostische Information zusätzlich zu W_{max} oder $\dot{V}O_{2\ max}$. Ein wesentlich über den Schätzwert hinausgehendes $\dot{V}_E$ entspricht einer Hyperventilation, die in der Blutgasanalyse durch einen erniedrigten pCO_2 ebenfalls dokumentiert sein müßte. Als Ursache kommt z. B. Nervosität beim Test in Frage. Ist der pCO_2 bei Hyperventilation normal, so spricht das für eine vermehrte Totraumventilation, z. B. bei massiven Gefäßprozessen in der Lunge. Ein erniedrigtes $\dot{V}_E$ weist am ehesten auf einen Meßfehler hin, z. B. eine undichte Gesichtsatemmaske.

O$_2$-Aufnahme ($\dot{V}O_2$, l oder ml):
Sie wird aus dem $\dot{V}_E$ und der Konzentrationsdifferenz zwischen Inspirationsluft (meistens Raumluft) und Exspirationsluft für O_2 bestimmt und auf STPD umgerechnet. Sie steigt vom Ruhewert von ca. 300 ml linear mit der Belastung bis zur $\dot{V}O_{2\ max}$ beim symptomlimitierten Abbruch an, entsprechend der schon erwähnten Regressionsgleichung. Die $\dot{V}O_2$ auf einer bestimmten Belastungsstufe ist somit im wesentlichen nur vom erforderlichen Energieumsatz abhängig, nicht von Alter, Geschlecht, Körpermaßen oder Leistungsfähigkeit. Irgendwelche Plateau- oder Leveling off-Phänomene treten bei symptomlimitiertem Stufentest mit höchstens 3 min Belastungsdauer auf jeder Stufe nicht auf (eine längere Stufendauer ist für Leistungsdiagnostik nicht erforderlich). Für die eigentliche Leistungsdiagnostik muß $\dot{V}O_{2\ max}$, wie erwähnt, in % des Normwertes angegeben werden (LF %).
Ein weiterer von $\dot{V}O_2$ abgeleiteter Meßwert ist der O_2-Puls (O_2P), der aus $\dot{V}O_2$/HF berechnet wird. Der maximale O_2P hat einen ähnlichen Informationswert wie das $\dot{V}O_{2\ max}$, da er sich mit diesem ändert (HF_{max} ist ja wie erwähnt weitgehend konstant). Der O_2P auf einzelnen submaximalen Belastungsstufen ändert sich mit der HF, da ja $\dot{V}O_2$ bei gleicher submaximaler Belastung immer gleich bleibt. Der Informationsgehalt ist daher auch mit dem der $\dot{V}O_{2\ max}$ weitgehend identisch. Für die Leistungsdiagnostik ist der O_2P gegenüber der Beurteilung der $\dot{V}O_{2\ max}$ und HF Regulation von nachrangiger Bedeutung.

Atemäquivalent (AÄ):
Dies ist eine dimensionslose Verhältniszahl und errechnet sich aus $\dot{V}_E/\dot{V}O_2$. Das AÄ ist ein Maß für die Atemökonomie und gibt an, wieviel Liter Luft ventiliert werden müssen, um 1 l O_2 aufnehmen zu können. Bei zunehmender Belastung sinkt das AÄ von seinem Ruhewert von 30 zunächst bis auf etwa 20 ab, welcher Wert bei etwa 60 % der maximalen Leistungsfähigkeit erreicht wird. Bei weiterer Belastungssteigerung steigt das AÄ wieder bis auf 30 oder darüber an. Der tiefste Wert unter Belastung wurde „Punkt des optimalen Wirkungsgrades" (der Atmung) genannt und war die erste Erwähnung des Phänomens, das später unter dem Namen anaerobe Schwelle bekannt geworden ist (Hollmann 1963). Bei Patienten kann das AÄ auch Werte von 40 oder mehr annehmen. Es hat dies weder eine besondere leistungsdiagnostische noch eine besondere klinische Bedeutung, sondern besagt, daß die Atmung unökonomisch ist, nicht ob sie krank oder gesund ist. So ist ein hohes AÄ in Verbindung mit einem erniedrigten $p_a CO_2$ und normalem $p_a O_2$ Zeichen einer Luxusventilation bei an sich normalem Gasaustausch, z. B. bei Nervosität, bzw. diese Konstellation kann auch bei vermehrtem Totraumvolumen vorkommen (s. auch „exspiratorisches Atemminutenvolumen").

CO_2-Abgabe ($\dot{V}CO_2$):
Sie wird aus $\dot{V}_E$ und der CO_2-Konzentration der Exspirationsluft errechnet (die Konzentration der Inspirationsluft ist normalerweise 0) und ebenfalls in STPD umgerechnet. CO_2 wird durch den aeroben Metabolismus der Zellen gebildet. Die Menge des produzierten CO_2 hängt nicht nur vom Energieumsatz, sondern auch vom Substrat ab, da bei der Oxidation von Fettsäuren weniger CO_2 gebildet wird, als O_2 verbraucht wird. Bei der Oxidation von Kohlenhydraten sind CO_2-Bildung und O_2-Verbrauch gleich. Das Verhältnis von $\dot{V}CO_2/\dot{V}O_2$ wird respiratorischer Quotient (RQ) genannt und beträgt in Ruhe 0,84. $\dot{V}CO_2$ steigt zunächst ebenfalls linear mit der Belastung an. In dem Maße, als bei zunehmender Belastung mehr Glukose und weniger Fettsäuren utilisiert werden, gleicht sich $\dot{V}CO_2$ der $\dot{V}O_2$ an und der RQ steigt, um ab dem Zeitpunkt der ausschließlichen Glukoseoxidation den Wert 1 anzunehmen. Wird bei weiter zunehmender Belastung dann auch aus dem Bikarbonatpuffer CO_2 freigesetzt und abgeatmet, steigt der RQ auf Werte über 1 an. Bei einer graphischen Darstellung läßt sich der Punkt darstellen, in dem die Kurve der $\dot{V}CO_2$ die der VO_2 schneidet. Die diesem Punkt entsprechende Leistung ist eine weitere respiratorische Definition der anaeroben Schwelle. Ihre leistungsdiagnotische Bedeutung ist mit der mittels ΔBE-Wertes oder Laktat ermittelten identisch, da auch die zugrundeliegenden physiologischen Prozesse die gleichen sind (Abb. 8).

Bei Meßgeräten, die eine Atemzug-für-Atemzuganalyse durchführen, kann auch bei jedem einzelnen Atemzug die endexspiratorische CO_2-Spannung bestimmt werden. Durch Vergleich mit dem arteriellen pCO_2 kann auch auf diese Weise der Anteil der Totraumventilation an der Gesamtventilation bestimmt werden. Er beträgt in Ruhe ca. 15 % und nimmt bei Belastung ab.

VII. Mikroherzkatheter

Die Rechtsherzkatheteruntersuchung in Verbindung mit der Ergometrie dient v. a. der Erfassung der Druckwerte in der A. pulmonalis, in zweiter Linie der Messung des Herzminutenvolumens (HMV). Dies dient der Feststellung des Schweregrades

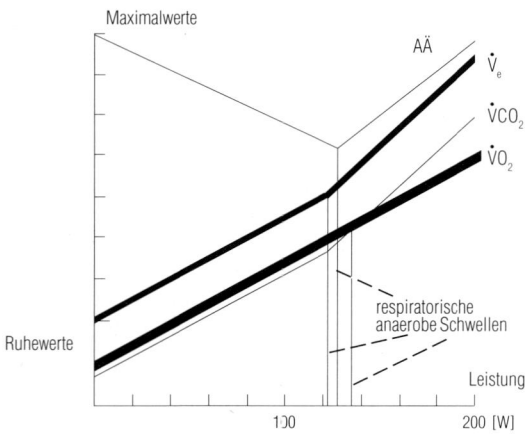

Abb. 8. $\dot{V}CO_2$, $\dot{V}O_2$, $\dot{V}_E$ und AÄ bei Belastung

einer pulmonalen und/oder kardialen Erkrankung, die aber in der Regel bereits mit anderen Methoden und durch die Rechtsherzkatheteruntersuchung in Ruhe diagnostiziert worden ist. Eine mögliche Fragestellung sind auch pulmonale oder kardiale Funktionsstörungen, die nur unter Belastung manifest werden.

Kann durch andere Untersuchungsmethoden eine kardiale Erkrankung ausgeschlossen werden, so ist die Verwendung eines weichen Einschwemmkatheters nach Grand-Jean mit Ch 4 ausreichend, auch für eine eventuelle zentralvenöse Blutabnahme. Ist eine kardiale Erkrankung nicht sicher auszuschließen, so ist zur zuverlässigen Bestimmung des pulmonalen kapillaren Verschlußdrucks (PCP) die Verwendung eines Ballonkatheters nach Swan-Ganz (Ch 5–7) zweckmäßiger.

Vorteilhaft für die Belastungsuntersuchung mit Rechtsherzkatheter ist die Ergometrie im Liegen, da nach Einführen des Katheters kein Lagewechsel erforderlich ist. Bei Verwendung eines Grand-Jean-Katheters ist der Lagewechsel zur Ergometrie im Sitzen aber durchaus möglich.

Für die Belastungsuntersuchung sind die Drücke im rechten Vorhof und im rechten Ventrikel nicht von Bedeutung. Es sollte im Gegenteil die Ergometrie nicht begonnen werden, wenn es nicht gelingt, den Katheter in die A. pulmonalis zu plazieren.

Pulmonalarteriendruck (PAP):

Normalwerte in Ruhe für den Druck in der A. pulmonalis (PAP) sind: 25/10/15 mm Hg (systolisch, diastolisch, Mitteldruck). Oberer Grenzwert für den Mitteldruck in Ruhe ist 20 mm Hg. Der obere Grenzwert für den PCP ist 15 mm Hg. Unter zunehmender Belastung steigt der PCP, ähnlich dem arteriellen Druck, linear an. Der informativste Druckwert unter Belastung ist der Mitteldruck, der bei symptomlimitierter Ausbelastung nicht über 30 mm Hg ansteigen soll (50/20 mm Hg), bei Personen über 60 Jahren nicht über 35 mm Hg. Ein Überschreiten dieser Werte zeigt eine pulmonale Hypertension an, für die entweder eine kardiale oder eine pulmonale, z. B. vaskuläre Ursache in Frage kommt. Die Differentialdiagnose kann mittels Swan-Ganz-Katheter und Bestimmung des Verschlußdrucks erfolgen, der unter Belastung nicht über 20 mm Hg ansteigen soll. Der Ausschluß einer kardialen Ursache durch eine Echokardiographie in Ruhe reicht hier nicht aus. So kann es bei koronarer Herzkrankheit trotz normaler Funktion in Ruhe erst unter Belastung zu einer Ischämie und Ventrikeldyskinesie kommen. Daher kommt es auch erst unter Belastungsbedingungen zu einem Druckanstieg in der A. pulmonalis aus kardialer Ursache, trotz eines normalen Echokardiogramms.

Herzminutenvolumen (HMV):

Die Bestimmung des HMV unter Ruhebedingungen ist v. a. für die Beurteilung der Pumpfunktion des Herzens mittls des „cardiac index" (CI = HMV/Körperoberfläche) von Bedeutung. Ein Normalwert für den CI ist 3 l/min.

Bei ergometrischer Belastung dient die Bestimmung des HMV der Berechnung des pulmonalen Gefäßwiderstandes (R_p) nach der Bernoullischen Gleichung:

$R_p = (PAP_m - PCV_m) \cdot 80 / HMV$ [dyn·cm·s^{-5}]

Bei Normalpersonen steigt der PAP_m bis zur Ausbelastung etwa auf das Doppelte und das HMV auf etwa das Vierfache. Daher fällt der R_p vom Ruhewert (bis zu 200 dyn·cm·s^{-5}) auf etwa die Hälfte ab. Bei normalem PCP unter Belastung kann mit Sicherheit angenommen werden, daß ein Druckanstieg in der A. pulmonalis über die Norm auf einen pathologischen Anstieg von R_p zurückzuführen ist. Eine routinemäßige Bestimmung des HMV für die Berechnung des R_p ist daher in der Regel nicht erforderlich.

Üblicherweise wird für die HMV-Bestimmung die Thermodilutionsmethode verwendet. Da im ergospirometrischen Labor die Messung der $\dot{V}O_2$ möglich ist, sowie der arterielle pO_2 und, bei liegendem Mikroherzkatheter, der zentralvenöse pO_2 mit der Mikroblutgasanalyse bestimmt werden kann, kann das HMV nach er klassischen Fickschen Methode berechnet werden, nach folgender Formel:

$$\dot{V}O_2 = HMV \cdot D_{av}O_2, \quad HMV = \dot{V}O_2/D_{av}O_2$$

$D_{av}DO_2$ ist die arterio-venöse O_2-Sättigungsdifferenz. Sie wird nach Blutgasanalyse einer arteriellen und einer zentralvenösen Blutprobe ermittelt, die beide auf der gleichen Belastungsstufe abgenommen worden sind. Die $D_{av}DO_2$ beträgt in Ruhe etwa 5 Vol.-% und steigt bis zur Ausbelastung auf ca. 12–13 V% an. Eine erhöhte $D_{av}O_2$ in Ruhe weist, entsprechend der Fickschen Formel, schon auf ein erniedrigtes HMV, z. B. bei kardialer Insuffizienz, hin.

Das Schlagvolumen (SV) wird durch HMV/HF berechnet. Da die individuell sehr variable Herzfrequenz zur Berechnung herangezogen wird, ist die leistungsdiagnostische Aussagekraft geringer als die des HMV oder des CI. Das normale SV beträgt in Ruhe etwa 70 ml und steigt bis zur Ausbelastung um etwa 50 % auf ca. 100 ml an.

9.7 Diagnostik und Beurteilung der psychischen Leistungsfähigkeit

K. Weißer-Brauch

9.7.1 Wann soll die psychische Leistungsfähigkeit beurteilt werden?

Im Bereich der beruflichen Rehabilitation kann sich die Frage nach einer Beurteilung der psychischen Leistungsfähigkeit dann ergeben, wenn ärztlicherseits Anhaltspunkte für eine Beeinträchtigung motivationaler oder mentaler Fähigkeiten auftreten, die der Erhaltung oder Wiederherstellung der Erwerbsfähigkeit entgegenstehen (Kijanski 1987).

Eine weitere Indikation ergibt sich im Bereich der sozialen Rehabilitation, wenn Beeinträchtigungen der psychischen Leistungsfähigkeit bei Atemwegserkrankten bei der individuellen Rehabilitationsplanung und Verlaufskontrolle berücksichtigt werden sollen.

Da die psychische Leistungsfähigkeit noch recht selten berücksichtigt wird, die Patienten jedoch in ihrem Alltagsleben unterschiedlich ausgeprägten psychischen Anforderungen genügen müssen, soll hier ein kurzer Überblick über Leistungsstörungen bei Atemwegspatienten und wichtige Aspekte der psychologischen Diagnostik und Beurteilung gegeben werden.

9.7.2 Ursachen psychischer Leistungsstörungen

In 2 großen klinischen Studien aus den USA (NOTT- und IPPB-Studie) sind neuropsychologische Defizite bei Patienten mit chronisch obstruktiven Atemwegserkrankungen mit milder und mit schwerer Hypoxämie im Vergleich zu anderen Erwachsenen derselben Alters-, Geschlechts- und Sozialstatusgruppen dokumentiert worden (Parker u. Lenfant 1988). Die Defizite lagen vorwiegend in den höheren kognitiven Funktionsbereichen Denken, Gedächtnis, Wahrnehmung und Reaktionsgeschwindigkeit. Von den 74 Patienten der NOTT-Studie mit einem mittleren pO_2 von 51 mm Hg wurden 42 % als in ihren psychischen Leistungen mittel- bis schwergradig eingeschränkt beurteilt, im Vergleich zu 14 % bei der Kontrollgruppe. In der IPPB-Studie stellte man bei 100 neuropsychologisch getesteten Patienten aus einer Gruppe mit mittlerem pO_2 von 66 mm Hg leichte neuropsychologische Einschränkungen in den oben genannten Bereichen fest. Bei der Suche nach möglichen Ursachen fand man bescheidene Korrelationen, z. B. zwischen pO_2 und den neuropsychologischen Befunden, aber keine Assoziationen zwischen diesen und irgendeinem pneumologischen oder hämodynamischen Funktionsparameter.

Neben den kognitiven Störungen werden Patienten mit chronisch obstruktiven Atemwegserkrankungen als ängstlich und depressiv beschrieben. Besonders gut dokumentiert sind Zusammenhänge zwischen erhöhter Angst, Vermeidungsverhalten und Asthma (Sterzer-Breitenbücher 1987; Friedmann u. Booth-Kewley 1987; Petty 1988).

Hier sollten als mögliche Ursache auch psychoreaktive Störungen durch ängstliche oder depressive Krankheitsverarbeitung oder Tendenzen zur Erzielung von sekundärem Krankheitsgewinn in Form von Entlastung und Zuwendung sowie rentenneurotische Entwicklungen in Betracht gezogen werden. Dabei ist eine Abgrenzung nicht immer leicht, da die Wahrnehmung von Funktionseinbußen im kognitiven und Leistungsbereich zu depressiven Reaktionen führen kann, aber auch durch eine unbefriedigende Krankheitsbewältigung Motivationsprobleme und Schwächen in der Informationsverarbeitung auftreten können, z. B. durch eine ausgeprägte Verlangsamung der Denkvorgänge bei Depressiven (siehe Teil C, 10.12).

9.7.3 Aspekte psychologischer Rehabilitationsdiagnostik

Bei der Beurteilung der aktuellen Leistungsfähigkeit sind 3 verschiedene, auf der Zeitachse angeordnete Bedingungsfaktoren von neuropsychologischen Störungen zu betrachten:

Prämorbide Bedingungen: Dazu gehören eventuelle zerebrale Vorschädigungen, die Abschätzung der prämorbiden Leistungs- und Persönlichkeitsstruktur sowie das Lebensalter.

Bedingungen im Zusammenhang mit der Erkrankung: Art und Ausmaß der neuropsychologischen Störungen in den Bereichen Informationsaufnahme, -verarbeitung, -speicherung und Reaktionsgeschwindigkeit.

Postmorbide Bedingungen: Krankheitsverarbeitung und psychoreaktive Störungen, Motivation im Hinblick auf die Ziele der Rehabilitation, Umstellungsfähigkeit und berufliche und sonstige Leistungsanforderungen.

Zur Analyse dieser Faktoren ist sowohl eine personenorientierte als auch eine leistungsorientierte Diagnostik erforderlich. Um relevante Informationen über den Patienten zu gewinnen, stehen dem Psychologen neben Durchsicht der medizinischen Unterlagen, der Anamnese, ausführlicher Exploration und Verhaltensbeobachtung auch Fragebogen und Testverfahren zur Verfügung.

In der Exploration ist es erforderlich, die subjektive Auffassung des Patienten über seine Lebens- und Krankengeschichte, sein Krankheitsmodell und die interne oder externe Ursachenattribution, seine berufliche Entwicklung und derzeitige Situation, seine familiären und sozialen Belastungen und Ressourcen, seine jetzigen körperlichen und psychischen Beschwerden und Beeinträchtigungen sowie seine aktuellen Zukunftspläne, Lebensziele und das Heilungsmodell zu eruieren.

Der vollständige Informationsgehalt der Exploration erschließt sich nicht nur aus den inhaltlichen Aspekten der Antworten, sondern auch aus den qualitativen Besonderheiten, also der Art und Weise, in der ein Patient antwortet (z. B. Störungen in Wahrnehmung, Sprache, Gedächtnis, Grundstimmung und Affektivität, Mimik und Motorik). Die subjektiven Angaben werden nicht einfach übernommen, sondern zunächst einer Beurteilung der Glaubwürdigkeit unterzogen, die sich auf Aspekte wie Widerspruchsfreiheit des Inhalts, Kongruenz der verbalen und nonverbalen Äußerungen und auf die Promptheit der Antworten bezieht (Huber 1987).

Des weiteren ist der Frage nachzugehen, ob und wie sich die geschilderten Beeinträchtigungen im Alltagsleben konkret auswirken. Dazu und zur schwierigen und nicht immer befriedigend zu lösenden Beurteilung der prämorbiden Leistungsfähigkeit wäre neben der Information über die Berufstätigkeit auch die Exploration von Angehörigen wünschenswert. Als Fremdaussagen über die aktuellen Verhaltensweisen können zur Ergänzung der Verhaltensbeobachtung zum Beispiel in der Rehabilitationsklinik Aussagen von Mitarbeitern anderer Abteilungen herangezogen werden.

9.7.3.1 Diagnostik der Krankheitsverarbeitung

Das Konzept der Krankheitsverarbeitung ist aus der Streßforschung entstanden. Krankheit kann als ein spezifischer Stressor betrachtet werden; was jedoch als Streß empfunden wird, läßt sich nicht an objektiven Ereignissen festmachen, sondern hängt von den kognitiven Bewertungen der Anforderungen einerseits und der Bewältigungsmöglichkeiten andererseits ab (Lazarus et al. 1985). Wichtig ist hierbei die Erfassung sowohl der habituellen Belastungsverarbeitung als auch der situativen Krankheitsverarbeitung.

Unter Krankheitsverarbeitung faßt man die Gesamtheit der Prozesse, mit deren Hilfe Krankheit emotional, kognitiv oder aktional aufgefangen, ausgeglichen oder gemeistert wird, zusammen (Muthny 1988). Als wichtige Ziele sind dabei neben der Lösung der konkreten Verhaltensprobleme im Zusammenhang mit der Erkrankung auch die Regulation der Emotionen, des Selbstwertgefühls und der sozialen Interaktionen zu nennen (Weber 1992).

Geht der Patient problembezogen-rational vor, befaßt er sich mit der Krankheit? Schreibt er sich selbst Verantwortung für die Entstehung der Krankheit zu? Welche Gefühle resultieren aus dieser Verantwortungszuschreibung (z. B. Schuldgefühle, Ärger, Ungerechtigkeitsgefühle, Hoffnung auf zukünftige Verbesserung...)? Eine Norm für die Effektivität von Krankheitsbewältigung gibt es nicht (Schmidt 1990). Als adaptive, also im weitesten Sinne subjektiv erfolgreiche Bewältigungsmuster beschreibt Muthny (1988) bei anderen Krankheitsgruppen aktives Problemlöseverhalten und Informationssuche, Selbstermutigung und Vertrauenssetzung in die Ärzteschaft.

Ein negativer Gefühlszustand korreliert hoch mit großer Häufigkeit und Intensität von Beschwerden, während die Beziehung zum objektiven Gesundheitszustand geringer ausgeprägt ist. Es ist zu klären, ob der Patient Aspekte „chronischen Krankheitsverhaltens" zeigt (Sturm u. Zielke 1988), also ein subjektives Krankheitsgefühl und Verhaltensweisen, die in keiner angemessenen Relation zu den medizinischen Befunden stehen. Zeichnet er sich
- durch Passivität und Hilflosigkeit im Umgang mit der Erkrankung,
- durch einen ständigen Wunsch nach medizinischen Hilfen,
- durch vordergründige Kooperationsbereitschaft ohne eigene Veränderungsbemühungen,
- durch Vermeiden von bestimmten Situationen und sozialen Rückzug oder
- durch Abgabe von Verantwortung für die eigene Gesundheit an das Gesundheitssystem aus?

In dieser Phase der Diagnostik kommen Fragebogenverfahren wie der Streßverarbeitungsfragebogen SVF (Janke et al. 1985) mit 19 erfaßten psychischen Bewältigungsstrategien auf Belastungssituationen oder der Freiburger Fragebogen zur Krankheitsverarbeitung FKV (Muthny 1989), der 12 Skalen erfaßt, in Frage.

Durch den SVF werden beispielsweise Bewältigungsstrategien wie
- Bagatellisierung,
- Herunterspielen durch Vergleich mit anderen,
- Ersatzbefriedigung,
- Reaktionskontrollversuche,
- positive Selbstinstruktion,
- Bedürfnis nach sozialer Unterstützung,
- Vermeidungstendenz,
- Resignation,
- soziale Abkapselung,
- Selbstbeschuldigung oder
- Aggression erfaßt.

Im SVF beschreibt der Patient, wie er auf alltägliche Belastungssituationen reagiert. Erhobene Skalen sind z. B.
- Problemanalyse und Lösungsverhalten,
- depressive Verarbeitung,
- Mißtrauen und Pessimismus,
- Ablenkung und Selbstaufwertung,
- Gefühlskontrolle und sozialer Rückzug,
- regressive Tendenz,
- Compliancestrategien und Arztvertrauen.

Speziell für Atemwegserkrankte stehen Fragebogenverfahren über Erleben und Verarbeiten von Asthma wie z. B. die Asthmasymptomliste ASL (Kinsman et al. 1973; Raulf u. Frank 1983) mit 5 Skalen wie z. B. nervöse Ängstlichkeit, ärgerliche Gereiztheit und Müdigkeit oder der Fragebogen für Asthmapatienten FAP (Koch et al. 1991) zur Verfügung.

Daneben können bewährte Fragebogenverfahren wie z. B. das Freiburger Persönlichkeitsinventar FPI-R (Fahrenberg et al. 1988) zur Erfassung von Persönlichkeitsfaktoren wie Leistungsorientierung, subjektive Beanspruchung, Gesundheitssorgen und emotionale Stabilität und das Beck-Depressionsinventar BDI (Beck et al. 1981) oder das State-trait-Angstinventar STAI (Laux et al. 1981) zur Erfassung spezieller Störungsbilder wie Depressionen oder Ängsten herangezogen werden.

9.7.3.2 Neuropsychologische Leistungsdiagnostik

Zur differenzierten Beschreibung von Art und Ausmaß der intellektuellen Störung dient das neuropsychologische Bezugssystem (Cramon u. Zihl 1988). Hier werden die Daten mit psychometrischen Testverfahren erhoben.

In einem Screening kann dem Verdacht auf Vorliegen einer Hirnfunktionsstörung und der Frage nach deren organischen oder psychoreaktiven Ursache nachgegangen werden; dazu eignet sich die Selbsteinschätzung des Patienten mit dem Cognitive Failure Questionnaire CFQ (Broadbent et al. 1982; siehe Abb. 1) und das Diagnostikum für Zerebralschädigung DCS (Weidlich u. Lamberti 1980).

Ist die Funktionsstörung gesichert und ein differentielles Leistungsprofil erforderlich, stehen zur Diagnostik der allgemeinen Intelligenzfunktionen z. B. der Zahlenverbindungstest ZVT (Oswald u. Roth 1978) zur Erhebung der Informationsverarbeitungsgeschwindigkeit auch bei älteren Personen, die Tübinger neuropsychologische Untersuchungsreihe TÜLUC (Hamster et al. 1980), das Leistungsprüfsystem LPS (Sturm u. Willmes 1983) oder der Wilde-Intelligenztest WIT (Jäger u. Althoff 1983) zur Erstellung eines Intelligenzprofils mit Subtests für Bereiche wie Sprache und Wortgewandtheit, rechnerisches Denken, logisches Denken, räumliches Denken, Beobachtung, Merkfähigkeit und Gedächtnis sowie psychomotorische Funktionen zur Verfügung. Zuverlässige Informationen über Aufmerksamkeits- und Konzentrationsleistung unter Zeitdruck und Dauerbelastung liefern die Tests d2 (Brickenkamp 1981) und der Farbe-Wort-Interferenztest FWIT (Bäumler 1985). Sollen die Fähigkeiten der Aufnahme, Speicherung und Reproduktion neuer Inhalte überprüft werden, kann der Lern-und-Gedächtnis-Test

Finden Sie manchmal beim Lesen, daß Sie nicht wirklich mitgelesen haben und müssen dann das Ganze nochmals lesen?

Vergessen Sie manchmal, warum Sie von einem Teil des Hauses in einen anderen gegangen sind?

Übersehen Sie beim Autofahren die Verkehrsschilder?

Verwechseln Sie rechts mit links, wenn Sie anderen den Weg erklären wollen?

Stoßen Sie manchmal unabsichtlich mit anderen Fußgängern zusammen?

Vergessen Sie öfter, ob Sie eine Lampe ausgeschaltet haben oder ob die Tür abgeschlossen ist?

Wenn Sie gerade mit etwas anderem beschäftigt sind, hören Sie dann nicht, wenn Sie angesprochen werden?

Lassen Sie wichtige Briefe tagelang unbeantwortet liegen?

Kommt es beim Einkaufen bei Ihnen vor, daß Sie den gewünschten Artikel nicht finden, obwohl er vorhanden ist?

Vergessen Sie, wo Sie etwas hingelegt haben, wie etwa Zeitungen oder ein Buch?

Vergessen Sie Verabredungen?

Abb. 1. Beispiele aus dem Cognitive Failure Questionnaire (CFQ) nach Broadbent et al. (1982). Die Fragen werden auf einer 5stufigen Ratingskala von „sehr oft" bis „nie" beantwortet

LGT (Bäumler 1974) in verschiedenen Schwierigkeitsstufen oder der Benton-Test (Benton 1981) speziell für visuelle Inhalte verwendet werden. Die Verhaltensbeobachtung und Analyse des Lernverlaufs gibt Hinweise auf mögliche Schwächen im Lern- oder Reproduktionsprozeß.

Die differenzierte Erfassung der einzelnen Funktionen ermöglicht neben einer exakten Beurteilung auch die Entwicklung eines individuellen Trainingskonzeptes zur neuropsychologischen Rehabilitation.

9.7.4 Beurteilung der Leistungsfähigkeit

Um die Leistungsfähigkeit eines Patienten, bezogen auf seine Anforderungen, beurteilen zu können, sind detaillierte Informationen über die alltägliche Leistungssituation am Arbeitsplatz und in sozialen Situationen notwendig, die Rückschlüsse auf das erforderliche Ausmaß an Konzentrationsfähigkeit, Wahrnehmungsvermögen, Informationsaufnahme, -speicherung und -verarbeitungsgeschwindigkeit sowie v. a. Durchhaltevermögen und Belastbarkeit unter Zeitdruck zulassen. Diese Daten sind in der Rehabilitationsklinik nur durch sorgfältige Exploration und allgemeine Informationen z. B. von Seiten des Arbeitsamtes (Blätter zur Berufskunde) zu erheben.

In der zusammenfassenden Beurteilung (Abb. 2) sind nun einerseits die Persönlichkeitsstruktur, die Krankheitsverarbeitung, die emotionale Belastbarkeit und die daraus resultierende Motivation und Wiedereingliederungsbereitschaft, andererseits das individuelle Leistungsprofil und die mentale Belastbarkeit in bezug zu

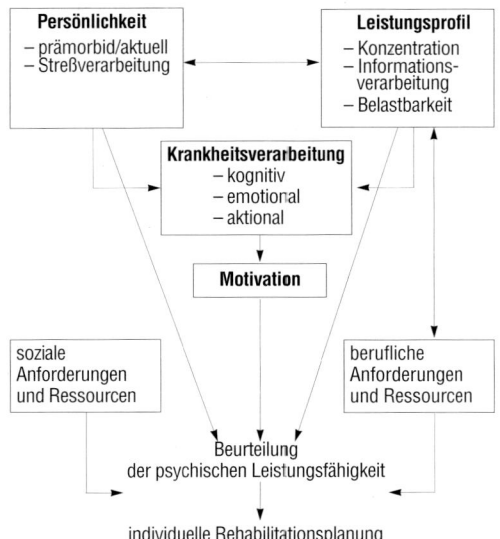

Abb. 2. Faktoren der Beurteilung

den zu erwartenden Anforderungen sowie deren Wechselwirkungen zu bewerten. Damit kann die sozialmedizinische Beurteilung im Hinblick auf die Planung und Prognose des weiteren Rehabilitationsverlaufs ergänzt werden.

9.8 Allergiediagnostik

E. Gonsior

9.8.1 Einleitung

Letztes Ziel medizinischer Rehabilitation ist es, den Behinderten in den Stand zu versetzen, ein möglichst normales Leben zu führen. Dies kann in idealer Weise geschehen, wenn während der medizinischen Rehabilitationsmaßnahme die Ursachen der Behinderung identifiziert werden können und Wege gefunden werden, diese Ursachen zu beseitigen.

In der pneumologischen Rehabilitation besteht diese Möglichkeit immer dann, wenn das Krankheitsbild eine exogen-allergische Genese aufweist und wenn das krankheitsauslösende Allergen meidbar ist.

Für die Diagnose einer allergischen Erkrankung ist nachzuweisen, daß dem Krankheitsbild eine Antigen-Antikörper-Reaktion zugrunde liegt. Hierzu muß belegt werden, daß der Patient gegenüber einem Antigen exponiert ist, daß er gegenüber diesem Antigen sensibilisiert ist und daß das Manifestationsorgan der Erkrankung bei Antigenkontakt tatsächlich mit den typischen Krankheitszeichen reagiert.

In der pneumologischen Rehabilitation spielen allergische Erkrankungen vom Soforttyp und durch präzipitierende Antikörper vermittelte Krankheiten eine Rolle (Coombs u. Gell 1975). Differentialdiagnostisch sind pseudoallergische Erkrankungen (z. B. Intrinsicasthma, Intoleranzreaktionen auf Nahrungsmittel und Konservierungsstoffe) von allergischen Reaktionen abzugrenzen.

9.8.2 Diagnostik allergischer Sofortreaktionen

9.8.2.1 Grundlagen der Sofortreaktion

Bei der Immunreaktion vom Soforttyp reagieren Antikörper der Klasse IgE mit Antigen. Diese Antikörper sind zum größten Teil an Gewebsmastzellen fixiert, so daß die Bildung der Antigen-Antikörper-Komplexe an deren Oberfläche stattfindet. Hierbei kommt es innerhalb von Minuten zur Aktivierung der Mastzelle mit der Freisetzung von Mediatorsubstanzen. Diese wirken in erster Linie vasoaktiv (z. B. Histamin) und leukotaktisch (z. B. Leukotriene). Im respiratorischen System sind die Effekte der vasoaktiven Mediatoren Hyperämie, Gewebsödem, Schleimsekretion und Muskelspasmus; sie treten nahezu verzögerungsfrei nach der Antigen-Antikörper-Reaktion auf. Die leukotaktischen Effekte führen zur Wanderung von Leukozyten zum Reaktionsort und dort zur klassischen destruierenden Entzündungsreaktion mit zellulärer Infiltration. Wegen der geringen Wanderungsgeschwindigkeit der Leukozyten setzen deren Effekte erst nach Stunden ein.

IgE wird in immunkompetentem Gewebe nahe dem natürlichen Inkorporationsort gebildet (z. B. Nasen- und Nasennebenhöhlenschleimhaut, tracheale und bronchiale Lymphknoten). Es wird ins Serum freigesetzt, in dem es jedoch nur eine sehr kurze Verweildauer hat, und in erster Linie an die Oberfläche der Gewebsmastzellen und der basophilen Leukozyten angelagert. Die kurze Halbwertszeit bedingt eine sehr niedrige Serumkonzentration; die Mastzellfixierung ermöglicht einen einfachen Nachweis durch Auslösung einer sichtbaren Antigen-Antikörper-Reaktion an der Hautoberfläche. Die typischen Krankheitsbilder vom Soforttyp sind Konjunktivitis, Rhinitis, Asthma bronchiale, Urtikaria und anaphylaktischer Schock. Typische Antigene der Sofortreaktion sind ubiquitär vorkommende Substanzen wie Pollen, Tierepithelien oder -derivate (Hundehaare, Hausstaubmilben) oder Schimmelpilze. Berufsantigene spielen ebenfalls eine wichtige Rolle: Krankheitsbilder sind Bäckerasthma durch Mehl- oder Enzymstaub, Tierhaarasthma bei Landwirten oder Isocyanatunverträglichkeit bei Kunststoffarbeitern und Lackierern (Fuchs u. Schultze-Werninghaus 1988).

9.8.2.2 Allergieanamnese

Die Erhebung der Allergieanamnese muß standardmäßig einige Punkte der Vorgeschichte klären: Manifestationsorgan, Krankheitsdauer, allergische Erkrankungen bei Blutsverwandten, Wohnverhältnisse, berufliche Exposition, selbstbeobachtete

Umstände der Krankheitsauslösung, vorausgegangene Allergiediagnostik und Immuntherapie. Werden möglichst viele Lebensumstände des Patienten sorgfältig erfragt, kann ein zutreffendes Bild der individuellen Expositionsbedingungen gewonnen werden und in der Mehrzahl der Fälle bereits eine Verdachtsdiagnose gestellt werden. Ergeben sich bei den folgenden diagnostischen Schritten Befunde, die nicht durch anamnestische Angaben gestützt werden, so muß durch eine u.U. wiederholte Nachanamnese der Patient mit diesen Befunden konfrontiert werden. Die nachfolgende Übersicht zeigt ein Schema für die Anamneseerhebung.

Grundzüge der Allergieanamnese
– Symptome und Krankheitsbeginn;
– Erkrankungen vom Soforttyp bei Verwandten;
– Umstände der Krankheitsauslösung:
    – saisonale Bezüge,
    – tageszeitliche Bezüge,
    – ortsgebundene Bezüge,
    – tätigkeitsgebundene Bezüge;
– Wohnverhältnisse;
– Beruf und Hobbys
– regelmäßige Tierkontakte;
– Nahrungsmittelunverträglichkeiten;
– Medikamentenunverträglichkeiten;
– bisherige Allergiediagnostik;
– bisherige Karenzmaßnahmen;
– bisherige Immuntherapie;
– Zusatzfragen:
    – Auswurfanamnese,
    – Operationen im HNO-Bereich,
    – Rauchgewohnheiten.

Einige Allergene lassen sich anamnestisch klar erkennen wie Haare von Haustieren oder Berufsallergene; andere lassen sich mit einiger Wahrscheinlichkeit identifizieren wie Baum- oder Gräserpollen, Hausstaubmilben; wieder andere gehen nicht mit anamnestischen Hinweisen einher, so die meisten Schimmelpilze. Bei Verdacht auf eine Allergie gegen Bettinhaltsstoffe (meist Hausstaubmilben oder Roßhaare) muß stets bedacht werden, daß Asthmatiker unter einer bronchialen Hyperreagibilität leiden und deshalb typischerweise in den frühen Morgenstunden – also während des Aufenthalts im Bett – vermehrt Beschwerden auftreten. Bei Allergien gegen Haustiere werden nicht selten falsche Angaben gemacht, oder der Patient verdrängt die an sich klar beobachtete Krankheitsursache. Die wichtigsten Umweltallergene und die wesentlichen Berufsallergene sind in den beiden nachfolgenden Übersichten angeführt.

Typische Umweltallergene:

Pflanzen:	Blütenstaub, Birke, Erle, Hasel, Weide, Gräser, Getreide;
Bettinhaltsstoffe	Hausstaubmilben, Bettfedern, Rohseide, Roßhaare, Pflanzenfasern;
Tierhaare:	Hund, Katze, Meerschweinchen, Goldhamster, Ziervögel,- Fischfutter;
Schimmelpilze:	Alternaria ten., Aspergillus sp., Mucor muc., Cladosporium herb.;
Ungeziefer:	Silberfischchen, Küchenschaben, Buckelkäfer.

Typische Berufsallergene:

Art	Vorkommen/ Anwendung
Tierhaare:	Landwirtschaft, biologische Labors, Zoos, Zoohandlungen, Pelzverarbeitung;
Mehl und Getreide:	Landwirtschaft, Bäckereien, Mühlen, Getreidesilos, Lagerhäuser;
Rohkaffee:	Kaffeeröstereien, Lagerhäuser;
Holzstaub:	Schreinereien, Tischlereien, Parkettleger;
Blumenzwiebeln:	Gärtnereien, Blumenhandlungen;
Schimmelpilze:	Landwirtschaft, Brauereien, Brennereien, Weinbau, Nahrungsmittelindustrie;
Enzyme:	Wäschereien, Küchen, Käsereien, Bäckereien, pharmazeutische und chemische Industrie;
Kunststoffe:	Epoxidharze, Phthalsäureanhydride, Ursol, Polyurethane (Isocyanate), Acrylate, Kolophonium;
Metallsalze:	Platin, Chrom, Vanadium, Beryllium, Nickel, Kobalt;
Arzneimittel:	Antibiotika, Insektizide, Tees, in Drogerien, Apotheken, Arztpraxen, Krankenhäusern, pharmazeutische Industrie.

Die Erhebung der Allergieanamnese muß ggf. komplettiert werden durch die Begehung von Wohnung oder Arbeitsplatz, durch eine ständige Nachanamnese während der gesamten Allergiediagnostik oder durch eine Verlaufsbeobachtung mit Tagebuch oder Peak-flow-Kontrolle.

9.8.2.3 Antikörpernachweis

Antikörper vom Typ IgE lassen sich als Serumantikörper und als mastzellfixierte Antikörper nachweisen. Dieser Nachweis kann entweder ohne Berücksichtigung der Allergenspezifität der einzelnen Antikörper summarisch als Gesamt-IgE erfolgen oder für einzelne allergenspezifische Antikörper. Da die Serumhalbwertszeit von IgE mit 60 h sehr kurz ist, ist auch der Serumspiegel mit 1– 100 ng/ml sehr niedrig, so daß empfindliche Nachweisverfahren notwendig sind.

Mastzellfixierte IgE-Antikörper lassen sich ungleich einfacher nachweisen. Zum einen ist ihre Halbwertszeit mit ca. 21 Tagen sehr viel größer, zum anderen läßt sich mit dem an kutane Mastzellen fixierten IgE eine charakteristische, ohne Hilfsmittel sichtbare und quantitativ auswertbare Allergenantikörperreaktion auslösen.

Für die Routinediagnostik werden die einfachen und kostengünstigen Hauttests benutzt. Sie haben den grundsätzlichen Nachteil, daß der Patient bei unvorhergesehen hohem Sensibilisierungsgrad stark gefährdet werden kann. In-vitro-Verfahren haben ihren Platz bei Patienten mit Hautveränderungen, die eine Testung unmöglich machen (z. B. atopische Dermatitis), sehr kleinen Kindern (vor dem 5. Lebensjahr) und immer dann, wenn mit einer generalisierten anaphylaktischen Reaktion (z. B. Tests mit Insektengiften) gerechnet werden muß. Grundsätzlich sind Haut- und In-vitro-Tests in ihrer diagnostischen Aussage identisch.

In vitro-Verfahren

Üblich sind Radioimmuno- und Enzymimmunoassays. Hierbei ist das Allergen an eine feste Phase gebunden. Es reagiert mit dem Serumantikörper, so daß ein an die feste Phase gekoppelter Allergenantikörperkomplex entsteht. Dieser wird in einem 2. Schritt mit enzymatisch oder radioaktiv markiertem Anti-IgE gekoppelt. Die Menge des gebundenen Anti-IgE ist hierbei der des Serum-IgE proportional („Sandwichtechnik"). Radioaktives Anti-IgE kann anhand der Strahlenaktivität, enzymmarkiertes IgE anhand einer Farbreaktion nachgewiesen werden (s. Teil C, 9.3).

Gesamt-IgE

Zur Bestimmung von Gesamt-IgE dient im 1. Reaktionsschritt Anti-IgE, das an Sephadexpartikel (Radioimmunosorbenttest, RIST) oder an Papierstückchen (Paperradioimmunosorbenttest, PRIST) gekoppelt ist, als Allergen. Ein einfach zu handhabendes Verfahren mit Enzymkoppelung (Enzyme-linked-immuno-sorbent-Test, ELISA) steht gleichfalls zur Verfügung. Das Gesamt-IgE hat für die Diagnostik nur einen sehr eingeschränkten Wert. Bei hohen Werten ist eine Erkrankung vom Soforttyp sehr wahrscheinlich, wenn eine parasitäre Erkrankung und einige andere, seltenere Ursachen ausgeschlossen werden können. Niedrige IgE-Werte schließen eine Allergie vom Soforttyp auf keinen Fall aus (s. Teil C, 9.3)

Allergenspezifisches IgE

Für den Nachweis von allergen-spezifischem IgE wird für die 1. Stufe an Papier gekoppeltes Allergen benutzt. Die Allergen-IgE-Reaktion findet somit nur mit dem für dieses Allergen spezifischen Antikörper statt. Die übrigen Schritte gleichen sinngemäß dem Nachweis des Gesamt-IgE. Es stehen Radioimmunoassays (Radio-allergo-sorbent-test, RAST) und Enzymimmunoassays zur Verfügung. Die Titer an allergenspezifischem IgE werden üblicherweise in Klassen angegeben:

RAST-Klassen:
1: schwach positiv,
2: positiv,
3: eindeutig positiv,
4: stark positiv.

Fluorometrische (FAST) und densitometrische (MAST) Verfahren sind noch nicht endgültig evaluiert.

Hauttests

Beim Hauttest wird natives Allergenmaterial oder wäßriger Allergenextrakt oberflächlich in die Haut eingebracht. Die einzelnen Verfahren unterscheiden sich letztlich nur in der Menge des inkorporierten Allergens. Sind gegen das getestete Allergen Antikörper vorhanden, so kommt es am Testort zu einer sichtbaren typischen Allergenantikörperreaktion, die aus einer Quaddel mit umgebendem Erythem besteht. Für die Routinediagnostik wird der Hauttest üblicherweise als Suchtest mit einem breiten Allergenspektrum angelegt (Standardtest, s. nachfolgende Übersicht). Treten positive Reaktionen auf, werden in weiteren Tests die Bestandteile der im ersten Untersuchungsschritt benutzten Allergenmischungen einzeln getestet.

Allergenspektrum des Standardtests:

- Histamin;
- Kochsalz;
- Tierepithelien I:
    Hund, Katze, Meerschweinchen, Goldhamster, Kaninchen;
- Tierepithelien:
    Pferd, Rind, Schaf, Ziege, Kamel, Maus, Kanarienvogel;
- Dermatophagoides fariane;
- Dermatophagoides pteronyssimus;
- Schimmelpilze I:
    Alternaria ten., Botrytis cin., Cladosporium herb., Curvularia sp., Fusarium sp., Helminthosporium hal.;
- Schimmelpilze II:
    Aspergillus fum., Neurospora sit., Penicillium sp., Pullularia pull., Rhizopus nigric., Merulius lac.;
- Bäume I:
    Birke, Buche, Eiche, Erle, Hasel, Pappel, Weide;
- Bäume II:
    Ahorn, Esche, Holunder, Linde, Platane, Robinie;
- Gräser;
- Kräuter:
    Beifuß, Wegerich, Nessel, Löwenzahn.

Bei allen Hauttests müssen unbedingt negative Kontrollen (mit physiologischer Kochsalzlösung) und positive Kontrollen (mit Histamin) gemacht werden.

Reibtest

Beim Reibtest wird allergenes Material, in erster Linie natives Allergen, das nicht als wäßriger Extrakt zur Verfügung steht, durch kräftiges Reiben in die Haut eingebracht. Positive Reaktionen sind durch flächenhafte Quaddeln oder bei schwachpositivem Testausfall durch Schwellung der Haarfollikel gekennzeichnet. An sich ist der Reibtest recht ungefährlich, allerdings sind bei entsprechend aggressiven Allergenen (Platinsalze, rote Mückenlarve) auch schon schwere Zwischenfälle beobachtet worden. Bei Tierhaarallergikern, die hartnäckig verdrängen, daß das geliebte Haustier die Krankheitsursache ist, kann ein positiver Reibtest mit den Haaren des eigenen Tieres häufig die psychologische Sperre, die einer Abschaffung des Tieres entgegensteht, durchbrechen (Gronemeyer, Fuchs Bandilla 1979).

Scratchtest

Der Scratchtest entspricht dem Reibtest, allerdings wird vor dem Einbringen des Allergens die Haut mit einer Lanzette oberflächlich eingeritzt.

Pricktest

Beim Pricktest wird Allergenextrakt als Tropfen auf die Haut aufgebracht; durch diesen Tropfen hindurch wird mit einer feinen Kanüle oberflächlich in die Haut eingestochen. Hierbei transportiert die Kanülenspitze eine sehr kleine Extraktmenge in die Haut. Die Testreaktion wird entweder qualitativ abgelesen oder ausgemessen. Die am häufigsten geübte qualitative Testbeurteilung lautet: negativ (0), schwach positiv (+), positiv (++) und stark positiv (+++). Ein anderes Verfahren arbeitet mit folgenden Beurteilungen: negativ (0), schwach positiv (1/4), positiv (2/5) und stark positiv (3/6). Pricktests können sehr gut quantitativ beurteilt werden und sind interindividuell vergleichbar und gut reproduzierbar, wenn einige grundlegende Gesichtspunkte bei der Auswertung berücksichtigt werden: sie werden am Unterarm angelegt, das Allergen wird mit einem möglichst wenig vulnerierenden Instrument eingebracht (z. B. der Spitze einer Intrakutankanüle), und für jede Testsubstanz und jeden Patienten wird eine eigene Kanüle benutzt. Øesterballe u. Weeke (1979) haben eine brauchbare Pricklanzette angegeben, die anstelle von Kanülen benutzt werden kann.

Für die Ablesung wird die meist runde Quaddel mit einer Lochschablone ausgemessen, Erythem und Schwellung bleiben unberücksichtigt. Der Quaddeldurchmesser wird in Millimeter angegeben. Bei starken Reaktionen können unrunde Quaddeln mit Pseudopodien beobachtet werden; dann wird der Durchmesser einer entsprechenden Kreisfläche geschätzt. Zur Auswertung wird die Reaktion auf Allergen als Vielfaches der gleichzeitig angelegten Positivkontrolle mit Histamin angegeben. Eine Reaktion auf die obligate Negativkontrolle mit physiologischer Kochsalzlösung wird ebenfalls berücksichtigt. Hierzu kann folgende Gleichung benutzt werden (Schultze-Werninghaus u. Gonsior 1976) benutzt werden.

$$R_{rel} = \frac{R_{All} - R_{NaCl}}{R_{His} - R_{NaCl}}$$

In vereinfachter Form ist diese Auswertung auch unter der Bezeichnung HEP-Unit geläufig (Aas et al. 1978). Die Übersicht zeigt ein Beurteilungsverfahren, das die Berechnung der relativen Hautreaktion mit der qualitativen Ablesung verbindet.

Beurteilung von Pricktests:

< 0,3	0	negativ,
0,3 – 0,8	(+)	schwach positiv,
0,9 – 1,7	++	positiv,
> 1,7	+++	stark positiv.

Intrakutantest

Beim Intrakutantest wird mit einer Tuberkulinspritze 0,03–0,07 ml Allergenextrakt intrakutan injiziert. Da die Quaddeln in ihrer Form den Spaltlinien der Haut folgen, ist unter Routinebedingungen nur eine qualitative Auswertung möglich. Für eine quantitative Auswertung muß die Quaddel auf transparenten Klebestreifen gezeichnet werden. Dieser Streifen kann zur planimetrischen Auswertung auf Papier übertragen werden.

Dem Intrakutantest wird im Vergleich zum Pricktest eine größere Sensibilität, besonders bei Testung von Schimmelpilzen, Hausstaubmilben und Nahrungsmitteln, nachgesagt. Dies ist stark zu bezweifeln, da im Vergleich zum Pricktest die Spezifität des Intrakutantests ungünstiger ist. Bei der Ablesung relativ gleichzeitig angelegter Histaminreaktionen sind beide Tests in ihrer Aussage vergleichbar (Pepys et al. 1975).

9.8.2.4 Karenztests

Karenztests dienen – wie im umgekehrten Sinne Provokationstests – dem Nachweis des Zusammenhangs zwischen der Exposition gegenüber einem Allergen und dem Auftreten von Krankheitserscheinungen.

Der Karenztest besteht in einer kontrollierten Unterbrechung der Allergenexposition mit dem Ziel, die Symptome zum Sistieren zu bringen. Gelingt dies, so ist der Karenztest positiv ausgefallen; der Zusammenhang zwischen Allergen und Erkrankung kann als wahrscheinlich gelten.

Eine kontrollierte Allergenkarenz ist nicht einfach zu erreichen: sie kann nur bei solchen Allergenen durchgeführt werden, bei denen eine versteckte Exposition ausgeschlossen werden kann. Häufig muß die Karenz über längere Zeit ausgedehnt werden, damit resorbierte Allergene und evtl. allergen wirksame Stoffwechselprodukte sicher eliminiert sind.

Auf die Karenzphase sollte, wenn möglich, ein Reexpositionstest folgen. Fällt dieser gleichfalls positiv aus, so kann der Kausalzusammenhang zwischen Allergen und Erkrankung als gesichert gelten.

Karenztests gegenüber Berufsallergenen

Medizinische Rehabilitationsmaßnahmen in Fachkliniken bieten automatisch die Gelegenheit zum Karenztest gegenüber Berufssubstanzen, wenn der Verdacht auf eine solche Allergie bzw. Unverträglichkeit besteht. Der Karenztest kann als positiv angesehen werden, wenn sich das Krankheitsbild während der Maßnahme ohne besondere medikamentöse Therapie bessert. Wenn bei Verdacht auf eine Berufsallergie während der Rehabilitationsmaßnahme kein geeigneter Provokationstest

(s. unten) durchgeführt werden kann, sollte vor einer endgültigen Diagnosestellung eine mehrwöchige Reexposition des Patienten an seinem Arbeitsplatz unter Peak-flow-Kontrolle erfolgen (s. unten). Diese Form des Karenztest erlaubt allerdings strenggenommen keine Aussage darüber, ob der Erkrankung eine allergische oder eine andersartige – z. B. irritative oder pseudoallergische – Pathogenese zugrunde liegt.

Karenztests gegenüber häuslichen Allergenen
Eine Karenz gegenüber vielen häuslichen Allergenen ergibt sich ebenfalls zwangsläufig aus der stationären Behandlung während einer Rehabilitationsmaßnahme. Eine Karenz gegen die wichtigsten Bettinhaltsstoffe (Federn, Hausstaubmilben, Tierhaare) kann gezielt durchgeführt werden, wenn die Rehabilitationseinrichtung allergenarm eingerichtet ist. Auch bei häuslicher Schimmelpilzexposition kann Karenz erreicht werden. Ein Karenztest dieser Art kann naturgemäß nur mit sehr großer Vorsicht diagnostisch ausgewertet werden. Die Sicherung der Diagnose durch Haut- und Provokationstest ist immer anzustreben, sofern der Patient symptomfrei ist und die Medikation einen Provokationstest erlaubt (s. unten).

Karenztests gegenüber Nahrungsmitteln (Eliminationsdiät)
Bei Verdacht auf eine Nahrungsmittelallergie ist die stationäre Behandlung während einer medizinischen Rehabilitationsmaßnahme der gegebene Weg, um eine Eliminationsdiät durchzuführen. Aufbauend von einer nahezu sicher allergenfreien Kost (Wasser und Reis) können die unterschiedlichsten Komponenten der natürlichen Ernährung schrittweise in die Diät eingeführt werden, so daß bei Wiederauftreten der Krankheitssymptome auf das auslösende Nahrungsmittelallergen geschlossen werden kann. Dieses sollte in einem erneuten Karenztest mit anschließender Reexposition überprüft werden. Eine Eliminationsdiät kann äußerst langwierig sein, und sie stellt i. allg. so hohe Anforderungen an die Frustrationstoleranz des Patienten, daß sie bei ambulanter Durchführung scheitert.

9.8.2.5 Provokationstests

Grundsätzliches
In der Diagnostik allergischer Erkrankungen vom Soforttyp dienen Provokationstests dem Nachweis der Aktualität einer Sensibilisierung für das untersuchte Manifestationsorgan (z. B. Nase, Bronchien). Ein Provokationstest ist erstmals von Blackley (1873) umfassend dokumentiert worden. Dieser Aktualitätsnachweis ist deshalb erforderlich, weil aus dem Vorhandensein von Antikörpern nicht ohne weiteres auf das Vorliegen einer manifesten Erkrankung geschlossen werden kann. Die Annahme einer solchen Korrelation zwischen Erkrankung und Antikörpern ist allenfalls bei hohen Antikörpertitern und eindeutiger Anamnese zulässig. In allen anderen Fällen muß durch einen Provokationstest nachgewiesen werden, daß Kontakt mit dem in Frage stehenden Verdachtsallergen tatsächlich zu Krankheitserscheinungen führt. Eine Sensibilisierung, für die ein solcher Nachweis gelungen ist, wird als „aktuelle Sensibilisierung" bezeichnet (Fuchs 1979; Aas 1975).

Im Provokationstest sollen also Krankheitssymptome durch Exposition des Manifestationsorgans gegenüber einem Verdachtsantigen unter kontrollierten Bedingungen ausgelöst werden. Die Dosis des Allergens muß hierbei den natürlichen Expositionsbedingungen entsprechen. Für Routineuntersuchungen werden wäßrige Allergenextrakte in empirisch ermittelter Dosierung benutzt. Bei Verdacht auf Allergie gegenüber einem Arbeitsstoff sind „arbeitsplatzbezogene inhalative Provokationstests" üblich, bei denen versucht wird, den natürlichen Arbeitsvorgang, der im Verdacht steht, die Krankheit zu verursachen, mit dem nativen Arbeitsstoff zu simulieren.

Indikationen für Provokationstests

Allergenprovokationstests am Manifestationsorgan sind immer dann indiziert, wenn die Diagnose nicht mit ausreichender Sicherheit aus der Vorgeschichte, den Symptomen und dem Muster der Serumantikörper abgeleitet werden kann. Dies ist besonders dann der Fall,

1. wenn Anamnese und Antikörpernachweis sich nicht entsprechen,
2. wenn Antikörper gegen anamnestisch nicht zu identifizierende Allergene vorhanden sind (z. B. Milben, Schimmelpilze),
3. vor Einleitung einer Hyposensibilisierungsbehandlung oder
4. im Rahmen von Begutachtungen.

Kontraindikationen für Provokationstests

Allergenprovokationstests am Manifestationsorgan sind immer dann kontraindiziert,

1. wenn das zu provozierende Organ nicht symptomfrei ist,
2. wenn eine allergische Reaktion vom Soforttyp an einem anderen Manifestationsorgan akut besteht,
3. in der Schwangerschaft oder
4. während einer Therapie mit Medikamenten, die die Reaktion des Organs beeinflussen können (s. unten).

Nasale Provokationstests

Beim nasalen Provokationstest soll durch Aufbringen von Allergen auf die Nasenschleimhaut eine allergische Rhinitis ausgelöst werden. Voraussetzung für den Test ist, daß der Patient symptomfrei ist und daß keine akute allergische Reaktion an einem anderen Manifestationsorgan vorliegt (z. B. Asthma oder Urtikaria). Der Patient muß darüber hinaus unbehandelt sein, d. h. für antiallergische und lokal wirkende Pharmaka müssen Absetzfristen eingehalten werden (s. Übersicht). Nach einem einleitenden negativen Kontrolltest mit physiologischer Kochsalzlösung wird das Allergen als wäßriger Extrakt in die Nase eingesprüht.

Absetzfristen für Medikamente vor nasalen Provokationstests

- Dinatriumcromoglycat, nasal: 3 Tage
- Kortikosteroide, nasal: 14 Tage
- α-adrenerge Substanzen, nasal: 1 Tag
- inhalierte Bronchospasmolytika: keine
- Kortikosteroide, oral
  > 10 mg Prednisolon: 7 Tage
- H$_1$-Blocker; substanzabhängig: 1−42 Tage
- nichtsteroidale Analgetika: 7 Tage
- zentral wirkende Antihypertensiva
  (Rauwolfiaalkaloide, Guanethidin);
  α-Methyldopa, Clonidin: 21 Tage
- trizyklische Psychopharmaka: 21 Tage

Die Beurteilung des Tests erfolgt durch Messung des nasalen Strömungswiderstandes vor und nach Allergenapplikation und durch Wertung der provozierten Symptome nach einer Punkteskala. Eine positive Reaktion ist mit einem signifikanten Anstieg des Strömungswiderstandes verbunden. Für die anteriore aktive Rhinomanometrie gilt ein Anstieg von 60 % als signifikant.

Die Symptome werden als positiv beurteilt, wenn mehr als 3 Punkte der Bewertungsskala erreicht werden (s. Übersicht).

Symptom-Score zur Beurteilung des nasalen Provokationstests

Sekretion:	kein Sekret:	0 Punkte
	wenig Sekret:	1 Punkt
	viel Sekret:	2 Punkte
Irritation:	0−2mal Niesen:	0 Punkte
	3−5mal Niesen:	1 Punkt
	> 5mal Niesen:	2 Punkte
Fernsymptome:	Tränenfluß, Gaumenjucken, Ohrenjucken:	1 Punkt
	Konjunktivitis, Chemosis, Urtikaria, Husten, Luftnot:	2 Punkte

Ist keine Reaktion auf Allergen eingetreten, muß zusätzlich ein positiver Kontrolltest mit Histamin durchgeführt werden. Nur wenn dieser positiv ausfällt, ist die Nasenschleimhaut reaktionsfähig und der Test aussagefähig. Die Übersicht stellt die Beurteilung von nasalen Provokationstests zusammen.

Beurteilung von nasalen Provokationstests

Negativkontrolle:
Wenn Resistance nach Kochsalz > 160 % der Resistance vor Kochsalz oder Symptomenscore > 3: „Reaktion im Leerversuch, Test nicht durchführbar."

Allergen:
Wenn Resistance nach Allergen > 160 % der Resistance nach Kochsalz oder Symptomenscore > 3: „Nasentest positiv."

Positivkontrolle (wenn keine Reaktion auf Allergen):
Wenn Resistance nach Histamin > 160 % der Resistance nach Allergen oder Symptomenscore > 3: „Nasentest negativ"; andernfalls: „Keine Reaktion auf Histamin, Test nicht verwertbar."

Nasale Provokationstests sollten grundsätzlich nach den Richtlinien der zuständigen Fachgesellschaft durchgeführt werden (Arbeitskreis „bronchiale und nasale Provokationstests", 1990).

Bronchiale Provokationstests

Beim bronchialen Allergenprovokationstest (BAPT) soll durch Inhalation von Allergen eine akute Bronchialobstruktion ausgelöst werden. Indikationen, Kontraindikationen und Voraussetzungen auf seiten des Patienten sind prinzipiell die gleichen wie beim nasalen Provokationstest. Da der Patient jedoch bei einem bronchialen Provokationstest grundsätzlich wesentlich stärker gefährdet ist als bei einer nasalen Provokation, ist die Indikation für diese Untersuchung streng zu stellen. An die Aufklärung des Patienten, die persönliche Erfahrung des Untersuchers und die Möglichkeit zu einer eventuellen Reanimation sind hohe Anforderungen zu stellen. Die Absetzfristen vor der Untersuchung sind in der Übersicht angegeben.

Absetzfristen für Medikamente vor bronchialen Provokationstests

Inhalierte Bronchospasmolytika:
- β-Adrenergika: 8 h
- Anticholinergika: 12 h

Injizierte Bronchospasmolytika
- Terbulatin: 24 Tage
- Theophyllin: 12 h

Oral applizierte Bronchspasmolytika:
- Theophyllintropfen: 12 h,
- mittellang wirkende Theophyllinpräparate: 24 h
- langwirkende Theophyllinpräparate: 48 h
- retardierte Terbutalinpräparate: 24 h

Antiallergika:
- Dinatriumcromoglykat: 3 Tage
- orale Kortikosteroide, > 10 mg: 7 Tage
- inhalierte Kortikosteroide: 7 Tage
- Antihistaminika: 1–42 Tage

Andere Medikamente:
- nichtsteroidale Analgetika: 7 Tage
- zentral wirkende Antihypertensiva
  (Rauwolfiaalkaloide, Guanethidin, α-Methyldopa, Clonidin):   21 Tage
- orale Kortikosteroide, > 10 mg: 7 Tage
- trizyklische Psychopharmaka: 21 Tage

Zur Provokation wird ein Aerosol eines wäßrigen Allergenextraktes inhaliert. Als Faustregel gilt, daß eine Dosis von 1 ml eines kommerziell zur bronchialen Provokation hergestellten Extraktes der maximalen natürlichen Allergenexposition entspricht. Die Verfahren der Aerosolerzeugung, -dosierung und Applikation sind weitgehend standardisiert, damit eine reproduzierbare Aerosoldosis in den Bronchien deponiert wird. Am einfachsten inhaliert der Patient das Aerosol eines Medikamentenverneblers. Die Dosis wird durch Auswiegen des Verneblers vor und nach Inhalation ermittelt. Der zusätzliche Einsatz eines Aerosoldosimeters, das pro Atemzug eine definierte Aerosolmenge erzeugt, ermöglicht eine besonders exakte Dosierung. Der Einsatz von Düsenverneblern ist üblich. Ultraschallvernebler sind wegen ihrer hohen Aerosoldichte weniger geeignet, da die Gesamtdosis des Allergens über etwa 15 min verteilt werden sollte; denn die allergische Reaktion tritt erst mit einer erheblichen Verzögerung ein und kann bei Gabe einer hohen Aerosoldosis pro Zeiteinheit bedrohlich überschießen. Aus diesem Grunde sollte das Allergen auch unbedingt in ansteigenden Konzentrationen gegeben werden, wobei nach jeder Aerosoldosis die Lungenfunktion kontrolliert wird. IPPB-Inhalationen sind ungeeignet, da sie noch weniger die natürlichen Expositionsbedingungen nachahmen, als es bei Spontanatmung der Fall ist.

Zum Nachweis des Provokationseffektes kann prinzipiell jedes Obstruktionsmaß benutzt werden. An die Methoden sind jedoch verschiedene Anforderungen zu stellen: das Verfahren soll empfindlich sein, es soll von der Mitarbeit des Patienten unabhängig sein, es soll den Allergeneffekt spezifisch nachweisen, seine Bestimmung soll den Patienten wenig belasten und es soll gut reproduzierbar sein. Nachzuweisen ist eine Obstruktion der mittelgroßen Bronchien und als Nebeneffekt die damit einhergehende Inhomogenität der Ventilation und des Ventilations-Perfusions-Verhältnisses (Gonsior 1988).

Die ganzkörperplethysmographische Messung des spezifischen Atemwegswiderstandes bzw. der spezifischen Atemwegsleitfähigkeit ist die Methode der Wahl, da sie sehr empfindlich ist, da die Messung den Patienten nicht belastet und da sie gleichzeitig Obstruktion und Inhomogenität der Ventilation erfaßt. Ihr Nachteil ist die Empfindlichkeit gegenüber extrathorakalen Stenosen (z. B. Glottisstenose), die u.U. vom Patienten willkürlich herbeigeführt werden können.

Die Bestimmung der Sekundenkapazität ist am weitesten verbreitet. FEV_1 erfaßt mit wesentlich geringerer Empfindlichkeit die Bronchialobstruktion und ist relativ unempfindlich gegenüber der Inhomogenität der Ventilation. Die Messung ist bei mehrfacher Wiederholung belastend für den Patienten. Schwerwiegendster Nachteil ist die Möglichkeit eines Spirometrieasthma; d. h. durch das Untersuchungsverfahren selbst kann der zu untersuchende Effekt ausgelöst werden.

Die Bestimmung des Atemwidertandes mit der Unterbrecher- oder der Oszillationsmethode (feste Oszillationsfrequenz) ist für die Beurteilung von bronchialen Provokationstests wenig geeignet. Die Methoden sind in der Empfindlichkeit der Sekundenkapazität vergleichbar. Sie sind methodisch bedingt unempfindlich für höhere Obstruktionsgrade. Die Unterbrechermethode kann Inhomogenitätseffekte nicht ausreichend erfassen. Die Verfahren mit maximalem exspiratorischem Fluß MEF_{50} und MEF_{25} sind durch mangelnde Reproduzierbarkeit belastet. Gleiches gilt für den exspiratorischen Spitzenfluß (PEF), der allen-

Tabelle 1. Schwellenwerte für Lungenfunktionsmethoden

Lungenfunktionsparameter		Minimale Änderung gegenüber Leerwert [%]
Spezifischer Atemwegswiderstand	(sR_{aw})	+65
Spezifische Atemwegsleitfähigkeit	(sG_{aw})	−40
Atemwegswiderstand, Unterbrechermethode	(R_{oc})	−20
Atemwiderstand, Oszillationsmethode	(R_{os})	−20
Sekundenkapazität	(FEV_1)	−20
MEF_{25}/MEF_{50}		−25
Exspiratorischer Spitzenfluß	(PEFR)	−25

falls seinen Platz in Untersuchungen am Arbeitsplatz hat. Entsprechend der internationalen Literatur sollten ausschließlich die spezifische Atemwegsleitfähigkeit (sG_{aw}) und die Sekundenkapazität (FEV_1) für bronchiale Provokationstests benutzt werden.

Zur Beurteilung von bronchialen Allergenprovokationstests lautet die Fragestellung, ob durch Inhalation von Allergen die Symptome von Asthma bronchiale reproduziert worden sind oder nicht. Somit ist der Ausfall des Tests rein qualitativ als „positiv" oder „negativ" zu beurteilen. Hierbei ist nicht verbindlich festgelegt, welcher Obstruktionsgrad als Äquivalent von manifestem Asthma bronchiale anzusehen ist. Grundsätzlich ist ein Asthma jedoch dann reproduziert worden, wenn der Patient eine Ruhedyspnoe angibt. Tabelle 1 enthält für sG_{aw} und FEV_1 allgemein anerkannte Beurteilungsverfahren. Die minimal notwendige Änderung eines Funktionsparameters muß in Abhängigkeit von seiner Empfindlichkeit und seiner Reproduzierbarkeit unterschiedlich festgelegt werden (Gonsior, Krüger u. Meier-Sydow 1980).

Die nachfolgende Übersicht gibt die Entscheidungsschritte bei der Beurteilung des Tests wieder: Der Ausgangswert des Funktionsparameters entscheidet darüber, ob der Test durchgeführt werden kann. Ist das auszulösende Symptom bereits vorhanden, so kann es selbstverständlich nicht mehr provoziert werden. Die Lösungsmittelinhalation dient als Leerversuch. Tritt nach Lösungsmittel eine Bronchialobstruktion solchen Ausmaßes ein, daß das Kriterium für die Beurteilung als „positiv" erfüllt ist, so ist die Untersuchung abzubrechen. Es folgen eine oder mehrere Inhalationen von Allergenextrakt, bis entweder das Beurteilungskriterium für „positiv" erfüllt ist, oder bis die höchstmögliche Allergenkonzentration appliziert ist. Ist zu diesem Zeitpunkt und bei einer weiteren Messung 1 h nach Inhalationsbeginn keine Bronchialobstruktion eingetreten, lautet die Beurteilung „Sofortreaktion negativ".

Beurteilung von bronchialen Allergenprovokationstests

Ausgangswert:
Wenn sG_{aw} nach Lösungsmittel $< 0{,}67$ kPa^{-1} oder $FEV_1 < 80\%$ des Sollwertes: „Ausgangswert zu hoch, Provokation nicht möglich".

Negativkontrolle:
Wenn sG_{aw} nach Lösungsmittel $< 0,60$ des Ausgangswertes oder $FEV_1 < 80\,\%$ des Ausgangswertes:
„Reaktion auf Lösungsmittel, Provokation nicht möglich".

Allergen:
Wenn sG_{aw} nach Allergen $< 60\,\%$ des Wertes nach Lösungsmittel oder $FEV_1 <$ 80 % des Wertes nach Lösungsmittel:
„Sofortreaktion positiv", andernfalls, wenn höchste Allergenkonzentration gegeben:
„Sofortreaktion negativ".

Spätreaktion:
Wenn sG_{aw} der Spätmessung $< 60\,\%$ des Wertes nach Lösungsmittel oder FEV_1 $< 80\,\%$ des Wertes nach Lösungsmittel:
„Spätreaktion positiv", andernfalls:
„Spätreaktion negativ".

Gesamtbeurteilung:
Wenn Sofortreaktion oder Spätreaktion positiv:
„Provokationstest positiv", andernfalls:
„Provokationstest negativ".

Eine weitere Lungenfunktionsprüfung soll 6–8 h nach der letzten Allergeninhalation erfolgen, damit eine eventuelle Spätreaktion aufgedeckt werden kann. Auch wenn Ursachen und Stellenwert der Spätreaktion noch weitgehend unerforscht sind, wird eine Obstruktion zum Zeitpunkt der Spätmessung in gleicher Weise beurteilt wie eine unmittelbar nach Allergeninhalation. Für die Gesamtbeurteilung des Provokationstests werden also beide Reaktionen gleichwertig herangezogen.

Arbeitsplatzbezogene inhalative Provokationstests

Beim bronchialen Allergenprovokationstest (BAPT) wird für die Exposition möglichst weitgehend standardisierter Allergenextrakt verwendet, damit die Expositionsbedingungen soweit als möglich standardisiert und reproduzierbar sind. Dies wird mit dem Nachteil erkauft, daß nicht in vollem Umfang sichergestellt ist, daß die Intensität der Exposition realistisch ist. Beim arbeitsplatzbezogenen inhalativen Provokationstest (AIPT) wird auf eine standardisierte Exposition weitgehend verzichtet, jedoch versucht, die Bedingungen und damit die Intensität der Exposition so realistisch wie möglich zu gestalten. Wieweit allerdings die Simulation von Expositionsbedingungen im Labor tatsächlich als realistisch angesehen werden kann, muß fraglich bleiben. Als wirklicher AIPT kann letztlich nur der Karenz- und Reexpositionsversuch am Arbeitsplatz mit begleitender Lungenfunktionskontrolle gelten.

Der AIPT hat seinen besonderen Platz bei allen Provokationstests, bei denen kein extrahierbares Allergen zur Verfügung steht, oder in den Fällen, in denen nicht nach einer einzelnen krankheitsauslösenden Substanz, sondern nach einer krankheitsauslösenden Situation gefragt ist. Unter Berücksichtigung dieser letztlich gegensätzlichen Anforderungen, nämlich nach Standardisierung und nach Realitätsnähe der Exposition, wird in der arbeitsmedizinischen Diagnostik in erster Linie der AIPT eingesetzt (Woitowitz, Woitowitz u. Schäke 1979).

Für den AIPT wird wie beim BAPT eine geeignete Einrichtung zur Lungenfunktionsprüfung (s. oben) benötigt.

Die Allergenexposition erfolgt üblicherweise in abgeschlossenen Räumen („Mehlkammer"), in der der Patient so gut als möglich seinen normalen Arbeitsvorgang für eine kurze Zeit simuliert. Üblich sind Verstreichen, Rühren, Sieben, Erhitzen oder Versprühen der Verdachtssubstanzen. Diese Kammern werden naturgemäß sehr stark mit den Allergenen kontaminiert. Da sie nicht vollständig zu reinigen sind, kann nach einiger Benutzungsdauer eine unkontrollierbare Mischexposition eintreten.

Die Voraussetzungen auf seiten des Patienten sind mit denen des BAPT identisch. Bei nicht identifizierbaren Berufssubstanzen sollte darüber hinaus wenigstens eine einwöchige Arbeitspause vorgeschaltet werden. Der Patient muß vor der Untersuchung selbstverständlich symptomfrei sein.

Der Untersuchungsgang entspricht dem des BAPT; es entfällt allerdings der Leerversuch, und die Exposition erfolgt immer nur in einer Intensitätsstufe. Die Lungenfunktionsprüfung sollte vor Exposition 0, 20, 60, 120 und 240 min nach Expositionsende erfolgen.

Die Reaktion wird mit dem gleichen Verfahren beurteilt wie beim BAPT. Beim AIPT direkt am Arbeitsplatz hat die Bestimmung von PEF ihren besonderen Platz.

Der AIPT besitzt eine sehr gute Spezifität für die tatsächliche Expositionssituation bei seiner Durchführung. Er ist bei Durchführung im Labor nur mit etwa gleichgroßen Einschränkungen für eine Arbeitsplatzsituation spezifisch wie ein entsprechender BAPT. Die Spezifität für den Nachweis eines Pathomechanismus, also z. B. ob die Krankheitsauslösung durch eine allergische Reaktion oder durch einen toxisch-irritativen Effekt erfolgt, ist noch geringer als die des BAPT. Die Sensibilität ist gleichfalls nur beim direkten AIPT am Arbeitsplatz unbezweifelbar; beim AIPT im Labor ist sie mit den gleichen Unwägbarkeiten belastet wie der BAPT.

9.8.2.6 Exogen-allergische Alveolitis

Grundlagen

Es gibt zahlreiche Krankheitsursachen (Tabelle 2). Der Begriff exogen-allergische Alveolitis (angelsächsisch auch „hypersensitivity Pneumonitis") bezeichnet eine Gruppe von Krankheiten, die durch eine Reaktion des Lungenparenchyms auf eine Vielzahl von Antigenen in feindispersen organischen Stäuben gekennzeichnet ist (Sennekamp 1989).

Es handelt sich um eine Immunreaktion, deren Art letztlich unklar ist (Fink 1988; Lopez u. Salvaggio 1988). Ursprünglich wurde angenommen, daß es sich um eine Spätreaktion [Immunkomplexreaktion, Arthus-Reaktion Typ III nach Coombs u. Gell (1975) des Lungenparenchyms (Alveolen und Bronchiolterminales)] handelt (Pepys 1969). Das histologische Bild der Reaktion ist in der Frühphase durch eine intraalveoläre Exsudation und granulozytäre Infiltration gekenn-

Tabelle 2. Auslöser der exogen-allergischen Alveolitis

Material	Antigenquelle
Tierisches Material	
Vogelkot-, -federnstaub, (z. B. Ente, Taube, Truthahn, Papagei)	Serumproteine
Rattenurin	Serumproteine
Pflanzliche Produkte	
Holzmehl, Papierbrei, exotische Hölzer (Eben-, Eibensequoie-, Iroko-, Kambala-, Mahagoni-, Pernambuco-, Ramin- und Zedernholz)	Alternaria sp., Cryptostroma corticale, Pullaria sp., Graphium sp.
Schimmliges Heu, Stroh, Dreschstaub, Silage, Getreide, Mehl, Tabakblätter, Trockenfutter, Pilzkompost, schimmlige Baumwolle	Micropolyspora faeni, Thermactinomyces vulgaris, Aspergillus fumigatus
Speisepilze	Pleurotus florida, M. faeni, T. vulgaris
Malz	A. clavatus
Tomaten-, Begonienblätter	P. brevicompactum
Topfblumen, Pflanzendünger	A. fumigatus, Streptomyces alb.
Haus und Beruf	
Kaminholz	Aspergillus sp., Rhizopus sp., Mucor sp., M. faeni, T. vulgaris, Penicillium sp., Pullularia sp., Cephalosporium, Amöben sp.,
Klimaanlagen, Luftbefeuchter, Sauna	
Schimmel im Obstbau	Aspergillus sp., Penicillium sp.,
Schimmel auf Käselaibern	P. casei, P. glaucum
Waschmittelproduktion	B. subtilis
Getreidelagerung	Sitophilus granarius
Aufenthalt in Pharaonengräbern	Aspergillus flavus (?)
Medikamente	
Nitrofurantoin, Antazolin, Carbamazepin, Hydrochlorothiazid, Amiodaron	
Reaktionsfreudige Chemikalien	
Zweikomponentenlacke und -kleber, Hartschaumproduktion	Toluendiisocyanat (TDI), Diphenylmethandiisocyanat (MDI), Trimellitsäureanhydrid
Verarbeitung von Epoxidharzen	Phthalsäureanhydride

späteren Phasen (nach 24 h) wandern Lymphozyten und Histiozyten an den Reaktionsort; es kommt zur Bildung von Granulomen mit Langhans-Riesenzellen und anschließend zur Fibrosierung. Spätfolgen sind eine Verdickung der Alveolarmembran mit entsprechender Behinderung des O_2-Übergangs ins Blut sowie Lungenfibrose, Zysten- und Wabenbildung sowie Destruktion der kleinen Bronchien. Aufgrund dieser Veränderungen wird die exogen-allergische Alveolitis als durch organische Stäube ausgelöste Pneumokoniose klassifiziert.

Die Annahme einer Typ-III-Reaktion ist nicht ohne weiteres aufrechtzuerhalten, da die Gewebsreaktion ohne wesentliche Vaskulitis abläuft, jedoch mit Granulombildung, die für eine zellvermittelte Immunreaktion typisch ist.

Bei den meisten Antigenen haben alle exponierten Personen IgG-Antikörper und viele eine alveoläre Mastozytose und lymphozytäre Alveolitis, ohne daß Krankheitssymptome auftreten. Bei Erkrankten ist jedoch der Funktionszustand der alveolären Lymphozyten verändert, da diese ein erhöhte blastogene Aktivität zeigen.

Anamnese und Klinik

Meist sind die auslösenden Antigene in Mikroorganismen, Serumproteinen oder niedermolekularen reaktionsfreudigen Chemikalien zu suchen. Die meisten Erkrankungen werden durch Tierkontakte oder durch schimmliges organisches Material ausgelöst. Die Exposition erfolgt i.A. durch Inhalation von kleinen, alveolargängigen Partikeln. Die häufigsten Symptome sind bei akuter Exposition Fieber, Husten, Frösteln, Schwäche, Schwitzen und Belastungsdyspnoe. Bei chronischer Exposition sind die Symptome sehr uncharakteristisch: Leistungsminderung, Husten und evtl. Belastungsdyspnoe werden angegeben.

Für die Verlaufsform mit akuter, intermittierender Exposition gegenüber hohen Antigendosen besteht oft ein vom Patienten selbst beobachteter Bezug zu bestimmten Tätigkeiten (Reinigen des Taubenschlages, Aufenthalt im Stall, bestimmte berufliche Verrichtungen). Häufiger jedoch müssen bei uncharakteristischen Beschwerden oder hinweisenden technischen Befunden die Expositionsmöglichkeiten gegenüber den bekannten Antigenen systematisch erfragt werden.

Eine der wichtigsten diagnostischen Methoden ist die Ortsbesichtigung durch den Arzt an Wohnung und Arbeitsplatz, durch die auch unvermutete Antigenquellen aufgedeckt werden können. Grundsätzlich sind hierbei alle organischen Substanzen und alle Chemikalien verdächtig, die gasförmig oder als alveolargängiges Aerosol vorliegen. Die exogen-allergische Alveolitis ist unter Ziff. 4201 der Berufskrankheitenverordnung (BeKV) aufgeführt (s. Teil C; 16).

Röntgenologische Befunde

Der Röntgenbefund ist im Akutstadium durch azinäre Verschattungen gekennzeichnet. Da dieses Stadium sehr flüchtig ist, entgeht es meist der Diagnostik. Am häufigsten findet sich eine retikuläre oder retikulonoduläre interstitielle Zeichnungsvermehrung mit Schwerpunkt in den Ober- und Mittelfeldern. Die Hili sind nicht vergrößert. Im Spätstadium kann das Röntgenbild die typischen Zeichen der Lungenfibrose aufweisen.

Funktionsanalyse

Im akuten Stadium sind Vitalkapazität, Diffusionskapazität für CO („single breath"; $D_{LCO}SB$) und Compliance sowie häufig der O_2-Partialdruck in Ruhe erniedrigt. Als Ausdruck der durch die parenchymale Reaktion entstandenen Diffusionsstörung ist der O_2-Partialdruck unter Belastung obligat erniedrigt. Diese Veränderungen sind 4−6 h nach Exposition am ausgeprägtesten und bilden sich nach Expositionsende zurück. Bei Erkrankungen durch tierisches Eiweiß kommen auch duale Reaktionen mit einer zusätzlichen obstruktiven Sofortreaktion vor. Bei etwa einem Drittel der Betroffenen entwickelt sich im Laufe der Zeit eine obstruktive Ventilationsstörung, nicht zuletzt durch die Bronchiolitis obliterans, mit der das Krankheitsbild einhergeht. Bei chronischem Verlauf entwickelt sich das typische Funktionsmuster einer restriktiven Ventilationsstörung mit Diffusionsstörung, also Einschränkung von Vitalkapazität, Hypoxie unter Belastung und pathologischer $D_{LCO}SB$-Wert.

Serologie

Der Nachweis von Serumantikörpern ist allenfalls zum Nachweis einer Exposition geeignet, nicht für die endgültige Diagnosestellung. Präzipitierende Antikörper können entweder mit der Radialimmundiffusion nach Ouchterlony oder empfindlicher im Immunassay nachgewiesen werden. Immerhin ist die Krankheitsauslösung direkt mit der Titerhöhe korreliert.

Bronchologie

Läßt sich das Krankheitsbild durch Anamnese und Ortsbesichtigung nicht ausreichend klären, muß eine histologische Sicherung angestrebt werden. Dies kann durch Fiberbronchoskopie mit transbronchialer Lungenbiopsie erfolgen. Der histologische Befund wird hierbei durch die gleichzeitige bronchoalveoläre Lavage komplettiert.

In der Lavage findet sich bei exogen-allergischer Alveolitis eine deutliche Zellvermehrung mit ausgeprägter Lymphozytose. Innerhalb der Lymphozyten überwiegen die Suppressorzellen (T_8) gegenüber den Helferzellen (T_4). Es ist allerdings umstritten, ob diese Befunde als Krankheitszeichen interpretiert werden dürfen, oder ob sie nur Indikatoren für den Antigenkontakt und die damit einhergehende lokale Immunreaktion sind.

Provokationstests

Wie bei Erkrankungen vom Soforttyp kann durch einen bronchialen Expositionstest die Diagnose eindeutig gesichert werden. Die Indikation ist sehr streng zu stellen, da letztlich stets ein pulmonaler Parenchymschaden induziert wird. Bei Fragestellung aus dem Kreis der Berufskrankheiten ist die Untersuchung jedoch meist gerechtfertigt, da die Diagnose einer Berufskrankheit stets sehr weitreichende Folgen für den Betroffenen hat. Im Rahmen einer Begutachtung ist ein derartiger Provokationstest sicher nicht duldungspflichtig. Die Untersuchung sollte im Rahmen einer wenigstens eintägigen stationären Beobachtung in einer spezialisierten Klinik erfolgen.

Das Allergen wird nach der Methode des arbeitsplatzbezogenen inhalativen Provokationstests (AIPT, s. oben) oder als Extrakt mit einem Aerosoldosimeter appliziert. Vogelseren können 1:100 nach Erhitzung verwendet werden; für einige Schimmelpilze stehen kommerzielle Extrakte zur Verfügung. Der Provokationstest ist positiv verlaufen, wenn 3 der Kriterien in der nachfolgenden Übersicht im Zeitraum von 4–24 h nach Antigenexposition erfüllt sind.

Beurteilungskriterien für den Provokationstest bei allergischer Alveolitis

– Anstieg der Körpertemperatur um wenigstens 0,8 °C,
– Anstieg der Leukozyten um mehr als 2500 Zellen pro mm^3
– Abfall des arteriellen pO_2 um mehr al 5 mm Hg,

– Abfall der Vitalkapazität um mehr als 10 %,
– Abfall der Diffusionskapazität um mehr als 15 %
– Auftreten von feuchten Rasselgeräuschen,
– Auftreten einer interstitiellen Zeichnungsvermehrung im Röntgenbild.

Es erscheint als praktikabel, vor der Provokation sowie 4, 8 und 12 h nach Inhalation die o. g. Parameter zu kontrollieren; nach 24 h ist eine Röntgenkontrolle erforderlich. 6 h nach Exposition kann optional eine bronchoalveoläre Lavage durchgeführt werden zum Nachweis einer eventuellen lymphozytären Alveolitis. Während der Beobachtungszeit sollte der Patient ein Peak-flow-Protokoll mit stündlicher Messung führen.

Eine überschießende Reaktion erfordert den hochdosierten Einsatz von Kortikosteroiden und die Gabe von Sauerstoff.

9.8.2.7 Organisatorische Probleme der Allergiediagnostik

Während einer medizinischen Rehabilitationsmaßnahme steht für die Allergiediagnostik ein Zeitraum von 4–6 Wochen zur Verfügung. Am Beginn steht die Erhebung der Allergieanamnese, die mit dem Fortschreiten der Untersuchungen ständig verfeinert werden muß.

Der Antikörpernachweis erfolgt in erster Linie durch Hauttests. Ausgehend von einem allgemein anzusetzenden Standardhauttest (s. oben) müssen zusätzliche Tests zur Differenzierung positiver Gruppenreaktionen des Standardtests angesetzt werden. Hauttests sollten in der Regel als Pricktests erfolgen, da Intrakutantests wesentlich höheren Zeit- und Raumbedarf und ein höheres Risiko für die Patienten mit sich bringen. Bei korrekter Auswertung bringt der Intrakutantest gegenüber dem Pricktest keine diagnostischen Vorteile (auch nicht bei Schimmelpilz- oder Nahrungsmittelextrakten; Pepys et al. 1975). Zur Sicherung der Diagnose werden aufgrund der Ergebnisse des Hauttests und aufgrund anamnestischer Hinweise repräsentative oder vermutlich relevante Allergene für Provokationstests ausgewählt. Hierbei sind zunächst die Sensibilisierungen zu berücksichtigen, deren Aktualitätsnachweis therapeutische Konsequenzen (Hyposensibilisierung oder Karenzmaßnahmen) zur Folge hat.

Für Provokationstests muß der Patient symptomfrei sein, in der medikamentösen Therapie müssen die Absetzfristen berücksichtigt werden. Unter Umständen muß die Therapie speziell für die Provokationstests modifiziert werden.

Für bronchiale Provokationen darf und für nasale Provokationen sollte nach Möglichkeit nur ein Allergen pro Tag und Patient eingesetzt werden.

Bei Asthma bronchiale können positiv ausgefallene nasale Provokationstests bronchiale Provokationstests ersetzen. Negativ ausgefallene Nasentests müssen als bronchiale Provokationen wiederholt werden. Es muß hierbei abgewogen werden, ob der einfachere und weniger gefährliche Nasentest den eventuellen Zeitverlust in der Diagnostik aufwiegt.

Auch wenn ein eigenständiges Allergielabor mit Meßplätzen für Rhinomanometrie und Lungenfunktion vorhanden ist, sind die diagnostischen Kapazitäten stets begrenzt; denn Provokationstests müssen grundsätzlich vormittags angesetzt werden, damit eine Spätreaktion korrekt beobachtet werden kann. Der Zeitbedarf muß mit wenigstens 1 h für einen nasalen Provokationstest (mit Rhinomanometrie) angesetzt werden und mit ca. 2 h für einen bronchialen Provokationstest. Auf einen Mitarbeiter im Provokationslabor sollten nicht mehr als 2 Patienten entfallen, da sonst die ordnungsgemäße Überwachung und Dokumentation des Untersuchungsergebnisses nicht sichergestellt werden kann.

Grundsätzlich muß jeder diagnostische Schritt sofort vom behandelnden Arzt ausgewertet werden, damit der weitere Gang der Untersuchungen verzögerungsfrei angeordnet werden kann.

9.8.2.8 Pseudoallergische Reaktionen

Das Krankheitsbild Asthma bronchiale ist als gemeinsame Endstrecke unterschiedlicher pathogenetischer Mechanismen anzusehen. Hierbei stellt die durch IgE-Antikörper vermittelte allergische Auslösung zwar den Löwenanteil, zahlreiche andere Mechanismen (s. oben) können jedoch in Frage kommen.

Unter den nichtallergisch vermittelten Asthmaformen kann eine offensichtlich eigenständige Krankheitssensitivität abgegrenzt werden, die durch Blut- und Gewebseosinophilie, Nasenpolypen und Unverträglichkeit gegenüber nichtsteroidalen Analgetika, Salicylaten und bestimmten Lebensmittelzusätzen charakterisiert ist.

Da sich bei dieser Krankheitsgruppe bisher keine Antikörper nachweisen ließen, das Krankheitsbild jedoch dem der Allergie vom Soforttyp sehr stark ähnelt, hat sich die Bezeichnung „pseudoallergische Reaktion" (PAR) eingebürgert. Alternativ wird der Begriff „Intoleranzreaktion" benutzt.

Von diesem Krankheitsbild sind Reaktionen abzugrenzen, die direkt durch eine pharmakologisch vermittelte Mediatorfreisetzung ausgelöst werden („anaphylaktoide Reaktion"; Ring 1988).

Klinik

Das Krankheitsbild imponiert in seiner chronischen Form als Asthma bronchiale, das auf die übliche bronchospasmolytische Therapie relativ schlecht anspricht. Charakteristisch ist eine häufig exzessive Blut-, Sekret- und Gewebseosinophilie sowie Polypen in Nasen und Nasennebenhöhlen. Eine chronische Urtikaria kann hinzutreten (Stevenson u. Simon 1988).

In seiner akuten Form treten alle Zeichen einer massiven Mediatorfreisetzung auf: Urtikaria, Quincke-Ödem, Glottisödem, Bronchospasmus, Hypoxie und Schock.

Die Häufigkeit der Analgetikaintoleranz wird mit 4–44 % bei allen Asthmatikern und mit bis zu 40 % bei Patienten mit chronischer Urtikaria bzw. bei der Kombination von Asthma und Rhinosinusitis mit Schleimhautpolypen angegeben (Ring 1988; Nolte 1989).

Pathogenese

Die Pathogenese ist letztlich ungeklärt. Da Acetylsalicylsäure (ASS) als Auslöser eine wichtige Rolle spielt, wird der Krankheitsmechanismus im Bereich der natürlichen Effekte von ASS gesucht. Als Erklärung bietet sich ein Stoffwechseldefekt im Bereich des Cyclooxygenasestoffwechsels an. Eine Verminderung von anaphylaktisch wirkendem PGE_2 oder eine Vermehrung von Lipoxygenaseprodukten (Leukotriene) wird diskutiert.

Genetik

Das Krankheitsbild ist nicht einfach genetisch bedingt; allerdings wird über Familien mit hoher Inzidenz berichtet. Möglicherweise ist zur Manifestation neben einer genetischen Disposition ein Kofaktor erforderlich, z. B. wie ein Enzymmangel, ein viraler Infekt oder eine Expositon gegenüber Medikamenten, die in den Cyclooxygenasestoffwechsel eingreifen.

Cyclooxygenasestoffwechsel

ASS und nichtsteroidale Antirheumatika (NSAR) hemmen die Cyclooxygenase. Möglicherweise wird bei aspirinintoleranten Patienten der Stoffwechsel zum verwandten Lipoxygenasepfad umgeleitet, so daß stark bronchokonstriktorisch wirkende Substanzen wie Leukotriene (LTC_4, LTD_4, LTE_4) oder stark leukotaktisch wirkende Mediatoren wie LTB_4 oder Derivate der Hydroxyeicosatetraensäure (HETE) gebildet werden.

Diese Theorie ist zwar einleuchtend, aber nicht vollständig belegt (Stevenson u. Simon 1988).

Komplementbeteiligung

Eine Komplementaktivierung durch ASS mit Produktion von Anaphylatoxinen wird zwar diskutiert, ist aber gleichfalls nicht ausreichend belegt.

Zellbeteiligung

Ein Erklärungsversuch geht davon aus, daß auf nichtimmunologischem Wege ASS oder NSAR Mastzellen direkt oder indirekt (über Anaphylatoxine oder Mediatoren) aktivieren. Immerhin ist ein Anstieg von NCF-A nach ASS-Provokation belegt. Da jedoch DNCG die asthmatische Reaktion nach ASS-Gabe nicht eindeutig blockiert, ist eine ausschließliche Mastzellpathogenese unwahrscheinlich.

Die Sekret- und Bluteosinophilie bei Aspirinintoleranz ist ein außerordentlich typischer Befund. Eosinophile unterhalten die entzündliche Reaktion durch Formation von Mediatoren und die Freisetzung von präformierten Mediatoren aus ihren Granula. Möglicherweise wird die Reaktion auf Aspirin durch die Aktivierung von Mastzellen und/oder Thrombozyten eingeleitet und durch eosinophile Granulozyten unterhalten. Es konnte durch Ameisen et al. (1985) gezeigt werden, daß durch ASS und NSAR Thrombozyten von Patienten mit Aspirinintoleranz abnorm aktiviert werden, wobei zytotoxische Faktoren und Peroxidradikale freigesetzt werden. Diese Reaktion ist IgE-unabhängig und kommt bei Normalpersonen nicht vor. Serum von Normalpersonen und erfolgreich desensibilisierten Patienten mit früherer Aspirinintoleranz unterdrückt diesen Effekt. Möglicherweise ist diese Reaktion mit einem Funktionsdefekt der Thrombozyten verknüpft.

Auslöser

Nichtsteroidale Analgetika

Pseudoallergische Reaktionen werden am häufigsten durch Analgetika und nicht-steroidale Antirheumatika ausgelöst (Slapke u. Hummel 1988). Neben ASS (s. Übersicht) kommen nahezu alle ähnlich wirkenden Substanzen in Frage (Phenace-tin, Pyrazolon, Methamizol u. a.). Opiate und ähnlich wirkende Substanzen führen nicht zu pseudoallergischen Reaktionen. Bei entsprechender Empfindlichkeit kann sogar die perkutane Applikation eines Antirheumatikums eine Bronchialobstruk-tion auslösen.

Symptome der Aspirinintoleranz

– Krankheitsbeginn:	10. bis 30. Lebensjahr
– Rhinitis:	Schwellung, Schnupfen, Anosmie;
– nasaler Befund:	blasse Schleimhaut, Nasenpolypen ($>90\,\%$),
	Eosinophilie ($>90\,\%$);
– Röntgenbefund:	chronische Sinusitis ($>90\,\%$);
– Asthma:	häufig chronisch, schwer ($>60\,\%$),
	seltener intermittierend ($>20\,\%$).

Weitere Medikamente

Allergieähnliche Reaktionen können auch durch zahlreiche andere Medikamente ausgelöst werden, ohne daß es sich hierbei um ein einheitliches Krankheitsbild handelt. Die bei der Aspirinintoleranz häufige Eosinophilie fehlt meist. Allerdings neigen Aspirinintolerante ebenso wie Atopiker häufiger als Normalpersonen zu allergieähnlichen Komplikationen bei medikamentöser Therapie.

Häufige Auslöser sind Plasmaexpander (Dextran, Stärkederivate), Röntgenkon-trastmittel, Lokalanästhetika, Muskelrelaxanzien, Chymopapain (im einzelnen s. Ring 1988). Der zugrundeliegende Mechanismus ist neben einer Intoleranz häufig eine direkte Histaminfreisetzung. Bei Chymopapain wird auch eine IgE-vermit-telte Immunreaktion diskutiert.

Farb- und Konservierungsstoffe

Farbzusätze (Tartrazin), Konservierungsstoffe (Benzoesäure) und Geschmacksver-stärker (Glutamat) in Lebensmitteln können besonders bei Individuen mit Analge-tikaintoleranz pseudoallergische Reaktionen auslösen (Thiel 1988).

Bei zahlreichen Fertigarzneimitteln werden Konservierungsstoffe eingesetzt, unter denen die Sulfite eine besondere Rolle spielen (s. Übersicht). Von prakti-scher Wichtigkeit ist, daß diese Substanzen immer noch in Zubereitungen von Bronchospasmolytika enthalten ist. Die Verwendung solcher Präparate erscheint als kontraindiziert. Gleiches gilt für Äthylendiamin, das als Lösungsvermittler für injizierbare Theophyllinpräparate benutzt wird. Auch hier sollten nur Zubereitun-gen ohne diese Substanz benutzt werden, da sonst tödliche Zwischenfälle eintreten können.

Sulfithaltige Nahrungsmittel

- Bier (außerdeutsch), Wein;
- Limonaden mit Zitronenaroma;
- Krabben und Meeresfrüchte;
- Fertiggerichte mit Kartoffeln (frittiert, Chips, Salat);
- Obstkonserven und Trockenfrüchte;
- verpacktes Gemüse;
- Salate;
- Apfelwein und Weinessig;
- Avocados;
- Fertiggerichte;
- Hackfleisch (außerdeutsch).

Bei Theophyllinpräparaten und z. B. Lokalanästhetika muß also zwischen einer Reaktion auf den Wirkstoff und einer Reaktion auf Zusatzstoffe unterschieden werden.

Nahrungs- und Genußmittel
Pseudoallergische Reaktionen auf Nahrungs- und Genußmittel (auf darin enthaltene Farb- und Konservierungsstoffe, s. oben) werden häufig durch deren Salicylatgehalt verursacht. Auch hier findet sich eine Kreuzreaktivität zu Aspirin. Die Diagnostik solcher Asthmaformen ist außerordentlich mühsam und kann häufig nur über eine Eliminationsdiät erfolgen.

Bei Allergikern und Patienten mit Intoleranzreaktionen wird etwa gleich häufig eine Unverträglichkeit gegenüber Alkohol beobachtet. Diese kann unterschiedliche Ursachen haben: entweder durch den Sulfit- oder Histamingehalt vieler alkoholischer Getränke oder durch einen direkten Alkoholeffekt.

Diagnostik
Für die objektive Diagnostik der Analgetikaintoleranz stehen mit Ausnahme eines noch nicht vollständig validierten Chemoluminiszenztests (Stevenson u. Simon 1988) nur Provokationsproben zur Verfügung. Da keine Antikörper beteiligt sind, kommen Hauttests oder serologische Verfahren zur Sicherung der Diagnose nicht in Frage.

Provokationstests sind mit einigem Risiko belastet und sollten daher nur in der Klinik vom Erfahrenen durchgeführt werden. Die Durchführung entspricht

Tabelle 3. Oraler Provokationstest bei Aspirinintoleranz

Zeit	1. Tag	2. Tag	3. Tag	4. Tag
8.00	Placebo	10 mg	150 mg	Spätmessung
10.00	Placebo	25 mg	300 mg	
12.00	Placebo	75 mg	600 mg	
16.00	Spätmessung	Spätmessung	Spätmessung	

prinzipiell der des BAPT (s. oben). Da allerdings die Reaktionszeiten auf eine oral gegebene Dosis bis zu 2 h betragen, muß der Zeitablauf variiert werden und am Morgen des Folgetages eine zusätzliche Spätmessung eingeplant werden. Auch diese Tests sollten als einfache Blindversuche mit Placebokontrolle durchgeführt werden. Die Substanzen werden in undurchsichtigen Kapseln gegeben; als Placebo dient Milchzucker.

Die Ausgangsdosen betragen für Acetylsalicylsäure 10 mg, für Tartrazin 25 mg und für andere Analgetika 10% einer therapeutischen Einzeldosis. Es existieren unterschiedliche Untersuchungsprotokolle; Tabelle 3 zeigt eine Möglichkeit. Der Test ist positiv ausgefallen, wenn eines der Kriterien in der Übersicht auf S. 253 erfüllt ist.

9.9 Endoskopie

K.-H. Rühle

9.9.1 Einleitung

In einer modernen Rehabilitationsklinik spielen endoskopische Verfahren eine zunehmend größere Rolle. Durch die Möglichkeit der flexiblen Endoskopie ist der Eingriff im Vergleich zu den früher benutzten Verfahren der starren Bronchoskopie sehr viel einfacher und jedem Patienten zumutbar geworden. Da die Fiberbronchoskopie in der Regel in Lokalanästhesie erfolgt, ist auch der medizinische Aufwand durch Wegfallen der Narkose deutlich geringer geworden. Die im Rahmen einer Rehabilitation durchzuführenden Untersuchungen sollten aber durchaus mit Einschränkungen gesehen werden.

So erscheint es nicht indiziert, primär eine Tumordiagnostik im Rehabilitationsbereich zu etablieren. Diese sollten in den entsprechenden Fachzentren oder Universitätskliniken durchgeführt werden, um möglichst schnell die Diagnose zu sichern und um die indizierten therapeutischen Maßnahmen veranlassen zu können. Es sollten deshalb in der Institution alle Möglichkeiten auch der operativen Diagnostik vorhanden sein.

– Risikoreiche Untersuchungen sollten vermieden werden, u. a. kann in seltenen Fällen eine transbronchiale periphere Biopsie zu Komplikationen wie Pneumothorax mit eventuell Spannungspneumothorax oder eine das übliche Maß überschreitende Blutung auftreten. Die zur Behandlung erforderlichen personellen und apparativen Voraussetzungen sollten auf jeden Fall vorhanden sein.
– Die Indikation zur perkutanen Biopsie oder transkutanen Lungenpunktion sollte zurückhaltend gestellt werden, da sie ebenfalls mit den oben genannten Komplikationen einhergehen können.

Zusammenfassend ist deshalb zu sagen, daß risikoreiche Untersuchungen pneumologischen Zentren mit thoraxchirurgischen Möglichkeiten vorbehalten bleiben sollten.

– Eine weitere Voraussetzung für eine erfolgreiche und komplikationsarme Diagnostik besteht in der Forderung, daß in der Klinik mehr als 100 Bronchoskopien pro Jahr durchgeführt werden, d. h. mindestens 2 pro Woche. Bei einer geringeren Frequenz besteht die Gefahr, daß zu wenig Übung und zu wenig Kontinuität zu einer relevanten Qualitätseinbuße führen. Der Bronchoskopeur sollte deshalb aufgrund seiner Ausbildung eine entsprechende Erfahrung mitbringen und diese durch regelmäßige Teilnahme an Endoskopiekursen auffrischen (Nakhosteen et al. 1987). Am besten wäre eine Kooperationsmöglichkeit mit einem größeren Zentrum, wo ja in der Regel mehr als 1000 Eingriffe pro Jahr erfolgen.

9.9.2 Flexible Fiberskopie

9.9.2.1 Notfallintubation

Muß ein Patient notfallmäßig intubiert werden, kann ohne größeren Aufwand die Lage des Tubus kontrolliert und im gegebenen Fall korrigiert und gleichzeitig Sekretreste und aspiriertes Material unter Sicht entfernt werden. In manchen Fällen gelingt es nicht, mit dem Laryngoskop schnellstmöglich zu intubieren. Hier gibt es die Möglichkeit, unter Sicht einen über das Fiberskop geschobenen Tubus nach erfolgter Intubation mit dem Fiberbronchoskop in die Trachea vorzuschieben (Bauer et al. 1983). Für kurzfristige Intubationen können spezielle Tuben, die mit einer Metallspirale verstärkt sind und damit eine Verletzung des Fiberskopes durch die Zähne des zu Intubierenden verhindern, verwandt werden.

9.9.2.2 Aspiration mit akuter Dyspnoe

Durch akute Verlegung eines größeren Bronchus kann es z. B. bei Aspiration oder durch Schleimverlegung zu einer akuten Notfallsituation kommen. Mittels Fiberskopie, ggf. auch mit starrer Intubation, gelingt es dann häufig, das Fremdmaterial zu entfernen oder abzusaugen, evtl. durch Ansaugen und Herausziehen des gesamten Instrumentes. Gegebenenfalls kann die Untersuchung unter Intubation nach der vorher angegebenen Methode erfolgen und damit eine mehrfache Untersuchung bei mehrfachem Entfernen des Fiberskops erfolgen.

9.9.2.3 Status asthmaticus

Ein Status asthmaticus kann durch Bronchialobstruktion in Kombination mit Schleimhautentzündung und Sekretverlegung auftreten. Bei schneller Verschlechterung des Patienten ohne Ansprechen auf die antiobstruktive Medikation mit β_2-Adrenergika, Theophyllin und Kortikoiden kann eine Intubation und Aspiration zähen Sekretes eine deutliche Verbesserung der respiratorischen Situation nach sich ziehen. Gegebenenfalls kann auch eine Spülung mit jeweils 20 ml mehrfach in das Bronchialsystem eingebrachter physiologischer Kochsalzlösung erfolgten. Eine solche Therapie sollte allerdings immer unter Berücksichtigung der Situation und der Gefährdung des Patienten erfolgen. Üblicherweise erfolgt eine solche Therapie unter den Beatmungsbedingungen auf der Intensivstation (König et al. 1985).

Bei stark erhöhter Viskosität des Sekrets kann ein Mukolytikum intrabronchial instilliert werden.

9.9.2.4 Sekretgewinnung für bakteriologische Untersuchungen

Sofern nach mehrfacher Antibiotikagabe kein entscheidender Erfolg erzielt wird, sollte die Indikation zu einer Bronchoskopie zur Keimgewinnung gestellt werden. In jedem Fall kann durch bronchoskopische Absaugung gezielt ein Herd angegangen werden. Die Gefahr, durch die Bakterien der Mundhöhle verunreinigtes Sekret im Kanal des Endoskopes zu gewinnen, ist natürlich sehr groß. Verschiedene Verfahren existieren, um eine Kontamination zu reduzieren bzw. zu verhindern.

- Anspülen durch den Instrumentierkanal mit Kochsalzlösung. Hier ist die Gefahr der Kontamination aus dem Nasen-Rachen-Raum und die falsche Keimselektion durch das Lokalanästhetikum besonders groß.
- Gewinnung von Sekret mit einen in den interessierenden Bereich vorgeschobenen Katheter mit Absaugen von Sekret. Anschließend wird dieser zurückgezogen und mit Kochsalzlösung durchgespült.
- Kathetergeschützte Bürsten (Wimberley et al. 1979; Marquette et al. 1988). Meistens ist die Spitze des Katheters durch einen schützenden Polyethylenpropf abgedichtet. Durch Vorschieben der Bürste wird die Spitze des Katheters geöffnet und anschließend Material gewonnen. Die Bürste wird in den Katheter zurückgezogen und aus dem Bronchialsystem entfernt. Das gewonnene Material wird mit Kochsalz aus der Bürste ausgewaschen.

Das Sekret sollte dem großen Aufwand entsprechend breit auf Keime mit evtl. Differenzierung in Aerobier und Anaerobier untersucht werden.

9.9.3 Bronchoalveoläre Lavage

9.9.3.1 Indikation

Die häufigste Indikation zur bronchoalveolären Lavage ist die Abklärung eines diffusen interstitiellen Prozesses. Die Technik ist heute standardisiert und die Ergebnisses sind gut vergleichbar (s. Teil C, 9.3). Unter anderem liegen zuverlässige Normalwerte von Costabel et al. (1988) vor.

9.9.3.2 Durchführung

In Lokalanästhesie wird das Fiberskop durch das Mittellappenostium oder alternativ in die Lingula vorgeschoben. Durch Anpressen des Instrumentes wird eine Wedgeposition erreicht. Es muß besonders darauf geachtet werden, daß keine Blutung auftritt, da sonst das Ergebnis verfälscht wird. Nach evtl. nochmaliger Gabe von Lokalanästhetikum wird in 20-ml-Portionen physiologische Kochsalzlösung in das so verschlossene Segment oder Subsegment eingespült und anschließend wieder abgesaugt. Standard ist heute die Instillation von insgesamt 100 ml physiologischer Kochsalzlösung. Durch das Absaugen können in der Regel über 60 ml reaspiriert werden. Um den Totraum zu verringern, wird in der Regel ein kleiner Katheter durch den Instrumentierkanal vorgeschoben. Wichtig ist, daß die Spitze sich noch im Ende des Instrumentierkanals befindet. Die aspirierten Zeilen werden zentrifugiert und nach Mai-Grünwald-Giemsa gefärbt. Anhand der Differentialzytologie können wichtige differentialdiagnostische Überlegungen angestellt werden (Teschler et al. 1990).

Vor allem die Subtypisierung der Lymphozyten führt zu wichtigen Differentialdiagnosen. Man kann u. a. in Lymphozytenalveolitis und Granulozytenalveolitis differenzieren und wichtige Rückschlüsse auf die Genese der in der Regel diffusen Verschattungen ziehen (s. Übersicht).

Alveolitis und BAL-Zytologie

Lymphozythose:
- exogen-allergische Alveolitis,
- Sarkoidose,
- Tuberkulose,
- Asbestose,
- Kollagenosen,
- Medikamente.

Neutrophilie:
- idiopathisch-fibrosierende Alveolitis,
- Kollagenosen,
- M. Wegener,
- Asbestose,
- Pneumokoniosen,
- Bronchitis.

Eosinophilie:
- eosinophile Pneumonie,
- Churg-Strauss-Syndrom,
- allergische bronchopulmonale Aspergillose,
- idiopathische Lungenfibrose,
- Asthma bronchiale,
- Medikamente.

9.9.3.3 Anwendung in der pneumologischen Rehabilitation

Die bronchoalveoläre Lavage in einer Rehabilitationsklinik sollte v. a. zur Verlaufsbeobachtung eingesetzt werden. Zusammen mit der Klinik, dem Röntgenbild, dem Verlauf, dem ACE-Spiegel und der BAL und v. a. der Lungenfunktion können wichtige Entscheidungen im Hinblick auf eine Kortikoidtherapie (Dosierung, Dauer, Wiederbeginn) getroffen werden. Die Gefahren einer bronchoalveolären Lavage sind gering, so daß sie praktisch jedem Patienten zugemutet werden kann. Nur in einem geringen Prozentsatz kann nach dem Eingriff eine Temperaturerhöhung über 38 °C beobachtet werden, diese geht häufig ohne weitere spezielle Therapie spontan zurück. Serielle Lavagen sind u. a. bei Sarkoidose und der idiopathisch-fibrosierenden Alveolitis (IFA) indiziert. Da die IFA häufig mit verschiedenen Immunsuppressiva (Azathioprin, Cyclophosphamid) behandelt wird, ist eine enge Verlaufsbeobachtung erforderlich.

9.9.4 Bronchographie

Die Indikation zur Bronchographie wird heute sehr viel seltener gestellt, meistens bei Verdacht auf Bronchiektasen. Vor allem bei der Frage, ob ein- oder beidseitige Bronchiektasen vorliegen, ist die Methode absolut unerläßlich. Während einige Arbeitsgruppen eine starre Intubation und die Darstellung mit dem Metras-Katheter bevorzugen, wird von anderen die Bronchographie mit dem flexiblen Fiberskop durchgeführt. Mit entsprechenden Kathetern, die durch den Instrumentierkanal geführt werden, kann bei einem Durchmesser von 2,6–2,8 mm gezielt unter Durchleuchtungskontrolle eine Darstellung der peripheren Bronchien erfolgen. Wie schon betont, dient die Bronchographie zum Nachweis von deformierender Bronchitis, Bronchiektasen, Bronchusanomalien und Fistelbildungen. Nur noch selten und in Einzelfällen kann die Bronchographie als ergänzendes Verfahren zum Nachweis peripherer Stenosen oder zur genaueren Lokalisation von Tumoren dienen.

9.9.5 Starre Bronchoskopie

Obwohl die meisten bronchoskopischen Untersuchungen heute mit dem flexiblen Bronchofiberskop durchgeführt werden, gibt es in 5–10% aller Fälle durchaus Argumente für den Einsatz der starren Bronchoskopie. Diese wird fast immer unter Injektventilation durchgeführt. Durch den 7,5–8 mm im Durchmesser großen starren Metalltubus können größere Instrumente und Absaugschläuche in den Bronchialbaum eingeführt werden. Auch der schnelle Wechsel der Instrumente wird durch die starre Intubation wesentlich erleichtert. Die wichtigste Indikation für eine starre Bronchoskopie ist die Hämoptoe, bei der eine Absaugung mit dem flexiblen Fiberskop und bei schlechter Sicht nicht mehr möglich ist. Mit dem starren Tubus kann die gesunde Seite abgesaugt und ausreichend ventiliert werden. Auch die Entfernung von Fremdkörpern kann in manchen Fällen nur durch das starre Bronchoskop möglich sein. Weitere Indikationen zur starren Bronchoskopie sind (Freitag et al. 1989):

Absolute Indikationen:
- große Hämoptoe,
- große Fremdkörper,
- Kinderbronchoskopie.

Relative Indikationen:
- Bronchographie,
- Gewinnung großer Gewebeproben,
- Lasertherapie.

9.9.6 Thorakoskopie

Die Abklärung von Pleuraergüssen erfolgt durch Pleurapunktion, Pleurastanzbiopsie (Abrams, Ramel u. Coop) und im negativen Fall durch die Thorakoskopie. Dabei wird ein Pneumothorax angelegt, so daß die Lunge kollabiert. Neben starren Thorakoskopen (Hopkins-Optik) werden heute auch schon flexible Fiberskope eingesetzt, die eine noch leichtere Handhabung und auch die Inspektion von schwierig zu erreichenden Bereichen gestatten. Die Thorakoskopie hat im Vergleich zu den Pleurablindbiopsien die höchste Erfolgsquote. Die Trefferquote liegt bei malignen Erkrankungen bei etwa 75 %. Die Komplikationsrate der Untersuchung ist gering, mögliche Komplikationen (Brandt et al. 1985):
- Blutung,
- Pneumothorax,
- Luftembolie,
- Implantationsmetastasen.

9.9.7 Mediastinoskopie

Bei der Mediastinoskopie wird oberhalb des Jugulums eine kleine Inzision gemacht und nach Spaltung der Halsfaszie wird mit dem Finger stumpf ein Kanal geschaffen, um schließlich bis zur Bifurkation vorzudringen. Damit gelingt es, die prätrachealen, paratrachealen, tracheobronchialen und Bifurkationslymphknoten zu erreichen und histologisches Material zu gewinnen. Es handelt sich um eine Kombination von Biopsie und Endoskopie (Maaßen 1985). Die Untersuchung wird in Narkose durchgeführt. Eine Mediastinoskopie ist indiziert bei mediastinalen oder hilären Prozessen, Lungenveränderungen unklarer Ätiologie und präoperativen Staginguntersuchungen. Durch die Mediastinoskopie kann eine Sarkoidose praktisch immer bewiesen werden. Auch die mediastinale Lymphknotentuberkulose wird sicher diagnostiziert. Dies gilt auch für die Lymphogranulomatose. Die Klärung von Mediastinaltumoren gelingt nur, wenn sie im vorderen Mediastinum lokalisiert sind.

Thorakoskopie und Mediastinokopie sind in der Regel keine diagnostischen Verfahren der pneumologischen Rehabilitation, da sie bei eventuellen Komplikationen einen thoraxchirurgischen Eingriff erfordern.

9.10 Besonderheiten pneumologischer Diagnostik in der Pädiatrie

H. Lindemann

Vorbemerkung: Prinzipiell werden in der Pädiatrie die gleichen diagnostischen Maßnahmen angewendet wie in der internistischen Pneumologie. Allerdings stehen einige ergänzende Möglichkeiten, wie die Bestimmung des Nabelschnur-IgE, zur Verfügung; andererseits gibt es altersbedingte Einschränkungen, z. B. bei der Sputum-Gewinnung und Funktionsdiagnostik, welche die pneumologische Diagnostik erschweren.

9.10.1 Anamnese

Eine entscheidende Besonderheit ist darin zu sehen, daß man bei der Anamnese auf Angaben der Angehörigen angewiesen ist und der Patient (im frühen Kindesalter) nicht oder nur unzulänglich Auskunft geben kann.

Im Rahmen der Prävention rezidivierender bzw. chronischer bronchopulmonaler Beschwerden beziehen sich gezielte Fragen u. a. auf einige typisch pädiatrische Aspekte:

- Aspirationsereignis im Zusammenhang mit einer Spiel- oder Schrecksituation; Anhalt für einen gestörten Schluckakt, eine ösophagotracheale Fistel, einen gastroösophagealen Reflux?
- Besondere Hobbys, z. B. bevorzugte Spielumgebung an Teichen, im Sägemehl, in der Scheune usw.?
- Tierkontakte bei Freunden?
- „indoor pollution": Konsequente Sanierungsmaßnahmen? Beispielsweise ist eine Bettsanierung unsinnig, wenn der Patient häufig zu den Eltern ins (unsanierte) Bett kriecht oder die Betten von Geschwistern, die im gleichen Schlafraum stehen, nicht der Sanierung unterzogen wurden.

9.10.2. Klinische Untersuchung

Probleme bei der Kooperation können die Befunderhebung wesentlich beeinträchtigen. Dies kann bereits bei der Inspektion der Fall sein, wenn sich ein Kleinkind weigert, den Mund zu öffnen, und eine gründliche Untersuchung des Rachens unmöglich ist.

Anhaltspunkte für das Bestehen adenoider Vegetationen sind Mundatmung und adenoide Fazies. Die posteriore Rhinoskopie zur Bestätigung des Verdachtes scheitert nicht selten an der Ablehnung des Kindes.

Besonderes Augenmerk ist zu richten auf Hinweise für eine erhöhte Atemfrequenz (Tabelle 1), auf vermehrte in- und exspiratorische Atemarbeit (Nasenflügelatmen, thorakale Einziehungen, Einsatz der Atemhilfsmuskulatur) und auf eine paradoxe Atmung, die durch eine gegensinnige Bewegungsrichtung von Thorax und Abdomen charakterisiert ist.

Tabelle 1. Anhaltswerte für Atemfrequenzen in Ruhe

Altersstufe	Neugeborene	1–12 Monate	1–6 Jahre	7–14 Jahre
Atemfrequenz (min^{-1})	bis 60	bis 30	bis 26	bis 22

Palpation: Bei ausgeprägter bronchialer Sekretretention ist bei der Palpation des noch relativ flachen Thorax im Kindesalter ein deutliches Fibrieren zu fühlen. Der „Stimmfremitus" läßt sich in der Regel erst im 2. Lebensjahrzehnt zur Diagnostik heranziehen.

Perkussion: Bei Säuglingen und Kleinkindern ist sie beträchtlich erschwert, weil sie häufig bei asymmetrischer Körperposition durchgeführt werden muß. Ein verkürzter Klopfschall ist in der Regel eher ein Hinweis auf eine begleitende Pleuritis (in Kombination mit abgeschwächtem Atemgeräusch) als auf ein ausgedehntes Infiltrat (Rieger 1985).

Auskultation: Bei Säuglingen können mit Ausnahme feinblasiger Rasselgeräusche alle Arten von Geräuschen im Bereich des Naso-/Oropharynx und Larynx entstehen. Daher ist es bei Patienten im frühen Kindesalter besonders wichtig, die Hörbefunde nicht nur mit, sondern auch ohne Stethoskop zu erheben.

Der Auskultationsbefund ist um so weniger aufschlußreich, je weniger der Patient zu optimaler Kooperation zu bewegen ist (Säugling und Kleinkind!). Die Bemühungen des Untersuchers müssen dahin gehen, eine möglichst vertiefte und forcierte Atmung zu erzielen, z. B. durch Bauchlagerung des Säuglings und Blasübungen beim Kleinkind (Seifenblasen, Feuerzeug ausblasen usw.). Beim weinenden Säugling ist v. a. die Exspiration durch stimmhafte Geräusche überlagert. In dieser Situation ist es wichtig, ein evtl. vorhandenes inspiratorisches Giemen nicht zu überhören. Eine gezielte „Bronchophonie" läßt sich frühestens vom Vorschulalter an diagnostisch nutzen; sie erleichtert die Differenzierung von Infiltrat und Erguß.

9.10.3 Allgemeine Labordiagnostik

Prinzipiell unterscheiden sich die allgemeinen Laboruntersuchungen nicht von denjenigen des Erwachsenen (siehe Teil C, 9.3).

Der Pilocarpiniontophoresetest, der zum Ausschluß einer Mukoviszidose dient, ist im Kindesalter (pathologisch bei Werten über 70 mmol NaCl/l) aussagekräftiger als bei Erwachsenen; für mögliche präventive Maßnahmen und prognostische Aspekte sollten, wo möglich, auch Genanalyse und nasale Potentialdifferenzmessung durchgeführt werden (Knowles 1981).

Die Salivagewinnung, z. B. zur Bestimmung des sekretorischen IgA und des Theophyllinspiegels, stößt im frühen Kindesalter auf Schwierigkeiten. Salivetten bzw. Schirmer-Teststreifen, die in der Ophthalmologie zur Gewinnung des Tränensekrets üblich sind, können hier eine große Hilfe sein (Bauer et al. 1985; Virchow 1990).

9.10.4 Erregernachweis

Sputum: Im frühen Kindesalter und Vorschulalter gelingt es nur ausnahmsweise, Sputum zur bakteriologischen und zytologischen Analyse zu gewinnen, da es in der Regel heruntergeschluckt wird. Nasen- oder Rachenabstriche repräsentieren (auch nach Hustenmanövern) die Keimbesiedelung der unteren Atemwege nicht verläßlich (Marget 1985). Die transtracheale Sekretgewinnung ist aus dem gleichen Grund wie der Rachenabstrich, v. a. aber auch wegen der Belastung des jungen Patienten, abzulehnen. Bei schwierigem Krankheitsverlauf und unter strenger Indikationsstellung wird man sich gelegentlich entschließen, eine Sputumgewinnung aus den unteren Atemwegen endoskopisch vorzunehmen bzw. eine bronchoalveoläre Lavage durchzuführen. Letztere hat sich in der Pädiatrie noch nicht recht durchgesetzt, obwohl sie sehr hilfreich sein kann (Lindemann 1990).

Blutkulturen führen bei maximal 60% der Untersuchungen zum Erregernachweis (Ramsey 1986).

Die folgenden invasiven Verfahren spielen in der pädiatrischen Rehabilitation keine Rolle; sie sind Fachabteilungen vorbehalten.

Die Lungenbiopsie ist bei progredienten Lungenerkrankungen indiziert, wenn ein wesentlicher Beitrag zur Diagnostik bzw. eine therapeutische Konsequenz zu erwarten ist (z. B. Lungenfibrosen unklarer Ätiologie und unklaren Verlaufsstadiums). Die transthorakale Gewebsentnahme verbietet sich wegen des Blutungsrisikos. Die transbronchiale Biopsie ist mit dem Nachteil verbunden, daß zu wenig repräsentatives Gewebe erfaßt wird. Bei sorgfältiger Indikationsstellung ist daher die offene Lungenbiopsie zu bevorzugen.

9.10.5. Bildgebende Verfahren

Röntgenaufnahmen: Im frühen Kindesalter ist bei Röntgenaufnahmen des Thorax eine Triggerung der Aufnahme in der gewünschten Atemphase zweckmäßig, da die Patienten den Anweisungen der medizinisch-technischen Assistentin noch nicht Folge leisten und unterschiedliche Zwerchfellpositionen eine unterschiedliche Transparenz der Lungen mit sich bringen können. Eine Aufnahme der Nasennebenhöhlen ist – bei ausreichenden Verdachtsmomenten – frühestens Ende des 1. Lebensjahres sinnvoll, da eine Infektion eine ausreichende Pneumatisation voraussetzt.

Eine Perfusionsszintigraphie ist problemlos möglich, unterliegt aber strenger Indikation und ist kein Verfahren der pneumologischen Rehabilitation. Die Ventilationsszintigraphie ohne Kontamination der Umgebung ist bei nichtintubierten Patienten im frühen Kindesalter schwierig, da die Applikation der radioaktiven Substanz über eine Nasenmaske erfolgen muß, die sich bei unruhigen Patienten nicht immer luftdicht abschließend auf das Gesicht aufsetzen läßt.

9.10.6 Funktionsdiagnostik

Prinzipiell lassen sich bereits im frühen Kindesalter mit Ausnahme von Belastungsuntersuchungen alle wichtigen Funktionstests durchführen (Lindemann 1981). Voraussetzung ist meist eine ausreichende Sedierung, die vorzugsweise mit Chloralhydratsirup durchgeführt wird (ca. 40–80 mg/kg). Dementsprechend ist in dieser Altersstufe eine enge Indikationsstellung zu fordern.

Bei jungen Säuglingen gelingen einige Untersuchungen auch ohne Sedierung (z. B. Kapnographie, transkutane Überwachung der Blutgase, 24-h-pH-Metrie).

Frühestens vom 3. Lebensjahr an kann mit einer passiven Kooperation gerechnet werden, so daß Funktionsuntersuchungen möglich sind, bei denen maximal forcierte Atemmanöver nicht erforderlich sind, z. B. Atemwiderstandsmessung mit Oszillations- oder Unterbrechermethode, Kapnographie, pulsoxymetrische Bestimmung der O_2-Sättigung.

Die Anwendung der Ganzkörperplethysmographie ist in diesem Alter ebenfalls grundsätzlich möglich. Sie wird v. a. dadurch erschwert, daß ein (passagerer) totaler Atemwegsverschluß toleriert werden muß. Zudem wirkt der Bodyplethysmograph auf einen Teil der Kinder furchteinflößend. In der Gewöhnungsphase kann allerdings eine vertraute Person den ängstlichen Patienten in die Meßkammer begleiten, wenn einige methodische Schwierigkeiten überwunden werden (Lindemann 1979). Eine maximal forcierte Exspiration am Anfang der Ausatmung läßt sich z. T. schon im Vorschulalter erzielen. Die Durchführbarkeit eines Peak-flow-Protokolls hängt von der Verläßlichkeit der Atemmanöver (und damit von der Reproduzierbarkeit) innerhalb eines größeren Zeitraumes ab.

Eine optimal forcierte Ausatmung bis zum Ende der Exspiration ist in der Regel erst im Schulalter (mit 6–8 Jahren) zu erreichen. Die Fähigkeit zur Kooperation läßt sich besonders gut an der Konfiguration des Fluß-Volumen-Diagramms ablesen. Sollwerte für alle Meßverfahren sind im Standardwerk von Polgar u. Promadhat (1971) sowie in einem Sonderband von „*The European Respiratory Journal*" (Eur Resp J, 1989, 2, Suppl.4) zusammengestellt. Es ist wichtig, daß die der Beurteilung zugrunde gelegten Sollwerte auf demselben Meßprinzip basieren und möglichst sogar mit demselben Gerät erstellt wurden wie dasjenige, das der Untersucher benutzt.

Ein besonderer Stellenwert kommt der Objektivierung der bronchialen Überempfindlichkeit zu, wobei zu beachten ist, daß altersabhängige Einflüsse eine Rolle spielen (Riedel u. von der Hardt 1986; Lesouef et al. 1989).

Die größte klinische Bedeutung hat die bronchiale Provokation mittels „Lauftest" im freien Lauf auf ebener Erde, da eine anstrengungsbedingte bronchiale Obstruktion („Anstrengungsasthma") bei Kindern häufiger beobachtet wird als bei Erwachsenen.

Kaltluftprovokationen haben – wie sich inzwischen herausgestellt hat – eine hohe Spezifität, aber eine geringe Sensitivität. Ein negatives Ergebnis schließt daher eine milde bis mäßige bronchiale Hyperreaktivität nicht aus (Bauer et al. 1988).

Blutgasanalyse: Sie wird vorzugsweise aus einem gut hyperämisierten Hautareal vorgenommen. Der pO_2 ist altersabhängig (Abb. 1).

Pa O$_2$ [mm Hg]

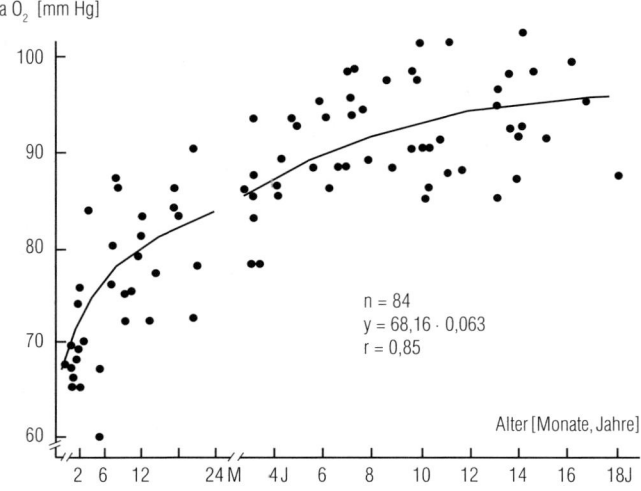

Abb. 1. O$_2$-Partialdruck (P$_a$O$_2$)
(Blutproben aus gut hyperämisiertem Hautareal) in Abhängigkeit vom Alter. Nach Gaultier et al. 1983)

Blutgasanalysen unter körperlicher Belastung bereichern auch in der Pädiatrie die Diagnostik. Die transkutanen Meßmethoden, die in Ergänzung der kapillären Bestimmungen eingesetzt werden, erleichtern die Durchführung wesentlich (Lindemann u. Bauer 1984).

9.10.7 Allergologische Diagnostik

Als pädiatrische Besonderheit ist hier v. a. die Bestimmung des Nabelschnur-IgE zu nennen, das bei Werten über 0,1 U/ml eine atopische Disposition nahelegt.

Ferner ist zu beachten, daß das Serum-IgE gesunder Kinder altersabhängig ist und erst im Schulalter die Bereiche des Erwachsenen erreicht werden (Urbanek 1987; Tabelle 2). Eine Hauttestung (Prickverfahren) im frühen Kindesalter ist zwar möglich (Berdel 1988), aber selten indiziert. Es ist in Rechnung zu stellen, daß es in dieser Altersstufe in der Haut noch an immunkompetenten Zellen mangelt, die eine adäquate Hautreaktion ermöglichen (Jarisch 1987).

Tabelle 2. IgE-Sollwerte (U/ml): Obere Sollwertgrenze einzelner Altersgruppen bei nichtallergischen Kindern

Alter	1–28 Tage	1–12 Monate	1–6 Jahre	7–14 Jahre
Obere Grenze	1,5	25	118	240

Sinnvoller ist es, bei anamnestischen Verdachtsmomenten den Nachweis spezifischer IgE- und IgG-Antikörper im Serum zu erbringen, die trotz normaler Gesamt-IgE- und IgG-Werte deutlich erhöht sein können.

Als hilfreiche Ergänzung der Hauttests scheinen sich multiallergene Stempel zu erweisen (z. B. Stallerkit). Sensitivität und Spezifität liegen offenbar in der Größenordnung des klassischen Pricktests (Berbig et al. 1991). Besondere Vorteile des multiallergenen Teststempels sind die vereinfachte Durchführung, der reduzierte Zeitaufwand und die geringe Belastung des jungen Patienten. Nachteilig ist die vorgegebene fixe Kombination von Allergenen.

Eine andere Möglichkeit stellen Pricklanzetten dar, die mit getrocknetem Allergen beschichtet sind (Phazet-Nadeln). Vorteilhaft ist die Tatsache, daß der Patient im Gegensatz zu den Flüssigallergenen den Arm nach Aufbringen des Allergens nicht längere Zeit ruhig halten muß (Mayer u. Bauer 1990).

Eine bronchiale Allergenprovokation, die bei Kindern mit besonders behutsam gesteigerten Allergenkonzentrationen durchgeführt werden sollte, ist bei Sofortallergien gelegentlich indiziert, z. B. zur Klärung der aktuellen Pathogenität eines Allergens (insbesondere bei Milben und Schimmelpilzen) und bei gutachterlichen Fragen. Bei der allergischen Alveolitis ist sie zur Sicherung der Diagnose im Kindesalter nur selten notwendig und nicht ohne Risiko (Lindemann et al. 1982; Pepys 1969).

9.10.8 Endoskopische Untersuchungen

Bronchoskopie und Bronchographie bei Kindern werden in Vollnarkose durchgeführt und unterliegen daher einer strengen Indikationsstellung (z. B. Verdacht auf Fremdkörperaspiration bzw. Schleimpfropf, Anomalie, Bronchiektasen).

9.10.9 Kardiologische Diagnostik

Bei langfristiger intrathorakaler Druckerhöhung und Hypoxie ist auch im Kindesalter mit kardialen Folgeschäden zu rechnen (Rutishauser u. Amacher 1986). Zur Diagnostik einer pulmonalen Hypertonie bzw. einer kardiovaskulären Anomalie als Ursache einer chronischen respiratorischen Krankheit wird die gesamte kardiologische Diagnostik bis hin zur digitalen Subtraktionsangiographie bzw. Angiokardiographie durchgeführt. Je nach Eingriff und Empfindlichkeit des Patienten ist eine Sedierung notwendig.

9.10.10 HNO-ärztliche Untersuchung

Durch eine Behinderung der Nasenatmung bzw. durch rezidivierende oder chronische Infektionen im HNO-Bereich (chronischer Rhinitis, adenoider Vegetationen, chronischer Sinusitis, Polypen) wird eine chronische Affektion der unteren Atemwege bei Kindern häufig unterhalten (Legler 1968). Eine eingehende HNO-ärztliche Untersuchung ist Voraussetzung für gezielte therapeutische Maßnahmen.

9.10.11 Psychologische Exploration

Emotionale Faktoren können bei chronischen respiratorischen Erkrankungen eine
große Rolle spielen (Richter 1988). Bei Kindern erscheint eine – altersgemäße
– Therapie besonders erfolgversprechend, sofern die Familienangehörigen in die
Behandlung einbezogen werden. Die psychologische Diagnostik sollte daher bei
problematischem Krankheitsverlauf rechtzeitig in die Wege geleitet werden.

9.11 Schlafapnoe-Diagnostik

J. Fischer

9.11.1 Einleitung und Definition

Die bisherigen pneumologischen Rehabilitationskonzepte haben v. a. der Beachtung von Störungen der Atemfunktion am Tage gegolten. Nächtliche Probleme,
die bei Patienten mit chronisch-obstruktiven Atemwegserkrankungen, wie chronisch-obstruktiver Bronchitis und Asthma bronchiale, auftreten, wurden im wesentlichen aufgrund subjektiver Angaben der Patienten, wie nächtliche Atemnot
und nächtlicher Husten, erfaßt und unter Berücksichtigung chronobiologischer Erkenntnisse pharmakologisch therapiert. Die objektive Diagnostik funktioneller
Veränderungen im Nachtschlaf in Form eines nächtlichen Monitorings fand praktisch, mit Ausnahme vereinzelt durchgeführter aufwendiger transkutaner Messungen von O_2- und CO_2-Partialdrucken, nicht statt. Erst die in den vergangenen
Jahren rasch zunehmenden Erkenntnisse über die Bedeutung schlafbezogener At-
mungs- und Kreislaufregulationsstörungen und deren Auswirkungen auf verschiedene vitale Funktionen am Tage und in der Nacht haben dazu geführt, sich diesen
leistungsmindernden Störungen auch in der pneumologischen Rehabilitationsmedizin zuzuwenden.

Die Muster der schlafbezogenen Atmungsstörungen werden eingeteilt in Störungen mit und ohne Obstruktion der oberen Atemwege (Fischer et al. 1991a;
Peter et al. 1991).

Schlafbezogene Atmungsstörungen mit Obstruktion der oberen Atemwege:
– partiell (Schnarchen, Hypopnoe),
– komplett (Apnoe).
    Schlafbezogene Atmungsstörungen ohne Obstruktion der oberen Atemwege:
– alveoläre Hypoventilation (primär, sekundär),
– zentrale Apnoe,
– unkoordinierte Atmung.

Verschiedene Kombinationen dieser Störungen können vorkommen. Die Apnoe
ist definiert als das Sistieren des Atemflusses an Mund und Nase. Dauert die
Apnoe länger als 10 s, wird sie als pathologisch bewertet. Die Differenzierung

in zentrale und obstruktive Apnoe gelingt durch zusätzliche Registrierung des Atemantriebs (thorakal und abdominal).

Die Anzahl der Apnoen pro Stunde Schlaf wird als Apnoeindex (AI) definiert. Ein AI von mehr als 5/h Schlaf wird als erhöhte Apnoeaktivität bewertet. Ein AI von mehr als 10/h Schlaf wird als sicher pathologisch bewertet.

9.11.2 Epidemiologie

Die partielle pharyngeale Obstruktion und die damit einhergehende Störung der Atmung, die sich akustisch als Schnarchgeräusch und funktionell als Hypopnoe darstellt, kommt am häufigsten vor. Lugaresi et al. (1980) haben angegeben, daß 41 % der Männer und 28 % der Frauen schnarchen, wobei eine Abhängigkeit der Prävalenz vom Lebensalter und Gewicht festzustellen war. Fischer et al. (1992 b) konnten zeigen, daß von 497 Männern einer pneumologischen Rehabilitationsklinik, die an chronischen Erkrankungen der Atemwege litten und ein mittleres Alter von 45,9 ± 11,1 Jahren und ein Relativgewicht von 109 ± 16,7 % aufwiesen, 56,8 % habituelle Schnarcher waren.

Die Prävalenz des obstruktiven Schlafapnoesyndroms wird in der zahlreichen Literatur auch in Abhängigkeit von der Definition und dem jeweils untersuchten Kollektiv mit 1–10 % der männlichen Bevölkerung angegeben. Fischer et al. (1991 b) konnten bei 497 Männern eine Prävalenz der obstruktiven Schlafapnoe (AI >10) von 5,9 % zeigen. Frauen sind 10mal seltener befallen, häufig erst nach Beginn der Menopause. Systematische epidemiologische Untersuchungen sind al-

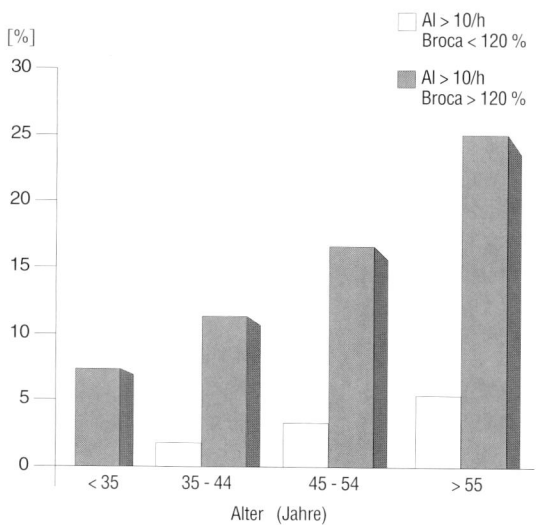

Abb. 1. Prävalenz des Schlafapnoesyndroms [Apnoeindex (AI) >10/h] bei 497 Männern in verschiedenen Altersklassen und in Abhängigkeit vom Relativgewicht nach Broca, <120 % > 120 %

lerdings nicht bekannt. Insgesamt wird die Zahl der akut gefährdeten Männer und Frauen in der Bundesrepublik Deutschland auf 350.000 geschätzt. Die Prävalenz der obstruktiven Schlafapnoe (AI >10) hängt ebenfalls vom Alter und Relativgewicht ab. So beträgt die Prävalenz bei Männern mit einem Relativgewicht von mehr als 120% und einem Alter von mehr als 45 Jahren über 20% (Abb. 1). Bei Männern mit einem Relativgewicht unter 120% und älter als 45 Jahren beträgt die Prävalenz hingegen nur etwa 5%.

Über die Häufigkeit der schlafbezogenen Atemstörungen ohne extrathorakale Obstruktion gibt es bisher keine gesicherten epidemiologischen Daten.

9.11.3 Ätiologie und Pathogenese

Die Ätiologie der schlafbezogenen Atmungsstörungen ist bisher nicht geklärt. Die Regulation der Atmung unterliegt einerseits autonom rückgekoppelten und andererseits autonom und willkürlich vorwärts gekoppelten Mechanismen, an der verschiedenste zentrale und periphere Strukturen und Funktionen beteiligt sind (Raschke 1991). Im Schlaf ändert sich der Funktionszustand des zentralen Nervensystems, der über die elektrophysiologische Ableitung von EEG, EOG und EMG registriert werden kann (Rechtschaffen u. Kales 1968), als einem zentralen Generator der Regulation der Atmung. Diese Funktionsänderung hat entsprechend dem Regelkreismodell der Atmung erhebliche Auswirkungen auf die Effektoren der Atmung, die Atemmuskulatur und Atemmechanik. So kommt es beim Gesunden im Schlaf zu einer Abnahme der Atemfrequenz, des Atemzugvolumens und des Atemminutenvolumens (Gothe et al. 1982), aber auch zu einer Zunahme des Strömungswiderstandes der extrathorakal und intrathorakal gelegenen Atemwege (Ballard et al. 1989; Hudgel et al. 1983). Besonders in der Einschlafphase kommt es zu wiederholtem raschem Wechsel zwischen Schlaf- und Wachzustand des ZNS. Hieraus resultieren infolge der relativen Trägheit des Regelkreises sowie der vorhandenen Latenzzeiten wechselnde Phasen von Hyperventilation und Hypoventilation bis hin zur kompensatorischen, zentralen Apnoe.

Für das Zustandekommen pathologischer obstruktiver Apnoen können nach Strohl et al. (1986) verschiedene Faktoren wie schlafinduzierte Veränderungen im neuromuskulären Atemantrieb, veränderte Reizschwellen für Schlaf und/oder Erwachen, veränderte Reflexe beim Atemantrieb, enge pharyngeale Atemwege, erworbene und genetische morphologische Merkmale, nasale Obstruktion, erhöhte pharyngeale Dehnbarkeit, veränderte Reaktionen im Atemmuskeltonus und ein verzögerter Beginn der Dilatation der oberen Atemmuskulatur beteiligt sein.

Die pharyngeale Obstruktion mit partiellem oder komplettem Verschluß der oberen Atemwege, sei es durch Anlegen der Zunge an die Rachenhinterwand oder konzentrischen Verschluß der Pharynxmuskulatur infolge eines Mißverhältnisses zwischen Aktivierung der den Inspirationssog ausführenden Atemmuskulatur und der die Atemwege offenhaltenden oropharyngealen Muskulatur, läßt sich auch videoendoskopisch darstellen (Becker et al. 1989). Infolge der durch Hypoventilation oder Apnoe bedingten Abnahme des O_2-Partialdrucks und damit der O_2-Sättigung in Kombination mit einem Anstieg des CO_2-Partialdruckes kommt es zu einer Weckreaktion (Arousal), die infolge der Zunahme der Vigilanz, also einer Änderung des Funktionszustandes des ZNS, zu einer akuten Erhöhung der motoneuronalen Aktivität der oropharyngealen Muskulatur führt. Hierdurch kommt es zur Lösung des Verschlusses der Atemwege, einhergehend mit einem lauten Schnarchgeräusch und anschließender Hyperventilation. Die Lautstärke der Schnarchgeräusche kann bis zu 90 dB betragen. Die Vigilanzsteigerung reicht aber nicht für eine bewußte Wahrnehmung der Weckreaktion aus (Krieger u. Kurtz 1978).

Nach der ca. 5 – 15 Sekunden dauernden Phase der Hyperventilation, die häufig zu einer Normalisierung des O_2-Partialdruckes führt, kommt es infolge erneuter Veränderungen des Funktionszustandes des ZNS zu einer Wiederholung des beschriebenen Zyklus. Charakteristisch für die schlafbezogenen Atemstörungen ist dieser sich ständig wiederholende Pathomechanismus des aus der Physiologie bekannten Müller-Manövers, wobei Frequenz und Dauer die Schwere des Krankheitsbildes bestimmen.

Infolge des Müller-Manövers kommt es nicht nur zu einer schweren O_2-Entsättigung, wobei diese auch abhängig ist von der funktionellen Residualkapazität, der Höhe des O_2-Verbrauchs und der Dauer der Apnoe (Fletcher 1990), sondern auch zu einer Zunahme des Vagotonus mit kontinuierlicher Abnahme der Herzfrequenz bis hin zur Bradykardie und z. T. sogar zur Asystolie. Infolge der durch die Hypoxämie bedingten Triggerung des Sympathikus kommt es nach Lösung der Apnoe zu einer sofortigen Zunahme der Herzfrequenz. Die so auftretenden zyklischen Variationen der Pulsfrequenz können ein beachtliches Ausmaß annehmen. Ebenso kommt es infolge des ausgeprägten Wechsels zwischen Vagotonus und Sympathikotonus und infolge der erheblichen intrathorakalen Druckschwankungen zu einer ebenso bedeutsamen Variabilität der Drücke im großen und kleinen Kreislauf. Nach Untersuchungen von Shepard (1986) nimmt infolge der Pulsfrequenzabnahme auch der myokardiale O_2-Verbrauch und der myokardiale Blutfluß ab. In tierexperimentellen Untersuchungen konnten Marquardt et al. (1976) zeigen, daß es nach einer 60 s dauernden Apnoe zu einer Reduzierung der myokardialen Flimmerschwelle um bis zu ca. 60 % kommt.

9.11.4 Klinische Symptomatik

Das Kardinalsymptom der obstruktiven Schlafapnoe ist das laute und unregelmäßige Schnarchen, unterbrochen von Atemstillständen, einhergehend mit thorakalen und abdominalen frustranen Atembewegungen und begleitet von zunehmender Zyanose des Patienten. Dieses Kardinalsymptom kann von den betroffenen Patienten selber nicht registriert werden, so daß sich hierfür die Erhebung der Fremdanamnese beim Schlafzimmerpartner empfiehlt. Bei Patienten einer Rehabilitationsklinik kann dieses Probleme bereiten, da der Schlafzimmerpartner meistens nicht anwesend ist und daher auch nicht befragt werden kann. So fanden Fischer et al. (1991 b), daß bei Rehabilitationspatienten mit einem polysomnographisch nachgewiesenen Apnoeindex >10 nur in 30 % der Fälle Atemstillstände in der Anamnese angegeben wurden. Bei gezielt zur Abklärung einer schlafbezogenen

Atemstörung zugewiesenen Patienten gaben hingegen 78 % beobachtete nächtliche Atemstillstände an. Eine besondere Bedeutung für die Rehabilitation hat die als 2. Kardinalsymptom der obstruktiven Schlafapnoe zu bezeichnende pathologische Einschlafneigung am Tage. Lavie (1983) konnte zeigen, daß von 1.502 Industriearbeitern, die Tagesarbeit verrichteten, 8 % unter einer spontanen Einschlafneigung am Tage litten. Die Anzahl der Arbeitsunfälle der Arbeiter, die in den vergangenen 2 Jahren 3 und mehr Unfälle erlitten hatten, war in dieser Gruppe 3mal so hoch. Die Anzahl der Krankheitstage war doppelt so hoch. George et al. (1987) berichteten, daß Patienten mit Schlafapnoe doppelt so häufig Autounfälle verschulden. In unserer Klinik gaben 7,8 % von 497 Männern an, tagsüber oft oder sehr oft spontan einzuschlafen. Bei nie oder nur gelegentlich schnarchenden Männern war dies nur bei 4,8 % der Fall, bei oft oder sehr oft schnarchenden Männern betrug der Anteil 13,3 % und bei Patienten mit einem Apnoeindex über 10 sogar 39,6 % (Fischer 1992 b). Weitere häufig vorkommende Symptome und klinische Befunde sind in Anlehnung an die Empfehlung der Arbeitsgruppe „Nächtliche Atmungs- und Kreislaufregulationsstörungen" der Deutschen Gesellschaft für Pneumologie in Tabelle 1 dargestellt. Nach Untersuchungen von Guilleminault (1989) liegt bei etwa 60 % der Patienten ein Übergewicht von mehr als 20 % vor. 25 % wiesen ein leichtes Übergewicht und 10 % ein Normalgewicht auf. Etwa 30 – 40 % der Patienten mit essentieller arterieller Hypertonie weisen einen erhöhten Apnoeindex auf, welcher durch verschiedene Untersuchungen belegt wurde (Fischer 1992 c). 55 % der Patienten mit obstruktiver Schlafapnoe entwickeln am Tage in Ruhe oder unter Belastung eine pulmonale Hypertonie (Podszus et al. 1986), 12 % eine dekompensierte Herzinsuffizienz (Bradley et al. 1985) und nur bei 7 % ist eine Polyglobulie (Guilleminault 1989) zu finden.

Anhand des Pathomechanismus, der Symptomatik und der klinischen Befunde wird die Bedeutung einer möglichst frühzeitigen Diagnosesicherung dieser Er-

Tabelle 1. Häufig vorkommende Symptomatik und Befunde bei Schlafapnoe

Symptomatik	Befunde
– Unregelmäßiges, lautes Schnarchen mit längeren Atempausen – Pathologische Einschlafneigung am Tage – Morgendliche Abgeschlagenheit – Morgendliche Mundtrockenheit – Morgendliche Kopfschmerzen – Intellektuelle Leistungsminderung – Persönlichkeitsveränderungen – Veränderungen im Affekt – Potenzstörungen – Nächtliches Wasserlassen – Verlegte Nasenatmung	– Adipositas – Arterielle Hypertonie – Herzrhytmusstörungen – Respiratorische Partial-/Global-insuffizienz – Rechtsherzinsuffizienz – Pulmonale Hypertonie – Polyglobulie – Raumfordernde Prozesse im Nasen-Rachen-Raum – Kraniofaziale Anomalien

krankung besonders im Zusammenhang mit Rehabilitationsmaßnahmen, die der Verbesserung oder Wiederherstellung einer eingeschränkten oder schon bestehenden Minderung der Erwerbsfähigkeit dienen, besonders deutlich. Insbesondere die lange stationäre Aufenthaltsdauer von 28 Tagen und 28 Nächten ist geeignet, die diagnostischen Maßnahmen durchzuführen und ggf. auch die suffiziente Therapie oder auch die weitere differentialdiagnostische Abklärung einzuleiten.

9.11.5 Diagnostik

Die Diagnostik schlafbezogener Atmungs- und Kreislaufregulationsstörungen wird in Form einer Stufendiagnostik (s. Übersicht) durchgeführt. Diese Vorgehensweise, wie sie auch von der Deutschen Gesellschaft für Pneumologie empfohlen wird (1991), bietet sich insbesondere wegen des hohen technischen und personellen Aufwandes an.

Stufendiagnostik der Schlafapnoe (*in Anlehnung an die Empfehlungen der Deutschen Gesellschaft für Pneumologie 1991*)

Stufe 1:   Anamnese,
              körperliche Untersuchung.
Stufe 2:   Lungenfunktionsprüfung,
              Blutgasanalyse,
              Röntgen (Thorax und Nasennebenhöhlen),
              Ruhe-EKG (und unter ergometrischer Belastung),
              Langzeit-EKG,
              allgemeiner Laborstatus,
              Chemosensibilität der Atmungsregulation
              (Hyperkapnietest und Hypoxietest),
              Rhinomanometrie (oder akustische Rhinometrie),
              Schilddrüsendiagnostik.
Stufe 3:   1) Ambulante Untersuchungsmethoden,
                 Atemstillstände (Häufigkeit und Dauer),
                 S_aO_2-Abfälle (Häufigkeit und Ausmaß,
                 Pulsfrequenz (Aufzeichnung),
                 Schnarchanalyse (Häufigkeit und Intensität).
              2) Polysomnographie,
                 Schlaftiefe (NREM-, REM-Schlafanteile),
                 Gesamtschlafzeit,
                 Schlaffragmentierung,
                 Atemfluß (Häufigkeit, Form und Dauer von Apnoephasen),
                 Atemanstrengung,
                 Ösophagusdruckmessung,
                 O_2-Sättigung oder O_2-Partialdruck des arteriellen Blutes,
                 EKG,
                 Bewegung und Position,
                 Videobeobachtung.

Die Stufe 1 (s. Übersicht) beinhaltet im wesentlichen die ausführliche und diffe-renzierte Erhebung der Eigenanamnese, wobei hier besonders die Schnarchanam-nese und die Frage nach Atemstillständen während des Schlafes Probleme bereiten kann. Der Patient sollte daher möglichst schon vor Antritt der Rehabilitationsmaß-nahme mit den Fragen konfrontiert werden, damit er ggf. seinen Schlafzimmer-partner hierzu befragen kann. Die Verwendung standardisierter Schlafanamnese-bögen, wie der von Siegrist et al. (1987) vorgeschlagene, bieten sich hier besonders an. In diesem Fragebogen werden im wesentlichen 5 Faktoren abge-fragt, die 60,5 % der Gesamtvarianz bei Patienten einer pneumologischen Rehabi-litationsklinik erklären: 1) Dyspnoe, 2) Vigilanz, 3) Schlafstörungen, 4) Kopf-schmerzen, 5) Schnarchen (Fischer et al. 1991 b). Allerdings ergab sich bei dem Versuch einer Validierung dieses Fragebogens hinsichtlich der Faktoren Vigilanz und Schnarchen bei Rehabilitationspatienten nur eine Sensitivität von 36 % und Spezifität von 61 %. Diese lag bei zugewiesenen Patienten mit Verdacht auf das Vorliegen eines Schlafapnoesyndroms bei einer Sensitivität von 78 % und einer Spezifität von 69 % erheblich höher. Bei Optimierung der Fremdanamneseerhe-bung ist daher auch bei Patienten einer Rehabilitationsklinik mit einer Verbesse-rung der Effektivität dieses Fragebogens zu rechnen. Es muß allerdings auch be-rücksichtigt werden, daß viele Symptome der Schlafapnoe unspezifischen Charakter haben und daher weit verbreitet sind. Bei anamnestisch schon geringem Verdacht auf das Vorliegen einer obstruktiven Schlafapnoe sollte daher die Stufen-diagnostik weiter vorangetrieben werden. Dies beinhaltet auch die evtl. erforderli-che konsiliarische Hinzuziehung von Neurologen, Psychiatern und HNO-Ärzten. Ein Teil dieser differenzierten Anamneseerhebung und auch differentialdiagnosti-schen Erwägungen könnten schon im Vorfeld der Rehabilitationsmaßnahme durchgeführt werden. Dieses könnte z. B. bei Antragsstellung auf eine Rehabilita-tionsmaßnahme oder bei der in diesem Zusammenhang durchgeführten Begutach-tung erfolgen. Bei entsprechenden gutachterlichen Hinweisen kann so bereits von der einweisenden Stelle die richtige Zuweisung des Patienten in eine entsprechend ausgestattete Klinik erfolgen. Die Stufe 2 der diagnostischen Maßnahmen dient vorwiegend der Ermittlung von Funktionsstörungen der Atmungs- und Kreislauf-regulation am Tage (s. vorige Übersicht).

Im Rahmen der Lungenfunktionsdiagnostik kann die Formanalyse der Fluß-Volumen-Kurve schon erste Hinweise auf das Vorliegen einer Instabilität des Oro-pharynx geben. So fanden Haponik et al. (1981) mit einer Sensitivität von 44 % und einer Spezifität von 92 % bei Patienten mit Schlafapnoesyndrom ein Verhält-nis des forcierten exspiratorischen Flusses zu dem forcierten inspiratorischen Fluß von >1 bei 50 % der forcierten Vitalkapazität ($FEF_{50}/FIF_{50} > 1$). Die Instabilität der oropharyngealen Wand und die teilweise inspiratorisch oder auch exspirato-risch auftretenden Strömungsbehinderungen der oberen Atemwege spiegeln sich häufig in „sägezahnartig" aussehenden oszillierenden Strömungsänderungen un-terschiedlichen Ausmaßes bis hin zu $\dot{V} = 0$ wider (Fischer et al. 1987).

Die übrigen Funktionstests dienen im wesentlichen der Erfassung von Risiko-faktoren, die Ursache oder Folge der Schlafapnoe sein können oder die ein beste-hendes Schlafapnoesyndrom verschlimmern. Hier sei besonders auf die Kombina-tion einer chronisch-obstruktiven Atemwegserkrankung mit respiratorischer

Partial- oder Globalinsuffizienz hingewiesen, die in Kombination mit einer obstruktiven Schlafapnoe (Overlapsyndrom, Flenley 1989) zu besonders ausgeprägten und langanhaltenden O_2-Entsättigungen führen kann. Die Untersuchung der Chemosensibilität der Atmungsregulation kann mit der Durchführung von normoxischem Hyperkapnie- und isokapnischem Hypoxietest schon am Tage bestehende Störungen im Regelkreis der Atmung aufdecken. Durch Vigilanztests und Lern-Gedächtnis-Tests können Hinweise auf eine Störung der Vigilanz oder der intellektuellen Leistungsfähigkeit ermittelt werden.

Die nächste diagnostische Stufe (Stufe 3 in der vorigen Übersicht) beinhaltet die Funktionsdiagnostik während der Nacht. Das einfache nächtliche Monitoring erlaubt es, erste objektive Hinweise auf das Vorliegen einer schlafbezogenen Atemstörung zu gewinnen. Hierzu ist die Erfassung atemrelevanter Meßgrößen erforderlich, die im Zeitverlauf und mit tabellarischer Auswertung die Häufigkeit und Dauer der Atemstillstände dokumentieren. Die Registrierung des Atemflusses an Nase (und Mund) erfolgt mit Thermistoren, pneumotachographisch oder durch Atemgasanalyse. Die Häufigkeit und Dauer von O_2-Entsättigungen bei gleichzeitiger Registrierung der Herzfrequenz mittels Pulsoxymetrie kann ebenfalls alleine oder in Kombination mit der Atemflußregistrierung verwendet werden. Die Analyse der Häufigkeit und Intensität der Schnarchgeräusche mittels eines Larynxmi-

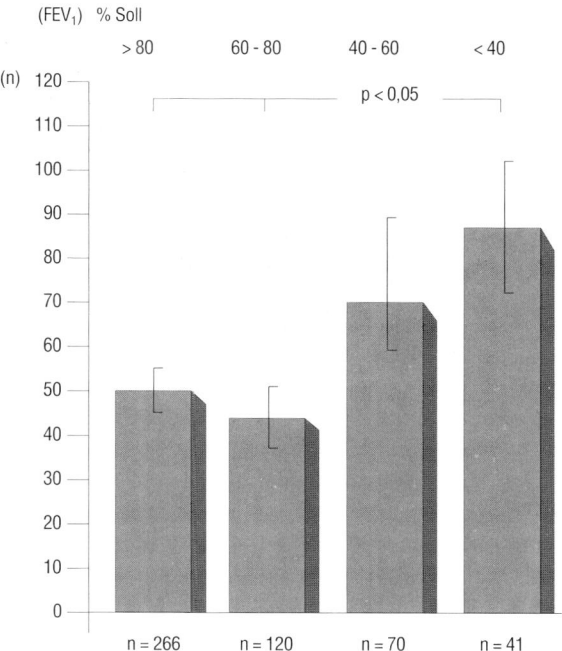

Abb. 2. Anzahl der O_2-Entsättigungen unter 90 % während 8 h nächtlicher Meßdauer mittels Pulsoxymetrie in Abhängigkeit von unterschiedlichen Schweregraden einer obstruktiven Ventilationsstörung

krofons ist nur in Kombination mit einer weiteren atem- oder kreislaufrelevanten Meßgröße sinnvoll. Die gleichzeitige Registrierung der Körperlage bietet keinen weiteren wesentlichen Vorteil, da die Körperposition im Schlafzustand aktiv nicht beeinflußt werden kann und daher auch therapeutisch nicht verwertbar ist. Für alle genannten Verfahren sind verschiedene Meßgeräte bereits kommerziell erhältlich. In der Abb. 2 wird die Anzahl der O_2-Entsättigungen unter 90% während einer 8stündigen Nachtschlafregistrierung in Abhängigkeit vom Schweregrad der obstruktiven Ventilationsstörung dargestellt. Hier zeigt sich, daß mit zunehmendem Schweregrad der obstruktiven Ventilationsstörung die Anzahl der O_2-Entsättigungen unter 90% signifikant zunimmt als Ausdruck einer besonders im Schlaf relevanten Zunahme der alveolären Minderbelüftung bei Patienten mit mittel- bis schwergradiger obstruktiver Ventilationsstörung. Die polysomnographisch gesicherte Prävalenz einer obstruktiven Schlafapnoe war hingegen bei Patienten mit obstruktiver Ventilationsstörung im Vergleich zu Patienten ohne meßbare Obstruktion der intrathorakalen Atemwege nicht signifikant häufiger (Fischer 1992 c).

Zur Sicherung der Diagnose ist eine polysomnographische Untersuchung (Abb. 3) erforderlich. Nur mit der Polysomnographie können die Gesamtschlafzeit, die Schlaftiefe mit Differenzierung in NREM- und REM-Anteil, die Schlaffragmentierung, der Atemfluß zur Differenzierung von Häufigkeit, Form und Dauer von Apnoephasen, die Atemanstrengung in Verbindung mit dem Atemfluß zur Differenzierung von obstruktiven, gemischten und zentralen Apnoen, die O_2-Sättigung zur Erfassung von Dauer und Ausmaß der Hypoxämien, das EKG zur Bewertung von Herzrhythmusstörungen und ggf. die Körperposition und -bewegung gleichzeitig ermittelt werden. Anhand der registrierten Funktionsmuster ist eine sichere Differenzierung nach Art und Ausmaß der schlafassoziierten Atemstörung möglich. Die Ermittlung der Schlafarchitektur erfolgt nach den Kriterien von Rechtschaffen u. Kales (1968). Hierzu müssen mindestens 1 EEG-, 2 EOG- und 1 EMG-Kanal abgeleitet werden.

Diese aufwendige Diagnosesicherung ist erforderlich, um andere mit Tagesmüdigkeit einhergehende Erkrankungen wie z. B. Narkolepsie (Meier-Ewert 1989) sicher auszuschließen und um die richtige Therapie einleiten zu können. Nur in der Kenntnis der Kombination des Funktionszustandes des zentralen Nervensystems mit den atmungs- und kreislaufrelevanten Meßgrößen ist eine sichere Schweregradbeurteilung der Erkrankung möglich. Auch nur so kann der Arzt dem Patienten in der Verordnung der richtigen Therapie zur richtigen Zeit gerecht werden, um damit seinen Auftrag zu erfüllen, eine möglichst erfolgreiche Rehabilitation des Patienten mit dem Ziel der Verbesserung oder Wiederherstellung der Erwerbsfähigkeit zu erreichen.

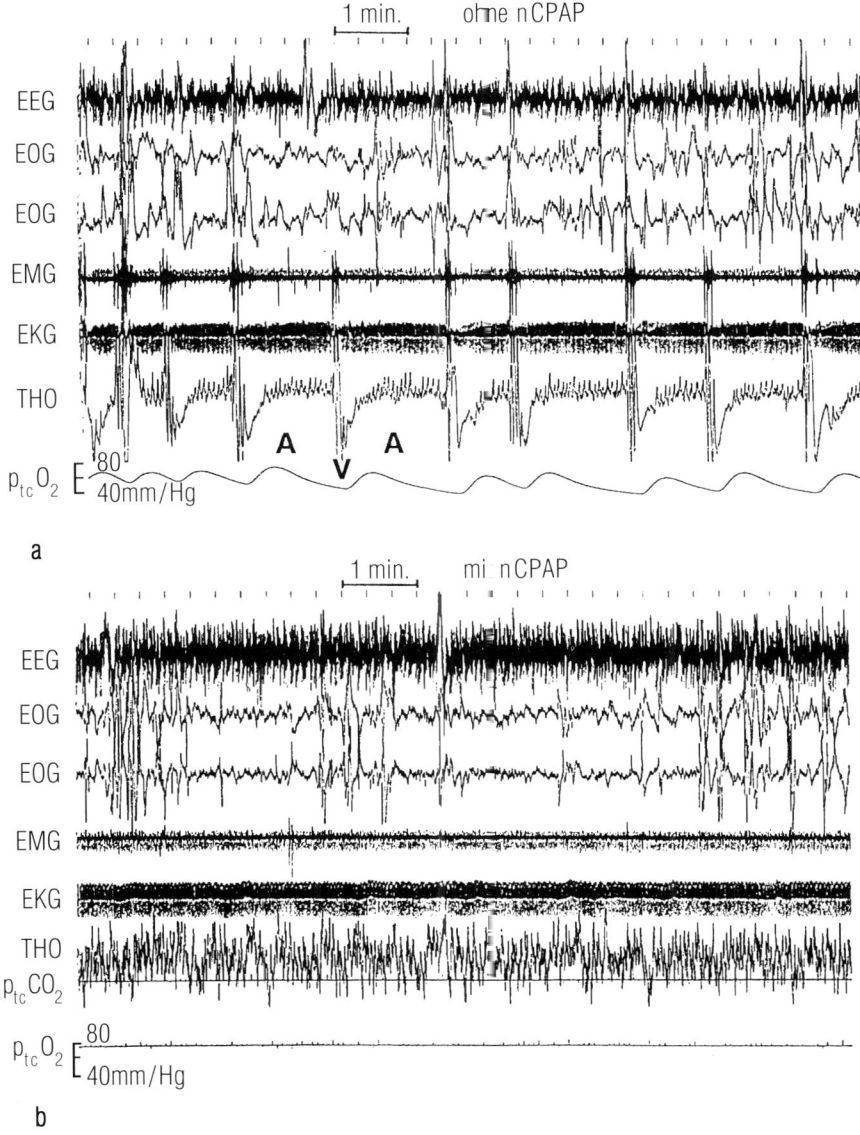

Abb. 3a, b. Polysomnographische Registrierung bei einem Patienten mit Schlafapnoesyndrom (*EEG* Elektroenzephalogramm, *EOG* Elektrookulogramm, *EMG* Elektromyogramm, *EKG* Elektrokardiogramm, *THO* Thoraxbewegung, $p_{tc}CO_2$ transkutaner CO_2-Partialdruck, $p_{tc}O_2$ transkutaner Sauerstoffpartialdruck). *a)* Vor Therapie mit Apnoephasen (*A*) unterschiedlicher Dauer, gefolgt von Phasen kurzzeitiger Hyperpnoe (*V*), begleitet von Schnarchgeräuschen (*EMG*), zyklischen Variationen der Herzfrequenz (*EKG*) und undulierendem Verlauf des O_2-Partialdrucks ($p_{tc}O_2$). *b)* Messung in der folgenden Nacht unter Therapie mit nasal appliziertem kontinuierlichem positivem Alveolardruck von 10 cm H_2O (nCPAP = nasal continuous positive airway pressure). Völliges Verschwinden der Apnoe und Normalisierung der veränderten Meßgrößen

9.12 Chronobiologische Diagnostik

F. Raschke

9.12.1 Einleitung

Nächtliche Funktionseinschränkungen von Lunge, Atemwegen und Atmungsregulation spielen wegen der damit verbundenen lebensbedrohlichen Ereignisse und der möglichen irreversiblen kardiopulmonalen Folgeerkrankungen bei rezidivierender Obstruktion eine große klinische Rolle.

Mit pneumologischen Erkrankungen einhergehende Einschlaf- und Durchschlafstörungen oder auch verminderte Erholungsfunktionen des Schlafes führen zusätzlich zu Einschränkungen der körperlichen und geistigen Leistungsfähigkeit am darauffolgenden Tage (Raschke u. Fischer 1992). Ein chronobiologisch orientiertes Behandlungsregime berührt daher in unmittelbarer Weise die zentralen Aufgaben der pneumologischen Rehabilitationsmedizin.

Außer tagesrhythmischen (sog. zirkadianen) Schwankungen gibt es aber auch jahresrhythmische (sog. zirkannuale) und weiterhin sogenannte ultradiane (Periodendauer 1–20 h) Rhythmen, die neben ihrer bisherigen großen Bedeutung für die Immunologie und Endokrinologie auch in der Pneumologie zunehmend berücksichtigt werden.

Alle diese Rhythmen können sich überlagern und zu komplizierten Modulationen führen, so daß die Aufgabe der chronobiologischen Diagnostik v. a. darin besteht, die Teilkomponenten zu separieren und ihre pathogenetischen Mechanismen zu ermitteln.

9.12.2 Tagesrhythmus

Schon die normale Lungenfunktion unterliegt ausgeprägten tagesrhythmischen Schwankungen, die weitaus größer sind als die anderer Körperfunktionen und bei der bronchialen Reagibilität z. B. 60 % des Tagesmittelwertes betragen kann. Nächtliche Zunahmen des bronchialen (Wylicil u. Weber 1969) und nasalen (Rasche u. Fischer 1992) Atemwegswiderstandes, der bronchialen Hyperreagibilität (de Vries et al. 1962; Gervais et al. 1977; Cegla 1984) und des Plasmahistaminspiegels (Barnes et al. 1980) sind hierfür gut bekannte Beispiele. Nächtliche Abnahmen gibt es bei Peak-flow-Werten (D'Alonzo u. Smolensky 1991) und vom FEV_1-Wert (Lemmer 1991), CO_2-Atemantrieb (Raschke u. Möller 1989), Kortisolplasmaspiegel (Barnes et al. 1980, Haen et al. 1991), Adrenalinspiegel (Barnes et al. 1980), cAMP-Spiegel und β-Rezeptorenbesetzungsdichte sowie der Äquilibriumsdissoziationskonstanten für einen Radioliganden in peripheren mononuklearen Leukozyten (Haen et al. 1991). Insgesamt weisen zahlreiche unterschiedliche hormonelle, neurale, zelluläre und humorale Faktoren sowie Mediatoren tagesrhythmische Schwankungen auf, die eine nächtliche bronchiale Obstruktion begünstigen (Kunkel u. Siebert 1988; vgl. auch Dorow u. v. Wichert 1986).

Der Nachweis solcher Schwankungen gelingt am besten über aktivitätsmäßig standardisierte 24stündige Untersuchungen mit 4-h-Meßintervallen, wie sie z. B. von Wylicil u. Weber (1969) für ganzkörperplethysmographisch bestimmte Atemwegswiderstände durchgeführt wurden. Sie konnten zeigen, daß ein statistisch hochsignifikanter Tagesgang vorlag, der bei Gesunden im Tagesmittel bei ca. 3 mbar/l/s, bei Patienten mit Atemwegserkrankungen jedoch bei ca. 9 mbar/l/s lag (vgl. Abb. 1). Die nächtlichen Messungen um 20^{oo,} 0^{oo} und 4^{oo} zeigten Werte von ca. 9, 10 und 12 mbar/l/s, also mit Extremwerten gegen 4^{oo} morgens. Die Amplitude des Tagesgangs betrug ca. 50 % des Tagesmittelwertes. Dies galt jedoch nur für die Hälfte der Patienten, während die andere Hälfte keine tagesrhythmischen Änderungen aufwies. Als Erklärungsmöglichkeit für solche Unterschiede wurden bereits in dieser frühen Untersuchung unterschiedliche Kortisol- und ACTH-Blut-

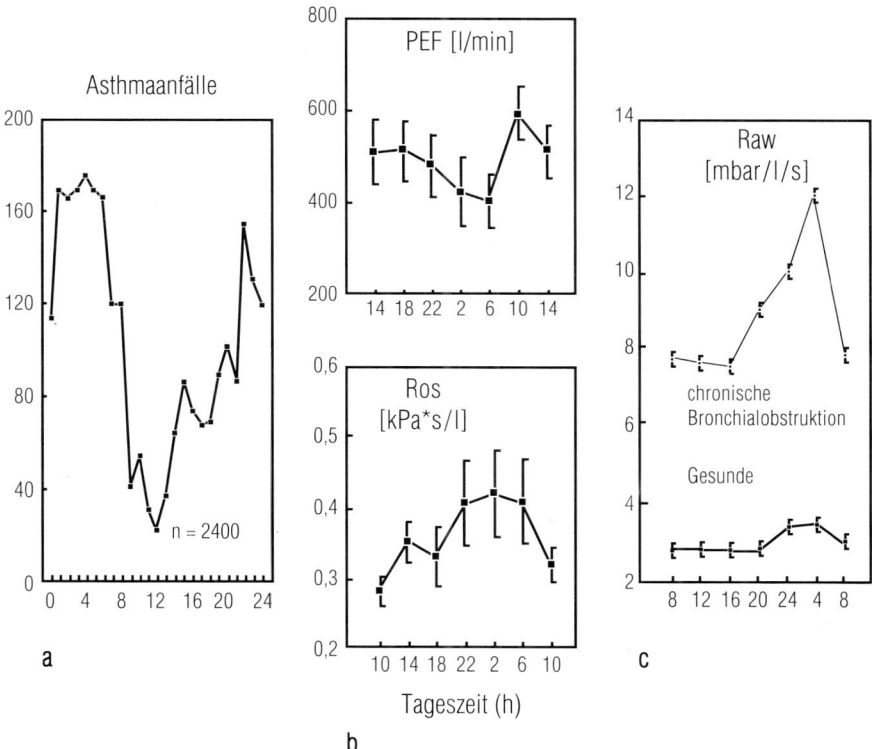

Abb. 1. Chronobiologische Diagnostik von tagesrhythmischen Änderungen mit steigendem Meßaufwand. **a)** Anamnestisch erhobene Verteilung der tageszeitlichen Häufung von Asthmaanfällen (nach Zuidema u. v. Essel 1965). **b)** Mittelwerte mit Standardfehler von PEF und Ros bei 5 Asthmatikern unter stationären klinischen Bedingungen mit Aktivitätskontrolle (nach Haen et al. 1991). **c)** Mittelwerte vom Raw mit sog. Vertrauensbereich (Wurzel aus Standardfehler) von 10 Gesunden und 22 Patienten mit chronischer Bronchialobstruktion mit Ganzkörperplethysmograph unter stationären Bedingungen gemessen; Wecken zum Meßtermin (nach Wylicil u. Weber 1969)

spiegel bei den Patienten in Betracht gezogen. Neuere Untersuchungen von Kallenbach et al. (1988) haben dann gezeigt, daß ein verstärkter morgendlicher Abfall von Peak-flow-Werten („morning dipping") mit gleichzeitig reduzierten Plasmakortisolspiegel einhergeht. Ebenfalls eine wichtige Rolle beim morgendlichen Minimum dürften die zeitgleichen Minima des Plasmaadrenalinspiegels und des Plasma-cAMP-Spiegels und die Maxima des Plasmahistaminspiegels spielen (Barnes et al. 1980; Kunkel u. Siebert 1988). Das „morning dipping" könnte jedoch in noch spezifischerer Weise mit der Affinität β_2-empfindlicher adrenerger Rezeptoren zusammenhängen (Haen et al. 1991). Hinsichtlich der Diagnostik von solchen tageszeitlichen Variationen zeigt Abb. 1 3 verschiedene Variablen, die sich alle in einfacher Weise, aber mit steigendem Meßaufwand erfassen lassen:

1) anamnestische Befragung nach bevorzugter Tageszeit von Atemnot bei stundengenauer Angabe (Abb. 1 a);
2) Peak-flow-Messungen mit mindestens 3 Tageswerten (7^{oo}, 13^{oo}, 19^{oo}), besser in 4stündlichen Intervallen (z. B. 6^{oo}, 10^{oo}, 14^{oo}, 18^{oo}, 22^{oo}, 2^{oo}), wobei ein Termin mit Wecken verbunden sein kann (Abb. 1 b). Solche Untersuchungen lassen sich auch im häuslichen Milieu durchführen;
3) klinische Messungen des Atemwegswiderstandes auf der Station mit Hilfe von ambulanten Geräten über Verschlußdruck- oder oszillatorische Messungen (Abb. 1 b). Stationär mit dem Ganzkörperplethysmographen (Abb. 1 c).

Aus Peak-flow-Messungen wurde auch auf das Vorliegen einer bronchialen Hyperreagibilität mit ihrer endogen produzierten Tagesrhythmik geschlossen, die dann vorliegen kann, wenn der frühmorgendliche (6^{oo}) Wert nur 80 % oder weniger des am Tage (mittags/ abends) gemessenen Höchstwertes beträgt (20%-Abfall; Hetzel u. Clark 1980).

Tagesrhythmische Schwankungen zeigen die größte Amplitude bei Atemfunktionsänderungen, weswegen sie in erster Linie zur Diagnose herangezogen werden sollten.

9.12.3 Schlaf

Neben tagesrhythmischen Spontanschwankungen von Atemfunktionen mit endogener, verhaltensunabhängiger Komponente kommt es mit Einschlafbeginn zu einer ganzen Reihe von Veränderungen, die in erster Linie an den Schlaf als anderem Funktionszustand bzw. an die unterschiedlichen Schlafstadien gekoppelt sind. Hierzu gehören Änderungen in der Atmungsregulation (Abnahme von V_T, AF, V_E, V_T/T_I, FRC, Compliance, O_2- und CO_2-Sensibilität und Zunahme von Resistance, EMG_{di}, P0.1, $P_{ET}CO_2$; vgl. Raschke 1991) sowie Zunahmen der Clearancezeit (Bateman et al. 1978). Zusätzlich ist während des Schlafes mit verminderter sympathischer Aktivität und erhöhter vagaler Aktivität besonders während des REM-Schlafs zu rechnen (Hobson 1990), die eine entsprechende Bronchokonstriktion bewirken. Alle diese Variablen können einzeln oder in Kombination nächtliche Exazerbationen bei Atemwegserkrankungen verstärken, wie neuere Untersuchungen von Ballard et al. (1989) gezeigt haben. Dabei ist sowohl die Verteilung von

Asthmaattacken als auch die Bronchokonstriktion im Prinzip unabhängig von der Schlaftiefe (Douglas 1989). Dauer und Intensität sind während der Tiefschlafstadien 3 und 4 lediglich tendenzmäßig erhöht, wie bronchiale Widerstandsmessungen gezeigt haben (Bellia et al. 1989). Auch FEV_1-Werte zeigten direkt nach dem Wecken aus dem REM-Schlaf um ca. 200 ml verminderte Werte gegenüber solchen nach NREM-Schlaf (vgl. Douglas 1989). Demgegenüber betrug aber die gesamte tagesrhythmische Variation ca. 800 ml, so daß der Effekt der Schlaftiefe eine zwar nachweisbare, aber gegenüber den tagesrhythmischen Variationen untergeordnete Rolle spielt.

Bei den schlafzyklischen Schwankungen handelt es sich um ultradiane Rhythmen, die am Tage unterschwellig weiterlaufen können (sog. „basic rest activity cycle" = BRAC; Kleitman 1983). Sie zeigen eine auffallende Parallelität zur Plasmacortisolaktivität während der frühen Morgenstunden (Späth-Schwalbe et al. 1991).

Ein Modell, das die nächtliche, schlafbedingte Ventilationsverminderung darstellt, ist in Abb. 2 nach experimentellen Ergebnissen von Douglas et al. (1982) und Raschke u. Möller (1989) als Atemantwortkurve dargestellt. Dabei wurde die Atemantwort auf CO_2-Stimulation jeweils während verschiedener Schlafstadien bzw. nach metabolisch und klimatisch standardisierten tageszeitlichen Untersu-

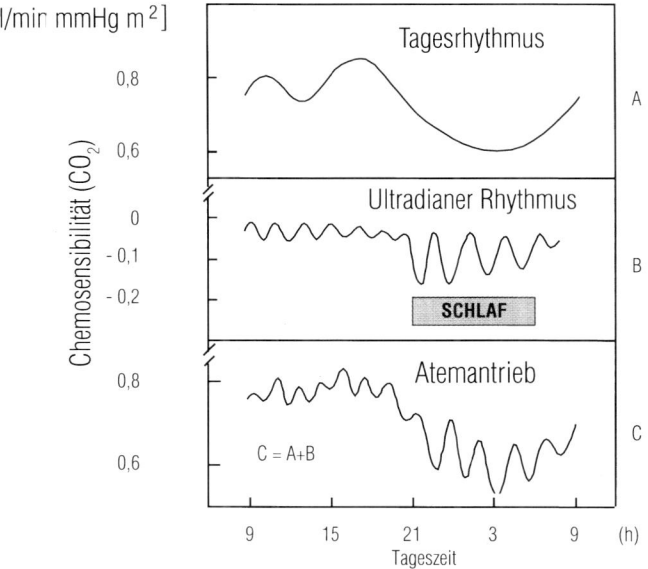

Abb. 2. Tagesrhythmische Veränderungen *(A)* der Chemosensibilität auf CO_2 (Steigung der Atemantwortkurve bei normoxischer, progressiver Hyperkapnie, normiert auf Körperoberfläche BSA), nach Raschke u. Möller (1989) und während verschiedener Schlafstadien *(B)* nach Douglas et al. (1982), hier hypothetisch als ultradianer kontinuierlicher Verlauf. *C* Überlagerung von *A* und *B* als mögliche reale CO_2-Atemantwort. Die tagesrhythmische Variation ist doppelt so groß wie die schlafabhängige. Minimaler Atemantrieb bei phasengleicher Überlagerung von ultradianem und tagesrhythmischem Minimum

chungen ermittelt. Die Überlagerung beider experimentell gesicherter Mechanismen ist hypothetisch als Kontinuum in der unteren Kurve dargestellt. Die Chemosensibilität für CO_2 gibt dabei nicht nur den zentralen chemosensiblen Atemantrieb wieder, sondern stellt eine Gesamtantwort dar, die z. B. auch von intra- und extrathorakalen Widerstandsänderungen, muköser und seröser Schichtdichte und ionaler Zusammensetzung sowie Änderungen der Schleimhautdurchblutung abhängt, so daß eine Reihe von Effekten eingehen, die nicht an die Chemorezeption gebunden sind, sich aber nach dem derzeitigen experimentellen Stand nicht trennen lassen. Es wird aus der Abb. 2 deutlich, wie stark sich der Atemantrieb und damit auch die CO_2-induzierte Weckreaktion (z. B. zum Abhusten) in den frühen Morgenstunden verringern, wenn tagesrhythmisches und schlafzyklisches Minimum gleichzeitig auftreten.

Eine nächtlich verstärkte Obstruktion kann auch zu häufigen Weckreaktionen bei Asthmatikern (Turner-Warwick 1988) und verminderter Schlafqualität bei chronisch-obstruktiver Bronchitis (Fleetham et al. 1982) führen, weswegen Schlafstörungen als Bestandteil einer chronobiologischen Diagnostik anzusehen sind. Bei pharmakologischer Behandlung reduziert sich die pulmonale Symptomatik, nicht jedoch die Schlafstörungen beim Asthma (Turner-Warwick 1988), während eine Sauerstoffbehandlung bei chronischer Bronchitis auch zu Verbesserungen der Schlafqualität (Rühle 1987) führt.

Beim derzeitigen Erkenntnisstand und in Übereinstimmung mit der Literatur ist der Effekt des Schlafes an sich für die unteren Atemwege eher als gering einzustufen. Es spielen vermutlich die schlafbedingten geringeren Strömungsraten, die veränderte Motorik von Atem-, Atemwegs- und Bronchialmuskulatur und die fehlenden Schluckbewegungen die größere Rolle. Sie sind aber Folge der gegenüber dem Wachzustand veränderten Atmungsregulation und können mit der Schlafdauer stetig zunehmend zu Mukostase, Gel- und Solphasenänderungen und auch damit verbundenen Änderungen im Besatz durch immunkompetente Zellen und ihren Releasingmechanismen sowie zu einer unterschiedlichen Schleimhautdurchblutung führen.

Störungen der gesamten Schlaf-Wach-Regulation können verschiedene internistische Folgeerkrankungen nach sich ziehen (Peter 1991), weswegen die Diagnose und Behandlung von Schlafstörungen zum unmittelbaren Aufgabenbereich der pneumologischen Rehabilitation gehören sollte.

9.12.4 Jahresrhythmus

Saisonale Verschlechterungen von Asthma bronchiale, allergischen Rhinitiden oder Pollinosen sind gut bekannte, nur an bestimmte Jahreszeiten gebundene Kennzeichen dieser Erkrankungen. Sie sind in der Regel durch Allergene wie Pollenflug ausgelöst, sind zeitlich begrenzt (Dauer 2–4 Wochen), treten häufig zwischen Februar und August auf (vgl. Haen 1988) und finden beim einzelnen Patienten ein spezifisches Reaktionsmuster. Ein Jahresgang ist in Abb. 3 links für das Krankheitsbild Asthma bronchiale dargestellt und zeigt eine typische Funktionsverschlechterung in den Monaten Mai und Juni. Anders sehen die Verhält-

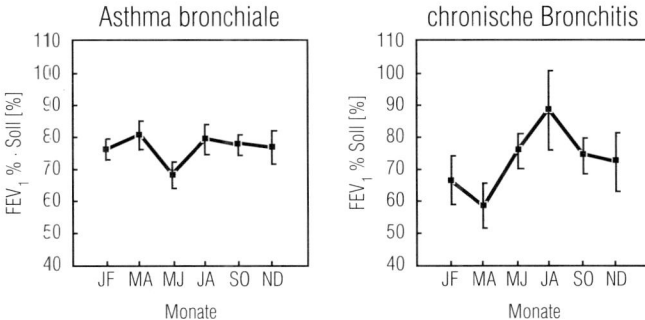

Abb. 3. Jahreszeitliche Verteilung von ganzkörperplethysmographisch bestimmten FEV_1-Werten in % des Solls von 220 Asthmatikern und 75 chronischen Bronchitikern zu Beginn eines Heilverfahrens. Mittelwerte mit Standardfehler, Zusammenfassung von jeweils 2 Monaten

nisse für das Krankheitsbild chronische Bronchitis aus, die in der Abbildung rechts dargestellt sind. Auch bei Gesunden sowie Patienten mit Pneumokoniosen (McKerrow u. Rossiter 1968) traten solche jahreszeitlichen Maxima und Minima in denselben Monaten auf, doch betrug die jahreszeitliche Amplitude bei den Pneumokoniosen nur noch 10 % im Vergleich zu den Gesunden. Solche systematischen Schwankungen im Jahresgang des FEV_1-Wertes mit deutlichen Zunahmen während der Sommermonate weisen allesamt auf einen unterlagerten endogenen Jahresrhythmus hin.

Als Erklärungsmöglichkeit für endogene Mechanismen liegen Untersuchungen von Haen (1988) vor, die gezeigt haben, daß die β_2-Rezeptorendichte im Winter ca. 50 % derjenigen im Sommer beträgt, ihre tagesrhythmische Amplitude dafür im Winter doppelt so groß ist – bedingt durch einen verstärkten nächtlichen Abfall. Jahreszeitliche Schwankungen im Immunsystem (Hildebrandt 1962; Levi et al. 1988) spielen hierbei ebenfalls eine Rolle, wie auch aus den jahreszeitlichen Häufungen von Infekten der oberen Luftwege hervorgeht. Auch die Häufungsgipfel der Symptome Atemnot bei Anstrengung, Husten und Auswurf in den Monaten Oktober bis Dezember bei chronischer Bronchitis werden hierzu in unmittelbaren Zusammenhang gebracht (Reichel u. Ulmer 1970).

9.12.5 Arbeitsmedizinische Diagnostik

Während eine unspezifische bronchiale Hyperreagibilität mit Metacholin, Histamin, Carbachol, durch körperliche Belastung oder Kälteprovokation relativ leicht unmittelbar nachweisbar ist, stellt sich bei einer arbeitsplatzbezogenen Diagnose die Problematik, eine spezifische Hyperreagibilität für Allergene oder chemisch-irritative Substanzen nachzuweisen. Im einfachsten Fall liegen Vermutungen über berufsbedingte Allergene und chemisch-irritative Stoffe vor, sie können dann mit Hilfe von spezifischen inhalativen Provokationstests geprüft werden (Fruhmann 1988) und sind im Falle von Sofortreaktionen schnell zu ermitteln (Schultze-Werninghaus u. Merget 1991). Sind die Auslöser nicht einmal zu vermuten, wird diese Methode nicht zum Erfolg führen. Da viele Reaktionen zudem nicht sofort ablaufen, sondern verzögert, und z. B. erst nach Dienstschluß, Schichtende oder im häuslichen Milieu einsetzen, wird die Diagnose zusätzlich erschwert. Zu Hause können weitere Allergene überlagert sein und eine kausale Zuordnung verhindern. Da sich die allergischen Reaktionen unabhängig vom Expositionsort in Form einer Früh- (Latenz 0–2 h) oder Spätreaktion (Latenz 4–24 h) oder als Kombination beider (duale Reaktion; Bauer 1990; Nolte 1992) entwickeln, ist eine detaillierte arbeitsplatzbezogene Diagnostik erforderlich, die in der Lage sein muß, andere Ursachen auszuschließen.

Eine chronobiologisch orientierte Diagnostik ist in solchen Fällen angezeigt, die in Form einer Zeitreihenanalyse mit wiederholten Tages-, Nacht- und Wochenendkontrollen u.U. über mehrere Wochen personenbezogen durchgeführt werden muß (Chan-Yeung u. Lam 1986). Die Peak-flow-Messungen sollten dabei mindestens 3mal täglich, besser 2stündlich während der Wachphasen und über Wochenenden oder Freischichten hinweg bis zu 4 oder 6 Wochen durchgeführt werden. Burge (1990) hat hierfür Registrierbeispiele an folgenden Arbeitsplätzen mit unterschiedlichen allergenen/chemisch-irritativen Belastungen aufgeführt: Hochofen, Werkzeugeinrichtung, elektronische Codierung, Tastaturdateneingabe bei defekter Raumbefeuchtungsanlage und Versuchstierhaltung. Dabei ergaben sich Abnahmen von Peak-flow-Werten jeweils kontinuierlich über die 5-Tage-Arbeitsperiode mit Erholungsanstiegen am Wochenende oder während der Freischichten. Wegen der großen zu erwartenden Schwankungsbreite können solche Erhebungen nur in Form von Längsschnittmessungen durchgeführt und danach mit Hilfe statistischer Verfahren einer korrelationsanalytischen Diagnostik zugeführt werden. Neuere, sehr geschickte Untersuchungen von Mohiuddin u. Martin (1990) haben hierbei gezeigt, daß eine vormittägliche spezifische Allergenprovokation mit ihrer Verteilung von Früh- und Spätreaktionen grundsätzlich anders beantwortet wird als eine Stimulation gegen 20^{oo}. Während nämlich im ersten Fall nur 4 von 10 Asthmatikern mit einer Spätreaktion (ca. 9,4 h danach) reagierten, waren es bei der abendlichen Provokation 9 von 10 Asthmatikern mit einer mittleren Latenz von nur 3,1 h. Auch das Ausmaß der Reaktion war unterschiedlich. Der FEV_1-Wert fiel bei Morgenstimulation um 32,8 % ab, bei der Abendstimulation jedoch um 43 %. Darüber hinaus war die unspezifische Reaktion auf Metacholin, die zusätzlich 24 h nach spezifischer Provokation durchgeführt wurde, bei ursprünglich abendlicher Provokation signifikant größer als bei ursprünglich morgendlicher. Das Ergebnis weist auf langanhaltende Entzündungsreaktionen (Eosinophile, Makrophagen, Neutrophile und Lymphozyten) hin, die in ihren Gesamtreaktionen und Zusammensetzungen bislang wenig untersucht wurden. Chronobiologische Erkenntnisse können zur Klärung solch besonders komplexer dynamischer pathophysiologischer Abläufe in Zukunft vermehrt beitragen.

So haben beispielsweise die Untersuchungen zur Schichtarbeitstoleranz von Reinberg et al. (1989) gezeigt, daß schichtarbeitsintolerante Arbeitnehmer im Gegensatz zu schichtarbeitstoleranten mit starren 24-h-Rhythmen auf die Nachtarbeit reagierten. Zum Nachweis wurden neben Peak-flow-Metern auch Körpertemperatur, Herzfrequenz und Handkraft gemessen. Gezielte präventive Maßnahmen werden dadurch ermöglicht.

Die chronobiologische Diagnostik dürfte demnach insbesondere den nicht chronifizierten Verlaufsformen von Atemwegs- und Lungenerkrankungen vorbehalten und damit auch für weitere präventive Untersuchungen von Interesse sein.

9.12.6 Ausblick

Tagesrhythmische Schwankungen von Atemfunktionen sind ein besonders auffälliges Merkmal bei pneumologischen Erkrankungen, stellen aber nur einen Ausschnitt einer umfassenderen zeitlichen Organisationsstruktur biologischer Regulationen dar, die auch kürzere und langsamere Rhythmen einschließt (Hildebrandt 1962). Über die endogen vorgegebene Zeitorganisation mit ihrer gesetzmäßigen Dynamik und über äußere geophysikalische Zeitgeber hinaus gibt es auch sozioökonomisch vorgegebene Zeitgeber (Arbeitszeitenregelung, kulturelle Veranstaltungen, Ladenschlußzeiten u.v.a.m.), die zu vielfältigen Anpassungsreaktionen an unterschiedliche Leistungsanforderungen, Tag-Nacht-, Jahreszeiten- oder Zeitzonenwechsel führen. Hieraus resultiert eine mannigfach modulierte unterschiedliche Leistungsfähigkeit. Dabei erfordert die sozioökonomische Entwicklung der letzten Jahrzehnte mit ihrem Wandel von Arbeitszeit- und Freizeitorganisation z. B. chronobiologisch orientierte Nacht- und Schichtarbeitszeitpläne und auch die Berücksichtigung chronobiologischer Gesetzmäßigkeiten für die Erholungsprozesse an Wochenenden und während des Jahresurlaubs. Entsprechend orientierte, präventive Maßnahmen für das Arbeits-, Freizeit- und Erholungsverhalten könnten sich dabei an chronobiologischen Gesetzmäßigkeiten orientieren, deren gezielte Nutzung sich jedoch erst in den Anfängen befindet.

Auch schlafbedingte zusätzliche Störungen der Atmungsregulation (s. Teil C, 9.11) bei Verlegungen der extrathorakalen Atemwege (obstruktives Schlaf-Apnoe-Syndrom) mit ihren vielfältigen konsekutiven Funktionseinschränkungen bis hin zur Arbeitsunfähigkeit (Fischer 1992) sind hinsichtlich des gestörten Schlaf-Wach-Rhythmus nicht zuletzt eine therapeutische Aufgabe der Chronobiologie.

Die diagnostischen und therapeutischen Möglichkeiten während Rehabilitationsverfahren erscheinen in spezifischer Weise geeignet, solche chronohygienisch wirksamen Maßnahmen einzuleiten und durchzuführen.

10 Therapie

10.1 Kausale Therapie

10.1.1 Karenzmaßnahmen im Alltag

A. Mikulla

10.1.1.1 Einleitung

Wörtlich übersetzt bedeutet Karenz Entbehrung, Aussetzung und Verzicht. Im Kontext der Therapie wird man präzise formulieren: Vermeiden krankheits- bzw. symptomauslösender Faktoren. Eine wirksame Karenz im medizinischen Sinne stellt eine kausale Therapie dar. Kausal ist nämlich eine Therapie, die Krankheitsursachen beseitigt oder in ihrer Bedeutung abschwächt, sei es durch Elimination der Auslösefaktoren, sei es durch Verminderung der Reaktionsbereitschaft des Organismus auf diese Auslösefaktoren.

In der Therapie pneumologischer Krankheitsbilder wird es sich vornehmlich um Vermeidung inhalativer Noxen handeln.

Zwei in der pathogenetischen Bedeutung grundsätzlich unterschiedliche Gebiete der Karenz gegenüber inhalativen Noxen sollen im nachfolgenden umrissen werden:

1) Karenz gegenüber spezifischen (allergisierenden) inhalativen und nutritiven Noxen,
2) Karenz gegenüber unspezifischen (irritativen) inhalativen Noxen.

10.1.1.2 Allergenkarenz

Zielsetzung: 1) Primärprävention: Sensibilisierung vermeiden;
            2) Sekundärprävention: Allergenbelastung reduzieren (s. Teil B; 1).

Die Allergenkarenz im Sinne der Vermeidung einer Exposition gegenüber krankheitsverursachenden exogenen Faktoren stellt die wichtigste kausale Therapie allergischer Krankheiten der Atemorgane dar. Ausgehend von dem Grundsatz „ohne Exposition keine Sensibilisierung und keine Krankheitssymptome" liegt die kausale Therapiebedeutung der Allergenkarenz auf der Hand. So bestechend einfach dieses Prinzip ist, so schwierig kann sich seine Realisierung in der Praxis erweisen. Neben der Eliminierung eines als kausal angesehenen Inhalationsallergens sollten nach Möglichkeit sämtliche spezifischen und unspezifischen Faktoren ausgeschaltet werden, die die Synthese des allergenspezifischen Immunglobulin E und die Hyperreagibilität der Schleimhäute der oberen und tieferen Atemwege steigern. Beide pathogenetischen Faktoren sind für den Schweregrad einer Respirationsallergie maßgeblich.

Die Karenz gegenüber vermeintlichen, krankheitsverursachenden oder -auslösenden Ursachen kann auch diagnostisch im Sinne des Expositions- und Reexpositionstests genutzt werden. In manchen Fällen entspricht bereits die Anamnese dem Modell eines inhalativen oder oralen Provokationstests beispielsweise mit Auftreten eines akuten Bronchospasmus innerhalb kürzester Zeit nach Kontakt mit einem bekannten Allergen. Ein spontaner Rückgang der Symptome bei Allergenkarenz bzw. eine Rückkehr der Beschwerden bei erneuter Exposition (z. B. am Arbeitsplatz, bei Kontakt zu bestimmten Haustieren, bei Genuß bestimmter Nahrungsmittel und/oder Getränke, bei Wohnungswechsel, beim Betreten bestimmter Räume etc.) stellen einfache und überzeugende diagnostische Möglichkeiten dar. Expositionsprophylaktische Maßnahmen sind in solchen Fällen, wenn praktisch durchführbar, naheliegend.

Über den Wert einer Allergenkarenz in Situationen, bei denen anamnestisch kein sicherer Zusammenhang zwischen Exazerbation eines chronischen Asthma bronchiale und einem im Hauttest positiven Allergen besteht, gehen die Meinungen in der Literatur auseinander (Bättig 1989). Während für einige Autoren eine rigorose „Sanierung" beispielsweise der Kinderzimmer und das Entfernen jedweder Haustiere aus der Umgebung allergischer Kinder mit Asthma einen zentralen Punkt der Therapie darstellt (Murray u. Ferguson 1983; Platts-Mills et al. 1982), sind andere zum Schluß gekommen, daß solche Maßnahmen kaum zu einem günstigeren Verlauf des kindlichen Asthmas beitragen (Burr et al. 1980). Methoden, Allergene in der Umgebung eines Asthmatikers quantitativ zu erfassen, fehlen oder sind aufwendig. Studien, in denen einerseits Allergendosen vor und nach Karenzmaßnahmen, andererseits lungenfunktionelle Parameter bei den Patienten gemessen wurden, sind bisher nur vereinzelt und mit kleinen Fallzahlen publiziert worden (Platts-Mills et al. 1982). Eine komplette Allergenkarenz ist nur gegenüber lokalisiert vorkommenden Allergenen möglich, während eine solche gegenüber ubiquitären Allergenen allenfalls partiell machbar ist. Grundlegende Arbeiten konnten zeigen, daß prolongierte Allergenkarenz auch die unspezifische bronchiale Hyperreagibilität reduziert (Murray u. Ferguson 1983; Platts-Mills et al. 1982).

10.1.1.3 Ubiquitäre perenniale Allergene

Milbenallergene
Voorhorst (Voorhorst et al. 1964) beschrieb die Hausstaubmilben als Quelle des Hausstauballergens. Milbenallergene werden weltweit bei 80−100 Mio Menschen für ernsthafte und manchmal jahrelang anhaltende Erkrankungen der Respirationsorgane verantwortlich gemacht (de Weck 1987). Das sensibilisierende Allergen − Der.pt. − befindet sich in den Fäzes der Milben. Etwa 50-85 % aller Patienten mit

Asthma bronchiale sind gegen Hausstaubmilben allergisch (Schultze-Werninghaus u. Dörrer 1978). Die Ökologie der allergologisch relevanten Milben erklärt sich aus den optimalen Lebensbedingungen (Umgebungstemperatur >18 °C, relative Luftfeuchtigkeit >50%). Menschliche und auch tierische Hautschuppen dienen als Hauptnahrungsquelle. Sind Hausstaubmilben als Ursache einer Allergie gesichert, wird eine allgemeine Sanierung der Wohnung häufig empfohlen. Aus dem Wissen über den Lebensraum, die Lebensbedingungen der Hausstaubmilbe und die Ökologie des Hausstaubes ergeben sich tatsächlich zahlreiche Möglichkeiten gezielter präventiver Maßnahmen, deren Effektivität allerdings in der Literatur umstritten ist. Kontrollierte Studien ließen Zweifel an der Effektivität der herkömmlichen Sanierung aufkommen (Korsgaard 1983).

Am Erfolg radikaler Karenzmaßnahmen besteht hingegen kaum Zweifel (Murray u. Ferguson 1983; Platts-Mills 1982). Platts-Mills et al. konnten eine deutliche Abnahme der bronchialen Hyperreagibilität bei Milbenallergikern zeigen, die über mehrere Wochen in weitgehend milbenfreien Krankenhauszimmern lebten. Zwei kontrollierte Studien aus den Jahren 1976 und 1983 (Burr et al. 1976; Korsgaard 1983) haben bei erwachsenen Milbenasthmatikern nur einen geringen oder keinen Rückgang der Symptome nach allgemeinen Sanierungsmaßnahmen zeigen können. Zusammenfassend kann festgestellt werden, daß die Studien zu den Ergebnissen der üblichen Sanierungsmaßnahmen widersprüchlich sind. Die alleinige konventionelle Sanierung ist vermutlich nicht in der Lage, eine effektive Karenz gegenüber Milbenallergenen zu gewährleisten. Eine gründliche Reinigung von Teppichen und textilen Wohngegenständen sowie dem Bettzeug reduziert zwar die Anzahl der darin hausenden Milben geringfügig, hinterläßt aber eine ausreichende Zahl von lebenden Milben und Eiern, um ein Überleben der Kolonie zu sichern. Außerdem wird dabei allergenhaltiger Staub aufgewirbelt bzw. durch den Staubsauger hindurch in die Luft geblasen, da die Staubsaugerfiltertüten für das Milbenallergen durchlässig sein können. In praktischer Hinsicht ist eine allgemein erzielbare und klinisch relevante Allergenkarenz nur im Rahmen eines Sanierungskonzeptes, bestehend aus Milbenkonzentrationsbestimmungen, Milbentötung und Allergenentfernung zu erwarten. Die Milbenallergenbelastung im Hausstaub kann sehr gezielt und semiquantitativ mittels eines einfachen Streifentests (Acarex-Test), der Guanin in den Fäzes der Milben als Indikator nachweist, überprüft werden (Bischoff 1986; Bischoff et al. 1984). Seit einiger Zeit steht ein sehr wirksames Akarizidum auf der Basis von Benzoesäureestern in Kombination mit Polymeren bzw. Festkörpern (Acarosan) zur Verfügung. Eine zuverlässige Milbentötung im Haushalt scheint damit möglich. Publikationen über die klinische Wirksamkeit bei Milbenallergikern liegen vor (Bischoff et al. 1986, 1987; Kersten et al. 1988). Offene Fragen bestehen zur Effektivität der Anwendung oder zur Notwendigkeit bzw. zum richtigen Zeitpunkt von Wiederholungsanwendungen.

Maßnahmenkatalog zur Staubbekämpfung und Wohnungssanierung:
Trockenhaltung der Räume mit dem Ziel, die Luftfeuchtigkeit unter 50% zu reduzieren bei Raumtemperaturen unter 20 °C. Vermeidung von Klimaanlagen und Luftbefeuchtern. Vermeidung textiler Bodenbeläge. Bevorzugung von Parkett- und Kunststoffböden. Bettsanierung mit Entfernung von Federkernmatratzen, Feder-

betten und Federkissen. Waschbares Bettzeug. Entfernung von „Staubfängern" wie schweren Vorhängen, Bettvorlegern, Polstermöbeln, offenen Bücherregalen usw. Vermeidung von Tierhaltung im Haushalt. Untersuchung von Staubproben (nach Wohnräumen getrennt) und gezielte akarizide Behandlung (Acarosan-Pulver/ Schaum).

Schimmelpilzsporen:
Schimmelpilze werden in vielen Fällen als Auslöser für allergische Reaktionen vom Typ I (IgE-vermittelt) und vereinzelt als Auslöser für Reaktionen vom Typ III (Immunkomplexreaktionen) verantwortlich gemacht. Sie gelten zu Recht als ubiquitär verbreitete Allergenträger. Der Anteil von Sensibilisierungen, die durch Pilze der verschiedensten systematischen Gruppen verursacht werden, sowie die Bedeutung von Pilzen im Zusammenhang mit allergischen Beschwerden des Respirations- und Intestinaltraktes sind nach wie vor Gegenstand kontrovers geführter Diskussionen. Die Komposition der Schimmelpilzsporen in Innenräumen entspricht der Außenluftkomposition zuzüglich spezifischer Schimmelpilze, die in Innenräumen bevorzugt auftreten (Penicillium, Aspergillus, Rhizopus, Mucor u. a.). Daneben werden auch Cladosporium, Alternaria und Fusarium angetroffen. Die Verbreitung der Pilzsporen in der Luft wird bei vielen Arten besonders begünstigt durch hohe Luftfeuchtigkeit. In trockener Luft herrschen die Sporen von Cladosporium, Alternaria, Epicoccum und Helminthosporium vor. Auch bei Pilzsporen werden tageszeitliche Schwankungen in der Luftkonzentration beobachtet. Pilzsporen bilden zahlenmäßig den Hauptteil der biologischen Partikel (Aeroplankton) in der Luft über bewachsenen Landflächen. Für allergologische Fragestellungen hat sich die Unterteilung in intramurale und extramurale Schimmelpilze bewährt. Während intramurale Pilze häufig für die Auslösung perennialer Allergosen verantwortlich gemacht werden, verursachen extramurale Pilze pollinosisähnliche Syndrome. Für intramuralen Schimmelpilzbefall prädestiniert sind feuchte Wände, mangelhaft gepflegte Luftbefeuchter und Klimaanlagen sowie allgemein schlecht belüftete Räume mit hoher Luftfeuchtigkeit, darüber hinaus Topfpflanzen. Auch frei gelagerte Nahrungsmittel werden relativ schnell von intramuralen Schimmelpilzen besiedelt. Eine relative Elimination der Schimmelpilze kann durch folgende Maßnahmen erreicht werden:
    Überprüfung der Wohnräume auf Schimmelpilzbefall und Beseitigung feuchter Stellen (Tapeten, Holzfußböden, Holzverkleidungen usw.). Optimierung des Wohnraumklimas (häufige Lüftung, niedrige Luftfeuchtigkeit, helle und sonnige Räume). Sachgemäße Kühlung und Lagerung von Nahrungsmitteln. Entfernen von Topfpflanzen und Hydrokulturen aus den Wohnräumen. Vermeidung von Gartenarbeit. Vermeidung von Aufenthalt in Mehlsilos, Heubühnen, Tierställen und Reithallen und anderen schimmelpilzkontaminierten Räumen. Keine Verwendung von Ventilatoren oder Luftbefeuchtern (Lopez 1987).

10.1.1.4 Ubiquitäre, saisonale Allergene

Pollenallergene:
Bereits 1873 entdeckte Charles Blackley, ein heuschnupfengeplagter Arzt, daß Pollen Heuschnupfen verursachen und ein Asthma bronchiale triggern können (Michel et al. 1987). Etwa die Hälfte aller Sensibilisierungen gegenüber Umweltallergenen gehen auf Blütenstäube zurück (Kersten 1986). Pollen von Bäumen, Sträuchern, Gräsern und Kräutern gehören zu den häufigsten Auslösern allergischer Symptome des Respirationstraktes. Typisch für diese Respirationsallergie ist die saisonale Häufung der Beschwerden. Wirksame Karenzmaßnahmen erfordern eine Meidung der auslösenden Allergene, was wegen des ubiquitären Vorkommens schwierig und meist nur durch geographischen Wechsel (z. B. geeignete Urlaubswahl) möglich ist. Besonders geeignet scheinen Aufenthalte in Wüstenregionen und Hochgebirge wegen der dort herrschenden Pollenarmut. Zur Reduktion der inhalativen Pollenbelastung können auch Maßnahmen am Wohnort gezählt werden wie Geschlossenhalten der Fenster bei hoher Außenluftkonzentration der Pollen, Vermeidung des Aufenthaltes im Freien, insbesondere auf Wiesen und Feldern. Wegen des von Jahr zu Jahr sehr unterschiedlichen Witterungsverlaufes kommt es bei den allergieauslösenden Pflanzen zu erheblicher Verschiebung der Blühperioden und der damit verbundenen Pollenflugschübe. Daher sind Pollenflugkalender, die Mittelwerte aus mehrjährigen Beobachtungsperioden enthalten, von geringem praktischen Wert für die Pollenallergiker. Wesentlich hilfreicher für die aktuelle Karenz sind die kurzfristigen Vorhersagen der Pollenflugbelastung, wie sie beispielsweise in Form des Pollenfluginformationsdienstes der Stiftung Deutscher Polleninformationsdienst angeboten werden (Abb. 1). Für den einzelnen Patienten bietet der Pollenfluginformationsdienst auf der Basis einer kombi-

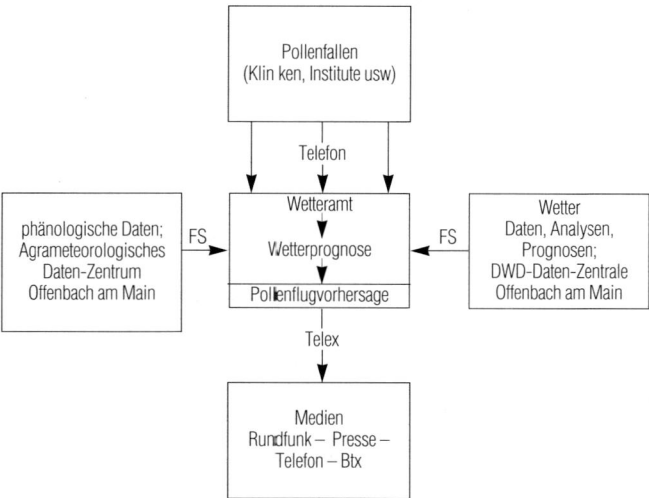

Abb. 1. Arbeitsschema der Pollenflugvorhersage

nierten Information aus Wetter, Pollenflug an verschiedenen Meßstationen und agrar-metereologischen Blühbeobachtungen die Möglichkeit, prophylaktische Maßnahmen zu ergreifen (Kersten u. Puls 1984; Leuschner 1983).

10.1.1.5 Lokalisierte bzw. individuelle Allergene

Tierhaare/-epithelien

Tierhaarallergene als Ursache nasaler und bronchialer Symptome gewinnen zunehmend an Bedeutung, seitdem die Neigung zur Haustierhaltung zunimmt. Haustiere stellen eine perenniale Allergenquelle dar. Die Sensibilisierungsrate ist um so größer, je früher im Lebensalter der Kontakt zu Tieren auftritt (Haahtela et al. 1981). Kjellman (Thiel 1990) beobachtete in einem untersuchten Kollektiv von Schulkindern 5,3 % Asthmatiker. 57 % dieser Kinder hatten eine Tierhaarallergie. Besondere praktische Bedeutung kommt dabei den Katzen und Nagetieren zu, deren Epithelien eine starke allergene Potenz aufweisen. Wesentlich geringere Sensibilisierungsraten finden sich bei Hunden, wobei es die verschiedenen Hunderassen zu unterscheiden gilt. Haustiere sind als Allergenquelle in den meisten Fällen ausschaltbar.

Zu beachten ist dabei, daß tierische Allergene im häuslichen Milieu auch nach Abschaffung des Tieres über längere Zeit verbleiben können, was das Persistieren der Beschwerden auch nach Abschaffen des Tieres erklärt. Folgende Maßnahmen der Allergenreduktion können dem Patienten, bei dem eine vollständige Allergenkarenz nicht möglich ist, empfohlen werden: Wechseln der Kleidungsstücke, die beim Kontakt mit dem Tier getragen werden, vor dem Betreten von Schlaf- und Wohnräumen. Striktes Verbannen der Haustiere aus den Schlafräumen. Entfernen aller Gegenstände (v. a. Spielzeug), welche ganz oder teilweise aus Tierhaaren hergestellt sind. Begrenzung bzw. Vermeidung von Kontakten zu Personen, die intensiven Kontakt mit Tieren haben.

10.1.1.6 Nutritive Allergene

Besonders wirksam, mitunter aber schwer zu praktizieren, ist die Allergenkarenz bei nutritiver Allergie. Es kommt eine Fülle potentieller Allergene in Betracht (Thiel 1990). Das Spektrum der klinischen Symptome reicht von Nausea, Erbrechen, Bauchschmerzen, Gastroenteritis mit Diarrhö, Urtikaria, asthmatischen Beschwerden, allergischer Rhinitis bis hin zur voll ausgeprägten Anaphylaxie oder zu serumkrankheitsartigen Reaktionen mit Arthralgie oder Vaskulitis. Dies erschwert die Diagnostik hinsichtlich der Erkennung der kausalen Zusammenhänge ungemein. Ferner ist die Anamnese erschwert, da unsere Nahrungsmittel und Arzneimittel nicht immer hinreichend deklariert sind. Daneben wird dieses Problem auch dadurch vergrößert, daß die allergischen (immunologischen) Reaktionen auch auf nichtimmunologischem Wege täuschend ähnlich hervorgerufen werden können. Hier wird dann von einer „Pseudoallergie" gesprochen. Sie erreicht im täglichen Leben einen immer größeren Stellenwert. Eine besonders wichtige, kausale Rolle spielen hier Nahrungsmitteladditiva (Farbstoffe, Konservierungstoffe, Antioxidanzien u. ä.) und die unbeabsichtigt in der Nahrung vorhandenen Substanzen (Metalle und ihre Verbindungen, Pestizide u. ä. sowie andere Umweltschadstoffe). Unspezifische Triggerfaktoren wie Gewürze, Alkohol oder koffeinhaltige Getränke mit ihrer resorptionsbeschleunigenden Wirkung greifen häufig in die Pathogenese ein. Die wichtigsten Nahrungsmittelallergene sind Ei-, Milch- und Fischallergene, Hülsenfrüchte (Erbsen, Bohnen, Linsen, Erdnüsse u. ä.), alle Nußarten, Stein- und Kernobst, Karotten, Sellerie und diverse Gewürze. Nach Denaturierung durch Erhitzen verlieren diese Nahrungsmittel oft ihre Allergeneigenschaften. In den letzten Jahren beobachten wir eine Ausweitung des Allergenspektrums durch Internationalisierung der Ernährungsgewohnheiten und kulinarische Vielfalt. Von praktischer Bedeutung ist auch das gleichzeitige Vorkommen von Inhalations- und Nahrungsmittelallergien auf dem Boden biologischer oder botanischer Verwandtschaften z. B. von pollenassoziierten Nahrungsmittelallergien (Thiel 1990; Wüthrich 1985, 1986).

Oberstes therapeutisches Prinzip bei Nahrungsmittelallergie ist die Karenz. Bei selten genossenen Nahrungsmitteln ist eine solche Elimination leicht, bei häufig eingenommenen Speisen jedoch kaum vollständig durchführbar, besonders bei berufstätigen Allergikern, die ihre Mahlzeit oft außer Haus einnehmen müssen. Bei Rohkost- und Rohgemüseallergien genügt es oft, die Nahrungsmittel durch Kochen zu denaturieren, da das verantwortliche Allergen hitzelabil ist. Verlaufsbeobachtungen nach strikter Allergenelimination zeigen, daß eine spontane Ausheilung der Nahrungsmittelallergie auftreten kann (Wüthrich 1985, 1986). Bei Eliminationsdiäten müssen die entsprechenden Karenzempfehlungen individuell auf die Art und Schwere der Erkrankung (individueller Sensibilisierungsgrad) abgestimmt werden.

Hilfreich sind hierbei dezidierte Kenntnisse der Nahrungsmitteltechnologie mit entsprechender Marktübersicht (z. B. verstecktes Vorkommen mancher Nahrungsmittel in anderen Lebensmitteln). Bei Diätanweisungen genügt es nicht, lediglich ein Verbot für die angeschuldigten Nahrungsmittel auszusprechen, es müssen Alternativen angeboten werden, um eine angemessene Ernährung zu gewährleisten. Eine wertvolle Hilfe stellt dabei die Beratung durch Diätassistentinnen dar, die Erfahrungen auf dem Gebiet der Nahrungsmittelallergien besitzen. Anleitung für die Durchführung von Eliminationsdiäten finden sich auch in entsprechenden „Kochbüchern für Allergiker" (Schindler et al. 1981). In der Beurteilung des Therapieerfolges einer Nahrungsmittelallergie ist von entscheidender Bedeutung, wie stark diese die Lebensqualität des Patienten zu beeinträchtigen vermag. Etwa die Hälfte der Patienten bezeichnet bei gezielter Befragung ihre Nahrungsmittelallergie als eine Beeinträchtigung der Lebensqualität (Wüthrich 1985, 1986).

10.1.1.7 Karenz gegenüber unspezifischen Noxen (inhalative Irritanzien)

Aus epidemiologischen Daten lassen sich Indizien ableiten für den Zusammenhang zwischen anthropogener Luftverschmutzung und zunehmender Inzidenz und Prävalenz von Atemwegserkrankungen, insbesondere des Asthma bronchiale

(Goldsmith u. Friberg 1977; Imai et al. 1986). Der Mensch wird ständig mit zahlreichen anorganischen und organischen Fremdstoffen der Außenluft konfrontiert. Im wesentlichen handelt es sich um Gase, Flüssigkeitsaerosole und Stäube, die bei den verschiedenen Verbrennungsprozessen und durch Industrieanlagen emittiert werden. Im Schwebestoff der Außenluft in Ballungsgebieten werden über 500 Fremdstoffe gefunden. Viele luftverunreinigende Stoffe rufen keine definierten Krankheitsbilder hervor, sondern entfalten relativ unspezifische Effekte. Der Nachweis eines ursächlichen Zusammenhangs zwischen Gesundheitsbeeinträchtigung und Luftschadstoffen ist oft durch die Tatsache erschwert, daß die menschliche Population sehr heterogen ist und starke interindividuelle Schwankungen in der Empfindlichkeit bestehen. Das Problem der Aufstellung von allgemein gültigen Dosis-Wirkungs-Beziehungen wird noch dadurch kompliziert, daß es im Körper Anpassungsmechanismen gibt. So liegt die Schwelle für die Reizwirkung von Schwefeldioxid bei chronisch exponierten Menschen höher als bei einem unbelasteten Vergleichskollektiv (Projekt Umwelt und Gesundheit 1992). Raucher zählen ebenfalls zu den Risikogruppen, denn sie leiden in Gebieten mit starker Luftverunreinigung signifikant häufiger an Bronchitis mit Husten und Auswurf als in Kontrollgebieten. Eine wichtige Risikogruppe im Hinblick auf Luftverunreinigungen stellen Kleinkinder dar. Eindeutige Aussagen lassen die bisher durchgeführten Arbeiten nicht zu (Magnussen u. Jörres 1989). Dem Tabakrauch als weitverbreiteter Inhalationsnoxe fällt in seinen Auswirkungen auf die Atemwege eine so dominierende Rolle zu, daß die zusätzlichen Einflüsse der Schadstoffbelastung unserer Umwelt schwierig zu beurteilen sind.

Interessant ist in diesem Zusammenhang die Beobachtung, die in mehreren Studien bestätigt werden konnte (Burrows 1983; Gerrard et al. 1980; Francus et al. 1983), daß Zigarettenraucher einen erhöhten Serumimmunglobulin-E-Spiegel haben, verglichen mit Nichtrauchern. Hinweise auf spezifische allergische Reaktionen auf Tabakrauchbestandteile fehlen. Vielmehr ist anzunehmen, daß inhalative Noxen, wie sie die unspezifischen Irritanzien darstellen (Tabakrauch, SO_2, NO_x und Ozon), zur Auflösung des Epithelverbandes, d. h. zur Öffnung der „tight junctions" („leaky junctions") führen mit der Folge erhöhter Permeabilität der Schleimhautbarriere mit erhöhter Reizbarkeit der submukös gelegenen Vagusrezeptoren („irritant receptors"). Darüber hinaus ist ein verstärktes Eindringen der inhalativen Allergene durch die schadstoff-induzierte Permeabilitätssteigerung zu vermuten. Zusätzlich können Luftschadstoffe auch in relativ niedrigen Konzentrationen die bronchopulmonalen Abwehrmechanismen beeinträchtigen (Schwächung der Zilienaktivität, Reduktion der Clearance, Störung der Makrophagenfunktion) und damit Atemwegsinfekten viraler und/oder bakterieller Genese Vorschub leisten. Diese können wiederum, was gut belegt ist, eine bronchiale Hyperreagibilität induzieren und evtl. unterhalten. Möglicherweise haben Luftschadstoffe in der Rolle als Triggerfaktoren für Atemwegsinfekte eine größere Bedeutung als in ihrer primären Rolle als inhalative Noxen (Meister 1988).

Zu den krankheitsrelevanten Luftschadstoffen sind v. a. Schwefeldioxid (SO_2), dessen Oxidationsprodukte (SO_3, H_2SO_4, Sulfate), Stickoxide, v. a. Stickstoffdioxid (NO_2), und Ozon (O_3) zu zählen. Die größte irritative Potenz als Inhalationsnoxe kommt dem Ozon zu. Im Rahmen von Expositionstests konnte für alle 3

Substanzen nachgewiesen werden, daß eine transitorische bronchiale Hyperreagibilität gegenüber bronchokonstriktorischen Substanzen induzierbar ist. Generell sind für die oben angeführten Schadstoffe Minderungs- und damit Karenzmaßnahmen erforderlich. Hinsichtlich der Luftschadstoffe sind abhängig vom Schadstofftyp, vom Emitenten von und dem jeweiligen Stand der Technik diese Maßnahmen unterschiedlich wirksam. Weitere Maßnahmen sind hier weltweit dringlich und erforderlich.

Hinsichtlich der Einwirkung von Tabakrauch und der Durchführung von Entwöhnungskonzepten s. Teil C; 4 u. 10.11.2.

10.1.2 Karenzmaßnahmen in der Arbeitswelt

W. Mohrmann

Bei vielen beruflich erworbenen Atemwegs- und Lungenerkrankungen ist eine kausale Therapie nicht bekannt oder nicht möglich. Den Karenzmaßnahmen am Arbeitsplatz kommt eine herausragende Bedeutung zu.

Auf arbeitsmedizinischen bzw. arbeitshygienischen Erkenntnissen mit Gasen, Dämpfen und Schwebstoffen in der Luft am Arbeitsplatz basierend wurden maximale Arbeitsplatzkonzentrationen gesundheitsschädlicher Arbeitsstoffe aufgestellt.

Der MAK-Wert (maximale Arbeitsplatzkonzentration) ist die höchstzulässige Konzentration eines Arbeitsstoffes als Gas, Dampf oder Schwebstoff in der Luft am Arbeitsplatz, die nach dem gegenwärtigen Stand der Kenntnis auch bei wiederholter und langfristiger, in der Regel täglich 8stündiger Exposition, jedoch bei Einhaltung einer durchschnittlichen Wochenarbeitszeit von 40 Stunden (in 4-Schicht-Betrieben 42 Stunden je Woche im Durchschnitt von 4 aufeinanderfolgenden Wochen) i. allg. die Gesundheit der Beschäftigten nicht beeinträchtigt und diese nicht unangemessen belästigt.

Diese MAK-Werte werden jährlich überarbeitet; Änderungen und Neuaufnahmen werden als Mitteilungen der Senatskommission zur Prüfung gesundheitsschädlicher Arbeitsstoffe von der Deutschen Forschungsgemeinschaft herausgegeben.

Für krebserzeugende und erbgutändernde Arbeitsstoffe gelten technische Richtkonzentrationen (TRK).

Unter der technischen Richtkonzentration (TRK) eines gefährlichen Stoffes versteht man diejenige Konzentration als Gas, Dampf oder Schwebstoff in der Luft, die nach dem Stand der Technik erreicht werden kann und die als Anhalt für die zu treffenden Schutzmaßnahmen und die meßtechnischen Überwachungen am Arbeitsplatz heranzuziehen ist. TRK-Werte werden für solche gefährlichen Stoffe benannt, für die z. Z. keine toxikologisch-arbeitsmedizinisch begründeten maximalen Arbeitsplatzkonzentrationen aufgestellt werden können. Bei Einhaltung der technischen Richtkonzentration ist das Risiko einer Gesundheitsbeeinträchtigung nicht vollständig auszuschließen.

Wesentliche Karenzmaßnahmen, zumindest aber Minimierung von Schadstoffen am Arbeitsplatz, werden durch technische Verbesserungen in den Arbeitsabläufen u. a. durch Einbau von Absauganlagen erreicht. Auf diese Weise wurde zum Beispiel in der Porzellanindustrie die Quarzstaubexposition so minimiert, daß beim heutigen Stand der Technik mit der Entstehung von Silikosen in Zukunft nicht mehr gerechnet werden muß.

Gleiches gilt bei Einhaltung des TRK-Wertes auch für Asbest hinsichtlich der Entstehung einer Lungenasbestose. Da für die Entwicklung eines asbestassoziierten Karzinoms (Bronchialkarzinom – Mesotheliom) keine unteren Grenzwerte bekannt sind, kann z. Z. noch nicht entschieden werden, ob bei Einhaltung des TRK-Wertes auch die Zahl der durch Asbest bedingten Tumoren vermindert wird.

MAK-Werte gelten nicht für sensibilisierende Arbeitsstoffe. Kommt es durch vermehrten (aufgezwungenen) Kontakt mit Allergenen zu einer allergischen Erkrankung im Sinne einer Rhinopathie oder obstruktiven Atemwegserkrankung, ist stets die Frage der Allergenkarenz zu klären.

Grundsätzlich ist in der Arbeitswelt ebenso wie im Alltag Allergenkarenz die wichtigste therapeutische Maßnahme. Das bedeutet Aufgabe der schädigenden Tätigkeit, was oftmals gleichzusetzen ist mit Aufgabe des Berufes.

Nach dem Gesetz kann eine durch allergisierende Stoffe verursachte obstruktive Atemwegserkrankung (einschließlich Rhinopathie) erst dann als Berufskrankheit anerkannt werden, wenn alle Tätigkeiten, die für die Entstehung, die Verschlimmerung oder das Wiederaufleben der Krankheit ursächlich waren oder sein können, unterlassen wurden (Berufskrankheit Nr. 4301 der Berufskrankheiten-Verordnung).

Gleiche Voraussetzungen müssen erfüllt sein, um eine Berufskrankheit nach Nr. 4302 der Berufskrankheiten-Verordnung anzuerkennen. Bei der Nr. 4302 der Berufskrankheiten-Verordnung handelt es sich um durch chemisch-irritativ bzw. chemisch-toxisch wirkende Stoffe verursachte obstruktive Atemwegserkrankungen.

Sofern nach Schadstoff- oder Allergenkontakt eine bleibende Gesundheitsschädigung resultiert, die als Berufskrankheit anerkannt wird, sind eine Rente wegen berufskrankheitsbedingter Minderung der Erwerbsfähigkeit und evtl. Übergangsleistungen nach § 3 der Berufskrankheiten-Verordnung zu gewähren.

Paragraph 3 der Berufskrankheiten-Verordnung beinhaltet folgende Aussagen:

1) Besteht für einen Versicherten die Gefahr, daß eine Berufskrankheit entsteht, wiederauflebt oder sich verschlimmert, so hat der Träger der Unfallversicherung mit allen geeigneten Mitteln dieser Gefahr entgegenzuwirken. Ist die Gefahr für den Versicherten nicht zu beseitigen, hat der Träger der Unfallversicherung ihn aufzufordern, die gefährdende Tätigkeit zu unterlassen. Der für den medizinischen Arbeitsschutz zuständigen Stelle ist Gelegenheit zur Äußerung zu geben. Begründbare Umschulungsmaßnahmen gehen zu Lasten der Berufsgenossenschaften.

2) Stellt der Versicherte die Tätigkeit ein, weil die Gefahr für ihn nicht zu beseitigen ist, so hat ihm der Träger der Unfallversicherung zum Ausgleich hierdurch verursachter Minderung des Verdienstes oder sonstiger wirtschaftlicher Nach-

teile eine Übergangsleistung zu gewähren. Als Übergangsleistung wird ein ein-
maliger Betrag bis zur Höhe der Jahresvollrente oder eine monatlich wieder-
kehrende Zahlung bis zur Höhe der Vollrente, längstens für die Dauer von
5 Jahren gewährt. Die Rente wegen Minderung der Erwerbsfähigkeit ist neben
der Übergangsleistung zu gewähren.

Die Forderung nach Meidung der Allergene läßt sich oftmals noch schwieriger
als im Arbeitsalltag realisieren.
    Vor allem bei Selbständigen birgt die Forderung nach Berufsaufgabe erhebliche
existentielle Probleme.
    Was ist zum Beispiel bei einem 45jährigen selbständigen Bäcker mit einer
Mehlallergie zu tun? Hier ist in enger Verbindung mit der zuständigen Berufsgenossenschaft zu klären, ob der Betroffene z. B. durch Produktionsänderung in Verbindung mit Arbeitsplatzsanierung und Anwendung persönlicher Schutzmaßnahmen nicht doch am Arbeitsplatz bleiben kann.
    Im Rahmen des § 3 der Berufskrankheiten-Verordnung sind – mit Unterstüt-
zung durch einen Berufshelfer der Berufsgenossenschaft – Arbeitsplatzsanierungen, so z. B. Installation von Absauganlagen möglich. Sofern so die Mehlexposi-
tion minimiert werden kann und der Betroffene nur noch unter rhinitischen
Beschwerden leidet, ist eine weitere Mehlkarenz am Arbeitsplatz durch zusätzliche persönliche Schutzmaßnahmen zu erreichen. Voraussetzungen für einen solchen Versuch sind, daß der Betroffene hochmotiviert ist, an seinem Arbeitsplatz
zu bleiben und er den Einsatz gegenüber den Schadstoffen auch zeitlich begrenzen
kann. Außerdem müssen die persönlichen Schutzmaßnahmen zumutbar sein, was
nur bei einem noch nicht ausgeprägten Beschwerdebild der Fall ist. Bei einem
Bäcker wäre – als persönliche Schutzmaßnahme – eine P-2-Filtermaske mit Aus-
atemventil zu versuchen. Als inhalative Schutzmaßnahmen sind zwischenzeitlich
zahlreiche Filtermasken entwickelt worden. Bei diesen Masken richtet sich die
Filterqualität nicht nach dem aerodynamischen Durchmesser der Teilchen, sondern
nach den Durchlaßgraden für Feinstaerosole einer Teilchengröße < als 1μm (gemäß DIN 3181 bestimmt). Der Durchlaßgrad liegt bei einer P-1-Filtermaske bei
<20 %, bei einer P-2-Filtermaske <6 % und bei einem P-3-Filter <0,05 %. An
Arbeitsplätzen mit inerten Stäuben, die zu einer unspezifischen Belastung der
Atemwege führen können, reichen Masken mit P-1-Filtern aus.
    P-3-Filtermasken werden verlangt bei Umgang mit fibrogenen, zytotoxischen
bzw. allgemeintoxischen Luftverunreinigungen. Für Gas- und Schwebstoffgemi-
sche, die über eine Atemwegsschädigung hinaus noch eine komplexe toxische
Organwirkung haben können, werden die Partikelfilter mit z. B. bei Reizgasen
wirkenden Filtern kombiniert.
    Noch nicht abschließend zu beurteilen sind Versuche einer Minimierung von
Allergenen durch Gebläseschutzsysteme wie z. B. Dustmaster (Abb. 1).
    Das System saugt die allergen- und schadstoffhaltige Umgebungsluft mittels
eines Gebläsemotors an, der über eine wiederaufladbare Batterie mit Energie versorgt wird. Die gereinigte Luft wird dann zum Atembereich des Trägers geführt.
Dieser Effekt unterstützt den Tragekomfort, wesentliche Atemwiderstände beim
Ziehen der Einatemluft durch den Filter bestehen nicht.

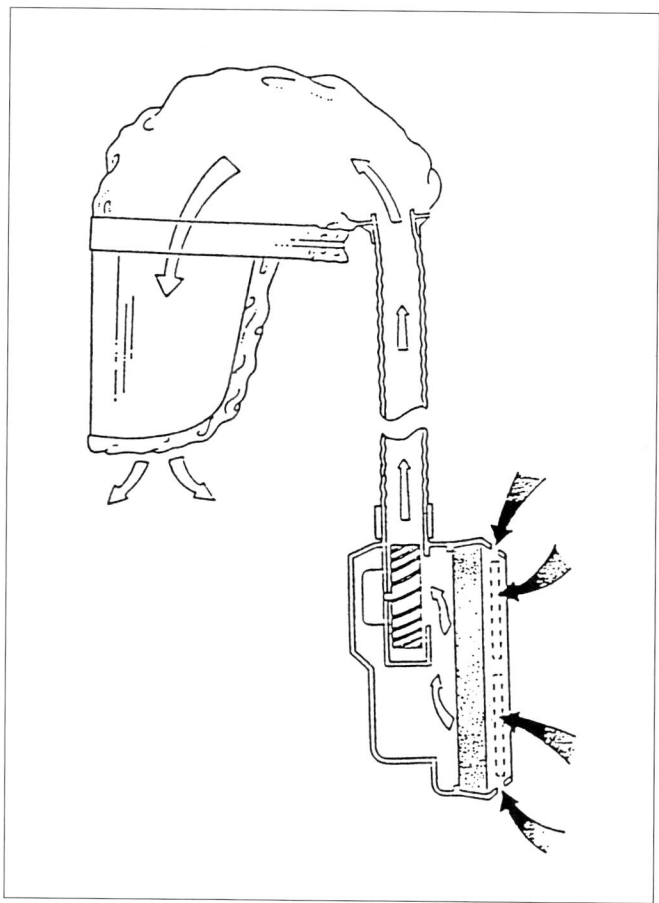

Abb. 1. Gebläseschutzsystem zur Minimierung von Allergenen aus dem Arbeitsumfeld

Bei der Farmerlunge – einer Typ-III-Allergie – bietet der Dustmaster nach bisherigen Erkenntnissen die Möglichkeit, die Inhalation z. B. von thermophilen Actinomyceten derart zu minimieren, daß neue Schübe einer exogen-allergischen Alveolitis vermieden werden. Auch hier ist das Gebläseschutzsystem eine Ultima ratio für die Betroffenen, jedoch eine Alternative zur Hofaufgabe mit unsicherer existentieller Zukunft.

Es sei nochmals betont, daß bei Typ-I-Allergien Kombinationen von Arbeitsplatzsanierungen und Anwendung persönlicher Schutzmaßnahmen eine Notlösung darstellen, da nur eine Minimierung der Allergenexposition zu erreichen ist. Ob in jedem Falle dadurch eine medizinisch vertretbare weitgehende Beschwerdefreiheit erlangt werden kann, muß im Einzelfall entschieden werden. Dieser Kompromiß ist aber nur bei Bereitschaft des Versicherten, sich an die Auflagen zu halten, möglich. Zur Überprüfung des Gesundheitszustandes des Betroffenen sind dann aber engmaschige Kontrolluntersuchungen angezeigt, mit der Fragestellung, ob der Kompromiß weiter beibehalten werden kann.

Grundsätzlich ist die Minimierung der Allergene durch die Maske oder den Dustmaster nicht gleichzusetzen mit der Aufgabe der schädigenden Tätigkeit, die eine unabdingbare Voraussetzung zur Anerkennung als Berufskrankheit ist. Im Klartext heißt das, daß bei Nichtaufgabe eine Rente trotz bestehender MdE nicht gezahlt werden kann.

Von seiten der Berufsgenossenschaften werden erhebliche Anstrengungen unternommen, um durch Karenzmaßnahmen am Arbeitsplatz präventiv die Entwicklung von Berufskrankheiten einzudämmen oder aber bei bereits drohender oder gar erfolgter Schädigung durch Karenzmaßnahmen eine weitere wesentliche Verschlimmerung zu verhindern.

10.1.3 Hyposensibilisierung

D. Nolte

Die spezifische Hyposensibilisierung ist eine empirische Behandlungsmethode, die auch heute, 8 Jahrzehnte nach ihrer historischen Erstbeschreibung durch Noon (1911), immer noch keine gesicherte theoretische Basis besitzt. Heute wird der klinische Wert der Hyposensibilisierung bei der Indikation Asthma bronchiale immer zurückhaltender beurteilt (Ärzteverband Deutscher Allergologen 1990; Bousquet u. Michel 1986; Nolte 1989; Ohman 1989). Es kommen grundsätzlich nur Patienten mit exogen-allergischer Hauptursache und hier wiederum nur Patienten mit kurzer Krankheitsanamnese und schmalem Sensibilisierungsspektrum (z. B. Pollenallergie) für die Behandlung in Frage und selbst dann handelt es sich nie um eine Monotherapie, sondern immer um eine begleitende Maßnahme neben einer medikamentösen Asthmatherapie (neuere Übersichten bei Eiser 1990; Nolte 1991).

10.1.3.1 Effektivität der Hyposensibilisierung

Es gibt in der Literatur zahlreiche unkontrollierte, aber auch kontrollierte, retrospektive wie prospektive Studien über die Effektivität der Hyposensibilisierung beim exogen-allergischen Asthma (Debelic 1978; Kersten, Kasperski u. Worth 1977; Kjellmann 1983; Wüthrich u. Günthard 1974).

Beim Pollenasthma findet sich in der Mehrzahl der Studien eine Überlegenheit der Hyposensibilisierung gegenüber Placeboinjektionen. Die Ergebnisse mit einer Hyposensibilisierung gegenüber anderen Allergenen wie Hausstaubmilben, Schimmelpilzen oder Tierhaaren sind weit weniger ermutigend (Bousquet u. Michel 1986; Salvaggio 1986).

Immerhin scheint nach neueren Befunden eine Hyposensibilisierung bei Patienten mit dualen Allergenreaktionen in der Tendenz die allergische Spätreaktion dämpfen zu können (Baur 1989) – eine Beobachtung, die mit aller Vorsicht darauf schließen läßt, daß die Hyposensibilisierung die allergenbedingte Hyperreaktivität reduzieren könnte.

10.1.3.2 Hypothesen über den Immunmechanismus der Hyposensibilisierung

Theoretisch sind mehrere Ebenen vorstellbar, auf denen der Prozeß der IgE-vermittelten Immunreaktion innerhalb der Bronchialwand unterbrochen werden kann. Die alte These von der Induktion blockierender IgG-Antikörper kann zur Erklärung des Hyposensibilisierungseffekts allein nicht ausreichen (Jäger 1973). Zwar ist unter der Therapie ein manchmal dramatischer Anstieg von blockierenden Antikörpern überwiegend der IgG4-Subklasse von 4% auf bis zu 95% der gesamten IgG-Fraktion nachzuweisen; was in der Bronchialwand selbst passiert, bleibt aber unbekannt. Wenn man sich den kurzen Weg des inhalierten Allergens von der Oberfläche des Bronchialepithels zu seinem korrespondierendem Antikörper auf der Mastzelle innerhalb der Bronchialschleimhaut vergegenwärtigt, fällt die Vorstellung schwer, daß die blockierenden Antikörper von der Blutbahn aus in ausreichender Menge in die Bronchialschleimhaut gelangen sollen, um den explosionsbereiten Mastzellen ihr Allergen rechtzeitig „wegzuschnappen" und auf diese Weise die Zündung zu entschärfen. Es gibt heute andere Vorstellungen über den Mechanismus der Hyposensibilisierungstherapie, die in der nachfolgenden Übersicht stichwortartig zusammengefaßt sind. Es handelt sich aber lediglich um Hypothesen, für die es zwar einige experimentelle Befunde, aber noch keine Beweise gibt. Dies zeigt, wie schwierig es für die Grundlagenforschung sein kann, für eine empirisch begonnene Behandlungsmethode wie die Hyposensibilisierungstherapie die theoretischen Grundlagen „nachzuliefern".

Hypothesen über den Immunmechanismus der spezifischen Hyposensibilisierungstherapie

- Bildung blockierender IgG4-Antikörper,
- Stimulation von IgE-Suppressor-T-Zellen,
- Bildung von antiidiotypischen Antikörpern,
- Induktion immunologischer Toleranz der IgE-bildenden B-Zellen,
- Inhibition von IgE-Helfer-T-Zellen („damping"),
- allmähliches Aussterben von IgE-Gedächtniszellen,
- Umwandlung von IgE-Helfer-T-Zellen in Killerzellen,
- Abnahme der Freisetzungsbereitschaft („releasability") der Mastzellen.

10.1.3.3 Allergenextrakte

Im Reinheitsgrad und in der Standardisierung von Allergenextrakten hat es in den letzten Jahren erhebliche Fortschritte gegeben. Die Tendenz geht dahin, eines Tages mit genau definierten Proteinen hyposensibilisieren zu können. Im Augenblick sind zur quantitativen Kennzeichnung von Allergenextrakten teils historische, teils neuere Einheiten gebräuchlich, die in der Übersicht zusammengestellt sind.

Tabelle 1. Handelsübliche Allergenextrakte zur spezifischen Hyposensibilisierung

Herstellerfirma	Wäßrige Extrakte	Semidepotextrakte	Orale Therapie
Abello	BU Pangramin	BU Pangramin Depot	Oral Pangramin
Allergopharma	Novo-Helisen, Heligoid[a]	Novo-Helisen-Depot Allergovit[a]	Novo-Helisen oral
a.m.b.maser	Diepset	Diepdepot	Dieporal
Bencard	SDL	ADL, Tyrosin S Tyrosin-Allergoid[a] Conjuvac, Alpare	SDL oral
HAL-Allergie	Allerset	Depot-HAL-S Purethal-Gräser[a]	HAL-oral
Scherax/ALK	ALK wässerig	Alutard SQ, Pharmalgen	ALK oral SQ

[a] Modifizierte Allergene.

Einheiten zur quantitativen Kennzeichnung von Allergenextrakten:

- Gewichts-Volumen-Einheit (G/V): Trockengewicht des allergenen Ausgangsmaterials in Relation zum Volumen der Extraktionsflüssigkeit;
- Noon-Einheit (NU): Extrakt aus 1 µg Ausgangsmaterial pro 1 ml Extraktionsflüssigkeit;
- Proteinstickstoffeinheit (PNU): 1 PNU = 10 ng Proteinstickstoff;
- Histaminäquivalenzprickeinheit (HEP): Allergenmenge, die im Pricktest die gleiche mittlere Reaktion hervorruft wie 1 mg/ml Histamindihydrochlorid;
- biologische Einheit (BU): bei manchen Herstellern Bezug auf eine festgelegte durchschnittliche Quaddelgröße ohne Bezug auf Histaminreaktion, bei anderen Herstellern 1/1000 HEP-Einheit;
- internationaler Standard (IS): Vergleich mit gefriergetrockneten internationalen Referenzpräparaten der WHO bzw. des National Institute for Biological Standards and Control (NIBSC); verfügbar sind im Augenblick Lieschgraspollen, Ragweedpollen und Hausstaubmilbenantigen p 1 (Dermatophagoides pteronyssinus);
- „skin activity reference allergen/histamin" (SARAH)
- „activity unit by RAST" (AUR): 1 AUR = 100 PNU = 1/200 SARAH.

Das Ziel, den Patienten durch die Hyposensibilisierungsbehandlung so wenig wie möglich zu gefährden und gleichzeitig eine möglichst hohe immunogene Potenz zu erreichen, war Anlaß für die chemische Modifikation der nativen Allergene durch Bildung sogenannter Allergoide. Die bisher im Handel befindlichen Allergoidpräparate sind im Augenblick die Tyrosinallergoidgräserpollen und -bäumepollen der Fa. Bencard (modifiziert mit Glutaraldehyd, anschließend an Tyrosin adsorbiert), das Heligoid bzw. Allergovit der Fa. Allergopharma (modifiziert mit Formaldehyd) und das Purethal-Gräser der Fa. HAL (modifiziert mit Glutaraldehyd).

Ein weiterer Fortschritt ist auch die kovalente Bindung des gereinigten Allergenextrakts an reizlose Träger mit Adjuvanseigenschaft, z. B. Konjugation an Natriumalgenat (Conjuvac der Fa. Bencard).

Seit Jahren wird versucht, das Allergenmolekül an ein inertes Polymer (Methyloxypolyethylenglykol, MPEG) zu binden, um auf diese Weise die antigene Determinante zu „maskieren" und einen protrahierten immunologischen Effekt zu erzielen. In anderen Studien wurden Konjugate mit Polymeren von D-Glukonsäure und D-Lysin (D-GL) eingesetzt (Übersicht bei Salvaggio 1986). Klinische Ergebnisse gibt es jedoch bislang weder mit den MPEG-Polymeren noch mit dem D-GL-Polymer.

Während in den ersten 5 Jahrzehnten der Hyposensibilisierungstherapie wäßrige Extrakte üblich waren, wird heute bevorzugt mit Semi- oder Halbdepotextrakten hyposensibilisiert. Es gibt 3 Gruppen von Semidepotpräparaten:
- pyridinextrahierte, aluminiumpräzipitierte Präparate (PEAP),
- tetrahydrofuranextrahierte, aluminiumpräzipitierte Präparate (TEAP),
- an L-Tyrosin gekoppelte Extrakte (z. B. Tyrosin-Allergoid).

Trotz aller Anstrengungen enthalten die meisten handelsüblichen Hyposensibilisierungsextrakte heute immer noch eine „Allergensuppe", die aus zahlreichen molekularen Einzelallergenen besteht. Mehrere Arbeitsgruppen haben aber immerhin schon etwa 40 Einzelallergene genauer identifizieren können.

Die heute angewandten Verfahren zur Allergenauftrennung sind RAST-Inhibition, Immunelektrophorese („Immunoblot"), Dinatriumdodecyl-Polyacrylamidelektrophorese (DSD-PAGE, „Westernblot"), isoelektrische Fokussierung, Ionenaustauschchromatographie und Gelfiltration.

Diese Methoden der Einzelallergenanalyse haben es möglich gemacht, die individuelle Sensibilisierung eines Patienten gegenüber einzelnen Proteinfraktionen eines Gesamtallergens genau zu erfassen („Allergoprint"). Vielleicht ist es einmal realisierbar, daß die Hyposensibilisierung ganz speziell auf den individuellen Allergoprint des Patienten zugeschnitten wird.

Die bisher isolierten molekularen Allergene haben eine sehr unterschiedliche antigene Potenz. „Majorallergene" bewirken definitionsgemäß bei mindestens 50 % der sensibilisierten Patienten eine Reaktion, während „Minorallergene" nur bei höchstens 10 % der sensibilisierten Patienten Reaktionen auslösen. Der Rest wird als „Mediumallergene" bezeichnet.

10.1.3.4 Art und Durchführung der Hyposensibilisierung

Zur Asthmabehandlung sollten nur noch Semidepotextrakte verwendet werden, die tief subkutan an der Streckseite des Oberarmes, etwa handbreit oberhalb des Ellbogens, injiziert werden. Es ist darauf zu achten, daß die Injektion zuverlässig zwischen Haut und Muskulatur und nicht etwa oberflächlich in das unter der Haut liegende Fettgewebe erfolgt, weil dies leicht zu schmerzhaften Knotenbildungen führt. Die Herstellerfirmen liefern in der Regel 3 verschiedene Flaschen mit den Nummern 1 bis 3, die auch farblich gekennzeichnet sind. Man beginnt mit 0,1 ml aus Flasche 1. Bei hochgradig sensibilisierten Personen empfiehlt sich die Vorschaltung einer stark verdünnten Lösung (Flasche 0 oder noch weniger).

Die alten wäßrigen Behandlungsextrakte haben heute nur noch wenige Indikationen. Schnellsensibilisierungen („intensive treatment") oder gar Stoßdesensibilisierungen („rush desensitization") gehören unter allen Umständen in die Hände eines Fachmanns und sollten möglichst unter klinischen Bedingungen durchgeführt werden. Ihre Hauptindikation ist die Bienen- und Wespengiftallergie.

Der optimale Zeitpunkt für eine Hyposensibilisierungsbehandlung hängt in erster Linie von den Zeiten der jeweiligen Allergenexposition ab:

Bei Hausstaubmilben besteht eine mehr oder weniger kontinuierliche Exposition über das ganze Jahr hinweg („perenniale Exposition"); wirksamer als die Hyposensibilisierung ist hier aber die Milbensanierung.

Bei einer isolierten Gräserpollenallergie ist die Exposition auf die Monate Mai bis Juli begrenzt („saisonale Exposition").

Selten kommt auch einmal eine diskontinuierliche Exposition während des ganzen Jahres vor, etwa bei einer kombinierten Sensibilisierung gegenüber Pollen von Frühblühern wie Erle und Hasel (Monate Februar bis März) und gegenüber Pollen von Spätblühern wie Beifuß und Goldrute (Monate August bis September).

Es ist grundsätzlich nicht ratsam, ein „perenniales" Allergen mit einem „saisonalen" oder ein „frühsaisonales" mit einem „spätsaisonalen" Allergen zu kombinieren. Wenn eindeutige Hinweise darauf bestehen, daß ein Asthma sowohl durch eine saisonale Exposition wie durch eine perenniale Exposition ausgelöst und unterhalten wird, sollte der saisonalen Komponente zunächst der Vorzug gegeben werden.

Die Mischung verschiedener Einzelallergene in einem Extrakt beeinträchtigt den Behandlungserfolg nicht, solange durch die gegenseitige Verdünnung die Mindestdosis der einzelnen Komponenten nicht deutlich unterschritten wird. Da der Hyposensibilisierungserfolg von der Höhe der erreichten Enddosis abhängt, sollte jedoch als Regel gelten, daß eine Extraktkombination nicht mehr als 3, maximal 5 verschiedene Allergene enthält. Der RAST hat gezeigt, daß die einzelnen Pflanzengattungen einer gemeinsamen Familie kreuzreagieren. Dies betrifft in erster Linie die Gräserpollen, bei denen die üblichen Mischextrakte (6- bzw. 12-Gräser-Mischungen) offensichtlich durch ein einziges repräsentatives Gras wie Knäuelgras oder Roggen ersetzt werden können. Liegt jedoch eine Allergie gegen Pollen verschiedener Pflanzenfamilien vor, so müssen diese einzeln bei der Extraktkombination berücksichtigt werden (z. B. Bäumepollen wie Birke, Hasel, Weide, Erle oder Kräuterpollen wie Goldrute, Beifuß etc.).

Bei einer Pollenallergie mit einem breiten Reaktionsspektrum gegenüber frühblühenden Bäumen, Gräsern und spätblühenden Kräutern kann es schwierig sein, die Injektionen im Rest des Jahres zwischen September und Februar „unterzubringen". Grundsätzlich sollte angestrebt werden, daß die Höchstdosis bereits vor der Blühperiode erreicht worden ist. Dies ist jedoch kein Dogma: Man kann durchaus noch während der Pollensaison die Hyposensibilisierungstherapie fortsetzen, muß dann aber die Dosis auf mindestens ein Viertel reduzieren. Dies hat den Vorteil, daß man nach Abschluß der Pollensaison mit einer höheren Dosierung weiterbehandeln kann, als das bei Unterbrechung der Injektionsserie möglich ist.

Die Dauer einer Hyposensibilisierungsbehandlung sollte bei der Pollenallergie in der Regel 3 Jahre betragen. Ist die Behandlung während der Pollensaison unterbrochen worden, so muß die Dosis im folgenen Herbst auf mindestens 1/10 der Enddosis reduziert und anschließend nach dem entsprechenden Schema wieder gesteigert werden. Anders ist es bei perennialen Allergenen wie der Hausstaubmilbe: Hier kann die Hyposensibilisierung nach Erreichen eines eindeutigen klinischen Effekts durchaus weitergeführt werden.

Die orale Hyposensibilisierung wurde vor Jahren noch als mögliche Behandlungsmethode für Kinder im Alter unter 10 Jahren empfohlen (Wortmann 1978), da in diesem Alter der Darm für hochmolekulare Eiweißkörper noch durchlässig ist. Inzwischen konnte aber nachgewiesen werden, daß die Injektionsbehandlung der oralen Hyposensibilisierung überlegen ist (Urbanek u. Trede 1987).

10.1.3.5 Nebenreaktionen und ihre Vermeidung

Eine Hyposensibilisierungsbehandlung birgt bei unsachgemäßer Durchführung potentielle Risiken. Bei 22 publizierten tödlichen Zwischenfällen (Siefert 1989) lag die Schuld 16mal beim Arzt, 5mal beim Patienten; einmal waren die Umstände unvorhersehbar. 1986 wurden dem Paul-Ehrlich-Institut 76 schwere Schockzwischenfälle anläßlich von Hyposensibilisierungen gemeldet, von denen 3 zum Tode führten und zwar ausschließlich aufgrund ärztlichen Fehlverhaltens. In England ist die Zahl der Hyposensibilisierungsbehandlungen in der Praxis stark zurückgegangen, seitdem die vorgeschriebene Verweildauer des Patienten nach der Injektion von ursprünglich 30 min auf 2 h verlängert worden ist (Siefert 1989).

Bei den Zwischenfällen und Nebenwirkungen einer Hyposensibilisierungsbehandlung muß man zwischen Lokalreaktionen, Organreaktionen und Allgemeinreaktionen unterscheiden (Committee on the Safety of Medicines 1986):

- Lokalreaktionen: Rötung und Schwellung am Injektionsort über 5 cm bis zu gelenkübergreifender Ausdehnung;
- Organreaktionen: rhinokonjunktivale Reizung, leichte Bronchokonstriktion bis zu schwerem Asthmaanfall;
- Allgemeinreaktionen: Urtikaria, anaphylaktischer Schock.

Bei einer Ausdehnung der Quaddeln über 5 cm sollte man vorsorglich in die Gegend des Allergendepots 0,3–0,5 mg Adrenalin, verdünnt in 10 ml NaCl-Lösung, injizieren.

Die schwerste Allgemeinreaktion ist der anaphylaktische Schock, der zum Glück bei den Semidepotpräparaten extrem selten geworden ist. Alarmsymptome sind Brennen, Jucken und Hitzegefühl unter der Zunge, im Rachen, auch in den Handtellern und Fußsohlen. Wenn dieses Vorstadium übersehen wird, entwickelt der Patient rasch eine generalisierte Urtikaria, manchmal ein gefährliches Larynxödem, immer eine schwere Bronchospastik. Zum Vollbild des anaphylaktischen Schocks gehören schließlich die Tachykardie, der fliegende, kaum mehr fühlbare Puls und der rapide Blutdruckabfall. In dieser Situation kommt alles darauf an, schnell zu handeln. Mittel der Wahl ist Adrenalin 0,5 mg – verdünnt auf 10 ml 0,9%ige NaCl-Lösung –, welches langsam intravenös injiziert werden muß. Da-

nach sollten durch die gleiche Kanüle ein Antihistaminikum und ein wasserlösliches Kortikosteroidpräparat injiziert werden. Anschließend erhält der Patient zur
Volumensubstitution eine HAES-Infusion und noch einmal 0,3−0,5 mg Adrenalin,
entweder subkutan oder intramuskulär.

10.1.3.6 Kontraindikationen

In Übereinstimmung mit dem Ausschuß „Immuntherapie" der Europäischen Akademie für Allergologie und klinische Immunologie (EAACI; Leonhardt u. Kersten
1988) und den Empfehlungen des Ärzteverbandes Deutscher Allergologen (ÄDA;
1990) gelten heute gegenüber einer Hyposensibilisierung die folgenden Kontraindikationen:

Absolute Kontraindikationen:
− medikamentös nicht beherrschbare Asthmasymptomatik,
− Autoimmunerkrankungen und andere Erkrankungen des Immunsystems,
− Lungentuberkulose und andere chronische Infekte,
− fehlende Patientencompliance, schwere psychische Störungen,
− potentielle Gefährdung durch Adrenalin im Falle einer anaphylaktischen Reaktion: koronare Herzerkrankung, Hyperthyreose, schwere Hypertonie, Therapie
  mit β-Rezeptorenblockern.

Relative Kontraindikationen:
− unrealistische Erfolgsaussichten einer Hyposensibilisierung,
− Schwangerschaft (weder Beginn, noch Fortsetzung!),
− schwere atopische Dermatitis,
− Kinder unter 5 Jahren (schwer beherrschbare Nebenwirkungen!),
− Erwachsene über 50 Jahren.

10.2 Medikamentöse Therapie

10.2.1 Bronchospasmolytika

K.-H. Rühle

10.2.1.1 β-Adrenergika

β-Adrenergika leiten sich von Adrenalin ab, wobei durch die Modifikation der
Seitenketten eine höhere β_2-Selektivität und längere Wirkdauer erreicht werden
kann. Vorläufer der selektiveren β-Adrenergika sind Isoprenalin und Orciprenalin.
Sie haben bei der Behandlung einer obstruktiven Ventilationsstörung keine Bedeutung mehr. Adrenalin wird unter besonderen Umständen und unter bestimmten
Voraussetzungen in Einzelfällen subkutan oder langsam intravenös appliziert. Dies
gilt v. a. für den Status asthmaticus. Man versucht dabei, die α-Rezeptoren der

Gefäße im Bronchialsystem zu stimulieren, um durch gefäßabschwellende Wirkung die Obstruktion zu beeinflussen. Auch auf der Intensivstation wird Adrenalin manchmal eingesetzt, um durch direkte Instillation einen direkten Gefäßeffekt zu erzielen. Die arrhythmogene und drucksteigernde Wirkung des Adrenalins muß aber mitberücksichtigt werden.

β_2-Adrenergika wirken bronchospasmolytisch, d. h. sie reduzieren den Tonus der glatten Muskulatur im Bereich der Bronchien und Bronchiolen.

Wirkmechanismus

Die Relaxation der glatten Muskulatur kann durch Blockade des parasympathischen Nervensystems oder durch Aktivierung des Sympathikus erfolgen. Die Kontraktion der glatten Muskulatur ist abhängig von einer bestimmten Mindestkonzentration von Kalzium in den Myofibrillen. Bei Reduktion des Kalziums relaxiert die glatte Muskulatur. Die β_2-Adrenergika besetzen die β_2-Rezeptoren, die wiederum die Adenylcyclase stimulieren. Die Adenylcyclase erhöht den Spiegel des zyklischen Adenosinmonophosphats (CAMP), das wiederum eine Proteinkinase aktiviert. Die Proteinkinase aktiviert eine Kalzium/Magnesium-ATPase, so daß Kalzium in den Extrazellulärraum bzw. in die Mikrosomen des sarkoplasmatischen Retikulums ausgeschleust wird.

Effekte

Die β-Adrenergika zeichnen sich durch einen schnellen Wirkungseintritt aus. Die inhalativ applizierten β_2-Adrenergika reduzieren innerhalb weniger Minuten den Atemwegswiderstand. Bei Asthmatikern kann man häufig eine völlige Reversibilität der bestehenden Atemwegsobstruktion nachweisen. Das Maximum der Relaxation findet man etwa 10–20 min nach erfolgter Inhalation. Die heute auf dem Markt befindlichen β-Adrenergika wirken aber nur über 4–6 h. Schon nach 4 h steigt der Atemwegswiderstand an, so daß nach etwa 6 h der Ausgangswert wieder erreicht wird.

Die inhalativ applizierbaren β_2-Agonisten Salmeterol und Formoterol wirken über 12 h und dürften damit v. a. bei der Behandlung der nächtlichen Obstruktion eine wichtige Rolle spielen (Douglas et al. 1991).

Die topische Applikation, d. h. die Inhalation von β_2-Adrenergika, ist die Methode der Wahl bei leichtem bis mittelschwerem Asthma, um die Symptomatik des Patienten zu lindern bzw. zu beseitigen. Nicht beeinflußt werden die Entzündung sowie die Sekretproduktion bzw. -retention. Es müssen deshalb zusätzlich entzündungshemmende Substanzen wie z. B. inhalative Kortikoide im therapeutischen Gesamtkonzept mit hinzugefügt werden.

Protektive Wirkung: Die Hyperreagibilität bei Asthma bronchiale wird durch β_2-Adrenergika nicht modifiziert, lediglich die akute Freisetzung von Mediatoren kann geblockt werden. Akut vor einer inhalativen Provokation inhalierte β-Adrenergika können die Bronchokonstriktion effektiv beeinflussen bzw. völlig verhindern. Dieser Effekt beruht auf einer Beeinflussung der allergischen Sofortreaktion, die durch eine Freisetzung von Mediatoren z. B. aus der Mastzelle herbeigeführt wird. Die Mastzelle wird sozusagen stabilisiert.

Diese Schutzwirkung kann u. a. dazu benutzt werden, auch die durch unspezifische Reize wie z. B. Kälte ausgelöste Bronchokonstriktion unter Belastung zu
verhindern. Neben Dinatriumcromoglicicum sind inhalativ eingesetzte
β-Adrenergika das sicherste Therapeutikum, um belastungsinduziertes Asthma zu
blockieren. Die bronchiale Spätreaktion dagegen kann nicht beeinflußt werden.

Verbesserung der mukoziliären Clearance:
Der mukoziliäre Klärmechanismus trägt neben dem Husten zur Reinigung der
Bronchialschleimhaut bei. Bronchialsekret und inhalierte Partikel werden regional
abhängig oralwärts über das mit Zilien besetzte Epithel abtransportiert.
β-Adrenergika vermögen die Flimmerfrequenz und damit die Geschwindigkeit des
Transportes zu beeinflussen. Es wird vermutet, daß sich dieser Mechanismus positiv hinsichtlich der Verbesserung der Obstruktion und damit der Ventilation v. a.
in den kleineren Bronchien auswirkt.

Beeinflussung des Drucks im kleinen Kreislauf:
Die Abnahme der Obstruktion kann kurzfristig zu einer Verschlechterung der Ven-
tilations-Perfusions-Verteilungsstörung führen. Die Anpassung der Perfusion an
die veränderte Ventilation dauert einige Minuten. In dieser Zeit kann es zu einem,
wenn auch geringen, pO_2-Abfall kommen. Klinisch ist diese Verschlechterung
meistens nicht relevant. Nach 10–20 min ist die Ventilation und Perfusion adaptiert, so daß häufig ein deutlicher Anstieg des O_2-Partialdrucks zu verzeichnen ist.
Gleichzeitig sinkt der pulmonalarterielle Druck, v. a. der systolische Druck.

Nebenwirkungen

Die bekannteste und für den Patienten unangenehmste Nebenwirkung ist der tre-
morogene Effekt; manche Patienten entwickeln in den ersten Minuten nach Applikation einen deutlichen Fingertremor, so daß feinmotorische Bewegungen wie
Schreiben oder Zeichnen anfänglich nicht mehr möglich sind. Der Tremor bildet
sich allerdings nach 4–6 Tagen unter wiederholter Applikation zurück, es kommt
zu einer Anpassung im Sinne einer Downregulation.

Ein weiterer Nebeneffekt ist die Zunahme der Herzfrequenz. Fast zwei Drittel
der inhalierten Dosis wird über die Mundschleimhaut aufgenommen oder ver-
schluckt, so daß eine schnelle Systemwirkung eintritt. Eine Herzfrequenzsteige-
rung von mehr als 10 Schläge/min wird aber meistens nicht beobachtet.

Bestehende kardiale Arrhythmien können sich verschlechtern, ebenso können
Arrhythmien erstmals entstehen. Dieser Effekt ist deutlich dosisabhängig und ins-
besondere bei einer systemischen Applikation sehr viel häufiger zu beobachten.
Er stellt manchmal einen limitierenden Faktor für die Dosierung dar.

Schließlich kann unter der Gabe von β_2-Adrenergika eine Hypokaliämie bzw.
Hypokalie eintreten. Es sollte deshalb sorgfältig auf den Kaliumspiegel geachtet
werden, sofern entsprechende klinische Zeichen und/oder kardiale Arrhythmien
beobachtet werden.

Applikationsformen

Dosieraerosol:

Die gängigste Methode zur topischen Therapie stellt die Inhalation mittels Dosieraerosol dar. In dem Dosieraerosol befindet sich ein unter Druck verflüssigtes Gasgemisch, in dem verkleinerte Wirkstoffpartikel suspendiert sind. Diese schwimmen im flüssigen Treibgas, so daß das Dosieraerosol erst geschüttelt werden muß, um eine homogene Verteilung zu erreichen. Die Menge der intrabronchial deponierten Partikel hängt von der Inhalationstechnik ab, selbst bei optimaler Applikation werden lediglich bis zu 20 % der vernebelten Menge in den Atemwegen unterhalb der Glottis erreicht. Aber selbst bei mäßiger Mitarbeit reicht die Menge aus, um eine maximale Wirkung zu erreichen. Dies hängt damit zusammen, daß über einen größeren Dosisbereich eine maximale Bronchodilatation möglich ist (horizontaler Bereich der Dosis-Wirkungs-Kurve).

Expander:

Expander dienen dazu, die Inhalation von Aerosolen zu optimieren. Die Expander sind z. T. unhandlich, benötigen viel Platz und sind aus den genannten Gründen bei der Mehrzahl von Patients, die β-Adrenergika inhalieren sollen, nicht erforderlich. Lediglich bei Älteren, Schwerkranken und Kindern sollte an ihren Einsatz gedacht werden.

Pulverinhalation:

Als Alternative zur Inhalation mittels Dosieraerosolen steht die Pulverinhalation zur Verfügung. Bei der Pulverinhalation wird durch den Atemfluß des Patienten das Medikament aus einer Kapsel, die vor der Inhalation mechanisch geöffnet wird, appliziert. Die Vorteile dieser Methode liegen darin, daß nur bei ausreichender Koordination inhaliert wird. Es besteht eine geringere Gefahr der Überdosierung. Eine bessere Kontrolle der Tagesdosis v. a. bei Kindern ist möglich. Die Nachteile liegen in der etwas verzögerten Einsatzbereitschaft und der Erfordernis des rechtzeitigen Nachfüllens. Durch den Wegfall des Treibgases wird hier auch ein Beitrag zum Umweltschutz (Ozonproblematik) geleistet (Matthys 1990).

Düsenvernebler:

Preßluftgetriebene Überdruckvernebler führen Luft durch ein Ventilsystem, wobei das Medikament in Tröpfchenform mitgerissen wird. Die Therapie hängt entscheidend von der Tröpfchengröße ab. Bis vor kurzem gab es große Unterschiede hinsichtlich der Relation der intrathorakalen zur extrathorakalen Deposition. Verdampfungsgeräte produzieren lediglich destilliertes Wasser, das Medikament ist in dem sekundär entstehenden Aerosol nicht vorhanden. Alternativ können Ultraschallgeräte verwandt werden. Auch hier muß auf den Durchmesser geachtet werden (Müller et al. 1983).

Die Dosierung der β$_2$-Adrenergika kann bei dieser Methode individuell erfolgen. Entweder wird in den Verneblertopf eine bestimmte Anzahl von Tropfen gegeben oder der Inhalt einer Fertigampulle zu der vorher eingefüllten Kochsalzlösung hinzugefügt.

Orale β-Adrenergika:
Systematisch applizierte β-Adrenergika liegen in retardierter Form vor. Wenn auf eine kontinuierliche Freisetzung des Medikamentes über einen längeren Zeitraum hinweg Wert gelegt wird, sollte diese Medikation in Betracht gezogen werden. Allerdings sind wesentlich höhere Dosen im Vergleich zur Inhalation erforderlich. Deshalb ist mit deutlich mehr und länger anhaltenden Nebenwirkungen in Form von Tremor und Tachykardie zu rechnen. Für die nächtliche Phase der Obstruktion ist diese Therapieform sinnvoll als Alternative zu den retardierten Theophyllinpräparaten in der Nacht. Etwa 30 % der Patienten profitieren eher von einer β-Adrenergikatherapie im Vergleich zum Theophyllin.

Eine additive Wirkung beider Substanzen im Hinblick auf die Verbesserung des Peak flows konnten wir nicht nachweisen (Rühle et al. 1989).

Parenterale β-Adrenergika:
Begleitend zu Theophyllin oder als Alternative kann bei schwerer Obstruktion, die durch inhalative Gabe nicht durchbrochen werden kann, die intravenöse Dauerinfusion von β-Adrenergika versucht werden. Allerdings sollte dies unter gewissen Sicherheitsvorkehrungen erfolgen und vermehrt auf kardiale Rhythmusstörungen geachtet werden. Es kann Reproterol und evtl. Fenoterol (bis jetzt nur für die Tokolyse zugelassen) verwandt werden.

10.2.1.2 Anticholinergika

Wirkmechanismus
An vagalen Nervenendigungen wird über intramurale Ganglien an der glatten Muskelzelle Acetylcholin freigesetzt. Durch Blockade der cholinergen Rezeptoren kann dieser Reiz gedämpft oder abgeblockt werden. Anticholinergika leiten sich vom Atropin ab. Durch Modifikation ist es gelungen, weitgehend nebenwirkungsfreie Medikamente herzustellen. Ipratropiumbromid und Oxitropiumbromid sind Substanzen, die zur Therapie der Obstruktion insbesondere bei chronischer Bronchitis als Dosieraerosol zur Verfügung stehen.

Indikationen
Zwei Hauptanwendungsgebiete werden als Indikation für Anticholinergika angesehen:
- Vor allem Patienten mit chronisch-obstruktiver Ventilationsstörung, hier insbesondere die älteren Patienten, sprechen gut auf die Anticholinergika an. Es empfiehlt sich, im Bronchospasmolysetest den Beweis für eine gute Wirksamkeit im Vergleich zu den β_2-Adrenergika zu erbringen.
- Die lange Wirkdauer über 6 h hinaus ergibt die Möglichkeit, auch die nächtliche Obstruktion, die ja u. a. auch im Rahmen der Zunahme des Vagotonus entsteht, mit Anticholinergika zu behandeln. Mehrere Arbeiten weisen darauf hin, daß das morgendliche Tief unter Anticholinergika wesentlich geringer ausfällt. Da die Therapie nebenwirkungsarm ist, kann mit einer hohen abendlichen Dosis gearbeitet werden (bis zu 4mal 2 Hüben).

– Am häufigsten werden die Anticholinergika in der Kombination mit einem
β_2-Adrenergikum appliziert. Durch die Möglichkeit, beide Substanzen zu kombinieren, kann die β-Adrenergikadosis auf ein Viertel reduziert werden. Damit
können die Nebenwirkungen deutlich vermindert werden.

Nebenwirkungen

Nur in seltenen Fällen kommt es zu einer Erhöhung der Herzfrequenz. Von manchen Patienten wird der bittere Geschmack des Aerosols und die Mundtrockenheit
nach Inhalation als unangenehm empfunden. In vielen Fällen wird die Substanz
v. a. in der Kombinationstherapie bevorzugt, da eine alleinige Medikation häufig
als zu wenig effektiv im Hinblick auf die große Latenz des Wirkungseintritts
gesehen wird.

10.2.1.3 Theophyllin

Bei Theophyllin handelt es sich um ein Dimethylxanthin ähnlich dem Trimethylxanthin Coffein. Primär wurde es aus Teeblättern gewonnen, wird aber schon
lange synthetisch hergestellt. Etwa 6 Tassen Bohnenkaffee entsprechen in der Einzeldosis etwa 300 mg Theophyllin. Substanzen mit Modifikation des Xanthingerüstes (Diprophyllin, Proxiphyllin und Enprophyllin) bieten in der Praxis wenig
Vorteile.

Wirkmechanismus

Der Wirkmechanismus von Theophyllin wird auf verschiedene Faktoren zurückgeführt. Allerdings ist unklar, welcher molekulare Wirkungsmechanismus letztendlich Gültigkeit besitzt. Im folgenden sollen die wichtigsten Thesen kurz zusammengefaßt werden:

1) Hemmung des Enzyms Phosphodiesterase:
Die Erhöhung des CAMP-Spiegels durch Hemmung des Abbaus führt zu einer
Bronchodilatation bzw. zu einer Relaxation der glatten Muskulatur. Allerdings
reicht die Konzentration in vivo nicht aus, um die Phosphodiesterase relevant zu
hemmen. Die Situation bei den verschiedenen Isoenzymen, die evtl. spezifischer
sind, wird z. Z. untersucht.

2) Antagonismus am Adenosinrezeptor:
Ein modifizierter Xanthinkörper (Enprophyllin) ohne antagonistische Wirkungen
am Adenosinrezeptor besitzt eine deutliche bronchospasmolytische Aktivität, so
daß zumindest für die Bronchialmuskulatur dieses antagonistische Prinzip keine
Bedeutung hat.

Die zentralen Wirkungen des Theophyllins dagegen werden auf den Adenosinrezeptor blockierende Wirkungen zurückgeführt (Vilsvik et al. 1990).

3) Verminderung des Kalziums an den intrazellulären Myofibrillen:
Gesichert ist letztendlich nur die Verschiebung des intrazellulären Kalziums in
das sarkoplasmatische Retikulum, so daß eine erhöhte bzw. verstärkte Kontraktion
der Myofibrillen bei entsprechendem Reiz vermindert ist oder nicht stattfindet.

Klinische Wirkungen von Theophyllin

Wirkung im Bereich des Respirationstraktes:
Die wichtigste Indikation für Theophyllin besteht in der Behandlung des Bronchospasmus durch seine relaxierende Wirkung auf den Bronchomotorentonus. Der besondere Vorteil des Theophyllins liegt in der Möglichkeit der galenischen Retardierung, wobei die Wirkung bis zu 24 h dauern kann. Vor allem für die Behandlung der Zunahme der nächtlichen Obstruktion steht damit eine effektive Substanz zur Verfügung. Die Substanz kann auch in Kombination mit β_2-Mimetika und Anticholinergika sinnvoll eingesetzt werden, wobei durch die Kombinationsstrategie die Nebenwirkungsrate deutlich reduziert werden kann.

Durch intravenös appliziertes Theophyllin kann eine akute Obstruktion beeinflußt bzw. völlig aufgehoben werden. Durch Selbstmedikation mit Theophyllin, in Tropfenform oder als Trinkampulle gegeben, können nach wenigen Minuten hohe Theophyllinspiegel erreicht werden, so daß diese Möglichkeit als Alternative zur i.v.-Applikation zunehmend propagiert wird. Bei akutem Asthma bronchiale führt Theophyllin unzweifelhaft nach wenigen Minuten zu einer Zunahme des Peak flows und des forcierten exspiratorischen 1-s-Volumens. Die Zunahme hängt von den Theophyllinserumspiegeln ab. Aufgrund seiner lang anhaltenden Wirkung besitzt Theophyllin einen besonders hohen Stellenwert in der Therapie des nächtlichen Asthma bronchiale und beim Schlaf-Apnoe-Syndrom. Vergleichende Studien zwischen Theophyllin und lang wirksamen β_2-Sympathikomimetika zeigen einen überlegenen Effekt im Hinblick auf die am Morgen gemessenen Obstruktionsparameter (Zwillich et al. 1989). Wenn die antiobstruktive Wirkung von Anticholinergika und β_2-Adrenergika zur Kontrolle des Asthma bronchiale nicht ausreicht, bietet Theophyllin eine zusätzliche Möglichkeit der kontinuierlichen antiobstruktiven Medikation auch während des Tages (Tandem et al. 1991). Es muß allerdings geprüft werden, ob nicht in vielen Fällen eine Steigerung der erstgenannten Medikamente eine Theophyllintherapie noch erforderlich macht. Kritische Stimmen führen die Nebenwirkungen wie Tremor/Nausea, Ängstlichkeit und Palpitationen gegen das Theophyllin ins Feld; nach deren Auffassung sind β-Adrenergika mit geringeren Nebenwirkungen behaftet.

Mukoziliäre Clearance:
Die Klärfunktion des Bronchialsystems spielt bei Asthma bronchiale und chronischer Bronchitis im Hinblick auf die Zunahme der Obstruktion eine wichtige Rolle. Hier sind der Hustenmechanismus und die mukoziliäre Klärfunktion die wichtigsten Kenngrößen (Clarke 1989; Köhler 1991). Theophyllin führt zu einer Zunahme der ziliären Schlagfrequenz und damit zu einer Beschleunigung der Clearance, wobei eine deutliche Abhängigkeit vom Blutspiegel nachgewiesen werden kann.

Senkung des pulmonalarteriellen Drucks:
Durch Theophyllingabe kann blutspiegelabhängig der Lungengefäßwiderstand abgesenkt werden. Mehrere Faktoren kommen hierfür in Frage:
- Die Verminderung der bronchialen Obstruktion beeinflußt den Alveolardruck und damit auch die Kompression der Lungengefäße. Die Besserung der Venti-

lationsverteilungsstörung durch Theophyllin führt zu einer Anhebung des O_2-Partialdrucks und damit zu einer Beeinflussung des alveolovaskulären Reflexes mit Verminderung des präkapillären Widerstandes.

– Theophyllin beeinflußt direkt die glatte Gefäßmuskulatur der Widerstandsgefäße im kleinen Kreislauf. Vor allem in höheren therapeutischen Bereichen mit Theophyllinspiegeln von etwa 15 mg/l werden die ausgeprägtesten Effekte gesehen (Grützmacher et al. 1984).

– Zunahme des maximalen Pleuradrucks. Unter Theophyllin bessert sich nach verschiedenen Untersuchungen der Dyspnoegrad und die maximale Leistungsfähigkeit. Diese wird wahrscheinlich durch Zunahme des maximalen Pleuradrucks verursacht, der unter Theophyllin gemessen werden kann. Die Reserven der Atemmuskulatur im Hinblick auf eine erhöhte Belastbarkeit kann demnach durch Theophyllin gesteigert werden. Evtl. wird hierdurch auch die Veränderung der Dyspnoeschwelle erklärt (Murciano et al. 1989). Wahrscheinlich kommt es zu einer erhöhten Muskelkontraktilität durch Beeinflussung der intrazellulären Kalziumkonzentration im Zwerchfell und in der auxiliären Atemmuskulatur.

– Theophyllineffekte bei Entzündung. Im Gegensatz zu den Kortikosteroiden scheint Theophyllin die bronchiale Hyperreaktivität nicht zu beeinflussen. Es besitzt aber eine Reihe von Effekten auf die polymorphkernigen Leukozyten im Sinne einer Inhibition. Die Aktivierung von Eosinophilen wird durch Theophyllin eher noch verstärkt (Yukawa et al. 1989; Nielson et al. 1988).

Pharmakokinetik

Durch die Möglichkeit, die Theophyllinserumkonzentration in Klinik und Praxis schnell zu bestimmen, können viele Schwierigkeiten, die sonst unter der Theophyllintherapie entstehen könnten, beseitigt werden. Streifentests gestatten, innerhalb von 2 min einen für die Praxis verläßlichen Wert zu ermitteln. Die Serumkonzentrationen sollten zwischen 8 und 20 mg/l liegen. In diesem relativ schmalen Fenster kann eine zuverlässige antiobstruktive Wirksamkeit erwartet werden. Über 20 mg/l kann es zu unerwünschten Nebenwirkungen kommen (s. unten). In 80–90 % aller Fälle, die einer Theophyllintherapie zugeführt werden, ist eine Serumkonzentrationsbestimmung nicht erforderlich. Bei ausgeprägter klinischer Symptomatik und bei nächtlichem Asthma bronchiale sowie in Notfallsituationen sind Theophyllinspiegelbestimmungen ausgesprochen nützlich. Zur Überprüfung der 1- oder 2maligen Dosierung, die heute mit retardierten Präparaten möglich ist, sollte der Theophyllinspiegel am frühen Morgen nach abendlicher Einnahme kontrolliert werden, z. B. zwischen 8 und 10 Uhr morgens (D'Alonzo et al. 1990).

Wasserfreies Theophyllin ist bis zu 100 % bioverfügbar, d. h. es wird 100 % der oral aufgenommenen Menge resorbiert. Die Geschwindigkeit der Resorption hängt von der gastrointestinalen Motilität und damit von der Tageszeit ab. Abends eingenommene Theophyllinpräparate werden verlangsamt resorbiert. Die Elimination hängt vom Alter ab. Kinder und Jugendliche haben eine wesentlich höhere Clearance, die hauptsächlich durch die hepatische Metabolisierung beeinflußt wird (Cytochrom P-450). Patienten über 60 Jahre weisen eine geringere Theophyllinabbaurate auf. Auch Patienten mit Cor pulmonale, Herzinsuffizienz und v. a. Lebererkrankungen bauen Theophyllin langsamer ab, so daß hier die Erhaltungsdosis reduziert werden muß. Raucher dagegen bauen Theophyllin schneller ab und benötigen eine z. T. wesentlich höhere Theophyllinerhaltungsdosis.

Medikamente wie Rifampicin führen zu einer ebenfalls beschleunigten Abbaurate von Theophyllin. Makrolidantibiotika, Cimetidin, Ciprofloxacin und Allopurinol dagegen verlangsamen die Elimination.

Ladungsdosis: Bei adipösen Patienten wird häufig nicht das Körpergewicht, sondern das ideale Körpergewicht zur Berechnung der Ladungsdosis verwandt. Diese sollte bei 5 mg/kg liegen und während etwa 20 min appliziert werden (Rizzo et al. 1988). Die Tagesdosis beträgt bei oraler Applikation 10−15 mg/kg in 24 h, bei Rauchern muß die Dosierung häufig auf bis zu 20 mg/kg Körpergewicht und 24 h erhöht werden.

Nebenwirkungen

Vor allem bei höheren Serumspiegeln in der Nähe von 20 mg/l können unerwünschte Nebenwirkungen auftreten. Es handelt sich um gastrointestinale Reaktionen wie Sodbrennen, saures Aufstoßen und evtl. Erbrechen. Nur bei weniger als 5 % der Patienten werden Blutspiegel von über 30 mg% erreicht. Etwa die Hälfte dieser Patienten zeigen mäßige Intoxikationserscheinungen. Etwa 10 % dieser Patienten entwickeln lebensbedrohliche Situationen (Sessler et al. 1990). Eine weitere Nebenwirkung ist Schlaflosigkeit mit Verlängerung der REM-Latenz. Es muß aber betont werden, daß in vielen Fällen die Schlafqualität unter Theophyllin verbessert werden kann, da die Frakturierung des Schlafes durch die Obstruktion in diesem Zusammenhang einen wesentlich größeren Stellenwert besitzt. Theophyllin kann Tachykardien und schwergradige Arrhythmien auch bei Serumkonzentrationen im therapeutischen Bereich verursachen.

Behandlung der Theophyllinintoxikation:
Bei Theophyllinspiegeln über 20 mg/l kann in den meisten Fällen ohne vitale Bedrohung durch Absetzen der Medikation eine Normalisierung in 1−2 Tagen (abhängig von der Theophyllinclearance) erreicht werden. Bei lebensgefährlichen Arrhythmien (Tachyarrhythmien und zentralen Krampfanfällen) wird Theophyllin durch Gabe von Aktivkohle beschleunigt enteral eliminiert. Durch kombinierte Hämodialyse und Hämoperfusion wird in wenigen Stunden der Theophyllinspiegel normalisiert. Durch Kontrolle der Pulsfrequenz ist eine gute Überwachung des Effektes möglich (Stegmayr et al. 1988).

Zusammenfassende Wertung

Obwohl die Theophyllintherapie immer wieder hinsichtlich Wirkung und Nebenwirkungsrate in Frage gestellt wird (Lam et al. 1990), sprechen viele Argumente für den Einsatz von Theophyllin. Unter Berücksichtigung pharmakokinetischer und klinischer Zusammenhänge ist Theophyllin weiterhin nicht aus dem therapeutischen Repertoire zur Behandlung der obstruktiven Ventilationsstörung wegzudenken.

10.2.2 Entzündungshemmer

U. H. Cegla

10.2.2.1 Definition

Antientzündliche Pharmaka hemmen je nach Typ alle oder nur einige Faktoren der Entzündung.

Definition der Entzündung:
Die Entzündung ist eine Reaktion lebenden Gewebes auf jede Art von Verletzung

Phasen und Formen der Entzündung (Helpap 1987)
1) Zell- oder Gewebeschädigung (Alteration);
2) Reaktionen der Gefäße, Blut- und Bindegewebszellen am Ort der Gewebeschädigung (lokale Reaktion);
3) Reaktion des Gesamtorganismus (systemische Reaktion).

Um eine gezielte antientzündliche Therapie durchführen zu können, sind Kenntnisse über Art der Entzündung, Zelltyp der Entzündung und Dauer der Entzündung erforderlich.

Der lokalen Entzündungsreaktion liegt ein einheitliches, unspezifisches Reaktionsmuster zugrunde. Initial spielt sich eine vaskuläre Phase ab, bei der es zur Störung der Durchblutung und der Gefäßdurchlässigkeit für plasmatische Proteine kommt. An diese vaskuläre Phase schließt sich eine zelluläre Phase an, bei der weiße Blutzellen (Leukozyten) im Gefäß randständig werden (Margination) und nachfolgend durch die Gefäßwand in die angrenzenden Interzellularräume treten (Emigration).

Von hier aus wandern die Zellen gezielt in Richtung des entzündungsauslösenden Reizes (Chemotaxis) und sammeln sich dort (Aggregation), um die verschiedenen zellspezifischen Funktionen zu erfüllen.

Mit einem regelrechten Ablauf dieser Phasen geht die Entzündung in die Heilungsphase über; in dieser Phase wird nekrotisches Material resorbiert und die Kontinuität des Gewebes meist in Form einer bindegewebigen Narbe wieder hergestellt.

Je nach Morphologie und Verlauf werden eine akute und eine chronische Entzündung unterschieden. Die Übergänge sind hierbei fließend.

Sowohl im Grundmuster des Entzündungsablaufes als auch für die unterschiedliche Ausgestaltung der lokalen und systemischen Reaktion sind folgende Faktoren verantwortlich:

1) Mediatoren: Dabei handelt es sich um chemische Substanzen, die durch Zell- oder Gewebealteration direkt oder indirekt biologische Wirksamkeit erlangen und verschiedene Entzündungsreaktionen hervorrufen.
2) Zellen (neutrophile Granulozyten, mononukleäre Phagozyten, Lymphozyten, eosinophile Granulozyten, basophile Granulozyten) und deren spezifische Funktionen wie Zellwanderung, Phagozytose und Degranulation.

10.2.2.2 Wirkstoffe

6-Methylprednisolon, Prednison, Triamcinolon, Cloprednol.

Bei den Glukokortikosteroiden sind Präparate zur systemischen Anwendung (i.v., oral), wobei die i.m.-Gabe von Depotsteroiden unterbleiben sollte, von denen zur Inhalation zu unterscheiden.

Glukokortikosteroide (systemisch)

Das antientzündliche Wirkprinzip par excellence ist das der Glukokortikosteroide (Clark 1983; Abb. 1).

Bei der Glukokortikosteroidwirkung unterscheiden wir einen unspezifischen und einen spezifischen Steroideffekt (Tabelle 1). Welcher der beiden Effekte zum Tragen kommt, hängt letztendlich von der gegebenen Dosis ab (Cegla 1984).

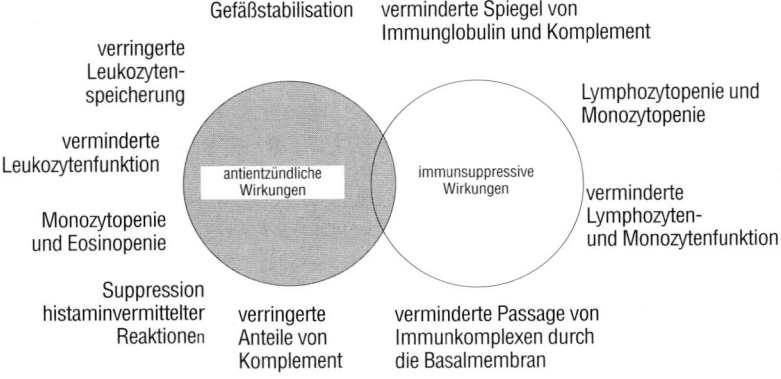

Abb. 1. Wirkungen der Glukokortikosteroide

Tabelle 1. Spezifische und unspezifische Wirksamkeit der Glukokortikoide

Spezifische Wirksamkeit	Unspezifische Wirksamkeit
Tritt bei Konzentrationen um 10^{-8} mol/l auf	Tritt bei Konzentrationen um 10^{-5} mol/l und darüber auf
Unterschiedliche Wirkstärke der einzelnen Kortikosteroide	Keine unterschiedliche Wirkstärke der einzelnen Kortikosteroide
Dosis-Wirkungs-Abhängigkeit	Fast keine Dosis-Wirkungs-Abhängigkeit
Gehemmt durch: 1) kompetetive Antagonisten, 2) RNS-Synthesehemmer, 3) Proteinsynthesehemmer	Gehemmt durch: 1) kompetetive Antagonisten, 2) RNS-Synthesehemmer, 3) Proteinsynthesehemmer
Zeitliche Verzögerung zwischen Gabe und Wirkung; weiter anhaltende Wirksamkeit nach Entfernung des Steroids	Effekte nur bei Anwesenheit des Steroids, sofortiger Eintritt
Funktionsfähige Zellen erforderlich	Effekte auch an Membranen und Liposomen

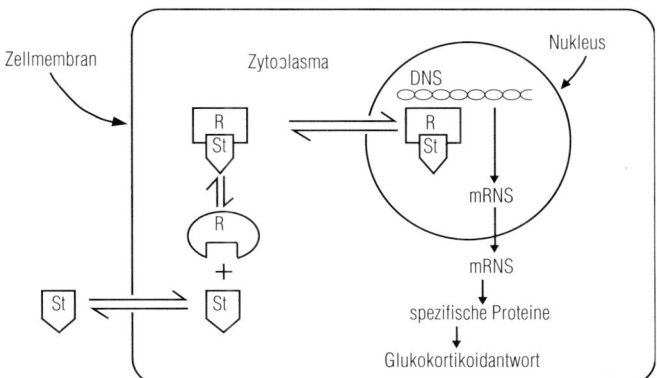

Abb. 2. Intrazellulärer Wirkmechanismus für Glukokortikoide (*St* Steroid, *R* spezifischer Gluko-
kortikoidrezeptor; *DNS* Desoxyribonukleinsäure, *mRNS* Messengerribonukleinsäure)

In der Regel muß, um unspezifische Steroideffekte zu erreichen, die Dosis
etwas über 100 mg Prednisolonäquivalent liegen.
Die Wirkung der Glukokortikosteroide läuft wie folgt ab (Abb. 2):
Nach systemischer Gabe von Glukokortikosteroiden wird das Steroid im Blut
an Transkortin und Albumin gebunden.
Kortikosteroide haben kein spezifisches Rezeptororgan. Kommt das Steroid
an die Zellmembran, so wird es in die Zelle aufgenommen und dort an einen
Zytosolrezeptor gebunden und nachfolgend in den Zellkern eingeschleust. Hier
wird das Kortikosteroid an verschiedenen Stellen des Kernchromatins angelagert,
der Transkriptionsapparat der Zelle wird aktiviert und eine spezifische Messengerribonukleinsäure gebildet.
Die Messengerribonukleinsäure wird am Ribosom in die Aminosäurensequenz
eines spezifischen Proteins übersetzt, und das neugebildete Protein bildet die spezifisch steroidveränderten Stoffwechselvorgänge in der Zelle.
Eines dieser neugebildeten Proteine ist das sogenannte Makrokortin.
Makrokortin und auch Lipomodulin, das in diesen Fällen gebildet wird, verhindern die Bildung von Leukotrienen und Prostaglandinen sowie von Thromboxanen
und anderen Metaboliten der Arachidonsäure, indem sie die Phospholipase A_2
hemmen.
Ein weiterer Effekt der Glukokortikosteroide ist ihr abdichtender Einfluß auf
die Gefäßwand und damit die Unterbindung der vaskulären Phase.
Auch chemotaktisch bedingte Veränderungen werden durch Glukokortikosteroide unterbunden.
Der Einfluß der Glukokortikosteroide auf die zellulären Elemente ist unterschiedlich. Auf Mastzellen haben Glukokortikosteroide in den üblich verwendeten
Dosen keinen nennenswerten Einfluß.
Die Lymphozyten erfahren im peripheren Blut eine Umverteilung durch Glukokortikosteroide, und „verschwinden" im extrazellulären Raum solange das Steroid
gegeben wird.

Um eine Lymphozytolyse zu erreichen, sind beim Menschen suprapharmakologische Dosen erforderlich.

Am Ort der Entzündung kommt es durch Steroide zu einer Verminderung der Lymphozyten, da die Durchlässigkeit der Endothelzellen der Gefäße durch die Steroide vermindert wird.

Steroide vermindern den Pool der rezirkulierenden Lymphozyten, die nichtrezirkulierenden Lymphozyten, die notwendigerweise auf den Intravaskulärraum beschränkt sind, bleiben unbeeinflußt.

Bei den rezirkulierenden Lymphozyten werden die T-Zellen selektiv stärker vermindert als die B-Zellen, und von den T-Zellen werden die Lymphozyten, die einen Rezeptor für IgM tragen, die sogenannten TM-Zellen, stärker aus dem peripheren Blut verdrängt, als Lymphozyten, die einen IgG-Rezeptor tragen, sogenannte TG-Zellen.

Die TG-Zellen haben Suppressorfunktion und die TM-Zellen eine Helferfunktion bei der B-Lymphozytenaktivierung.

Die Anzahl von Monozyten im peripheren Blut wird nach Kortikosteroidgabe ebenfalls maximal gesenkt, dabei hemmt das Kortikoid durch spezifische Wirkung die Auswanderung der Monozyten aus dem Knochenmark ebenso wie die Rückverteilung der Monozyten in die nichtendothelialen Gewebe durch vermehrte Abdichtung der Gefäße (s. Abb. 1).

Offensichtlich ist die Blockade der Ausreifung der Monozyten in den Makrophagen der entscheidende Faktor für die augenscheinlichen therapeutischen Effekte der Glukokortikosteroide bei granulomatösen Erkrankungen.

Der Makrophage ist im menschlichen Körper die für Steroide empfindlichste Zelle.

Die Eosinophilen zeigen ebenfalls eine hochgradige Empfindlichkeit gegenüber Glukokortikosteroiden, nach Gabe dieser Substanz kommt es zu einer ausgesprochenen Eosinophenie bzw. zum Fehlen von Eosinophilen sowohl am Entzündungsort als auch im Blutgefäßsystem.

Die Leukozytenzahl erhöht sich in der Regel im peripheren Blut nach Gabe von Steroiden (etwa oberhalb 30 mg Prednisolonäquivalent/Tag).

Bezüglich ihrer antiinflammatorischen und auch antiasthmatischen Wirksamkeit sind die Glukokortikosteroide, bezogen auf ihre Äquivalenzdosen, in etwa klinisch gleichwertig.

Bezogen auf ihre unerwünschten Wirkungen wie Blutdruckerhöhung, Gewichtszunahme, Wassereinlagerungen gibt es bei den einzelnen Glukokortikosteroiden Unterschiede; so weist Prednisolon zusätzlich eine Mineralokortikoidwirkung auf mit Neigung zu Ödemen, Erhöhung des Blutdrucks und des Blutzuckers.

Triamcinolon hat eine solche Mineralokortikoidwirkung in der Regel nicht, ähnliches gilt für Cloprednol.

Das 6-Methylprednisolon hat einen geringeren Mineralokortikoideffekt, aber die geringste psychotrope Wirkung (sowohl was die Depression als auch die Manie angeht).

Glukokortikosteroide (topisch)

Inhalative (topische) Glukokortikosteroide erfüllen folgende Kriterien:

1) hohe lokale Wirksamkeit,
2) fehlende systemische Wirksamkeit in therapeutischen Dosen.

Wirkstoffe:
- Beclometasondipropionat,
- Budesonid,
- Flunisolid,
- Fluticason.

10.2.2.3 Klinische Anwendung

Klinische Anwendung systemischer Glukokortikosteroide

Systemische Glukokortikosteroide sind bei der Behandlung vieler Lungenerkrankungen unverzichtbar. Beim Asthma bronchiale sind sie im Status asthmaticus in hohen Dosen (100−250 mg Prednisolonäquivalent) anzuwenden.

In der Dauertherapie des Asthma bronchiale unterstützen sie die Wirkung der topischen Steroide (s. unten), falls diese laut Peak-flow-Kontrollen nicht genügend wirksam sind.

In der Therapie der chronisch-obstruktiven Bronchitis sind Steroide nur in 20 bis 25 % der Fälle therapeutisch wirksam. Auch hier empfiehlt sich eine initiale Therapie über 14 Tage mit 40 mg Prednisolonäquivalent pro Tag; falls es hierunter zu keiner Verbesserung der Lungenfunktion kommt, sind Glukokortikosteroide bei diesem Krankheitsbild nicht weiter einzusetzen.

Bedeutsam sind die Glukokortikosteroide bei granulomatösen und fibrosierenden Lungenerkrankungen (z. B. Sarkoidose, exogen-allergische Alveolitis und idiopathische Lungenfibrose). Hier werden initial 40−60 mg Prednisolonäquivalent pro Tag eingesetzt und die Dosis monatlich um 10 mg bis auf eine Erhaltungsdosis zwischen 10 und 20 mg Prednisolonäquivalent unter Lungenfunktionskontrollen reduziert.

Bei idiopathischen Lungenfibrosen können auch höhere Steroiddosen (250−500 mg Prednisolonäquivalent) in den ersten Tagen der Behandlung erforderlich sein.

Eine weitere Rolle spielen Glukokortikosteroide, systemisch gegeben, bei der Verhinderung von Pleuraschwarten, bei lymphatischen Systemerkrankungen, die die Lungen mitbetreffen, sowie bei der Therapie von Pleuraergüssen (wohlgemerkt − wir ersetzen damit keine Punktion des Pleuraergusses!).

Weitere Indikationen der systemischen Steroidtherapie sind toxische Lungenschäden, anaphylaktische Reaktionen sowie allergische Erkrankungen, wenn topische Steroide nicht ausreichen.

Klinische Anwendung inhalativer Glukokortikosteroide

Bei der Anwendung inhalativer Steroide ist folgendes zu beachten:

1) Die Substanz kann nur dort wirken, wo sie hinkommt, daher sind inhalative Steroide etwa bei der schweren Bronchialobstruktion nicht indiziert. Sie sind also keine Notfallmedikamente.

2) Die maximale Wirksamkeit inhalativer Steroide ist erst nach 2-3 Wochen kontinuierlicher Anwendung erreicht, daraus folgt, daß inhalative Steroide keine Einmalmedikation sind, sondern ein Präparat für die Dauertherapie darstellen.

Topische Steroide werden insbesondere beim steroidpflichtigen Asthma bronchiale, evtl. nach vorgegangener systemischer Steroidtherapie, angewandt. Die Feineinstellung ist über eine Peak-flow-Kontrolle vorzunehmen.

Topische Steroide stellen ebenfalls eine optimale therapeutische Möglichkeit bei allergischer Rhinitis sowie bei Polypenbildung im Nasen-Rachen-Raum dar.

Bei der Behandlung der Polypenbildung sollte das topische Steroid weniger als Dosieraerosol, sondern mehr als Flüssigkeit angewandt werden, damit es sich auf der Schleimhaut verteilen kann. Polypen bilden sich unter dieser Therapie innerhalb von 3 bis 6 Wochen zurück; klinisch eindrücklich am wiederkehrenden Geruchssinn feststellbar.

Eine andere Anwendung von inhalativen Steroiden wird bei der Sarkoidose versucht, die klinischen Ergebnisse sind noch nicht eindeutig.

10.2.2.4 Nebenwirkungen

Die häufigsten Nebenwirkungen, die unter systematischer Glukokortikosteroidtherapie beobachtet werden, sind die Hypokaliämie und die Hypomagnesiämie, die sich in Form von Wadenkrämpfen, von Fingerkrämpfen und von Krämpfen im Bereich der unteren Thoraxapertur beim Drehen bemerkbar machen (s. Übersicht).

Weitere Nebenwirkungen folgen mit Abstand.

Bei systemischer Langzeittherapie können dosisabhängig folgende Nebenwirkungen beobachtet werden:

1) Hypokaliämie,
2) Osteoporose,
3) Cushingoid,
4) Manifestation oder Verschlechterung eines Diabetes mellitus,
5) Appetitsteigerung,
6) Ödembildung,
7) Hautschäden (Kortikoidpurpura, Hautatrophie),
8) Wachstumsstörungen,
9) Akne.

Seltener kommen vor:

1) Lanugobehaarung,
2) psychische Alterationen,
3) Katarakt,
4) aseptische Knochennekrosen,

5) Pseudotumor cerebri (überwiegend bei Kindern),
6) Reaktivierung oder Verschlimmerung bakterieller oder viraler Infektionen
   (z. B. Varizellen, herpetische Infektionen),
7) Soor, Heiserkeit und Husten (bei lokaler Anwendung),
8) Fettgewebsatrophie (bei intramuskulärer Injektion von Kristallsuspensionen).

Eine kurzfristige Glukokortikoidtherapie ist ungefährlich und wird in der Regel ohne Nebenwirkungen vertragen. Dieser Umstand wird von Zeit zu Zeit vergessen, was dazu führen kann, daß Patienten eine lebensrettende Therapie vorenthalten wird.

Bei den inhalativen topischen Steroiden werden folgende Nebenwirkungen beobachtet:
1) Soor im Mundbereich:
   Der Soor im Mundbereich läßt sich durch Anwendung der Präparate vor den Mahlzeiten sowie durch Zuhilfenahme eines Spacers weitgehend vermeiden.
2) Rauhe dysphone Stimme:
   Die dysphone Stimme tritt bei Verwendung von Spacern ebenfalls seltener auf. Je nach Beruf und Ausmaß der Störung muß das topische Steroid abgesetzt werden.

Indirekte Nebenwirkungen
(nach Absetzen der systemischen Glukokortikosteroidgaben)
1) Depression der Hypophysen-Nebennierenrinden-Achse,
2) Wiederaufflackern einer systemischen oder lokalen Atopie.

10.2.2.5 Indikationen

Nasale Anwendung:
− Pollinose,
− Nasenpolypen − mit/ohne Geruchsverlust,
− Versuch bei vasomotorischer Rhinitis.

Inhalative und systemische Glukokortikosteroide:
− Asthma bronchiale − allergisch/nichtallergisch,
− chronische Bronchitis mit oder ohne Obstruktion mit Hyperreaktivität
− Sarkoidose.

10.2.2.6 Stichwortartige Anmerkungen zu weiteren Entzündungshemmern

Es handelt sich zunächst um die Immunsuppressiva Cyclophosphamid, Azathioprin und Cyclosporin, die vor allen Dingen in der Dauertherapie von fibrosierenden Lungenerkrankungen und in einigen Fällen auch bei Granulomatosen als Kombinationsbehandlung zum Glukokortikosteroid eingesetzt werden, um Glukokortikosteroide einzusparen.

Die Azathioprindosis beträgt 3 mg pro kg Körpergewicht täglich in den ersten 14 Tagen, nachfolgend wird auf eine Erhaltungsdosis von 2 mg pro kg Körpergewicht/Tag zurückgegangen.

Allerdings ergeben sich unter Azathioprin insbesondere bei Lungenfibrosen etwa nach 6–8 Wochen Therapie bei 10–20 % der Patienten Magen-Darm-Probleme mit Übelkeit und Transaminasenanstieg, die häufig zum Absetzen der Therapie zwingen.

Die Therapie mit Cyclophosphamid wird nach unseren Erfahrungen bei Lungenfibrosen oft besser vertragen, auch hier sind die Initialdosen 3 mg pro kg Körpergewicht, die Erhaltungsdosis liegt bei 2 mg/kg Körpergewicht und Tag.

In letzter Zeit wird bei Lungenfibrosen das an sich aus der Transplantationsimmunologie stammende Cyclosporin vermehrt eingesetzt; nach unseren Erfahrungen sind dabei Serumspiegel, die bei 40–50 % der bei Transplantierten erforderlichen Dosis liegen, ausreichend (Daniele 1988).

Methotrexat ist eine antientzündliche und antiimmunologische Substanz, die in verzweifelten Fällen beim Asthma bronchiale eingesetzt wurde.

ACTH hat sich in einigen Fällen bei Asthma bronchiale als wirksamer erwiesen als die Gabe einer äquivalenten Glukokortikosteroiddosis. Dieses Präparat bleibt allerdings wegen der Möglichkeit einer Anaphylaxie Ausnahmeindikationen vorbehalten (Nolte 1986).

Die Gabe von nichtsteroidalen Antirheumatika etwa in der Therapie des Asthma bronchiale (sogenanntes „Steroid des kleinen Mannes") führt über die Hemmung der Prostaglandinbiosynthese zur Verminderung von Entzündungsmediatoren sowie zur Verminderung der Phospholipaseaktivität; dies hat zur Folge, daß weniger Prostaglandine und Leukotriene, die vor allen Dingen bei der asthmatischen Reaktion eine Rolle spielen, gebildet werden.

Über diesen Wirkmechanismus können nichtsteroidale Antirheumatika wirksam sein; dieser Wirksamkeit steht allerdings das Antirheumatikaasthma, das bei etwa 6–7 % aller Asthmatiker beobachtet wird, entgegen, so daß diese Präparate in der Indikation Asthma nur selten zum Einsatz kommen.

Ein weiterer antientzündlicher Mechanismus ist die Gabe von hochdosiertem Vitamin E, etwa 1 g pro Tag.

Dabei lagert sich α-Tokopherol (Vitamin E) als Antioxidans direkt an die Zellmembran an. Superoxydradikale oxidieren Vitamin E, sowohl unter hydrophilen wie auch unter lipophilen Bedingungen: es entsteht ein lokaler Vitamin-E-Mangel, der physiologisch nicht schnell genug ausgeglichen werden kann.

Somit geht die membranstabilisierende Wirkung von Vitamin E verloren. α-Tokopherol kann als physiologische Ergänzung des enzymatischen Zellschutzsystems (Superoxiddismutase) interpretiert werden.

Aus der Rheumatologie liegen positive Doppelblindstudien mit Vitamin-E-Therapie bei aktivierten Arthrosen und entzündlichen Prozessen vor (Miehle 1985).

Als weitere antientzündliche Präparate, die hin und wieder vor allen Dingen bei Fibrosen zum Einsatz kommen, sind Resochin und D-Penicillamin zu nennen. Dabei führt Resochin am Entzündungsort zu einer Leukopenie, wobei unklar ist, ob alle „weißen" Zellformen gleichmäßig betroffen sind. Dem D-Penicillamin wird eine spezielle und selektive Hemmung der aktivierten T-Zellen nachgesagt (Miehle 1985).

Bei der Wegener Granulomatose wirkt die Gabe von Cotrimoxazol ebenfalls antientzündlich, warum, ist nicht bekannt.

Selbstverständlich kommen die unspezifischen antientzündlich wirkenden Pharmaka nur dann zum Einsatz, wenn meist mangels Diagnose eine symptomatische Therapie erforderlich ist; bei bakteriellen, viralen oder mykotischen Entzündungen muß eine spezifische, gegen den Auslöser gerichtete Therapie eingeleitet werden.

10.2.3 Anfallsprophylaktika

K.-Ch. Bergmann

10.2.3.1 Definition

Anfallsprophylaktika (AP) besitzen eine fast ausschließliche prophylaktische Wirkung gegenüber spezifisch-allergischen und unspezifischen (physikalischen, chemischen, irritativen, emotionalen?) Stimuli, die zu einer Freisetzung von Mediatoren aus intraluminalen und submukösen Mastzellen mit einer folgenden sofortigen oder verzögerten Obstruktion führen und damit Grundlage einer bronchialen Hyperreagibilität sein können.

AP führen damit zu keiner bronchialen Dilatation bzw. Spasmolyse und bedürfen einer regelmäßigen Anwendung. Da die Wirkung von AP aufgrund der fehlenden bronchialen Dilatation nicht unmittelbar nach dem Gebrauch vom Patienten bemerkt werden kann, verlangt der Einsatz von AP eine besonders gute Information über die Wirkungsweise des Medikamentes. Sinnvollerweise sollte der Patient dazu angehalten werden, ein AP im Sinne des „Bronchienputzens" zu benutzen, um eine Analogie zum Zähneputzen herzustellen.

AP sind durch sehr geringe Nebenwirkungen ausgezeichnet, was ihrer regelmäßigen Anwendung entgegenkommt.

10.2.3.2 Ziele bei der Anwendung von Anfallsprophylaktika

Die regelmäßige Anwendung von AP führt zu einer Senkung der unspezifischen bronchialen Hyperreagibilität und ist damit geeignet, die Anfallshäufigkeit im Sinne einer Vorbeugung deutlich zu reduzieren. Durch die Senkung der bronchialen Hyperreagibilität gewinnt der Patient zugleich eine bessere Belastbarkeit, da er stärkere spezifische und unspezifische Reize ohne Auslösung einer Obstruktion verträgt.

Das selbst bei monate- bis jahrelanger Benutzung sehr geringe Risiko akuter oder verzögerter Nebenwirkungen charakterisiert die AP als besonders geeignet für eine Langzeittherapie des Asthma bronchiale.

10.2.3.3 Indikationen

Anstrengungsasthma

AP sind besonders zur Verhinderung sofortiger oder verzögerter Obstruktionen geeignet, die im Sinne eines Anstrengungsasthmas während bzw. nach körperlichen Belastungen sowohl im Kindes- als auch im Erwachsenenalter ausgelöst werden.

Allergisches Asthma

Bei einer klinisch aktuellen Sensibilisierung gegenüber perennialen Allergenen wie Tierhaaren, Milben, Schimmelpilzen oder berufsbedingten Allergenen werden AP kontinuierlich angewendet. Bei einer zeitlich begrenzten Allergenexposition, wie es klassischerweise während der Pollensaison der Fall ist, können AP während der zeitlich begrenzten Allergenexposition benutzt werden.

Mischasthma

Bei der häufigen Form von Asthma bronchiale mit primär allergischer Genese und sekundär eingetretener endogener bzw. infektbedingter Komponente sollte eine kontinuierliche Anwendung insbesondere bei milden und mittelschweren Formen zur Reduzierung der bronchialen Hyperreagibilität erfolgen.

Bronchiale Hyperreagibilität

AP sind geeignet, eine bronchiale Hyperreagibilität, die sich klinisch durch Husten bzw. leichte beginnende Atemwegsobstruktionen anzeigt, bei regelmäßigem Gebrauch zu reduzieren.

10.2.3.4 Substanzen

Ketotifen

Ketotifen ist ein Antihistaminikum (Blockierung von H_1-Rezeptoren) mit einer geringen Hemmung der Freisetzung von Mastzellmediatoren sowie in vitro nachgewiesenen antianaphylaktischen Eigenschaften.

Ketotifen wird rasch resorbiert und metabolisiert. Die Ausscheidung erfolgt überwiegend mit dem Urin; mehr als 60 % des resorbierten Ketotifens werden innerhalb von 24 h ausgeschieden.

Ketotifen wird in Form von Kapseln bzw. Sirup im Kindes- und Erwachsenenalter eingenommen. Die Wirkung tritt meist erst nach längerer, d. h. mindestens 3- bis 4wöchiger Anwendung ein und ist häufig schwer objektivierbar.

Die Anwendung von Ketotifen wird besonders für das allergische Asthma empfohlen, da eine gleichzeitig bestehende allergische Rhinitis und Konjunktivitis im Sinne der Antihistaminikumwirkung mit beeinflußt werden kann.

Ketotifen ist ungeeignet zur Anfallstherapie und hat ebenso kaum eine Wirkung beim Anstrengungsasthma (Nowak et al. 1987).

Ketotifen wirkt bei etwa 15 % der Patienten sedierend, wie es auch bei anderen Antihistaminika vom H_1-Typ bekannt ist. Nach einer mehrwöchigen Anwendung tritt diese Nebenwirkung in vielen Fällen zurück.

Zu Beginn der Therapie mit Ketotifen kommt es gelegentlich zu Appetitsteigerungen mit folgender Gewichtszunahme. Aus diesen Gründen sollte eine einschleichende Dosierung gewählt werden.

Insgesamt ist der Stellenwert von Ketotifen in der Therapie des Asthma bronchiale in den letzten Jahren durch Neuentwicklungen rückläufig.

Dinatrium cromoglicicum (DNCG)

Obwohl bis heute keine vollständige Klarheit über den molekularen Wirkungsmechanismus erzielt werden konnte, kann angenommen werden, daß DNCG über eine Hemmung der Mediatorenfreisetzung aus Mastzellen nach spezifisch-allergischen und unspezifischen Reizen wirkt, weshalb es als Mastzellstabilisator bezeichnet wird. Daneben wird auch eine mögliche Regulation sensorischer Nerven der Atemwege oder eine Hemmung der Interleukinproduktion aus T-Lymphozyten und Alveolarmakrophagen diskutiert.

Inhaliertes DNCG wird resorbiert und über die Niere und Gallenwege ausgeschieden.

Die gleichzeitige Anwendung von DNCG mit β-Adrenergika bewirkt einen additiven Effekt.

Die Anwendung von DNCG erfolgt als Dosieraerosol, als Pulveraerosol (Inhalationskapseln mit Spinhaler) oder als Inhalationslösung (Fertiginhalate). Auch Kombinationen mit Reproterol, Isoprenalin oder Fenoterol sind bekannt.

DNCG führt zu einer ausschließlich lokalen Wirkung am Auftragungsort, weshalb die Inhalationstechnik von besonderer Bedeutung ist.

DNCG wird sowohl bei Kindern als auch bei Erwachsenen angewendet. Die bevorzugte Indikation besteht im allergischen Asthma mit einer Hemmung der sofortigen und verzögerten Obstruktion sowie beim nichtallergischen Asthma als Basisprophylaktikum, insbesondere bei leichten und mittleren Schweregraden.

Durch die Anwendung von DNCG kann eine Reduzierung der allergen-spezifischen bronchialen Hyperreagibilität erreicht werden. Es ist geeignet zur Prophylaxe und Behandlung von Anstrengungsasthma. Zur Anfallstherapie ist DNCG nicht geeignet (Cockcroft et al. 1987).

DNCG ist durch eine besonders gute Verträglichkeit gekennzeichnet. Nur selten kommt es zu voll reversiblen Nebenwirkungen, die insbesondere als Pruritus und in sehr seltenen Fällen als Myositis beschrieben wurden. Irritationen der Rachenschleimhaut nach der Pulverinhalation von DNCG treten gelegentlich auf, sind aber harmloser Natur.

Nedocromil-Natrium

Nedocromil-Natrium (NS) hemmt in gleicher oder doch ähnlicher Weise wie DNCG die Freisetzung von Mediatoren aus Mastzellen und darüber hinaus möglicherweise auch die Transmission in afferenten und efferenten Nerven der Atemwege.

Durch eine Hemmung der Akkumulation und Aktivierung eosinophiler und neutrophiler Granulozyten wird eine antientzündliche Wirkung in der Submukosa der behandelten Atemwege erzielt.

NS wird in sehr geringen Mengen oral resorbiert ($< 3\%$). Eine Metabolisierung von NS wurde nicht beobachtet. Die Elimination des über die Atemwege resorbierten Anteils erfolgt innerhalb von 24 h zu etwa 60 % über die Niere und zu 40 % über die Galle.

Die Anwendung von NS erfolgt als Dosieraerosol für Erwachsene und Kinder ab 12 Jahre mit allergischem und nichtallergischem Asthma als Basisprophylaktikum bei leichten und mittleren Schweregraden (Übersicht bei Holgate 1988).

Mehrere Studien haben eine dosisabhängige Hemmung von allergisch bzw. durch körperliche Belastung ausgelösten Sofort- und verzögerten asthmatischen Reaktionen nachgewiesen. NS besitzt eine ausschließlich lokale Wirkung, weshalb eine gute Inhalationstechnik Voraussetzung für eine erfolgreiche Wirkung ist.

Nach einer 4- bis 6wöchigen regelmäßigen Anwendung tritt eine Reduzierung der unspezifischen bronchialen Hyperreagibilität ein, die sich insbesondere in einer Reduzierung des Hustenreizes bemerkbar macht.

Bei monatelanger regelmäßiger Anwendung ist eine Reduzierung der anfangs gleichzeitig gegebenen Bronchodilatatoren und topischer Kortikosteroide erreichbar.

NS kann mit allen bekannten Atemwegstherapeutika gemeinsam gegeben werden, da negative Interaktionen mit der Substanz nicht bekannt geworden sind.

Aus Placebo-kontrollierten Doppelblindstudien ging hervor, daß Nebenwirkungen durch NS in gleicher Frequenz wie durch das Placebo auftreten, d. h. selten sind. Gelegentlich wird über den Geschmack sowie über die gelbe Farbe der Substanz geklagt (Bergmann et al. 1990).

10.2.3.5 Praktische Anmerkungen

Eine bisher nicht vollständig geklärte Frage ist der Zeitpunkt des Absetzens von Anfallsprophylaktika bei eingetretener guter Wirkung. Nach Ansicht des Autors können AP beim allergischen und nichtallergischen Asthma dann reduziert und schließlich abgesetzt werden, wenn ohne zusätzliche Bronchodilatatoren eine anhaltende Beschwerdefreiheit bei normaler Lungenfunktion (Peak-flow-Kontrolle!) über mindestens 3 Monate besteht. AP sind damit die zuletzt absetzbaren Therapeutika bei obstruktiven Atemwegserkrankungen, da sie den Vorzug genießen, zu einer Reduzierung der bronchialen Hyperreagibilität zu führen und dabei gleichzeitig außerordentlich selten lokale Nebenwirkungen auslösen.

Auch beim Anstrengungsasthma sollten die AP bis zum vollständigen Abklingen der Krankheit benutzt werden; sie unterliegen nicht den Dopinggesetzen.

10.2.4 Expektoranzien

W. Petro

10.2.4.1 Das Therapieziel

Das therapeutische Ziel beim Einsatz von Expektoranzien ist das Vermeiden oder Beseitigen der Mukostase und im Idealfall eine Verminderung der Rezidivrate von Infekten. Die Mukostase ergibt sich als wesentliches pathophysiologisches Geschehen mit multifaktorieller Ursache. Störungen im Ziliarapparat mit Verminderung der ziliaren Schlagfrequenz, ziliare Dyskinesie, Hyperkrinie, Dyskrinie, Schleimhautödem, Bronchospasmus, bakterielle Superinfektion sowie mangelnde Hustenfunktion bilden Ursachen eines fatalen Kreislaufs, der in sich selbst geschlossen als Circulus vitiosus zur respiratorischen Insuffizienz führen kann. Mukostase ist ein Alltagsbefund in der pneumologischen Rehabilitation. Tabelle 1 gibt eine Übersicht der Krankheitsbilder mit Mukostase.

Eine effektive Mukuselimination wird erreicht durch Veränderungen des Mukus selbst. Hierbei geht es um die Erhöhung des Mukusvolumens mit Verminderung der Viskosität und Adhäsivität. Dieses Therapieziel ist auf mehreren Wegen erreichbar:

Steigerung der mukoziliären Clearance durch Erhöhung der Ziliarfrequenz, Mukusverflüssigung durch Verbesserung der Hustenfunktion mit entsprechenden Hustentechniken.

Mechanische Mukuselimination durch Lagerungsdrainage und Vibrationsmassage, Einsatz von intermittierender Überdruckinhalation, Jetventilation oder im einfachsten Falle durch Anwendung eines Flutters (Abb. 1).

Die theoretischen Wirkprinzipien einer medikamentösen Beseitigung der Mukostase beziehen sich auf eine Sekretstimulation durch vermehrte Produktion von Wasser und Glykoproteinen, aber auch auf die eigentliche Mukolyse durch Aufbrechen der Disulfidbrücken (N-Acetylcystein). Daneben gehört die Steigerung

Tabelle 1. Krankheitsbilder mit Mukostase

Erworben	Angeboren
Bronchitis akut	Primäre ziliäre Dyskinesie
chronisch	(Kartagener-Syndrom)
chronisch-obstruktiv	Mukoviszidose (zystische Fibrose)
Asthma bronchiale	
Lungenemphysem	
Pneumonie	
Pleuritis	
Bronchiektasen	
Zwerchfellparese	
Thoraxdeformität	
Zustand nach Thoraxoperation	

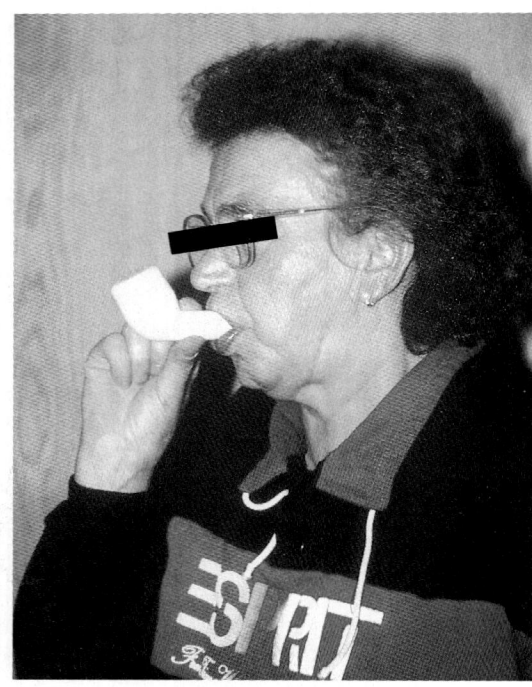

Abb 1. Anwendung des „Flutters" (VRP₁, Fa. Desitin, Hamburg) als Expektorationshilfe. Bei Exspiration in das Gerät erzeugt eine an die Exspirationsöffnung schlagende Kugel eine oszillierende Luftsäule in den Bronchien. Diese führt zu einer Schleimlockerung

der Ziliarfrequenz durch β_2-Adrenergika zu den wesentlichen therapeutisch nutzbaren Mechanismen (Konietzko et al. 1975, 1983; Santa Cruz et al. 1974).

Eine andere Variante der Mukuselimination ist durch Beeinflussung der Mukushaftung mittels oberflächenaktivem Material möglich (Lachmann et al. 1981; Seefeld et al. 1983, 1985).

10.2.4.2 Therapeutische Einsatzmöglichkeit von Expektoranzien

Die Effektivität von Expektoranzien ist am klinischen Erfolg zu messen, der jedoch gerade bei dieser Präparategruppe schwer beurteilbar ist. Objektive Beurteilungsmodelle müßten die mukuziliäre Clearance messen, Veränderungen der Atemmechanik aufdecken, evtl. auch der Sekretrheologie und sollten nach entsprechend gündlicher Anwendung Rezidive vermindern. Studien dieser Art sind jedoch mehr vorhanden als man gemeinhin annimmt. Sie sollten an dieser Stelle kurz zusammenfassend dargestellt werden, damit dem Anwender eine kritiklose Therapie mit Expektoranzien erspart bleibt, andererseits unberechtigt kritischen Anwürfen sachlich entgegnet werden kann (Petro 1986).

Tabelle 2. Effekt der Expektoranzien auf die Ziliarfrequenz

Autor	Präparat	Modell	Änderung
Iravani 1975	N-Acetylcystein[1], β_2-Adrenergika[2], Acetylcholin[3]	Tiere	?[1] ↑↑[2] (↑?[3])
Yanaura 1981	N-Acetylcystein[1], Äthylcystein[2], Bromhexin[3]	Tiere	↑[1] ↑[2] ↑[3] (therapeutische Konzentration) ↓[1] ↓[2] =[3] (hohe Konzentration)
Konietzko 1975	β_2-Adrenergika	Patienten	↑
Konietzko 1983	β_2-Adrenergika	Patienten/ Gesunde	↑
Santa Cruz 1975	β_2-Adrenergika	Patienten/ Gesunde	↑
Pavia 1980	β_2-Adrenergika	Patienten	↓

Während für die β_2-Adrenergika eine Steigerung der Ziliarfrequenz eindeutig nachgewiesen wurde (Konietzko 1985; Pavia et al. 1980; Santa Cruz et al. 1974), ist eine direkte Frequenzsteigerung unter Muko- und Sekretolytika nicht zu erwarten (Iravani et al. 1975). Einzelheiten der Wirkung auf die Ziliarfrequenz, die offenbar auch konzentrationsabhängig ist (Yanaura et al. 1981) sind in Tabelle 2 dargestellt.

Hinsichtlich der Wirkung auf die mukuziliäre Clearance (Tabelle 3) wird eine Zunahme unter der Therapie mit Expektoranzien in vielen Untersuchungen belegt (Bertoli et al. 1983; Cummingham et al. 1983; Dorow et al. 1983; Giordano et al. 1978; Matthys et al. 1984; Martin et al. 1980; Melville et al. 1980). Im Unterschied zu β_2-Adrenergika, bei denen nahezu immer eine Clearanceverbesserung – wohl über eine Steigerung der Ziliarfrequenz – nachgewiesen werden konnte, scheinen für Expektoranzien Konzentrationsabhängigkeiten und Abhängigkeiten von der Ausgangsclearance zu bestehen. Ist letztere erniedrigt, zeigt sich eine Verbesserung der Clearance, ist diese im Normbereich, so bleibt sie unbeeinflußt bzw. es kann sogar durch Muko- und Sekretolytika eine Verminderung eintreten (Köhler et al. 1982; Matthys et al. 1980; Todisco et al. 1985).

Die Lungenfunktion wird durch verschiedene Muko-Sektretolytika ebenfalls günstig beeinflußt (Tabelle 4). Währen die dynamischen Funktionsparameter eine Besserung zeigten, war dies durch die Parameter der Bodyplethysmographie und Flußvolumenrelation nicht eindeutig nachweisbar (Aylward et al. 1980; Germouty et al. 1980; Maesen et al. 1980; Wassermann 1984; Rudnik et al. 1980).

Im Ergebnis dieser summarisch günstigen Effekte führen Expektoranzien zu einer Verminderung von Hustenschwere und Häufigkeit nach anfänglicher Zunahme des Sputumvolumens. Es tritt ein erleichtertes Abhusten ein durch verminderte Viskosität, die Dyspnoe sinkt durch verbesserte Ventilation. Dies kann in einem verbesserten Auskultationsbefund demonstriert werden (Aylward et al. 1980; Hof-

Tabelle 3. Effekt der Expektoranzien auf die mukoziliäre Clearance (getrennte Darstellung für die angegebenen 2 bis 3 Präparategruppen)

Autor	Präparat	Modell	Änderung
Girodano 1978	N-Acetylcystein, Atropin, Terbutalin	Tiertrachea	↑ ↑ =
Martin 1980	N-Acetylcystein, S-Carboxymethylestein, Kaliumjodat	"	↑ = =
Melville 1980	N-Acetylcystein, S-Carboxymetylcystein, Bromhexin	"	↑ ↑ ↑ (therapeutische Konzentration) ↓ ↓ ↓ (hohe Konzentration)
Köhler 1982	Corbocystein, Cystamin, Placebo	Patient mit chronisch-obstruktiver Bronchitis	↑ ↑ = (schlechte Clearer) ↓ ↓ = (gute Clearer)
Dorow 1983	Ambroxol, Placebo	"	↑ =
Matthys 1980	Theophyllin, β_2-Adrenergikum	"	↑ ↑
1984	Carbocystein, Ambroxol, Placebo	"	↑ ↑ = (schlechte Clearer) = = = (gute Clearer)
1985	Bromhexin, Mucantil-Jod-propilidenglycerol, Placebo	"	↑↑ ↑ =
Olivieri 1985	N-Acetylcystein, Ambroxol	"	↑↑ ↑
Todisco 1985	N-Acetylcystein, Placebo	Gesunde mit erniedrigter Clearance	↑ =

Tabelle 4. Effekt der Expektoranzien auf die Atemmechanik (N-Acetylcystein, S-Carboxymethylcystein, Bromhexin)

Autor	Präparat	Parameter	Änderung
Miskovits 1979	S-Carboxymethylcystein	FVC, FEV_1	=
Aylward 1980	N-Acetylcystein, Placebo	FVC, PEF	↑ =
Germouty 1980	N-Acetylcystein, Placebo	PEF	↑ =
Verstraeten 1980	N-Acetylcystein, Bromhexin, Placebo		↑ = =
Maesen 1980	N-Acetylcystein, Placebo	FVC, FEV_1	↑ ↑
Rudnik 1980	N-Acetylcystein	R_{aw}, MEF_{25-75}	(↑)

mann et al. 1980; Jackson et al. 1984; Lemy-Debois et al. 1978; Miskovitz et al. 1979; Verstraeten et al. 1980). Als wesentliches Ergebnis zeigt die Literaur nach langzeitiger Anwendung von Mukolytika eine verminderte Exazerbationsrate (Meister 1986; Boman et al. 1983; Grassi et al. 1976).

Einzelheiten des klinischen Effektes sind in Tabelle 5 dargestellt.

Tabelle 5. Effekt der Expektoranzien auf klinische Parameter

Autor	Präparat	Husten	Erleichtertes Abhusten	Dyspnoe	Auskultation	Exazerbation
Grassi 1976	N-Acetylcystein, Placebo					↓ =
Lemy-Debois 1978	N-Acetylcystein, Bromhexdin	↓↓, ↓	↑↑, ↑	↓↓, ↓		
Miskovits 1979	S-Carboxymethyl-cystein	↓		↓		
Aylward 1980	N-Acetylcystein, Placebo	↓ =				
Verstraeten 1980	N-Acetylcystein, Bromhexin, Placebo	↓↓, ↓, ↓	↑↑ = ↑	↓↓, ↓, ↓		↓, ↓, ↓
Grassi 1980	N-Acetylcystein, Placebo					↓ =
Hofmann	N-Acetylcystein	↓		↓		
Bomann 1983	N-Acetylcystein, Placebo					↓ =
Jackson 1984	N-Acetylcystein, Placebo	↓↓, ↓	↑↑, ↑			
Meister 1986	N-Acetylcystein, Placebo					↓ =

10.2.4.3 Einteilung der Expektoranzien

Betrachtet man den klinischen Alltag der Expektoranzienanwendung, so spiegelt er die hohe Anzahl dieser Präparate wider, wie sie in der Roten Liste zu finden sind.

So finden sich allein 156 pflanzliche und chemische Expektoranzien. Zählt man die Kombinationspräparate mit Antitussiva sowie die verschiedenen Applikationsformen einschließlich inhalativ zu verabreichender Präparate und Externa hinzu, stehen nochmals weitere 112 Präparate zur Verfügung.

Im klinischen Alltag wird oft beobachtet, daß Expektoranzien kritiklos als Dauermedikation mitgeführt werden. Über die Wirksamkeit dieser Präparate besteht kein grundsätzlicher Zweifel, über eine Dauertherapie jedoch sollte man stets kritisch nachdenken.

Aus der Sichtweise des Wirkmechanismus lassen sich Expektoranzien einteilen in Sekretolytika, Mukolytika und Sekretomotorika.

Sekretolytika haben die Gemeinsamkeit, den Wassergehalt des Sekretes zu erhöhen.

Im Sinne der Sekretolyse wirksam sind ätherische Öle wie Pinene, Terpene und Cineole, die eine Adhäsivitätssenkung bewirken, daneben aber auch bakterizid und/oder fungizid wirken können und darüber hinaus eine antioxidative Potenz besitzen sollen.

Sekretolytisch wirksam ist die Inhalation hyperosmolarer Salzlösungen von 1−2%. Diese führen neben einem Benetzungseffekt und vermehrter Absonderung eines dünnflüssigen Schleims bei hyperreaktiven Patienten immer wieder zur Bronchialreizung und können in Einzelfällen neben der Sekretolyse auch hyperreaktivitätssteigernd wirken.

Die einfachste Form der Sekretolyse ist immer noch die Zufuhr von reichlich Flüssigkeit, die in Einzelfällen auch bilanziert erfolgen kann.

Wichtigste Vertreter der Sekretolytika sind Bromhexin und Ambroxol. Sie wirken im Sinne eines Antiatelektasefaktors, indem sie u. a. die Pneumozyten II stimulieren und damit zu einer erhöhten Phosphorlipidproduktion führen.

Als reines Mukolytikum mit der Funktion der Disulfidbrückenspaltung steht das N-Acetylcystein zur Verfügung. Neben der mukolytischen Wirkung besteht eine antioxidative Wirkung. Besonders vorteilhaft bei diesem Präparat ist ebenso wie bei den Sekretolytika die sowohl inhalative wie auch orale Anwendungsmöglichkeit.

Aus klinischen Gesichtspunkten ist zweifelsohne die große Gruppe der Sekretomotorika wegen ihrer gesicherten Effektivität und des therapeutischen Erfolges bedeutsam. Zu den Sekretomotorika zählen die β_2-Adrenergika und die Methylxanthine (s. Teil C; 10.2.1).

An dieser Stelle muß auch die Wirkung von Soleinhalationen angesprochen werden, die besonders in Bädern eine große Verbreitung besitzt. Die Inhalation von hyperosmolaren Salzlösungen (z. B. Bad Reichenhaller Sole 2%) führt nachweislich zu einer gesteigerten Ziliarfrequenz (Kaspar et al. 1989). In Einzelfällen, insbesondere bei bronchialer Hyperreaktivität nachgewiesener Obstruktion, ist durch vorherige Gabe eines β_2-Adrenergikums vorzubeugen.

10.2.4.4 Praktische Therapieempfehlungen

Wie bei allen anderen therapeutischen Bemühungen sollte zunächst das Kausalitätsprinzip verfolgt werden. Kausale Therapie bedeutet Beseitigen der Ursache der Mukostase. Hier zeigt sich das an anderen Stellen bereits mehrfach berichtete Dilemma der multifaktoriellen Schwierigkeiten hinsichtlich Noxenbeeinflussung im kommunalen, beruflichen und privaten Umfeld.

Therapeutische Empfehlungen hinsichtlich Expektoranzien sollten daher symptomatisch orientiert sein und die Mukokinese in den Mittelpunkt rücken. Neben den oben angeführten Expektoranzien mit den Untergruppen der Muko- und Sekretolytika führen insbesondere β_2-Adrenergika Methylxanthine, Flüssigkeitszufuhr und geeignete physiotherapeutische Maßnahmen zu einer effektiven Expektoration.

Die Anwendung von Expektoranzien sollte gezielt erfolgen, sie sollte zeitlich begrenzt und der Einsatz an der Wirksamkeit orientiert sein.

10.2.5 Antibiotika

R. Pfister, G. Menz

10.2.5.1 Einleitung

Infekte der Atemwege stellen im ambulanten Bereich den Hauptgrund zur Einleitung einer antibiotischen Therapie dar.

Da es sich häufig zumindest primär um virale Infekte handelt, muß die Therapieindikation zu Beginn einer solchen Erkrankung entsprechend kritisch gestellt werden.

Für eine optimale Antibiotikatherapie müssen neben allgemeinen Faktoren wie das Alter und der körperliche Ausgangszustand des Patienten, insbesondere auch vorbestehende Atemwegserkrankungen und die Möglichkeit der Infektion mit Problemkeimen, bei der Therapieentscheidung berücksichtigt werden. Kontraindikationen für einzelne Präparate oder Gruppen ergeben sich möglicherweise durch eingeschränkte Organfunktionen, Gravidität oder individuelle Unverträglichkeiten.

Gleichzeitig kann gerade bei Antibiotikatherapien durch einen überlegten und gezielten Einsatz ohne einen therapeutischen Qualitätsverlust oft eine effektive Senkung der Therapiekosten errreicht werden.

10.2.5.2 Wandel des Erregerspektrums

Die breite Anwendung von Antibiotika in den vergangenen Jahrzehnten hat dazu geführt, daß es zu einer beachtlichen Resistenzentwicklung gegenüber vielen Substanzen gekommen ist. Dies ist besonders bei einer Therapieeinleitung ohne Erregernachweis bzw. Resistenzprüfung zu beachten.

Bei den wichtigsten bekannten Erregern zeigen Pneumokokken in einzelnen Ländern (Frankreich und Spanien) schon Penicillinresistenzen bis zu 50%, die nicht auf Bildung einer β-Laktamase, sondern auf einem veränderten Penicillinbindungsprotein beruhen. Für Makrolide werden Empfindlichkeiten von 93%, für Tetrazykline von 90% und für Cotrimoxazol von 74% genannt. Bei Haemophilus influenzae bilden bis zu 10% der Stämme β-Laktamasen, während andere Stämme ebenfalls aufgrund eines veränderten Penicillinbindungsproteins inherent Ampicillin-resistent sind.

Für Staphylcoccus aureus besteht bei einem Anteil an β-Laktamasebildnern von über 80% und verändertem Penicillinbindungsprotein von 10% eine weitgehende Penicillinunempfindlichkeit. Bei Streptokokken der Gruppe A darf nach wie vor von einer Sensitivität gegenüber Penicillin ausgegangen werden.

Zusätzlich zu dieser veränderten Resistenzlage bei bekannten Erregern müssen heute auch neue Erreger mit in die therapeutischen Überlegungen einbezogen werden. Neben den noch eher seltenen Legionellen und Chlamydien spielt Moraxella catarrhalis eine zunehmende Rolle. Bedeutsam hierbei ist, daß bis zu 50% der Stämme β-Laktamasebildner sind (Ahrens 1992).

10.2.5.3 Neuentwicklungen im Antibiotikabereich

Im Bereich der Antibiotikatherapie haben sich in den letzten Jahren besonders durch die Einführung der Gyrasehemmer, durch der fixen Kombination vorhandener Penicilline mit β-Laktamasehemmern und durch die Neuentwicklungen bei den Cephalosporinen und Makroliden interessante Entwicklungen ergeben. Daneben ist die Einführung der Monobactame erwähnenswert sowie der Thienamycine als breit wirksame Reservemittel.

Die Gyrasehemmer besitzen den Vorzug einer starken Wirksamkeit im gramnegativen Bereich sowie teilweise auch gegen Chlamydia pneumoniae und Legionellen, sie haben aber keine optimale Wirksamkeit gegenüber Streptokokken einschließlich Pneumokokken. Im Indikationsbereich der Atemwegserkrankungen ist dies nachteilig. Vorteilhaft ist in Einzelfällen die Möglichkeit, eine parenteral begonnene Therapie oral fortsetzen zu können.

Während bei den im Respirationstrakt relevanten Keimen auch bei uns Amoxycillin eigentlich nur (noch) gegen Pneumokokken ausreichend wirksam ist, wirkt es in Kombination mit der Clavulansäure auch ausgezeichnet gegen Haemophilus und Moraxellen und kann daher bei einer entsprechenden Indikation ohne Resistenzprüfung eingesetzt werden. Ähnliches gilt für die Kombination aus Ampicillin und Sulbactam.

Bei den Cephalosporinen stehen durch die Einführung der Cephuroxim- und Cefpodoximester erstmals oral anwendbare Cephalosporine der Gruppe 2 und 3 zur Verfügung, wodurch neben den grampositiven auch gramnegative und β-Laktamasebildende Keime erfaßt werden (Wolff 1990). Im pneumologischen Bereich ist dies insbesonders für Haemophilus influenzae bedeutsam.

Auch bei den Makroliden hat sich eine deutliche Bereicherung ergeben. Die neueren Präparate (Clarithromycin, Roxithromycin und Azithromycin) sind besser verträglich, erreichen trotz nur noch 1- oder 2maliger Einnahme bessere Plasma- und Gewebskonzentrationen und bieten zudem teilweise eine bessere Wirksamkeit. Zusätzlich werden für diese Gruppe auch interessante immunmodulatorische Effekte auf die Leukozytenaggregation und Phagozytose beschrieben (Gemmel 1991). Die klinische Bedeutung dieser In-vitro-Beobachtungen kann noch nicht abschließend beurteilt werden.

Mit den Makroliden werden auch die atypischen Erreger erfaßt, es muß aber die unzureichende Wirkung gegen Haemophilus influenzae berücksichtigt werden. Hier scheinen Azithromycin sowie Chlarithromycin in Kombination mit seinem ebenfalls aktiven 14-Hydroxymetaboliten eine ausreichende Effektivität aufzuweisen (Ahrens 1992).

Der Einsatz der Tetrazykline wird trotz ihres breiten Spektrums und der guten Verträglichkeit durch die zunehmende Toleranzentwicklung, speziell bei den Pneumokokken eingeschränkt. Ähnliches gilt für Co-trimoxazol (Adam 1990). Eine Therapie sollte sich hier nach Möglichkeit deshalb auf Erregernachweis und Empfindlichkeitsprüfung stützen. Das Co-Trimoxazol erlebt aufgrund seiner Wirksamkeit gegenüber Pneumocystis carinii eine Renaissance.

Tabelle 1 bringt eine Kurzübersicht über gebräuchliche Antibiotika zur Therapie von Atemwegsinfekten.

Tabelle 1. Kurzübersicht über gebräuchliche Antibiotika zur Therapie von Atemwegsinfekten (Präparateliste s. 10.2.5.6 *NW* Nebenwirkungen)

Substanzgruppe	Besonderheiten	Kontraindikationen/NW
Aminopenicilline: – Ampicillin – Amoxycillin + β-Laktamasehemmern: – Amoxycillin	Resistenzzunahme beachten	Penicillinallergie
+ Clavulansäure	Oral und parenteral	Schwangerschaft (Clavulansäure)
– Ampicillin + Sulbactam	parenteral	
Cephalosporine: – Cefalexin – Cefaclor – Cefuroxim-Axetil – Cefpodoxim-Proxetil	leichtere Infektionen im grampositiven Bereich erfaßt auch Haemophilus Oralcephalosporine der Gruppen 2 und 3 für Infektionen im grampositiven und gramnegativen Bereich (jedoch bei St. aureus zeigt Cefpodoxim nur inkonstante Sensibilität)	Cephalosporinallergie Kreuzallergie zu Penicillin in 5 % der Fälle
Tetrazykline: – Doxycyclin – Minocyclin	Resistenzzunahme beachten	Tetrazyklinallergie Schwangerschaft Kinder < 6 Jahre
Makrolide: – Erythromycin – Clarithromycin – Roxithromycin	Resorptions- und Verträglichkeitsprobleme Erweitertes Spektrum und verbesserte Verträglichkeit	Makrolid-Allergie Schwangerschaft (Roxithromycin) Reduzierte Theophyllin-Clearance
Gyrasehemmer (Chinolone): – Ciprofloxazin – Ofloxazin	Nicht Mittel der ersten Wahl bei Pneumokokken Parenteral und oral verfügbar	Chinolonallergie Schwangerschaft, Anfallsleiden Alter < 18 Jahre reduzierte Theophyllinclearance
Co-Trimoxazol	Nicht mehr Mittel der 1. Wahl	Sulfonamidallergie Schwangerschaft Knochenmarksdepression

10.2.5.4 Therapeutisches Vorgehen

10.2.5.4.1 Indikationsstellung zur antibiotischen Therapie

Als klinische Entscheidungshilfen können Menge und Beschaffenheit des Auswurfs Hinweise für eine (auch sekundäre) bakterielle Genese der Atemwegsinfektion geben. Neben dem Auskultations- und Perkussionsbefund sollte der Allgemeinzustand des Patienten, insbesondere das Ausmaß der Dyspnoe oder Zyanose, in die Therapieüberlegung miteinbezogen werden. Ergänzende Informationen liefern ggf. Labor, Röntgen, Blutgasanalyse und Lungenfunktion.

Erregernachweis

Hier muß der Arzt für jeden Patienten individuell entscheiden, ob und welche therapeutischen Konsequenzen sich für den betreffenden Patienten ergeben. Während man bei ambulant erworbenen akuten Atemwegsinfektionen bei vorher gesunden Menschen in aller Regel aus Praktikabilitäts- und Kostengründen keine mikrobiologische Diagnostik vornehmen wird, ist dies bei nosokomialen Infektionen und/oder vorbestehenden Lungenerkrankungen zwingend erforderlich, selbst wenn bereits direkt nach der Materialgewinnung mit der Therapie begonnen werden muß. Gegebenenfalls kann die laufende Therapie danach erregergerecht modifiziert werden.

Neben der sachgerecht durchgeführten Sputumbakteriologie stehen tracheale Aspiration, bronchoskopische Sekretgewinnung und bei akuten Pneumonien auch Blutkulturen zur Verfügung. Eine gleichzeitig durchgeführte zytologische Untersuchung erlaubt die Differenzierung zwischen Neutrophilen und Eosinophilen, die besonders bei Asthma bronchiale den zellulären Hauptanteil des Bronchialsekretes ausmachen können.

Als rasch verfügbares Hilfsmittel erlaubt das Gram-Präparat zumindest eine orientierende morphologische Keimdifferenzierung. Neben den Pneumokokken als grampositiven Diplokokken handelt es sich bei ambulant erworbenen Atemwegsinfekten bei gramnegativen Stäbchen praktisch immer um Haemophilus influenzae, und man kann ein entsprechend geeignetes Antibiotikum einsetzen (Ahrens 1992).

Allgemeine Grundsätze

Grundsätzlich sollte man auch bei einer „blind" begonnenen antibiotischen Therapie das Wirkspektrum des Antibiotikums so eng als möglich halten. Dies gelingt durch das Eingrenzen des Erregers auf einen Kreis, der bei dem betreffenden Krankheitsbild erfahrungsgemäß am häufigsten vorkommt (s. unten).

Je nach Abwehrlage des Patienten wird man gegebenenfalls einer bakteriziden Substanz den Vorzug geben. Bei Problemkeimen, hier ist in der Pneumologie insbesonders Pseudomonas zu nennen, muß gegebenenfalls primär mit einer synergistisch wirksamen Kombinationstherapie begonnen werden.

Kombinationen aus bakteriziden und bakteriostatischen Chemotherapeutika sind aus theoretischen Überlegungen heraus sicher nicht sinnvoll. Im Einzelfall kann es aber bei unbekanntem Erreger indiziert sein, ein bakterizides β-Laktamantibiotikum mit einem bakteriostatischen Makrolid oder Tetrazyklin zu kombinieren, wenn man beispielsweise bei der Therapie einer Pneumonie auch die sogenannten atypischen Erreger miterfassen möchte. Allerdings zeichnet sich durch das erweiterte Wirkspektrum der modernen Makrolide hier die Möglichkeit einer Monotherapie ab.

Bei einzelnen Substanzen kann ein Vorteil darin liegen, daß man zunächst parenteral beginnen kann und die Therapie danach oral fortsetzt. Gut dokumentiert ist hier Cefuroxim/Cefuroximexetil. Dabei ist darauf zu achten, daß man hierbei streng substanzspezifisch bleibt und nicht etwa mit einem Cephalosporin der 3. Generation parenteral beginnt und mit einem oralen Cephalosporin der 1. Generation weitertherapiert, das ein völlig anderes Wirkspektrum besitzt.

Therapieüberwachung und Therapiedauer

Neben der regelmäßigen Kontrolle und Dokumentation der klinischen Parameter sollte bereits mit der Einleitung der antibiotischen Therapie ein Kontrollprotokoll für Labor (BB, CRP, ergänzt durch substanzspezifisch erforderliche Parameter wie Leber- und Nierenwerte) und gegebenenfalls Röntgen festgelegt werden.

Bezüglich der Therapiedauer lassen sich pauschale Angaben allenfalls für jüngere, vorher gesunde Menschen machen. Hier wird man eine antibiotische Therapie bis zur Symptomfreiheit und Normalisierung der definierten Verlaufsparameter durchführen. Als Hilfestellung kann dabei evtl. die Normalisierung des CRP gelten (Wolff 1990).

10.2.5.5 Differenzierte Antibiotikatherapie

Im folgenden soll für in der pneumologischen Praxis häufig vorkommende Krankheitsbilder ein pragmatischer Ansatz dargestellt werden, der eine kalkulierte antibiotische Therapie erlaubt. Ziel ist es dabei, aufgrund der anamnestischen Daten und des klinischen Bildes die wahrscheinlichsten Erreger einzugrenzen und ein entsprechendes Antibiotikum auszuwählen.

Akute Bronchitis

Primär bakterielle Infektionen der Atemwege sind selten (5–10%) und können sich z. B. als Epiglottitis, Tracheitis oder Bronchitis manifestieren. Unkomplizierte Infekte des Respirationstraktes sind in aller Regel viral bedingt und selbstlimitierend. Sie stellen keine Indikation zur antibiotischen Therapie dar. Auch ein mukopurulentes Sekret ist primär noch keine Antibiotikaindikation, sondern entspricht dem normalen Ablauf im Anschluß an das katarrhalische Stadium.

Antibiotika sollten komplizierten Verläufen mit bakterieller Superinfektion, die sich durch persistierendes Fieber, zunehmend mukopurulentes Sputum und Dyspnoe manifestieren, vorbehalten bleiben (Tabelle 2). Selbstverständlich wird man die Indikation beim älteren Menschen oder bei bestehenden schweren Grunderkrankungen sowie Störungen der Immunabwehr großzügiger stellen.

Exazerbationen der chronischen Bronchitis

Die Behandlungsindikation bei purulenten Exazerbationen der chronischen Bronchitis wird kontrovers diskutiert. Mikrobiologische Untersuchungen liefern mit Pneumokokken und Haemophilus meist die gleichen Keime, die bei dem Patienten bereits zuvor nachweisbar waren.

Theoretischen Gründe, die für eine Behandlung sprechen, sind die potentiell schädigenden Auswirkungen der Infektion auf Lungenparenchym, mukoziliäre Clearance und lokale Immunabwehr, die zu einem Fortschreiten der chronischen Lungenerkrankung führen können. Es erscheint aus dieser Sicht daher sinnvoll,

Tabelle 2. Komplikationen der akuten Bronchitis

	Häufigste Erreger	Sinnvolles Antibiotikum
Bakterielle Superinfektion	Pneumokokken	Amoxycillin (+β-Laktamasehemmer)
	Haemophilus influenzae Moraxella catarrhalis β-hämolysierende Streptokokken	Makrolide Cephalosporine
Selten: Sinusitis, Otitis media	Pneumokokken Streptokokken	Amoxycillin Penicillin V

Tabelle 3. Kalkulierte Antibiotikatherapie bei Exazerbationen der chronischen Bronchitis

Patientengruppe	Wahrscheinlicher Erreger	Erregernachweis	Geeignetes Antibiotikum
Ambulanter Patient, kurze Anamnese, leichtgradige Ventilationsstörung	Pneumokokken, Haemophilus	Nicht erforderlich	Amoxycillin (+Clavulansäure), Makrolide (Doxyzyklin, Co-Trimoxazol)
Ambulanter Patient, häufige Antibiotikatherapien, Begleiterkrankungen	Zusätzlich gramnegative Erreger	Sinnvoll	Amoxycillin (+Clavulansäure), Makrolide, Orale Cephalosporine der Gruppe 2 Gyrasehemmer
Stationäre Patienten oder solche mit häufigen Krankenhausaufenthalten, fortgeschrittene Ventilationsstörung	Vorwiegend gramnegative Erreger	Zwingend	Beginn oft parenteral: Cephalosporine der Gruppen 2 und 3 Gyrasehemmer, Primäre Kombinationstherapien

die antibiotische Behandlungsindikation indivuell und unter Berücksichtigung der vorbestehenden Lungenfunktionseinschränkung zu stellen (Lode 1990).

Eine alleinige Zunahme der Obstruktion im Rahmen eines „Infektes" bei einer bekannten obstruktiven Atemwegserkrankung stellt keine Indikation zur antibiotischen Therapie dar, sondern muß in erster Linie antiinflammatorisch therapiert werden. Entscheidungshilfe kann in diesem Fall die Sputumzytologie bieten (s. oben). Im Falle einer echten bakteriellen Infektion oder Superinfektion sollte das Antibiotikum mit einem Steroid kombiniert werden (Tabelle 3).

Tabelle 4. Einteilung der Pneumonien nach Infektionsmodus und Abwehrlage

Patientengruppe	Häufigste Erreger	Geeignetes Antibiotikum
Ambulant erworben: jüngerer, vorher gesunder Patient	Mykoplasmen, Pneumokokken, Haemophilus influenzae, Chlamydia pneumoniae, Legionellen	Neue Makrolide, Amoxycillin (+ Clavulansäure) in Kombination mit Makrolid oder Tetrazyklin
Ambulant erworben: ältere Menschen, schlechter Allgemeinzustand, Alkoholiker	Mykoplasmen seltener, zusätzlich gramnegatives Spektrum Staph. aureus Anaeobier Mycobacterium tuberculosis!	Aminopenicillin + Flucloxacillin Cephalosporine + Flucloxacillin
Nosokomial: ohne antibiotische Vorbehandlung	Pneumokokken, Staph. aureus, Haemophilus	Aminopenicillin + Flucloxacillin ohne Cephalosporine + Flucloxacillin
Nosokomial: mit antibiotischer Vorbehandlung	Gramnegative Problemkeime, Staph. aureus, Anaerobier	Cephalosporin + Aminoglykosid Acylaminopenicillin + Aminoglykosid Imipenem + Aminoglycosid
HIV-Patienten	Pneumocystis carinii Bakterien (besonders Pneumokokken), Mycobacterium avium, – tuberculosis Pilze (Cryptococcus neoformans) Viren (Zytomegalie)	Co-Trimoxazol hochdosiert, Kombinationstherapie s. oben Antituberkulotika Antimycotika Virostatika

Pneumonien

Für eine pragmatische und kalkulierte antibiotische Therapie bei Pneumonien ist es sinnvoll, eine Einteilung nach den anamnestischen Angaben vorzunehmen. Ambulant erworbene („community aquired") und nosokomiale Pneumonien unterscheiden sich erheblich in Hinblick auf Erregerwahrscheinlichkeit und Antibiotikum der Wahl. Eine solche Unterscheidung ist für die einzuleitende Therapie hilfreicher als die klinische oder radiologische Einteilung in typische und atypische Pneumonien, die eine große Variabilität zeigt (Tabelle 4).

Besonderheiten sind bei der Therapie von abwehrgeschwächten Patienten (alte Menschen, AIDS, Immunsupprimierte, chronischer Alkoholabusus) zu beachten (Rodnick 1991).

Zystische Fibrose

Bei der zystischen Fibrose ergeben sich aufgrund der chronischen bakteriellen Infektion einige Besonderheiten bei der antibiotischen Therapie, die hier kurz aufgezeigt werden sollen.

Im Erwachsenenalter stellt bei der zystischen Fibrose typischerweise die chronische Pseudomonasinfektion ein therapeutisches Problem dar. Durch die dadurch mitverursachte progrediente Zerstörung des Lungengewebes bedeutet sie einen prognostisch ungünstigen Faktor für die Patienten. So werden neuerdings auch prophylaktische Antibiotikagaben empfohlen, die eine Pseudomonasbesiedelung verhindern oder verzögern sollen (Valerius 1991).

Daneben hat sich speziell bei der zystischen Fibrose die inhalative Antibiotikatherapie etabliert. Prinzipiell bietet sie bei der vorliegenden endobronchialen Infektion den Vorteil hoher Wirkspiegel am Infektionsort bei geringen systemischen Nebenwirkungen. Die als chronisch anzusehende Infektion kann inhalativ relativ einfach täglich zuhause therapiert werden, während systemische Therapien aufgrund der erforderlichen parenteralen Gaben meist stationär erfolgen müssen.

Zur inhalativen Therapie gibt es Erfahrungen v. a. mit Aminoglykosiden, aber auch mit Penicillinen, Cephalosporinen und Colistin. Die vorliegenden Studien zeigen einen positiven Effekt auf Körpergewicht, Erhaltung der Lungenfunktion und Reduktion der erforderlichen Krankenhausaufenthalte. Für eine abschließende Beurteilung sind weitere kontrollierte Studien erforderlich, insbesondere im Hinblick auf den Zeitpunkt des Therapiebeginns, auf das verwendete Antibiotikum und Dosis sowie auf die Nebenwirkungen (Steinkamp 1991).

Neben der inhalativen Applikation kommen bei etablierter Pseudomonasbesiedelung auch sequenziell eingesetzte Antibiotikaregime im Sinne einer vierteljährlichen „Erhaltungschemotherapie" in Frage. Therapieziel ist hierbei keine Keimerradikation, sondern eine Keimreduktion und eine Verbesserung der Lungenfunktionsparameter (Hoiby 1991). Vorzugsweise sollten bakterizide Antibiotika eingesetzt werden, eine Resistenzprüfung ist obligat.

Anhang: Beispielhafte Handelsnamen der in Tabelle 1 aufgeführten Antibiotika

Amoxycillin:	Amoxypen, Clamoxyl
– mit Clavulansäure:	Augmentan
Ampicillin:	Amblosin, Ampicillat, Binotal, Penbristol
– mit Sulbactam:	Unacid
Cefalexin:	Ceporexin, Oracef
Cefaclor:	Panoral
Cefuroxim-Axetil:	Elobact, Zinnat
Cefpodoxim-Proxetil:	Orelox, Podomoxef
Doxycyclin:	Vibramycin
Minocyclin:	Klinomycin
Erythromycin:	Erythrocin, Monomycin
Clarithromycin:	Cyllind, Klacid
Roxithromycin:	Rulid
Ciprofloxazin:	Ciprobay
Ofloxazin:	Tarivid
Co-Trimoxazol:	Bactrim, Eusaprim

10.2.6 Immunmodulation (IM)

K.-Ch. Bergmann

10.2.6.1 Definition

Unter dem beschreibenden Begriff Immunmodulation wird eine Aktivierung verminderter oder Normalisierung gestörter unspezifischer und spezifischer systemischer und lokaler Abwehrmechanismen verstanden. Während früher der Begriff Immunstimulation bevorzugt wurde, wird in der jüngsten Literatur mehr von Immunmodulation gesprochen. Diese Sprachgebung soll berücksichtigen, daß von den eingesetzten Substanzen erwartet wird, daß sie die gestörten Verhältnisse mehr normalisieren als nur bestimmte Parameter aktivieren können.

Nach den bisherigen Kenntnissen kann eine Immunstimulation erreicht werden durch die parenterale, orale, inhalative oder kombinierte Applikation viraler oder bakterieller Antigene, pflanzlicher Extrakte, natürlicher und synthetischer Peptide bzw. Mediatoren oder Zytokine.

Die Immunmodulatoren sind eine kontrovers diskutierte Präparategruppe im Spannungsfeld positiver empirischer Erfahrungsberichte seit über 4 Jahrzehnten, enttäuschenden (ausbleibenden) Wirkungen im Einzelfall und einem erst beginnenden wissenschaftlichen Verständnis für die Wirkstoffe und deren Aktion. In den vergangenen Jahren wurde der Präparategruppe insbesondere angelastet, daß die eingesetzten Wirkstoffe ungenügend standardisiert und charakterisiert waren und daß die klinische Effektivität nur durch Erfahrungsberichte, nicht aber durch Placebo-kontrollierte Doppelblindstudien belegbar waren.

10.2.6.2 Ziele bei der Anwendung von Immunmodulatoren

Bei der prophylaktischen Anwendung von Immunmodulatoren im infektfreien Intervall wird eine Senkung der Häufigkeit, Verkürzung der Dauer und Reduzierung der Intensität respiratorischer Infekte des oberen und unteren Atemtraktes erwartet.

Bei der Anwendung während eines ablaufenden akuten oder subakuten bzw. chronischen Infektes wird eine Verkürzung der Infektdauer und eine schnellere Rekonvaleszenz erwartet.

Bei der eigenen Entscheidung zum Einsatz der Immunmodulation können die nachfolgenden Parameter befragt werden:

1) Konnte mit dem Immunmodulator eine relevante Immunantwort in klinischen Studien gezeigt werden?
2) Konnte der Immunmodulator in kontrollierten Studien beim einzusetzenden Krankheitsbild zu einer erhöhten erworbenen Abwehr führen?
3) Hält die Anwendung des Immunmodulators einer Kosten-Nutzen-Rechnung stand?
4) Ist die Anwendung eines Immunmodulators nebenwirkungsfrei?

10.2.6.3 Indikationen zur Anwendung von Immunmodulatoren

Immunmodulatoren finden Anwendung bei kindlichen und jugendlichen, erwachsenen und älteren Personen mit gehäuften viralen und bakteriellen Infekten des oberen und/oder unteren Atemtraktes in Form von rezidivierenden Rhinitiden, Pharyngitiden, Sinusitiden und Bronchitiden.

Da in den etwa 6 Monaten des Herbst- und Winterhalbjahres bei naßkalter Witterung in Deutschland durchschnittlich 1–3 Atemwegsinfekte im Erwachsenenalter auftreten, kann von gehäuften Infekten ab 4 oder mehr Erkrankungen gesprochen werden, die zu einem Arztbesuch führen. Nach einer WHO-Definition wird von redizivierenden Infekten des Atemtraktes schon bei 3 Erkrankungen pro Jahr gesprochen.

Treten über mehrere Jahre gehäufte Infekte auf, so kann von einer Infektanfälligkeit gesprochen werden.

Kinder unter 14 Jahren haben physiologischerweise eine altersabhängige höhere Infektrate, weshalb Zurückhaltung in der Indikationsstellung geboten ist. Hier wird ein Einsatz erst dann zu erwägen sein, wenn die Infektrate deutlich über der für das Lebensalter typischen Infektrate liegt.

Die Immunmodulation kann sowohl im infektfreien Intervall zur Prophylaxe, als auch während eines Infektes begonnen bzw. fortgesetzt werden.

Bei der Indikationsstellung sollte beachtet werden, daß eine Infektanfälligkeit häufig nicht durch erkennbare angeborene oder erworbene Immundefekte mit einem relativen Mangel an zirkulierenden oder lokalen Antikörpern, eingeschränkter Phagozytose oder „killing", Mangel an Interferon oder anderen humoralen und zellulären Faktoren hervorgerufen wird. Reinfektionen mit massiven wiederholten Expositionen oder aber Umweltfaktoren wie Rauchverhalten führen nach heutiger Kenntnis auch dann zu gehäuften Infekten, wenn die gegenwärtig meßbaren immunologischen Parameter Normwerte anzeigen. So haben Raucher etwa 1,5mal häufiger Infekte als Nichtraucher unter sonst vergleichbaren Bedingungen.

10.2.6.4 Präparate

Bakterienlysate
Präparate dieser Gruppe enthalten Lysatmischungen gereinigter und abgetöteter Pneumokokken, Streptokokken, Staphylokokken, Klebsiellen, Haemophilus, Neisserien und Moraxellen, die entweder lokal als Nasenspray oder Aerosol oder systemisch auf oralem Wege Anwendung finden.

Tierexperimentelle und klinische Studien konnten seit etwa 1985 eine Aktivierung unspezifischer und spezifisch-immunologischer Parameter durch die bakteriellen Extrakte belegen (Emmerich et al. 1987). Dabei handelt es sich insbesondere um:

– einen Anstieg von Lysozym und Laktoferrin,
– die Induktion gesteigerter Interferontiter, insbesondere von Gamma-Interferon,
– eine Stimulierung von Alveolarmakrophagen einschließlich einer erhöhten Antigenpräsentation, Interleukin-1- und Prostaglandin-E_2-Synthese,

- eine Stimulierung von B-Zellen mit dem vermehrten Auftreten antikörperbildender Plasmazellen,
- eine Anhebung erniedrigter IgA-Spiegel sowohl im Serum als auch in Sekreten des oberen Atemtraktes,
- eine Stimulierung von NK-Zellen sowie das vermehrte Auftreten aktiver T-Zellen.

Bei der Anwendung von Bakterienlysaten taucht die Frage auf, warum bei rezidivierenden Infekten bakterielle Antigene zugeführt werden sollen, wenn doch bei einer ablaufenden und rezidivierenen Entzündung von genügend vielen Bakterien am Entzündungsort ausgegangen werden kann. Dabei muß berücksichtigt werden, daß lebende Bakterien über eine Reihe von Eigenschaften verfügen, mit denen sie die lokalen Abwehrmechanismen unterlaufen können. Dazu gehört die Freisetzung spezifischer Enzyme durch einige Bakterien, z. B. Haemophilus influenzae und Streptococcus sanguinis, die Sekret-IgA spalten können. Andere Bakterien schädigen Wirtszellen und die Mukosaabwehr durch bakterielle Toxine. Haemophilus influenzae und Pseudomonas verfügen über ziliostatische Substanzen und hemmen damit das Abflimmern auch aller anderen Keime vor Ort. Andere Bakterien verfügen über antiphagozytäre Faktoren, zu denen das M-Protein und die Hyaluronsäure der Streptokokken ebenso gehört wie das Protein A von Staphylokokken und Polysaccharide von Pneumokokken. Streptolysine von Streptococcus pyogenes immobilisieren Phagozyten. Bei der Anwendung von Bakterienlysaten sind keine solchen inhibierenden Einflüsse auf die lokale Abwehr und keine toxischen Wirkungen zu beobachten. Die inhalierten oder oral aufgenommenen bakteriellen Antigene haben offenbar lediglich eine abwehrstimulierende und entzündungshemmende Funktion.

IRS 19

Die Anwendung erfolgt seit vielen Jahren als Nasenspray und seit kurzem als Aerosol (Ampulle).

Die Anwendung des Nasensprays erfolgt zur Prophylaxe (2mal tgl. sprayen) und zur Therapie (5mal tgl. sprayen) rezidivierender Infekte des oberen Atemtraktes, insbesondere bei rezidivierenden Rhinitiden, Sinusitiden, Pharyngitiden und Kombinationen.

Als Aerosol findet IRS 19 Anwendung insbesondere bei chronischen Bronchitiden und infektbedingten Asthmaformen. Dabei sollten 2- bis 3malige Inhalationen pro Woche über jeweils 10−15 min erfolgen.

Die Wirkung der lokal angewendeten bakteriellen Antigene ist auf die behandelte Schleimhaut lokalisiert, wobei die antientzündlichen Effekte innerhalb von Tagen oder wenigen Wochen auftreten. Das Auftreten pathogen-spezifischer Antikörper vom IgA-Typ konnte nach aerogener Applikation im Biopsiematerial der behandelten Bronchien nachgewiesen werden (Latil et al. 1986). Ebenso konnte im Rahmen einer Placebo-kontrollierten Doppelblindstudie die klinische Effektivität belegt werden, wobei insbesondere eine Senkung der Rezidivhäufigkeit nach mehrwöchiger Nasensprayanwendung auch bei kombinierten Infekten wie Rhinosinusitiden auffällig war.

Die inhalative Anwendung als Aerosol ist offenbar bei chronischen Bronchitikern geeignet, die Infekthäufigkeit zu senken und die Infektdauer zu verkürzen. Dieser Effekt gilt nach bisherigen Erkenntnissen für einen Zeitraum von 6 Monaten nach der letzten Inhalation.

Sensibilisierungen durch die inhalierten bakteriellen Antigene konnten weder bei Atopikern noch bei Nichtatopikern beobachtet werden (Bergmann et al. 1987). Auch Patienten mit einer ausgeprägten unspezifischen bronchialen Hyperreagibilität können IRS 19 als Aerosol verwenden, da keine obstruktiven Reaktionen beobachtet wurden. Patienten mit deutlicher bronchialer Hyperreagibilität zeigen dagegen nach mindestens 6maliger Inhalation eine reduzierte Überempfindlichkeit (Ginko et al. 1989).

Nebenwirkungen wurden trotz jahrelanger Benutzung bisher nicht beobachtet bzw. mitgeteilt.

Broncho-Vaxom

Dieses Präparat dient zur oralen Anwendung als Kapsel zur Prophylaxe über 3 Monate. Dabei wird an je 10 aufeinanderfolgenden Tagen je 1 Kapsel mit dann folgender 20tägiger Pause eingenommen. Im Rahmen einer laufenden Infektion wird je 1 Kapsel über 30 aufeinanderfolgende Tage eingenommen.

Die Anwendung von Broncho-Vaxom erfolgt bei Kindern ab dem 2. Lebensjahr, bei Erwachsenen und Älteren zur Prophylaxe oder Therapie rezidivierender bzw. chronischer Atemwegsinfekte, bevorzugt der unteren Atemwege, bzw. bei kombinierten Infekten der oberen und unteren Atemwege.

Die Wirkung beruht nach der oralen Applikation auf einer Stimulierung intestinaler junger B-Lymphozyten in M-Zellen über den Peyer-Plaques, in die die Antigene aufgenommen werden. Nach dem Antigenkontakt mit den B-Lymphozyten zeigen diese nachfolgend eine Reifung, Teilung und Wanderung über mesenteriale Lymphknoten. Aus den Lymphknoten gelangen sie durch den Ductus thoracicus in das Blut und siedeln sich dann innerhalb der nächsten 5–7 Tage auf verschiedene Schleimhäute und in sekretorische Drüsen ab, um dort in den folgenden Tagen mit der Synthese und Sekretion spezifischer IgA-Antikörper zu beginnen (Bergmann et al. 1988). Daneben führen auch die oral aufgenommenen Antigene zu einer Stimulierung von Gamma-Interferon.

Die klinische Wirksamkeit des Präparates wurde zwischen 1983 und 1990 bei Kindern und Erwachsenen in mindestens 19 doppelblinden, Placebo-kontrollierten und randomisierten Studien geprüft. Belegt werden konnte eine signifikante Verminderung der Infektionshäufigkeit sowie der Schwere der Atemwegsinfekte, eine Abnahme der Anzahl der Fehl- und Arbeitsunfähigkeitstage und eine Reduzierung von Husten, Expektoration und Dyspnoe bei der chronischen Bronchitis mit gleichzeitiger Reduzierung der notwendigen Antibiotikagabe (Emmerich et al. 1990).

Eine Reihe von In-vitro- und In-vivo-Studien belegten eine relevante Immunantwort nach der oralen Applikation sowohl in klinischen Studien als auch im Tierexperiment.

Die Wirkung setzt entsprechen des geschilderten Mechanismus auf mehreren Schleimhäuten in generalisierter Form nach einigen Wochen ein. Interaktionen mit anderen Medikamenten oder Impfstoffen sind nicht bekannt. Dabei wird aber ein 4wöchiger Abstand zur Einnahme oral verabreichter Lebendimpfstoffe, insbesondere Poliomyelitis und Typhus, empfohlen.

Nebenwirkungen wurden nur in seltenen Fällen beschrieben; sie betreffen überwiegend gastrointestinale Störungen.

Bakterielle ribosomale Proteine

Es handelt sich z. B. um ein Gemisch ribosomaler Proteine aus Klebsiellen, Pneumokokken, Streptokokken und Haemophilus influenzae mit einem Proteoglykan aus Klebsiellen als Adjuvans (Ribomunyl). Die Antigene der Ribosomen haben kreuzreagierende oder identische Epitope wie Oberflächenantigene von Bakterienwänden.

Die Anwendung von Ribomunyl erfolgt bei Kindern und Erwachsenen als Tablette, subkutane Injektionen oder Aerosol. Es ist damit der bisher einzige Immunmodulator, mit dem Kombinationsmöglichkeiten in der Route der Applikationen möglich sind.

Die orale Applikation erfolgt mit 3 Tabletten täglich an 4 Tagen pro Woche für 3 Wochen im 1. Monat sowie für 1 Woche im 2.–6. Monat. Die subkutanen Injektionen werden insgesamt 4mal in 7 Wochen vorgenommen. Die Anwendung als Aerosol erfolgt 1- bis 3mal täglich, detailliertere Erfahrungen liegen hier offenbar noch nicht vor.

Die Wirkung von Ribomunyl beruht ebenfalls auf einer Induzierung spezifischer Antikörper, der Aktivierung von Makrophagen und T-Zellen bei einer erhöhten Interleukin-1-Bildung sowie einer vermehrten Synthese und Sekretion von Interferon (Übersicht 1987).

Kontrollierte Studien belegten eine Reduktion der Frequenz und Dauer von Atemwegsinfekten (Bergmann 1988), die auch in Placebo-kontrollierten Doppelblindstudien bestätigt wurde (Fumex et al. 1980).

Als Nebenwirkung können bei der subkutanen Injektion am Ort Ödeme und Erytheme auftreten, wie sie auch von der Grippeschutzimpfung als lokale Nebenwirkung bekannt sind. Interaktionen mit anderen Medikamenten oder Impfstoffen sind nicht bekannt.

Pflanzliche Präparate

Bei der klinischen Anwendung dominieren Extrakte aus verschiedenen Sonnenhutarten (Echinacea purpura und angustifolia). Die wäßrigen Extrakte dieser Pflanzen enthalten Polysaccharide und saure Heteroglykane.

Eine beschriebene aktivierende Wirkung auf Makrophagen ist möglicherweise Folge einer lektinartigen Bindung der Polysaccharide an Makrophagenrezeptoren mit einer anschließend erhöhten Freisetzung von Interleukin-1.

Die klinische Anwendung erfolgt z. B. als

- Echinacin in Tropfenform mit 3mal täglich 20 Tropfen, wobei ein Alkoholgehalt von 22 % des Volumens zu berücksichtigen ist.
- Esberitox mit 3mal täglich 2 Tabletten bzw. 50 Tropfen, die über einen Alkoholgehalt von 29 Vol.-% verfügen. Auch in Ampullenform bzw. als Suppositorien ist Esberitox im Handel.

– Sinupret (Rad. Gentianae) mit 3mal zwei Dragees bzw. 50 Tropfen täglich. Der Einsatz erfolgt besonders in der HNO-Heilkunde.

Die überwiegend empirischen Berichte bei der täglichen oder intervallmäßigen Verabreichung berichten über eine Senkung der Häufigkeit von Infekten. Eine Placebo-kontrollierte Doppelblindstudie liegt mit pflanzlichen Präparaten offenbar noch nicht vor.

Die über 20 Präparate (Rote Liste 1990) sind hinsichtlich ihrer Wirkstoffgehalte in keiner Weise standardisiert oder miteinander vergleichbar. Auch muß darauf hingewiesen werden, daß die alkoholhaltigen Präparate doch insbesondere für Kleinkinder oder Kinder nicht geeignet sind.

Bei parenteraler Gabe sind Nebenwirkungen in Form von Fieber, Schüttelfrost und Übelkeit beobachtet worden, die durch Endotoxine in den Präparaten hervorgerufen sein könnten (Netzwerk aktuell 1991).

Anwendung von Immunmodulatoren als Adjuvans in der Behandlung von Bronchialkarzinomen

Der Einsatz von Immunmodulatoren als Adjuvans neben operativen Verfahren, der Strahlen- und Chemotherapie ist in noch höherem Maße als ihr Einsatz bei rezidivierenden Infekten des Atemtraktes Gegenstand der Diskussion.

Insbesondere Mistelextrakte werden als „der grüne Immunmodulator" in der Krebstherapie von ihren Befürwortern bezeichnet, während für den Schulmediziner die sehr speziellen Herstellungs- und Anwendungsbestimmungen für die verschiedenen Mistelpräparate schwer verständlich sind, da sie naturwissenschaftlich nicht begründet erscheinen. Andererseits wird von verschiedenen Seiten anerkannt, daß die Mistel (Viscum album) Substanzen mit hoher immunologischer und antitumoraler Wirkung enthält. Offensichtlich variiert aber der Gehalt an diesen Substanzen von Charge zu Charge und von Präparat zu Präparat beträchtlich.

Der Einsatz moderner Isolierungs- und Reinigungsverfahren ermöglichte es, reines Mistellektin 1 herzustellen und dessen Wirkung auf zelluläre Abwehrleistungen zu prüfen. Beschrieben wurden signifikante Erhöhungen der Phagozytoseaktivität neutrophiler Granulozyten, eine Steigerung der NK-Zellaktivität und der zu diesen Zellen in enger Beziehung stehenden „large granula lymphocytes" (Kiene 1990). Placebo-kontrollierte Doppelblindstudien liegen offenbar bisher nicht vor.

Auch über den Einsatz gemischter bakterieller Antigenpräparationen zur Immunstimulation bei Patienten mit nichtkleinzelligen Lungenkarzinomen wurde mehrfach berichtet. Diese Gemische enthalten Extrakte aus Streptococcus pyogenes und Serratia marcescens. Über objektive Belege einer Immunstimulation bei gleichzeitig akzeptierbarer Toxizität wurde berichtet (Axelrod et al. 1988).

10.2.7 Chronobiologische Therapie

F. Raschke

Während die chronobiologische Diagnostik auf die Ermittlung zeitlich strukturierter Beziehungen von pneumologischen Symptomen und Funktionen ausgerichtet ist, versucht die chronobiologisch gestaltete Therapie, solche Gesetzmäßigkeiten systematisch zu nutzen. Dabei wird für die medikamentöse Behandlung angestrebt, den günstigsten Applikationszeitpunkt bei minimaler Dosierung und bestmöglichem Wirkungseintritt zum klinisch erforderlichen Behandlungszeitpunkt zu erreichen.

Dermaßen prädestiniert für eine pharmakologisch ausgerichtete Behandlung wurden in den letzten Jahren gerade auf diesem Gebiet bemerkenswerte Verbesserungen erzielt, die durch zahlreiche Studien zu Pharmakokinetik und tageszeitlicher Abhängigkeit des Wirkungseintritts (Lemmer 1991) ermöglicht wurden und für das Krankheitsbild des Asthma bronchiale in entsprechende Therapieempfehlungen eingeflossen sind (Smolensky et al. 1991; Geisler 1992).

10.2.7.1 Pneumologische Chronopharmakologie

Die meisten Untersuchungen zur chronobiologischen Therapie wurden für die Methylxanthine (Lemmer 1991) durchgeführt, wobei Verbesserungen insbesondere auf die Vermeidung nächtlicher und frühmorgendlicher Abfälle im Peak-flow- oder FEV_1-Wert ausgerichtet waren. Ein zeitlich richtig dosiertes, pharmakokinetisch optimal freigesetztes und pharmakodynamisch im therapeutischen Bereich verstoffwechseltes Theophyllin war gut geeignet, um an diesem Modell die Chronotherapie insgesamt zu optimieren, zumal die Entwicklung neuer Pellets über ihre Retardwirkung eine zeitoptimale Steuerung ermöglichte. Aber auch die bronchiale Hyperreagibilität mit ihrer biphasischen Antwort (Nolte 1992) auf unspezifisch/spezifische Provokation erfordert wegen der inzwischen nachgewiesenen drastisch wechselnden tageszeitlichen Reaktionsunterschiede (Mohiuddin u. Martin 1990) eine wohlabgestimmte phasengerechte Behandlung.

Ein Schema, das dem aktuellen Therapiestandard entspricht, ist in Tabelle 1 nach Literaturangaben von Reinhardt (1985) und Ukena u. Sybrecht (1990) zu-

Tabelle 1. Wirkungsprofil von Antiasthmatika (n. Reinhardt 1985 und Ukena u. Sybrecht, 1990)

	Sofortreaktion 0–60 min	Spätreaktion 2–24 h	Bronchiale Hyperreagibilität
β_2-Agonist	++	0	0
Anticholinergika	+	(+)	0
Theophyllin	+	+	(+)
Nedocromil	+	+	+
DNCG	+	++	+
Steroide	0	++	++

sammengestellt. Die Tabelle gibt eine Auswahl der Substanzklassen, die je nach Wirkungseintritt zur Reduktion einer nächtlichen Symptomatik oder auch zur Prävention einzusetzen sind. Zur Behandlung der Frühreaktion beim Asthma bronchiale lassen sich ß$_2$-Agonisten, Anticholinergika aber auch Theophyllin einsetzen, während verzögerte Reaktionen eher durch Glukokortikosteroid- und DNCG-Behandlung gebessert werden.

Dabei wirken die derzeit verfügbaren inhalierbaren β$_2$-Sympathikomimetika nicht länger als 3–6 Stunden, wobei ein Fortschritt von neu entwickelten Substanzen mit 8–12 h Wirkungsdauer (Salmeterol, Formoterol) zu erwarten ist. Von den Anticholinergika besitzt Oxytropiumbromid die am längsten anhaltende Wirkung. Theophyllin in retardierter Form entfaltet eine bronchospasmolytische Wirkung von ca. 10 h (Geisler 1992).

Die optimale Dosierung hinsichtlich Höhe und Zeitpunkt muß individuell ermittelt werden: Zur Zeit werden folgende Schemata empfohlen: 1) gleiche Dosis morgens und abends, 2) morgens gering, abends hoch dosiert, 3) nur abendliche Verabreichung. Mit der ausschließlich abendlichen Verabreichung von retardierten Präparaten wird die Reduktion der Serumspiegelschwankungen und eine minimale Einnahmefrequenz angestrebt. Bei entsprechender Pharmakokinetik mit langsamem Anfluten, langanhaltendem Wirkplateau und geringer Serumspiegelschwankung läßt sich dies bei der Mehrzahl der Patienten erreichen (Kublik und v. Wichert 1991).

Gemäß Tabelle 1 soll die Applikation im Prinzip jeweils um die entsprechende Zeitspanne vor der zu erwartenden Reaktion oder Symptomatik erfolgen. Zusätzlich ist jedoch häufig eine feinabgestimmte individuelle Anpassung an das jeweilige Aktivitätsmuster (Schlaf-Wach-Lebensgewohnheiten, Arbeitszeiten), an die Stoffwechselrate an die zeitliche Verteilung von Ernährungsgewohnheiten sowie eventuell an Tageszeiten und Zeitdauer von Allergenexpositionen vorzunehmen. Bislang liegen hierfür jedoch keine verallgemeinerten Vorschriften vor. Optimale Einstellungen lassen sich nur bei guter Kooperation durch den Patienten erreichen, wofür ein Rehabilitationsverfahren günstige Voraussetzungen bietet. Für die Verabreichung von Theophyllinpräparaten liegen erste Nomogrammdarstellungen vor, aus denen sich unter Berücksichtigung individueller Konzentrationskurven der optimale Zeitpunkt und die erforderliche Höhe der Dosierung ablesen lassen (vgl. Steinijans et al. 1991).

10.2.7.2 Chronomedizin bei pneumologischer Rehabilitation

Neben den herausragenden Erfolgen bei medikamentöser Therapie kann man sich die praktische Nutzung einer therapeutischen Zeitordnung (Hildebrandt 1972) auch auf das Gesamtspektrum pneumologischer Rehabilitationsmaßnahmen (Petro 1991) erweitert denken, wobei pathophysiologische Reaktionsstrukturen einbezogen werden müßten, die nicht nur für Tageszeiteffekte, sondern z. B. auch für die Physiotherapie, die Jahreszeit oder die medizinische Bioklimatologie gültig sind.

Hinsichtlich der Therapie bei pneumologischer Rehabilitation zeigt Abb. 1 die mittleren Verläufe von morgens und mittags gemessenen Peak-flow-Werten während eines 4wöchigen Heilverfahrens für die Krankheitsbilder chronische Bronchi-

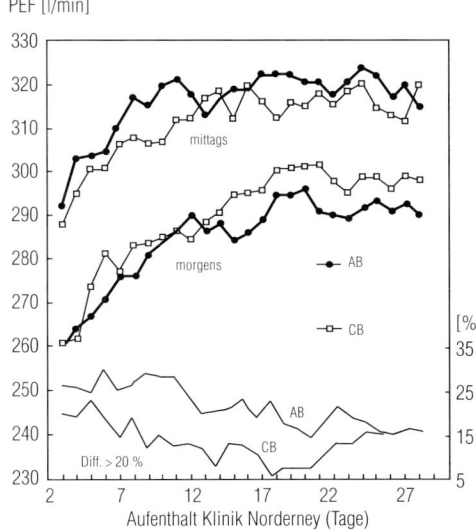

Abb. 1. Peak-flow-Mittelwertsverlauf (l/min) von morgens 7 h und mittags 12 h gemessenen Werten. *AB* 138 Patienten mit Asthma bronchiale, *CB* 37 Patienten mit chronischer Bronchitis. *Rechte Skala unten:* Mittelwertsverlauf der relativen Häufigkeit von Morgenwerten, die um mehr als 20% gegenüber den tagsüber gemessenen Werten abfallen (morning dipping)

tis und Asthma bronchiale. Das Therapieregime bestand aus der rehabilitations-spezifischen Kombination von pharmakologischer, physiotherapeutischer, bioklimatologischer und gesundheitserzieherischer Behandlung, wobei für die Me-dikation das Stufentherapieschema der Deutschen Liga zur Bekämpfung von Atemwegserkrankungen (Geisler et al. 1988) zugrunde lag. Die Abbildung zeigt eine exponentielle Zunahme der Funktionswerte, die während der ersten 3 Wochen anhält und in der 4. Woche in ein stabiles Plateau übergeht. Weiterhin sind die für Asthma bronchiale typischen morgendlichen Tiefstwerte erkennbar, die dafür mittags über denen der chronischen Bronchitis liegen. Die Ausgangswerte sind in beiden Gruppen vergleichbar.

Unten im Bild ist die relative Häufigkeit derjenigen Patienten angegeben, die morgens weniger als 80% des tags zuvor mittags gemessenen Wertes aufweisen (Differenz >20%). Dieses Maß, von Hetzel und Clark (1980) zur chronobiologi-schen Diagnostik eingeführt, repräsentiert daher die Verlaufsform des Therapieer-folges. Eine stetige Abnahme verdeutlicht eine Verbesserung für die nach chrono-biologischen Kriterien behandlungsbedürftige Tageszeit. Dabei liegt aber die Kurve der Asthmagruppe grundsätzlich über der Gruppe der chronischen Bronchi-tis.

Chronobiologische Therapiekonzepte bei pneumologischer Rehabilitation, die über die Berücksichtigung der Tageszeit hinausgehen, sind in gezielter Form bis-lang nicht erarbeitet worden. Lediglich jahreszeitliche Empfehlungen bei Klimatherapie in den Monaten von Allergenarmut, hohem UV-Anteil und bevorzugter Hochdruckwetterlage liegen vor (vgl. Leistner u. Schultze 1974).

Für die Bewegungstherapie zur Verbesserung der körperlichen Leistungsfähigkeit bei Herz-Kreislauf-Patienten wurde gezeigt, daß ein morgendliches Training zu geringen, ein Mittags- oder Abendtraining hingegen zu mindestens doppelt so starken Effekten führen kann (vgl. Hildebrandt 1985).

Weitere Untersuchungen sind wünschenswert, die prüfen sollten, inwieweit die praktische Nutzbarmachung der Chronomedizin zu einer effektiveren Bewegungs -und Physiotherapie auch bei pneumologischer Rehabilitation führen kann.

10.2.8 Fehler in der Therapie obstruktiver Atemwegserkrankungen

W. Petro

10.2.8.1 Ursachen von Fehlern

Therapeutische Maßnahmen bei obstruktiven Atemwegserkrankungen begründen sich auf objektive klinische und funktionelle Befunde, jedoch auch auf subjektive Empfindungen und Wahrnehmungen von seiten des Arztes und des Patienten. Obstruktive Atemwegserkrankungen zeigen einen zumeist chronischen Verlauf und zählen zu den Erkrankungen, die eine Dauertherapie erfordern. Diese Tatsachen können zu verschiedenen Fehlentscheidungen führen, sowohl beim Patienten als auch beim Arzt, Fehlentscheidungen, die in der Erkrankung selbst begründet liegen, aber auch das Umfeld betreffen.

Fehler des Erkrankten in der Wechselbeziehung zum Arzt

Die Anamnese von Patienten mit chronisch-obstruktiven Atemwegserkrankungen, wie Asthma bronchiale, chronisch-obstruktive Bronchitis und Lungenemphysem, zeigt häufig typische Charakteristika, die sich wiederholt finden lassen. Immer wieder wird angegeben, daß der Arzt zu spät konsultiert oder daß über viele Jahre ein Arzt mit falscher Fachrichtung aufgesucht wurde. Häufig ist die Arzt-Patienten-Beziehung auch durch starken Arztwechsel charakterisiert und durch das Aufsuchen von paramedizinischen Gesundheitsanbietern.

Eine wesentliche Rolle im Entstehen von therapeutischen Fehlern ergibt sich aus mangelnder Kooperationswilligkeit von seiten des Patienten. Oft besteht hier eine Unfähigkeit des Patienten, den Bemühungen und Empfehlungen des Arztes hinsichtlich einer kausalen Therapie zu folgen. Gemeint ist die Vermeidung von Noxen, die sich aus der persönlichen Lebensführung ergeben (z. B. inhalatives Zigarettenrauchen).

Ursachen von Fehlern des Patienten aus der Wechselbeziehung zum Arzt sind:
- Arzt zu spät aufgesucht,
- falschen Facharzt aufgesucht oder zu lange beibehalten,
- zu häufiger Arztwechsel,

- Zwischenschalten oder ausschließliche Zuwendung an paramedizinische Gesundheitsanbieter,
- mangelnde Kooperationsfähigkeit,
- mangelnde Kooperationswilligkeit.

Fehler des Erkrankten in der Wechselbeziehung zur Therapie

Der therapeutische Spielraum in der medikamentösen Behandlung obstruktiver Atemwegserkrankungen ist relativ schmal. Daraus folgt, daß sowohl Unter- als auch Überdosierung einerseits mangelnden Erfolg, andererseits nennenswerte Nebenwirkungen ergeben können. Diese Aussage bezieht sich sowohl auf die Theophyllinpräparate als auch auf die β_2-Adrenergika, ganz besonders jedoch auch auf die Anwendung systemischer Steroide. Insofern haben eine zu späte Therapie und zu wenig, zu viel oder zu häufiger Wechsel einer Therapie eine ungünstige Auswirkung auf den therapeutischen Erfolg. Die Wechselbeziehung des Erkrankten zu seiner Therapie wird dadurch kompliziert, daß eine Vielzahl von Medikamenten an unterschiedliche Applikationsvarianten geknüpft sind. Analysen der Einnahmekonstanz haben gezeigt, daß diese nur in ca. 37 % gewährleistet ist (Mawkinney 1991). Unter bestimmten die Compliance komplizierenden Bedingungen, wie z. B. Schwangerschaft, sinkt diese Zahl sogar auf 27 % (Apter 1989).

Das Selbstmanagement der Erkrankung durch den Patienten ist häufig gering ausgebildet. Ein Peak-flow-Meter ist oft unbekannt oder wurde – wenn verordnet – aus Bequemlichkeitsgründen nicht angewendet. Untersuchungen belegen, daß eine Peak-flow-gesteuerte, also funktionsadaptierte Eigentherapie des Patienten, ein besseres Krankheitsmanagement bewirkt (Hausen 1990).

Fehler des Erkrankten in der Wechselbeziehung zur Therapie sind:

- zu späte Therapie,
- zu wenig Therapie,
- zu viel Therapie,
- zu kurze Therapie,
- falsche Therapie,
- häufiger Therapiewechsel,
- falsche Applikation,
- mangelnde Selbstkontrolle (Peak-flow-Meter),
- Unkenntnis funktionsadaptierter Therapie,
- Unkenntnis symptomorientierter Therapie,
- Mißbrauch von Sedativa.

In jüngster Vergangenheit hat es eine übersteigerte Diskussion über Wirkung und Nebenwirkung von β_2-Adrenergika gegeben. Hierbei hat sich häufig gezeigt, daß z. B. mangelnde Inhalationstechnik mit dem Dosieraerosol zu einer stark erhöhten Benutzung und möglicherweise dadurch erhöhten Nebenwirkungen führte. Die Auseinandersetzung in der Diskussion über Nebenwirkungen von β_2-Adrenergika sollte vor diesem Hintergrund kritisch gesehen werden (Wettengel 1991). Die Fehler beim Gebrauch des Dosieraerosols sind jedoch mannigfach, und es erscheint gerechtfertigt, sie in der nachfolgenden Übersicht zusammenfassend darzustellen.

Nach wie vor ist die inhalative Applikation als Dosieraerosol die meist gebrauchte Anwendungsform.

Patientenfehler beim Gebrauch der Dosieraerosole (nach Mac Elnay)
- vergessen, zu schütteln,
- vergessen, Kappe zu entfernen,
- kein Auslösen in die Luft, um Funktion zu prüfen,
- vergessen, vorher auszuatmen,
- Dosieraerosol nicht aufrechtgehalten,
- kein kompletter Lippenschluß am Mundstück,
- vergessen, auszulösen,
- falsche Synchronisation von Inhalation und Auslösen,
- mehrfaches Auslösen während der Inhalation,
- Auslösung in Mund, Inhalation durch Nase,
- vergessen, Atem anzuhalten.

Analysiert man Handhabungsfehler beim Gebrauch von Dosieraerosolen an Patientengruppen mit unterschiedlicher Vorbildung, so zeigen sich konstante Fehlerverteilungsmuster, unabhängig vom Ausmaß der Vorbildung. Es ergaben sich deutliche Schwachpunkte bei einer anwendungsgerechten Ausatmung vor Einatmung und Auslösung und in der Synchronisation von Auslösung zu Beginn einer tiefen Einatmung (Tabelle 1).

Die Tabelle zeigt, daß die Patienten der Gruppe 1 (ohne Information und Schulung zur Handhabung) erhebliche Fehler beim Schütteln des Dosieraerosols, bei tiefer Ausatmung und Synchronisation machen. Deutlich davon unterscheiden sich die Patienten der Gruppe 2 (Schulung und Information durch Klinikpersonal). Hier liegt die Fehlerquote deutlich geringer. Summarisch gesehen schneidet die Patientengruppe 3 am schlechtesten ab, die die Handhabung des Dosieraerosols nur mit Hilfe des Beipackzettels erlernt hatte.

In der Tabelle 2 soll der Effekt einer dezidierten Aufklärung und Demonstration durch den Arzt gezeigt werden (Patientengruppe 4).

Diese gesonderte Patientengruppe zeigt eine starke Übereinstimmung mit den Patienten der Gruppe 1 (Tabelle 1). Hiermit wird noch einmal belegt, daß häusliche Erfahrung allein ohne Schulung eine erhebliche Fehlerbreite ergeben kann. Die unter 5 dargestellten Ergebnisse zeigen eine nennenswerte Verbesserung durch intensive ärztliche Zuwendung und Übung.

Die bei der Anwendung inhalativer Steroide vorteilhaften Spacer bringen zusätzlich eine Erleichterung der Handhabung bezüglich Synchronisation, möglicherweise jedoch weitere Probleme durch hohe Anforderungen an die manuelle Geschicklichkeit beim Zusammensetzen. Hierzu wurden 78 Patienten untersucht, die ein Dosieraerosol mit Spacer bereits seit 1 Woche therapeutisch anwendeten. Die Ergebnisse sind in Tabelle 3 dargestellt.

Diese Untersuchung schloß die Anwendung der im Handel befindlichen Spacer ein, die bekanntlich sehr unterschiedlich aufgebaut sind. Dieser unterschiedliche Aufbau bedingt auch eine teilweise unterschiedliche Anwendung. Halbierbare Spacer mit Ventilen sind anders zu handhaben als komplette Fertigspacer ohne

Tabelle 1. Analyse von Handhabungsfehlern beim Gebrauch von Dosieraerosolen (nach Gebert 1991), Darstellung verschiedener Patientengruppen. Gruppe 1: häusliche Erfahrung mit Dosieraerosol ohne sachbezogene Schulung (n = 125), Gruppe 2: Patienten, die durch Klinikpersonal über die Handhabung informiert wurden (n = 40), Gruppe 3: Patienten, die die Handhabung nur mit Hilfe des Beipackzettels erlernt hatten (n = 34). (Nach Gebert 1991)

auffällige Fehlerhäufung
optimale Anwendung

| Kriterium | Patientengruppe | | |
	1	2	3
Schütteln des Dosieraerosols:			
nicht	14,4 %	2,5 %	5,9 %
schwach	4,8 %	2,5 %	44,1 %
mittel	62,7 %	57,5 %	47,1 %
stark	13,6 %	37,5 %	3,0 %
Schutzkappe abnehmen:			
ja	100,0 %	100,0 %	100,0 %
nein	0,0 %	0,0 %	0,0 %
Ausatmung:			
tief	29,6 %	52,5 %	5,9 %
mittel	37,6 %	32,5 %	26,4 %
schwach	22,4 %	15,0 %	58,8 %
nicht	10,4 %	0,0 %	8,8 %
Mundstück umschließen:			
ja	97,6 %	97,5 %	88,2 %
nein	2,4 %	2,5 %	11,8 %
Auslösen des DA-Stoßes bei:			
Ausatmung	3,2 %	0,0 %	0,0 %
schwacher Ausatmung	37,6 %	10,0 %	85,6 %
zu kurzer Ausatmung	5,6 %	2,5 %	0,0 %
tiefer Einatmung	53,6 %	87,5 %	14,7 %
Auslösen des DA-Stoßes bei:			
Beginn der Einatmung	73,6 %	90,0 %	44,1 %
Mitte der Einatmung	22,3 %	10,0 %	55,9 %
Ende der Einatmung	4,1 %	0,0 %	0,0 %
Anhalten des Atems für einige Sekunden:			
ja	83,2 %	92,5 %	44,1 %
nein	16,8 %	7,5 %	55,9 %

Tabelle 2. Analyse von Handhabungsfehlern beim Gebrauch des Dosieraerosols. Gruppe 4: Patienten mit „Dosieraerosolerfahrung" mit Benutzung zu Hause ohne Information oder Schulung. Gruppe 5: Gleiche Patienten nach Erklärung und Demonstration des Gebrauchs des Dosieraerosols durch einen Arzt (n = 20). (Nach Gebert 1991)

▨ auffällige Fehlerhäufung

▨ optimale Anwendung

Kriterium	Patientengruppe 1	2
Schütteln des Dosieraerosols:		
nicht	15,0%	0,0%
schwach	10,0%	0,0%
mittel	60,0%	85,0%
stark	15,0%	15,0%
Schutzkappe abnehmen:		
ja	100,0%	100,0%
nein	0,0%	0,0%
Ausatmung		
tief	5,0%	65,0%
mittel	30,0%	30,0%
schwach	55,0%	5,0%
nicht	10,0%	0,0%
Mundstück umschließen:		
ja	90,0%	100,0%
nein	10,0%	0,0%
Auslösen des DA-Stoßes bei:		
Ausatmung	5,0%	0,0%
schwacher Ausatmung	40,0%	15,0%
zu kurzer Einatmung	5,0%	5,0%
tiefer Einatmung	50,0%	85,0%
Aulösen des DA-Stoßes bei:		
Beginn der Einatmung	78,9%	95,0%
Mitte der Einatmung	21,9%	5,0%
Ende der Einatmung	0,0%	0,0%
ja	80,0%	100,0%
nein	20,0%	0,0%

Tabelle 3. Analyse von Handhabungsfehlern beim Gebrauch von Dosieraerosolen mittels Spacer. (Nach Gebert 1991)

optimale Anwendung

1. Wurde das Dosieraerosol vor Gebrauch ausreichend geschüttelt?

ja	44	=	90,90 %
nein	4	=	9,10 %

2. Wurde der Spacer korrekt auf das Mundstück des Dosieraerosols aufgesteckt?

ja	47	=	97,90 %
nein	1	=	2,10 %

3. Wurde das Aerosol in den Spacer gesprüht, und wurde dieser im Falle des Inhacort-Spacers mit einer Schutzkappe verschlossen, so daß das Aerosol nicht entweichen kann?

ja	46	=	95,80 %
nein	2	=	4,20 %

4. Wurde vor dem Einatmen ausreichend ausgeatmet?

ja	45	=	93,75 %
nein	3	=	6,25 %

5. Wurde das Mundstück richtig umschlossen?

ja	43	=	87,50 %
nein	6	=	12,50 %

6. Wurde nach der Einatmung der Atem einige Sekunden angehalten?

ja	45	=	93,75 %
nein	3	=	6,25 %

Ventile. Unterschiede bestehen auch in der Notwendigkeit der Dosieraerosolauslösung mit dem Spacer am Mund oder in der Hand des Patienten mit der nachfolgenden Ein- und Ausatmung. Aus diesem Grunde wurden in der vorliegenden Untersuchung bauliche Unterschiede und daraus resultierende Anwendungsdifferenzen weggelassen.

Fehler des Erkrankten in der Wechselbeziehung zur Erkrankung

Das Gros der Patienten mit chronischen Atemwegserkrankungen besitzt einen äußerst geringen Informationsstand über Krankheitszeichen, Krankheitsursachen, Verlauf und Prognose. Im Vordergrund stehen mangelnde Symptomsensibilität und Bagatellisierungstendenz der Schwere und der Chronizität. Charakterisiert ist diese Situation mit dem häufig benutzten Schlagwort „Wer lange hustete, lebt lange!" Die Probleme sind:
- mangelnde Symptomsensibilität,
- Tendenz zur Bagatellisierung,
- Unterschätzung des Schweregrades,
- Unterschätzung der Chronizität,
- Unterschätzung des Infekts,
- Unkenntnis der Prognose.

Fehler im ambulanten Betreuungssystem in der Wechselbeziehung zum Erkrankten

Das ambulante Betreuungssystem bei obstruktiven Atemwegserkrankungen beinhaltet Diagnostik, Therapie und Therapieführung im Rahmen einer Dauerkontrolle und Nachsorge. Besteht hier mangelnde Kompetenz, ergeben sich häufig zu späte Diagnosen oder auch Fehldiagnosen. Ein therapeutisches Regime wird oft halbherzig betrieben mit einer zu schmalen Palette von Präparaten, oft kombiniert mit zu kurzer und inkonsequenter Anwendung (Niggemann 1991). Ganz besonders gilt dies für die Therapie mit Kortison (Eason 1987). Die Diskussion über unkritische Anwendung von Sedativa ist ausreichend geführt, sollte aber dennoch erneut erwähnt werden (Hunter 1967). Im Vordergrund der Fehler im ambulanten Betreuungssystem stehen jedoch häufig mangelnde Patienteninformation, mangelnde Schulung und mangelndes Training der Erkrankten (Hausen 1990; Rea 1986; Niggemann 1991; Worth 1989; Petro 1989).

Eine Zusammenfassung möglicher Fehler im ambulanten Betreuungssystem ist in der folgenden Übersicht aufgeführt:
- fehlende Diagnostik,
- inadäquate Diagnostik,
- zu späte Diagnostik,
- zu schmale Therapie,
- zu kurze Therapie,
- fehlende Stufentherapie,
- fehlende Dauertherapie,
- zu späte Gabe von Kortison,
- zu geringe Dosierung von Kortison,
- zu frühes Absetzen von Kortison,
- unkritische Anwendung von Sedativa,
- fehlende Patienteninformation und -schulung, fehlendes Training,
- fehlendes Therapieteaching mit Einschluß von Sonderapplikationen wie Dosieraerosol, Spacer, Inhalatoren,
- fehlende Hinweise zur funktionsorientierten Therapieadaption (Peak-flow-Meter),
- fehlende Information über Selbsttherapie,
- fehlende Information über Stufentherapie,
- fehlende Information über Notfalltherapie
- Überschätzung der Einwirkung der Psyche,
- fehlende Einbeziehung der Lebenspartner
- fehlende Information über arbeitsmedizinische Konsequenzen der chronischen Erkrankung,
- fehlende Information über sozialmedizinische Konsequenzen der chronischen Erkrankung.

Fehler des stationären Betreuungssystems in der Wechselbeziehung zum Erkrankten

Im Vordergrund einer insuffizienten Therapie steht häufig der fatale Kreislauf von Notfalleinweisung mit Therapiespitzen, nachfolgenden Nebenwirkungen, abruptem Absetzen und früher Entlassung in die häusliche Sphäre mit nachfolgender erneuter Exazerbation. Zu diesem Kreislauf addieren sich weitere Fehler, wie sie die Routine der Akutversorgung häufig erzwingt, mit mangelnder internistischer Begleittherapie, Nichtausschöpfen aller Applikationsformen, unzureichend serumspiegelkontrollierter Theophyllintherapie und halbherziger Steroidtherapie. Das Gesamtsystem der Patientenschulung fehlt in der Notfallmedizin fast immer und ist dort auch sicherlich nicht realisierbar.

In der pneumologischen Versorgungsklinik gibt es aus strukturellen Gründen oft nur Ansätze, Fehler aus dieser Sicht zu beheben. Die häufigsten Fehler im stationären Betreuungssystem sind:
– Notfalltherapie mit früher Entlassung und nachfolgendem »Therapieloch«,
– Nichtausschöpfen der Applikationsformen,
– häufiger Präparatewechsel bei mangelndem Ansprechen,
– unzureichende internistische Begleittherapie,
– fehlende Applikationskontrolle,
– fehlende Therapiespiegelkontrolle,
– halbherzige Steroidtherapie,
– fehlendes Patiententraining,
– fehlende Hinweise zur Verhaltensänderung mit Raucherentwöhnung und Streßbewältigung,
– Führen einer Fieberkurve ohne Peak-flow-Kurve,
– immer wieder sedierende Therapie,
– fehlende Information aus dem Patientenumfeld,
– fehlende Information an das Patientenumfeld,
– unzureichende Information vom Hausarzt,
– unzureichende Information an den Hausarzt,
– unzureichende Information über Anschlußheilbehandlung (AHB) und Rehabilitation.

Fehler des sozialen Umfeldes in der Wechselbeziehung zum Erkrankten

Die Wirkung des sozialen Umfeldes ist nicht zu unterschätzen. Sie wird selten vom Patienten deklariert und vom Arzt noch seltener hinterfragt. Familie, Lebenspartner und Vorgesetzter können Verhinderer oder Förderer einer ambulanten Therapie sein. Jedoch geschehen auch hier die gleichen Fehler, wie sie allein schon vom Patienten ausgehen: Ignoranz, Unkenntnis und Bagatellisierungstendenz. Einzelheiten ohne Anspruch auf Vollständigkeit sind der Übersicht zu entnehmen:
– Über- und Unterprotektion durch die Eltern,
– Bagatellisierung durch die Familie,
– Bagatellisierung durch den Lebenspartner,
– Bagatellisierung durch den Vorgesetzten,
– mangelnde Einsicht der Genannten in die Chronizität, in die Notwendigkeit der Dauertherapie, Behindern des »Lebenlernens mit der Krankheit« durch die Genannten,
– Partnerkonflikte bei Leistungsabfall und Nebenwirkungen,
– Vorgesetztenkonflikt bei Leistungsabfall und Nebenwirkungen,
– allgemeine Konflikte mit Vorgesetzten und Arbeitskollegen, soziale Konflikte, hervorgerufen durch Umschulung, Arbeitsplatzumbesetzung, Arbeitsunfähigkeitszeiten.

10.2.8.2 Auswirkung von Fehlern

Allen aufgeführten Fehlern ist gemeinsam, daß sie den Krankheitsverlauf erschweren und verlängern, den Gesundungsprozeß verzögern, den Zustand von Beschwerdefreiheit verkürzen die Morbidität und Mortalität erhöhen und die Lebensqualität senken.

Dezidierte Untersuchungen zu konkreten Auswirkungen der beschriebenen Einzelpunkte sind in der Literatur mannigfach aufgeführt. Einzelheiten sollen an dieser Stelle nicht verbreitet werden.

Exemplarisch soll an dieser Stelle die Auswirkung der Anwendung bzw. Nichtanwendung von Spacern bei der Gabe inhalativer Steroide dargestellt werden.

Die in den letzten Jahren bei verschiedenen topischen Steroiden entwickelten Spacer haben das Ziel, sowohl die Applikation zu verbessern als auch Nebenwirkungen zu vermindern.

Die Spacer vermindern die Reizung der Rachenhinterwand, da der Dosieraerosolstrahl im Spacer abgefangen wird. Sie erhöhen die Deposition, da sich nicht lungengängige Anteile an der Innenwand des Spacers niederschlagen. Sie verhindern somit den gefürchteten Mundsoor und die immer wieder auftretende Heiserkeit, und sie senken die systemische Resorption. Abbildungen 1a und 1b demonstrieren die Deposition eines inhalativen Steroids ohne und mit Spacer. Im

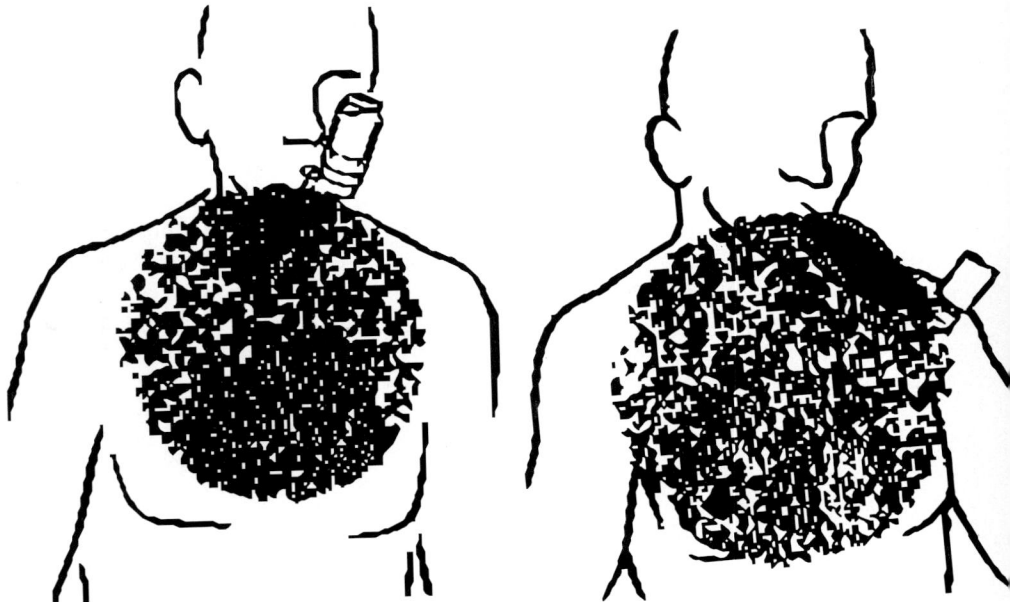

Abb. 1.a Deposition eines radioaktiv markierten inhalativen Wirkstoffaerosols bei Anwendung ohne Spacer. Die Hauptaktivität des radioaktiven Nuklids zeigt sich im Larynx-Pharynx-Bereich und nicht in den Lungen. **b** Verwendung eines Spacers zur Anwendung eines inhalativen Wirkstoffaerosols. Es zeigt sich eine vorwiegende Deposition in den Lungenbasen beidseits

Vergleich der beiden Abbildungen zeigt sich deutlich, daß der Gebrauch ohne Spacer zu einer starken Deposition im Larynx-Pharynx-Bereich führt, wogegen die Benutzung des Spacers eine verstärkte Deposition in den Lungen bewirkt.

10.2.8.3 Vermeidung oder Korrektur von Fehlern

Die Vermeidung von Fehlern ist eng geknüpft an die Veränderungen in den Wechselbeziehungen des Erkrankten zum Arzt, zur Therapie, zu seiner eigenen Erkrankung, aber auch umgekehrt in den Wechselbeziehungen, die die Gesundheitssysteme zum Patienten haben, unter Einbeziehung der sozialen Strukturen.

Wesentliche Ansatzpunkte ergeben sich durch qualifizierte Weiterbildung von Ärzten und dem übrigen medizinischen Personal. Ganz besonders hervorzuheben ist jedoch die Information, Schulung und das Training von Patienten mit chronisch-obstruktiven Atemwegserkrankungen.

Die Patienteninformation kann nur eine Vorstufe sein, um die genannten Fehler zu minimieren. Unterzieht man sich der Mühe und analysiert beispielhaft 4 bekannte Patienteninformationsschriften, so ergeben sich nennenswerte Unterschiede (Tabelle 4).

Die Qualität dieser Aufklärungsschriften ist hinsichtlich der Erwähnung wichtiger Punkte vorbildlich. Sehr viel schlechter schneidet die Analyse der Schriftbild-

Tabelle 4. Analyse der Aufklärungsschriften über Dosieraerosole (nach Gebert, 1991).
Es bedeuten:
a = Schütteln des Dosieraerosols
b = Schutzkappe abnehmen
c = tiefes Ausatmen
d = Mundstück fest mit Lippen und Zähnen umschließen
e = tiefes Einatmen und gleichzeitiges Auslösen des Dosieraerosols
f = Anhalten des Atems für einige Sekunden
+ = Bedingung erfüllt
− = Bedingung nicht erfüllt

Titel der Aufklärungsschrift	Kriterium schriftlich erwähnt	Kriterium im Schriftbild hervorgehoben	Kriterium bildhaft dargestellt
	a b c d e f	a b c d e f	a b c d e f
Asthma verstehen Asthma überwinden Homburg-Degussa Pharmagruppe	+ + + + + +	+ − − − + −	+ + − + − −
Goldene Regeln für Patienten mit Atemnot bei Asthma und Bronchitis Boehringer Ingelheim	+ + + + + +	+ − + + + −	+ + − + − −
Asthma − eine Information für Patienten Wander Pharma	+ − + + + +	− − − − − −	+ − − − + −
Bei Asthma Cortison-Inhalation Prof. Dr. med. Kaiser, Augsburg	+ + + + + +	− − − − − −	+ + + + + +

her-vorhebung ab. Zwei Informationsschriften erfüllen diese Forderung nicht. Die sehr lehrreiche bildhafte Darstellung ist ebenfalls recht unterschiedlich ausgeprägt.

Fragt man Patienten, welche Form der Handhabung für den Gebrauch eines Dosieraerosols sie selbst bevorzugen, zeigt sich, daß bloße Information in den Hintergrund tritt zugunsten eines echten Trainings durch den Arzt oder sein Hilfspersonal:

Angaben von Patienten über die wünschenswerteste Methode zur Unterweisung in die Handhabung eines Dosieraerosols (nach Gebert 1991)

Die Handhabung von Dosieraerosolen wurde am liebsten erlernt durch:
Vormachen   106 (68,8 %)
Beipackzettel   22 (14,3 %)
Videofilm   24 (15,6 %)
Keine Angaben   2 (1,3 %)
Alle Antworten   154 (100,0 %)

Umfangreiche, wohlkontrollierte Studien haben die Bedeutung von Schulung und Patiententraining schon vor Jahren untermauern können (Clark 1986; Fireman 1981; Hindi-Alexander 1984; Lewis 1984; Worth 1989; Petro 1989; NIH 1991).

In jüngster Vergangenheit sind die speziellen Bemühungen im Training der Dosieraerosolanwendung durch eine sinnreiche Apparatur erleichtert worden (Abb. 2).

Diese Apparatur ergibt eine Kontrolle der Koordination von Inspiration und Auslösung und eine Information über die Inhalationsgeschwindigkeit und das nachfolgende Atemanhalten. Die Brauchbarkeit zur Verbesserung des bronchospasmolytischen Effektes von Dosieraerosolen wurde an einer Gruppe von 20 Patienten mit obstruktiven Atemwegserkrankungen untersucht (Petro 1992). Hierbei

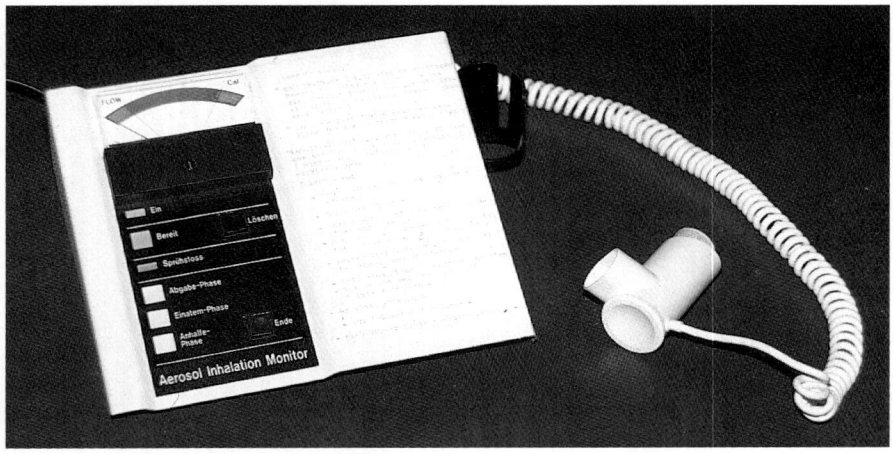

Abb. 2 Vitalographmonitor zur effektiven Unterweisung von Patienten in der Anwendung von Dosieraerosolen (Fa. Vitalograph, Hamburg).

zeigte sich, daß die bronchospasmolytische Wirkung einer Ipratropiumbromid/-Fenoterol-Kombination als Dosieraerosol durch das Üben mittels Vitalographmonitor signifikant verbesserbar ist.

Dies gilt für den maximalen Spitzenfluß (PEF), bei dem durch Schulung die Bronchospasmolyse gegenüber den Werten ohne Schulung um 17% zu verbessern ist. Beim Tiffeneau-Index (FEV_1/Vitalkapazität) zeigt sich eine Besserung um 5,4%. Der FEV_1 als Absolutwert brachte nur eine 3,4%ige Verbesserung (Tabelle 5).

Patientenschulung und Patiententraining sind mittlerweile weltweit und ansatzweise auch in Deutschland zu einer anerkannten und effektiven Maßnahme zur Vermeidung oder Korrektur von Fehlern in der Therapie obstruktiver Atemwegserkrankungen geworden. Betrachtet man wesentlich Studien der Literatur, die mit profunder statistischer Analytik eine Wirkung gemessen haben, so findet sich generell eine Besserung im Hinblick auf verminderte Arbeitsunfähigkeit, verminderte Anzahl von Krankenhausaufenthaltstagen, geringere Anzahl von Notfalleinweisungen, geringere Schulfehltage und gesamthaft ein geringerer Kostenaufwand (Tabelle 6).

Tabelle 5. Prozentuale Änderung des bronchospasmolytischen Soforteffektes von Ipratropiumbromid/Fenoterol-Kombinationsdosieraerosolen vor und nach Übung mittels Vitalographmonitor (n = 17)

Parameter	n	$\overline{x}$	$\pm s$	p
$\triangle$ PEF [%]	17	17,2	15,9	<0,0006
$\triangle$ FEV_1/VC [%]	17	5,4	7,3	<0,0123
$\triangle$ FEV_1 [%]	17	3,4	13,5	<0,3140

Tabelle 6. Effektivität von verschiedenen Modellen des Patiententrainings bei Asthma und obstruktiven Atemwegserkrankungen (Erwachsene)

Autor		Anzahl	Ergebnis
Fireman	1981	13	↓ Krankenhaustage, Schulfehltage ↓ Anfälle, Kosten ↑ Medikamentenverbrauch ambulant
Hindi-Alexander	1984	92	↓ Schulfehltage, Hausbesuche
Lewis	1984	48	↓ Anfälle, Krankenhaustage ↓ Kosten (180 $/ Jahr)
Clark	1986	207	↓ Krankenhaustage ↓ Kosten (11,2 $ je 1 $ Schulungskosten)
Worth	1989	104	↓ Anfälle, Krankenhaustage ↓ Arbeitsunfähigkeit ↑ Lebensqualität
Petro et al.	1989	181	↑ Alltagstauglichkeit, Lebensqualität und Wissen ↓ Arbeitsunfähigkeit
Petro et al.	1993	64	↓ Arbeitsunfähigkeit, Notfalleinweisungen ↑ Selbstmanagement, Lebensqualität

Patiententraining wird daher in der näheren und weiteren Zukunft eine zunehmende Bedeutung haben. Die Gesetzgeber haben sich dieser Erkenntnis sinnvoll angepaßt. Es existiert neuerlich eine Abrechnungsziffer für die Diabetikerschulung (Nr. 15 EBM), die die Liquidierung von DM 15,– je Sitzung pro Patient bei maximal 10 Patienten ermöglicht. Für das Patiententraining obstruktiver Atemwegserkrankungen werden derzeit Standardisierungsvorschläge vorbereitet. Auch hier wird sich eine weitere Verbreitung in der Praxis der niedergelassenen Ärzte nach Einführung einer Abrechnungsziffer anbahnen. Geeignete Schulungsprogramme für niedergelassene Ärzte liegen in qualitativ hochwertiger und vielfach angebotener Form vor.

In diesem Rahmen sollte jedoch nicht verkannt werden, daß es zunächst vorrangige Aufgabe von Leiteinrichtungen sein wird, für diese Zwecke geeignete Ausbilder zu schulen.

10.3 Inhalationstherapie

R. Keller

10.3.1 Grundlagen

Die Inhalationstherapie bezweckt die lokale Behandlung der Atmungsorgane und insbesondere der Atemwege durch die Einwirkung von Aerosolen aus dem Atemstrom (Clarke 1984; Dirnagl 1982; Moren et al. 1985). Aerosole sind definitionsgemäß in Luft schwebende Flüssigkeitspartikel mit einem Durchmesser zwischen 0,1 und 10 µm; daneben werden aber auch zunehmend mikroskopische Trockenpulverpartikel in der Aerosoltherapie eingesetzt, welche sich erst sekundär in den Atemwegen mit Feuchtigkeit aufsättigen und dabei ihr Volumen um ein Mehrfaches vergrößern. Die topographische Deposition der Aerosolpartikel ist indessen abhängig von ihrem Durchmesser, beziehungsweise von ihrer Masse (Brain 1979). Die Sedimentation von Teilchen über 10 µm erfolgt meist im Oropharynx, Teilchen von 2 µm gelangen bis in den Alveolarraum, wogegen Teilchen unter 0,5 µm größtenteils wieder ausgeatmet werden. Ein ideales lungengängiges Aerosol sollte deshalb ein Partikelspektrum zwischen 2 und 10 µm aufweisen, wodurch die Sedimentation über alle Bereiche der Atemwege bis in die Alveolen gewährleistet ist. Wird das Aerosol durch Preßluft erzeugt, so erhalten die einzelnen Tröpfchen eine gerichtete Eigenkinetik, und auch kleinere Partikel können sich bei turbulenter Luftströmung bereits im Aerosolgenerator oder in den oberen Luftwegen niederschlagen. Das lungengängige Aerosol sollte deshalb während eines möglichst niedrigen laminären Atemstroms inhaliert werden, um diese ungünstige Impaktion zu verhindern.

Die Vorzüge der Inhalationstherapie gegenüber einer systemischen medikamentösen Behandlung sind einleuchtend: die Wirksubstanz kann in höheren Konzentrationen direkt an das Erfolgsorgan herangebracht werden, der Effekt ist dadurch organspezifisch und nebenwirkungsarm, der Wirkungseintritt unmittelbar.

Die Galenik der meisten gebräuchlichen Medikamente in der Pneumologie erlaubt mittlerweile die Herstellung von lungengängigen Aerosolen, wodurch sich für die Inhalationstherapie ein breites Behandlungsspektrum eröffnet:
– Bronchospasmolytika (Fenoterol, Salbutamol, Terbutalin etc.),
– Anticholinergika (Oxitropium-Bromid, Ipratropium-Bromid),
– Antiallergika,
– Entzündungshemmer (Budesonid, Beclometason, Nedocromil etc.),
– Sekretolytika (Bromhexin, N-Acetylcystein etc.),
– Antibiotika (Aminoglykoside),
– Lokalanästhetika (Lidocain).

Als Nachteile einer Inhalationstherapie gelten die damit verbundenen apparativen Kosten für den Aerosolgenerator, die „Verschwendung" von Wirksubstanz wegen der anteilmäßig eher geringen Deposition am Erfolgsorgan selbst, die relativ beschränkte Verfügbarkeit und Einsatzbereitschaft des Aerosols im Vergleich zur oralen Medikation sowie die unabdingbare Voraussetzung zu einer ausreichenden Kooperation und Geschicklichkeit von seiten des Patienten. So erstaunt es nicht, daß in einer kürzlichen Umfrage 80 % der Patienten mit chronischer obstruktiver Lungenkrankheit und langjähriger Erfahrung mit der Inhalationstherapie offen bekundeten, daß sie im Grunde genommen eine orale Medikation vorziehen würden (Keller 1989). Die in den letzten Jahren verbesserte und vereinfachte Inhalationstechnik insbesondere auf dem Gebiet der kleinen und handlichen Dosieraerosole hat indessen dazu geführt, daß die Verabreichung von Aerosolen mittlerweile konkurrenzlos zur Basistherapie bei allen Patienten mit chronischen Atemwegserkrankungen geworden ist.

Die Erzeugung von lungengängigen Aerosolen ist mit folgenden technisch unterschiedlichen Geräten möglich (Köhler et al. 1986):
– Dosieraerosole (Taschengeräte),
– Düsenzerstäuber mit Motorvernebler oder mit Überdruckrespirator (Beatmungsinhalation),
– Ultraschallvernebler.

Die Wahl des Gerätes richtet sich einmal nach den qualitativen und quantitativen Anforderungen der Aerosoltherapie (Abb. 1). Dabei ist zu beachten, daß Dosieraerosole bezüglich ihrer Teilchengröße ein besonders ideales Spektrum aufweisen, daß aber pro Applikation nur eine sehr geringe Menge von Wirksubstanz freigesetzt werden kann. Beim Düsenzerstäuber ist die Vernebelerleistung deutlich größer und das Teilchenspektrum ideal für eine Deposition in den zentralen Atemwegen. Sind hohe Aerosolmengen erforderlich, so ist ein Ultraschallvernebler zu wählen, welcher ein überaus homogenes und individuell regulierbares Tröpfchenspektrum abgibt. Entscheidend für die Effizienz der Inhalationstherapie ist jedoch neben Vernebelerleistung und Teilchenspektrum auch die Depositionskapazität am Erfolgsorgan (Abb. 2). So gelangen beispielsweise bei den mit Treibgas betriebenen Dosieraerosolen nur etwa 10 % der freigesetzten Substanz in die Lunge, währenddessen sich der größte Anteil wegen des Impaktionseffektes im Oropharynx niederschlägt. Durch Verwendung von Vorschaltkammern („Spacer") zwischen

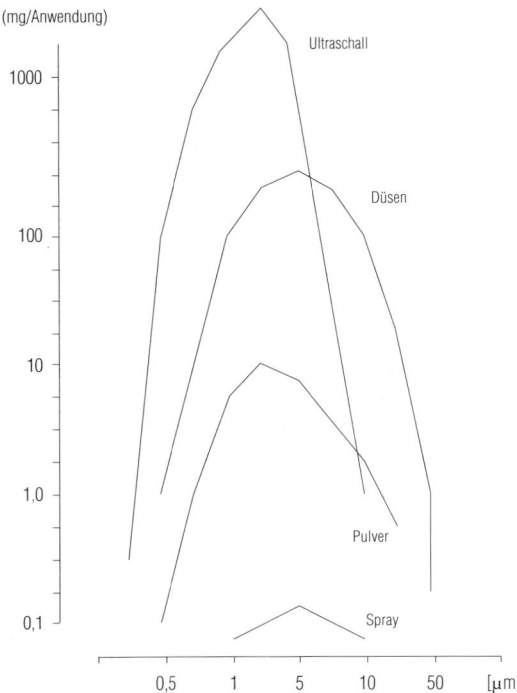

Abb. 1. Verneblerleistung und Partikelspektrum verschiedener Inhalationsgeräte

Dosierventil und Patient wird die Impaktion in den Atemwegen vermieden, der Anteil des intrathorakal deponierten Aerosols erhöht sich auf etwa 30% und derjenige im Oropharynx wird auf knapp 10% gesenkt (Clarke 1984; Matthys 1990). Ähnliche befriedigende Verteilungsmuster werden im übrigen auch mit geprüften Ultraschall- und Düsenzerstäubern erzielt. Man achte deshalb darauf, daß nur diejenigen Gerätetypen für die Inhalationstherapie in Betracht gezogen werden, bei welchen die folgenden Eigenschaften durch experimentelle und klinische Untersuchungen überprüft wurden (Matthys et al. 1985):

– Verneblerleistung definiert als Aerosolmenge pro Zeiteinheit,
– Partikelspektrum,
– prozentuale Deposition des Aerosols in den Atemwegen bei Gesunden und bei Patienten.

10.3.2 Technik und Einsatzbereich der Aerosolgeneratoren

10.3.2.1 Treibgasvernebler

Dies sind Dosieraerosole, bei welchen durch Handdruck ein homogenes Aerosol mit einem Teilchenspektrum zwischen 2 und 5 μm freigesetzt wird. Dadurch gelangt eine exakt bemessene, aber nur geringe Medikamentenmenge mit der Inspi-

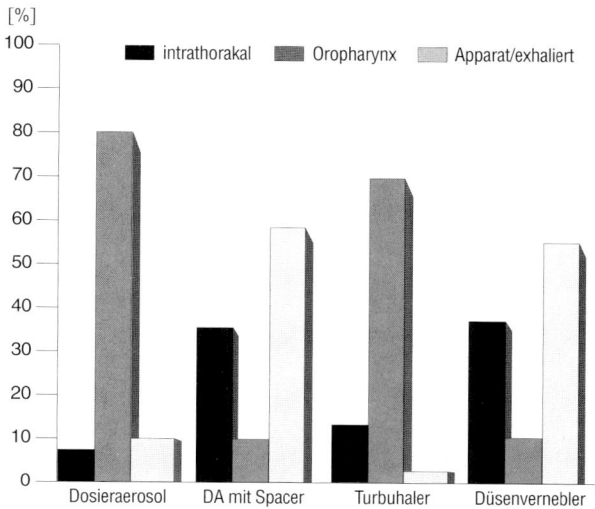

Abb. 2. Verteilungsmuster der Aerosoldeposition mit verschiedenen Inhalationsgeräten. Bei Treibgasverneblern (Dosieraerosol) wie auch beim Pulverzerstäuber (Turbuhaler) ist die in den Atemwegen deponierte Aerosolmenge gering, und der größte Teil schlägt sich im Oropharynx nieder. Bei Verwendung einer Vorschaltkammer (DA mit Spacer) kann die intrathorakal deponierte Aerosolmenge erheblich gesteigert und der Niederschlag im Oropharynx enorm reduziert werden, wodurch ein ähnlich günstiges Verteilungsmuster wie beim motorbetriebenen Düsenvernebler resultiert

rationsluft in die Atemwege, so daß sich dieses Prinzip vorzugsweise auf die Applikation hochwirksamer Pharmaka wie Bronchodilatatoren und topische Kortikosteroide beschränkt. Als Treibgas wird in der Regel ein Fluorchlorkohlenwasserstoffderivat (Freon) verwendet, welches bei hyperreaktivem Bronchialsystem gelegentlich zu bronchokonstriktiven Reizerscheinung führen kann. Außerdem wird Freon – wie alle fluorchlorkohlenwasserstoffhaltigen Gase – für den bedrohlichen Abbau des stratosphärischen Ozons verantwortlich gemacht, so daß vielerorts bereits die Forderung nach einem generellen Verbot dieser Treibgase erhoben wird. Allerdings liegt der Anteil der medizinisch verwendeten Treibgase weltweit unter 1 %, und Patienten mit etablierter Therapie müßten deswegen noch nicht zwingend auf ein anderes Inhalationssystem umgestellt werden. Dennoch werden von seiten der Industrie erhebliche Anstrengungen unternommen, um FCKW-freie Applikationen zu entwickeln (Trockenaerosole, piezoelektrische Verneblung). Ein weiterer und bereits oben erwähnter Nachteil der Treibgasvernebler ist die prozentual geringe Deposition in den intrathorakalen Luftwegen wie auch die ausgeprägte Impaktion im Oropharynx, wodurch dort häufig lokale Reizerscheinungen (Halsschmerzen, Schluckbeschwerden, Heiserkeit) und bei langzeitlicher Anwendung von topischen inhalativen Steroiden auch invasive Pilzinfektionen der Rachenschleimhaut auftreten können. Bei unsachgemäßer Technik wie auch bei schwerer Ateminsuffizienz vermindert sich der Anteil des lungengängigen Aerosols noch zusätzlich, so daß schließlich immer weniger Wirkung und immer stärkere Nebenwirkungen resultieren. Bei der Behandlung mit Treibgasverneblern muß der Patient stets vom Arzt in der korrekten Handhabung instruiert und diesbezüglich auch periodisch kontrolliert werden. Bei der Instruktion sind die folgenden banalen, aber für den Effekt der Therapie wichtigen Punkte zu beachten (Newman 1984; Russi 1983):

1) Schutzkappe abnehmen,
2) schütteln des Kanisters,
3) Kanister senkrecht mit Dosierventil nach unten richten,
4) ruhiges Ausatmen unter der Atemmittellage,
5) Mundstück mit Lippen umschließen,
6) Aktivierung des Dosierventils während gleichzeitiger langsamer und maximaler Einatmung,
7) Atemanhalten während ca. 10 s,
8) durch die Nase ausatmen.

Diese minutiöse Instruktion ist unerläßlich; denn es hat sich in verschiedenen Untersuchungen immer wieder gezeigt, daß mangelhaft und nur über den Packungsprospekt instruierte Patienten in über 70 % eine falsche Technik befolgen und daß selbst durch Fachpersonal geschulte Patienten immer noch in 30 – 40 % der Fälle fehlerhaft inhalieren (Gayrard 1980).

Eine bedeutsame Verbesserung von Effizienz und Technik bei der Inhalation mit Treibgasverneblern erzielt man indessen durch die Kombination mit einer Vorschaltkammer (Spacer). Durch vorheriges Einspritzen des Aerosols in die Kammer wird die Impaktion in den oberen Luftwegen verhindert, und die v. a. für ältere Patienten und Kleinkinder schwierige Synchronisation zwischen Aktivierung des Ventils und gleichzeitiger Inspiration entfällt. Die Deposition des Aerosols in die intrathorakalen Atemwege wird dadurch erheblich gesteigert, die Wirkung entsprechend verstärkt und die sonst häufigen oropharyngealen und laryngealen Nebenwirkungen treten wesentlich seltener auf (Newhouse et al. 1987). Aufgrund dieser Erfahrungen sollten in jedem Fall topische Kortikosteroide in Treibgasverneblern nur noch in Kombination mit einer von der Herstellerfirma geprüften Vorschaltkammer verabreicht werden.

10.3.2.2 Trockenzerstäuber

Trockenzerstäuber (Diskhaler, Turbuhaler u. a.) sind Dosieraerosole, bei denen das Medikament in Form einer exakt abgemessenen Pulverprobe durch den inspiratorischen Sog in die Atemwege eingebracht wird. Auch bei dieser Applikationsform können nur kleine Mengen pro Dosis inhaliert werden, so daß sich dieses Prinzip ebenfalls nur für hochaktive Pharmaka wie Bronchodilatatoren und topische Kortikosteroide eignet. Vorteile der Trockenzerstäuber sind die von der Mitarbeit unabhängige Synchronisation zwischen Zerstäuber und Inspirationsphase sowie der Verzicht auf umweltschädliches Treibgas. Die optimale Pulververneblung erfordert jedoch einen relativ hohen inspiratorischen Fluß und ist daher bei Patienten mit schwerer Atemwegsobstruktion weniger wirkungsvoll. Außerdem ist die intrathorakale Deposition geringer als beim Treibgasvernebler und es müssen daher höhere Einzeldosen angewendet werden (Matthys 1988; Newman et al. 1989).

10.3.2.3 Düsenvernebler

Mit komprimierter Luft betriebene Düsenvernebler liefern ein relativ heterogenes Aerosol mit einem breiten Partikelspektrum, wobei ideale Zerstäuber durch entsprechende technische Modifikationen in der Lage sind, den Ausstoß auf Partikel zwischen 2 und 10 μ zu konzentrieren. Die Nebeldichte ist relativ gering, und auch leistungsfähige Generatoren erzeugen lediglich 20–50 mg Aerosol pro Liter Atemluft. Außerdem erhalten die Partikel bei diesem Prinzip initial eine starke Eigenkinetik, so daß sich ein großer Anteil des Aerosols bereits im apparativen System niederschlägt und lediglich etwa 30 % die intrathorakalen Atemwege erreicht. Die Vorzüge des Düsenverneblers beruhen einerseits auf dem breiten Tröpfchenspektrum, wodurch theoretisch die gesamten Atemwege mit einer quantitativen Bevorzugung der größeren und zentralen Bronchien benetzt werden. Dank dieser Eigenschaft hat sich das Prinzip der Düsenverneblung v. a. in der Aerosoltherapie von chronischen obstruktiven Atemwegserkrankungen bewährt. Die Inhalation erfolgt während normaler Spontanatmung und stellt deshalb keine besonderen technischen Anforderungen an den Patienten; dadurch eignet sich die Technik v. a. auch für die Behandlung wenig kooperativer Patienten einschließlich Kleinkinder. Trotzdem ist auch dabei eine vorgängige Instruktion durch den Arzt oder eine erfahrene Fachkraft unerläßlich: es ist insbesondere darauf zu achten, daß die Inspiration durch den Mund und die Exspiration durch die Nase erfolgt, so daß – wenn immer möglich – die Verbindung zwischen Patient und Vernebler über ein Mundstück und nicht über eine Maske erfolgt. Regelmäßige langsame und tiefe Atemzüge sowie eine entspannte sitzende Körperhaltung mit leicht nach hinten geneigtem Oberkörper verbessern die Deposition des Aerosols in den Atemwegen. Nach jeder Inhalation müssen Medikamentenbecher und Mundstück mit warmem Wasser abgespült und gereinigt werden, um Rückstände von Sputum und Aerosol zu entfernen und die Zerstäuberdüse vor Verschmutzung zu bewahren.

Die mit Druckluft betriebenen Düsenvernebler sind geeignet zur bronchospasmolytischen Aerosoltherapie mit β-Sympathomimetika, Anticholinergika, Antiallergika und Mukosekretolytika bei allen chronischen Atemwegserkrankungen. Obwohl in neueren Untersuchungen gezeigt werden konnte, daß bei Patienten mit obstruktiven Atemwegserkrankungen keine Unterschiede im bronchospasmolytischen Effekt zwischen Dosieraerosolen und Düsenverneblergeräten besteht (Mestitz et al. 1989), so bevorzugen in der Praxis doch immer wieder zahlreiche Patienten den Motorvernebler. Die Ursache für die Präferenz des Düsenverneblers könnte beispielsweise in der besseren Benetzung der Atemwege durch die Trägerlösung oder auch in der anspruchslosen Inhalationstechnik begründet sein. Auch bei Patienten mit schweren chronisch-obstruktiven Atemwegserkrankungen verbunden mit gestörter bronchialer Sekretclearance durch Hypersekretion und behinderte Expektoration sollte man bei der Inhalation den Düsenvernebler und nicht das Dosieraerosol einsetzen.

10.3.2.4 Ultraschallvernebler

Die Ultraschallvernebler erzeugen ein ausgesprochen homogenes Aerosol mit nahezu uniformer Partikelgröße, welche bei anspruchsvollen Geräten wahlweise über einen Bereich von 0,5 bis 10 μ eingestellt werden kann. Es entsteht dabei eine hohe Nebeldichte mit mindestens 200 mg Aerosollösung pro Liter Atemluft. Die Eigenkinetik der Partikel ist wegen der speziellen Generationstechnik ausgesprochen gering, und die Tröpfchen selbst werden dadurch im spontanen Atemstrom und ohne vorzeitige Deposition wegen Impaktionseffekten in das Erfolgsorgan transportiert. Ultraschallvernebler eignen sich deshalb besonders für die Inhalationstherapie mit großen Aerosolmengen und Deposition des Aerosols in den peripheren Atemwegen bis in die Alveolen. Die klinischen Indikationen stellen sich beispielsweise bei der optimalen Befeuchtung der Atemwege zur Sekretolyse (Mukoviszidose, Bronchiektasie), bei der Behandlung vorwiegend peripherer Atemwegserkrankungen (Bronchiolitis) oder auch zur Chemotherapie alveolärer Prozesse (Pneumocystis carinii). Nachteile sind die relativ hohen Anschaffungskosten der Geräte und die im Vergleich zu den Düsenverneblern vermehrt störungsanfällige Technik, wodurch sich v. a. Probleme in der langzeitlichen ambulanten Behandlung ergeben können.

10.3.2.5 Beatmungsinhalation

Die Beatmungsinhalation verwendet das Prinzip des Düsenverneblers in Kombination mit einem druckgesteuerten Respirator. Die dabei vermittelte maschinelle Atemhilfe vertieft die einzelnen Atemzüge, ökonomisiert die Atmung durch die inspiratorische Entlastung der Atemmuskulatur und bewirkt dadurch eine homogenere und bessere Verteilung des Aerosols in den Atemwegen (Herzog et al. 1971). Davon profitieren v. a. Patienten mit schwerer Einschränkung der Ventilationsreserven und respiratorischer Insuffizienz, bei welchen die Beatmungsinhalation eine effizientere Behandlung der bronchopulmonalen Erkrankung sowohl im stationären wie auch im ambulanten Bereich verspricht (s. Übersicht). Als funktionsdiagnostische Richtwerte für den Einsatz der Beatmungsinhalation gelten (Keller 1975):

- Einsekundenvolumen (FEV_1) $< 40\%$ des Sollwerts
- arterieller O_2-Partialdruck (paO_2) < 60 mmHg
- arterieller CO_2-Partialdruck ($paCO_2$) > 45 mmHg.

Differenzierte Indikation zur ambulanten und langfristigen IPP-Heimtherapie

Kombinierte Atem- und Aerosoltherapie:
1) Marginale Ventilationsreserven:
   - schwere Atemwegsobstruktionen   ($FEV_1 < 1000$ ml),
   - globalrespiratorische Insuffizienz   ($paCO_2 > 44$ mm Hg),
   - atemmotorische Insuffizienz   ($Pi_{max} > 50$ cm H_2O).
2) Schlechte bronchiale Sekretclearance:
   - Expektorationsschwäche,
   - Hypersekretion und Dyskrinie.

3) Klinische Indikationen:
   – chronische obstruktive Bronchitis mit Lungenemphysem („blue bloater"),
   – chronische obstruktive Bronchitis mit Lungenfibrose (Sarkoidose III),
   – chronische obstruktive Bronchitis mit Bronchiektasen (Ziliardyskinesie, Mukoviszidose).

Im stationären Bereich wird man dieses Prinzip v. a. bei Patienten mit schwerer chronischer Bronchitis und obstruktivem Lungenemphysem einsetzen. Weitere Indikationen sind postoperative Zustände mit Atemdepression zur Atelektaseprophylaxe und Förderung der Sekretmobilisation, ferner die Dyskrinie und Sekretretention beispielsweise bei Patienten mit ausgedehnten Bronchiektasen. Stark ruhedyspnoische Patienten im Status asthmaticus oder im Lungenödem lassen sich indessen nur selten erfolgreich an die assistierte Beatmungsinhalation adaptieren und sollten deshalb mit einfacheren Aerosolgeräten behandelt werden.

Im ambulanten Bereich wurde früher die Beatmungsinhalation bei Patienten mit chronischer Bronchitis und chronischer respiratorischer Insuffizienz empfohlen, und der positive Behandlungseffekt konnte auch durch zahlreiche Fallstudien bestätigt werden (Perruchoud et al. 1983; Steurich 1973). Insbesondere beobachtete man einen stabileren Krankheitsverlauf mit anhaltender Verbesserung der respiratorischen Insuffizienz, Rückbildung der Atemwegsobstruktion, Verminderung der Krankenhaustage und Zunahme der Lebensqualität (Abb. 3). Demgegenüber konnte eine umfangreiche, kontrollierte Studie in den USA (Intermittent positive pressure breathing trial group 1983) keine Unterschiede im Krankheitsverlauf von

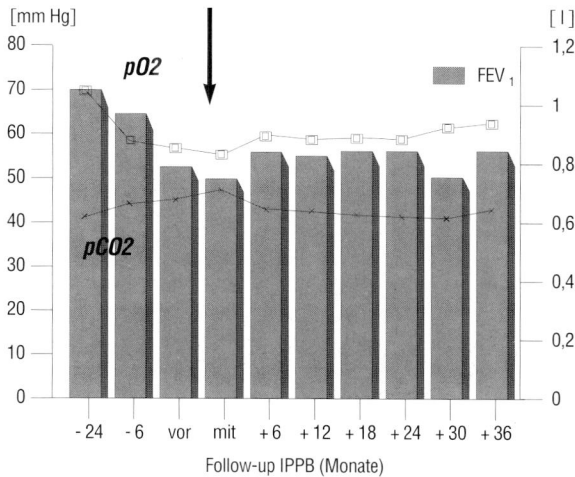

Abb. 3. Langzeitlicher Verlauf der spirometrischen Lungenfunktion (*FEV₁*) und der arteriellen Blutgase (*pO₂, pCO₂*) bei 31 Patienten mit chronisch-obstruktiver Bronchitis und initial globalrespiratorischer Insuffizienz vor und während einer Beatmungsinhalation. Während der 2jährigen Vorperiode unter konventioneller Aerosoltherapie entwickelte sich eine zunehmende Atemwegsobstruktion mit Abnahme des *FEV₁* um 25 % und eine progressive respiratorische Insuffizienz mit Abfall des pO₂ und Anstieg des pCO₂. Nach Beginn der Beatmungsinhalation verbesserten und stabilisierten sich Atemwegsobstruktion und respiratorische Insuffizienz

Patienten mit und ohne Beatmungsinhalation nachweisen, so daß seither diese Technik für die ambulante Langzeitbehandlung angezweifelt wird. Allerdings bestand das damals untersuchte Kollektiv ausschließlich aus Patienten mit chronischer Bronchitis und noch weitgehend normalem pulmonalem Gasaustausch (Typ „pink puffer"), welche zumindest nicht die oben empfohlenen Kriterien der chronischen respiratorischen Insuffizienz erfüllten. Es ist deshalb sicher gerechtfertigt, bei Patienten mit chronischer obstruktiver und hypersekretorischer Bronchitis sowie gleichzeitiger respiratorischer Globalinsuffizienz (Typ „blue bloater") eine langzeitliche ambulante Beatmungsinhalation zu verschreiben.

Voraussetzung für den positiven Effekt einer Beatmungsinhalation ist die fachkundige Instruktion und optimale Kooperation des Patienten. Dies erfordert vorerst eine Adaptation des Respirators an die pathologisch veränderte Atemmechanik durch Einstellen einer niedrigen, aber ausreichenden inspiratorischen Flußrate und eines idealen endinspiratorischen Drucks zur Erzeugung von langsamen und vertieften Atemzügen. Bei Patienten mit obstruktivem Emphysem und exspiratorischer Kollapsneigung der Atemwege ist zusätzlich ein graduierbarer exspiratorischer Widerstand einzusetzen. Als Richtwerte für die Einstellung des Respirators gelten (Keller 1976):
- endinspiratorischer Druck   15–20 cm H_2O,
- Atemzugsvolumen   10–15 ml/kg Körpergewicht,
- Atemfrequenz   10–15/min.

Die Beatmungsinhalation soll dem Patienten stets eine Entlastung bringen und nicht in einen „Kampf gegen das Gerät" ausarten. Gegebenenfalls muß die Einstellung verändert oder aber die Indikation nochmals überprüft werden. Die Zusammensetzung des mit der Beatmungsinhalation vermittelten Aerosols richtet sich nach der zu behandelnden Grundkrankheit und nach den Grundsätzen der vorgängig beschriebenen Inhalationstechnik mit Düsenverneblern. Man beachte indessen, daß der Vernebler möglichst nahe beim Mundstück und stets im Hauptstrom der Luftzufuhr liegt, wodurch die in den intrathorakalen Atemwegen deponierte Aerosolmenge erheblich gesteigert wird.

10.3.3 Praxis der Inhalationstherapie

Die nachstehenden Empfehlungen zur Behandlung von chronischen Atemwegserkrankungen – die häufigste Indikation zur Aerosoltherapie – resultieren aus einer Synopsis von theoretischen Grundlagen und klinischer Erfahrung und sollen als unverbindliche Anregung bei der zumeist langzeitlichen Betreuung dieser Patienten verstanden sein (Deutsche Liga zur Bekämpfung der Atemwegserkrankungen 1982). Neben den medikamentösen und technischen Aspekten der Inhalationstherapie kommt dabei auch der engmaschigen Kontrolle und Überprüfung des Behandlungseffektes eine besondere Bedeutung zu, welche heutzutage u. a. durch einfache Lungenfunktionsprüfungen objektiviert und dokumentiert werden kann. Bei Patienten mit langzeitlicher Inhalationstherapie sollte deshalb mindestens monatlich eine ärztliche Kontrolle vorgenommen werden zur Überprüfung der korrekten Inhalationstechnik, der Lungenfunktion und der Anpassung der medikamentösen Therapie.

10.3.3.1 Asthma bronchiale

Die Domäne der inhalativen Basistherapie beim Asthma bronchiale sind die Dosieraerosole. Bei leichteren Verlaufsformen und seltenen oder voraussehbaren Anfällen (z. B. anstrengungsinduziertes Asthma) sind Bronchodilatatoren vom Typ der β_2-Sympathikomimetika (Fenoterol, Salbutamol, Terbutalin etc.) ausreichend. Bei instabilem chronischem und progredientem Asthma mit ausgeprägter bronchialer Inflammation und Hyperreaktivität müssen die Bronchodilatatoren stets mit inhalativen topischen Kortikosteroiden (Budesonid, Beclomethason etc.) kombiniert werden, und zwar initial hochdosiert zwischen 1.500 und 2.500 µg, verteilt auf 2 Tagesdosen. Die Inhalation der topischen Kortikosteroide soll stets etwa 5–10 min nach Bronchospasmolyse und stets unter Verwendung einer Vorschaltkammer (Spacer) durchgeführt werden (Morr 1991). Bei schwerem Asthma mit starker Ruhedyspnoe und Tendenz zur Entwicklung zum Status asthmaticus ist ein Düsenzerstäuber für die Verabreichung der Bronchodilatatoren dem Dosieraerosol vorzuziehen, und die Kortikosteroide müssen in dieser Akutphase vorübergehend systemisch und nicht mehr inhalativ verabreicht werden.

Ein wichtiger Grundsatz für die erfolgreiche Langzeittherapie des Asthma bronchiale ist eine möglichst kontinuierliche und optimale Bronchospasmolyse unter dem Motto „Ruhe schaffen" und den folgenden Zielvorstellungen:
- Verhütung von Anfällen,
- Normalisierung der Lungenfunktion,
- Rückbildung der bronchialen Hyperreaktivität,
- Wiedererlangung einer normalen Lebensqualität und soziale Reintegration.

Mit der Entwicklung von neuen hochselektiven und langwirkenden Bronchodilatatoren (Salmeterol, Formoterol) dürften nach bisherigen Erfahrungsberichten diese Zielvorstellungen in Zukunft noch besser realisierbar sein (Maesen et al. 1990; Nolte et al. 1988). Insbesondere Patienten mit nächtlichen oder frühmorgendlichen Asthmaanfällen werden davon profitieren und danach einen stabileren Verlauf aufweisen. Besonders wertvoll und aufschlußreich für die Beurteilung der Inhalationstherapie beim instabilen Asthmatiker sind engmaschige Selbstkontrollen der Lungenfunktion durch den Patienten mittels Peak-flow-Metern, kombiniert mit täglichen Aufzeichnungen der Symptome und des Medikamentenverbrauchs (Abb. 4). Auf diese Weise können Lücken im Therapieplan aufgedeckt und durch entsprechende Maßnahmen auskorrigiert werden (Magnussen 1984). Intelligente und kooperative Patienten sind dadurch in der Lage, den Krankheitsverlauf objektiver einzuschätzen und unter ärztlicher Anleitung auch eine gewisse Selbstmedikation zu betreiben.

10.3.3.2 Chronische obstruktive Bronchitis

Für die inhalative Behandlung der chronischen obstruktiven Bronchitis ist grundsätzlich der mit Druckluft betriebene Düsenzerstäuber einzusetzen, wodurch größere Aerosolmengen in die Atemwege eingebracht werden können. Das Behandlungsziel ist in diesen Fällen nicht nur die bronchospasmolytische Wirkung, sondern auch eine gute Befeuchtung, Benetzung und Sekretolyse der Atemwege

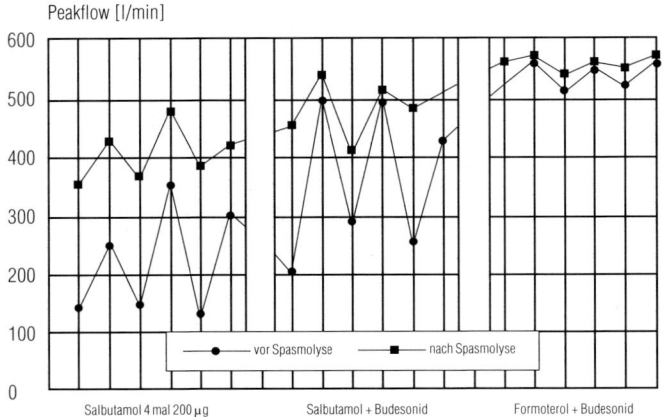

Peakflow [l/min]

Abb. 4. Peak-flow-Profil als einfache und objektive Verlaufskontrolle der Lungenfunktion zur Beurteilung des Therapieeffektes bei einem Patienten mit instabilem Asthma bronchiale. Aus dem Beispiel ist ersichtlich, daß die bronchodilatatorische Therapie mit Salbutamol allein zwar eine unmittelbare, aber nicht anhaltende Wirkung ausübt mit jeweils extrem schlechten Funktionswerten frühmorgens („morning dip"). Durch Kombination mit topischen inhalativen Steroiden kann die Lungenfunktion zwar deutlich angehoben werden, doch persistieren weiterhin die nächtlichen Atembeschwerden und das morgendliche Tief. Erst durch den Einsatz eines langwirkenden Bronchodilatators in Kombination mit topischen Kortikosteroiden konsolidiert sich die Lungenfunktion auf einem optimalen Niveau mit gleichzeitig vollständiger Rückbildung der Atembeschwerden

mit positiven Auswirkungen auf die mukoziliäre Clearance. Der Düsenvernebler ermöglicht auch die Verwendung von Mischaerosolen, wodurch die Inhalationstherapie vereinfacht und die Wirkung verbessert wird. Sowohl in der Klinik wie auch in der ambulanten Langzeittherapie hat sich beispielsweise eine Mischlösung aus β-Stimulatoren, Anticholinergika und sekretolytischer Trägerlösung bewährt.

Bei zahlreichen Patienten mit chronischer obstruktiver Bronchitis ist die Atemwegsobstruktion trotz negativem Bronchospasmolysetest in der Lungenfunktionsprüfung langfristig partiell reversibel, v. a. wenn gleichzeitig eine erhebliche bronchiale Inflammation und eine bronchiale Hyperreagibilität bestehen. Diese Patienten bilden deshalb ebenfalls eine Indikation zur probatorischen Behandlung mit inhalativen Kortikosteroiden (Budesonid, Beclomethason etc.) in einer initial möglichst hohen Dosierung zwischen 1.500 und 2.500 µg täglich. Auch hierbei ist die Verabreichung mit einer Vorschaltkammer (Spacer) obligat, um die Deposition in den Atemwegen zu fördern und oropharyngeale Mykosen zu verhindern. Bei schwerer Atemwegsobstruktion mit marginalen Ventilationsreserven (FEV_1 < 40%) und respiratorischer Insuffizienz empfiehlt sich der vorübergehende oder langzeitliche Einsatz einer Beatmungsinhalation zur wirkungsvolleren Verabreichung der Aerosole.

Patienten mit chronischer Bronchitis bedürfen ebenfalls einer engmaschigen ärztlichen Kontrolle der Inhalationstherapie zur Überprüfung der korrekten Handhabung und Technik und frühzeitigen Erfassung von bronchopulmonalen Exazerbationen. Zur periodischen Funktionskontrolle ist die einfache Spirometrie mit Bestimmung von Vitalkapazität und Einsekundenvolumen ausreichend; Peakflow-Messungen sind bei dieser Krankheitsform indessen zuwenig sensitiv. Ein besonderes Augenmerk gilt auch der Wartung und Funktionskontrolle der Aerosolgeräte, welche grundsätzlich vom Patienten selbst nach entsprechender Instruktion vorgenommen werden können und welche zusätzlich vom Arzt oder einer medizinischen Fachkraft etwa alle 3 Monate periodisch überprüft werden sollten.

10.3.3.3 Bronchiektasen und andere muköziliäre Dysfunktionen

Patienten mit diesen eher seltenen Atemwegserkrankungen profitieren ganz entscheidend von einer regelmäßigen Aerosoltherapie. Das Behandlungsziel ist die Mukosekretolyse und Förderung der Expektoration, wozu große Aerosolmengen zur Befeuchtung und Benetzung der Atemwege, gelegentlich auch unter Zusatz von Mukosekretolytika (Bromhexin, Ambroxol, N-Acetylcystein etc.) erforderlich sind. Bei mit Problemkeimen infizierten Bronchiektasen, so insbesondere bei Patienten mit Mukoviszidose, kann vorübergehend oder auch längerfristig die inhalative Verabreichung von Antibiotika aus der Gruppe der Aminoglykoside (Gentamycin 2mal 40 mg täglich) erfolgversprechend sein. Das ideale Aerosolgerät zur Deposition der erforderlichen großen Aerosolmengen in den Atemwegen ist der Ultraschallvernebler. Mit seiner großen Verneblerleistung können problemlos 8 – 10 ml Inhalat innerhalb von etwa 10 min 4- bis 5mal täglich verabreicht werden. Auch bei diesen Krankheitsformen kann im jahrelangen Verlauf eine bronchiale Inflammation und Hyperreaktivität auftreten, welche dann zusätzlich den Einsatz von Bronchodilatatoren und topischen inhalativen Kortikosteroiden rechtfertigt.

10.4 Physikalische Therapie

10.4.1 Pathophysiologische Grundlagen

D. Nolte

Die physikalische Therapie oder Physiotherapie ist ein Grundbestandteil der pulmonalen Rehabilitation. Leider gibt es immer noch keine allgemeinverbindliche Definition des Begriffs „physikalische Therapie". Eine natürliche Abgrenzung gegenüber der „von innen" wirkenden medikamentösen Therapie besteht darin, daß zumindest ein Hauptteil der Effekte durch physikalische Einwirkungen „von außen" zustande kommt. Die meisten physiotherapeutischen Methoden sind empirisch entstanden, ihre pathophysiologischen Grundlagen sind erst teilweise erarbeitet worden (neuere Übersicht bei Orlandi et al. 1989).

Bei einem Patienten mit chronischer Atemwegsobstruktion soll die physikalische Therapie folgende pathophysiologische Zielvorstellungen erfüllen helfen:
- Verhinderung des Atemwegskollapses,
- Ökonomisierung der Atmung,

- Homogenisierung der Ventilation,,
- Verbesserung der Effizienz des Hustenmechanismus,
- Verbesserung der kardiopulmonalen Leistungsreserven.

10.4.1.1 Volumenabhängige und druckabhängige Obstruktion

Schon beim Lungengesunden findet sich eine umgekehrte Beziehung zwischen bronchialem Strömungswiderstand und aktuellem Lungenvolumen: Je höher die Atemmittellage, um so größer der Atemwegsquerschnitt und um so kleiner der bronchiale Strömungswiderstand. Bei Patienten mit Obstruktion kann diese Volumenabhängigkeit so ausgeprägt sein, daß sich bereits kleine Veränderungen der Atemmittellage stark auf die Weite der Atemwegslichtungen und damit auf den Atemwegswiderstand auswirken.

Die Abhängigkeit des Strömungswiderstandes vom aktuellen Lungenvolumen läßt sich am besten mit einer Methode erfassen, mit der ein differentieller Widerstandswert fortlaufend gemessen werden kann. Dies ist mit der Bodyplethysmographie nicht möglich, wohl aber mit der Oszillationsmethode und mit der Unterbrechermethode. In Abb. 1 ist das Kurvenbeispiel eines Lungengesunden im Vergleich zu einem Patienten mit Bronchialobstruktion gezeigt. Man erkennt, daß sich der Atemwiderstand zwischen den beiden Extremen der Atmung – Totalkapa-

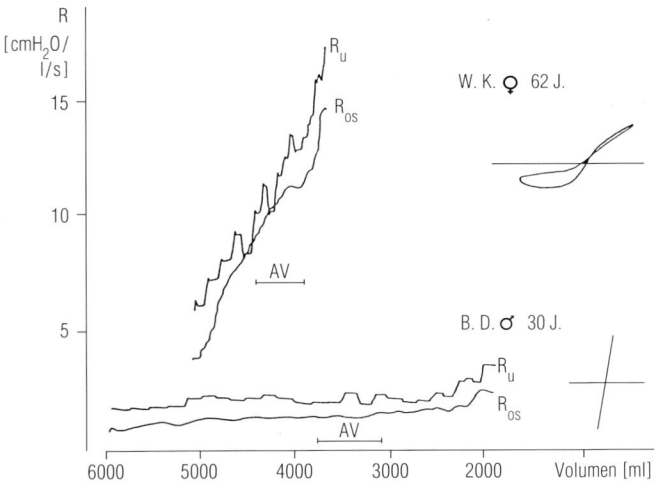

Abb. 1. Kontinuierliche Registrierung des Atemwiderstandes (R) mit der Oszillationsmethode (R_{os}) und mit der Unterbrechermethode (R_u) während einer langsamen Ausatmung nach vorausgegangener maximaler Inspiration. *Oben:* Patient mit Bronchialobstruktion, *unten:* lungengesunde Vergleichsperson. Man erkennt die ausgeprägte Volumenabhängigkeit des Atemwiderstandes bei Patienten mit Bronchialobstruktion. *Rechts* ist jeweils die Form des bodyplethysmographischen Druck-Strömungs-Diagramms dargestellt. Die Abbildung macht deutlich, daß atemgymnastische Übungen, die den Zustand der überblähten Lunge beseitigen sollen und die Atemlage in der Tendenz nach unten hin verschieben, zwangsläufig zu einem unerwünschten Anstieg des Atemwiderstandes führen müssen. (Nach Nolte 1991)

zität einerseits und Residualvolumen andererseits – um den Faktor 4 ändern kann. Eine sinnvolle Atemtherapie sollte diesen Umstand unbedingt berücksichtigen. Demgegenüber kommt die druckabhängige Obstruktion in erster Linie durch eine ausgeprägte Abhängigkeit des aktuellen Widerstandswertes vom intrathorakalen Druck zur Darstellung. Nur wenn der intrathorakale Druck, der beim Patienten am besten im Ösophagus gemessen werden kann, auch während des Exspirium im subatmosphärischen Bereich bleibt, können die nicht durch Knorpel gestützten kleinen Atemwege offengehalten werden. Ist diese Voraussetzung nicht mehr gegeben, so kann während der Exspiration ein totaler Atemwegskollaps eintreten.

Man kann davon ausgehen, daß der klinische „Emphysemtyp" vorwiegend eine druckabhängige Obstruktion aufweist, während bei dem „Bronchitistyp" eher mit einer volumenabhängigen Obstruktion zu rechnen ist. Reine Formen kommen aber im Einzelfall so gut wie nie vor: Jede Änderung der Atemlage bewirkt automatisch nicht nur eine Änderung des aktuellen Lungenvolumens, sondern immer auch eine Änderung des transbronchialen Drucks. Eine effiziente Atemgymnastik muß daher grundsätzlich beide Obstruktionsmechanismen berücksichtigen (Nolte 1976).

10.4.1.2 Einfluß von Atemlage, Atemtyp, Frequenz und Flow auf die Atemarbeit

Aufgrund der in Abb. 1 gezeigten Zusammenhänge zwischen aktuellem Lungenvolumen und bronchialem Strömungswiderstand müßte es möglich sein, durch eine willkürliche Erhöhung der Atemmittellage den bronchialen Strömungswiderstand zu senken. Dies konnte durch Synchronmessungen des aktuellen Lungenvolumens, der Atemwegsresistance und des Ösophagusdrucks an 14 Patienten mit schwerer obstuktiver Atemwegserkrankung nachgewiesen werden. Man erkennt in Abb. 2, daß die Patienten im Mittel ihre Atemlage um 650 ml angehoben haben, was sich in einem Anstieg des intrathorakalen Gasvolumens von 5.532 ml auf 6.182 ml ausdrückt. Das Atemzugvolumen änderte sich dabei nicht signifikant (567 ml gegenüber vorher 585 ml). Aus dem unteren Teil der Abbildung ist ersichtlich, daß unter dem künstlichen Atemmanöver der Ösophagusdruck erheblich in den subatmosphärischen Bereich hinein verlagert wurde; das inspiratorische Druckminimum verschob sich im Mittel um 3,3 cm H_2O. Die atemsynchronen Schwankungen des Ösophagusdrucks fielen von 18,0 cm H_2O auf 11,7 cm H_2O ab. Der Verlauf des bodyplethysmographischen Druck-Strömungs-Diagramms in der Mitte der Abbildung zeigt, wie dieser Effekt zustande kommt: Durch das künstliche Atemmanöver gelingt es dem Patienten, den exspiratorischen Atemwegskollaps zu verhindern und damit flußunwirksame Blindarbeit zu vermeiden: Das exspiratorische „Kippen" des Druck-Strömungs-Diagramms verschwindet, und die Atemwegsresistance (R_t) nimmt dadurch im Mittel von 10,8 auf 6,4 cm $H_2O/l/s$ ab.

Durch eine willkürliche Erhöhung der Atemlage ist es einem Patienten mit Obstruktion somit möglich, seine Atemarbeit gegen viskose Widerstände zu reduzieren. Dennoch dürfen die Ergebnisse dieses akuten Experiments nicht unkritisch in das Konzept der praktischen Atemtherapie übernommen werden:

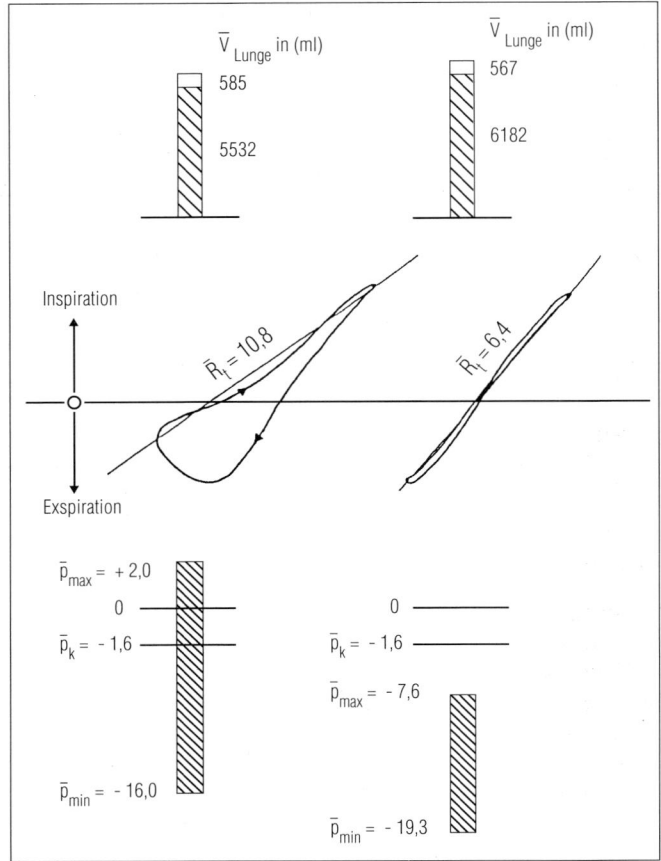

Abb. 2. Mittelwerte des aktuellen Lungenvolumens ($\overline{V}_{Lunge}$, *oben*), der Atemwegsresistance ($\overline{R}_{l}$, *Mitte*) und des Ösophagusdrucks (*unten*) von 14 Patienten mit chronischer obstruktiver Lungenerkrankung bei Spontanatmung (*links*) und bei Atmung mit willkürlich erhöhter Mittellage (*rechts*). $\overline{P}_{min}$ = niedrigster inspiratorischer Ösophagusdruck, $\overline{P}_{max}$ = höchster exspiratorischer Ösophagusdruck, $\overline{P}_{k}$ = Ösophagusdruck im Augenblick des exspiratorischen „Kippens" im Druck-Strömungs-Diagramm (*Mitte*). (Nach Nolte 1976)

1) Die Atemmittellage von Patienten mit Bronchialobstruktion ist durch den Elastizitätsverlust der Lungen ohnehin schon erhöht. Eine weitere willkürliche Erhöhung hätte ungünstige Auswirkungen auf die Funktion der Atemmuskulatur zur Folge bis zu dem Extremzustand, daß Zwerchfell und inspiratorische Interkostalmuskulatur gegeneinander wirken im Sinne eines funktionellen Zwerchfell-Thoraxwand-Antagonismus.
2) Die willkürliche Erhöhung der Atemlage würde dazu führen, daß der Nutzungsgrad der Inspirationsmuskulatur kontinuierlich verschlechtert wird – bedingt durch die innere Längen-Spannungs-Beziehung der Muskelfasern: Vom Residualvolumen aus ist die Kraftentfaltung der Inspirationsmuskulatur (Pi_{max})

am größten, und in Richtung Totalkapazität nimmt sie immer stärker ab. Eine Erhöhung der Atemmittellage führt somit zu einer Funktionsverschlechterung der Atemmuskulatur und zu einer gesteigerten Ermüdbarkeit (Übersicht bei Criée et al. 1987).

10.4.1.3 Vermeidung des exspiratorischen Atemwegskollapses

Patienten mit fortgeschrittener Atemwegsobstruktion spitzen manchmal schon spontan während der Ausatmung die Lippen und verhindern auf diese Weise das Auftreten eines exspiratorischen Atemwegskollapses (Übersicht bei Thoman et al. 1966).

Obwohl der ohnehin schon erhöhte Atemwiderstand durch das Spitzen der Lippen noch zusätzlich erhöht wird, empfinden die Patienten subjektiv eine Erleichterung. Durch die Lippenbremse („pursed lips breathing") kommt es zu einem weiteren Anstieg des mittleren Atemwegswiderstands. Gleichzeitig nimmt aber die gasdynamische Atemarbeit pro ausgeatmetes Volumen ab, da durch Ausbleiben des Atemwegskollapses kompressive Blindarbeit vermieden wird. Gleichzeitig nimmt der Atemzeitquotient zugunsten der Exspirationsphase zu (Berger u. Nolte 1976).

Abbildung 3 zeigt an einem Beispiel das Verhalten des Alveolardrucks, der Atemstromstärke und des momentanen Atemwiderstandes bei kontinuierlicher Registrierung. Man erkennt, daß durch das Spitzen der Lippen ein Anstieg des Atemwiderstandes und ein Abfall der Atemstromstärke während der Exspirationsphase vermieden wird. Es kommt somit zu einer atemmechanischen Homogenisierung der Exspirationsphase und auf diese Weise zu einer Ökonomisierung der Atmung.

10.4.1.4 Hustenmechanismus

Bei Patienten mit obstruktiver Atemwegserkrankung ist außer der Ventilation meist auch der Hustenmechanismus mehr oder weniger stark beeinträchtigt. Abbildung 4 zeigt zum Vergleich die Strömungsdynamik während eines Hustenstoßes bei einem Lungengesunden und bei einem Patienten mit obstruktivem Lungenemphysem. Man erkennt im Druck-Fluß-Diagramm (linker unterer Quadrant), daß sowohl beim Gesunden wie beim Kranken zu Beginn des Hustenmechanismus die Glottis völlig geschlossen wird und der Alveolardruck ansteigt, beim Gesunden allerdings sehr viel höher als beim Patienten mit Obstruktion . Nach explosionsartiger Öffnung der Glottis entsteht beim Gesunden ein sehr hoher Fluß bis zu 10 l/s mit linearen Geschwindigkeiten bis zu 100 m/s. Wie der untere Teil der Abb. 4 zeigt, entsteht bei dem obstruktiven Patienten nach Öffnen der Glottis nur ein Flow von etwa 5 l/s. Durch weitere Steigerung des intrathorakalen Drucks nimmt der Flow sogar noch ab, da es zu einem exspiratorischen Atemwegskollaps kommt. Auch aus dem im rechten unteren Quadranten gezeigten Fluß-Volumen-Diagramm geht hervor, daß der Patient mit Obstruktion nur ganz kurzzeitig zu Beginn des Hustenstoßes sein Flowmaximum halten kann, danach wird der Volumenstrom (und damit auch zwangsweise die lineare Geschwindigkeit) außerordentlich gering (Berger u. Nolte 1982).

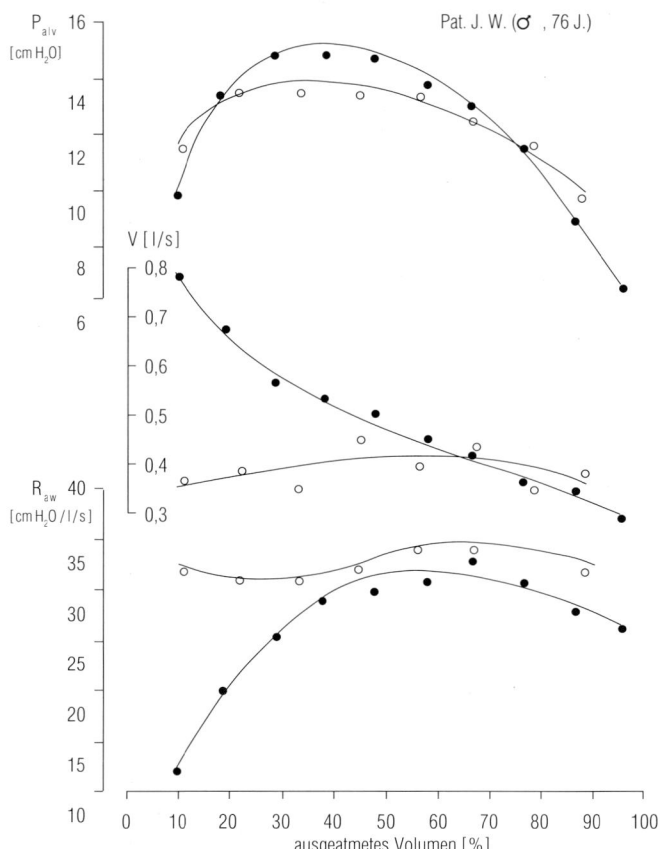

Abb. 3. Beispiel für das Verhalten des Alveolardrucks (P_{alv}), der Atemstromstärke (V) und der Atemwegsresistance (R_{aw}) während der Exspirationsphase unter Normalatmung (*Punkte*) und unter Pursed-lips-breathing (*Kreise*). Durch das Spitzen der Lippen während der Ausatmung nimmt der Atemwegswiderstand zu, während gleichzeitig die Atemstromstärke abnimmt. Beide Parameter bleiben während der gesamten Exspiration im Gegensatz zur Normalatmung relativ konstant („Homogenisierung" der Ventilation). (Nach Berger u. Nolte 1976)

In dieser Situation bleibt keine andere Wahl, als den Patienten mit Obstruktion dazu zu bringen, daß er ganz langsam über seine normale Atemlage hinaus bis zum Residualvolumen exspiriert. Dabei wird das Bronchialsekret durch Zusammenpressen der Atemwege zentralwärts befördert, von wo aus es durch vorsichtige, dosierte, kurze Hustenstöße besser expektoriert werden kann.

10.4.1.5 Trainierbarkeit der Atemmuskulatur

Seit alters her konzentriert sich die Atemgymnastik auf ein besonderes Training der diaphragmalen Atmung („Basis") – teils mit der Absicht, das Zwerchfell zu trainieren, teils mit der Zielvorstellung, die basalen Lungenabschnitte besser zu

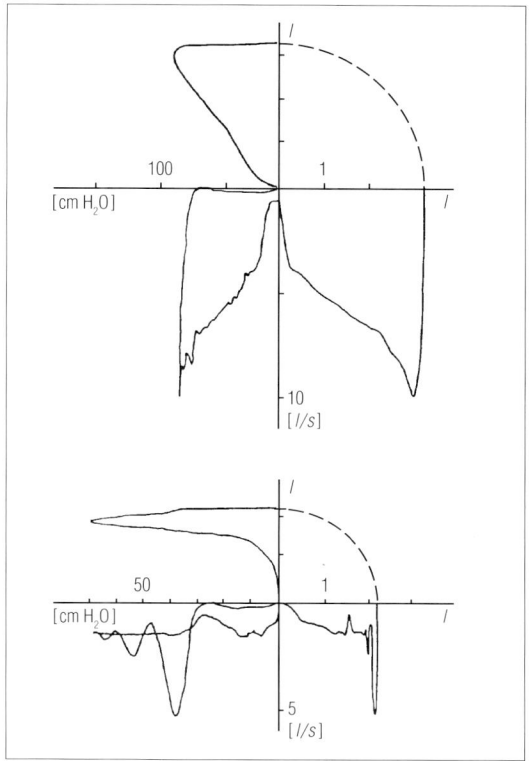

Abb. 4. Simultanregistrierung des Druck-Fluß-Diagramms (*linker unterer Quadrant*), des Fluß-Volumen-Diagramms (*rechter unterer Quadrant*) und des Druck-Volumen-Diagramms (*linker oberer Quadrant*) während eines Hustenstoßes, oben bei einem Lungengesunden, unten bei einem Patienten mit obstruktivem Emphysem und exspiratorischem Atemwegskollaps. (Nach Berger u. Nolte 1982)

belüften und eine „Kaudalisation" der Ventilation zu erreichen. Grimby (1974) hat mit einer sehr subtilen Radioisotopenmethode keine eindeutige Änderung der Luftverteilung durch atemgymnastische Techniken nachweisen können. Zwar läßt sich durch Atemübungen eine Zunahme der Gesamtventilation erreichen, eine Umverteilung der Luft von apikal nach kaudal bleibt aber zweifelhaft.

Ebenso umstritten ist die Frage, ob Zwerchfell und Interkostalmuskulatur trainierbar sind und wenn ja, auf welche Weise ihr Funktionszustand verbessert werden kann. Das Prinzip besteht – wie beim Intervalltraining der Skelettmuskulatur – in einer dosierten Erhöhung der Atemarbeit. Von der Muskelphysiologie her kommen 2 Möglichkeiten in Betracht (Gimenez 1989):
-   eine Erhöhung der Volumenarbeit, z. B. durch eine isokapnische Hyperventilation für 15–30 min,
-   eine Erhöhung der Druckarbeit durch einen inspiratorischen Resistor über 15–30 min.

Überträgt man die Erfahrungen aus der allgemeinen Muskelphysiologie auf die Atemmechanik, so müßte die isokapnische Hyperventilation in der Tendenz eher zu einer Zunahme der Ausdauerleistung, die Widerstandsbelastung eher zu einer Verbesserung der Muskelkraft führen. Hinzu kommt, daß das resistive Atemmuskeltraining die einfachere Methode ist (Andersen et al. 1979).

Gegen jede Form eines Atemmuskeltrainings läßt sich als Argument anführen, daß die Atemmuskulatur durch die vorhandene Obstruktion oder Restriktion ohnehin schon aufgrund der Krankheit allein einem dauernden resistiven Training ausgesetzt ist.

10.4.1.6 Beeinflussung der kardiopulmonalen Leistungsreserven

Die am meisten physiologische Form der atemmechanischen Volumen- und Druckbelastung stellt die körperliche Leistung dar. Sie hat den Vorteil, daß nicht nur die Atemmuskelpumpe, sondern gleichzeitig auch die rechtsventrikuläre Herzmuskelpumpe trainiert wird (Christie 1968; Laros u. Swierenga 1972; Nicholas et al. 1970; Shephard 1977).

Abbildung 5 zeigt, daß es durch ein tägliches Bewegungstraining unter Zufuhr von $2-3$ l O_2/min gelingt, die Leistung des kardiopulmonalen Systems zu verbessern. Die untersuchten 10 Patienten waren zu Beginn des Trainings kaum körperlich belastbar; unter der minimalen Ergometerbelastung von 20 W kam es bereits zu einer Steigerung der Pulsfrequenz auf im Mittel 142/min. Nach einem 2wöchigen Bewegungstraining, teils am Fahrradergometer, teils am Laufbandergometer, lag die Pulsfrequenz bei der gleichen Wattstufe nur noch bei 132/min und nach 3 Wochen sogar nur noch bei 121/min (Einzelheiten bei Nolte 1981).

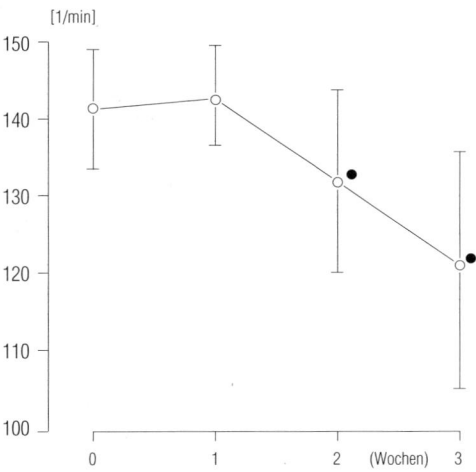

Abb. 5. Verhalten der Pulsfrequenz bei einer Ergometerbelastung von 20 W während eines systematischen täglichen Bewegungstrainings mit gleichzeitiger O_2-Therapie ($2-3$ l/min). Die Veränderung der Mittelwerte nach 2 und 3 Wochen sind jeweils gegenüber dem Ausgangswert statistisch signifikant (p $<$ 0,01). (Nach Nolte 1981).

Aufgrund zahlreicher anderer Studien (Leith u. Bradley 1976; Levine et al. 1986; Pardy et al. 1981; Thoman et al 1966) besteht am Nutzen eines Trainingsprogramms für Patienten mit chronisch-obstruktiver Atemwegserkrankung kein Zweifel mehr, weshalb es ein fester Bestandteil der pulmonalen Rehabilitation sein sollte.

10.4.2 Inhalt und Erfolge

G. Siemon

10.4.2.1 Einleitung – Definition

Unter physikalischer Therapie werden verschiedene Behandlungsformen (ohne strenges Gliederungsschema) wie krankengymnastische Atemtherapie, Inhalations- und Klimatherapie (s. Teil C; 10.3, 10.5.1, 10.5.2), Bäder- und Massagetherapie (s. Teil C; 10.6) und schließlich das Bewegungstraining (s. Teil C; 10.8) zusammengefaßt (Petty 1980). Gemeinsam ist ihnen ein (mehr oder weniger definierter) physikalischer Reiz und die darauf folgende Reizantwort des Organismus.

Der krankengymnastische Befund wird beim Patienten erhoben durch Beobachtung (optisch, taktil, akustisch, auch des Verhaltens), Befragung (Beschwerden), Abschätzungen (z. B. der Muskelkraft), Messungen (z. B. Gelenkbeweglichkeit, Thoraxumfang, Atem- und Kreislaufgrößen, Tests (Setzen von Reizen und Beobachtung bzw. Messung der Reizantwort) Ehrenberg et al. 1990).

Als Beurteilungsmöglichkeiten der krankengymnastischen Atemtherapie sind zu sehen:

1) Beobachtungen von Änderung der Atmung, insbesondere Atemtiefe, Thorax- und Abdominalbewegungen, der Atemfrequenz, auch Änderung von Atemgeräuschen, Änderung einer Gesichts- oder Lippenzyanose etc.,
2) Angaben des Behandelten über Änderungen der Beschwerden, Verminderung oder Zunahme von Atemnot, Erleichterung der Expektoration, Zu- oder Abnahme der Belastbarkeit,
3) Messungen von Parametern der Atemfunktion (Atemmechanik, Gasaustausch, pulmonale Hämodynamik) und Erfassung ihrer Änderungen (Siemon 1980).

Nur teilweise lassen sich die Wirkungen einer krankengymnastischen Atemtherapie mittels Maß und Zahl objektivieren. Besonders bei der Beurteilung von Langzeitwirkungen ist durch Interaktionen einer Vielzahl von Einflüssen ein Effekt nur einzelner oder weniger Techniken und Übungen kaum exakt abgrenzbar.

10.4.2.2 Indikationen und Therapieziele der krankengymnastischen Atemtherapie

Die Indikationsbereiche lassen sich unterteilen in Prävention, Therapie und Rehabilitation, im einzelnen orientieren sich die Indikationen an den Therapiezielen, diese wiederum sind von den Krankheitsbildern oder den zugrundeliegenden Funktionsstörungen abhängig:

Indikationen zur Atemtherapie bei chronischen Erkrankungen der Atmungsorgane

Chronisch-obstruktive Lungenerkrankungen, obstruktive Bronchitis/Bronchiektasen:
– obstruktives Lungenemphysem,
– Asthma bronchiale,
– Mukoviszidose.

Chronisch-restriktive Lungenerkrankungen mit irreversibler Verminderung des blähfähigen Lungenvolumens:
– intrapulmonale Ursachen (Fibrosen, nach Resektionen)
– extrapulmonale Ursachen: Pleuraschwarten, M. Bechterew, Hemi- und Tetraplegie, schwere thorakale Skoliose, Systemerkrankungen mit thorakaler Beteiligung (z. B. systemische Sklerose).

Bei bisher weitgehend unzureichenden Erfolgen der primären Prävention, d. h. einer Lebensweise, die Risikofaktoren (z. B. in erster Linie Rauchen, Alkoholabusus und Übergewicht) meidet, muß sich ärztliches Handeln oder die Mitwirkung medizinischer Assistenzberufe an der sekundären oder tertiären Prävention beteiligen: Funktionsstörungen oder Organschäden sollen durch krankengymnastische Behandlung, eine medikamentöse oder chirurgische Therapie ergänzend, gemindert und Kompensationsmechanismen unterstützt werden, damit das Leistungsvermögen verbessert oder erhalten und eine mögliche Progression verhindert oder verlangsamt wird.

Erforderlich ist dazu eine Information des Kranken sowohl über die Art seiner Erkrankung bzw. über die vorliegende Funktionsstörung als auch über das Behandlungsziel (Petro 1991; Siemon 1980). Eine Optimierung dieser Behandlungsstrategie kann folglich (insbesondere unter den Voraussetzungen der „Hilfe zur Selbsthilfe") nur erreicht werden, wenn diese Behandlungsformen dem Patienten im Rahmen einer strukturierten Information und Schulung dargebracht werden (Petty 1980).

Die Therapieziele orientieren sich an den Funktionsstörungen oder Organschäden, bei denen es sich um chronische Veränderungen handelt. Im chirurgischen Bereich kommt hier (unter dem Schwerpunkt der Rehabilitation) in erster Linie eine Pleuraschwartenprophylaxe und Steigerung der Zwerchfellbeweglichkeit nach thorakalen Eingriffen in Betracht. Im internistischen Bereich ist zu unterscheiden zwischen Erkrankungen mit obstruktiven Ventilationsstörungen (Asthma bronchiale, chronisch-obstruktive Bronchitis, obstruktives Lungenemphysem) und solchen mit restriktiven Ventilationsstörungen (fibrosierenden Lungenerkrankungen, Veränderungen der Thoraxwand u. a.; s. die beiden nachfolgenden Übersichten und Tabelle 1).

Im einzelnen lassen sich den verschiedenen Krankheitsbildern unterschiedliche Therapieziele zuordnen.

	Therapieziele bei	
Asthma bronchiale:	*Chronisch-obstruktive Bronchitis, Bronchiekta- sen/Mukoviszidose:*	*Lungenemphysem:*

– Angstminderung	– Unterstützung der gestörten bronchi- alen Reinigung	
– Hilfen bei erschwer- ter Ausatmung und Einatmung	– Hilfen bei erschwer- ter Ausatmung (un- ter Belastung)	
– Hustendämpfung	– Erhalten von Thorax- beweglichkeit und Zwerchfellkraft	
– Minderung anfallaus- lösender Reize	– Verbesserung bzw. Erhaltung der Aus- dauerleistung	
		– Vermeidung schädi- gender Atemfomen

Ziele krankengymnastischer Atemtherapie bei restriktiven Ventilationsstörungen:

– Dämpfung unproduktiven Hustens,
– Erhaltung der Ausdauerleistung (je nach Belastbarkeit),
– Vermeidung schädigender Atemformen,
– Erhaltung der vorhandenen Thoraxdehnbarkeit und Zwerchfellkraft,
– Verminderung thorakaler Verspannungen.

10.4.2.3 Methoden der krankengymnastischen Atemtherapie

Zu unterscheiden ist zwischen Techniken, mit dem Ziel einer Selbsthilfe, und Übungen, einsetzbar als Einzel- oder Gruppentherapie.

Die Techniken lassen sich einordnen in
– therapeutische Körperstellungen;
– Wahrnehmen von Atembewegungen;
– manuelle Techniken am Oberkörper;
– Atemtechniken:
  – Einatemtechniken,
  – Ausatemtechniken,
  – kombinierte Ein- und Ausatemtechniken;
– Hustentechniken;
– Bewegungstechniken:
  – Koppelung von Körper- und Atembewegungen beim Bewegen,
  – Weiteratmen beim Halten;
– unterstützende Maßnahmen (Wärme, Massagen, Bandhilfen)
  (Ehrenberg et al. 1990).

Die Prinzipien und krankengymnastischen Techniken sind in Tabelle 1 zusammengestellt.

Tabelle 1. Prinzipien und krankengymnastische Techniken

Prinzipien	Krankengymnastische Techniken
1. Unterstützung der Sekretmobilisation und Reinigungsvorgänge	
a) Atemsynchrone Bronchialkaliberschwankungen bei vertiefter Ein- und Ausatmung	a) Kombinierte Ein- und Ausatemtechniken (willkürlich − mit manueller Thoraxhilfe); durch Bewegen induzierte tiefe Atemzüge
b) Manuelle Thoraxerschütterung	b) Vibrieren; Klopfen; Komprimieren des Thorax
c) Schwerkrafteffekt	c) Lagern − Drainagepositionen
d) Entspannung durch Wahrnehmen der Atembewegungen und des Sekrettransportes	d) Konzentrieren auf den Atemvorgang und die Atemnebengeräusche
e) Wärme am Thorax	e) Auflagen, Packungen, Wickel, heiße Rolle
f) Bewegen nach Körperruhe (Flimmerstrom in Ruhe verlangsamt)	f) Gliedmaßenbewegungen beim Bettlägerigen, Gesamtkörperbewegungen beim umhergehenden Patienten
2. Vermeiden oder Abschwächen von unproduktivem Husten − bei anfallinduziertem Husten, − bei Sekretretention.	
a) Dosierter intrathorakaler Druckaufbau	a) Bei Hustenreiz: Anhusten gegen geschlossene Lippen
b) Vermeiden übermäßiger Rezeptorenreizung	b) Bei Hustenreiz: In angehobenerAtemmittellage (Einatemstellung) oberflächlich atmen
c) Sekretwahrnehmung beim Sekrettransport (s. 1. d)	c) Abhusten nach Sekretwahrnehmung im Trachealbereich
d) Patienteninformation	d) Erklären des Hustenmechanismus
3. Hilfen bei erschwerter Ausatmung	
a) Verminderung des exspiratorischen Atemwegskollaps durch kurzzeitige exspiratorische Erhöhung des intrabronchialen Drucks und Verschieben des EPP (Ort gleichen Druckes) nach zentral	a) Ausatemtechniken: − „dosierte" Lippenbremse in Körperruhe und bei körperlicher Belastung − dosierte Phonationstechniken
b) Vordehnung des Lungen- und Thoraxsystems	b) Atemerleichternde Körperstellungen: Körperstellungen in angebotener Atemmittellage (Einatemstellung von Lunge und Thorax). Einatemtechniken: Schnüffelnd oder gähnend tiefer einatmen und Luftvolumen 1-2 s anhalten − entsprechend lange ausatmen

Tabelle 1. (Fortsetzung)

4. Angstminderung bei Atemnot	
a) Herabsetzung der erhöhten Atemarbeit	a) Atemerleichternde Körperstellungen: Körperstellungen in angehobener Atemmittellage (Einatmungsstellung von Lunge + Thorax) s. 3 b
b) Entspannung durch zunehmende Konzentrationslenkung auf Atembewegungen und Atemrhythmus.	b) Wahrnehmen von kostoabdominalen Atembewegungen nach ventral, lateral, dorsal; – beim Packegriff – bei dosierter Lippenbremse – bei Gähnatmung mit geschlossenen Lippen (Höflichkeitsgähnen)

5. Verbesserung von Atemmuskelkoordination und Atemmuskelkraft/Verbesserung eingeschränkter Thoraxdehnbarkeit (Thoraxmobilisation). Verbesserung der Belastungstoleranz

a) Wiederholte Muskelspannungserhöhung und/oder Muskelspannungsherabsetzung, Hautspannungsherabsetzung	a) – Tiefe Atemzüge mit kombinierten Ein- und Ausatemtechniken (willkürlich – mit manueller Thoraxhilfe), durch Bewegen induzierte tiefe Atemzüge, – Massagen bzw. manuelle Techniken am Thorax/Rumpf: Oberkörperdehnlagen und Oberkörpergymnastik
b) Wiederholte Ausdauerbeanspruchung in Abhängigkeit von der kardio-pulmonalen Belastbarkeit	b) Freies Bewegen in intermittierender und/oder kontinuierlicher Dauerform (Gehen/Traben)
6. Vermeidung schädigender Atemtypen: – beim Bewegen und Halten (Atempressen), – beim Spechen (forciert lange Ausatmung)	

Die einzelnen Behandlungsformen lassen sich als Einzeltherapie, als Gruppentherapie oder als Selbsthilfetechniken zuordnen (s. Tabelle 2).

Tabelle 2. Techniken und Methoden der krankengymnastischen Atemtherapie

Gruppentherapie	Einzeltherapie	Techniken/Selbsthilfe
Atemgymnastik	Lagerungsdrainage	Atemtechniken
Autogenes Training	Vibrationen/Klopfmassagen	Hustentechniken
Inspirationsmuskeltraining		Körperhaltungen
		Apparative Atemhilfen

Ziel der aufgeführten Methoden ist die Vermittlung von Techniken und Übungen, mit denen sich der Kranke selbst helfen kann, wobei Übungen mittels Einzel- und Gruppentherapie nach entsprechender Anleitung in Selbsthilfetechniken übergehen können.

Die beim Asthma bronchiale zusätzlich zur medikamentösen Therapie angestrebte Angstminderung in Atemnot wird unterstützt durch
- atemerleichternde Körperstellungen,
- durch Packegriffe am Thorax,
- durch Weithalten verengter Bronchien durch Ausatmung mittels dosierter Lippenbremse,
- durch Erweitern der oberen Atemwege mittels Gähnatmung.

Das Vermeiden anfallauslösenden forcierten Ausatmens (bei Reizhusten, Lachen, erregtem Sprechen) gelingt durch Entspannungsübungen sowie Wahrnehmen der Zwerchfellatmung mit Sprechtechniken.

Unproduktiver Husten läßt sich durch Atemanhalten, oberflächliches Atmen und Anhusten gegen die Lippen lindern.

Bei chronisch-obstruktiver Bronchitis (s. Tabellen 3 und 4) erfolgt die Unterstützung des Sekrettransports durch Lagerungsdrainagen bereits morgens im Bett vor dem Aufstehen mit Ausnützen der Schwerkraft, durch Ausatmen gegen die Lippenbremse sowie bei ausgeprägter Mukostase durch Einsatz der PEP-Maske sowie des Flutterventils (VPR 1). Auch hier muß unproduktiver Husten gedämpft werden.

Bei obstruktivem Lungenemphysem (s. 2. Übersicht und Tabelle 1) muß versucht werden, die Kollapsneigung der Atemwege bei der Ausatmung infolge instabiler Atemwege, besonders bei Belastungen zu vermeiden oder zu vermindern. Die „dosierte" Lippenbremse beim schnellen Gehen, beim Steigen, beim Heben, beim Tragen verbessert die Ausatmung und vermindert die bei Anstrengungen sonst

Tabelle 3. Bronchiale Reinigung durch Physiotherapie – Sekrettransport

Prinzipien	Techniken
Atemsynchrone Bronchialkaliberschwankungen ohne exspiraturischen Widerstand	Tiefe Atemzüge Exspiratorische manuelle Thoraxkompression Autogene Drainage Bewegung
Atemsynchrone Bronchialkaliberschwankungen ohne exspiratorischen Widerstand	PEP-Maske, Flutter Autogene Drainage Schwimmen
Manuelle Techniken	Thoraxvibrationen, -schüttelungen, -klopfen
Schwerkraftausnützung	Drainagelagerungen Lagewechsel

Tabelle 4. Bronchiale Reinigung durch Physiotherapie – Husten

Prinzipien	Techniken
Hustenprovokation	„huffing"-Husten Kurze manuelle exspiratorische Thoraxkompression
Husten ohne starke Hustenrezeptorenreizung	Einmal Husten Räuspern Husten gegen Lippenbremse Husten gegen PEP-Maskenwiderstand

zunehmende „Überblähung". Übungen zur Erhaltung der Thoraxbeweglichkeit und Erhaltung der Zwerchfellkraft ergänzen diese Techniken. Auch für diese Kranken gilt die Vermeidung unproduktiven Hustens sowie bei Exazerbationen die Unterstützung der tracheo-bronchialen Reinigung.

10.4.2.4 Wirkungen

Sofortwirkungen

Die Wirkung der physikalischen Therapie läßt sich bei allen obstruktiven Atemwegskrankheiten sowohl bei Erwachsenen als auch bei Kindern belegen (Petro 1991; Petro 1991). Einfacher Husten steigert die mukoziliare Clearance, Lagerungs- und Vibrationsmassage steigert den Sekrettransport, besonders wirksam bei der Mukoviszidose. Auch spezielle Körperhaltungen mit Entlastung des Schultergürtels, Dehnungslagen, Packegriffe sowie Übungen mit gähnender Einatmung sowie der Einsatz der dosierten Lippenbremse bewirken günstige Sofortwirkungen auf die enggestellten Atemwege z. T. mit Verbesserungen des Gasaustauschs und „Ökonomisierung" der Atmung (s. Übersicht).

Wirkungen krankengymnastischer Atemtherapie auf die gestörte Atemtechnik

– Umstellen auffälliger – emotional bedingter Atemformen in Richtung der individuellen Norm: Patient spürt leichteres Atmen;
– Verbessern gestörter bronchialer Reinigung: Patient verspürt Sekrettransport, hält Hustendisziplin;
– Verminderung exobronchial verursachter Obstruktion bei instabilen Atemwegen: Patient verspürt geringere Belastungsdyspnoe;
– Verminderung erhöhter Atemarbeit bei endobronchial verursachter Obstruktion: Patient hat weniger Angst, kann Medikamenteneffekt ruhiger abwarten.

Asthma bronchiale (s. Übersicht):

Die Wirkung *atemerleichternde Körperstellungen* läßt sich mittels oszillatorischer Widerstandsmessungen nachweisen: In flacher Rückenlage sind die Atemwiderstände am höchsten, günstig ist die Knie-Ellenbogen-Lage oder ein Sitzen vor einem Tisch mit Aufstützen der Arme bzw. das Abstützen der Arme auf den Oberschenkeln (sog. Kutschersitz). Dreh- und Dehnlagen wirken sich günstig auf die alveolare Ventilation aus, mit Vertiefung der Atemzüge und Verbesserung der Ventilation, allerdings u.U. mit vorübergehender Zunahme der Atemarbeit.

Packegriffe am Thorax bewirken bei obstruktivem Emphysem eine (vorübergehende) Senkung der Atemwegswiderstände.

Das Weithalten oder Erweitern verengter Bronchien durch Ausatmung mittels dosierter Lippenbremse führt zu einer gleichmäßigeren Ausatmung. Diese Technik ist besonders bei fortgeschrittenen Erkrankungen mit instabilen Atemwegen, unter Verminderung von exspiratorischen Kollapsphänomenen bei der Ausatmung, angezeigt (s. auch unter chronisch-obstruktiver Bronchitis).

Mittels Einatmung unter Gähnansatz (*Gähnatmung*) lassen sich die oberen Atemwege meßbar erweitern (Siemon, Ehrenburg u. Thoma 1972; Petro 1991), die Patienten spüren eine Erleichterung der Atmung bei mäßiger Obstruktion.

Anfallauslösendes forciertes Ausatmen (bei Reizhusten, Lachen, erregtem Sprechen) läßt sich durch Entspannungsübungen sowie Wahrnehmen der Zwerchfellatmung mit Sprechtechniken vermeiden oder vermindern.

Unproduktiver Husten läßt sich durch Atemanhalten, oberflächliches Atmen und Anhusten gegen die Lippen lindern.

Obstruktive Bronchitis und obstruktives Lungenemphysem (s. vorherige Übersicht):

Das Weithalten oder Erweitern verengter Bronchien (s. auch bei Asthma bronchiale) durch Ausatmung mittels dosierter Lippenbremse führt zu einer gleichmäßigeren Ausatmung unter Verminderung von exspiratorischen Kollapsphänomenen bei der Ausatmung. Dadurch wird die Atmung unter Belastung „ökonomisiert": Das Atemzugvolumen und die Gesamtventilation steigen nur der Belastung entsprechend an, der Gasaustausch wird verbessert. Die Unterstützung der Sekretmobilisation und des Sekrettransports ist nicht direkt meßbar. Hier geben die Patienten Erleichterungen an, der Gasaustausch kann sich ebenfalls verbessern.

Langzeitwirkungen

Die Besserung der pulmonalen Funktion ist Voraussetzung für eine gesicherte und verbesserte Leistungsfähigkeit des Kranken (Petro 1991; Petro 1991). Eine optimale Rehabilitation, in die die krankengymnastische Atemtherapie eingebunden ist, führt zur Besserung der gestörten Atemmechanik, während die Hyperreaktivität durch eine normalerweise 4wöchige Verweildauer keine Abnahme zeigt (Petro 1991). Folgen der Verbesserung der Atemmechanik sind Steigerung der Belastungstoleranz und gesteigerte Belastbarkeit (Lit. bei Petro 1991), Rückgang der Häufigkeit und Dauer von Krankenhausbehandlungen, Verbesserung der Arbeitsfähigkeit und Rückgang der Arbeitsunfähigkeit. In Langzeitbeobachtungen zeigten sich nach 5 Jahren und im weiteren Verlauf signifikant höhere Überlebensraten bei Patienten, die ein Rehabilitationssystem beanspruchten, im Vergleich zu ausschließlich medikamentöser Therapie (Petro 1991; Petty 1980). Entscheidend für den Behandlungserfolg sind jedoch bereits vorliegende Vorschädigungen, beurteilt an einer Erniedrigung des FEV_1-Wertes (Petro 1991; Petty 1980). Daraus ist abzuleiten, daß nur eine möglichst frühzeitige Therapie unter Einsatz von Rehabilitationsmaßnahmen wie auch anschließender funktionsorientierter Überwachung und Therapieeinstellung des Kranken zur Optimierung sekundärer und tertiärer Rehabilitation beitragen kann.

Neben Wiedererlangung oder Erhaltung der Arbeits- oder Schulfähigkeit und Steigerung der Überlebensrate ist das Ziel der pneumologischen Rehabilitation eine Steigerung der Lebensqualität, verbunden mit einem Abbau von Angst und sozialer Isolation (Petro 1991; Siemon 1983; Siemon 1989). Hierzu wirken Atemtherapiegruppen unterstützend (Siemon 1989; s. Übersicht).

Ziele ambulanter Atemtherapiegruppen

– Herausholen des einzelnen aus der Isolation,
– Abbau von Ängsten,
– Gemeinschaftserlebnis,
– Erfahrungsaustausch der Betroffenen,
– Akzeptanz des chronischen Leidens und positive Einstellung zum Leben mit der Krankheit.

10.4.2.5 Schlußfolgerungen und Zusammenfassung

„Objektive" Erfolge der physikalischen Therapie sind bei manchen Behandlungsformen schwer zu beweisen. Die meisten der vermittelten Übungen stammen von Beobachtungen an Patienten, deren Wirkung dann meßtechnisch belegt werden konnte, oder sie wurden aus der Pathophysiologie der gestörten Atemmechanik abgeleitet und auf ihre Effekte geprüft. Nachzuweisen sind in erster Linie Kurzzeitwirkungen. Es ist das Ziel, durch Zusammenarbeit von Akutklinik, Rehabilitationseinrichtung und ambulanter Rehabilitation am Wohnort wie auch durch zunehmende Einrichtung ambulanter Atemtherapiegruppen, Langzeitwirkungen bei diesen chronischen, eine Langzeittherapie bedingenden Krankheiten zu erreichen unter den Gesichtspunkten einer sekundären oder tertiären Prävention (Siemon 1989).

Die hohe Akzeptanz physikalisch-therapeutischer Maßnahmen trägt zum Erfolg der Therapiestrategie bei. Die krankengymnastische Atemtherapie ist als ein Baustein bzw. Eckstein in einem integrierten Vorsorge- und Behandlungskonzept zu sehen (Siemon 1989).

10.5 Klimatherapie

10.5.1 Seeklima

J. Fischer

10.5.1.1 Einleitung

Die Beobachtungen des englischen Arztes Richard Russel (1700–1771), daß der am Meer lebenden Bevölkerung die damalige Volkskrankheit Skrofulose so gut wie unbekannt war, und die Feststellung, daß v a. Fischer „are free from all putrid coughs and fluxions" seien, stellen den ersten neuzeitlichen Hinweis auf die therapeutisch günstigen Verhältnisse im Seeklima dar. Seine in einer Dissertation (1750/1753) niedergelegten Erkenntnisse bereiteten den Boden für die Entwicklung der sog. Thalassotherapie (Meeresheilkunde). In Deutschland waren es der Prediger Janus von der Insel Juist, Johann Christoph Lichtenberg und Christoph Wilhelm Hufeland, die „diese wichtige Angelegenheit der Nation" aufgriffen. Die erste Gründung eines Seebades erfolgte 1794 in Doberan an der Ostsee und 1797 auf Initiative des Auricher Landphysikus F. W. von Halem auf der Insel Norderney. Als Begründer der sozialen Thalassotherapie in Deutschland ist der Marburger Professor für Pathologische Anatomie F. W. Beneke anzusehen, der als erster 1872/73 in vergleichenden Meßreihen auf Norderney und Helgoland zeigte, daß der Wärmeverlust an der See in der Zeiteinheit beträchtlich höhere Werte annahm als im Hochgebirge (St. Moritz und Davos). Auf seine Initiative hin wurden 1886 auf Norderney das Seehospiz „Kaiserin Friedrich", derzeit noch als Kinderkrankenhaus geführt und mit 350 Betten die größte Kinderklinik Deutschlands und in Wyk auf Föhr das Nordseehospital gegründet.

In der 1. Hälfte des 20. Jahrhunderts wurde eine Vielzahl grundlegender Arbeiten über die Wirksamkeit und Wirkprinzipien des Seeklimas publiziert (Haeberlin u. Goeters 1954). In neuerer Zeit waren es v.a. Menger, Jungmann, Hartung, Pürschel und E. G. Schultze (1973), die in einer Vielzahl von Publikationen den Effekt meist stationärer Kuraufenthalte im Seeklima bei Kindern und Erwachsenen, Asthmatikern und Neurodermitikern wissenschaftlich bearbeiteten und sich 1958 in der Forschungsgemeinschaft für Meeresheilkunde zusammenschlossen. Allerdings hat die Zahl der wissenschaftlichen Untersuchungen, die mit modernen Untersuchungstechniken und moderner Methodik durchgeführt wurden, bei weitem nicht Schritt halten können mit der Entwicklung der ambulanten und stationären Rehabilitationsmaßnahmen, die sich in den letzten 20 Jahren im Seeklima nahezu verdoppelt haben.

10.5.1.2 Charakteristik des Seeklimas

Ein bestimmtes Klima wird durch einzelne Klimaelemente wie Temperatur, Niederschlag, Luftfeuchte, Windrichtung und -stärke, Bewölkung (Art und Menge) und die Sonnenscheindauer bestimmt. Für das Nordseeklima von Pahl (1984) am Beispiel der ostfriesischen Inseln dargestellt, bedeutet dieses eine vermehrte Luft-

zufuhr aus dem Westhalbraum und damit eine gesteigerte Intensität der Luftbewe-
gung. Dies entspricht einer optimalen Klimabeeinflussung für die ostfriesischen
Inseln und Meeresluftkörper, wobei dieser Einfluß bereits an der Küste vermindert
ist und über der norddeutschen Tiefebene ost- und südwärts rasch verloren geht.
Es liegt somit im Mittel fast ganzjährig ein Maritimitätsindex von >0 vor, d.h.
die Luftzufuhr aus dem Westhalbraum mit Maximum in den Sommermonaten
überwiegt fast das ganze Jahr über der Luftzufuhr aus dem Osthalbraum. Zusätzlich besteht im Sommerhalbjahr eine vorherrschende Luftzufuhr aus dem
Nordhalbraum und im Winter aus dem Südhalbraum (Monsunindex). Für die Luft-
temperaturen bedeutet dies eine wärmere Wintertemperatur und eine kältere Som-
mertemperatur als auf dem Festland, einhergehend mit einer geringeren Amplitude
im mittleren Jahresgang und im mittleren Tagesgang.

Die mittlere Windgeschwindigkeit liegt im Inselraum bei Westwinden zwischen 7,2 und 8,6 m/s und bei Ostwinden zwischen 5,7 und 6,4 m/s. Die Stark-
wind- und Sturmhäufigkeit von 6 Beaufort und mehr beträgt 23% mit einem
Maximum in den Wintermonaten (ca. 30%). Die Windgeschwindigkeit nimmt in
Richtung auf das Festland stark ab und beträgt in Bremen nur noch 3,9 m/s.

Die Mittelwerte der relativen Luftfeuchtigkeit liegen an der Nordseeküste das
ganze Jahr über mit 10–15% über den Werten des Binnenlandes und schwanken
im Monatsmittel zwischen 70% (Mai/Juni) und 90% (November/Januar).

Der jährliche Gang der Bewölkung ist in Abb.1 in verschiedenen Regionen
Deutschlands dargestellt. Die oberste Kurve demonstriert den Verlauf für das
Nordseegebiet (Borkum, Norderney, Helgoland), die mittlere für Mitteldeutschland und die unterste für Süddeutschland. Im Küstengebiet tritt die geringste Bewölkung im Mai auf, in Mitteldeutschland liegen Mai und September auf der
gleichen Höhe und im Süden fällt das Minimum auf den August, der Mai weist
ein sekundäres Maximum auf. Der Einfluß des sommerlichen Seewindes verliert
sich erst bei den südlicheren Stationen, allerdings erfolgt hier ein starker Anstieg
zum Winter hin, so daß der Bewölkungsgrad über das ganze Jahr betrachtet nicht
günstiger als im Nordseegebiet ist (Leistner 1954). Ebenso konnte Leistner zeigen,
daß die mittlere tägliche Sonnenscheindauer für Westerland und den Weinort Gei-
senheim nicht wesentlich unterschiedlich ist.

Die Zuordnung des Seeklimas zu den sog. Reizklimaten geschieht vornehmlich
auf der Grundlage verschiedener atmosphärischer Umweltreize, denen verschiedene Wirkungsgruppen wie thermischer Komplex, Strahlungskomplex, luftelektri-
scher und luftchemischer Komplex zuzuordnen sind (Pahl 1984). Als grobe Orientierung dient hier die sog. Abkühlungsgröße, eine rein physikalische aus
Lufttemperatur und Windgeschwindigkeit gebildete Komplexgröße, die den Wärmeverlust eines Probekörpers von 36,5°C durch den windabhängigen Wärmeü-
bergang an die umgebende Luft angibt. Die mittlere Abkühlungsgröße beträgt
zwischen 28 mg cal/cm^{2}s im Sommer und 49 mg cal/cm^{2}s im Winter. Zum Teil
können auch erheblich höhere Werte auftreten, die eine besondere Belastung besonders des Herz-Kreislauf-Systems bedeuten können und bei der Indikationsstellung für eine Rehabilitationsmaßnahme im Nordseeklima Berücksichtigung finden
müssen.

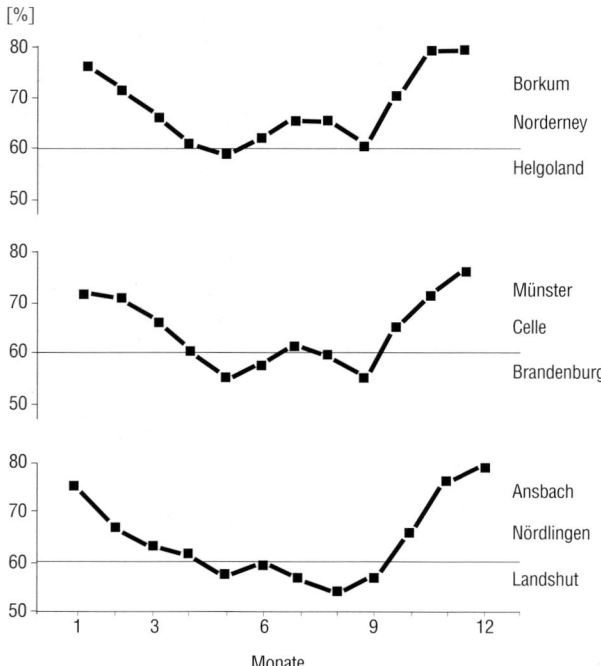

Abb. 1. Jahresgang der Bewölkung im Nordseegebiet, Mittel- und Süddeutschland. (Nach Leistner 1954)

10.5.1.3 Wirkungen

Diese insgesamt eher unspezifischen Wirkkomponenten des Nordseeklimas werden ergänzt durch die spezifische Wirkung v. a. der reinen Meeresluftkörper. Die Verteilung von Partikelzahl und Partikelradius ist in der Abb. 2 von Pfleiderer (1952) dargestellt. Das Maximum an Kernzahlen wird durch das Klima der Industrie- und Großstadtluft repräsentiert. Je ausgeprägter der Maritimitätscharakter ist, um so geringer wird die Partikelanzahl besonders bei hoher Luftfeuchtigkeit. Die Kernzahl beträgt auf dem freien Ozean bei ruhiger See nur 10 Partikel/cm^3 im Vergleich zu mehreren Hunderttausend Kernen bei Vorherrschen von Industrieluft. Besondere Bedeutung hat die Meeresbrandung, die sich durch einen hohen Salzgehalt im Vergleich zu anderenorts gemessener Aerosolzusammensetzung auszeichnet. Der von Neumann (1940) gemessene NaCl-Gehalt/m^3 Luft, dargestellt in Abb. 3, weist auf den raschen Abfall des NaCl-Gehaltes mit zunehmender Entfernung von der Brandungszone in Abhängigkeit vom Seegang hin. Jessel (1955) hat ähnlich hohe Salzkonzentrationen in der Luft gefunden. In 10–15 m Entfernung von der Brandungszone betrug der Luftsalzgehalt nur noch die Hälfte, in 100–200 m Entfernung nur noch 1/10 des Ausgangswertes. Für die Inhalation der Partikel muß jedoch berücksichtigt werden, daß infolge der hygroskopischen

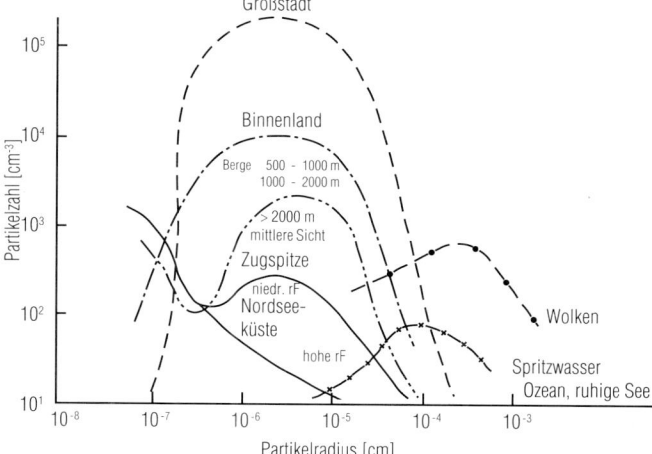

Abb. 2. Partikelverteilung in verschiedenen Klimaregionen. (Nach Pfleiderer 1952)

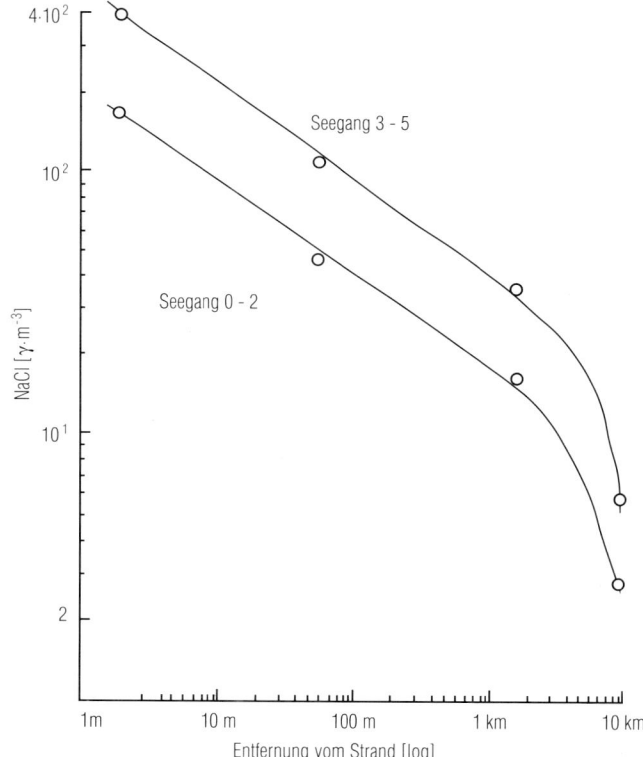

Abb. 3. Kochsalzgehalt der Luft in Abhängigkeit von der Entfernung von der Brandungszone und in Abhängigkeit vom Seegang. (Nach Neumann 1940)

Eigenschaften der Salzpartikel sehr schnell in Abhängigkeit von der Luftfeuchtigkeit mit einem erheblichen Größenwachstum in den Atemwegen zu rechnen ist (Köhler et al. 1986; Köhler 1991). Leider liegen keine neueren Meßdaten über die Partikelgröße und -zahl insbesondere über den maritimen Aerosolanteil vor. Insbesondere gibt es keine modernen Untersuchungen, die über allgemeine Erfahrungen hinausgingen, die den Effekt der Brandungsinhalation z. B. auf den mukoziliären Transport aufzeigen. Pavia et al. (1978) zeigten, daß nach Inhalation eines hypertonen (1,21 molaren) Salzaerosols die mittels Szintillationsdetektoren bei chronischen Bronchitikern ermittelte mukoziliäre Clearance in den ersten 1,5 h doppelt so effektiv war wie nach Placeboinhalation. Das mittlere Gewicht des Sputums war ebenso signifikant höher, die Zahl der Hustenstöße während der Untersuchung jedoch gleich. Dieser positive Effekt einer vermehrten Sekretolyse und erleichterten Expektoration bei chronischer Bronchitis ist als günstiger rehabilitativer Effekt unumstritten.

Bei Patienten mit Asthma bronchiale wird neben dem günstigen sekretolytischen Effekt aber häufig auf die bronchiale Hyperreagibilität nach Inhalation von hyperosmolarer Lösung hingewiesen (Schoeffel et al. 1981; Eschenbacher et al. 1984). Menger u. Schellhaas (1980) konnten aber zeigen, daß der Atemzeitquotient (T_E/T_I) bei Kindern mit und ohne obstruktiver Ventilationsstörung während eines Strandspazierganges signifikant abnahm. Jackowski u. Fischer (1992) fanden bei Asthmatikern mit nachgewiesener Hyperreagibilität im Carbacholtest, daß die Inhalation von Meerwasser (3,6%) mit dem Pari-Inhalierboy zu keiner Veränderung des Atemwegswiderstandes oder der statischen und dynamischen Lungenvolumina führt (Abb. 4). Die vorwiegend von angelsächsischen Autoren nachgewiesene erhöhte Reagibilität von Asthmatikern auf hypertone Salzlösungen war durch Ultraschallvernebelung provoziert worden und mit einer Veränderung der Osmolarität der periziliären Flüssigkeit und der dadurch ausgelösten Bronchokonstriktion erklärt worden. Das Teilchenspektrum des von uns verwendeten Pari-Verneblers ist im Mittel größer und die Nebeldichte geringer als bei einem Ultraschallvernebler. Aufgrund der speziellen Verteilung der Partikelgröße ist von einer eher zentralen Deposition bei der von uns angewandten Methode auszugehen. Klein et al. (1988) konnten aber zeigen, daß die zentrale Deposition einer gleichen intrathorakal deponierten Carbacholmenge eine deutlich ausgeprägtere bronchiale Obstruktion hervorruft als eine periphere Deposition. Diese Zusammenhänge lassen verschiedene Schlußfolgerungen zu, nämlich

1) daß erst bei peripherer Deposition durch hyperosmolare Lösungen eine wesentliche, die Bronchokonstriktion auslösende Änderung der Osmolarität eintritt,
2) daß bei zentraler Deposition die durch Carbachol hervorgerufene Bronchokonstriktion anderer Natur ist, als die durch hyperosmolare Salzlösungen hervorgerufene, oder
3) daß die Ionenzusammensetzung des Meerwassers eine so günstige ist, daß eine bronchiale Obstruktion nicht wie durch andere hyperosmolare Lösungen induziert wird.

Bei 41 konsekutiv (Januar–März) aufgenommenen Patienten mit chronischen Erkrankungen der Atmungsorgane, die außer einer 2maligen täglichen Soleinhala-

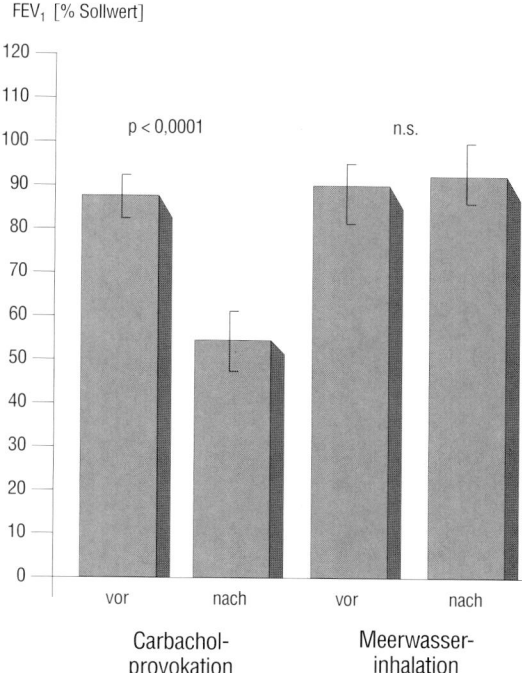

Abb. 4. Absolute Sekundenkapazität (FEV₁) in Prozent des Sollwertes bei 20 Asthmatikern vor und nach Carbacholprovokation sowie vor und nach Meerwasserinhalation (3,6 %)

tionstherapie keine spezifische medikamentöse Therapie erhielten, konnten wir eine signifikante Verbesserung der absoluten Sekundenkapazität von 91,7 ± 19,3 FEV_1 % Soll auf 95,5 ± 16,6 FEV_1 % Soll feststellen. Diese objektive Befundbesserung war von einer hochsignifikanten Besserung der subjektiven pulmonalen Symptomatik begleitet.

Einen weiteren besonderen Aspekt des Seeklimas stellt die relative Allergenarmut insbesondere bei Seewindwetterlagen dar. Abb. 5 zeigt eine vergleichende Darstellung des Pollenfluges von Erle-, Birke- und Gräserpollen auf Norderney im Vergleich zu den Pollenmeßstellen Delmenhorst und Berlin für das Jahr 1987. Es wird deutlich, daß nicht nur die Pollenmenge teilweise um das 5- bis 8fache beim Seeklima verringert ist, sondern auch die Pollenflugzeit deutlich verkürzt und bezüglich der Gräser auch zeitversetzt auftritt. Dies kommt besonders den Patienten mit saisonaler Allergie zugute, wobei es auf die gezielte zeitliche Durchführung der Rehabilitationsmaßnahme ankommt.

Eine besonders wichtige Frage erscheint aber auch, ob die spezifische Reagibilität der Schleimhaut des Atemtraktes durch das Seeklima und insbesondere durch die Meerwasserinhalation positiv beeinflußt werden kann. Zur Beantwortung dieser Frage haben wir kürzlich bei 2 Probandengruppen mit allergischer Rhinitis bei 3maliger täglicher nasaler Inhalation von warmer und kalter 0,9%iger NaCl-Lö-

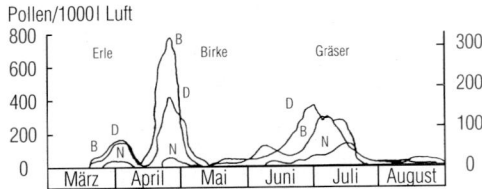

Abb. 5. Pollenflug in verschiedenen Regionen Deutschlands während der Pollenflugsaison des Jahres 1987 (*B* Berlin, *D* Delmenhorst, *N* Norderney)

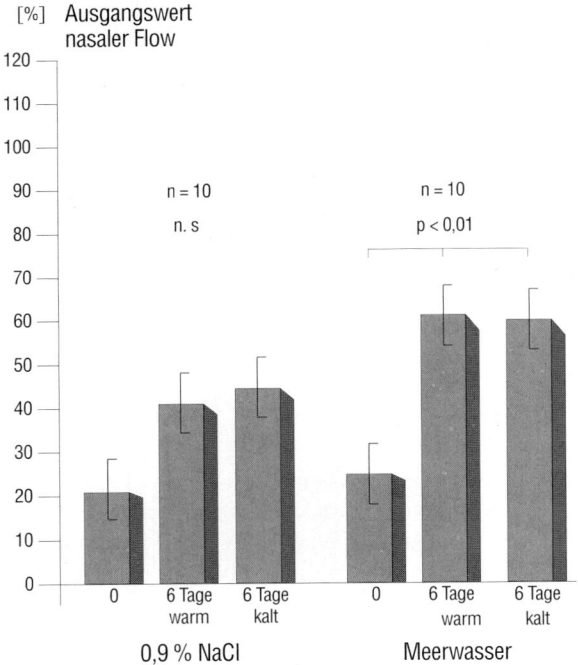

Abb. 6. Rhinomanometrisch ermittelter Nasenflow in Prozent des Ausgangswertes nach spezifischer nasaler Provokation mit dem identischen Allergen (z. B. Gräser) ohne Therapie (*0*) und nach 6 Tagen warmer und nach 6 Tagen kalter nasaler Inhalation von isotoner Kochsalzlösung (0,9 % NaCl) und hypertonem Meerwasser (3,6 % NaCl).
n.s. nicht signifikant (x ± SEM)

sung und warmem und kaltem Meerwasser (3,6 %) über jeweils 6 Tage vor und im Anschluß an die einzelnen Inhalationsperioden spezifische nasale Provokationen mit demselben Allergen durchgeführt. Die in Abb. 6 dargestellten Ergebnisse zeigen einen hochsignifikant geringeren Flowabfall nach spezifischer Provokation, wenn die Patienten Meerwasser über 6 Tage inhalierten. Nach Inhalationstherapie mit 0,9% NaCl ergab sich zwar die Tendenz einer geringeren Reagibilität, ein signifikanter Unterschied konnte allerdings nicht festgestellt werden. Inwieweit hier ein Lavageeffekt der Nasenschleimhaut vorliegt oder aber die spezifische ionale Zusammensetzung des Meerwassers von Bedeutung ist, bedarf einer weiteren Klärung (Fischer et al. 1992).

Schmidt-Wolf u. Fischer (1988, 1990) und Fischer et al. (1990) konnten ebenfalls einen Einfluß eines mehrwöchigen Aufenthaltes im Nordseeklima auf den zellulären Immunstatus (Lymphozytensubpopulation im peripheren Blut) bei Patienten mit exogen-allergischem Asthma bronchiale und atopischer Dermatitis aufzeigen. Sie fanden sowohl bei atopischer Dermatitis als auch bei Asthma bronchiale einen hochsignifikanten Abfall des Helfer/Suppressor-Zellquotienten, der bei Patienten mit Pollinosis nicht gefunden werden konnte. Als Vergleichskollektiv dienten Patienten mit chronischer Bronchitis, bei denen erwartungsgemäß keinerlei Veränderungen des Immunstatus zwischen Beginn und einem 3wöchigen Aufenthalt im Nordseeklima festgestellt werden konnten. Die Abnahme des T4/T8-Quotienten war vorwiegend auf eine Zunahme der Suppressorzellen im peripheren Blut zurückzuführen. Inwieweit dieses Ausdruck einer Umverteilung der Subpopulationen vom primär befallenen Organ (Haut, Atemwege) in das periphere Blut ist, kann derzeit nicht beantwortet werden. Ebenso kann zu den Wirkprinzipien, die solche Effekte induzieren, wie Klimafaktoren oder psychogene Faktoren wie Milieuänderung, soziales Umfeld, Rollenverhalten als Kurpatient oder vegetativ induzierte hormonelle Stimulation durch den klimatischen Reiz keine endgültige Aussage getroffen werden.

Einflüsse des Seeklimas auf den Hormonhaushalt wurden von Menger u. Dölp (1968) untersucht. Sie haben bei jungen Studenten, die in 2 aufeinanderfolgenden Jahren sich jeweils 24 Tage in Oberstdorf (843 m Höhe) und auf Norderney aufhielten, die 17-Ketosteroidausscheidung im Urin im Vergleich zum Ausgangsort Mainz gemessen. Während des Aufenthaltes im Seeklima war es zu einer deutlicheren Aktivierung der Nebennierenrinde gekommen als im Gebirgsklima, wobei der Verlauf der Werte mit kontinuierlichem Antieg in den ersten 14 Tagen und anschließendem Abfall an beiden Orten parallel verlief.

Die vermehrte Nebennierenrindenaktivität ist möglicherweise auch die Ursache für die deutliche Verbesserung der Lungenfunktion sowie die eindrucksvolle subjektive Befundbesserung, die wir auch im Verlauf einer stationären Rehabilitationsmaßnahme im Nordseeklima zeigen können. Abbildung 7 zeigt die Verbesserung der absoluten Sekundenkapazität in Prozent des Sollwertes bei Patienten mit unterschiedlichem Ausmaß der funktionellen Einschränkung. In Abbildung 8 ist die Verbesserung der subjektiven Symptomatik im wöchentlichen Verlauf der Rehabilitationsmaßnahme dargestellt. Der Faktor „pulmonale Symptomatik" wurde durch Faktorenanalyse eines wöchentlich vorgelegten Fragebogens bei 220 konsekutiv von Januar bis März in die Klinik aufgenommenen Patienten ermittelt. Deutlich wird die bei Beginn des Aufenthaltes bestehende Abhängigkeit der subjektiven pulmonalen Symptomatik (nächtlicher Husten, nächtliche Atemnot, Atemnot beim Gehen, Atemnot bei Belastung, morgendlicher Husten und Auswurf) vom Schweregrad der obstruktiven Ventilationsstörung. Weiterhin zeigt sich die maximale Befindlichkeitsbesserung schon innerhalb der 1. bis 2. Woche, wobei in der 3. und 4. Woche häufig ein stationärer Befund

FEV$_1$ [% Soll]

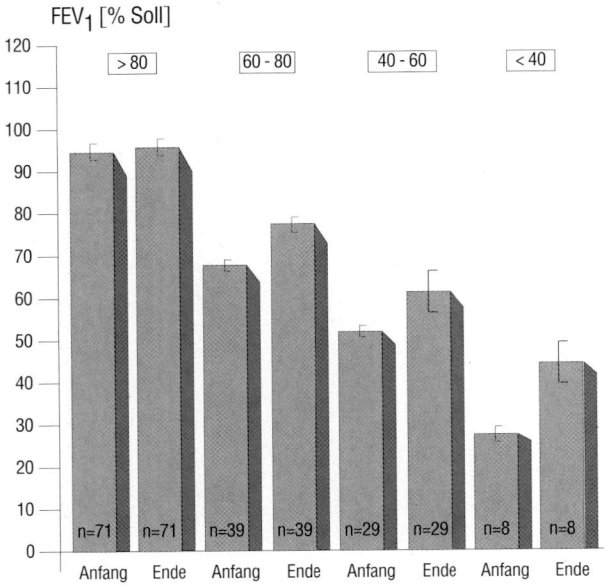

Abb. 7. Absolute Sekundenkapazität (FEV$_1$) in Prozent des Sollwertes zu Beginn (*Anf.*) und am Ende einer stationären Rehabilitationsmaßnahme im Nordseeklima bei 4 Gruppen mit unterschiedlichem Schweregrad der obstruktiven Ventilationsstörung (x ± SEM)

festzustellen ist. Eine rasche Befundbesserung konnten wir auch bei Patienten mit allergischer Rhinitis feststellen. Zu Beginn klagten 75 % über eine nächtlich verstopfte Nase. Bereits nach einer Woche Aufenthalt ohne medikamentöse Therapie war dieses bei den Patienten mit allergischer Rhinitis nur noch in 10 % der Fall, bei Patienten mit chronischer Rhinitis lag dieser Anteil bei nahezu gleichem Ausgangswert bei 40 %. Fritz berichtet 1964 ebenfalls über eine deutliche und auch sehr rasch innerhalb der 1. Woche einsetzende Funktionsverbesserung bei 4wöchigem Aufenthalt im September/Oktober in Wyk auf Föhr, wobei jeweils 6 Wochen nach Rückkehr in den Heimatort (Hannover) erneut Lungenfunktionstests durchgeführt wurden. Die etwa 10 %ige Zunahme der Vitalkapazität und des Atemstoßwertes war auch bei der Nachuntersuchung noch nachweisbar.

Den Langzeiteffekt einer Rehabilitationsmaßnahme im Nordseeklima untersuchte Schüppenhauer (1970) an 406 Männern zwischen 20 und 47 Jahren, die eine Rehabilitationsmaßnahme in Wyk auf Föhr durchführten. Er konnte im Vergleich zum Jahr vor der Kur im Jahr nach der Kur einen Rückgang der Arbeitsunfähigkeitstage um 36 % und einen Rückgang der Krankmeldungen um 36,4 % feststellen.

Insgesamt lassen sich verschiedene günstige Einflüsse des Seeklimas für die pneumologische Rehabilitation darstellen. Die günstigen Umgebungsbedingungen im Seeklima wie schadstoffarme, allergenarme und solehaltige Luft führen zu einer Verminderung der unspezifischen und spezifischen Reizbelastung des Respi-

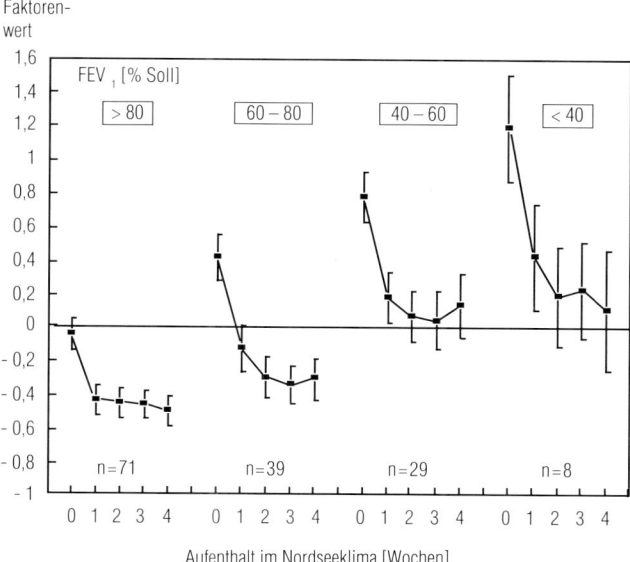

Abb. 8. Verhalten der subjektiven pulmonalen Symptomatik bei 147 konsekutiven Patienten (Jan. − März) mit chronischen Erkrankungen der Atemwege unterschiedlichen funktionellen Schweregrades (s. Abb. 7). *0* Faktormittelwert von 220 konsekutiven Patienten mit Erkrankungen der Atemwege und der Haut ($\overline{x} \pm$ SEM).

rationstraktes. Diese günstigen Umgebungsbedingungen bewirken im Zusammenhang mit der reizklimatischen Wirkung des Seeklimas eine erhöhte Nebennierenrindenaktivität, tragen zu einer Normalisierungstendenz des zellulären Immunstatus bei und führen zu einer Abnahme der spezifischen Reagibilität der Schleimhaut des Atemtraktes und vermehrter Sekretolyse durch den Einsatz ortsgebundener Heilmittel wie Meerwasserinhalationen.

10.5.2 Hochgebirgsklima

J. Lecheler

10.5.2.1 Einleitung

Die Bedeutung des Klimas für den menschlichen Organismus ist schon in der Medizin des Altertums leidenschaftlich diskutiert worden. Hippokrates hat ein eigenes Buch über Klimatherapie geschrieben (Hippokrates 1984), auch Paracelsus und Hufeland haben darüber veröffentlicht (Übersicht in Lecheler 1989).

Eine besondere Blüte hatte die Klimatherapie um die Jahrhundertwende, als die Heilstättenbewegung v. a. im Hochgebirgsklima, aber auch in anderen klimatisch begünstigten Regionen Klinikkomplexe entstehen ließ (Seeliger 1988). Die Patienten hofften dort auf Heilung ihrer chronischen Krankheiten, insbesondere der Tuberkulose. Bis in die 60er Jahre wurden die Vorzüge des Hochgebirgsklimas in nicht näher bezeichneten immunisatorischen Vorgängen durch Klima- und Kältereize, unspezifischen „Reizkörper"-Reaktionen und Verschiebung des Tonus des Vegetativums u. a. durch die Wirkung der Freiluftliegekuren gesehen (Übersicht bei Löffler 1968).

Die Klimakur der Tuberkulose ist heute weitgehend verlassen. Der Grund lag nicht nur in der zwischenzeitlich möglichen effektiven Chemotherapie dieser Erkrankung, sondern auch in prinzipiellen Zweifeln, ob bei dieser chronisch verlaufenden Infektionskrankheit wohnortferne Rehabilitationskonzepte von Vorteil waren. Die französischen und belgischen Dispensaires (vor dem 1. Weltkrieg „La formule francaise" genannt) waren als wohnortnahe Rehabilitationskonzepte den Volksheilstätten zumindest ebenbürtig (Gehbard 1905).

Heute stellte sich angesichts der rapiden Zunahme chronisch-obstruktiver Atemwegserkrankungen erneut die Frage, ob meßbare Vorzüge einer bestimmten Klimazone wohnortferne Rehabilitationsprogramme begründen können. Am Beispiel des Hochgebirgsklimas zeigt sich, daß die Klimatherapie als additiver Faktor zur Rehabilitation chronisch-obstruktiver Atemwegserkrankungen v. a. bei zugrundeliegender atopischer Diathese viel beitragen kann.

10.5.2.2 Charakteristik des Hochgebirgsklimas

Das Hochgebirgsklima ist meteorologisch für Lagen ab 1000 m Seehöhe definiert (Schuh 1987). Aber auch Gebirgstäler oder die nähere Umgebung werden mit in diese Klimazone einbezogen, da sie je nach Wetter oder Tageszeit mit Luftschichten aus den Höhenlagen versorgt werden. Beispiel dafür sind die Berg-Talwind- oder die Hangauf- und Hangabwindzirkulationen. Mit dem Bergwind fließt z. B. nachts die kühle und saubere Luft des Hochgebirges in die Täler.

Das Hochgebirgsklima unterscheidet sich von anderen Klimazonen durch die Veränderung fast aller meteorologischer Parameter. Es findet sich eine vermehrte Direkt- und Ultraviolettstrahlung bei verminderter Himmelsstrahlung (Reiter 1968), verstärkte Windgeschwindigkeit (Drexel 1981), niedrigere Lufttemperatur und niedrigerer Luftdruck mit entsprechend vermindertem O_2-Partialdruck (Wiesinger 1956).

Noch schneller vermindert sich der Wasserdampfpartialdruck, also die spezifische Feuchte der Luft. Mit ihm nehmen die anthropogenen Luftverunreinigungen in Gas- und Aerosolform ab. Eine Zusammenstellung der unterschiedlichen Klimakomponenten zwischen Tiefland und Hochgebirge zeigt Abb. 1 (nach Dirnagel 1980)

10.5.2.3 Schadstoffbelastung der Luft im Hochgebirgsklima

Mit dem verminderten Aerosolgehalt der Luft im Hochgebirgsklima nimmt auch der Schadstoffgehalt ab. Aerosole sind Gemische der Luft mit festen oder flüssigen Teilchen. Das Größenspektrum umfaßt Partikel von submikroskopischen Grö-

	Luftdruck O₂-Druck	Wasser-dampf	Aerosol	aktinische Strahlung	Wärmebilanz= Temperatur + Strahlung + Wind + Feuchte
Sommer	↘	↘↘	↘	↗	↘ ～～
Winter	↘	↘↘	↘↘	↗↗	↗ ～～
beein-flußbar	— (Bergbahn) +	—	—	+	+

Abb. 1. Veränderung meteorologischer Parameter im Gebirge

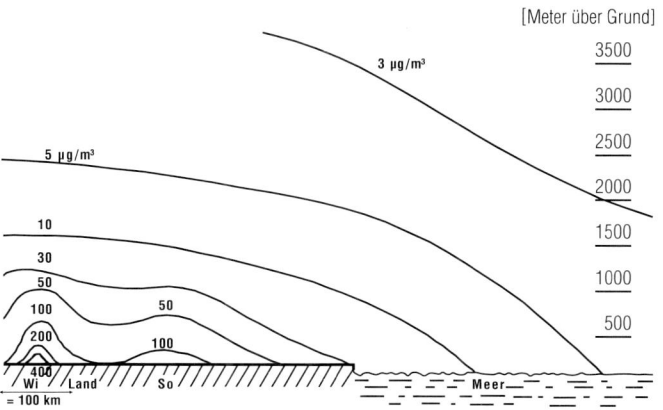

[Meter über Grund]

3 µg/m³   3500

3000

5 µg/m³   2500

2000

10   1500

30
50   1000

100   50

200   100   500

400
Wi / Land   So
= 100 km   Meer

Abb. 2. SO₂-Konzentration in der reinen Atmosphäre

ßen, die nur aus wenigen Molekülen zusammengesetzt sind, bis zu Regentropfen. In Aerosolen sind Salze, Staubkörner, Rußteilchen und organische Bestandteile enthalten.

Wird als allgemeiner Indikator der Luftverunreinigung die Konzentration von Schwefeldioxid herangezogen, wo zeigt sich die Schadstoffreduktion besonders eindrucksvoll. In der reinen, nicht durch menschliche Einflüsse veränderten Luft nimmt sie SO_2-Konzentration bis in 3000 m Höhe rasch ab (Georgi 1966), dort liegen dann die Werte um 4 µg/m³ (Abb. 2).

Auch bei der durch anthropogene Einflüsse veränderten Situation erweist sich das Hochgebirgsklima davon (noch) weitgehend unberührt. Allein 1982 wurden in der Bundesrepublik Deutschland 3,0 Mio Tonnen SO_2 emittiert (Georgi 1966). Aber schon bei 1000 m Seehöhe besteht eine reine Atmosphäre mit natürlichen SO_2-Werten von 20 µg/m³.

Vergleichbare Daten lassen sich für Stickstoffoxid, Ammoniak und Chlor erheben (Übersicht in Schuh 1987), nicht jedoch für Ozon.

Die Ozonkonzentration steigt mit zunehmender Höhe an, die im Hochgebirgs-klima gemessenen Durchschnittswerte von 60 µg/m³ liegt oberhalb der normalen Empfindlichkeitsschwelle, die zwischen 350 und 400 µg/m³ angesetzt wird. Auch bei erhöhter Empfindlichkeit sinkt die Schwelle nicht unter 140 µg/m³ (Dirnagel 1965; Hellmann 1989).

Ein wesentlicher Vorteil des Hochgebirgsklimas ist weiterhin das Fehlen von Inversionswetterlagen. Inversionswetterlagen enden regelhaft bei 800–1000 m Seehöhe. Darunter kann es wie in einem ungelüfteten Zimmer zu einer kurzfristig sehr hohen Schadstoffkonzentration kommen (Schuh 1987).

10.5.2.4 Hausstaubmilben

Hausstaubmilben und Hausstaubmilbenallergene gehören zu den häufigsten klinisch relevanten Allergenen beim allergischen Asthma bronchiale. Temperaturveränderungen und Änderungen der relativen Luftfeuchtigkeit gelten als wirksame Umfeldbehandlung zur Bekämpfung der Milbenentwicklung, da diese nur in engen klimatischen und hygrometrischen Grenzen leben können (Übersicht bei Pauli u. Bessot 1990).

Da im Hochgebirgsklima die Milbenbesiedlung in den Haushalten ausbleibt, bestehen für Milbenallergiker nachweislich günstige Umgebungsverhältnisse (vgl. Spieksam et al 1971; Vervolet et al. 1982). Neben den Temperaturschwankungen und der Reduktion der absoluten Luftfeuchtigkeit im Hochgebirgsklima wird auch die verstärkte UV-Strahlung als Grund für das Fehlen der Hausstaubmilben angesehen.

Als Folge wurde eine Verbesserung von Lungenfunktionsparametern, aber auch eine langfristige Senkung der bronchialen Hyperreaktivität von Milbenallergikern mehrfach beschrieben (Übersicht bei Razzouk 1987).

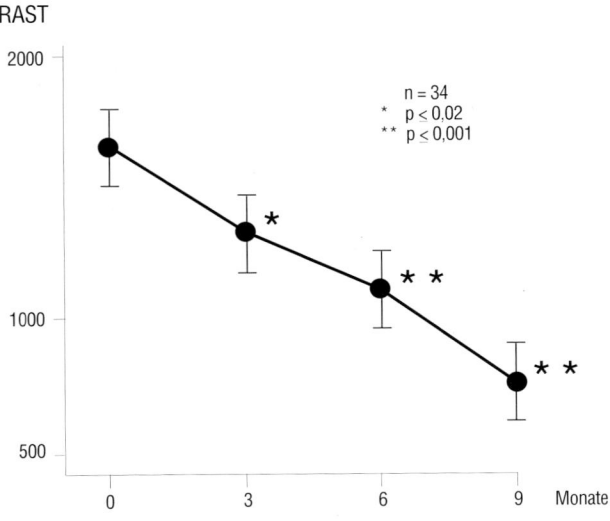

Abb. 3. Veränderung des spezifischen IgE (D.pteronyssinus). Durchschnittswert von 34 Kindern während eines 9monatigen Kuraufenthaltes. (Nach Razzouk).

Das Absinken spezifischer IgE-Spiegel bei Patienten mit Hausstaubmilbenallergie weist ebenfalls auf den langfristigen therapeutischen Effekt des Hochgebirgsklimas bei diesen Patienten hin. Zu bedenken ist dabei aber, daß der Zeitfaktor eine große Rolle spielt: Erst nach ca. 9 Monaten Aufenthalt im Hochgebirgsklima wurden dabei die besten Werte ermittelt (Abb. 3).

10.5.2.5 Pollen

Über die Reduktion allergologisch relevanter Pollen im Hochgebirgsklima im Verhältnis zum Tiefland liegen ebenfalls zahlreiche Untersuchungen vor. Im wesentlichen beinhalten sie bei allen Pollenarten verkürzte Blühzeiten und eine bis zum Faktor 10 reduzierte Zahl der emittierten Pollen. Die Horakschen Grenzwerte (die experimentell ermittelte Pollenzahl, bei der Beschwerden ausgelöst werden) werden bei frühblühenden Bäumen nahezu nie, bei anderen Pollenarten nur an wenigen Tagen im Jahr überschritten, vergleicht man eine Hochgebirgsklimazone mit Vegetationszonen aus dem Flachland (Übersicht bei Leuschner u. Böhm 1988). Abbildung 4 zeigt am Beispiel des Birkenpollenfluges den eindrucksvollen Rückgang der Pollenemissionen mit zunehmender Höhe.

Die Auswirkungen auf Pollenallergiker sind eindrucksvoll, wie eine 1986 durchgeführte Studie an 40 asthmakranken Kindern zeigte. Alle Kinder wiesen Sensibilisierungen auf Gräserpollen auf, regelmäßig kam es während der Gräserpollenblüte sowohl zu einer Verstärkung der asthmatischen Symptome sowie der Rhinokonjunktivitis. Erstmals waren sie zum Untersuchungszeitpunkt (Pollensaison 1986) im Asthmazentrum Jugenddorf Buchenhöhe in Berchtesgaden untergebracht, einem Zentrum der medizinischen, sozialen und beruflichen Rehabilitation, gelegen in der hochalpinen Klimazone. Sie hatten fast keine rhinokonjunktiviti-

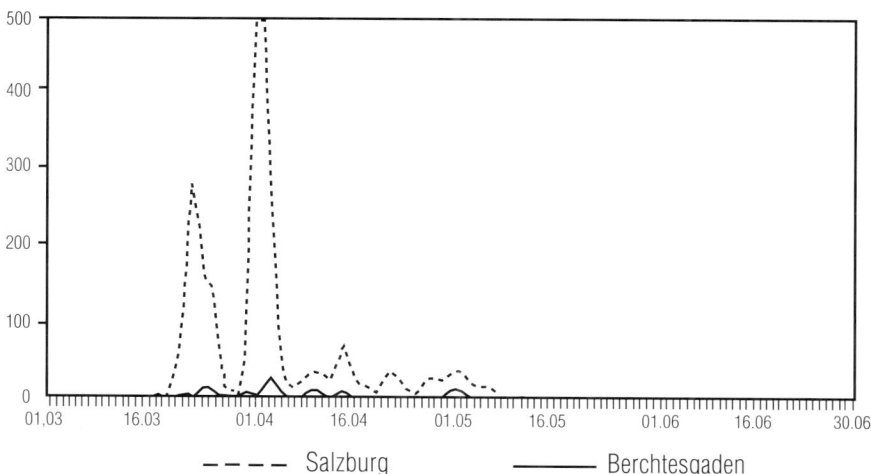

Abb. 4. Birkenpollenflug 1990 in Salzburg (450 m) und Asthmazentrum Berchtesgaden (1200 m). Quelle: Institut für Umwelt und Pollenflugvorhersage, Teisendorf.

sche Symptomatik, obwohl die Rhinokonjunktivitis im Unterschied zur Bronchialobstruktion nicht medikamentös behandelt wurde. Während der Pfingstferien 1986, noch in einer Zeit des maximalen Pollenfluges, wurden diese Kinder nach Hause geschickt, aber mit protektiven Medikamenten versorgt (DNCG und Ketotifen). Trotz der protektiven Medikation kam es zu einer deutlichen Verschlechterung der Symptomatik. Die Autoren schlossen aus der Untersuchung, daß die genannten medikamentös-protektiven Maßnahmen nicht denselben Effekt haben können wie der Aufenthalt im Hochgebirgsklima (Lecheler, Ehmer-Künkele u. Schantl 1987).

10.5.2.6 Schimmelpilze

Sporen von Schimmelpilzen sind ebenfalls wesentliche Bestandteile des Aeroplanktons. Auch sie können bei Sensibilisierten zu allergischem Asthma bronchi-

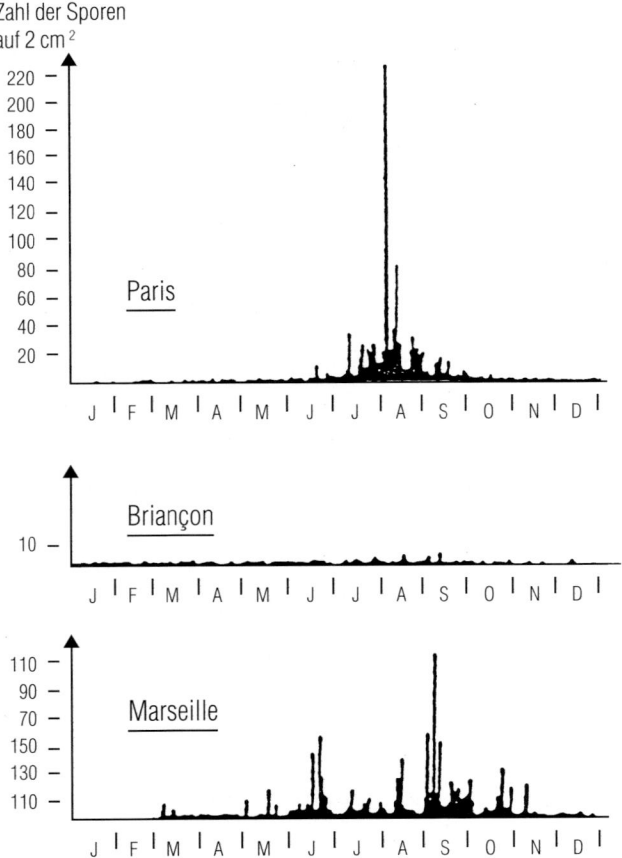

Abb. 5. Kalender der Alternariasporulation 1962 (mit gravimetrischen Methoden täglich ermittelt). (Nach Razzouk).

ale, allergischer Rhinokonjunktivitis und anderen atopischen Symptomen führen (Morro u. Prince 1964). Zumindest bei den extramural vorkommenden Schimmelpilzen wie Alternaria tenuis und Cladosporium herbarum ist der verminderte Sporenflug im Hochgebirgsklima belegt. Vergleichsuntersuchungen von Alternariasporen in Briancon (1350 m) zu tiefergelegenen Orten wie Paris und Marseille zeigen die deutliche Reduktion im Hochgebirgsklima (Abb. 5). In Deutschland zeigten langjährige Messungen zwischen Oberjoch (1250 m) und Delmenhorst (norddeutsche Tiefebene) vergleichbare Ergebnisse für Cladosporiumsporen (Polleninformation Bencard 1985).

10.5.2.7. Körperliches Training im Hochgebirgsklima

Die Reduktion des O_2-Partialdruckes mit zunehmender Höhe führt zu Adaptionsvorgängen, die in der medizinischen Trainingstherapie asthmakranker Patienten genutzt werden können.

Über O_2-empfindliche Chemorezeptoren werden auf nervösem Wege sowohl die Atmungstätigkeit verstärkt als auch Herz und Kreislauf vermehrt aktiviert. Das Defizit an Sauerstoff der Einatemluft wird so durch verbesserte Aufnahme und Verteilung im Organismus kompensiert (Deetjen u. Humpeler 1981).

Weiter spielen auch die Veränderungen an Erythrozyten eine besondere Rolle. In den Erythrozyten wird Sauerstoff an Hämoglobin angelagert. Die O_2-Bindung verläuft in Abhängigkeit vom O_2-Partialdruck in einer charakteristischen Kurve. In den klimatherapeutisch nutzbaren Zonen des Hochgebirgsklimas spielt die Reduktion des O_2-Partialdruckes im Berich hoher Drücke der Einatemluft daher zunächst eine geringe Rolle (Abb. 6).

Anders verhält es sich im Bereich niederer Drücke, wie sie sich im Gewebe durch den O_2-Verbrauch im Zellstoffwechsel einstellen. Hier ist der Verlauf der O_2-Bindungskurve steil und führt zur Entkopplung relativ großer O_2-Mengen bei relativ geringen Druckdifferenzen.

Verschiedene Faktoren führen zu einer Modifizierung der O_2-Bindungskurve. Neben H^+-Jonenkonzentration, CO_2-Partialdruck und Temperaturänderungen sind Stoffwechselprodukte bedeutsam, die als Adaptionsprozeß bei vermindertem O_2-Partialdruck im Hochgebirgsklima entstehen. Die bekannteste und vielleicht wichtigste Substanz ist das 2,3-Diphosphoglycerat (DPG). Diese Substanz wird immer dann im Erythrozyten vermehrt gebildet, wenn sein aerober Stoffwechsel gestört ist (Deetjen 1981).

Für die Adaption an das Hochgebirgsklima ist hier ein einfacher, aber effektiver Mechanismus der rückgekoppelten Funktionsanpassung gegeben. Ist der pO_2 in der Einatmungsluft und damit im arteriellen Blut etwas abgesunken, wird in den Erythrozyten vermehrt DPG gebildet und der an das Hb gebundene Sauerstoff kann in vermehrtem Ausmaß im Gewebe entkoppelt werden.

Mit Hilfe dieser Regulationsvorgänge lassen sich Trainingsintensitäten steigern ("Training im Lehnstuhl"; Hollmann et al. 1966; Dejours 1964). Bei Personen mit Ausdauer- und Koordinationsdefiziten wie chronisch asthmakranken Patienten ergeben sich durch diese Konstellation im Hochgebirgsklima besonders günstige Umstände, ihre Trainingsrückstände aufzuholen.

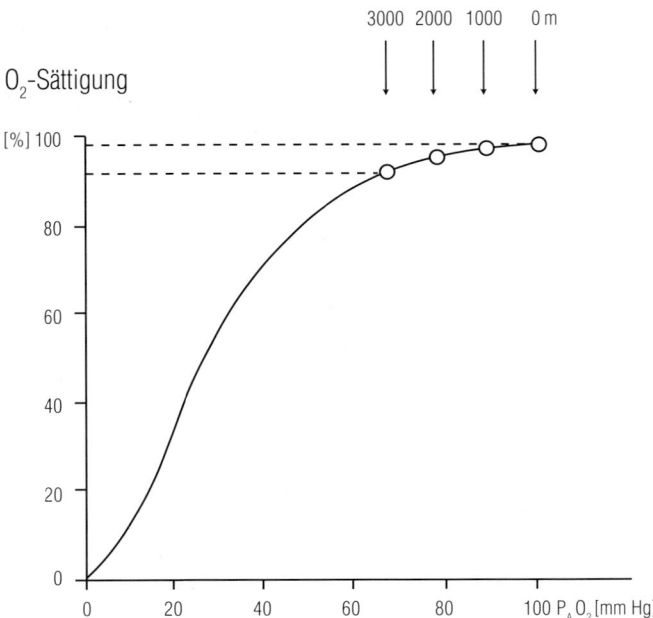

O_2-Sättigung

Abb. 6. Sauerstoffdissoziationskurve. Im Bereich hoher O_2-Drucke führt infolge des dort flachen Verlaufes der Kurve ein beträchtlicher Abfall des O_2-Druckes in der Alveolarluft (P_{AO2}) nur zu einer relativ geringen Abnahme der arteriellen O_2-Sättigung. (Nach Deetjen).

10.5.2.8 Klimatherapie der Neurodermitis im Hochgebirgsklima

Auch für die im Rahmen des atopischen Syndroms zusammen mit Asthma bronchiale und Rhinokonjunktivitis auftretende Neurodermitis ergeben sich positive Aspekte im Hochgebirgsklima, auf die in diesem Zusammenhang jedoch nur am Rande verwiesen werden soll. Sehr gute bis gute Erfolge der sog. Heliotherapie (durch vermehrte natürliche UV-Strahlung) werden besonders dann beschrieben, wenn akute Entzündungserscheinungen abgeklungen sind (Borelli u. Düngemann 1981). Langfristige Aufenthalte in Höhenlagen steigern den günstigen Effekt auf die Neurodermitis atopica (Auer 1973), zudem sind umfassende Rehabilitationskonzepte besonders erfolgreich, wenn der additive Faktor der Hochgebirgsklimatherapie hinzukommt (Kneist 1989).

10.5.2.9 Zusammenfassung und Ausblick

Die therapeutische Nutzung des Hochgebirgsklimas ist, wie die Klimatherapie überhaupt, für Ärzte und Patienten seit den Anfängen der Medizin von besonderem Interesse. Obwohl erst in jüngerer Vergangenheit die Wirkung der Klimatherapie bei manchen Indikationen überschätzt oder falsch eingeschätzt wurde, besteht heute angesichts zunehmender chronisch-obstruktiver Atemwegskrankheiten, verbunden mit zunehmender Umweltproblematik, erneut ein lebhaftes Interesse daran, ob besondere Klimazonen zur Bewältigung dieser chronischen Krankheiten einen Beitrag leisten können.

Anders als früher stehen uns heute dazu wissenschaftliche Untersuchungsergebnisse zur Verfügung, die die Abnahme von Luftschadstoffen im Hochgebirgsklima belegen, weiterhin das Fehlen oder die Reduktion relevanter Allergene (Pollen, Hausstaubmilben, Schimmelpilze). Vor allem Patienten mit allergischer Verlaufsform chronisch-obstruktiver Atemwegserkrankung, aber auch generell Patienten mit hyperreaktivem Bronchialsystem und Patienten mit Neurodermitis atopica profitieren vom Aufenthalt in dieser Klimazone.

Körperliches Training in der Höhe, bei Leistungssportlern schon seit langem genutzt, läßt sich auch bei Asthmatikern und chronischen Bronchitikern besonders erfolgreich durchführen.

Die Deutsche Gesellschaft für Klimatherapie bemüht sich seit Jahren um die Evaluation von Klimafaktoren auf den menschlichen Organismus (Lecheler 1987). Einigkeit besteht darin, daß die Vorteile des Hochgebirgsklimas wohnortferne Rehabilitationskonzepte in dieser Klimazone begründen. Weiter besteht aber auch darin Einigkeit, daß die Klimatherapie alleine kein umfassendes Rehabilitationskonzept ersetzen kann, sondern vielmehr nur als – in Einzelfällen möglicherweise bedeutsamer – Teil eines solchen Konzeptes angesehen werden muß.

10.6 Balneotherapie/Hydrotherapie

B. Kroemer

10.6.1 Einleitung

Balneo- und hydrotherapeutische Maßnahmen unter Verwendung natürlich vorkommender heilkräftiger Quellen gehören seit altersher zum klassischen Repertoire des komplexen Behandlungsansatzes chronischer pneumologischer Krankheiten und bilden auch heute noch, im Zeitalter der Dominanz der Pharmakotherapie und immer ausgefeilter werdender medizintechnischer Möglichkeiten, einen unverzichtbaren Bestandteil moderner Rehabilitationskonzepte. Sicher nicht zuletzt wegen der hohen Akzeptanz bei den betroffenen Patienten, von denen Bäder, zumal wenn sie wie im Bewegungs- und Schwimmbecken mit körperlicher Aktivität verbunden sind, als angenehm empfunden werden, haben Balneo- und Hydrotherapie trotz gelegentlich nicht unberechtigter Einwände wegen unzureichender wissenschaftlicher Grundlagen und schwierig zu untersuchenden Effektivitätskriterien immer ihren Platz behauptet.

Bereits in der Spätantike ist die Nutzung von Mineralquellen zum Baden und Trinken nachgewiesen. Auch die mittelalterliche Medizin pflegte ein sorgfältig geregeltes Kurwesen mit individuell abgestimmten Trink- und Badekuren, Teilbädern, Schwitzbädern, Duschen und Packungen. J. Dryander (vor 1500–1560) berichtete als erster ausführlich über die heilsame Wirkung der Emser Sole. 1803 wurde in Salzelmen bei Magdeburg durch J.W. Tolberg die erste Solebadeanstalt Deutschlands errichtet. C.W. Hufeland ließ 1815 eine „Praktische Übersicht der verschiedenen Heilquellen Deutschlands" erscheinen. Im selben Jahre veröffentlichte der Weimarer Apotheker K.H. Hoffmann eine Zusammenstellung von 242 Mineralquellenanalysen. Aber erst in der jüngsten Zeit fand die Balneotherapie auch in die sog. Schulmedizin Eingang, und es kam zu einer immer umfangreicher werdenden Zusammenarbeit mit Hochschulkliniken und der Grundlagenforschung sowie zur Bildung zahlreicher balneologischer und kurörtlicher Forschungsinstitute (z. B. Bad Reichenhall, Bad Elster).

10.6.2 Wirkungsbedingungen und -faktoren

10.6.2.1 Mechanische Wirkungen

Auftrieb

Beim Eintauchen in das Bad verliert der Körper so viel an Gewicht, wie die von ihm verdrängte Flüssigkeit wiegt. Da das spezifische Gewicht des untergetauchten Körpers bei respiratorischer Mittellage etwa bei 1.025 liegt, entspricht das Körpergewicht im Bad nur dem der nicht eingetauchten Körperteile, z. B. Kopf und Hals mit ca. 5−6 kg. In mineralisierten Wässern, wie beispielsweise Sole, kann der Auftrieb quasi eine Schwerelosigkeit bewirken, die zu einer Entlastung des Stütz- und Bewegungapparates mit optimaler Entspannung der an der Atmung beteiligten Muskeln führt.

Hydrostatischer Druck

Der auf der Körperoberfläche lastende hydrostatische Druck nimmt linear mit der Eintauchtiefe und dem spezifischen Gewicht des Bademediums zu. Neben der Entleerung des peripheren Niederdrucksystems mit Förderung des venösen Rückstroms zum Herzen und einer Zunahme des intraabdominellen Drucks werden im Thoraxbereich folgende günstige Veränderungen wirksam:
- Vorwölbung des Zwerchfells in den Thoraxraum mit Erleichterung der Exspiration (obstruktive Ventilationsstörung!),
- Abnahme des exspiratorischen Reservevolumens um 500 − 1.500 ml durch Verschiebung der Atemmittellage,
- Steigerung des Atemminutenvolumens.

10.6.2.2 Thermische Wirkungen

Die thermoregulatorischen Reaktionen werden durch Erregung thermosensibler Strukturen in Haut, Eingeweiden, Rückenmark, Medulla oblongata, Mittelhirn und Hypothalamus bewirkt.

In kalten und warmen Bädern werden die ersten Reaktionen in der Regel über eine Erregung der Thermorezeptoren in der Haut ausgelöst, die in unterschiedlicher Dichte auf der Körperoberfläche verteilt sind (Abb. 1). Cordes (1981, 1988) gibt eine Hydrothermoskala an, die die thermischen Empfindungen nach der Rezeptorenadaptation beschreibt (s. Abb. 2).

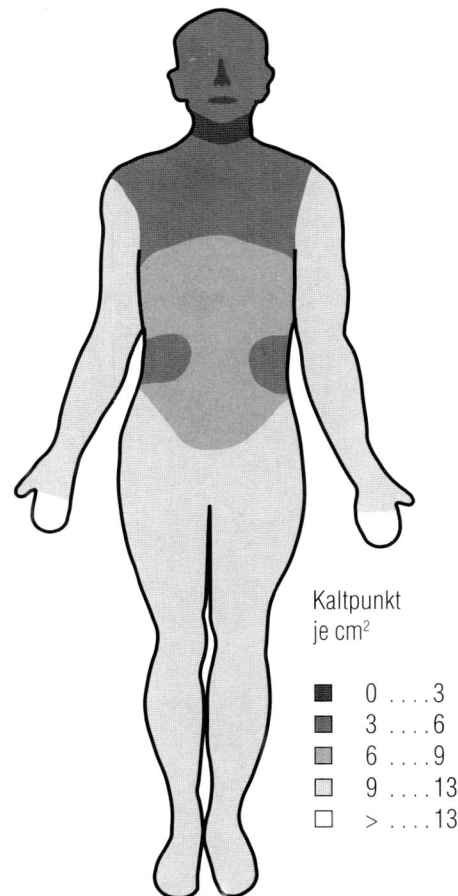

Kaltpunkt
je cm²

■   0 3
■   3 6
■   6 9
□   9 13
□   > 13

Abb 1. Schema der Verteilung der Kaltpunkte auf der Körperoberfläche. (Nach Aschoff u. Wever; zit. bei Amelung u. Hildebrandt 1985)

Entsprechend der Temperatur werden die Bäder unterteilt in:
- thermoindifferente (isothermale) Bäder   34 – 36 °C,
- warme Bäder   36 – 38 °C,
- heiße (hyperthermale) Bäder   über 38 °C,
- kühle und kalte (subthermale und hypothermale) Bäder   unter 34 °C.

Hinsichtlich der Beeinflussung des Atmungssystems wirken Kaltapplikationen atmungsvertiefend und frequenzbeschleunigend (Zunahme des Atemminutenvolumens) bis zur Hyperventilation bei sehr kalten Bädern, Warmapplikationen sekretionssteigernd und bronchospasmolytisch.

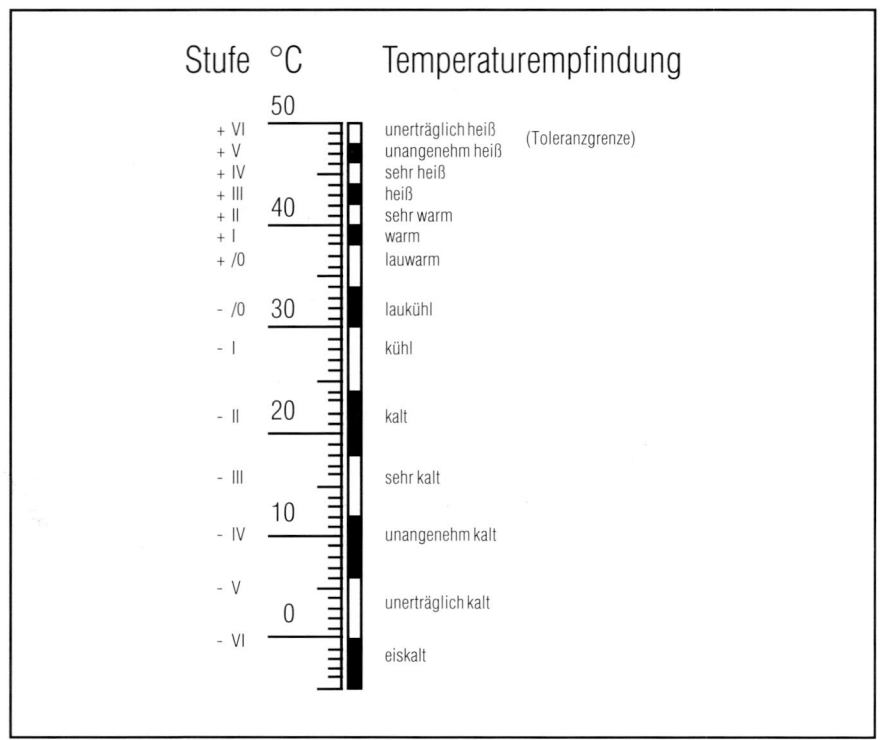

Abb 2. Thermische Hydrotherapiestufen (Hydrothermoskala). (Nach Cordes 1988)

10.6.2.3 Chemische Wirkungen

Der umfängliche und intensive Kontakt der Hautoberfläche mit Wasser und darin
gelösten Stoffen führt zu einer Reihe chemischer Veränderungen, die prinzipiell
über 3 Mechanismen zustande kommen (Amelung u. Hildebrandt 1985):
– perkutane Absorption (Penetration) durch die Haut,
– Ablagerung (Deposition) in der Haut,
– Auswaschung (Elution) der Haut und körpereigener Substanzen.

Neben den chemischen Primärwirkungen in der Haut mit direkter Beeinflussung
des Hautorgans und seiner Stoffwechselleistungen mit vordergründiger Aktivierung proteolytischer Abbauvorgänge spielen sekundäre nervale und humorale
Fernwirkungen eine wesentliche Rolle und führen zu einer Beeinflussung u. a. des
Gefäßsystems, der glatten Muskulatur, des Intermediärstoffwechsels und vegeta-
tiv-hormonaler Vorgänge (Amelung u. Evers 1962; Amelung u. Hildebrandt
1985).

In diesem Zusammenhang spielen als Mediatorsubstanzen besonders Acetylcholin, das speziell in warmen Bädern vermehrt freigesetzt wird und vorwiegend

am Herz-Kreislauf-System (periphere Gefäßerweiterung, Blutdrucksenkung) und im vegetativen System angreift, und Histamin eine wichtige Rolle.

Letzteres wird besonders durch Kaltreize unter Degranulation von Mastzellen liberiert und kann infolge Permeabilitätssteigerung der Kapillarwände Lokal- und Allgemeinwirkungen entfalten (Erythem, Ödeme, Urtikaria, Blutdruckabfall).

Von besonderer Bedeutung für die balneotherapeutische Wirksamkeit ist die histaminvermittelte Beeinflussung des Hypophysen-Nebennierenrinden-Systems. Histamin bewirkt eine vermehrte ACTH-Produktion und -ausschüttung und beeinflußt damit spezifisch die Inkretion der Nebennierenrinde.

Als weitere Mediatorsubstanzen spielen Serotonin (mit histaminähnlichen Effekten), Bradykinin, Eosinotaxine und Leukotaxine, die eine Erhöhung der phagozytären Abwehr bewirken, und eine Reihe weiterer, nicht genau definierter humoraler Überträgerstoffe, die an der Auslösung allgemeiner Abwehr- und Umstimmungsreaktionen und immunologischer Prozesse beteiligt sind, eine Rolle (Amelung u. Evers 1962; Amelung u. Hildebrandt 1985).

10.6.2.4 Allgemeine Wirkungsbedingungen und -faktoren

Neben den beschriebenen mechanischen, thermischen und chemischen Faktoren haben auch Applikationsfläche (Flächendosis) und -topographie und Applikationsdauer (Zeitdosis) maßgeblichen Einfluß auf die therapeutische Wirksamkeit (Cordes u. Zeibig 1981; Cordes 1988).

Die Körperoberfläche läßt sich in annähernd 6 gleiche Teile untergliedern:
- 1/6 Unterschenkel mit Füßen,
- 1/6 Oberschenkel bis Trochanter major,
- 1/6 Becken bis Beckenkamm seitlich,
- 1/6 Lendengegend mit Stamm bis Proc. ensiformis,
- 1/6 Thoraxoberteil bis Manubrium und Scapula,
- 1/6 Schultergürtel und Arme mit Händen

(s. Abb. 3).

Neben der Fläche ist die Applikationstopografie von Bedeutung:

Hydrotherapeutische Anwendungen wirken an den oberen Extremitäten stärker als an den unteren. Kaltapplikationen wirken am intensivsten im Gesicht.

Wie die Flächendosis läßt sich auch die Applikationsdauer in 6 Stufen einteilen:
- Dosis I: bis 1 min (Sekundendauer);
- Dosis II: 1 – 5 min (sehr kurze Dauer);
- Dosis III: 5 – 10 min (kurze Dauer);
- Dosis IV: 10 – 20 min (mittlere Dauer;
- Dosis V: 20 – 40 min (längere Dauer);
- Dosis VI: über 50 min (lange Dauer).
- Dabei gilt: je höher die Kalt- und Warmtufe, um so kürzer die Applikationsdauer.

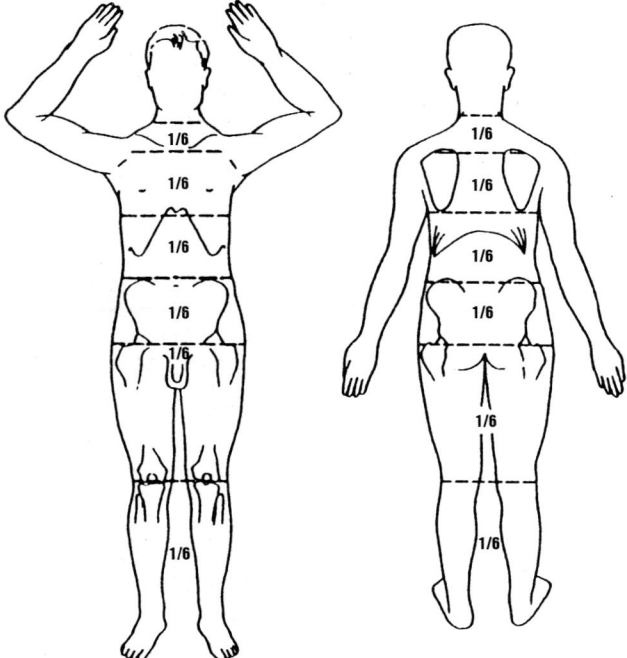

Abb 3. Sechsteleinteilung der Körperoberfläche. (Nach Cordes u. Zeibig 1981)

10.6.2.5 Teilbäder

Mechanische und chemische Wirkungen treten bei Teilbädern in den Hintergrund. Für die thermischen Wirkungen kommen je nach Temperatur, Ausdehnung und Dauer prinzipiell die gleichen Bedingungen in Betracht wie sie für die Vollbäder gelten. Bei sprunghaften Temperaturveränderungen (Wechselgüsse und -bäder) tritt durch überschießende Erregung der Thermorezeptoren der Haut der Reizcharakter der Anwendung besonders hervor. In der Thermo- und Hydrotherapie wird besonders die Tatsache genutzt, daß durch thermische Reize von bestimmten Hautrealen reflektorisch Funktionsänderungen innerer Organe ausgelöst werden können.

10.6.3 Praktische Durchführung

10.6.3.1 Solebäder

Solebäder zählen zu den am häufigsten verordneten balneotherapeutischen Anwendungen. In Bad Salzungen z. B. wird hierfür eine natürlich vorkommende 5−6%ige Sole ohne weitere Zusätze verwendet (Zusammensetzung s. Abb. 4).

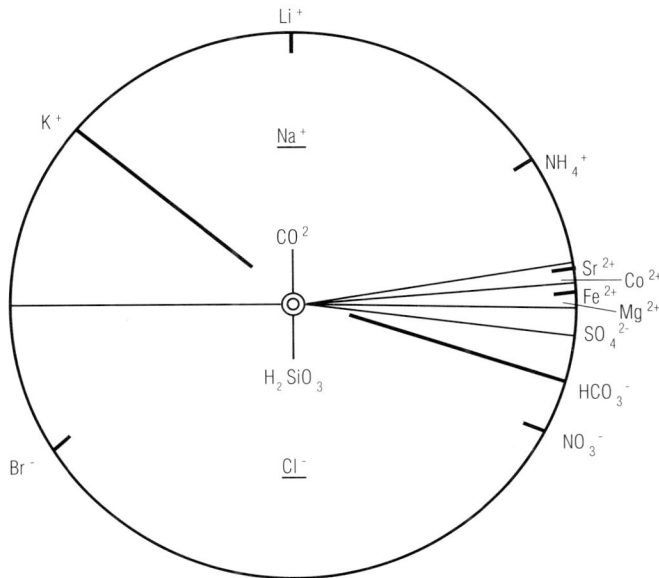

Abb 4. Udluftschema der 6%igen Salzunger Sole

Im allgemeinen werden wöchentlich 2–3 Bäder mit einer Zeitdauer von 15–20 min und anschließender Nachruhe appliziert. Neben den als Nebeneffekt (atopische Hautveränderungen!) häufig erwünschten Reaktionen an der Haut selbst sind vegetative Mitreaktionen an zahlreichen Funktionssystemen im Sinne einer konstitutionell umstimmenden unspezifischen Reiztherapie zu erwarten. Dabei stehen schleimhautabschwellende, sekretionsfördernde und antiphlogistische Wirkungen im Vordergrund, so daß in Serie verabreichte Solebäder neben der inhalativen Applikationsform auch heute einen Stellenwert in der Rehabilitation chronischer entzündlicher Atemwegskrankheiten haben (Blaha 1978; Abb.5).

10.6.3.2 Solebewegungsbad

Das Solebewegungsbad stellt eine geradezu ideale Kombination von Balneo- und Kinesitherapie dar.

Es kombinieren sich kreislauftrainierende Effekte durch Schwimmen, mechanische, thermische und chemische Wirkungen des Bades und die durch die aktive Bewegung hervorgerufene Stoffwechselsteigerung. Die Temperatur sollte um 30 °C liegen. Von besonderer Bedeutung ist die Schwimmtherapie im Solebecken beim belastungsinduzierten Bronchospasmus im Rahmen des Exercise-induced-Asthma.

Ort		Ärztliche Verordnungen		Mo.	Di.	Mi.	Do.	Fr.	Sa.
Kurhaus ● / Sanat. Hufeland ● / Kurhaus ● Inhalatorium	Inhalations therapie	Feucht-Inhalation ✗	5 x wö						
		Aerosol-Inhalation ● US	x wö						
		✗ Düse	5 x wö						
		● UDV	x wö						
	Schleimhaut regie	Nasenspülung/Nasentamp/Gurgeln	5 x wö						
	aktive Therapie		x wö						
			x wö						
			x wö						
Kurhaus ● / Kurhaus ● Physiotherapiegeb.	Elektro therapie	x Reizstrom/Ultraschall/Kurzwelle	x wö						
	Massage therapie	x x x Klass./Bdgm./Segm./Periostbeh.							
	Balneo- u. Hydrotherapie	Sole/CO₂-Bad —1/2—(3/4)—1/1 ; — Dauer 15 ; — Temp 38 C	3 x wö						
		Teilbad (Arme/Untersch.) Wassertreten	5 x wö						
		UWDM/Blitz-/Flachguß/Wechseldusche	5 x wö						
		Wickel/Sternalauflage	x wö						
		Rotlicht/Gesichts-, Kehlkopfguß	5 x wö						
Kurhaus ● Badehaus		Sauna (Physiotherapiegebäude)	2 x wö						
Kurpoliklinik	Psychotherapie								
	Stimm-Therapie								
	Zusätzliche Therapie								

Elektrotherapie/Massage

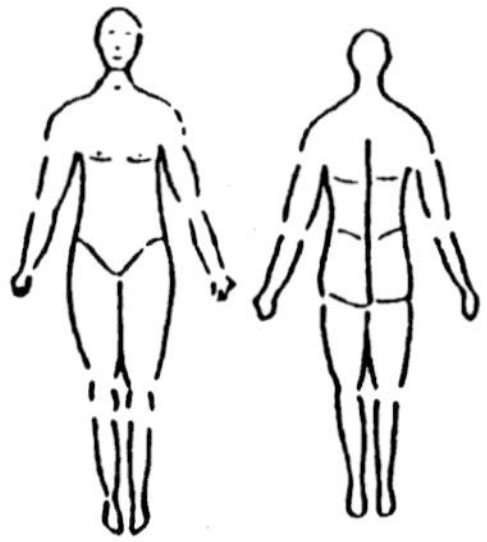

Dg.
Dg.

Behandler – Information

Freiluftinhalation (Gradierwerk)

Öffnungszeiten:

● Sommerhalbjahr
Mo.-Fr.   8.30—17.00 Uhr
Sa. u. So.   8.30—11.30 Uhr

● Winterhalbjahr
Mo.-Fr.   8.30—16.00 Uhr
Sa. u. So.   8.30—11.30 Uhr

(exakte Festlegung siehe Aushang)

Aufenthaltsdauer:

Freiluftinhalation
.... min bis .....2..... Std. täglich

Rauminhalation
.... min bis ....1.5.... Std. täglich

Abb 5. Ausschnitt aus einer physiotherapeutischen Behandlungskarte des Solbades Bad Salzungen

10.6.3.3 Sauna

Die Sauna ist ein Heißluftbad mit Temperaturen zwischen 60 °C und 90 °C und relativ trockener Luft ohne hydrostatischen Druck mit anschließender Kaltapplikation in Form von Güssen, Duschen, Tauch- und Schwimmbädern. Krauss (1981) bezeichnet die Sauna als eine besondere Form der Thermotherapie, deren Spezifikum darin besteht, daß der Wärmeträger Heißluft zugleich auf Körperoberfläche und Schleimhäute des Atmungsorgans einwirkt.

Infolge der starken Schweißsekretion steigt die Körpertemperatur in der Regel nicht um mehr als 1–2 °C über den Ausgangswert an.

Die wichtigsten Wirkungen bestehen in einer Verminderung des peripheren Gefäßwiderstandes durch Senkung des Gefäßtonus und Eröffnung von arteriovenösen Shunts, einer Vergrößerung der Blutdruckamplitude mit Abfall der diastolischen und Anstieg der systolischen Werte und, mit beidem verbunden, einer Erhöhung des Herzminutenvolumens.

Am Atmungssystem soll die Hyperthermie zu einer verstärkten Sekretion und Sekretolyse des Bronchialschleims und zur Herabsetzung des Bronchialmuskeltonus mit Bronchodilatation und Obstruktionslösung führen.

Am äußeren Atemapparat wirkt die Sauna entspannend und lockernd auf Bindegewebe, Muskulatur und die Strukturen der Rippenwirbelgelenke (Cordes u. Zeibig 1981; Cordes 1988; Krauss 1981; Krauss 1987; Schmidt 1986).

Regelmäßige Saunabehandlungen führen über Verbesserungen der Kälteadaptation, Training und Normalisierung der Wärmeregulation und eine Beeinflussung immunologischer Prozesse zu einer Erhöhung der Infektabwehr („Abhärtung"). Darüber hinaus wird auch eine günstige Beeinflussung immunologischer Vorgänge im Sinne einer „unspezifischen Hyposensibilisierung" beschrieben (Blaha 1978; Findeisen 1987).

Im Rahmen der strukturierten klinischen Rehabilitation wird eine 2- bis 3malige wöchentliche Anwendung empfohlen.

Sogenannte Aufgüsse mit ätherischen Ölen sollten bei bronchialer Hyperreaktivität oder bereits bestehender manifester Obstruktion unterbleiben.

10.6.3.4 Sonstige balneo- und hydrotherapeutische Maßnahmen

Unter den zahlreichen weiteren hydrotherapeutischen Anwendungen können in der Rehabilitation pneumologischer Krankheiten nachfolgende Verfahren Anwendung finden:
- Wickel, Umschläge, Auflagen, Kompressen als Anwendungen mit dem Tuch;
- kalte, warme oder wechselwarme Flachgüsse;
- kalte, heiße oder wechselwarme Druckstrahlgüsse („Blitzgüsse");
- kalte, warme, wechselwarme, temperaturan- und -absteigende Duschen;
- kalte, warme, wechselwarme, temperaturan- und -absteigende Unterschenkel- oder Unterarmbäder;
- lokale Applikation von Sole im Bereich der oberen Luftwege als Nasentamponaden oder Nasen-Rachen-Spülungen („Schleimhautregie").

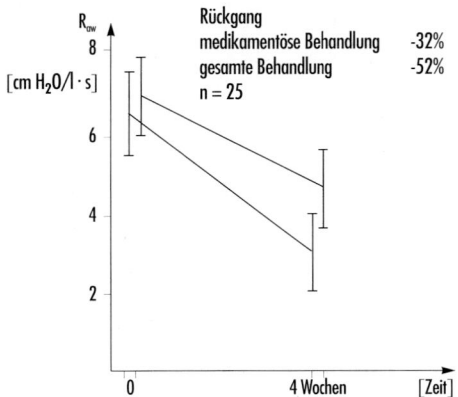

Abb. 6. Beeinflussung der Atemwegsobstruktion während einer 4wöchigen klinischen Behandlung durch medikamentöse Therapie allein (*obere Kurve*) und im Rahmen eines integrierten Rehabilitationsprogramms (*untere Kurve*) mit zusätzlichem Einsatz physikalischer Behandlungsmaßnahmen. (Nach Schmidt 1986).

10.6.3.5 Stellenwert der Balneo- und Hydrotherapie im komplexen physikalischen Behandlungsprogramm

Balneo- und Hydrotherapie sollten in der pneumologischen Rehabilitation immer als ergänzender Bestandteil eines umfassenden physikalischen Behandlungsprogramms (besonders Inhalations- und Atemtherapie) angesehen werden (Blaha 1978; Jordan 1980; Schmidt 1986).

Dabei ist die wissenschaftliche Beurteilung des Stellenwertes einzelner Therapieverfahren aus methodischen Gründen schwierig und muß häufig auf subjektive Patientenangaben und klinische Erfahrungen des Behandlers zurückgreifen (Konietzko et al. 1988; Schmidt 1986). Immerhin gelang Schmidt (1986) der Nachweis, daß ein komplexes Behandlungsprogramm unter Einbeziehung physikalischer Behandlungsverfahren zu einer stärkeren Senkung der Atemwiderstände führt als eine medikamentöse antiobstruktive Therapie allein (s. Abb. 6).

10.7 Sauerstofflangzeittherapie

W. Petro

10.7.1 Pathophysiologie

Die Anwendung des Sauerstoffs im Sinne eines Medikaments ist sehr alt, insbesondere bei akuten Mangelzuständen der Notfall- und Intensivmedizin. Seine Anwendung bei schwerer chronischer Hypoxämie fand ihren Durchbruch in den 60er Jahren. Inzwischen sind die medizinischen Erkenntnisse zur langzeitigen Anwendung des Sauerstoffs weit verbreitet und es hat sich eingebürgert, hierbei auf Standards zurückzugreifen. Diese Standards sind sowohl im angloamerikanischen Schrifttum, aber auch im deutschen Schrifttum festgelegt (American Thoracic Society 1987; Conference on home oxygen therapy 1986, 1988; Deutsche Gesellschaft für Pneumologie und Tuberkulose 1984, 1989; Flenley 1983; Petro 1989; Matthys et al. 1988).

Sauerstoffmangel in Folge alveolarer Hypoventilation im Sinne einer alveolaren Hypoxie setzt einige markante Mechanismen in Gang, von denen der Euler-Liljestrand-Mechanismus am bekanntesten ist. Euler u. Liljestrand (1946) wiesen nach, daß eine schwere alveolare Hypoxie zu einer Vasokonstriktion im Pulmonaliskreislauf führt. Daneben spielen aber eine Vielzahl anderer Auslösemechanismen für eine pulmonale Gefäßkonstriktion eine Rolle:

Gefäßwandkonstriktion wird so möglicherweise durch Depolarisation der Muskelmembran und durch Freisetzung von vasoaktiven Transmittern aus dem hypoxischen Gewebe verursacht (Bergofsky et al. 1967, 1968; Reimann et al. 1983). Bekannte vasoaktive Substanzen sind Histamin, Angiotensin, Serotonin, Bradykinin und Prostaglandin. Des weiteren soll es unter Hypoxie zu einer Mastzellvermehrung kommen. Die Kette pathophysiologischer Abläufe ist im ungünstigsten Falle beendet mit der Entwicklung einer zunehmenden Rechtsherzbelastung und eines Cor pulmonale.

10.7.2 Die Wirkung von Sauerstoff

Eine Umkehrung der beschriebenen Vorgänge wird durch exogene Zufuhr einer erhöhten inspiratorischen Sauerstoffkonzentration erzielt. Diese führt zu einer Besserung der alveolaren Hypoxie. Sie führt über eine Umkehrung der die Vasokonstriktion auslösenden Abläufe zu einer Vasodilatation. Da die Sauerstoffzufuhr keine kausale Therapieform ist, also die Ursachen der Hypoxie nicht wirklich beseitigt, ist sie nur während ihrer Anwendung wirksam. Somit stellt sie eine Dauertherapie dar (Petro et al. 1982; Petro 1983).

Bei Erkrankungen mit alveolarer Hypoventilation infolge schwerer Obstruktion ist der Effekt der Sauerstofflangzeittherapie ausreichend belegt. Schon kurzzeitige Sauerstoffgaben zeigen eine Verbesserung der Parameter der Mechanik des kleinen Kreislaufes, sie führen darüber hinaus aber zur Verbesserung der Herzmechanik und Rhythmisierung.

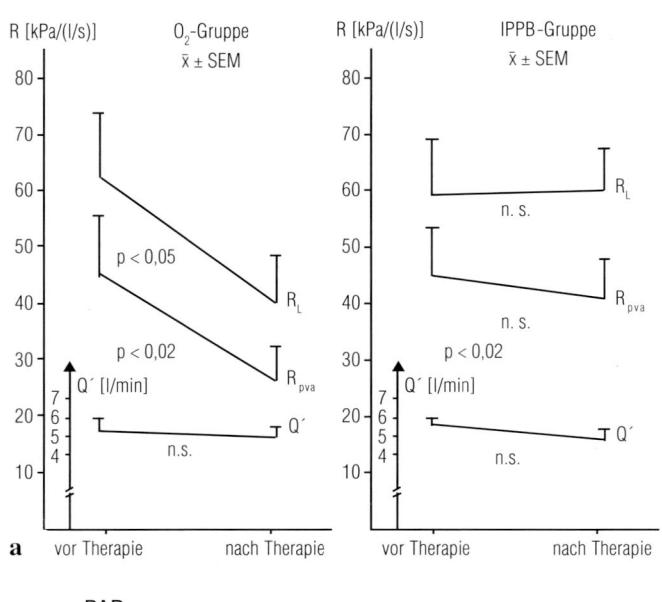

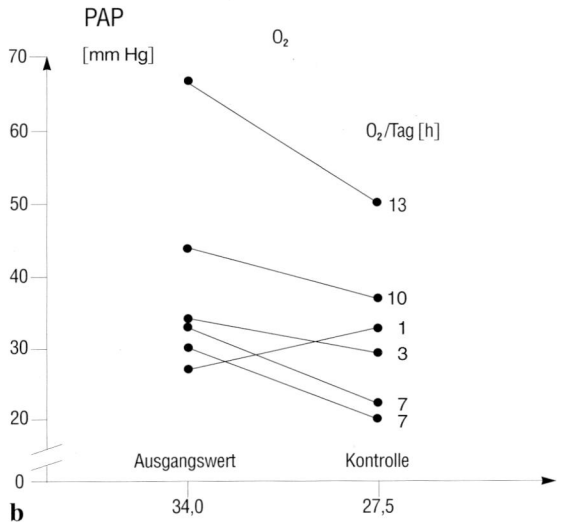

Abb. 1. a Veränderung der Mittelwerte von Lungengefäßwiderstand (*R*) und Herzzeitvolumen (*Q*) unter Sauerstofflangzeittherapie (*O₂-Gruppe*) und intermittierender Überdruckinhalation (*IPPB-Gruppe*). **b** Pulmonalisdruck (*PAP*) in Abhängigkeit von der Sauerstoffinsufflationszeit. Es zeigt sich die deutliche Abhängigkeit des Erfolges (Verminderung von PAP) bei längerer Anwendung. (Nach Klein 1988)

Wichtig war der Nachweis eines Langzeiteffektes der Sauerstoffgaben. Hierbei zeigte sich in einer Vergleichsstudie zwischen Sauerstofflangzeittherapie und intermittierender Überdruckinhalation, daß bei Sauerstofflangzeittherapie sowohl Lungengefäßwidertand als auch die Drucke des rechten Herzens abnehmen (Abb. 1). Die Pulmonalisdrucksenkung ist um so stärker, je länger Sauerstoff insuffliert wird (Klein et al. 1986).

Entscheidende Untersuchungen zum Nachweis des Erfolges der Sauerstofflangzeittherapie waren die der Nocturnal Oxygen Therapy Trial Group (1980) und die des Medical Research Council (1981). Hier wurde bereits nach 3jähriger Daueranwendung eine verminderte Mortalität unter Sauerstofflangzeittherapie gegenüber der hohen Sterblichkeit schwerkranker Patienten mit Hypoxie nachgewiesen. Mittlerweile wurden die Untersuchungen auf einen Zeitraum von 12 Jahren ausgedehnt und noch einmal der Beweis angetreten, daß Patienten unter Sauerstofflangzeittherapie erheblich länger lebten als Patienten von Kontrollgruppen ohne Sauerstoff (Abb. 2).

Der Effekt der Sauerstofflangzeittherapie ist jedoch einmal abhängig vom Dekompensationsgrad des Pulmonalkreislaufsystems, aber auch abhängig von dem Schweregrad der atemmechanischen Schädigung. Je stärker die Dekompensation des rechten Herzens ist, um so geringer ist die Chance eines Besserungseffektes (Mac Nee et al. 1988; Weitzenblum 1984; Weitzenblum et al. 1985). Je stärker die Störung der Atemmechanik ist, um so schlechter ist das Erfolgsergebnis (Cooper et al. 1985). Die Akutreversibilität der pulmonalen Hypertonie ist ein gutes prognostisches Kriterium für die positive Wirkung der Sauerstofflangzeittherapie. Diese Akutwirkung bleibt auch nach mehrmonatiger Anwendung erhalten (Klein

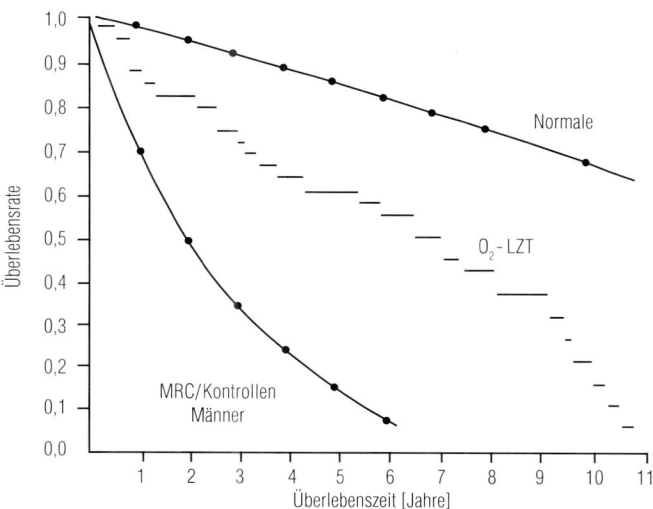

Abb. 2.a Überlebensraten Gesunder, Patienten mit Sauerstofflangzeittherapie (O_2-LZT) und einer Kontrollgruppe des Medical Research Council (MRC). (Nach Cooper 1985).

1988). Die Wirkungen des Sauerstoffs auf die Parameter des Pulmonalarteriendrucks und auf die Hämodynamik sind um so günstiger, je länger Sauerstoff insuffliert wird (Klein 1988).

Neben den Studien des angloamerikanischen Schrifttums wurde der positive
Effekt einer Sauerstofflangzeittherapie hinsichtlich verminderter Anzahl von
Krankenhauseinweisungen und Arztbesuchen belegt (Klein 1988; Ragaz et al.
1988).

Gesamthaft führt Sauerstofflangzeittherapie bei obstruktiven Atemwegserkrankungen zur Verbesserung der Lebensqualität, größerer Mobilität und verbessertem
Schlaf (Kearley et al. 1980; Flenley et al. 1980; Bardsley et al. 1986). Für die
praktische Anwendung ist die Erkenntnis wichtig, daß der Effekt um so besser
ist, je länger Sauerstoff angewendet wird. Diese Aussage bezieht sich sowohl auf
die tägliche Anwendung als auch auf den Anwendungszeitraum über Monate und
Jahre.

10.7.3 Indikation zur Sauerstofflangzeittherapie

Am häufigsten ist die Indikation zur Sauerstofflangzeittherapie bei Patienten mit
respiratorischer Insuffizienz in Folge chronisch-obstruktiver Atemwegserkrankungen und Lungengerüsterkrankungen zu stellen (Deutsche Gesellschaft für Pneumologie 1989). Die Indikation zur Sauerstofflangzeittherapie kann jedoch bei jeder durch behinderte Sauerstoffaufnahme verursachten Form der chronischen
Hypoxämie bestehen. Voraussetzung ist eine Verbesserung des O_2-Partialdrucks
durch Sauerstoffgabe. Diese war durch andere therapeutische Maßnahmen nicht
zu bessern. Die Übersicht zeigt alle Erkrankungen, bei denen ein positiver Effekt
durch Sauerstofflangzeittherapie zu erwarten ist.

Indikation zur Sauerstofflangzeittherapie

Kinder und Jugendliche:
– Mukoviszidose (zystische Fibrose),
– bronchopulmonale Dysplasie,
– primär pulmonale Hypertonie,
– angeborene Herzvitien,
– Rezividierende hypoxiebedingte Aponoe des Frühgeborenen.

Erwachsene:
– chronisch-obstruktive Atemwegserkrankungen,
– Lungenfibrosen,
– Mukoviszidose (zystische Fibrose),
– chronische Lungengefäßerkrankungen,
– Zustand nach rezidivierenden Lungenmikroembolien,
– Thoraxwand- und Wirbelsäulendeformitäten,
– Erkrankungen mit muskulärer Insuffizienz,
– Zustand nach Lungenresektion,
– Herzinsuffizienz und Herzrythmusstörungen,
– Bewegungstraining bei nachgewiesener Belastungshypoxämie.

Der positive Effekt einer Sauerstofflangzeittherapie ist jedoch an einige Entscheidungskriterien und Voraussetzungen geknüpft, die eingehalten werden sollten.

Hierzu zählt in erster Linie, daß die bewährte medikamentöse und nichtmedikamentöse Behandlung vollständig ausgeschöpft ist und vom Patienten mit hinreichender Sicherheit durchgeführt wird.

Unter dieser Behandlung muß ein Mehrfachnachweis eines auf weniger als 55–60 mmHg verminderten O_2-Partialdruckes erfolgt sein. Besteht der Verdacht auf mangelnde Myokardsauerstoffversorgung, betragen die Indikationsgrenzen des gemischtvenösen O_2-Partialdrucks, mittels Einschwemmkatheter gemessen, weniger als 36 mmHg in Ruhe und weniger als 26 mmHg unter Belastung (Daum et al. 1988). Wichtige Voraussetzung ist, daß sich die Grunderkrankung in einer stabilen Phase bewegt oder eine kontinuierliche Verschlechterung zeigt. Der Mehrfachnachweis der O_2-Partialdruckunterschreitung sollte über einen Ablauf von 2 Monaten geprüft werden.

Eine Untermauerung der Indikation kann durch Nachweis eines erhöhten Pulmonalarterienmitteldruckes und einer sekundären Polyglobulie erfolgen. Schon eine alleinige Erhöhung des Pulmonalisdrukkes kann eine Indikation zur Sauerstofflangzeittherapie sein. Eine unter Sauerstoffatmung entstehende Hyperkapnie mit Überschreitung des arteriellen CO_2-Partialdruckes über 45 mmHg ist keine Kontraindikation. Gerade in diesen Fällen einer progressiven Hyperkapnie muß jedoch eine Sauerstofftestatmung über mehrere Stunden, insbesondere auch nachts die Gefahr einer symptomverursachten Hyperkapnie ausschließen.

Beim obstruktiven Schlafapnoesyndrom ist die Therapie der Wahl die nasale CPAP-Beatmung. Die Entscheidung zur begleitenden Sauerstofflangzeittherapie bei zentralem oder obstruktivem Schlafapnoesyndrom muß durch nächtliche kontinuierliche CO_2-Partialdruckmessung geprüft werden. Nur ein Anstieg des CO_2-Partialdrucks von weniger als 10 mmHg ist hier tolerabel.

Die ausgewählten Patienten müssen kooperationsfähig und kooperationswillig sein. Hierzu zählen Therapiedisziplin, Einhaltung der vorgeschriebenen Anwendungszeit, Nikotinabstinenz, Bereitschaft zur ambulanten und/oder stationären Kontrolle und Nachuntersuchung.

Die Indikationsstellung zur Sauerstofflangzeittherapie sollte durch kompetente Fachkliniken oder Krankenhäuser bzw. entsprechend ausgerüstete Fachärzte erfolgen.

10.7.4 Sauerstofflangzeittherapie in der pneumologischen Rehabilitation

Untersuchungen an pneumologischen Rehabilitanden im Zeitraum von 2 Jahren ergaben bei insgesamt 8.762 Zugewiesenen die Notwendigkeit zur Sauerstofflangzeittherapie in ca. 2 % der Fälle (Salzer et al. 1988). Entsprechend den Indikationen liegt der Hauptteil der Zuweisungen im Bereich chronisch-obstruktiver Atemwegserkrankungen, seltener in Fällen schwerer Lungenfibrose, Zustand nach Thoraxoperationen, Lungenembolien und Thoraxdeformitäten.

Patienten, die im Rahmen des Rehabilitationsverfahrens ausgerüstet wurden, wurde die Empfehlung zur 12- bis 16stündigen Anwendung gegeben. Der Mittelwert der tatsächlichen Anwendung, so ergab eine retrospektive Befragung, lag jedoch nur bei 10,5 ± 4,2 h.

Bei einem Drittel der Anwender zeigte die Sauerstofflangzeittherapie eine subjektive Verbesserung des Leistungsvermögens. Allerdings ließ sich kein Fall nachweisen, bei dem die Sauerstofflangzeittherapie eine Rückführung in das Erwerbsleben ermöglicht hätte.

Die Sauerstofflangzeittherapie ist somit nicht primär eine Maßnahme zur beruflichen Rehabilitation, sondern sie stellt eher eine Maßnahme zur Verbesserung der Lebensqualität im Sinne einer sozialen Rehabilitation dar. Hierbei erweist sich die Rehabilitationsklinik häufig als Schaltstelle für differenzierte Diagnostik und Therapie.

10.7.5 Sauerstoffquellen

Die Versorgung von Sauerstoffbedürftigen in Kliniken wird mittels großer Flüssigsauerstoffanlagen mit entsprechenden Verteilungsleistungen gewährleistet.

Die Sauerstoffdruckflasche hatte jahrzehntelang neben diesem System die Aufgabe, Sauerstoff auch dort verfügbar zu machen, wo keine Leitungen installiert waren.

Mit dem Beginn der Sauerstoffheimtherapie waren diese Flaschen die ersten mobilen Sauerstoffversorgungssysteme. Am weitesten verbreitet waren die 10-l-Flaschen mit einem Reduzierventil, die jedoch wegen ihrer Unhandlichkeit eine Mobilität des Patienten nicht zuließen. Später wurden kleinere Druckflaschen ent-

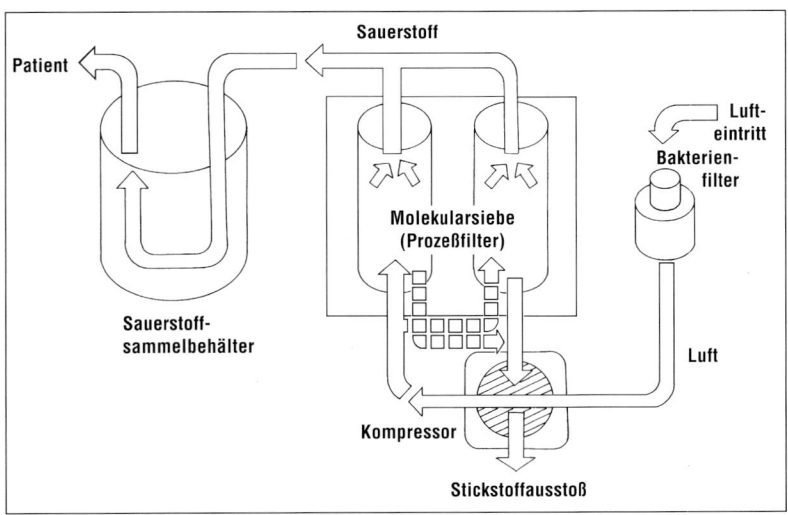

Abb. 3.a Schematisierte Darstellung der Arbeitsweise eines Sauerstoffkonzentrators (Einzelheiten im Text)

wickelt mit 2 bzw. 0,8 l Inhalt. Sie erlaubten eine zeitlich begrenzte mobile Sauerstoffversorgung.

Entscheidenden Durchbruch brachten die Sauerstoffkonzentratoren. Diese hatten und haben den Vorteil einer praktisch kontinuierlichen Sauerstoffproduktion mit Hilfe des herkömmlichen Stroms. Abbildung 3 zeigt in schematisierter Darstellung das Funktionsprinzip. Zimmerluft wird angesaugt und mittels Kompressor über meist paarig angeordnete Molekularsiebe gepreßt. Hier erfolgt die Bindung von Stickstoff und die Freigabe von fast reinem Sauerstoff. Das so produzierte Gas enthält bei einer Leistung von 1 l/min. ca. 93−97 % Sauerstoff, der Rest ist das Edelgas Argon, was gesundheitlich völlig unbedenklich ist.
Mit höherer Flußleistung in die Bereiche 2 und 3 l/min hinein sinkt die abgegebene Sauerstoffkonzentration in Abhängigkeit vom Gerät auch unter 90 %. Die heute verfügbaren Geräte besitzen ein vergleichbares technisches Niveau. Insbesondere haben sich in den letzten Jahren günstige Entwicklungen hinsichtlich Mobilität und Lautstärke der Geräte ergeben. Das Gewicht der Sauerstoffkonzentratoren bewegt sich um ca. 20 kg, die durchschnittlichen Betriebsgeräusche liegen zwischen 44 und 50 dBA.

Der wesentliche Vorteil der Sauerstoffkonzentratoren liegt in der günstigen Kosten-Nutzen-Relation. Vergleicht man die Herstellungskosten für einen Kubikmeter Sauerstoff bei zentraler Flüssigkeitsauerstoffverteilung, so beträgt dieser 1 − 5 DM, bei Druckflaschen ca. 3 bis über 20 DM und bei Sauerstoffkonzentratoren 0,26 − 0,35 DM.

Der wesentliche Nachteil der Sauerstoffkonzentratoren ist die immer noch mangelnde Mobilität und die damit bedingte Bewegungseinschränkung des Betroffenen.

In jüngster Zeit ist daher der Flüssigsauerstoff in kleinen Vorratsbehältern für die Heimtherapie zugelassen worden. Flüssigkeitssauerstoff stellt immer noch die in bezug auf das Gewicht konzentrierteste Sauerstoffbevorratungsform dar, hat jedoch den Nachteil des ständigen Abströmens auch bei Nichtgebrauch. Dennoch ist die Mobilität bei 2-l-Behältern sehr viel größer als bei komprimiertem Sauerstoff. Die Vorteile des Flüssigsauerstoffs sind in Tabelle 1 dargestellt.

Ein Liter Flüssigsauerstoff ergibt 854 l gasförmigen Sauerstoff. Das patientenseitige Vorratsgefäß wiegt ca. 3,5 kg gefüllt und wird von einem ca. 40 l umfassenden Flüssigsauerstofftank, der firmenseitig gefüllt wird, versorgt.

In der Entscheidung für die einzelnen Bevorratungsformen läßt sich das Flußschema der folgender Übersicht brauchbar anwenden.

Tabelle 1. Sauerstofflangzeittherapie mit Flüssigsauerstoff

Vorteile	*Nachteile*
Bestes Gewichts-Vorrats-Verhältnis	Verdampfungsverlust
Höchste O_2-Konzentration	Relativ kostenintensiv
Große Mobilität	Kälteentwicklung
Einfache Handhabung	Keine Flugerlaubnis
Ungefährlich	

Sauerstofflangzeittherapie: Indikation für Flüssigsauerstoff
1) Patient aktiv und evtl. berufstätig: Flüssigsauerstoff
2) Patient mobil: Konzentrator + Flüssigsauerstoff
3) Patient beweglich: Konzentrator + Druckflasche
4) Patient inaktiv: Konzentrator

10.7.6 Applikation von Sauerstoff im Rahmen der Langzeittherapie

Die tatsächliche praktische Anwendung eines therapeutischen Systems steht und fällt mit der Einfachheit und Bequemlichkeit.

Untersuchungen haben gezeigt, daß die tatsächliche Anwendungszeit durch Patienten nur ca. 2/3 der vom Arzt empfohlenen Anwendungszeit beträgt. Wenn auch von der Sauerstoffquelle und Bevorratung her ideale Möglichkeiten vorhanden sind, so stellt die Sauerstoffapplikation immer noch ein praktisches Problem dar.

Die früher verwendeten Plastikmasken sind im Rahmen der Sauerstoffanwendung obsolet. Sauerstoffzelte erreichen nie die gewünschte inspiratorische Konzentration und sind schwer steuerbar. Ihre Indikation besteht lediglich bei Kleinkindern, bei denen mittels Sonde Strangulationsprobleme auftreten können. Die Sauerstoffnasensonde hat daher den größten Verbreitungsgrad erfahren. Hier unterscheidet man doppellumige und einlumige Nasensonden und insbesondere Nasensonden, die das Nasenloch an der Eingangsstelle der Sonde mit einem Schaumgummistopfen verschließen, so daß eine Rückströmung nicht stattfinden kann. Letztere Methode ist vom theoretischen Grundkonzept her sicherlich die ideale Variante, da der Sauerstoff dem Einbahnstraßenprinzip folgend unabhängig von der Atmungsform in den Rachenbereich kommen muß. Dennoch werden von Patienten locker liegende Nasensonden bevorzugt, insbesondere doppelläufige Sonden, die über das Ohr gehängt eine relativ gute Fixierung erreichen.

Bei der Entscheidung für eine Applikationsform sollte viel Mühe verwendet werden, um die für den Patienten geeignete Variante herauszufinden (Petro et al. 1988).

Da der Verlust an Sauerstoff über die Nasensonden relativ groß ist, zusätzlich das kosmetische Problem der allgemeinen Sichtbarkeit besteht, wurden recht früh Versuche unternommen, Trachealkatheter zu entwickeln. Hierbei wird eine einlumige Sonde direkt in die Trachea geführt (Heimlich 1982; Christopher et al. 1986; Banner et al. 1986). Der wesentliche Vorteil des Trachealkatheters liegt in der Sauerstoffeinsparung, der Nachteil in der Gefahr des Verstopfens und in der immer wieder auftretenden Schleimhautreizung. Zweifelsohne sind Trachealkatheter jedoch die Applikationsform, die den größten Aktionsradius für den Betroffenen ermöglichen.

Mobile Sauerstoffbevorratungen wie Flüssigsauerstoff und Sauerstoff aus der Druckflasche lassen sich hinsichtlich ihrer Effektivität deutlich durch Anwendung sog. Sparsysteme verbessern. Die weitverbreitetste Methode zum Einsparen von Sauerstoff sind die inspirationsgetriggerten Geräte. Hier wird Sauerstoff nur für den Zeitpunkt der Inspiration freigegeben, während der Exspiration wird der Sauerstofffluß gestoppt. Diese Systeme führen zu einem Spareffekt mit bis zu 3fach verlängerter Aktionszeit (Tiep et al. 1987; Würtemberger et al. 1988).

10.7.7 Überwachung der Sauerstofflangzeittherapie

Wie bei jeder anderen Therapieform auch hängt eine effektive Anwendung von dem Grad der Patientenaufklärung und Information ab.

Die Verordnung eines Sauerstoffkonzentrators muß einhergehen mit einer ausführlichen Geräteeinweisung für den Patienten und nach Möglichkeit auch der Angehörigen. Dazu gehören Informationen über Handhabungen des Filterwechsels, Befeuchterflaschenwechsel, Reinigung und Desinfektion, Kontrolle der Alarmfunktion sowie Wartungsintervalle und Firmennotdienste. In der Entscheidung für ein Sauerstoffversorgungssystem sollte die Frage eines 24-h-Service vorher abgeklärt sein. Die Firmen müssen in der Lage sein, die Geräte systematisch zu warten. So müssen z. B. Sauerstoffkonzentratoren wenigstens einmal jährlich hinsichtlich ihrer Leistungsfähigkeit der abgegebenen Menge und Konzentration geprüft werden. Es hat sich gezeigt, daß bei jahrelangem Gebrauch die eingestellten Literleistungen nicht exakt stimmen und des weiteren ein leichter Sauerstoffkonzentrationsverlust nachweisbar war (Sous-Comission Technique ANTADIR 1991). Die ambulante Betreuung wird in den meisten Fällen durch praktische Ärzte erfolgen. Kontrollparameter durch den betreuenden Hausarzt sind im einfachsten Falle das Blutbild mit Hämatokrit zur Beurteilung der hypoxiebedingten Polyglobulie und eine einfache Lungenfunktionsprüfung mit Bronchospasmolysetest zur Prüfung der pharmakotherapeutischen Reserven. Des weiteren sind aber unbedingt regelmäßige Blutgasanalysen zu fordern mit Bestimmung des p_aO_2 und p_aCO_2 sowie des pH-Wertes ohne und unter mindestens 30minütiger Sauerstoffatmung mit der dem Patienten vorgeschriebenen Flußrate.

Nach Verordnung einer Sauerstofflangzeittherapie sollte im ersten Jahr eine Nachsorge mindestens alle 3 Monate stattfinden, danach sind halbjährige Kontrollen ausreichend.

Der Patient sollte instruiert sein, daß bei Verschlechterungen oder Exazerbationen der Hausarzt aufzusuchen ist. Immer ist in diesen Fällen einer drohenden Hyperkapnie oder einer trotz Sauerstoffsubstitution stattfindenden Hypoxämie vorzubeugen. Hierzu hat sich das Führen eines Kontrollpasses mit Geräte- und Untersuchungsdaten bewährt.

10.8 Körperliche Trainingstherapie in der pneumologischen Rehabilitation

P. Haber

10.8.1 Einleitung

Der Terminus „medizinische Trainingstherapie" bedeutet die Anwendung von körperlichem Training bei Patienten im Rahmen einer medizinischen Heilbehandlung, auf ärztliche Empfehlung und Verordnung und zur Erreichung von definierten Therapiezielen. Medizinische Trainingstherapie hat wegen der anderen Motivationen und Zielvorstellungen nichts mit Sport oder gar mit Leistungssport zu tun, obwohl Training natürlich im Sport eine große Rolle spielt. Sie ist auch keine Alternativmedizin, sondern Teil eines komplexen schulmedizinischen Behandlungskonzeptes, insbesondere in der Rehabilitation nach akuten oder bei chronischen Erkrankungen. Das wesentliche Anliegen dieses Kapitels ist es, die Voraussetzungen und die Gesetzmäßigkeiten der Anwendung der Trainingstherapie klar darzustellen, um diese Therapieform nach dem Grad der Genauigkeit der Dosierung und der Berechenbarkeit der Effekte anderen etablierten Therapieformen, z. B. der Arzneimitteltherapie, vergleichbar zu machen.

In der Rehabilitation pneumologischer Erkrankungen hat körperliches Training noch keineswegs den Stellenwert wie z. B. bei koronarer Herzerkrankung, obwohl die verminderte körperliche Leistungsfähigkeit eines der häufigsten Probleme pneumologischer Patienten ist. Obwohl es viele aufgeschlossene Pneumologen gibt, die ihren chronischen Patienten körperliche Aktivität empfehlen, am ehesten noch im Bereich der pädiatrischen Pneumologie, so ist andererseits die Empfehlung zur körperlichen Schonung immer noch in manchen Lehrbüchern zu finden. Eine der Ursachen ist sicher, daß die Möglichkeiten und Voraussetzungen der körperlichen Leistungsfähigkeit und deren Verbesserung durch Training sowie auch die dazu erforderliche richtige Methodik noch nicht genügend bekannt sind.

Manche der im folgenden angeführten Grundsätze der medizinischen Trainingstherapie sind ursprünglich in der leistungssportlichen Trainingslehre empirisch entwickelt und überprüft worden und haben in diesem Bereich ihre enorme Effektivität unter Beweis gestellt. Sie wurden für die klinische Anwendung bei Patienten adaptiert und quantifiziert und haben auch im Rahmen des therapeutischen Trainings von Patienten, teilweise durch systematische Untersuchungen abgesichert, ihre Wirksamkeit unter Beweis gestellt.

10.8.2 Gründe für die verminderte körperliche Leistungsfähigkeit bei chronischen Erkrankungen der Lunge

Bei Patienten mit chronischen pneumologischen Erkrankungen tritt die Einschränkung der Lungenfunktion in der Regel gemeinsam mit der Verminderung der Leistungsfähigkeit gegenüber der Norm auf. Es ist daher naheliegend, hier einen kausalen Zusammenhang zu vermuten, d. h. anzunehmen, daß der funktionsdiagnostische Befund direkt für die Leistungsschwäche verantwortlich ist und durch seine Limitierung auch die Leistungsfähigkeit und die Möglichkeiten zu deren Verbesserung durch Training limitiert. Daß dies nicht in dem Ausmaß der Fall ist, wie gemeinhin angenommen wird, soll im folgenden erläutert werden.

10.8.2.1 Bronchiale Obstruktion

Das funktionsdiagnostische Merkmal der chronisch-obstruktiven Lungenerkrankungen (COL) ist die erhöhte Resistance und das verminderte FEV_1. Dies resultiert in einer erhöhten Atemarbeit, insbesondere unter Belastung. Bei ergometrischer Ausbelastung kann dem erschöpfungsbedingten Belastungsabbruch auch eine mit elektromyographischen Methoden objektivierbare Ermüdung der Atemmuskulatur vorangehen, so daß die Leistungsfähigkeit und auch die Möglichkeit ihrer Verbesserung als durch die geschwächte Atemmuskulatur limitiert angesehen wird. Tatsächlich konnte gezeigt werden, daß durch ein spezielles Training der Atemmuskulatur, mittels inspiratorischem Widerstandsatmen durch eine 5-mm-Öffnung, die Kraft der Atemmuskulatur, das FEV_1 und die Leistungsfähigkeit verbessert wird (Sonne u. Davis 1982). Da bei einer COL nur die Bronchien, nicht aber die Atemmuskulatur erkrankt ist, wäre auch schwer einzusehen, warum eine fundamentale Eigenschaft wie die Verbesserung der funktionellen Kapazität durch Training verschwinden sollte. Jedenfalls zeigt dies, daß die Schwäche der Atemmuskulatur nicht direkt durch die COL bedingt sein kann, da diese durch das Widerstandsatmen ja in keiner Weise beeinflußt wird.

10.8.2.2 Hypoxämie

Die Hypoxämie ist eine häufige Begleiterscheinung bei pneumologischen Erkrankungen, sowohl in Ruhe als auch unter Belastung. Da der aerobe Energiestoffwechsel auf die Anlieferung von O_2 angewiesen ist, ist es naheliegend, die Hypoxämie als Ursache einer verminderten Leistungsfähigkeit und der Unmöglichkeit, diese zu verbessern, anzusehen. Daß dies in dieser Form nicht unbedingt zutrifft, soll folgende kleine Rechnung belegen:

O_2 Sättigung bei einem p_aO_2 von 55 mm Hg	85 %
O_2 Gehalt von 1 g Hb bei 100 % Sättigung	1,33 Vol.-%
O_2 Gehalt bei 16 g% Hb und 100 % Sättigung	21,30 Vol.-%
O_2 Gehalt bei 16 g% Hb und 85 % Sättigung	18,10 Vol.-%

Da auch bei erschöpfender Belastung normal leistungsfähiger Personen die $D_{av}O_2$[1] 13−15 Vol.-% beträgt, wäre die arterielle O_2-Anlieferung auch bei einem P_aO_2 von 55 mm Hg für eine normale Leistungsfähigkeit ausreichend. Es gibt daher auch keine Korrelation zwischen dem Ausmaß der Hypoxämie und der Leistungsfähigkeit (Chester et al. 1977)

---

[1] Abkürzungen s. Teil C, 9.6.

Dazu kommt, daß bei einer Hypoxämie aufgrund einer ventilatorischen Verteilungsstörung, was sicher die häufigste Ursache einer arteriellen Hypoxämie ist, der p_aO_2 unter mittlerer Belastung in gesetzmäßiger Weise ansteigt, in der Regel bis in den Normalbereich. Unter dosierter Belastung, wie sie im Rahmen eines therapeutischen Trainings angewandt wird, besteht dann keine Hypoxämie mehr (Röggla u. Haber 1991)

Die Hypoxämie ist dann eine Dyspnoe auslösend und evtl. limitierend, wenn es unter Belastung zu einem raschen und starken Abfall des p_aO_2 kommt. Dies ist in der Regel die Folge einer Diffusionsstörung. In solchen Fällen kann das Training durch Zumischung von Sauerstoff zur Inspirationsluft über eine Nasensonde ermöglicht werden.

10.8.2.3 Restriktion

Die Restriktion bedeutet eine Einschränkung der ventilatorischen Reserven, bei interstitiellen Prozessen mit, bei einer Pneumektomie bei im übrigen normaler Lunge auch ohne Erhöhung der Atemarbeit durch Erhöhung der Lungensteife. Bekannt ist, daß nach Pneumektomien bei entsprechender normaler Beanspruchung durchaus eine einigermaßen normale Leistungsfähigkeit wiedererlangt werden kann. Das heißt, daß die eine verbliebene Lunge ihre respiratorische Kapazität annähernd verdoppelt. Dies entspricht der Beobachtung, daß hochtrainierte Ausdauersportler, bei entsprechend hoher Beanspruchung, ein gegenüber der Norm annähernd verdoppeltes maximales $\dot{V}_E$ erreichen können (Haber 1985). Bei Patienten mit Skoliose korreliert die $\dot{V}O_{2max}$ nicht mit den unterschiedlich stark eingeschränkten Werten für die Vital- oder Totalkapazität (Haber et al. 1982), und zu einem Abfall des pO_2 unter Belastung als Ausdruck der beginnenden respiratorischen Insuffizienz kommt es erst, wenn die Vitalkapazität auf unter 60% des Sollwertes vermindert ist (Meister 1980).

Diesen Befunden läßt sich entnehmen, daß auch eine Restriktion für eine hochgradig eingeschränkte Leistungsfähigkeit keineswegs unmittelbar und ausschließlich verantwortlich gemacht werden kann.

10.8.2.4 Pulmonale Hypertension

Das pulmonale Gefäßbett hat im Ruhezustand enorme Reserven in Form von nicht durchbluteten Kapillaren, die erst unter Belastung eröffnet und durchblutet werden. Deshalb steigt der Mitteldruck in der A. pulmonalis (PAP_m) bei Ausbelastung bei Normalpersonen trotz Vervierfachung des HMV nur auf das Doppelte und der Gefäßwiderstand sinkt auf die Hälfte. Eine Reduktion des pulmonalen Gefäßbettes auf die Hälfte, z. B. bei einer Pneumektomie, hat daher in Ruhe noch keine Erhöhung des PAP_m zur Folge, allerdings unter Inanspruchnahme aller Gefäßbettreserven. Bei zunehmender Belastung steigt nun der Druck proportional mit dem HMV an. Ist die Leistungsfähigkeit, z. B. nach einer Pneumektomie, wieder normal geworden, so steigt der PAP_m entsprechend dem HMV bei maximaler Belastung bis auf etwa 60 mm Hg, das ist das Vierfache des Ruhewertes. Dieser Druck kann vom rechten Ventrikel kurzfristig (einige Minuten) ohne

Schwierigkeiten aufgebracht werden. Im Alltag und auch während eines richtig dosierten therapeutischen Trainings wird dieser Druck allerdings keineswegs erreicht. Bei Belastungen, wie sie im Rahmen einer medizinischen Trainingstherapie angewandt werden, sind unter diesen Bedingungen $30 - 40$ mm Hg zu erwarten, Werte, an die sich der an sich ja gesunde rechte Ventrikel ohne weiteres adaptieren kann. Erst bei noch stärkeren Einschränkungen des pulmonalen Gefäßbettes unter 50% des normalen Gesamtgefäßquerschnitts ist eine Erhöhung des PAP_m schon in Ruhe zu erwarten und ein entsprechend stärkerer Anstieg unter Belastung. In einem solchen Fall kann durch eine Ergometrie mit Mikroherzkatheteruntersuchung jene Belastung festgelegt werden, bei der der Anstieg für die kurze Zeit des therapeutischen Trainings noch tolerabel ist (etwa bis zu einem PAP_m von 50 mm Hg).

10.8.2.5 Unspezifische, extrapulmonale Gründe für die verminderte körperliche Leistungsfähigkeit

Bei vielen Patienten mit chronischen Lungenerkrankungen findet sich eine verminderte Leistungsfähigkeit des Kreislaufs, kenntlich an niedrigen Maximalwerten für das HMV, das SV und $\dot{V}O_{2max}$, bei altersentsprechend normalen Werten für die HF_{max} und ΔBE, obwohl der Kreislauf selbst nicht erkrankt ist (Dinh et al. 1979). Ebenso findet sich eine reduzierte Kraft und verminderte metabolische Kapazität der peripheren Skelettmuskulatur, obwohl auch die Muskulatur durch die pneumologische Erkrankung keineswegs direkt betroffen ist. Dieser Befund einer verminderten Leistungsfähigkeit von Kreislauf und peripherer Skelettmuskulatur findet sich auch bei völlig gesunden Personen, die bei einer Anamnese langdauernden Bewegungsmangel und körperliche Inaktivität aufweisen. Experimentell wurde gezeigt, daß es bei jungen normalleistungsfähigen Männern bei vollkommener Bettruhe binnen 3 Wochen zu einem Verlust an Leistungsfähigkeit von etwa 30% kommt (Saltin et al. 1968). Es ist also nicht berechtigt, eine auch hochgradig verminderte Leistungsfähigkeit bei Patienten mit chronischer pneumologischer Erkrankung ausschließlich auf die Einschränkung der Lungenfunktion zurückzuführen, da solche Patienten in der Regel auch eine ausgeprägte Anamnese jahrelanger krankheitsbedingter Immobilisation aufweisen.

Aus dem oben Gesagten läßt sich folgern, daß bei einer um die Hälfte verminderten respiratorischen Kapazität (Prototyp: Pneumektomie) bei adäquater körperlicher Beanspruchung theoretisch noch eine normale aerobe Kapazität möglich sein müßte, allerdings bereits mit überdurchschnittlicher Adaptation z. B. der Atemmuskulatur (Sanchez et al. 1988), wie dies bei gesunder Lunge nur bei trainierten Ausdauersportlern der Fall ist. Erst bei einem Verlust von mehr als 50% der respiratorischen Kapazität erscheint auch theoretisch eine normale aerobe Kapazität und Leistungsfähigkeit nicht mehr möglich. Jedoch gibt es auch in solchen Fällen keinen plausiblen Grund zu der Annahme, daß es nicht möglich sein sollte, eine hochgradig verminderte LF% z. B. von 50% auf 80% zu verbessern, unter Ausnutzung aller verbliebenen pulmonalen Reserven. In praktisch jedem Stadium einer chronischen pneumologischen Erkrankung ist ein Teil der Leistungsschwäche auch auf den häufigen und meist ausgeprägten chronischen Bewegungsmangel zurückzuführen, der durch akute Phasen und die chronische Dyspnoe verursacht und auch heute noch nicht selten durch ärztlichen Rat verstärkt wird. Die Folgen des Bewegungsmangels sind, da nicht direkt krankheitsbedingt, in jedem Stadium der Erkrankung reversibel, sofern nicht akute interkurrente Ereignisse vorliegen.

Zusammenfassend scheint die Feststellung zulässig, daß es, mit den Ausnahmen terminaler Zustände und akuter Ereignisse, keine chronische pneumologische Erkrankung und kein Stadium gibt, wo eine Verbesserung der Leistungsfähigkeit durch therapeutisches Training von vornherein unmöglich wäre. Insbesondere gibt es auch keine wie immer geartete Konstellation ergospirometrischer Ergebnisse, inklusive irgendeines Niveaus der anaeroben Schwelle (Donner et al. 1987), aus denen eine solche Unmöglichkeit abgeleitet werden kann. Voraussetzung für die Wirksamkeit des therapeutischen Trainings in diesem Sinne ist allerdings die Anwendung der richtigen Methodik des Trainings. Mißerfolge beim Versuch, die Leistungsfähigkeit durch Training zu verbessern, lassen sich meistens auf Fehler in der Trainingsmethodik zurückführen (Belman u. Kendregan 1981). Die grundsätzliche Wirksamkeit von Training auch bei Patienten mit chronischen respiratorischen Erkrankungen ist in der Zwischenzeit mehrfach belegt (Haber 1985; Scalvini et a. 1988).

10.8.3. Medizinische Trainingstherapie

Unter diesem Terminus ist die Anwendung von Training zur Erreichung von bestimmten Therapiezielen bei definierten Indikationen im Rahmen medizinischer Heilbehandlungen zu verstehen.

10.8.3.1 Was ist Training?

Training bedeutet regelmäßige und planmäßige körperliche Belastung zum Zwecke der Steigerung der körperlichen Leistungsfähigkeit durch Auslösung organischer Wachstumsprozesse. Von den 5 motorischen Grundeigenschaften Ausdauer, Kraft, Schnelligkeit, Flexibilität und Koordination (Hollmann u. Hettinger 1976) sind es v. a. die Ausdauer und die Kraft bzw. die Organsysteme, auf denen diese Eigenschaften basieren, die durch Training beeinflußbar sind. Das funktionelle Niveau dieser Eigenschaften ist bestimmend für die Fähigkeit, physische Aktivität in irgendeiner Form zu verrichten.

Hingegen bedeutet Üben regelmäßige und planmäßige körperliche Bewegung zum Zweck der Steigerung der körperlichen Leistungsfähigkeit durch Auslösen von Lernprozessen. Durch Üben wird die Funktionsfähigkeit der Organsysteme nicht verändert. Die vorhandenen Möglichkeiten werden allerdings v. a. durch die Verbesserung der Flexibilität und der Koordination besser ausgenutzt, indem z. B. Bewegungsabläufe ökonomisiert werden. In manchen Rehabilitationszentren werden sehr geschwächten Patienten nur Übungsprogramme angeboten unter der (unberechtigten) Annahme, daß solche Patienten Trainingsprogramme nicht tolerieren bzw. daß Training hier nicht von Nutzen sei. Da die bei derartigen Übungsprogrammen verwendeten Bewegungen im Alltag der Patienten in der Regel nicht vorkommen, ist der Nutzen derartiger unspezifischer Übungsgruppen mehr als fraglich. Eine Ausnahme sind Übungsprogramme wie z. B. zum Wiedererlernen des Gehens nach langer Bettruhe.

In einem systematischen Rehabilitationsprozeß muß die Wiederherstellung der auf der Funktionsfähigkeit der Organsysteme Atmung-Kreislauf-Stoffwechsel einerseits und Muskulatur andererseits beruhenden motorischen Grundeigenschaften Ausdauer und Kraft absolute Priorität haben. Verloren gegangene Fähigkeiten wie Gehen oder Treppensteigen stellen sich häufig von allein wieder ein, wenn es gelingt, Ausdauer und Kraft zu verbessern.

10.8.3.2. Indikationen und Ziele der medizinischen Trainingstherapie

Die Hauptindikation für die medizinische Trainingstherapie im Rahmen der Rehabilitation pneumologischer Erkrankungen ist die verminderte körperliche Leistungsfähigkeit. Das primäre Therapieziel ist die Wiederherstellung der normalen, altersentsprechenden Leistungsfähigkeit (LF% = 100%). Der Nutzen der Verbesserung der Ausdauerleistungsfähigkeit für die Lebensqualität chronisch kranker Patienten ist evident und die Wirksamkeit des Ausdauertrainings ist, wie bereits erwähnt, wissenschaftlich abgesichert. Weitere Indikationen für Ausdauertraining sind Hypertonie (Gordon et al. 1990) und Hypercholesterinämie, die auf diese Weise ebenso wirksam behandelt werden können wie durch eine medikamentöse Monotherapie.

Durch die langfristige krankheitsbedingte Immobilisation hat bei vielen Patienten auch die Muskelmasse und damit die Kraftleistungsfähigkeit erheblich abgenommen. Durch die für das Ausdauertraining bevorzugten Bewegungsformen wird, insbesondere bei sehr geschwächten Patienten, auch die Kraftleistungsfähigkeit etwas verbessert. Für eine optimale und umfassende Funktionsverbesserung des aktiven Bewegungsapparates ist aber ein eigenes Muskelkrafttraining besser geeignet. Dieses ist allerdings keine etablierte Maßnahme im Rahmen der pneumologischen Rehabilitation. Der mögliche Nutzen wird durch eine Untersuchung über die Wirkung von systematischem Krafttraining bei einer Gruppe von 90jährigen, gebrechlichen Personen beantwortet, bei der folgende eindrucksvolle Effekte erzielt werden konnten (Fiatarone et al. 1990): Die Kraft des M. quadriceps nahm um bis zu 300% zu, Personen, die vorher nur mit Stock gehen konnten, konnten danach ohne Stock gehen. Personen, die nur mit Hilfe der Arme aus einem Stuhl aufstehen konnten, konnten dies danach ohne Hilfe der Arme und die Zeit für eine 6 m (!) Gehstrecke konnte von durchschnittlich 30 auf 20 s verkürzt werden. Dies beantwortet auch gleich die Frage, ob Krafttraining bei alten Menschen sinnvoll und wirksam ist. Die vorherrschende Annahme, dies wäre nicht der Fall, ist offensichtlich ein unüberprüftes Vorurteil. Bei entsprechender Adaptierung des Krafttrainings ist die hämodynamische Beanspruchung, quantifiziert durch das Druck-Frequenz-Produkt, nicht größer als beim Ausdauertraining (McKelvie u. McCartney 1990). Da aber das Krafttraining, wie erwähnt, derzeit in der pneumologischen Rehabilitation keine Rolle spielt, wird auf die Methodik nicht weiter eingegangen.

10.8.3.3 Medizinische Trainingslehre:
6 Grundsätze der Anwendung von Training bei Patienten

Die Reaktion des Organismus auf Training nach der obigen Definition folgt biologischen Gesetzmäßigkeiten, von denen viele durch die Leistungsphysiologie experimentell nachvollziehbar sind (Hollmann u. Hettinter 1976; Stegemann 1984), während andere empirisch beschrieben worden sind. Die Regeln, die auf diesen Gesetzmäßigkeiten basieren, sind im wesentlichen durch die Sportwissenschaften für die Belange des Leistungssports entwickelt worden und haben dort ihre außerordentliche Effektivität bewiesen. Da es nicht notwendig ist, das Rad zweimal zu erfinden, sind in der medizinischen Trainingslehre die wesentlichen Gesetzmäßigkeiten für die klinische Anwendung bei Patienten adaptiert worden. Wie auch in anderen Gebieten der Medizin ist die Sicherheit und Effektivität der Trainingstherapie nur bei Einhaltung der „Regeln der Kunst" gewährleistet. Die Nichtbeachtung dieser Regeln bewirkt im harmloseren Fall schlichten Mißerfolg, ungünstigenfalls auch eine Gefährdung des Patienten, wie dies ja auch sonst in der Medizin durchaus geläufig ist. Die Gefährdung z. B. durch Überdosierung tritt natürlich v. a. bei kardiologischen Problemen in Erscheinung (Heller et al. 1990). Für die richtige Methodik des Trainings ist die Beachtung von 6 Grundsätzen erforderlich, die für Patienten mit chronischen pneumologischen Erkrankungen am Beispiel des Ausdauertrainings im Detail erläutert werden sollen.

Die Ausdauer kann biochemisch als die Fähigkeit definiert werden, durch Muskeltätigkeit verbrauchtes ATP zu resynthetisieren und damit die Fortsetzung der Muskeltätigkeit bzw. die Wiederherstellung nach der Belastung zu ermöglichen. Sie hängt im wesentlichen von der funktionellen Kapazität der Organsysteme Atmung, Kreislauf und Muskelstoffwechsel ab.

Auswahl der richtigen Bewegungsform

Damit eine Bewegungsform die erwünschten Effekte auf Atmung und Kreislauf auslöst, muß mehr als 1/6 der gesamten Muskelmasse mit geringem bis mäßigen Krafteinsatz gleichmäßig über längere Zeit (mindestens 10 min) bewegt werden können. In idealer Weise wird diese Bedingung durch zyklische Bewegungsformen, wie Gehen, Laufen und Radfahren, bzw. die gleichen Tätigkeiten auf entsprechenden Trainingsergometern erfüllt. Aber auch Schwimmen, Schilanglauf oder Eislauf (nach Art des Schnellaufs) sind gleichermaßen geeignet. Letztere beiden können auch von Asthmapatienten bei Temperaturen bis etwa $-5°$ im Freien betrieben werden. Für die Trainingstherapie muß berücksichtigt werden, daß der erwünschte Effekt mit dem geringsten Risiko erzielt werden soll, weshalb zu Beginn einer Rehabilitation bei sehr geschwächten und bewegungsungewohnten Patienten vorwiegend Gehen und Fahrradergometertraining eingesetzt werden soll.

Schwimmen ist, wie erwähnt, auch sehr gut als Bewegungsform für das Training geeignet. Die Empfehlung, daß Asthmapatienten nur Schwimmen sollen, um der Gefahr des belastungsinduzierten Asthma zu begegnen, ist aber heute nicht mehr gerechtfertigt, da zur Prophylaxe wirksame Medikamente eingesetzt werden können und sollen.

Andere Tätigkeiten sind nur in dem Maße als Training wirksam, als sie die erwähnten zyklischen Bewegungsformen enthalten. Bei Ballspielen ist dies nur in sehr geringem Ausmaß der Fall: sogar bei Sportspielen sind nur etwa 20 % der Spielzeit wirkliche Laufzeit. Darüber hinaus sind Ballspiele mit einem erheblich höheren Verletzungsrisiko behaftet und die Belastung ist kaum dosierbar, so daß sie für ein Training im Rahmen der Rehabilitation ungeeignet erscheinen. Die oft gehörte Forderung, das Training im Rahmen der Rehabilitation müsse in erster Linie Freude und Lust vermitteln und dies träfe eben für Ballspiele zu, ist für eine medizinische Behandlungsmaßnahme unhaltbar. Eine solche muß in erster Linie wirksam und sicher sein. Trifft nur eines von beiden nicht zu, ist diese Therapie entweder überflüssig oder gefährlich. Nur für Therapien von erwiesener Wirksamkeit sind Überlegungen zur Förderung der Akzeptanz und der Compliance sinnvoll. Diese Förderung darf aber nicht den Ersatz von wirksamen durch unwirksame Bewegungsformen zur Folge haben. So kann auch einfaches Fahrradergometertraining durch Gruppenbildung und Förderung der Kommunikation kurzweilig gestaltet werden. Geschwächten und bewegungsungewohnten Patienten vermittelt es ein seit langem nicht mehr gekanntes, angenehmes Körpergefühl. Und Freude kommt auf, wenn solche Patienten nach einem erfolgreichen Rehabilitationstraining wieder Tätigkeiten aufnehmen können, auf die sie seit langem wegen ihrer Schwäche und Dyspnoe verzichten mußten.

Quantifizierung der Belastung und Mindestbelastungen

Wenn Training als medizinische Therapie angewandt werden soll, muß es exakt quantifizierbar sein. Ansonsten ist weder eine genaue, individuelle Dosierung möglich, noch die Abschätzung der Wirkung auf Grund einer Dosis-Wirkungs-Beziehung. Wesentliche Kriterien, die eine sichere und berechenbare medizinische Therapie ausmachen, wären nicht gegeben. Training kann mit 4 Maßzahlen quantitativ erfaßt werden.

Die Intensität der Trainingsbelastung

Darunter ist die Trainingsbelastung in Prozent der aktuellen, maximalen Leistungsfähigkeit zu verstehen, also die $\dot{V}O_2$ während des Trainings in % der $\dot{V}O_{2max}$. Die Intensität muß ein Mindestmaß von 50 % überschreiten, da die Übung sonst keinen Trainingseffekt in obigem Sinne hat (vielleicht vergleichbar der minimalen Hemmkonzentration bei Antibiotika). Um die Intensität angeben zu können, ist die Bestimmung der maximalen Leistungsfähigkeit durch Ergometrie erforderlich. Es ist allerdings nicht möglich, beim Training die $\dot{V}O_2$ zu messen. Auch die Angabe von 60 % der bei der ergometrischen Erstuntersuchung erzielten W_{max} ist nicht zweckmäßig. Durch das Training nimmt die W_{max} zu und die gleiche Trainingsbelastung würde von abnehmender Intensität sein. Das gleiche gilt für die Vorgabe eines bestimmten Tempos bei einem Lauftraining. Um sicherzustellen, daß bei jedem einzelnen Training eine individuell richtige Intensität von ca. 60 % der aktuellen Leistungsfähigkeit eingehalten werden kann, wird aus dem ersten Ergometertest eine 60 % entsprechende Trainingsherzfrequenz (HF_{tr}) abgeleitet. Diese HF_{tr} wird bei jedem Training kontrolliert und die Belastung dahingehend geregelt, daß diese HF_{tr} beständig eingehalten wird. Es handelt sich also um

ein herzfrequenzgeregeltes Training. Im Gegensatz zur tatsächlichen Leistungsfä-
higkeit und der Trainingsbelastung ändert sich die HF_{tr} durch das Training nicht.
Zur Berechnung der individuellen HF_{tr} sind die Ruhe-HF (HF_r) und die maximale
HF aus dem symptomlimitierten Ergometertest (F_{max}) vonnöten, die in folgende
Formel eingesetzt werden:

$$HF_{tr} = HF_r + (HF_{max}-HF_r) \cdot 0,6 \pm 5/min$$

Für die Überwachung der HF_{tr} eignen sich, neben normalen EKG-Monitoren in
Verbindung mit Fahrradergometertraining, miniaturisierte Armband-HF-Monito-
ren auf EKG-Basis (z. B. Polar Elektro), da damit bei jeder beliebigen Bewegungsform inklusive Schwimmen eine kontinuierliche HF-Kontrolle und entsprechende Regelung des Bewegungstempos möglich ist. Darüber hinaus ist das
Einhalten irgendwelcher aerober oder anaerober Schwellen (Laktat oder Conconi)
nicht nur nicht erforderlich, sondern für Rehabilitationszwecke wegen der zunehmenden Gefahr der Überlastung abzulehnen.

Dauer der Trainingsbelastung

Darunter ist jene Zeit zu verstehen, in der über der erforderlichen Mindestintensi-
tät, kontrolliert durch die individuelle HF_{tr}, trainiert wird. Alle anderen Zeiten, in
denen man schwimmt, geht, läuft oder sonst etwas macht, aber die Mindestintensi-
tät nicht erreicht und daher auch keine Trainingswirkung erzielt, zählen nicht als
Trainingszeit. Es ist daher verständlich, daß es möglich ist, eine halbe Stunde oder
länger mit Tätigkeiten zu verbringen, die ausschauen wie Training und trotzdem
eine Trainingsdauer von 0 (!) haben, da die ganze Zeit die Belastung unterhalb
der minimalen Intensität war. Auch für die Dauer gibt es ein Minimum, nämlich
10 min, das bei jedem Training überschritten werden muß. Wenn die Intensität
stimmt, aber die Dauer zu kurz ist, bleibt das Training ebenfalls unwirksam.

Häufigkeit der Trainingsbelastung

Dies ist die Anzahl der nach Intensität und Dauer richtigen Trainingsbelastungen
pro Woche. Jede einzelne nach Intensität und Dauer richtige Trainingsbelastung
löst einen Trainingseffekt mit Leistungssteigerung aus. Der Effekt korreliert positiv mit der Belastungsdauer und negativ mit der Leistungsfähigkeit des Individuums (Zyklus der Überkompensation; Harre 1979). Wenn allerdings keine zweite
Belastung erfolgt, so bilden sich alle Trainingsanpassungen wieder zurück. Soll
eine dauerhafte Steigerung der Ausdauer erfolgen, so muß die nächste Belastung
vor dieser Rückbildung erfolgen, was eine minimale Häufigkeit von 2 Trainingseinheiten pro Woche erforderlich macht. Auch nach Intensität und Dauer richtige
Belastungen bleiben langfristig unwirksam, wenn sie seltener erfolgen.

Wöchentliche Nettotrainingsbelastung (WNTB)

Dies ist die Summe aller nach Intensität, Dauer und Häufigkeit richtigen Belastungen pro Woche und wird in Minuten oder Stunden angegeben. Eine bestimmte
WNTB kann, unter Beachtung der 3 Mindestkriterien, beliebig auf einzelne Trainingseinheiten (= Trainingstage) aufgeteilt werden. Also eine WNTB von 40 min

kann auf 4 · 10 s oder 2 · 20 s aufgeteilt werden, aber nicht auf 1 · 40 s oder 7 · 6 s.

Alle Tätigkeiten, die auch nur eines der 3 oben genannten Kriterien nicht erfüllen, fallen nicht unter die WNTB. Es ist daher durchaus möglich, daß trotz einer umfangreichen Beschäftigung von Patienten in einem Rehabilitationsprogramm die WNTB 0 oder fast 0 ist. Eine Ineffektivität bezüglich der Verbesserung der Leistungsfähigkeit ist dann sozusagen gesetzmäßig und daher auch nicht weiter verwunderlich, wenn auch als Erklärung gelegentlich eine angeblich krankheitsbedingt fehlende Trainierbarkeit herangezogen wird.

Der Terminus WNTB setzt also die Einhaltung der oben genannten 3 Mindestkriterien voraus. Die WNTB ist jener Parameter, der quantitativ das Ausmaß des Trainingseffektes bestimmt, d. h. zwischen WNTB und der ergometrisch bestimmten Ausdauerleistungsfähigkeit (LF%) besteht eine Dosis-Wirkungs-Beziehung (s. Tabelle 2)

Angemessenheit der Trainingsbelastung

Dies bedeutet, daß die WNTB zur Verbesserung der LF% jederzeit der aktuellen Leistungsfähigkeit entsprechen muß: Also eine geringe WNTB bei sehr geschwächten Patienten, und eine hohe WNTB bei schon gut leistungsfähigen Patienten. Für die Zwecke der Rehabilitation ist diese Spannweite der WNTB etwa 30 min bei einer LF% von $\leq 75\%$, bis 120 min bei einer LF% von $\geq 110\%$. Da die Leistungsfähigkeit durch die ergometrische LF% quantifiziert wird, ist der ergometrische Leistungstest Voraussetzung für die Festsetzung der angemessenen WNTB. Ist die WNTB geringer als der aktuellen LF% entspricht, so bleibt eine Leistungsverbesserung aus bzw. es kann sogar zu einer Rückbildung kommen. Ist die WNTB erheblich größer, als es der aktuellen LF% entspricht, so droht eine Überforderung, ein Übertrainingszustand, der mindestens ein Ausbleiben der erhofften Leistungsverbesserung zur Folge hat, bei Patienten aber auch bedrohliche Konsequenzen haben kann. Der Übertrainingszustand ist die Folge einer Überdosierung und entspricht einem „Vergiftungszustand" durch Training. Wie bei vielen anderen Therapien gibt es bei der Trainingstherapie sowohl eine Unterdosierung mit der Konsequenz der Unwirksamkeit des Trainings, als auch eine Überdosierung mit unangenehmen Überdosierungserscheinungen, die bei Patienten bis hin zur kardiozirkulatorischen Gefährdung gehen können.

Systematische Steigerung der Trainingsbelastung

Wird eine angemessene Trainingsbelastung konsequent durchgeführt, so kommt es nach ca. 4−6 Wochen zu einer vollständigen Adaptation. Alle Trainingseffekte, die diese Belastung auslösen kann, haben sich dann eingestellt. Es kommt daher bei gleichbleibendem Training zu keiner weiteren Entwicklung der Leistungsfähigkeit mehr. Wird eine weitere Leistungssteigerung angestrebt, so muß eine neue, der nunmehr besseren Leistungsfähigkeit angemessene Trainingsbelastung gewählt werden, wodurch neuerlich ein Anpassungsprozeß auf höherem Niveau ausgelöst wird. Auch dieser ist nach ca. 4−6 Wochen abgeschlossen, worauf der Vorgang neuerlich wiederholt werden muß. Wenn eine längerfristige und ausgiebige Entwicklung der Leistungsfähigkeit angestrebt wird, so müssen deshalb von vornherein mehrere derartige systematische Steigerungen der WNTB planmäßig vorgesehen werden. Jede einzelne Steigerung muß dabei dem Grundsatz der Angemessenheit entsprechen. Deshalb beträgt sie bei geringer LF% 15 und bei höherer LF% 30 min pro Woche.

Trainingsziele definieren

Diese Steigerung der WNTB geht natürlich nicht unbegrenzt weiter. Wie bereits erwähnt, sind mehr als 120 min/Woche für rehabilitative Zwecke nicht sinnvoll, da diese WNTB ein optimales Verhältnis von Trainingsaufwand, medizinisch relevantem Trainingseffekt und Sicherheit bietet. In sehr vielen Fällen wird aber für den individuellen Bedarf durchaus eine geringere WNTB, entsprechend auch einer geringeren LF%, ausreichen, z. B. eine normale LF% von 100−110%. Dies kann mit einer WNTB von 60−80 min erreicht werden. Bereits vor Beginn des Rehabilitationstrainings sollte dieser Bedarf definiert werden und somit ein Trainingsziel angegeben werden. Die systematische Steigerung der Belastung erfolgt dann bis zur Erreichung dieses Trainingszieles. Auch der notwendige zeitliche Rahmen bis zur Erreichung des Trainingszieles kann dann abgeschätzt werden: z. B. der notwendige Zeitraum bis zur Erlangung einer normalen Leistungsfähigkeit zur Wiederaufnahme der Berufstätigkeit.

Ganzjährigkeit des Trainings

Trainingsanpassungen halten nur so lange vor als das entsprechende Training durchgeführt wird. Jene WNTB, die erforderlich ist, um eine bestimmte LF% zu erreichen, ist auch notwendig, um sie zu erhalten. Rehabilitatives Training soll daher grundsätzlich ganzjährig und lebenslänglich durchgeführt werden. Die diesem Prinzip entsprechende natürliche Organisationsform ist daher die ambulante Rehabilitationsgruppe. Rehabilitationszentren mit stationärer Hospitalisierung kommt eine wichtige Funktion in der postakuten Rehabilitation und in der Einleitung der langfristigen ambulanten Rehabilitation am Wohnort zu. Aus dem Grundsatz der Ganzjährigkeit läßt sich aber ableiten, daß eine zeitlich begrenzte stationäre Rehabilitation kein Ersatz für ein langfristiges ambulantes Rehabilitationsprogramm sein kann.

10.8.3.4 Standardisierte Trainingspläne für das systematische Ausdauertraining in der Rehabilitation

Aufgrund der geschilderten Gesetzmäßigkeiten lassen sich Standardtrainingspläne zusammenstellen, die in der Tabelle 1 für stationäres und Tabelle 2 für ambulantes Rehabilitationstraining dargestellt sind. Sie sind unabhängig vom Alter, dem Geschlecht und der Diagnose, da sie ausschließlich nach den Regeln der medizinischen Trainingslehre zusammengestellt worden sind. Diese Regeln werden durch Alter, Geschlecht und Diagnose nicht verändert. Sie gleichen Formeln, in die die LF% und das Trainingsziel als Variable eingesetzt werden. Die LF% enthält ihrerseits bereits Alter, Geschlecht und Körpermaße, wie in Teil C, 9.6 bereits ausgeführt wurde. Die Handhabung der Tabellen geschieht folgendermaßen:

Tabelle 1. Trainingsplan für stationäres Rehabilitationstraining

Stufe	Trainings- wochen	WNTB (min)	Häufigkeit pro Woche	Beginn mit Leistungs- forderung [%]
1	1	50	5×10'	<75
2	2	75	5×15'	75–90
3	2	100	5×20'	90–100
4	1	125	5×25'	100–110

Tabelle 2. Trainingsplan für ambulantes Rehabilitationstraining

Stufe	Trainings- wochen	WNTB (min)	Häufigkeit pro Woche	Beginn mit Leistungs- forderung [%]
1	6	30	2	<75
2	6	45	2	75–90
3	6–12	60	2–3	90–100
4	6(∞)	90	2–3	100–110
5	6(∞)	120	3–4	110–120
6	6(∞)	150	4	120–130
7	∞	180	4	130–140

Die Trainingsstufe für den Beginn wird nach dem Ergometertest festgesetzt, indem in der Spalte 5 die bei der Ergometrie erreichte LF% aufgesucht wird. Die so gefundene Zeile entspricht der 1. Trainingsstufe. Die in dieser Stufe vorgesehene WNTB ist für den Beginn angemessen und wird die vorgesehene Anzahl von Wochen beinhalten. Dann muß zur nächsten Stufe weitergegangen werden, sofern keine medizinischen Gründe dagegen sprechen und die LF% noch nicht dem individuellen Trainingsziel entspricht.

Der Plan für das stationäre Training ist auf 6 Wochen ausgelegt. Ist die LF% zu Beginn schon ≥ 75%, so wird mit der entsprechenden höheren Stufe begonnen. Die WNTB der Stufe 4 soll aber nicht überschritten, sondern länger beibehalten werden. Samstag und Sonntag sind sowohl aus organisatorischen Gründen (Personal) als auch aus leistungsmedizinischen Gründen trainingsfrei, um der Gefahr einer Überforderung vorzubeugen. Das Training kann am Fahrradergometer, aber auch als Schwimmen oder als Terrainkur absolviert werden. Wichtig ist die kontinuierliche Überwachung der individuellen Trainingsherzfrequenz durch den trainierenden Patienten selbst nach entsprechender Instruktion, z. B. mit Hilfe eines PE-Sporttesters, da nur so eine kontinuierliche und exakte Regelung des Tempos bzw. des Widerstandes möglich ist. Eine telemetrische Überwachung ist dafür weniger gut geeignet. Falls die Exkursion länger dauert als die vorgesehene Trainingszeit, so ist darauf zu achten, daß in der restlichen Zeit das Tempo entsprechend verringert wird und die Belastung deutlich unter dem trainingswirksamen Bereich bleibt. Es ist anzunehmen, daß in einer Gruppe, bei Berücksichtigung der individuellen Besonderheiten, nicht alle das gleiche Tempo einhalten werden können.

Ambulante Rehabilitation

Tabelle 2 enthält den Stufenplan für das langfristige, ambulante therapeutische Training, das wie schon erwähnt der Normalfall sein sollte. Nach der ersten Ergometrie wird die erreichte LF% in der 5. Spalte aufgesucht und damit die Trainingsstufe für den Beginn mit der angemessenen WNTB fixiert. Binnen etwa 6 Wochen wird durch das konsequente Training die LF% der nächsthöheren Stufe erreicht. Daher muß dann auch die WNTB entsprechend der nächsten Stufe erhöht werden, um eine weitere Entwicklung der Leistungsfähigkeit zu ermöglichen. Für den Fall, daß die erreichte Trainingsstufe dem geplanten Trainings-(Rehabilitations-)ziel entspricht, wird durch das Zeichen ∞ angedeutet, daß diese WNTB lebenslänglich beibehalten werden soll. Kommt es im Lauf des langfristigen, ambulanten Trainingsprogrammes zu einer Unterbrechung, z. B. durch eine Exazerbation der Grunderkrankung, so muß nach Beherrschung der akuten Situation wieder mit einer um 1 bis 2 Stufen geringeren Belastung bzw. nach einem neuerlichen Ergometertest begonnen werden. Auch für das ambulante therapeutische Training, das auch als Heimtraining durchgeführt werden kann, ist das Fahrradergometer ein sicheres, von Wetter und Jahreszeit unabhängiges Trainingsgerät. Es kann aber auch ersatzweise jede andere Form von Ausdauertraining im Verhältnis 1:1 durchgeführt werden, sofern die geschilderten Regeln beachtet werden und die richtige Intensität durch Kontrolle der Trainingsherzfrequenz sichergestellt ist.

10.8.3.5 Sicherheit der Trainingstherapie

Das therapeutische Training ist bei Beachtung der Regeln nicht nur eine sehr wirksame, sondern auch eine sehr sichere Therapie. Da die Trainingsbelastung nur 60% jener Leistung beträgt, bei der subjektive oder objektive Symptome zum Abbruch des Ergometertests führen, ist eine ausreichende therapeutische Breite gewährleistet. Es gibt keine chronische Erkrankung und, mit Ausnahme terminaler Zustände, auch keinen Schweregrad und ganz sicher keine ergospirometrische Befundkombination, wo der Versuch, die Leistungsfähigkeit durch eine medizinische Trainingstherapie zu verbessern, von vornherein aussichtslos wäre. Auch wenn eine normale Leistungsfähigkeit nicht mehr erreicht werden kann, so kann eine Verbesserung doch die Differenz zwischen Gebrechlichkeit und der Fähigkeit, leichtere Belastungen zu bewältigen, bedeuten. Zur Prophylaxe des belastungsinduzierten Asthmas soll vor jeder Trainingseinheit ein Hub eines β-adrenergen Dosieraerosols inhaliert werden. Bei starkem Abfall des pO_2 während der Belastung wird das Training durch Zufuhr von Sauerstoff während des Trainings, das in solchen Fällen wohl in der Regel ein Fahrradergometertraining sein wird, ermöglicht.

Der Sicherheit dienen auch die Beachtung von Kontraindikationen und die Durchführung von Kontrolluntersuchungen.

Kontraindikationen

1) Jede akute Erkrankung oder plötzliche Änderung des Befindens, sei es im Rahmen der Grunderkrankung oder eine andere. Diese Kontraindikation ist vor jeder einzelnen Trainingseinheit zu beachten.
2) Die nicht ausreichend behandelte Grunderkrankung. Therapeutisches Training ist in keiner Weise ein Ersatz für die konventionelle kurative Therapie, sondern eine Ergänzung und Erweiterung des therapeutischen Repertoires. Training kommt zum Einstaz, wenn mit konventioneller Therapie ein klinisch zufriedenstellender Zustand erreicht worden ist. Diese konventionelle Therapie wird unabhängig von einer allfälligen Trainingstherapie beibehalten und nach den in anderen Kapiteln besprochenen Regeln verstärkt oder reduziert.

Kontrollen

Diejenigen Untersuchungen und Kontrollen, die für die Langzeitbehandlung der Grunderkrankung erforderlich sind, werden hier nicht besprochen. Aus leistungsmedizinischer Sicht sind diese Untersuchungen durch die Ergometrie bzw. Ergospirometrie zu ergänzen, die zu Beginn, nach 3 und 6 Monaten und dann etwa einmal pro Jahr durchgeführt werden soll. Bei Bedarf, bei pulmonaler Hypertension, ist die Ergometrie evtl. auch durch die Mikroherzkatheteruntersuchung zu ergänzen. Diese Untersuchungen dienen der Kontrolle des Trainingseffektes und der Überprüfung der Trainingsherzfrequenz.

Bei jeder einzelnen Trainingseinheit wird die Trainingsherzfrequenz kontrolliert und danach die Belastung geregelt. Da diese bei richtigem und wirksamem Training zunimmt, kann durch Notierung der Belastung bei der immer gleichen HF_{tr} der Trainingseffekt laufend überprüft werden. Bei sehr geschwächten und bewegungsungewohnten Patienten kann es vorkommen, daß der Patient bei der ersten Ergometrie nicht in der Lage ist, sich ventilatorisch und kreislaufmäßig auszubelasten, da er den Test vorher schon wegen lokaler muskulärer Beschwerden abbricht. Das ist an einem fehlenden Anstieg des ΔBE oder des Blutlaktatspiegels auf -5 mmol/l, bzw. 4 mmol/l oder mehr zu erkennen. Die maximale Herzfrequenz ist kein zuverlässiger Parameter für die Ausbelastung, da es individuell starke Abweichungen vom statistischen Erwartungswert gibt. In solchen Fällen wird die Ergometrie nach ca. 5 Trainingseinheiten, das ist nach einer Woche, unter stationären bzw. nach 2–3 Wochen unter ambulanten Bedingungen wiederholt.

10.8.4 Abschließende Bemerkungen

Die medizinische Trainingstherapie darf nicht mit Sport verwechselt werden, der ja auch Tätigkeiten wie Drachenfliegen oder Motorsport umfaßt, denen beim besten Willen keine positiven gesundheitlichen Aspekte zugeordnet werden können. Das ist nicht abwertend gemeint, da es auch andere sinnvolle und vernünftige Motivationen für das Ausüben eines Sports gibt, z. B. Spaß an der Sache oder auch Ehrgeiz. Sport ist eine sinnvolle Freizeitgestaltung, ein Mittel, die Lebensqualität zu verbessern und das Wohlbefinden zu erhöhen und ist von gesellschaftlicher und kultureller Bedeutung, vielleicht vergleichbar mit einer Volkstanz- oder Theatergruppe. Sport wird nur selten primär um der Gesundheit willen betrieben, häufig aber trotz gesundheitlicher Risiken.

Dies gilt auch dann, wenn Training natürlich im Sport eine große Rolle spielt. Die Begriffe Sport und auch Sporttherapie sind daher in diesem Kapitel konsequent vermieden worden.

Die medizinische Trainingstherapie kann Patienten unter Umständen wieder in die Lage versetzen, in angemessener Weise einen Sport nach freier Wahl zu betreiben, z. B. Tennis oder Schifahren. Dies und die meisten anderen Aktivitäten in Beruf und Freizeit setzen eine gewisse körperliche Leistungsfähigkeit voraus, die daher auch eine wesentliche Voraussetzung für das „Mitmachen" können, also die soziale Reintegration ist. Die Wiederherstellung bzw. Verbesserung der körperlichen Leistungsfähigkeit durch therapeutisches Training ist aus dieser Sicht eine der wichtigsten Säulen des gesamten Rehabilitationsprozesses, da eine erfolgreiche Normalisierung der Leistungsfähigkeit manche andere Maßnahme der Pflege oder Fürsorge überflüssig macht.

10.9 Sport und körperliches Training bei Kindern und Jugendlichen

J. Lecheler

10.9.1 Einleitung

Sport und körperliche Anstrengung sind für asthmakranke Patienten wegen der Gefahr des Anstrengungsasthmas mit Problemen verbunden. Anstrengungsasthma ist im Kindes- und Jugendlichenalter dadurch gekennzeichnet, daß innerhalb 8–10 min nach Beginn einer körperlichen Anstrengung Atemnot auftritt, die durch eine Bronchialobstruktion hervorgerufen wird. Das Anstrengungsasthma darf nicht verwechselt werden mit anderen dyspnoischen Zuständen, wie sie etwa bei untrainierten Kindern oder zur Hyperventilation neigenden Jugendlichen vorkommen können. Die Praxis zeigt aber, daß Eltern sehr schnell bemerken, daß etwas nicht stimmt, wenn ihr Kind beim Spielen oder Herumtoben z. B. pfeifende Atemgeräusche hervorbringt oder erschwert ausatmet.

Über die Häufigkeit des Anstrengungsasthmas bei Asthmatikern gibt es zwar unterschiedliche Angaben (Lindemann 1987), es liegt jedoch der Verdacht nahe, daß die unterschiedlichen Häufigkeitsangaben abhängig von der Testmethode sind, mit der das Anstrengungsasthma ermittelt wird. So decken z. B. aus der Kardiologie übernommene Belastungstests mit stufenweisem Belastungsanstieg nur einen Teil der Anstrengungsasthmatiker auf. Erst durch mindestens 8minütiges Laufen auf dem Laufbandergometer mit konstanter Geschwindigkeit bei normaler Raumtemperatur und mindestens 70% des maximalen Pulses ohne stufenweise Anpassung läßt sich bei fast allen Asthmatikern ein Anstrengungsasthma auslösen. Anstrengungsasthma (Exercise-induced-Asthma) ist somit pathognomonisch für die Krankheit Asthma schlechthin (Knape 1990).

10.9.2 Sport – nur ein Risiko?

Anstrengungsasthma ist bei asthmakranken Kindern und Jugendlichen eine Folge der stets vorhandenen Hyperreaktivität des Bronchialsystems. Auf dem Boden dieser Hyperreaktivität können Auslösefaktoren (Triggerfaktoren) jederzeit, auch in symptomfreien Phasen, Atemnotszustände auslösen. Neben Allergien und Infekten ist körperliche Anstrengung der wichtigste Triggerfaktor. Erhöhte Atemarbeit während körperlicher Belastung führt zu einem relativen Temperatur- und Wasserverlust an der Bronchialschleimhaut, Faktoren, die eine obstruktive Ventilationsstörung hervorrufen (Anderson u. Schoeffel 1983). Vor allem die Austrocknung während der Hyperventilation führt zu einer Osmolaritätsänderung. Dieser osmotische Stimulus kann die protektive Wirkung gleichzeitig freigesetzter Katecholamine und des cAMP überspielen (Barnes et al. 1989). Die ganze Wahrheit über den Ablauf der belastungsinduzierten Bronchialkonstriktion ist in dieser Erklärung aber nicht enthalten. Vieles bleibt offen, insbesondere die Rolle der Mediatoren, deren unterschiedliche Verfügbarkeit die Ausprägung des Refraktärphänomens bei wiederholter körperlicher Belastung erklären soll (Übersicht bei Magnussen 1988).

Da sich Kinder und Jugendliche in der Regel mehr körperlich bewegen als Erwachsene, fällt bei ihnen ein Anstrengungsasthma früher auf und stellt oft das von Eltern berichtete Erstsymptom dar. Die Folgen sind Schonempfehlungen und Ausgrenzung von altersadäquater Belastung. Nach einer neueren Untersuchung sind 30% chronisch asthmakranker Kinder und Jugendlicher dauerhaft vom Schulsport befreit (Abb. 1.), eine ähnlich große Gruppe nimmt an keinerlei sportlichen Aktivitäten auch außerhalb der Schule teil (Lecheler u. Gauer 1991). Da physische Attraktivität und Sportlichkeit zentrale Erlebensbereiche schon im Kindesalter und mehr noch im Jugendlichenalter sind (Petermann et al. 1987), kann diese Ausgrenzung erhebliche Entwicklungsdefizite nach sich ziehen. Unlängst hat die Arbeitsgruppe um Strunk beeindruckend gezeigt, wie physische und geistige Leistungsfähigkeit bei chronisch asthmakranken Kindern ineinandergreifen. Danach sind asthmakranke Kinder, wenn sie durch ein geeignetes Rehabilitationsprogramm körperlich fit gehalten werden, auch in anderen Schulfächern eher leistungsmotiviert.

Das Verhalten zu körperlicher Belastung oder Sport ist somit ein wesentlicher Indikator für die Krankheitsentwicklung oder, positiv ausgedrückt, für eine gelungene Krankheitsbewältigung (Bender et al. 1987).

Andererseits haben Untersuchungen der letzten Jahre gezeigt, daß trotz der Gefahr des Anstrengungsasthmas Sport und körperliches Training empfohlen werden muß, um das Anstrengungsasthma selbst einzugrenzen. Bei verbessertem körperlichem Trainingszustand durch regelmäßiges Ausdauertraining sinkt die Atem-

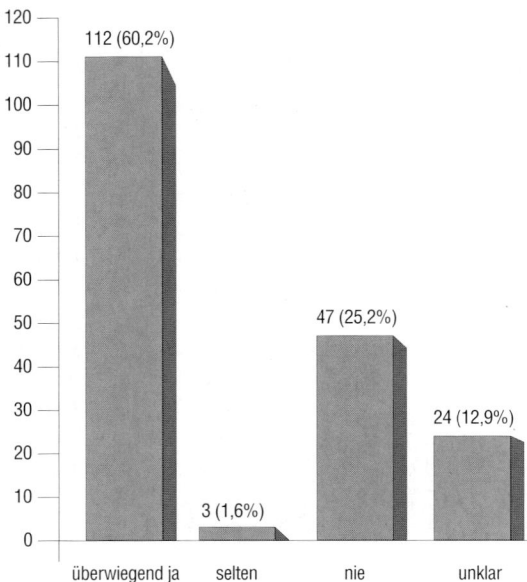

Abb. 1. Schulsportteilnahme asthmakranker Schüler (n = 186)

arbeit. Dadurch werden ein Asthma auslösende Stimuli der anstrengungsbedingten Hyperventilation weniger wirksam, der Bewegungsspielraum und der Aktionsradius des Kindes vergrößert sich (Völker 1986).

10.9.3 Medizinische Voraussetzungen für die Empfehlung einer Sporttherapie

Seit einigen Jahren werden an verschiedenen Orten der Bundesrepublik Deutschland Asthmasportgruppen für Kinder und Jugendliche durchgeführt. Engagierte Hausärzte und Pädiater hatten oft in Zusammenarbeit mit Selbsthilfegruppen zu ihrer Gründung wesentlich beigetragen und viel ehrenamtliche Arbeit miteingebracht (Seidenberg 1986). Welche Fragen hat der Arzt aber zu klären, bevor er ein asthmakrankes Kind in eine dieser Sportgruppen vermittelt?

Zunächst sollte vor Beginn einer Sporttherapie eine gründliche lungenfunktionelle Untersuchung mit einem geeigneten Belastungstest erfolgen, um den Grad des Anstrengungsasthmas zu ermitteln. Laufbandergometrie ist dabei das geeignete Provokationsmedium, aber auch standardisierte Laufstrecken. Nicht geeignet ist die Fahrradergometrie, die zu geringe Belastungsintensitäten erzeugt. Spirometrische Meßmethoden sollten nur zusammen mit Bestimmung der Fluß-Volumen-Kurve Anwendung finden. Besser noch ist die Zuziehung bodyplethysmographischer Messungen sowie die Blutgasanalyse. Damit sind nicht nur unkomplizierte Verläufe von Anstrengungsasthma zu ermitteln, sondern auch (seltenere) Erscheinungsformen, die mit Überblähung und mit einem Abfall des O_2-Partialdrucks einhergehen (Übersicht bei Knape 1990).

Während eine lungenfunktionelle Basisuntersuchung mit geeigneter Belastung zunächst wenigstens einmal durchgeführt werden sollte, gehören einfachere Lungenfunktionsmessungen zum Patientenalltag. Dabei hat sich die regelmäßige Peak-flow-Messung besonders bewährt. Sie ist einfach anzuwenden und doch aussagekräftig. Für den täglichen Gebrauch ist sie vergleichbar mit dem Blutdruckmeßgerät eines Hypertonikers und ist gut geeignet, das Perzeptionsproblem einer während der Sportausübung schlechter werdenden Lungenfunktion zu lösen. Durch Peak-flow-Messungen können Trainingsprogramme optimiert werden, aber auch Einbrüche bei der stark schwankenden Symptomatik des Asthmasyndroms (etwa bei Infekten) frühzeitig erfaßt werden (Langhof 1990).

Ein dritter wesentlicher Aspekt, der vor Beginn eines sportlichen Trainings mit dem Arzt abgeklärt werden muß, ist die Frage der Prämedikation. Nach internationalen Consensus-Statements (Warner et al. 1989) ist die Inhalationstherapie Basis jeder antiobstruktiven Therapie im Kindesalter. Medikamente wie DNCG oder β-Adrenergika werden per inhalationem auf die Bronchialschleimhaut aufgebracht. Der Nachteil dieser Applikationsform ist allerdings, daß der Wirkungszeitraum begrenzt ist und die Applikation mehrfach täglich erfolgen muß. So kann ein medikamentöses Management eine 4malige tägliche Inhalation eines antiobstruktiv oder protektiv wirkenden Medikamentes vorsehen. Günstig ist es dann, wenn die zeitliche Abfolge so gestaltet wird, daß eine dieser Inhalationen vor die Sportstunde zu liegen kommt.

Da auch bei einer lege artis durchgeführten Sportstunde eine Atemwegsobstruktion auftreten kann, soll der Patient über die medikamentösen Hilfen umfassend informiert sein und sie v. a. dann auch bei sich haben.

10.9.4 Allgemeine Empfehlungen für die Durchführung einer Sportstunde bei asthmakranken Kindern und Jugendlichen

Prinzipiell ist es möglich, asthmakranke Kinder und Jugendliche an Sportprogrammen teilnehmen zu lassen, die für alle Kinder der jeweiligen Altersgruppe gedacht sind (z. B. Schulsport). Dabei sollten jedoch die nachstehend einzeln aufgeführten Vorsichtsmaßregeln beachtet werden. Die Beachtung dieser Kautelen ist insofern für die nicht an Asthma leidenden Kinder der Sportgruppe kaum störend, als sie ohnehin allgemeinen sporttheoretischen Überlegungen entsprechen, die in diesem Fall besonders konsequent eingehalten werden müssen.

1. Empfehlung: Aufwärmphase („Warming up")

Aufwärmen zu Beginn der Sportstunde ist aus vielerlei Gründen sinnvoll. Für asthmakranke Kinder und Jugendliche ist eine ausreichend lange Aufwärmphase der sicherste Garant für das Ausbleiben einer Atemwegsobstruktion. Plötzlicher Belastungsbeginn (Kaltstart) führt aufgrund der Peitschenwirkung plötzlicher Belastung auf das Atemwegssystem schnell zur Obstruktion. Wie erwähnt, will man das nur im Belastungstest, um das Ausmaß des Anstrengungsasthmas zu ermitteln. Bereits bei solchen Tests wirken sich modifizierte Aufwärmphasen (stufenweiser Belastungsanstieg) „günstig" aus, so daß der Anstrengungsasthmatiker sein Anstrengungsasthma unterlaufen kann. Gerade dieser Aspekt muß in einer ausreichend lang bemessenen (wenigstens 15 min dauernden) Aufwärmphase zu Beginn der Sportstunde ausgenutzt werden. Geschickte Sportlehrer oder Sporttherapeuten reichern diese Aufwärmphase mit spielerischen Elementen an, so daß nichts Zwanghaftes oder Langweiliges entsteht.

2. Empfehlung: Intervalltraining

Das Anstrengungasthma kennt eine Refraktärperiode, die individuell unterschiedlich ausgeprägt sein kann. Nach Ende einer definierten Belastung und nachfolgender Erholung des Patienten kann bei einer erneuten identischen Belastung der vorher gemessene Obstruktionsgrad in der Regel nicht wieder erreicht werden (Edmunds et al. 1978).

Diese reproduzierbare Refraktärperiode wird seit einiger Zeit in der Sporttherapie in Form eines Intervalltrainings angewandt. Allerdings ist ein stures Intervalltraining (Belastung – willkürliche Pause – Belastung) wohl nicht die ideale Form, um Asthmatiker zu trainieren. Gut geht es dann, wenn die gewählte Sportart solche Pausen zwanglos ermöglicht oder wenn zumindest extensive Belastungsphasen mit intensiven abwechseln.

Erfahrene Asthmatiker berichten von einem Durchlaufphänomen („running through") v. a. bei einer individuell selbstbestimmten Ausdauermethode, ein Phänomen, das wohl einer individuell optimierten Aufwärmphase zuzurechnen ist (Lecheler et al. 1988).

3. Empfehlung: Auswahl geeigneter Sportarten

Schon im Lungenfunktionslabor läßt sich feststellen, daß verschiedene Belastungsarten unterschiedlich asthmogen sind. Belastungen auf dem Fahrradergometer führen nur bei schweren Asthmatikern zum Anstrengungsasthma und sind für einen Belastungstest kaum geeignet. Besser geht es mit dem Laufbandergometer, das als Standardmethode gut geeignet ist, einen noch stärkeren Obstruktionsreiz erzeugen als plötzliche und schnelle Spurts in freiem Gelände. Nicht unwesentlich sind dabei Umgebungsfaktoren, v. a. Temperatur und Luftfeuchtigkeit. Schwimmen ist aus diesem Grund eine besonders günstige Sportart für Asthmatiker, v. a. im Schwimmsport können enorme Leistungen (nach entsprechender Aufwärmung!) erzielt werden.

Ebenfalls von Bedeutung sind Umgebungsfaktoren, die Allergien auslösen oder verschlimmern können. Da 80 % der kindlichen Asthmatiker zumindest teilweise ein exogen-allergisches Asthma bronchiale haben, sind alle Sportarten zu meiden, die einen erhöhten Allergenkontakt mit sich bringen. Reitsportarten beispielsweise sind denkbar ungeeignet, aber auch Spiele im Freien während des frühsommerlichen maximalen Pollenfluges.

Andererseits werden manche Faktoren zu streng diskutiert: Moderne Turnhallen sind meist nicht so staubig, daß Asthmatiker nicht Sport treiben könnten, insbesondere gibt es dort kaum Hausstaubmilben.

Der Sportlehrer und Sporttherapeut muß die Auswahl der Sportarten von den Hauptbeanspruchungsformen der einzelnen Bewegungsabläufe abhängig machen. Nach Hollmann (Hollmann u. Hettinger 1980) unterscheidet man Koordination,

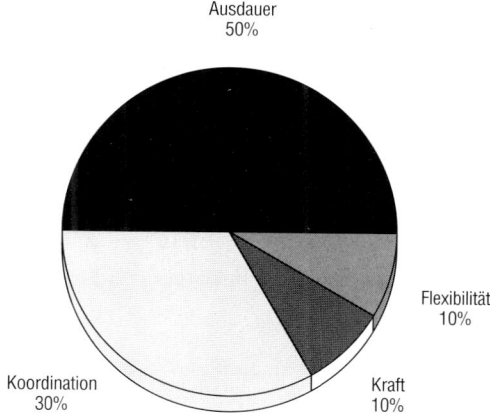

Abb. 2. Anteile der motorischen Hauptbeanspruchungsformen in der Sporttherapie asthmakranker Kinder und Jugendlicher

Ausdauer, Kraft, Schnelligkeit und Flexibilität. Natürlich sind immer mehrere dieser Hauptbeanspruchungsformen in einer Sportart vereint, meist aber steht eine im Vordergrund. Bei Skilanglauf z. B. wird zwar auch Koordination und Kraft gefordert, überwiegend jedoch Ausdauer. Bei Kindern, die wegen ihres Asthmas allzusehr geschont wurden, fallen unterhalb des 10. Lebensjahres häufig Koordinationsdefizite auf, die zuvörderst trainiert werden müssen. Ältere Kinder und Jugendliche, aber auch Erwachsene profitieren vor allem von Ausdauersportarten. Andere Belastungsarten wie Krafttraining (Body-building-Studios) oder Flexibilitätstraining sind in Rücksicht auf das Anstrengungsasthma nur von zweitrangiger Bedeutung (Abb. 2), während auf das Schnelligkeitstraining ganz verzichtet werden kann (Übersicht bei Biberger 1990).

4. Empfehlung: Besondere Vorsicht bei Wettkampfsportarten

Sportstunden mit Kindern und Jugendlichen können ohne einen gewissen Wettkampfcharakter nicht längerfristig durchgeführt werden. Vor allem Jugendliche benötigen den Wettkampf, sonst sinkt die Motivation und der Jugendliche verliert ganz das Interesse am Sport. Eine hohe Motivation beim Sport ist auch bis zu einem gewissen Grad asthmavermeidend: Untersuchungen haben gezeigt, daß willkürliche Hyperventilation im Vergleich zu motivationsbetonter sinnvoller Hyperventilation bei körperlicher Anstrengung höhere Obstruktionsreize setzen kann (Magnussen 1984). Motivierte arbeitsbedingte Hyperventilation führt zu einem Ausstoß adrenerger Hormone und damit in gewisser Hinsicht zu einer Eigenlyse der Bronchokonstriktion.

Allerdings haben die Wettkampfsportarten den entscheidenden Nachteil, daß die mangelnde Wahrnehmung (Perzeption) der beginnenden Bronchokonstriktion eingerechnet werden muß. Daher sollten bei Wettkampfsportarten asthmakranke Kinder und Jugendliche nicht sich selbst überlassen bleiben. Zumindest bei diesen Sportarten sollte immer ein Lehrer oder Trainer anwesend sein.

5. Empfehlung: Belastungen nur submaximal

Wenngleich chronisch asthmakranke Patienten beschrieben werden, die enorme sportliche Leistungen vorweisen können und sogar Olympiasieger geworden sind (typischerweise in der Sportart Schwimmen), soll es nicht das Ziel der Sportstunde sein, die Kinder und Jugendlichen bis zur völligen Erschöpfung zu treiben. Belastungen weit im submaximalen Bereich, v. a. mit Betonung des Ausdauertrainings, reichen völlig aus, um die gesteckten Ziele zu erreichen. Der Ehrgeiz der Jugendlichen sollte eher auf häufigere Wiederholungen und zeitliche Ausdehnung gerichtet werden als auf vermeintliche Rekorde im Bereich hoher Belastungsintensitäten. Werden maximale Belastungen angesteuert, besteht jederzeit die Gefahr eines Asthmaanfalles.

6. Empfehlung: Abklingphase

Am Ende der Sportstunde sollte die Belastung nicht abrupt abbrechen, sondern in einer Abklingphase auslaufen. Dabei können in spielerischer Form Elemente der krankengymnastischen Atemtherapie eingebracht werden, etwa Übungen mit Lippenbremse, atemerleichternde Körperhaltungen und dergleichen.

Ein nicht ganz unwesentlicher Aspekt ist dabei auch die Eigenart mancher Anstrengungsasthmatiker, erst 5−10 min nach Belastungsende mit der maximalen Obstruktion zu reagieren. Bricht nun die Sportstunde abrupt ab und der Sportlehrer verabschiedet sich, kann er möglicherweise etwas später auftretende Problemphasen nicht mehr kontrollieren.

10.9.5 Resümee

Obwohl bei jedem asthmakranken Kind mit Anstrengungsasthma zu rechnen ist, stellt Schonung und Vermeidung jeder körperlichen Anstrengung nicht die Lösung des Problems dar.

Durch dosierte körperliche Trainingsprogramme läßt sich aber jeder Asthmatiker in den Schulsport integrieren und kann geeignete Freizeitsportarten sogar bis zu überdurchschnittlichen Leistungen mitmachen.

Die Sporttherapie ist heute ein integraler Bestandteil eines erfolgreichen aktiven Rehabilitationsprogrammes bei chronisch asthmakranken Kindern und Jugendlichen. Sie führt zwar nicht zur Verminderung der Hyperreaktivität, auch nicht zu einem „Wegtrainieren" des Anstrengungsasthmas, wohl aber zu einer Verschiebung der Auslöseschwelle, bei der das Anstrengungsasthma auftritt. Der Aktionsradius des Kindes steigt mitunter erheblich, das Kind oder der Jugendliche gewinnt wieder Vertrauen zu sich selbst und seiner eigenen Leistungsfähigkeit. Diese positive Grundhaltung läßt sich auch auf andere pädagogische und schulische Zielvorstellungen übertragen und stellt einen wichtigen Ansatzpunkt für eine gelungene Krankheitsbewältigung dar.

10.10 Patiententraining

10.10.1 Patiententraining bei asthmakranken Kindern und Jugendlichen

N. Gebert, U. Wahn

10.10.1.1 Einleitung

Seit den 70er Jahren gibt es in den USA ein großes Interesse an strukturierten Schulungsprogrammen für asthmakranke Kinder. Seit 1986 haben auch in Deutschland verschiedene Kliniken und Gruppen mit dem Aufbau von Schulungsprogrammen für asthmakranke Kinder und Jugendliche und ihre Eltern begonnen. Weltweit beobachten wir eine starke Zunahme in der Verbreitung von Japan bis Italien, von Australien bis Canada (Shibutani 1990; Bonfanti 1988; Bousquet 1987; Baumann 1990; Balter 1989; Hughes 1991; Mishra 1985).

In den Vereinigten Staaten wurden Schulungsprogramme für verschiedene Einsatzgebiete konzipiert und ausgewertet. Es gibt Schulungsprogramme für die Arztpraxis als Einzel- oder Gruppenunterweisung, Schulungsprogramme für unterschiedliche Volksgruppen (ethnische Minderheiten), Programme für die allgemeine Gesundheitsaufklärung im Stadtteil oder Wohnort sowie in der Schule und Programme für spezielle Ferienlager (Blessing-Moore 1987; Clark 1989; Conboy 1989; Creer 1979; Evans 1987; Feldkamp 1986; Feldman 1987; Hilton 1986; Hindi-Alexander 1984 und 1987; Jenkinson 1988; Klingelhofer 1987; Kohen 1985; Lewis 1987; Parker 1989; Rachelefsky 1987; Rubin 1986; Whitman 1985; Wilson-Pessano 1987).

10.10.1.2 Warum Asthmaschulung?

In den englischsprachigen Ländern wurde die Entwicklung zur Asthmaschulung durch alarmierende Zahlen über die Zunahme von Todesfällen durch Asthma bei Jugendlichen gefördert (Anderson 1989; Burney 1988; Burr 1987; Jackson 1982; Lewiston 1987; Strunk 1985; Williams 1989).

Trotz immer besserer Medikamente und der Möglichkeit, Asthmasymptome weitgehend zu kontrollieren, schien die Umsetzung dieser Möglichkeiten in der hausärztlichen Praxis nicht zu gelingen. Das Thema „Compliance", also das Befolgen der ärztlichen Verordnung, wurde immer wichtiger. Gerade bei der Krankheit Asthma ist die Befolgung der ärztlichen Verordung besonders schwierig, einerseits, weil es in den meisten Fällen nötig ist, kontinuierlich Medikamente einzunehmen, auch wenn subjektiv keine Beschwerden vorhanden sind, andererseits, weil die Einnahme der Medikamente mit Hilfe des Inhaliergeräts zeitaufwendig oder im Falle der Dosieraerosole gewöhnungsbedürftig ist.

Auch die hohen Krankheitskosten, die in den USA im Schnitt 6,4 %, im Extrem sogar 33 % des Familieneinkommens betrugen (Marion 1985), zwangen zu einem Umdenken in der Versorgung von chronisch kranken Patienten. Asthma, als chronische Erkrankung, bedarf der aktiven Mitarbeit des Patienten, nicht nur hinsichtlich der korrekten Einnahme von Medikamenten, sondern v. a. in bezug auf die auslösenden Situationen und den angemessenen Umgang mit Asthmaepisoden. Eine größere Selbstverantwortung im Management seiner Erkrankung soll nicht nur Kosten senken (Clark 1989), sondern auch die Lebensqualität des Patienten und seiner Familie entscheidend verbessern.

Der Begriff „Selfmanagement" ist eng mit dem Begriff der Patientenschulung verknüpft. So wie die Schulung über eine erweiterte ärztliche Information für den Patienten hinausgeht, geht auch der Begriff „Selfmanagement" über den Begriff der Compliance hinaus. Compliance bedeutet das Befolgen der ärztlichen Anordnungen, „Selfmanagement" hingegen impliziert das eigenverantwortliche Umgehen mit allen Phasen der Erkrankung. Diese Fähigkeit entwickelt sich bei Kindern erst allmählich. Es liegen noch keine genauen Untersuchungen vor, ab welchem Alter Kinder wirklich in der Lage sind, eigenverantwortlich in diesem Bereich, das heißt unabhängig von Eltern oder Arzt, zu handeln. Nach den klassischen Untersuchungen von Piaget könnte man davon ausgehen, daß dies etwa im Alter von 12 oder 13 Jahren möglich sein müßte. Für jüngere Kinder bieten sich Übergangsmodelle an, die eine schrittweise Übernahme von mehr Verantwortung ermöglichen. Kritische Würdigungen der Schulungsprogramme für Kinder kommen daher auch zu dem Schluß, daß das erreichte Trainingsziel besser als „cooperative care" oder „kooperatives Management" bezeichnet würde (Creer 1991). Im Kooperativen Management arbeiten verschiedene Berufsgruppen des Gesundheitswesens mit dem Patienten und seiner Familie zusammen (Conboy 1989). Auch innerhalb der Familie wäre eine Zusammenarbeit mit dem kleinen Asthmapatienten ein sinnvolles Ziel und eine Verbesserung der jetzigen Situation.

10.10.1.3 Schulungsprogramme für Kinder und Jugendliche in Deutschland

Im Gegensatz zum englischsprachigen Raum haben sich in Deutschland zuerst die Schulungsprogramme für Erwachsene etabliert, bevor der Schulungsgedanke in der Pädiatrie aufgenommen wurde. Bei den Schulungsprogrammen für Kinder und Eltern wurde die Konzeption in der Regel von Ärzten, Psychologen oder Pädagogen gemeinsam erarbeitet. Sie legen daher in ihrem Aufbau den Schwerpunkt nicht auf Wissensvermittlung, sondern zielen, in unterschiedlichem Ausmaß, auf die Veränderung von Verhalten, sei es des asthmakranken Kindes allein oder auch seiner Familie und Umgebung.

Beispiele für deutsche Schulungsprogramme für Kinder und Jugendliche sind: „Puste mal" Berlin, „Luftiku(r)s" Osnabrück, „Pusteblume" Bochum, „BAT" Berchtesgaden oder Asthma Kinder-LWK (Lernen, Können, Wissen) Köln und SPAK (Spielprogramm für asthmakranke Kinder) Köln.

Zu diesen frühen Schulungsprogrammen sind inzwischen viele neue hinzugekommen. Die Schulungsteams sind nun in der Arbeitsgemeinschaft Asthmaschulung im Kindes- und Jugendlager organisiert. Im Februar 1993 sind als Konsensus der Arbeitsgemeinschaft Standards für die Durchführung von Asthmaschulungskursen verabschiedet worden, die die Bereiche Medizin, Methodik und Didaktik und Evaluation umfassen (Szczepanski 1993).

10.10.1.4 Unterschiede zu Erwachsenenprogrammen

Schulungsprogramme für Erwachsene unterscheiden sich nicht nur im didaktischen Vorgehen von den Programmen für Kinder. Sie haben in der Regel einen stark appellativen, rationalen Anteil, d. h. sie wenden sich an die Einsichts- und Selbststeuerungsfähigkeit des Patienten und sind wirklich mehr Schulungs- als Trainingsprogramme. Die psychologischen Anteile sind eher schwach ausgeprägt. Die untersuchten Erfolge, z. B. beim strukturierten Therapieprogramm der Universitätsklinik Düsseldorf oder dem Bad Reichenhaller Modell, sind jedoch beeindruckend.

Schulungsprogramme für Kinder müssen auf das jeweilige Entwicklungsalter zugeschnitten sein. Dies spiegelt sich auch in der Vielfalt der Unterrichtsmaterialien wider. Die meisten Programme wenden sich an die Altersgruppe 8 bis 14 Jahre. Die Motivierung des kleinen Patienten spielt eine große Rolle, sowohl was die Motivierung zur Teilnahme am Trainingsgeschehen, als auch was die kontinuierliche Medikamenteneinnahme und das angemessene Umgehen mit den Triggerfaktoren angeht. Die Einbeziehung des familiären und sozialen Umfeldes spielt eine wesentlich größere Rolle als dies in den Erwachsenenprogrammen der Fall ist (Mishra 1985; Creer 1976; Könning 1991).

10.10.1.5 Ziele von Schulungsprogrammen

Die Ziele der unterschiedlichen amerikanischen Programme lassen sich in 4 Hauptkategorien einteilen, nämlich:

1) Asthmaanfällen vorzubeugen und das Asthma zu kontrollieren,
2) die Kosten, die durch die Krankheit entstehen, zu vermindern,
3) den Einfluß, den die Krankheit auf das Leben der Kinder und ihrer Familien hat, zu verringern,
4) Kindern in Zusammenarbeit mit ihren Ärzten beizubringen, wie sie größere Verantwortung für ihr Asthmamanagement übernehmen können.

Langfristige und kurzfristige Ziele von deutschen Schulungsprogrammen am Beispiel „Puste mal" (nach Gebert 1989):

1) Größeres Wissen über die Krankheit Asthma.
2) Selbstmanagementtechniken.
3) Weniger Fehlzeiten in der Schule aufgrund von Asthma.
4) Weniger Krankenhausaufenthalte.
5) Teilnahme am Schulsport.
6) Größere Selbständigkeit im Umgang mit der Krankheit.
7) Feste Regeln für das Notfallmanagement.
8) Weniger Angst vor und während eines Anfalls.
9) Anfallsvermeidungs- und Anfallsverminderungsverhalten.
10) Größere Selbstsicherheit im Umgang mit der Krankheit im sozialen Umfeld.

10.10.1.6 Grundlegende Elemente von Schulungsprogrammen

Die Themen im Bereich Wissensvermittlung (Was ist Asthma? Auslöser, Medikamente) und beim Training der korrekten Inhalationstechniken unterscheiden sich nicht von Erwachsenenschulungsprogrammen. Allerdings muß die Vermittlung kindgerecht sein und die Auswahl sollte sich auf das jeweils Notwendige beschränken.

Die Wichtigkeit psychologischer Schulungs- bzw. Trainingsanteile wird im Vergleich zu den reinen Wissensbereichen von Ärzten häufig unterschätzt (Baumann 1990). Die wesentlichen Probleme in der Asthmatherapie bestehen aber heute neben dem medizinischen besonders im psychologischen und psychosozialen Bereich. Deutlich sind die Probleme im Bereich der Wahrnehmung und richtigen Einschätzung von Atemnot (Burdon 1982; Burki 1978; Sly 1985) und Noncomplianceprobleme (Haynes 1982; Jay 1984; Kleiger 1979; LeBaron 1985), aber auch depressive Symptome oder Konflikte zwischen Eltern und Ärzten wegen der Asthmamedikamente sind als Faktoren, die zu tödlichem Verlauf des Asthmas beigetragen haben, identifiziert worden (Strunk 1985; Lewiston 1987).

Daher sollten Schulungsprogramme für Kinder und Jugendliche neben der Vermittlung von Kenntnissen über die Krankheit Asthma idealerweise auch folgende Elemente enthalten (nach Könning 1991):

1) Verbesserung von Selbstbeurteilung.
2) Möglichkeiten der Therapieanpassung und Selbständigkeit.
3) Strukturierter Umgang mit dem akuten schweren Asthmaanfall (Notfallvermeidungsplan).
4) Verbessern von Atemtechnik und Umgang mit körperlicher Belastung.
5) Erlernen von Entspannungstechniken.
6) Größtmögliche Flexibilität im Umgang mit Belastungen.
7) Erarbeitung angemessenen Bewältigungsverhaltens (z. B. im Rollenspiel).
8) Einschätzung und Aktivierung ungenutzten Hilfepotentials innerhalb und außerhalb der Familie.
9) Einschätzung möglichen Sekundärgewinns beim Patienten oder in der Familie.
10) Erarbeitung von konkreten Handlungsperspektiven über den Kurs hinaus.

10.10.1.7 Besonderheiten von Schulungsprogrammen für Kinder und Jugendliche am Beispiel des Peak-flow-Messens

Die regelmäßige Peak-flow-Kontrolle ist eine gute Möglichkeit der Selbstkontrolle des asthmatischen Geschehens. Sie soll zum Ausgangspunkt für Therapie- und Verhaltensentscheidungen werden. Sie soll dem Kind oder Jugendlichen die Beeinflußbarkeit (in positiver wie in negativer Richtung) des asthmatischen Geschehens verdeutlichen. Sie stellt einen guten Motivationsfaktor dar und schult die Wahrnehmung. Sie ist eine Voraussetzung für kontrolliertes Vorgehen im Notfall. Amerikanische Studien haben gezeigt, daß asthmakranke Kinder und ihre Eltern die Schwere der Einschränkung der Lungenfunktion nicht ohne die Hilfe eines Meßgerätes genügend genau einschätzen können (Burki 1978; Sly 1981; Burdon

1982). Bei Kindern und Jugendlichen ist während der Schulung darauf zu achten, daß sie keine Peak-flow-Wettbewerbe untereinander austragen und auch auf Manipulationsmöglichkeiten des Geräts, z. B. durch „Zungenschnalzer", verzichten. Zur Steigerung des selbstbewußten Umgangs mit der Krankheit Asthma ist es sinnvoll, auch im Schwimmbad oder auf dem Spielplatz, im Beisein anderer Kinder, den Peak-flow-Wert kontrollieren zu lassen.

In einigen Schulungsprogrammen wird das Peak-flow-Messen durch gezielte Selbstbeobachtung und Selbsteinschätzung ergänzt. Diese Methode erweitert das Peak-flow-Messen und läßt die Kinder unabhängiger vom Gerät werden. Gleichzeitig schult es die Wahrnehmung der eigenen Befindlichkeit und vermindert damit den Risikofaktor Fehleinschätzung/Verleugnung. Die Erfahrungen der Osnabrücker Gruppe und auch unsere eigenen lassen vermuten, daß durch ein gezieltes Selbstbeurteilungstraining in Verbindung mit der psychischen Anerkennung der Krankheit Asthma, Kinder ihre aktuelle Atmungssituation relativ genau einschätzen können (Szczepanski 1991; für Erwachsene vergleiche Shim 1980).

10.10.1.8 Evaluation und Ergebnisse

Obwohl viele Schulungsprogramme bisher evaluiert wurden, ist es schwierig, sie zu vergleichen, da sehr uneinheitliche Standards angelegt wurden. Howland überprüfte 13 Studien, die meist günstige Ergebnisse referieren. In bezug auf die Untersuchungsgröße „Verminderung von Schulfehlzeiten" benutzten nur 4 Studien genügend große Stichproben. Sie ergaben eine Verringerung von Schulfehlzeiten um 20 %. Die Angaben über Schulfehlzeiten und Veränderungen anderer Untersuchungsgrößen differieren sehr stark. Das Fehlen von Kontrollgruppen wird kritisiert. Signifikanztests wurden nicht durchgeführt. Die Ergebnisse lassen sich wahrscheinlich nur für schwere Asthmafälle halten (Howland 1988).

Wir wissen, daß Wissensverbesserung allein (mit Broschüren und Audiokassetten) keinen Einfluß auf Morbidität und Schulfehlzeiten hat (Hilton 1986), die meisten anderen Programme aber positive Effekte in bezug auf Wissenszuwachs und psychologisches Wohlbefinden der Familien zeigen konnten. Daß in Hinblick auf die Morbidität, gemessen als Verringerung von Schulfehlzeiten und Notaufnahmen, die untersuchten Studien keine übereinstimmenden und statistisch und methodologisch klaren Ergebnisse aufzeigten, soll nicht heißen, daß diese Programme für die Teilnehmer nicht nützlich gewesen wären (Howland 1988). Um in Zukunft aussagekräftigere und vergleichbare Ergebnisse zu erzielen und um die Qualität der Evaluationsforschung in diesem Bereich zu erhöhen, hat Creer, nach Überprüfung von 19 amerikanischen Evaluationsstudien, 12 Kriterien diskutiert und vorgeschlagen (nach Creer 1990):

1) Bestätigung der Asthmadiagnose.
2) Anwendung von Zufallsverteilung und unbeeinflußte Auswahl von Probanden.
3) Auswahl von Probanden aus vergleichbaren Populationen hinsichtlich Schwere, Art und Behandlung des Asthmas.
4) Benutzen von angemessenen experimentellen Designs und angemessenen Kontrollen.

5) Anwendung von standardisierten Behandlungs- und Auswertungsverfahren.

6) Kontrolle konkurrierender unabhängiger Variablen.

7) Ein breites Spektrum abhängiger Variablen.

8) Genügend Nachsorgeuntersuchungsdaten, um normale Veränderungen der Symptome oder der Medikamentenwirkungen auszuschließen.

9) Genügend große Stichproben, um angemessene statistische Auswertungen durchführen zu können.

10) Angemessene Kriterien für die Evaluation von Effekten (Signifikanzniveau).

11) Interpretation der Daten in vernünftiger, angemessener Weise.

12) Nachweis der klinischen Relevanz der Ergebnisse.

Eine erste Evaluierung des „Puste mal"-Kurses ergab, unter weitgehender Berücksichtigung der oben genannten Kriterien, signifikante Veränderungen in den Bereichen (nach Hümmelink 1990):

– Abnahme notfallmäßiger Behandlungen,
– Rückgang der Krankenhausaufenthalte,
– Abnahme der Anzahl der Asthmaepisoden,
– Abnahme des Eingreifens von seiten der Eltern,
– Zunahme von Wissen über Asthma, Medikamente etc.,
– Abnahme von Schulfehlzeiten.

Unter Beachtung der oben genannten Kriterien wurden in den Jahren 1990–1993 die Schulungsprogramme „Puste mal" und „Luftiku(r)s" evaluiert und geschulte mit nicht geschulten Kindern der Asthmaambulanzen Berlin und Osnabrück verglichen. Es ist dies die erste deutschsprachige, bizentrische, kontrollierte Studie, in der für den Asthmaschulungsbereich Daten über einen Zeitraum von 12 Monaten erhoben wurden. 75 Familien wurden hinsichtlich Alter und Geschlecht des asthmakranken Kindes sowie Schweregrad des Asthmas gematcht und einer von 3 Gruppen zugeteilt. Die Experimentalgruppe erhielt eine einwöchige Schulung und im darauf folgenden Halbjahr 6 Nachschulungstermine (je 2 beim Hausarzt, zu Hause und in der Ambulanz). Die Kontrollgruppe erhielt das gleiche Schulungsprogramm ohne Nachschulung, die Nullgruppe wurde in einer Asthmaambulanz ohne Schulung behandelt.

Ergebnisse:

Die Schulung zeigte besonders deutliche Effekte im Bereich der Krankheitsbewältigung. Schulung mit Nachschulung verstärkt diese Effekte.

Die Schulungseffekte werden sowohl von den Kindern und Eltern, als auch von den betreuenden Ärzten deutlich wahrgenommen.

Die Hausärzte (Kinderärzte) bescheinigen beiden Schulungsgruppen signifikante positive Veränderungen. Der Einfluß der Nachschulung wird nicht deutlich. Für die Nullgruppenkinder wurden keine Hausarztdaten erhoben. Kinder der Schulungsgruppen und ihre Eltern gaben nach 12 Monaten signifikant häufiger als vor Beginn der Asthmaschulung an,

1) daß die Kinder ihre Symptome frühzeitig wahrnehmen,

2) daß sie vor Sport vorbeugend Medikamente nehmen und frühzeitig bei Verschlechterung des Asthmas gegensteuern,

3) daß sie sich allein um ihre Dauertherapie kümmern,
4) und sie sich im Notfall zu helfen wissen.
    All dies führt dazu, daß sich die Kinder – zu Recht – körperlich mehr zutrauen.

Ergebnisse aus der Sicht des Haus-(Kinder-)Arztes:
    Signifikante Veränderungen aus der Sicht des Hausarztes zwischen T 1 (vor der Schulung) und T 3 (12 Monate nach der Schulung) in bezug auf Krankheitsmanagement:

Im folgenden Text bedeutet: *** signifikant für $p<0,001$, ** signifikant für $p<0,01$, * signifikant für $p<0,01$, – = nicht signifikant ($p>0,05$).

Ex Experimentalgruppe (Schulung plus Nachschulung), *Ko* Kontrollgruppe (Schulung ohne Nachschulung), *Nu* Nullgruppe (keine Schulung, nur ambulante Betreuung).

Hausarzteinschätzungen:	Ex	Ko
Das Kind schätzt sich richtig ein.	***	*
Das Kind kann sich beim Anfall selbst helfen.	***	***
Das Kind fühlt sich für sein Asthma verantwortlich.	***	***
Die Familie kann mit einem Asthmaanfall sicher umgehen.	*	*

Ergebnisse aus der Sicht der Eltern:
Die folgenden Fragen zum Krankheitsmanagement wurden von den Eltern der 3 Gruppen signifikant unterschiedlich zu den Zeitpunkten T 1 (vor Schulung) und T 3 (12 Monate später) beantwortet. Die Signifikanzen gehen in die Richtung eines besseren Krankheitsmanagements.

1) Symptomwahrnehmung, Perzeption:	Ex	Ko	Nu
Mein Kind kann richtig einschätzen, wie es seiner Lunge geht.	***	**	–
Atembeschwerden merkt mein Kind erst, wenn es nicht mehr kann.	–	**	–
Mein Kind achtet auf seine Körperhaltung und Atmung, um zu merken, wie es seiner Lunge geht.	***	*	–
Mein Kind richtet sich nach dem Peak-flow-Wert, um zu merken, wie es seiner Lunge geht.	*	–	–
Ich muß mein Kind auf Atembeschwerden aufmerksam machen.	*	–	–
Mein Kind meint, daß es seine Lungensituation richtig einschätzen kann.	**	***	–

2) Prophylaxe:	Ex	Ko	Nu
Nimmt ihr Kind besondere Medikamente vor/nach oder beim Sport?	–	*	–
Mein Kind tut erst etwas gegen seine Atembeschwerden, wenn es nicht mehr kann.	**	–	–

3) Dauertherapie:	Ex	Ko	Nu
Mein Kind kümmert sich allein um seine Dauertherapie.	***	*	–
Ich wünsche mir, daß mein Kind selbständiger mit der Dauertherapie seines Asthmas umgeht.	*	**	–
Führt ihr Kind ein Peak-flow-Protokoll?	**	–	–

4) Verhalten im Notfall:	Ex	Ko	Nu
Welcher Peak-flow-Wert ist für Ihr Kind sehr gut?	**	*	–
Welcher Peak-flow-Wert ist für Ihr Kind gerade noch gut?	**	*	–
Welcher Peak-flow-Wert ist für Ihr Kind ganz schlecht?	**	*	–
Mein Kind kann sich bei einem Asthmaanfall (starker Atemnot) selbst helfen.	**	***	–
Mein Kind atmet bei Atemnot mit der Lippenbremse.	–	*	–

Ergebnisse aus der Sicht der Kinder:

Die folgenden Fragen zum Umgang mit der Krankheit Asthma wurden von den Kindern der 3 Gruppen signifikant unterschiedlich zu den Zeitpunkten T 1 (vor Schulung) und T 3 (12 Monate später) beantwortet. Die Signifikanzen gehen alle in die Richtung einer besseren Symptomwahrnehmung und eines besseren Krankheitsmanagements.

1) Symptomwahrnehmung, Perzeption:	Ex	Ko	Nu
Ich kann richtig einschätzen, wie es meiner Lunge geht.	***	***	–
Ich merke mein Asthma erst, wenn ich nicht mehr kann.	**	**	–
Ich achte auf meine Körperhaltung und meine Atmung, um zu merken, wie es meiner Lunge geht.	*	–	–

2) Prophylaxe:	Ex	Ko	Nu
Bei Atemnot atme ich mit der Lippenbremse.	***	**	–
Nimmst du besondere Medikamente vor/nach oder beim Sport?	**	–	–
Ich tue erst etwas gegen meine Atembeschwerden, wenn ich nicht mehr kann.	**	–	–

3) Dauertherapie:	Ex	Ko	Nu
Ich kümmere mich allein um meine Dauertherapie.	***	–	–

4) Verhalten im Notfall:	Ex	Ko	Nu
Bei Atemnot atme ich mit der Lippenbremse.	***	**	–
Ich kann mir bei einem Anfall selber helfen.	***	–	*
Welcher Peak-flow-Wert ist für dich sehr gut?	**	**	–
Welcher Peak-flow-Wert ist für dich gerade noch gut?	***	**	–
Welcher Peak-flow-Wert ist für dich ganz schlecht?	***	**	–

Was heißt verbessertes Krankheitsmanagement für die Kinder, die Eltern und die Familie?

Die Eltern haben am meisten von der Schulung profitiert. Sie zeigen die meisten signifikanten Veränderungen, und diese bleiben über einen längeren Zeitraum erhalten. In den Aussagen der Eltern der Nullgruppe lassen sich erwartungsgemäß keine signifikanten Veränderungen über den Zeitraum eines Jahres feststellen. Daher können wir die signifikanten Veränderungen in den Elternaussagen der Experimental- und Kontrollgruppe als Schulungseffekte bewerten.

Schulungskurse haben einen Einfluß darauf, wie mit der Erkrankung Asthma in der Familie umgegangen wird. Eine Verbesserung der Lebensqualität der Familie zeigt sich durch die Veränderung der folgenden Parameter im Verlauf des Jahres (T 1 bis T 3). Auch hier zeigen die Signifikanzen in die Richtung der von uns intendierten Verbesserung der Art des Umgangs mit der Krankheit. Dies gilt für Eltern- und Kinderaussagen gleichermaßen.

Elternaussagen:	Ex	Ko	Nu
Bei uns gibt es Streit und Ärger ums Inhalieren.	*	–	–
Ich nehme Rücksicht auf das Asthma meines Kindes und versuche, Streit zu vermeiden.	*	–	–
Bei uns dreht sich alles ums Asthma.	*	*	–
Ich bin zufrieden mit meiner Lebenssituation.	*	**	–
Ich glaube, daß mein Partner eher unzufrieden ist, wie wir in der Familie mit dem Asthma umgehen.	–	*	–
Mein Arzt ist sicher mit der Asthmatherapie meines Kindes.	*	–	–

Schulungskurse haben einen Einfluß darauf, wie Kinder ihre Krankheit emotional verarbeiten. Sie lernten, selbstbewußter mit der Krankheit zu leben.

Kinderaussagen:	Ex	Ko	Nu
Ich wünsche mir weniger Streit und Ärger um das Inhalieren.	*	–	*
Ich bin ängstlich wegen meines Asthmas.	*	–	–
Meine Eltern haben wegen meines Asthmas Angst um mich.	*	–	–
Meine Eltern helfen sich gegenseitig bei den Problemen mit meinem Asthma.	–	*	–

Durch den Vergleich mit den Patienten der Asthmaambulanz konnte aufgezeigt werden, daß die Abnahme von Schulfehlzeiten und Krankenhausaufenthalten im wesentlichen auf gute medikamentöse Therapie und weniger auf Schulungseffekte zurückzuführen ist.

Zur weiteren Evaluation von Schulungsprogrammen hat die Arbeitsgruppe Evaluation Fragebogen mit dem Titel „Luft ist Leben" erarbeitet, die von allen Schulungsteams eingesetzt werden sollen (AG Evaluation 1993).

10.10.1.9 Schulungsprogramme im Rehabilitationsbereich

Den Rehabilitationskliniken kommt eine wichtige Rolle in der Durchsetzung einer systematischen Patientenschulung zu (Petro 1988). Der langfristige Aufenthalt in einer Rehabilitationsklinik bietet ideale Voraussetzungen für eine gute Schulung. Die einzelnen Lernschritte können über einen großen Zeitraum verteilt und damit lernpsychologisch optimal vermittelt werden. Das Gelernte kann unmittelbar in die Praxis umgesetzt und überprüft werden. Die Gleichaltrigen („peergroup") verhalten sich ebenfalls – idealerweise – korrekt und der einzelne erlebt sich als Teil einer Gruppe und nicht als Außenseiter. Die auch schon bisher von Rehabilitationskliniken durchgeführten verschiedenen Maßnahmen können als Teil einer Schulungs- oder Trainingsstrategie einen neuen Stellenwert erhalten. Dazu ist es allerdings nötig, daß sich alle, die therapeutisch oder erzieherisch mit den Kindern arbeiten, auf gemeinsame (Trainings-)Ziele einigen.

Das Schulungsprogramm muß integraler Bestandteil der gesamten Rehabilitationsmaßnahme und des Therapieschemas sein. Die Medikamente, die im Unterricht besprochen werden, müssen sich mit den verwendeten Medikamenten decken. Zur leichteren Einordnung der verschiedenen Medikamentengruppen wurden jeder Medikamentengruppe Symbole aus dem Tierreich zugeordnet, die als Aufkleber auf die Medikamente der verschiedenen Hersteller aufgeklebt werden können (DNCG = pastellgrüner Igel, β-Mimetika = dunkelroter Maulwurf, Theophyllin = dunkelblaues Krokodil, inhalatives Kortison = pastellgelbe Schildkröte, orales Kortison = orangenes Nashorn). Die Pastellfarben symbolisieren vorbeugende Wirkung, kräftige Farben „Anfallsmedikamente" (AG Methodik 1993). Die Anweisungen für das Verhalten im Notfall müssen allen, die mit dem Kind umgehen, bekannt sein. Wenn das Schulungsziel selbständige Medikamenteneinnahme ist, muß es dem Kind auch möglich sein, die Medikamente selbständig einzunehmen. Wenn der Patient aufgefordert wird, ein Peak-flow-Protokoll zu führen, muß sich der Arzt bei der Visite auch dafür interessieren. Wenn den Kindern vor sportlichen Anstrengungen zusätzliche Medikamente verordnet wurden, so müssen sie diese auch vor den anstrengenden sozialen Aktivitäten während der Rehabilitationsmaßnahme einnehmen können. Wenn Aufwärmübungen eingeübt wurden, so sollten diese auch in den Sportunterricht eingebaut werden.

Schwierigkeiten in der Durchführung von Trainingsmaßnahmen im Kontext von Rehabilitation ergeben sich aus der Interdisziplinarität und der Notwendigkeit einer gemeinsamen Zieldefinition. Eine neue Form der Zusammenarbeit der unterschiedlichen Berufsgruppen müßte entstehen, die den Patienten das Gefühl vermittelt, hier ziehen alle am gleichen Strang und in die gleiche Richtung.

Eine weitere Schwierigkeit besteht in den beschränkten Möglichkeiten, die Familien der Kinder in das Trainingsgeschehen einzubeziehen. Eltern- oder Familienseminare könnten dieses Dilemma mildern.

Besondere Aufmerksamkeit erfordert der Wissens- und besonders der Verhaltenstransfer in die häusliche Situation des Patienten, aber auch die Weiterbetreuung durch den Haus- oder Kinderarzt nach ähnlichen Prinzipien und Therapieschemata, um den Patienten nicht zu verwirren. Spezielle Nachschulungsprogramme zur Auffrischung, die dem Kinderarzt bereits als Schulungskoffer zur Verfügung stehen, werden bisher noch kaum eingesetzt. Auch der Aufbau von ambulanten Asthmasportgruppen, die eine ähnliche Auffrischungsfunktion haben könnten, kommt nur langsam voran.

10.10.1.10 Aussichten und Aufgaben für die Zukunft

Aus den Erfahrungen der stationären Schulungsprogramme läßt sich ableiten, daß auch durch die Schulung während der Rehabilitationsmaßnahmen nicht alle Kinder hinreichend motiviert sein werden, ihre Therapie ausreichend durchzuführen. Für die Weitervermittlung in ein spezielles Schulungsprogramm oder in eine Einzel- oder Familientherapie fehlen im Augenblick noch die differentiellen Kriterien. Es ist aber bereits deutlich, daß in diesem Bereich der wohnortnahen Betreuung ein erheblicher Mangel besteht.

Daher wird es für die behandelnden Mediziner verstärkt nötig sein, wohnortnahe Nachschulungskurse anzubieten. Den Krankenkassen muß deutlich gemacht werden, daß Investitionen in Schulung und Nachbetreuung sinnvolle und längerfristig kostensparende Ausgaben sind.

Neben den Informationen für die unmittelbare Umgebung der Patienten wird es eine Aufgabe bleiben, auch die allgemeine Öffentlichkeit, insbesondere Lehrer und Erzieher, verstärkt über die Krankheit Asthma aufzuklären, um bestehende Vor- und Fehlurteile abzubauen.

Durch Schulung im Rehabilitationsbereich kann der Erfolg der Kurmaßnahme auf eine langfristige Basis gestellt werden und durch eine verbesserte wohnortnahe Versorgung muß diese Basis weiter verbreitert werden, um asthmakranken Kindern die gesundheitlichen und psychologischen Voraussetzungen zu geben, ein weitgehend uneingeschränktes Leben führen zu können. Diese Voraussetzungen zu schaffen, ist eine interdisziplinäre Aufgabe, in der Mediziner, Pädagogen, Psychologen, Physiotherapeuten, Politiker und Krankenkassen und die Betroffenen zusammenarbeiten müssen.

10.10.2 Patiententraining bei Erwachsenen

W. Petro

10.10.2.1 Die Ausgangssituation

Wunsch jedes Erkrankten und jedes Therapeuten wäre eine kausale Form der Behandlung. Für die zur Diskussion stehenden pulmonalen Erkrankungen würde dies in erster Linie bedeuten, Noxen zu vermeiden. Das Problem der Noxen ist jedoch derart multifaktoriell, daß diese Frage nur beantwortbar wäre unter zielgerichteter Vorgehensweise des Erkrankten in seiner privaten und beruflichen Umwelt und aller gesellschaftlichen Kräfte im kommunalen Bereich. Die Anstrengungen vergangener Jahrzehnte lassen Hoffnung schöpfen. Nimmt man die Schwefeldioxidbelastung als Kriterium einer verschmutzten Umgebungsluft, so haben sich in den vergangenen Jahren deutliche Erfolge gezeigt (Abb. 1). Es würde aber bedeuten, die Augen zu verschließen, würde man die zutiefst menschliche Problematik, die hinter einer Noxenkarenz steht, negieren. Aus diesem Grunde ist die klassische, schulmedizinische medikamentöse Therapie die meist geübte Vorgehensweise. Diese kann sinnreich mit gezielter physikalischer Therapie kombiniert werden, wodurch ihr Effekt steigerbar ist (Siemon 1988).

Unabhängig davon sind sämtliche therapeutische Bemühungen daran geknüpft, in welchem Umfang sie vom Patienten akzeptiert, durchgeführt und in eine veränderte Lebens- und Verhaltensweise eingebaut werden. Schon vom modelltheoretischen Konzept her gehört daher der Patienteninformation, dem Training dieser Information mit dem Ziel einer veränderten Verhaltensweise, der absolute Vorrang (Abb. 2).

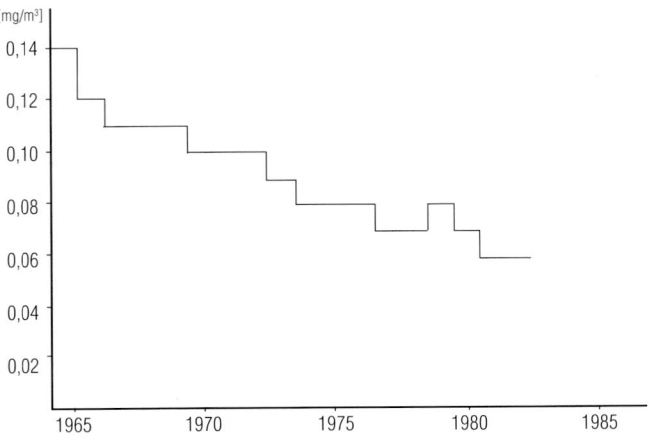

Abb. 1. Darstellung der Jahresmittelwerte der SO_2-Belastung im Rhein-Ruhr-Gebiet (nach Lahmann 1985)

Patiententraining

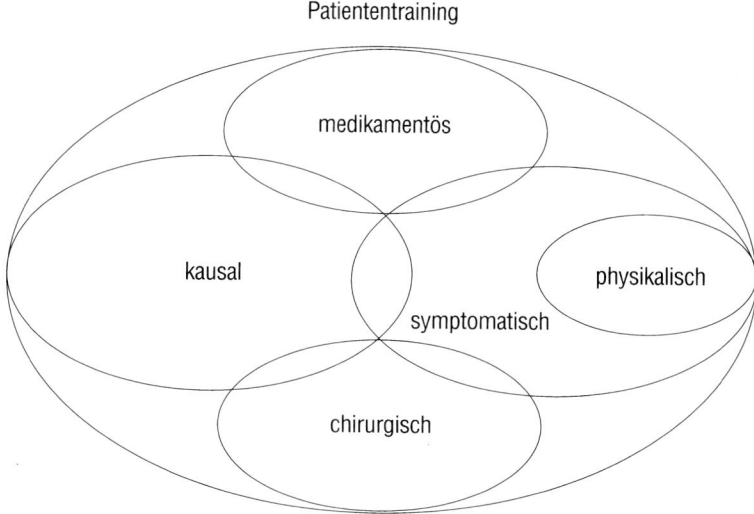

Patienteninformation / Schulung

Abb. 2. Synoptische Darstellung therapeutischer Maßnahmen in der Pneumologie für Patienten, die sowohl kausaler Therapie (Noxenvermeidung) als auch symptomatischer, medikamentöser und physikalischer Therapie bedürfen. Um effektiv sein zu können, gehört dazu eine entsprechende Patienteninformation mit verbesserter Einstellung und Verhaltensweise des Patienten. Insofern hat das Patiententraining einen bedeutsamen Stellenwert im Therapiekonzept chronischer Krankheitsbilder

Patiententraining erst stellt die Integration aller therapeutischen Bemühungen dar und ist gerade bei chronischen Erkrankungen ein unabdingbares Muß.

Für die obstruktiven Atemwegserkrankungen, insbesondere das Asthma bronchiale, zeigt sich trotz einer bemerkenswerten Entwicklung von geeigneten therapeutischen Substanzen eine Zunahme der Morbidität und Mortalität (Burney 1986; Fleming et al. 1987; Jackson et al. 1988). Parallel zu dieser fatalen Entwicklung zeigt sich eine Zunahme an verbrauchten Medikamenten zur Bronchospasmolyse (Hay et al. 1987). Es liegt der Verdacht nahe, daß trotz Bereitstellung geeigneter Therapeutika das therapeutische System markante Lücken aufweist, die die Effektivität der Behandlung mindern. Bemerkenswerte neuere Untersuchungen belegen, daß die Häufigkeit von Todesfällen gerade dann besonders groß war, wenn die Krankheitsschwere unterschätzt wurde sowohl von seiten des Patienten als auch des Arztes, eine Therapieintensivierung zu spät begonnen wurde und ein zu spätes Einweisen zur Fachbehandlung erfolgte (Benatar 1968; Sly 1984).

Es stellte sich heraus, daß nicht nur die ärztliche Entscheidungsebene berührt war, sondern insbesondere die Kooperationswilligkeit und Fähigkeit der Patienten. War diese hoch, so zeigte sich in einer vergleichenden Untersuchung ein verbesserter Verlauf in Hinblick auf Lungenfunktionsparameter und Hyperreaktivität (Woolcock et al. 1988).

Alle diese Untersuchungen erhärten den Verdacht, daß die theoretisch vorhandenen therapeutischen Möglichkeiten oft ungenutzt am Betroffenen vorbeigehen. Systematisches Patiententraining dagegen hat als weitere therapeutische Säule die Effektivität gesamthafter ärztlicher Bemühungen gesteigert. Die geschilderte Situation galt und gilt natürlich auch für die pneumologische Rehabilitation. Immer schon war jedoch das Rehabilitationsverfahren im deutschen Sprachraum mit einigen therapeutischen Besonderheiten verknüpft, die einen Vorsprung gegenüber der reinen Versorgungsmedizin darstellten:

Eine definierte Verweildauer von im Mittel 4 Wochen und eine meist optimale räumliche und personelle Ausstattung führten schon früh zur sog. „Gesundheitsbildung". Unter Gesundheitsbildung verstand man die Summe informativer Bemühungen im Rahmen von Rehabilitationsmaßnahmen, die das Ziel hatten, den Patienten über Ursachen, Verlauf und Folgen seiner chronischen Erkrankung aufzuklären. Ausgefeilte Systeme der Gesundheitsbildung entstanden im Bereich der Herz-Kreislauf-Erkrankungen, der Stoffwechselkrankheiten und später auch bei der Behandlung von Atemwegserkrankungen. In den letzten Jahren wurden die Bemühungen der Rentenversicherungsträger konkreter, hier entsprechende Standards vorzulegen. Als letztes Ergebnis liegt ein bemerkenswertes Gesundheitsbildungsprogramm des Verbandes der Rentenversicherungsträger vor mit dem Titel: „Gesundheit selber machen" (VDR 1984).

Mit Hilfe dieses Gesundheitsprogramms wird versucht, die ärztlichen Bemühungen zu standardisieren und zu kanalisieren. Hierzu wurden geeignete Materialien in Form von Tafeln und Folien vorbereitet, die eine systematische Patientenunterrichtung ermöglichen. Dieses Programm kann als ein erster Schritt verstanden werden auf dem Wege zum Patiententraining. Patiententraining ist grundsätzlich mehr als Patienteninformation. Patiententraining hat das Ziel der veränderten Verhaltensweise in bezug auf die chronische Erkrankung.

Für Patienten mit Atemwegserkrankungen ist es wie folgt zu definieren: Patientenschulung ist die Gesamtheit wissenschaftlich begründeter edukatorischer Maßnahmen, die den Erkrankten befähigen, die chronische Atemwegserkrankung lebensgerecht zu akzeptieren und einen effektiven Grad an Selbstmanagement zu betreiben mit dem Ziel eines verbesserten Verlaufs, erhöhter Leistungsfähigkeit und Lebensqualität.

10.10.2.2 Methodik des Patiententrainings in der pneumologischen Rehabilitation

Das Schulungspersonal in der Rehabilitationsklinik

Im deutschen Sprachraum konnten entscheidende Erfahrungen gewonnen werden im Patiententraining von Diabetikern (Mühlhauser 1987). Entsprechend dem chronischen Krankheitsverlauf und der daraus resultierenden sozialpolitischen Bedeutung sind im pneumologischen Bereich besonders Patienten mit chronischem Asthma bronchiale, chronisch-obstruktiver Bronchitis und Lungenemphysem betroffen. Diese Patienten sind an ein lebenslanges Therapiekonzept gebunden und diese Erkrankungsgruppe führt überhäufig zur frühen Erwerbsunfähigkeit. Jede zweite Erwerbsunfähigkeit resultiert heute bereits aus einer chronischen Lungenerkrankung.

Zielgruppe des Patiententrainings in der pneumologischen Rehabilitation sind für die chronischen Atemwegserkrankungen in erster Linie Erwachsene mittleren Alters und hier vorwiegend männliche Erwachsene. Unter dem Gesichtspunkt der Prävention jedoch ist Patiententraining unbedingt auch auf Kinder und Jugendliche auszudehnen (s. Teil C; 10.10.1).

Entscheidende Erfahrungen liegen aus dem angloamerikanischen Sprachraum vor (Hindi-Alexander et al. 1981, 1984; Staudenmayer et al. 1981; Kubly et al. 1984; Clark et al. 1980, 1986). Hier jedoch überwiegt die Schulung von Patienten, die sich aus eigenem Engagement mit eigener Kostenbeteiligung in Gruppen organisiert haben, die häufig von Ärzten, Psychologen, Pädagogen und Physiotherapeuten geleitet werden. Diese Organisationsform resultiert aus der speziellen Sozialgesetzgebung, wie sie vorwiegend in den USA gefunden wird. In Deutschland war die Situation von Anfang an anders, da Rehabilitation immer Aufgabe der Rentenversicherungsträger war und ist. Dies hat bei den betroffenen Erkrankten nicht gerade motivierend im Sinne der Eigeninitiative gewirkt. Noch heute ist die passive Erwartungshaltung der Versicherten ein entscheidendes Hemmnis in der Umsetzung progressiver therapeutischer Bemühungen, die häufig mit Lustverzicht verknüpft sind und daher als überkommener Segen eines funktionierenden Gemeinwesens schlecht honoriert werden.

In der pneumologischen Rehabilitation Deutschlands ergaben sich aus der historischen Entwicklung günstige Voraussetzungen personeller Art, Patiententraining durchführen zu können:

Eine historisch gewachsene Erwartungshaltung bei den Patienten, geschulte Ärzte, Physiotherapeuten, Diätassistenten, Psychologen, Sozialpädagogen und eine einer eventuellen Kostensteigerung wohlwollend gegenüberstehende Verwaltung sind allenthalben vorhanden.

Entscheidend ist es hier jedoch, von vornherein auf eine breite Basis abzustellen, da Patiententraining einen langen Atem braucht und Ermüdungserscheinungen über Jahre unweigerlich sind.

Für das Training von Patienten im Rahmen der pneumologischen Rehabilitation ist weniger das fachliche Detailwissen bedeutsam als vielmehr ein Höchstmaß von pädagogischer Erfahrung und Charisma. Effektives Patiententraining braucht eine medizinisch gebildete Persönlichkeit mit Engagement, Überzeugungskraft und mit der Fähigkeit zu begeistern.

Sind die oben genannten Voraussetzungen nicht oder nur zum Teil erfüllt, ist es Aufgabe des ärztlichen Leiters einer Rehabilitationseinrichtung, die Mitarbeiter einer gezielten Schulung zuzuführen. Diese erfolgt erfahrungsgemäß am effektivsten in gleichrangigen Einrichtungen im Rahmen einer Hospitation, evtl. auch in der Belegung von sozialmedizinischen Fortbildungskursen, wie sie vom Verband der Rentenversicherungsträger angeboten werden.

Wichtig ist der enge Kontakt der Schuler der Rehabilitationsklinik mit den zuweisenden Hausärzten. Der Hausarzt hat im System des Patiententrainings die Aufgabe wiederkehrender Vor- und Nachschulung im Sinne einer Basisschulung. Grundsätzlich sind Informationen über die Schulungsaktivitäten der Rehabilitationsklinik für den Hausarzt und umgekehrt notwendig. Die Effektivität von Schulung in der Klinik läßt sich durch Nachschulung durch den Hausarzt erhöhen

Tabelle 1. Patiententraining – wo? (Umfrage AG Patientenschulung)

	1988		1990
Rehaklinik	7 (33 %)		11 (17 %)
Fachklinik (Abteilung)	–		18 (32 %)
Krankenhaus	7 (33 %)		6 (10 %)
Universität	2 (10 %)		3 (5 %)
Praxis	5 (24 %)	Pneumologe	8 (15 %)
		Nichtpneumologe	12 (21 %)

Tabelle 2. Patiententraining – wer? (Umfrage AG Patientenschulung)

	1988	1990
	Prozentuale Beteiligung der Schulergruppen	
	[%]	[%]
Ärzte	100	100
Schwester/Pfleger	19	26
Krankengymnastin	57	68
Pädagoge	14	4
Psychologe	43	25
Sozialpädagoge	0	6
Diätassistentin	10	19
Andere	0	13

(Moldofsky) et al. 1979; Parcel et al. 1980). In der Tabelle 1. ist dargestellt, wo Patiententraining im Rahmen der pneumologischen Rehabilitation heute vorwiegend stattfindet. Während im Zeitraum 1988 die Rehabilitationskliniken eine Pilotfunktion inne hatten, ist der Schwerpunkt des Patiententrainings heute in den pneumologischen Fachkliniken und Abteilungen zu finden. Tabelle 2. zeigt die prozentuale Beteiligung der einzelnen Schuler nach Ausbildung und Herkunft. Es zeigt sich, daß neben der Ärzteschaft auch eine Vielzahl von mittleren medizinischen Berufen Patiententraining sinnvoll und effektiv durchführen können.

Räume und Material zum effektiven Patiententraining

Die räumlichen Möglichkeiten richten sich nach den speziellen Gegebenheiten und sind abhängig vom Alter einer Klinik, von ihrer Größe, vom Indikationsfeld und vom Engagement der ärztlichen Leitung.

In der Vergangenheit mußte sich das Patiententraining immer wieder den Vorwurf gefallen lassen, für eine elitäre Minderheit zu funktionieren. Dies lag an der Begrenzung der Gruppengrößen auf ca. 10–15 Personen. Für diese Gruppenstärke dürfte eine Raumgröße von 30–40 m^2 optimal sein. Oft wird man sich jedoch unter dem Zwang des ungebremsten Interesses der Patienten dazu durchringen müssen, kleinere Räume zu nehmen und das Patiententraining in verschiedenen Ebenen anzubieten.

Für große pneumologische Rehabilitationskliniken hat sich das folgende praktische Vorgehen bewährt:

Tabelle 3. Bad Reichenhaller Modell des Patiententrainings Asthma − Bronchitis − Emphysem (Strukturebenen)

	Anzahl/ Monat	Dauer	Schuler	Inhalt
Basiskurs	350	1	Stationsarzt	Asthma, Bronchitis
Aufbaukurs	50	4	Schulungsteam: Ärzte, Psychologe Krankengymnastin	Emphysem, Ursachen Symtome, Therapie Selbsthilfe
Intensivkurs	30	22		
Sonderkurse	individuell		Diätassitentin Schwester	Raucherentwöhnung Streßbewältigung Ernährung

Um allen Patienten gerecht zu werden, sollte man einen Basiskurs als Minimalvariante anbieten, den alle Patienten eines Hauses in der Gruppenstärke von ca. Stationsgröße durchlaufen. Vor dem anspruchsvollen Hauptkurs eines Schulungssystems kann man einen sog. Aufbaukurs schalten, der als mittlere Variante mit ca. 5 Unterrichtseinheiten eine Auswahl von Patienten erreicht. Der eigentliche effektivste Schulungskurs wird je nach Vorgehensweise 10−20 Unterrichtseinheiten umfassen und die Dauer von 5−8 Tagen durchlaufen. Diese Strukturen jedoch dienen als grobe Orientierung und müssen von Fall zu Fall erheblich variiert werden. Für das Bad Reichenhaller Modell des Patiententrainings sind diese Organisationsformen in Tabelle 3. dargestellt.

Die verwendeten Materialien hängen weitgehend von der Qualifikation der Schuler ab. Inzwischen bietet die pharmazeutische Industrie profundes Material kostenlos zum Gebrauch an. Exemplarisch seien hier genannt das Schulungssystem „Lernen − Wissen − Können" nach dem Bad Reichenhaller Modell (Fa. Fisons, Köln), das „Ingelheimer Modell" (Fa. Boehringer, Ingelheim) und das Programm „Lebensrhythmus Atem" (Fa. Klinge, München).

Betrachtet man jedoch die Praxis, so zeigt sich, daß Patiententraining häufig mit einer Mixtur von Materialien durchgeführt wird (Tabelle 4).

Tabelle 4. Bad Reichenhaller Modell des Patiententrainings Asthma − Bronchitis − Emphysem (Schulungsmaterialien)

	Vortrag Diskussion	Tafel Overhead	Flipchart Dia Video/Audio	Selbst- hilfe	Peak flow	Therapie	Sport
Basiskurs	+	+					
Aufbaukurs	+	+	+				
Intensivkurs	+	+	+	+	+	+	+
Sonderkurse	+	+	+	+			

Trainingssequenzen in der pneumologischen Rehabilitation:

In den folgenden Übersichten werden die Unterrichtseinheiten des „Bad Reichenhaller Modells der Patientenschulung Asthma – Bronchitis – Emphysem" dargestellt. Hierbei handelt es sich um einen Intensivkurs, mit dem Erfahrungen seit 1987 vorliegen und mit dem bisher ca. 2.000 Patienten trainiert wurden.

Das Patiententraining beginnt in der Regel am Montag und endet am Donnerstag der Folgewoche. Der Zeitraum unterwirft sich den Gepflogenheiten eines Klinikalltags, er liegt in Bad Reichenhall regelmäßig seit Jahren zwischen 14.00 Uhr und 15.30 Uhr nachmittags.

Der Kurs beginnt mit der Vorstellung von Kursleiter und Patienten. Es geht um die Darstellung eigener Krankheitszeichen, evtl. auch Krankengeschichten und allfälliger Probleme. Diese Unterrichtseinheit dient dem Aufbau von Vertrauen, mit dem Ziel, die Hemmungen abzubauen (s. Übersicht).

Schulungsinhalte Bad Reichenhaller Modell der Patientenschulung Asthma – Bronchitis – Emphysem

Inhalte:	Ziele:
Namentliche Vorstellung	Vertrauenerzeugen
Krankheitszeichen	Hemmungen abbauen
Krankengeschichten	Wiedererkennen
Familie	Gemeinschaftsgefühl entwickeln
Beruf } Probleme	Symptomsensibilität
Freizeit	Erwartungen wecken/begrenzen
Kurskonzept erläutern	

In den folgenden Unterrichtseinheiten erfolgt Wissenvermittlung in den Bereichen Anatomie und Physiologie, wobei das Ziel verfolgt wird, den Erkrankten grob über den Aufbau der Atmungsorgane und deren Funktion zu informieren (s. Übersicht).

Schulungsinhalte Bad Reichenhaller Modell der Patientenschulung Asthma – Bronchitis – Emphysem

Inhalte:	Ziele:
Anatomie	Organe, die an Atmung beteiligt sind
Physiologie	Lage, Größe, Aufbau
	Mikrostruktur
	Ventilation
	Gasaustausch

Einen wichtigen Punkt stellen die Krankheiten der Atmungsorgane dar, erfahrungsgemäß eine Stunde mit hohem Aufmerksamkeitsgrad. Das Ziel dieser Unterrichtseinheiten ist, daß jeder Patient weiß, unter welcher Krankheit er leidet und wie sich die Symptome darstellen, untergliedert in Früh- und Spätsymptome (s. Übersicht).

Schulungsinhalte Bad Reichenhaller Modell der Patientenschulung Asthma – Bronchitis – Emphysem

Inhalte:	Ziele:
Krankheiten der Atmungsorgane Asthma Chronische Bronchitis Lungenemphysem Andere	Definition Gemeinsamkeiten Unterschiede Wer hat was? Frühsymptome Spätsymptome Bezug zur Anatomie/Physiologie

Ein wichtiger Trainingspunkt ist das Vermitteln von allgemeinen und speziellen Ursachen. Hierbei geht es in erster Linie um das Erkennen der Schicksalhaftigkeit einer Erkrankung, aber auch um das Erkennen der oft vorhandenen Eigenschuld. Mit dem Verständnis dieser Unterrichtseinheiten steigt die Chance einer kausalen Therapie, manchmal ergibt sich die Chance einer echten Primärprävention (s. Übersicht).

Schulungsinhalte Bad Reichenhaller Modell der Patientenschulung Asthma – Bronchitis – Emphysem

Inhalte:		Ziele:
Ursachen	allgemein: herditär exogen-allergisch unspezifische chemische Noxen unspezifische physikalische Noxen Infekte	Erkennen der Schicksalhaftigkeit Erkennen der Eigenschuld Definition wichtiger Noxen Umwelt kommunal privat
Ursachen	speziell: Astma chronische Bronchitis Emphysem	Ursachenerkennung Ursachenvermeidung

Die folgenden Unterrichtseinheiten sind der Therapie gewidmet, wobei es um die Vermittlung therapeutischer Ansätze für Asthma, chronische Bronchitis und Lungenemphysem geht. Immer wieder wird der Bezug zur eigenen Krankheit hergestellt und insbesondere die Medikamentenapplikation geübt und Kontrollmechanismen vorgeschlagen (s. Übersicht).

*Schulungsinhalte Bad Reichenhaller Modell der Patientenschulung Asthma –
Bronchitis – Emphysem*

Inhalte:	Ziele:

Therapie: Astma
               chronische Bronchitis
               Lungenemphysem
Mitbringen eigener Medikamente
Peak-flow-Kurven interpretieren
	Gemeinsamkeiten
	Unterschiede
	Was gilt für mich?

Es werden einzelne Medikamentengruppen besprochen und ihre verschiedenen
Applikationsformen, die wiederum geübt werden. Das Ziel dieser Unterrichtseinheit ist eine im bestimmten Rahmen durchzuführende Selbstmedikation als Mittel
zum Gegensteuern bei Verschlechterungen und als echte Notfallhilfe (s. Übersicht).

*Schulungsinhalte Bad Reichenhaller Modell der Patientenschulung Asthma –
Bronchitis – Emphysem*

Inhalte:	Ziele:

Therapie mit Medikamenten:
          Medikamentengruppe
          Wirkungen
          Nebenwirkungen
          Applikationsformen
          Vorteile
          Nachteile
          Mitbringen eigener
          Medikamente
	Selbstmedikation
	Angstabbau
	Selbsthilfe
	Sichere Kenntnis der eigenen Präparate

Wichtige Trainingsform ist das Üben der einzelnen Applikationsformen wie Dosieraerosol, Pulveraerosol, Spacer und spezieller Applikationen (s. Übersicht).

*Schulungsinhalte Bad Reichenhaller Modell der Patientenschulung Asthma –
chronische Bronchitis – Emphysem*

Inhalte:	Ziele:

Therapie mit Medikamenten:
Übungen: Dosieraerosol
           Pulver
           Spacer
           Übrige
Kontrolle: Peak-flow
           Mitbringen eigener
           Medikamente
	Optimale Applikation
	Optimale Kontrolle
	Selbstmotivation
	Angstabbau
	Selbsthilfe
	Sichere Kenntnis eigener
	Medikationsabläufe

Schulungsinhalte Bad Reichenhaller Modell der Patientenschulung Asthma – chronische Bronchitis – Emphysem

Inhalte:	Ziele:
Therapie mit Kortison:	
systemische Steroide	Basiskenntnisse
	Wirkung – Nebenwirkung
topische Steroide	Vorteile – Nachteile
	Selbstmedikation
Notfalltherapie	

Entsprechend der Alltagserfahrung wird dem Thema Kortison und insbesondere dem Thema Kortisonangst große Aufmerksamkeit geschenkt (s. Übersicht).

Im Rahmen der nichtmedikamentösen Therapie werden dem Patienten Selbsthilfetechniken beigebracht, die er bei Verschlechterung oder in Notfällen selbst einsetzen kann (s. Übersicht).

Schulungsinhalte Bad Reichenhaller Modell der Patientenschulung Asthma – Bronchitis – Emphysem

Inhalte:	Ziele:
Nichtmedikamentöse Therapie:	
Noxenvermeidung	Erlernen der Selbsthilfetechniken
Physikalische Therapie	Basisprogramm
Krankengymnastische	Notfallprogramm
Atemtherapie	
Entspannungstechniken	
Hustentechniken	
Autogenes Training	
Muskuläres	
Tiefentraining	

Um die Wirksamkeit der Trainingsmaßnahmen im Alltag zu steigern, werden einige Themen auf den Alltag ausgerichtet und befassen sich mit den Atemwegserkrankungen in Beruf, Familie, Sport und den Einfluß der Psyche. Dabei wird das Ziel verfolgt, den Alltag lebbar zu machen. In diesem Rahmen wird den Patienten bei entsprechender Witterung ein Lauftreff organisiert, in dem die eigene, kontrollierte Belastbarkeit geübt wird (s. Übersicht).

*Schulungsinhalte Bad Reichenhaller Modell der Patientenschulung Asthma –
Bronchitis – Emphysem*

Inhalte:		Ziele:
Atemwegserkrankungen:		
	Beruf	Optimale Arbeitsplatzbedingungen
	Familie	Mithilfe induzieren
	Sport	Vertrauen stärken
	Psyche	Angstabbau
Lauftreff:	Peak-flow-Meter	Selbsthilfetechniken
	Dosieraerosol	
	Puls	

Das Patiententraining schließt mit einer Zusammenfassung zur Wissenfestigung und weiteren Motivation. Jeder Teilnehmer erhält ein Teilnahmediplom (s. Übersicht).

*Schulungsinhalte Bad Reichenhaller Modell der Patientenschulung Asthma –
Bronchitis – Emphysem*

Inhalte:	Ziele:
Was wissen wir?	Wissensfestigung
Wie leben wir?	Verhaltensänderung
Diplomverteilung	Motivation

10.10.2.3 Effekt des Patiententrainings

Richtungsweisende Studien des internationalen Schrifttums, insbesondere des angloamerikanischen Sprachraums, zeigen Erfolge hinsichtlich Zunahme kognitiven Wissens (Hindi-Alexander et al. 1981; Staudenmayer et al. 1981).

Allein dies jedoch wäre kein Kriterium, Patiententraining als sinnvoll zu erachten. Wichtig waren daher Untersuchungen der Literatur, die zeigten daß Patiententraining eine Verminderung von Schulfehltagen bei Kindern erzeugt (Fireman et al. 1981; Hindi-Alexander et al. 1984), daneben wurde eine verminderte Anzahl von Krankenhauseinweisungen und Asthmaanfällen beschrieben (Fireman et al. 1981; Lewis et al. 1984; Clark et al. 1986; Worth et al. 1987; Weske et al. 1987). Des weiteren konnte eine echte Kosteneinsparung gemessen und berechnet werden (Lewis et al. 1984; McNabb et al. 1984; Clark et al. 1986). Für den deutschsprachigen Raum waren die richtungsweisenden Ergebnisse der Düsseldorfer Arbeitsgruppe bedeutsam. Bei erwachsenen Patienten mit Asthma bronchiale konnte anhand von 107 geschulten Patienten ein Besserungseffekt nachgewiesen werden. Dieser betraf eine Verminderung der Arbeitsunfähigkeit, der Krankenhausaufenthaltstage und der Noteinweisungen (Worth et al. 1988, 1989).

Eine Pilotstudie an pneumologischen Rehabilitanden, die nach dem Bad Reichenhaller Modell trainiert wurden, ergaben sowohl eine Verbesserung des kogni-

Tabelle 5. Evaluation Bad Reichenhaller Modell: Patientenangaben Krankanhausaufenthalt, Intensivkurs

	1 Jahr vor (n = 96)	1 Jahr nach (n = 63)
Krankenhausaufenthalt	32,3 %	11,1 %
Kein Krankenhausaufenthalt	66,7 %	89,9 %

Tabelle 6. Evaluation Bad Reichenhaller Modell: Patientenangaben zur Arbeitsunfähigkeit, Intensivkurs

	1 Jahr vor (n = 96)	1 Jahr nach (n = 63)
0−2 Wochen	34,4	52,4
2−4 Wochen	19,8	12,7
4−8 Wochen	19,8	9,5
> 8 Wochen	25,0	22,2

tiven Wissens als auch eine verminderte Anzahl von Arbeitsunfähigkeit (Petro et al. 1989).

In einer erweiterten Studie an pneumologischen Rehabilitanden wurden diese Ergebnisse untermauert. Es kam zu einer Verminderung von Krankenhausaufenthaltstagen (Tabelle 5) und zu einer verminderten Arbeitsunfähigkeit (Tabelle 6).

10.10.2.4 Zusammenarbeit Rehabilitationszentrum − niedergelassene Ärzte

Es wurde bereits erwähnt, daß die Effektivität von Patiententrainingsmaßnahmen steigerbar ist, wenn eine abgestimmte Nachschulung durch den niedergelassenen Arzt erfolgt.

Erste Voraussetzung für ein funktionierendes Zusammenspiel ist die gegenseitige Information über durchgeführte Trainingsmaßnahmen. Dies erfolgt in der täglichen Praxis durch Information der Rehabilitationsklinik über den Patienten an den niedergelassenen Arzt und umgekehrt. Im Rahmen von systematischen Weiterbildungsveranstaltungen werden Kontakte vertieft und systematisiert. Die nahtlose Zusammenarbeit jedoch ist an das Vorhandensein entsprechender Standards geknüpft. An diesen wird z. Z. mit Hochdruck gearbeitet. Sie sollen ähnlich wie bei den bekannten Standards in der medikamentösen Therapie obstruktiver Atemwegserkrankungen Richtlinie für trainierende Kliniken und niedergelassene Ärzte sein. Ein erster Lichtblick im Gesamtsystem der zu schaffenden Voraussetzungen ist die Tatsache, daß für das Patiententraining von Diabetikern eine Abrechnungsziffer im EBM geschaffen wurde.

Rehabilitationskliniken sollten geeignete Hospitationsmöglichkeiten für niedergelassene Ärzte schaffen. Erfahrene Schuler aus Rehabilitationskliniken sollten niedergelassenen Ärzten mit Rat und Tat zur Seite stehen und sowohl die Organisationsstrukturen mithelfen aufzubauen als auch Verantwortung für die Schulung von Schulern zeigen. Erfolge zu diesem Thema sind vorhanden (Barczok et al. 1989; Hausen 1989).

10.11 Entwöhnungstherapie

10.11.1 Wirkung des inhalativen Zigarettenrauchens

R. Meister

Am Beispiel der Atemwegs- und Lungenerkrankungen zeigt sich die gesundheits-schädliche Wirkung des Rauchens besonders eindrucksvoll. So hat die starke Verbreitung der Rauchgewohnheiten in unserer Gesellschaft hauptsächlich dazu beigetragen, daß die chronische Bronchitis zu einer Volkskrankheit geworden ist und das Bronchialkarzinom heute an der Spitze aller bösartigen Neoplasien steht. Auch das klinisch relevante Lungenemphysem ist eng mit dem Zigarettenkonsum assoziiert.

10.11.1.1 Chronische Bronchitis ("Raucherbronchitis")

Die Folgen des inhalativen Rauchens an den Atemwegen sind inzwischen bestens untersucht. Die Zilienfunktion des Flimmerepithels wird gehemmt mit dosisabhängiger Depression bis hin zur Ziliostase. Außerdem wird die Mukusproduktion gesteigert, oft verbunden mit einer Änderung der viskoelastischen Eigenschaften des Sputums. Beide Faktoren zusammen – Funktionsstörung der Zilien und Hyper-/Dyskrinie – beeinträchtigen die muköziliäre Clearance und führen zu einem Rückgang der Mukustransportrate bis zu 30 % (Wanner 1977). Auch das histomorphologische Bild der Schleimhaut ändert sich. Bei langzeitiger Rauchexposition kommt es zur Zerstörung von Zilien, Vermehrung der Becherzellen, Hypertrophie und Hyperplasie der submukösen Drüsen und zu Plattenepithelmetaplasien sowie zur Permeabilitätssteigerung des Epithels (Jones et al. 1980; O'Byrne et al. 1984). Schließlich kann durch Störung der Makrophagenfunktion die zelluläre Infektabwehr geschwächt werden (Green 1985).

Vor dem Hintergrund dieser Veränderungen wird die Entwicklung von der Schleimhautirritation bis zur chronischen Bronchitis verständlich. Das zugehörige klinische Bild mit vorwiegend morgendlichem Husten und Auswurf ist weit verbreitet und vielen Rauchern aus eigener Erfahrung bestens vertraut.

Es besteht heute kein Zweifel daran, daß der Tabakrauch, v. a. der inhalierte Zigarettenrauch, die wichtigste Einzelursache der chronischen Bronchitis ist. Andere ätiologische Faktoren wie inhalative Noxen am Arbeitsplatz und allgemeine Luftverschmutzung sind dagegen von untergeordneter Bedeutung (DFG-Forschungsbericht 1975; DFG-Forschungsbericht 1981).

Gerade angesichts der erwiesenen Schädlichkeit des Tabakrauchens muß die Tatsache überraschen, daß unter den Rauchern nur ein Teil an Bronchitis erkrankt. Während bei einer großen Zahl der asymptomatischen Raucher anamnestisch und klinisch nichts auf die Schädlichkeit der inhalierten Noxe hinweist, findet sich bei Rauchern mit Symptomatik eine eindeutige Dosis-Wirkungs-Beziehung, die den Kausalzusammenhang unterstreicht. Zahlreiche epidemiologische und klinische Studien bestätigen übereinstimmend, daß die Prävalenz der Bronchitis bzw. die Symptomhäufigkeit von Husten und Auswurf mit der Zahl der täglich konsumierten Zigaretten steigt (Lebowitz u. Burrows 1977; Higenbottam et al. 1980; Schenker et al. 1982; Meister 1986). Andererseits kommt es zu einer signifikanten Rückbildung der Symptomatik schon innerhalb der ersten 4 Wochen nach Aufgabe des Rauchens (Buist et al. 1976).

Bereits bei jugendlichen Rauchern findet sich eine eindeutige Dosis-Wirkungs-Beziehung (Abb. 1). Sie ist hinsichtlich der Aussage über den Kausalzusammenhang noch beweiskräftiger als bei älteren Rauchern, da konkurrierende Bronchitisursachen in der Jugend eine wesentlich geringere Rolle spielen (Meister et al. 1984). Bemerkenswerterweise existiert kein Unterschied zwischen den Geschlechtern, d. h. Mädchen oder junge Frauen, die 10, 20 oder mehr Zigaretten rauchen, haben ebenso häufig Beschwerden wie gleichaltrige männliche Raucher mit gleichem Tageskonsum.

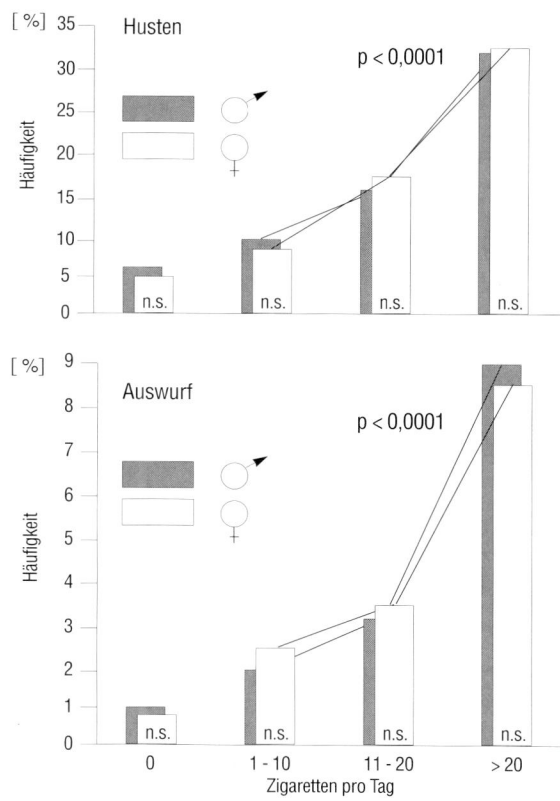

Abb. 1. Häufigkeit der Symptome häufiger und ständiger Husten und Auswurf bei jungen Nichtrauchern und Rauchern mit leichtem, mittlerem und starkem Zigarettenkonsum unter getrennter Berücksichtigung des Geschlechts (n = 2 471, Alter 15–25 Jahre, mittleres Alter 20,5 Jahre, mittlere Rauchdauer 4,5 Jahre). Deutliche Dosis-Wirkungs-Beziehung. Bei Rauchern mit täglich mehr als 20 Zigaretten ist Husten 6mal und Auswurf sogar 10mal häufiger als bei Nichtrauchern. (Nach Meister et al. 1984)

Rauchen führt bei jungen Konsumenten nicht nur zu einer Häufigkeitssteige-rung von Husten und Auswurf, sondern auch zu meßbaren Störungen der Lungen-funktion. Beschrieben sind ein Rückgang des exspiratorischen Spitzenflusses (PEF) und der exspiratorischen Sekundenkapazität (FEV_1), eine Abnahme des maximalen mittelexspiratorischen Flusses als Zeichen der Small airways-Dysfunk-tion, eine Zunahme des Residualluftanteils an der Totalkapazität (RV/TLC) und eine leichte Minderung der CO-Diffusionskapazität (Zwi et al. 1964; Backhouse 1975; Enjeti et al. 1978; Busch et al. 1979; Rutishauser 1981). Nach den Ergebnis-sen einer finnischen Longitudinalstudie (8 Jahre), an der Jugendliche und junge Erwachsene teilnahmen, beträgt der jährliche Rückgang des FEV_1 0,42 ml für jede täglich gerauchte Zigarette bzw. 8,4 ml für jede täglich konsumierte Packung (Jaakkola et al. 1991). Die noch immer weit verbreitete Vorstellung, daß Gesund-heitsschäden durch Rauchen ein Spätproblem seien, ist nach heutigem Kenntnis-stand nicht zutreffend. Zweifellos steigt mit der Rauchdauer in den höheren Altersklassen der Grad der irreversiblen Schädigung.

Die aus den epidemiologischen Untersuchungen klar hervorgehende Abhängig-keit der Bronchitisprävalenz vom Zigarettenkonsum findet ihre Bestätigung in den morphologischen Befunden. Bei einem Zigarettenkonsum von 11–20 Stück pro Tag ist das histomorphologische Bild einer chronischen Bronchitis in 75%, bei 21–40 Zigaretten täglich in über 90% der Fälle nachweisbar (Steinbach et al. 1981). Die morphologische Bronchitisausbeute ist danach wesentlich höher als epidemiologische und klinische Studien, die sich an Symptomen oder Funktions-störungen orientieren, erwarten lassen. Man muß darum annehmen, daß ein nicht unbeträchtlicher Anteil der symptomlosen („gesunden") Raucher doch bereits strukturelle Schäden an der Bronchialschleimhaut aufzuweisen hat.

10.11.1.2 Chronische obstruktive Lungenerkrankung (COPD)

10.11.1.2.1 Chronische Atemwegsobstruktion

Etwa bei jedem 6. Raucher entwickelt sich eine relevante, im Verlauf progrediente Atemwegsobstruktion (Departement of Health and Human Services 1984). Es gibt bisher nur Vermutungen darüber, welche Faktoren für den Übergang von der „ein-fachen" Raucherbronchitis zur chronisch-obstruktiven Lungenerkrankung verant-wortlich sind (Pride 1986).

Aus Longitudinalstudien geht hervor, daß Raucher, die zur Entwicklung einer schweren Atemwegsobstruktion im späteren Leben prädestiniert sind, schon rela-tiv frühzeitig in ihrer Raucherkarriere – spätestens aber im mittleren Lebensalter – durch eine Einschränkung der Lungenfunktion auffallen. Der ungünstige Einfluß des Rauchens zeigt sich in der Langzeitbeobachtung in einem progredienten Rück-gang der exspiratorischen Sekundenkapazität (FEV_1), der sich von dem physiolo-gischen Altersgang signifikant unterscheidet (Abb. 2) Je höher die Zahl der täglich gerauchten Zigaretten ist, um so mehr fällt das FEV_1 bei Rauchern mit tabakrauch-empfindlichem Bronchialsystem ab. Die Einstellung der Rauchgewohnheiten wirkt sich günstig aus. Der jährliche Rückgang des FEV_1 kann sich bei Exrau-chern wieder dem des Nichtrauchers annähern (Fletcher et al. 1976; Fletcher u.

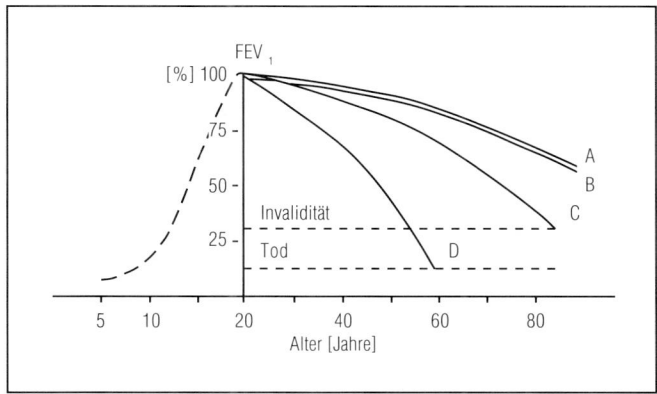

Abb. 2. Altersabhängige Änderung der exspiratorischen Sekundenkapazität (*FEV₁*) bei Nichtrauchern und Rauchern. Bis zum 20. Lebensjahr nimmt die FEV_1 mit dem Größenwachstum zu
und erreicht ihren individuellen Höchstwert (= 100%). Mit fortschreitendem Alter geht die
FEV_1 bei Nichtrauchern (*A*) und asymptomatischen Rauchern (*B*) langsam zurück. Bei einigen
Rauchern (*C, D*) ist der altersabhängige Rückgang deutlich gesteigert. Solchen Rauchern drohen
die frühzeitige Invalidität sowie eine Verkürzung der Lebenserwartung. (nach Speizer u. Tager
1979)

Peto 1977; Speizer u. Tager 1979; Bosse et al. 1980; Higenbottam et al.1980;
Camilli et al. 1987).

Unklar ist die prognostische Bedeutung der lungenfunktionsanalytisch nachgewiesenen Small airways-Disease bzw. -Dysfunktion. Sie ist bei Rauchern häufiger
als bei Nichtrauchern, läßt aber keinen verbindlichen Rückschluß auf den weiteren
Verlauf zu (Knudson u. Lebowitz 1977; Marazzini et al. 1977; Marazzini et al.
1981; Buist et al. 1988).

Unbestritten ist die Rolle mancher endogener Faktoren, die bei Rauchern das
Risiko zur Entwicklung einer Atemwegsobstruktion erhöhen. Dazu gehört vor
allem der hereditäre Proteaseinhibitormangel (PiZZ). In 60% der Fälle ist bereits
vor dem 40. Lebensjahr und in 90% vor dem 50. Lebensjahr eine obstruktive
Atemwegserkrankung nachweisbar (Eriksson 1965; Larsson 1978). Der Proteaseinhibitormangel ist jedoch selten und hat darum nur einen geringen Anteil am
COPD-Krankengut. Taylor et al. (1988) beschreiben einen weiteren Mangelzu-
stand, der die Entwicklung der Atemwegsobstruktion begünstigt. Sie fanden bei
einem Teil der untersuchten COPD-Patienten ein Defizit an antioxidativer Aktivität im Plasma. Diese Beobachtung bedarf jedoch noch der Bestätigung.

Andere potentielle Risikofaktoren sind gemäß der sog. „Dutch hypothesis"
(Orie et al. 1961) die bronchiale Hyperreaktivität und die allergische Diathese auf
dem Boden der Atopie. Je stärker die Hyperreaktivität ausgeprägt ist, um so größer
ist der jährliche Rückgang des FEV_1. Andererseits ist in der Langzeitbeobachtung
die Prognose um so günstiger, je höher die Reversibilität der Obstruktion im Bronchospasmolysetest ist (Barter et al. 1974; Barter u. Campbell 1976; Postma et
al. 1986). Der Stellenwert der unspezifischen bronchialen Hyperreaktivität bei
Rauchern wird kontrovers diskutiert, je nachdem, ob sie als vorbestehender endo-

gener Risikofaktor auf konstitutioneller Basis oder als Folge der durch das Rauchen hervorgerufenen Veränderungen am Bronchialsystem (Entzündung, organische Verengung der Bronchiallichtungen) angesehen wird (Mullen et al. 1986). Dagegen besteht mehr Konsens über den risikomodulierenden Effekt der Allergie (Atopie). Bestätigt wird die Rolle dieses Faktors durch Untersuchungen von Connellan et al. (1982) und Pride (1983). Sie fanden bei Rauchern mit Manifestation einer Allergie einen jährlichen Rückgang des FEV_1 um 8,8 ml/m^3, bei Rauchern ohne Allergie um 6,4 ml/m^3 (p < 0,01).

Einer genaueren Überprüfung bedarf noch die Frage, ob Raucher mit Erhöhung des Gesamt-IgE im Serum bei negativen allergologischen Hauttests eine Risikogruppe bilden (Vollmer et al. 1986). Es ist bisher nicht genau bekannt, worauf die IgE-Erhöhung beruht (Burrows et al. 1981; Warren et al. 1982). Verschiedene Mechanismen werden diskutiert, u. a. auch eine Sensibilisierung gegen Allergene aus dem Tabakrauch.

Schwierigkeiten der Interpretation ergeben sich auch für die Eosinophilie im Blutbild bei einem Teil der Raucher ohne Anzeichen einer Allergie (Taylor et al. 1985; Kauffmann et al. 1988). Ein ebenfalls unsicherer prognostischer Faktor ist die erhöhte Leukozytenzahl im Blut, wenngleich eine negative Korrelation zu Parametern der Lungenfunktion (FVC, FEV_1) bereits gefunden wurde (Sparrow et al. 1984).

Lungenemphysem

Etwa 10–15 % der Raucher entwickeln ein klinisch relevantes Emphysem, das in der Regel vorzeitig zur Invalidität führt. Der Ausprägungsgrad des Emphysems hängt stark von der Anzahl der konsumierten Zigaretten und der Rauchdauer ab (Petty et al. 1967; Sutinen et al. 1978). 98 % aller Patienten mit hochgradigem Emphysem sind Raucher (Departement of Health, Education and Welfare 1979).

Noch bis zur Mitte der 60er Jahre gab es keine klaren Vorstellungen über die Pathogenese des Raucheremphysems. Mechanische Faktoren wie poststenotische Überblähung mit Druckatrophie der interalveolären Septen bei Bronchialobstruktion wurden neben anderen Pathomechanismen diskutiert. Nach heutiger Auffassung spielen biochemische Vorgänge die Hauptrolle. Im Mittelpunkt der Pathogenese steht die Imbalance zwischen Oxidanzien und Antioxidanzien („oxidativer Streß") sowie zwischen Proteasen und Antiproteasen. Den Anstoß zu der neuen Sicht der Pathogenese gaben Beobachtungen über die vorzeitige Emphysementwicklung bei Personen mit hereditärem α_1-Proteaseninhibitormangel (Laurell u. Eriksson 1963; Eriksson 1965).

Welche Vorstellungen der Emphysementstehung bei Rauchern zugrunde liegen, ist in Abb. 3 vereinfacht dargestellt. Chemische Bestandteile in der Gas- und Partikelphase des inhalierten Tabakrauchs führen zur Anreicherung von Makrophagen und chemotaktisch angelockten neutrophilen Granulozyten im Bereich der Alveolen und terminalen Bronchiolen. Entsprechend finden sich in der bronchoalveolären Lavage von Rauchern etwa 5- bis 7mal mehr Entzündungszellen als bei Nichtrauchern. Dabei kommt es auch zur Aktivierung der Zellen mit Freisetzung von Mediatoren, Oxidanzien und Proteasen, letztere v. a. aus den Neutrophilen. Um das Lungeninterstitium mit seinen formgebenden Makromolekülen (Kollagen,

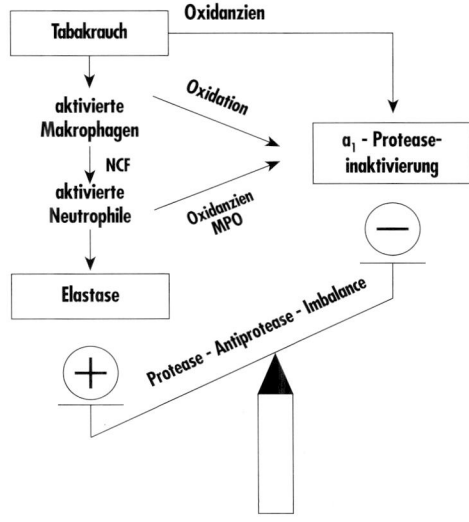

Abb. 3. Pathogenese des Raucheremphysems. Hypothese von der Protease-Antiprotease-Imbalance. *NCF* Neutrophilen-chemotaktischer Faktor. *MPO* Myeloperoxidase (näheres s. Text)

Elastin, Protoglykane u. a.) vor der proteolytischen Wirkung der Elastase zu schützen, verfügt die Lunge über Antiproteasen, von denen der α_1-Proteaseninhibitor die größte Bedeutung hat. Die Antiproteasen wiederum können durch die schädigende Wirkung der exogenen (inhalierten) und endogenen (aus den Entzündungszellen freigesetzten) Oxidanzien unter Mitwirkung von Myeloperoxidase aus den Neutrophilen inaktiviert werden (Cantin u. Crystal 1985; Janoff 1985; Snider 1986; Wewers 1989). Es entsteht so in doppelter Hinsicht eine Imbalance des physiologischen Protease-Antiprotease-Gleichgewichts, indem einerseits vermehrt Elastase freigesetzt, andererseits die Proteaseinhibitorfunktion geschwächt wird. Weitere Effekte sind direkte Schädigungen des Lungengewebes durch die Oxidanzien sowie die Störung der physiologischen Reparaturvorgänge im Bindegewebe (Resynthese von Elastin).

Welcher Raucher gefährdet oder nicht gefährdet ist, ein klinisch relevantes Lungenemphysem zu entwickeln, ist nur bedingt vorhersehbar. Ein unzweifelhaft hohes Risiko haben Personen mit hereditärem α_1-Proteaseninhibitormangel, sofern sie dem homozygoten ZZ-Phänotyp angehören. Heterozygote Merkmalsträger unterscheiden sich dagegen nicht oder nur gering von sog. Normalpersonen (Idell u. Cohen 1983).

Gefährdet sind offenbar auch Personen mit besonderer Rauchweise. Bei Rauchern mit Emphysem ist die Retentionszeit für den Rauch im Mund (= Zeitabstand zwischen Zigarettenzug und Inhalation in die Lunge) beinahe um den Faktor 10 kürzer als bei asymptomatischen Rauchern ohne Emphysem (Unger u. Medici 1983). Welche anderen prädestinierenden Faktoren für die Entwicklung des Lungenemphysems bei Rauchern in Betracht kommen, ist bisher noch spekulativ.

10.11.1.3 Bronchialkarzinom

Ebenso wie bei der chronischen Bronchitis und beim schweren Lungenemphysem ist auch beim Bronchialkarzinom der inhalierte Tabakrauch ein inzwischen gut dokumentierter Kausalfaktor, der hier weit über alle Kofaktoren herausragt. Seit Beginn dieses Jahrhunderts haben die Inzidenz dieses Tumors und die Mortalität parallel zu der enormen Verbreitung der Rauchgewohnheiten und dem weltweit steigenden Zigarettenkonsum signifikant zugenommen (Whittemore 1988). Inzwischen ist das Bronchialkarzinom der häufigste bösartige Tumor beim Mann, in einzelnen Bundesstaaten der USA auch bei der Frau. In der Bundesrepublik Deutschland (alte Bundesländer) entfallen allein auf diese Neoplasie ca. 30 % aller Krebstodesfälle. Auch hier ist der deutliche Anstieg im weiblichen Geschlecht erkennbar. In Nordrhein-Westfalen, dem bevölkerungsreichsten Bundesland, stiegen im Zeitraum von 1975 bis 1987 die Todesfälle an bösartigen Neubildungen der Atmungsorgane bei den Männern von 6.732 auf 7.645 (+ 13,6 %) und bei den Frauen von 1.036 auf 1.770 (+ 70,8 %!) an.

Die weltweit in großer Zahl vorgenommenen Studien zur Ursachenanalyse belegen übereinstimmend, daß das Bronchialkarzinom zu 85−90 % durch kanzerogene Bestandteile im Tabakrauch hervorgerufen wird (Hammond 1966; Department of Health, Education and Welfare 1984). Karzinogene anderer Herkunft (berufliche Exposition, allgemeine Luftverschmutzung) haben im Vergleich zum Tabakrauch einen geringen Anteil an der Krebsentstehung. Entsprechend ist auch der Stadt-Land-Faktor des Bronchialkarzinoms nur schwach ausgeprägt (Hammond 1972; Ulmer 1982).

Die bei Rauchern in der Regel vorbestehende chronische Bronchitis hat offenbar eine wichtige Schrittmacherfunktion für die Entwicklung des Karzinoms. Die verlängerte Verweildauer von inhalierten Karzinogenen in den Atemwegen bei gestörter mukoziliärer Clearance sowie die strukturellen Schleimhautveränderungen mit Steigerung der Epithelpermeabilität begünstigen die gefährliche Entwicklung. Die in unterschiedlicher Ausprägung, Kombination und Häufigkeit bei der Raucherbronchitis zu findenden histomorphologischen Veränderungen wie Becherzellhyperplasie, Basalzellhyperplasie, Plattenepithelmetaplasie, Mikropapillomatose, Dysplasie bis hin zum Carcinoma in situ bilden das bunte Bild der Präneoplasien (Müller u. Gonzales 1991). Die engsten histogenetischen Beziehungen zu diesen Veränderungen zeigen die Plattenepithelkarzinome und die kleinzelligen Karzinome. Sie gelten darum als typische Raucherkarzinome.

Die Prognose des Bronchialkarzinoms ist nach wie vor äußerst schlecht. Nur etwa 5−10 % der Karzinomträger eines unselektionierten Krankengutes haben eine Chance, mehr als 5 Jahre zu überleben.

Es sind bisher keine handfesten Kriterien bekannt, anhand derer Raucher mit hohem oder geringem Krebsrisiko vorab identifiziert werden können. Jeder Raucher muß mit der erhöhten Krebsgefahr rechnen, die 10- bis 20mal, in Extremfällen bis zu 30mal über der des Nichtrauchers liegt. Das Risiko steigt eindeutig mit der Zahl der täglich inhalativ gerauchten Zigaretten und mit der Rauchdauer (Department of Health, Education and Welfare 1984). Inhalatives Rauchen ist wesentlich gefährlicher als Mundrauchen („Paffen"). Filterzigaretten reduzieren das Risiko, da der Filter einen Teil des karzinogenhaltigen Kondensats zurückhält (Wynder u. Stellman 1979).

Auch genetische Einflüsse sind erkennbar. Sie zeigen sich darin, daß Raucher aus krebsbelasteten Familien häufiger erkranken als solche mit unverdächtiger Familienanamnese (Tokuhata u. Lilienfeld 1963).

Die wichtige Frage, ob auch Passivraucher ein erhöhtes Bronchialkrebsrisiko haben, wird beim gegenwärtigen Wissensstand noch kontrovers diskutiert (Übersicht bei Meiter 1990). Inzwischen zeichnet sich jedoch eine leichte Mehrheit für solche Studien ab, die den Zusammenhang bejahen. In einer Metaanalyse von 13 großen Studien, die im internationalen Schrifttum veröffentlicht wurden, kommen Wald et al. (1986) zu dem Ergebnis, daß das relative Krebsrisiko auf 1,35 erhöht ist, wenn eine Passivrauchexposition durch einen Ehepartner besteht. Nach Bereinigung der Statistik errechnet sich sogar ein relatives Risiko von 1,53 bzw. ein Anstieg des Risikos um 53 %. Es wird geschätzt, daß in den USA ca. 4.700 Nichtraucher infolge von passivem Rauchen an Lungenkrebs versterben. Bei einer anderen Berechnung ergibt sich, daß ca. 30 % der Nichtraucher, die jährlich dem Krebstod erliegen, ein Opfer des Passivrauchens sind (Repace u. Lowrey 1985).

10.11.2 Raucherentwöhnung in Klinik und Praxis

H. Trötschler

Mit dem Entschluß des Nichtmehrrauchens gewinnt der Exraucher einen Zuwachs an Lebensqualität und Lebenserwartung. Dies ist der Umkehrschluß aus zahlreichen Untersuchungen, bei denen die enge Korrelation zwischen Morbidität und Mortalität mit der Gesamtzahl der gerauchten Zigaretten und der Anzahl der Raucherjahre auch bei pneumologischen Patienten nachgewiesen wurde (Health and Public Policy Committee, American College of Physicians 1986). Der Gewinn an Lebenserwartung resultiert hierbei in erster Linie durch das verringerte Risiko für akute Herz-Kreislauf-Erkrankungen, bei denen das Nichtmehrrauchen als Präventivmaßnahme noch vor der Behandlung von arterieller Hypertonie und Fettstoffwechselstörung Vorrang hat (Halhuber 1987). Nichtmehrrauchen ist die effektivste Einzelmaßnahme bei Patienten mit koronarer Herzerkrankung und arterieller Verschlußkrankheit, aber auch bei obstruktiven Atemwegserkrankungen und Lungenerkrankungen. Durch Nichtmehrrauchen entstehen für den Exraucher eine Vielzahl von kurz- und langfristigen Gesundheitsvorteilen (s. Abb. 1). Rauchen verursacht immense Kosten durch Erkrankung und vorzeitige Berentung. Die ambivalente Einstellung unserer Gesellschaft, aber auch der Berufsgruppen im Gesundheitswesen, erschwert jegliche präventive Maßnahme (Tölle 1989). Für die BRD kann bislang eine gesicherte Abnahme der Raucherinzidenz noch nicht festgestellt werden (Mikrozensus-Report 1989). Hingegen erwiesen sich in einigen westlichen Industrienationen kollektive Maßnahmen wie Steuererhöhung und breit angelegte Pressekampagnen als am wirksamsten zur Reduktion des Tabakkonsums. Allei-

nach 1 Stunde	periphere Durchblutung	↑
	erhöhter Blutdruck	=
	erhöhter Puls	=
nach 1 Tag	CO-Intoxikation	=
	O_2-Transportkapazität	↑
	Koronarreserve	↑
nach 1 Woche	Herzinfarktrisiko	↓
	Geruchssinn	=
	Geschmackssinn	=
nach 1 Monat	mukoziliäre Clearance	↑
	FEV_1	↑
	Husten und Auswurf	↓
	Wohlbefinden	↑
	Leistungsfähigkeit	↑
nach 6 Monaten	Infekthäufigkeit	↓
	Koronarinsuffizienz	↓
	Grundumsatz	=
nach 1 Jahr	Apoplexrisiko	=
nach 5 Jahren	altersabhängiger FEV_1-Abfall	↓
	Karzinomrisiko	↓
nach 15 Jahren	Karzinomrisiko	=
6-8 Jahre Lebensgewinn +	**Lebensqualität**	↑

Abb 1. Vorteile durch Nichtmehrrauchen (= Normalisierung, ↓ Verbesserung, ↑ Verringerung

nige Reklamebeschränkungen zeigten sich als weniger erfolgreich. Trotz der Vorteile und der Bedeutung primärpräventiver Kollektivmaßnahmen fokussiert dieser Beitrag die Möglichkeiten einer Sekundärprävention im Sinne einer Individualtherapie, wie sie in Klinik und Praxis zur Anwendung kommen. Die WHO hat in ihrer Stellungnahme „Gesundheit für alle bis zum Jahre 2000" das Recht eines jeden Rauchers auf Hilfe dargelegt, um Nichtraucher zu werden. Optimale Pharmakotherapie und Raucherentwöhnung sind als essentielle Voraussetzungen jeder pneumologischen Rehabilitation anzusehen (Donner u. Howard 1992).

10.11.2.1 Rauchen – ein gelerntes Verhalten

Rauchen ist ein gelerntes Verhalten, welches als Ergebnis einer individuellen Lerngeschichte (siehe Raucherkarriere) betrachtet werden kann. Es hängt von auslösenden Situationen als auch von konsequenten Bedingungen sowie von moderierenden Verarbeitungsprozessen ab.

Für die Aufrechterhaltung der Gewohnheit, trotz des Wissens ihrer Schädlichkeit und dem Wunsch, es zu unterlassen, sind Mechanismen wichtig, die nach dem Paradigma der klassischen Konditionierung (Lernen über Hinweisreize mit Ausbildung konditionierter Reflexe) und der operanten Konditionierung (Lernen über positive und negative Konsequenzen) beschrieben werden können (Bents u. Buchkremer 1987).

Nach dem Modell der operanten Konditionierung stellt die Lungenschmacht die Rolle eines negativ-diskriminativen Stimulus, der durch Rauchen zum Wegfall unangenehmer Empfindungen (Lungenschmacht) und gleichzeitig zum Einsetzen positiver Konsequenzen (z. B. Entspannung, Anregung, Selbstsicherheit, Konzentrationssteigerung, Ablenkung) führt. Nach neueren kognitiven Verhaltenstheorien spielen v. a. auch kognitive Prozesse der sog. Dissonanzreduktion bei der Aufrechterhaltung des Rauchens, trotz des Wissens über die Folgen, eine wichtige Rolle. So werden z. B. Gefahren des Rauchens in dem Moment, in dem der Raucher eine Zigarette raucht, kurzfristig verleugnet. Möglicherweise trägt auch das positive Image des Rauchens sowie die positive soziale Konsequenz zu dieser Dissonanzreduktion bei.

Was letztlich beim einzelnen verhaltenssteuernd ist (Antizipation der positiven Konsequenzen des Rauchens im Sinne einer positiven Verstärkung oder aber Wegfall von negativen Stimuli im Sinne einer negativen Verstärkung) ist recht unterschiedlich und liegt möglicherweise an verschiedenen situationalen, dispositionellen und konsequenten Verhaltensbedingungen (Tageszeit, Rauchintensität, Dosis, körperliches Empfinden, Belastungssituation). Hervorzuheben ist, daß mit dem Rauchen für den einzelnen eine sehr subtile Selbststeuerung des eigenen Verhaltens mit Hilfe des Nikotins erfolgt, welche situationsunabhängig ist, generalisiert anwendbar ist und einer relativ geringen Sättigung unterliegt. Damit ist ein solch effektives Verhalten subjektiv für den Raucher nur sehr schwer ersetzbar.

10.11.2.2 Rauchen – eine Abhängigkeit

Rauchen kann so unter dem Aspekt des durch Substanzgebrauch gesteuerten Verhaltens gesehen werden (Buchkremer u. Tölle 1988). Ein Raucher kann Gefangener von Verhaltensmustern und von Nikotinabhängigkeit sein. Hierbei durchläuft er seine individuelle Raucherkarriere, die ihren Anfang mit dem experimentellen Rauchen nimmt. Der Übergang in gewohnheitsmäßiges Rauchen ist fließend. Rauchen kann für einen Teil der Gewohnheitsraucher zur Nikotinabhängigkeit werden. Als Folge dieser Abhängigkeit entstehen bei Nikotinabstinenz Entzugssymptome (s. nachfolgende Übersicht; Dilling, Mombour u. Schmidt 1991). Diese Entzugssymptome treten bei etwa 80 % der Raucher auf. Sie erreichen ihr Maximum nach 24–48 h und nehmen in der Regel innerhalb von 14 Tagen stetig ab. Einige Symptome wie starkes Rauchverlangen (Craving), Appetitsteigerung und Gewichtszunahme können über einen viel längeren Zeitraum andauern (Monate/ Jahre) (Benowitz 1988; Hurt et al. 1992; Prignot 1989). Die Rückfallgefahr ist in den ersten 3 Monaten am größten (70 %). Für die konkrete Planung einer Raucherentwöhnungstherapie ist deshalb auch der Grad der Nikotinabhängigkeit von therapeutischer Relevanz. Zur Bewertung dieser Nikotinabhängigkeit bieten sich verschiedene Fragebögen (u. a. nach Fagerström 1978) an.

Nikotinentzugssymptome
- Unruhe- Gereiztheit,
- Angst,
- Müdigkeit,
- Schlafstörungen,
- Ungeduld,
- Nervosität,
- Konzentrationsschwäche,
- starkes Rauchverlangen,
- Appetitzunahme,
- Gewichtszunahme.

10.11.2.3 Raucherentwöhnung – ein Lernprozeß zur Unabhängigkeit

Ziel jeder Raucherentwöhnung ist das Erreichen einer langfristigen Abstinenz. Hierzu bedarf es des Aufbaus von Fähigkeiten zur Kontrolle des Abhängigkeitsverhaltens.

Dies ist schwierig, denn innerhalb von einem Jahr werden von 10 Raucherentwöhnten 9 rückfällig. Demgegenüber werden etwa 10–15 % der Entwöhnungswilligen aus eigener Kraft erfolgreich abstinent (Health and Public Policy Committee, American College of Physicians 1986). Einen Abstinenzversuch pro Jahr unternehmen etwa 30 % aller Raucher. Von diesen bleiben jedoch nur 8 % abstinent (Baer, Foreyt u. Wright 1977). Nur zwei Drittel der Raucher werden in Akutkrankenhäusern bezüglich ihres Rauchverhaltens angesprochen. Nach einer Umfrage in pneumologischen Fachpraxen der Bundesrepublik Deutschland werden nur in 3 von 50 Praxen Raucherentwöhnungsmethoden angewandt. Demgegenüber konnte aber aufgezeigt werden, daß Abstinenzversuche doppelt so häufig unternommen werden, wenn ärztlicher Rat erteilt wird (Manley, Epps u. Glynn 1992). Würden alle Raucher bei ihrem Arztbesuch bezüglich ihres Rauchverhaltens angesprochen, so könnten pro Jahr mehr Menschen zum Nichtmehrrauchen bewegt werden als durch alle Entwöhnungsprogramme. Hierbei erweisen sich Informationen und Motivierung hilfreicher zur Entwöhnung als Drohungen, bei denen nur kurzfristige Reduktion des Nikotinkonsums erzielbar wird. Es hat sich hierbei gezeigt, daß durch Ärzte, die bezüglich Raucherentwöhnung methodisch geschult und trainiert waren, 6fach höhere Entwöhnungsraten erzielbar wurden als bei nichttrainierten Ärzten. Aus den Untersuchungen bei Allgemeinärzten geht hervor, daß in einem Jahr bis zu 5 % der ambulanten Raucher vom Nichtrauchen überzeugt werden können. Für jeden Arzt besteht somit die Möglichkeit, den Verlauf einer Raucherkarriere richtungsgebend zu beeinflussen und Raucherentwöhnungsschritte zu initiieren (Manley, Epps u. Glynn 1992). Eine sinnvolle Therapie sollte dem entwöhnungswilligen Raucher hierbei eine aktive Rolle in der langfristigen Bewältigung seines Problemverhaltens zuweisen, indem sie ihm das Wissen und die Rahmenbedingungen bereitstellt, mit denen er sich selbstkontrolliert das Rauchen abgewöhnen kann und in der er mit dem Nichtrauchen vertraut gemacht werden kann. Raucherentwöhnung ist somit ein aktiver Lernprozeß in einer individuellen Raucherkarriere.

10.11.2.4 Raucherentwöhnungsmethoden

In der Regel kann man Entwöhnungsverfahren in psychologische und pharmakologische Methoden unterteilen. Die Trennung in physiologische, motorische und subjektive Anteile des Verhaltens muß hingegen als inadäquat kritisiert werden, da sie der Interaktion der einzelnen Verhaltenskomponenten nicht gerecht wird. Aus der Psychologie werden eine Vielzahl von Methoden abgeleitet, die sowohl bei der Vorbereitung, bei der Durchführung der Raucherentwöhnung als auch bei der Nachsorge hilfreich eingesetzt werden können. Hierzu gehören unter anderem suggestive, aversive und Selbstkontrollverfahren.

Psychologische Methoden

Zu den Suggestivverfahren gehören z. B. Akupunktur und Hypnose. Der Raucher bleibt hierbei in einer eher passiven Rolle. Es können beeindruckende, kurzfristige Abstinenzergebnisse erzielt werden (40 – 90%), die jedoch langfristig die Ergebnisse spontaner Entwöhnungsraten nicht übersteigen (Stocksmeier u. Hermes 1979; Steffen 1984). Voraussetzung für den Erfolg dieser Verfahren ist ein suggestiver Therapeut und ein suggestibler Patient, d. h. ein auf emotionale Reize des Therapeuten sehr ansprechbarer Patient. Vorteil der Methoden sind geringer Therapieaufwand, geringe Kosten und relativ breite Anwendbarkeit. Nachteile dieser Methoden sind die Abhängigkeit von einem Therapeuten sowie die niedrigen Langzeitabstinenzraten.

Bei aversiven Methoden wird eine Umkonditionierung vollzogen derart, daß das Rauchen mit unangenehmen Erfahrungen verknüpft wird. Dabei spielt v. a. die Methode des schnellen exzessiven Rauchens, aber auch fokussiertes Rauchen nach der Methode der verdeckten Konditionierung eine Rolle. Erfolge dieser Methoden konnten nachgewiesen werden (Danaher 1977; Lowe et al. 1980). Die Nachteile sind im Falle des exzessiven Rauchens geringe Generalisierung und das Inkaufnehmen eines zusätzlichen Gesundheitsrisikos (AP-Anfall, Myokardinfarkt, Hypertonus). Im Falle der verdeckten Konditionierung wird eine gewisse kognitiv-intellektuelle Voraussetzung bezüglich Imaginationsfähigkeit und verbaler Differenzierung gefordert. Als Monotherapien sind diese Methoden ineffektiv. In Einzelfällen zeigen sie sich aber hilfreich in der Initialphase der Entwöhnung.

Die obengenannten Ziele der Entwöhnung werden langfristig am effektivsten und wirksamsten mit verhaltenstherapeutischen Methoden erzielt, die Selbstkontrolltechniken beinhalten und bei denen mehrere, empirisch gesicherte Standardmethoden miteinander kombiniert werden können (Buchkremer et al. 1988; Bents u. Buchkremer 1987; Buchkremer 1982). Grundsätzlich können dabei die Schlußpunktmethode, bei der der Raucher nach seiner Entscheidung seinen Zigarettenverbrauch sofort auf Null reduziert, oder aber die schrittweise Reduktion durchgeführt werden, bei der der Raucher seine Abstinenz über mehrere Teilziele innerhalb von wenigen Wochen erreicht. Die Schlußpunktmethode, eingebettet in ein Multikomponententherapiekonzept, ist geeignet für Raucher, die bislang wenige vergebliche Beendigungsversuche unternommen haben und ein hohes Maß an Selbstvertrauen mitbringen. Die sukzessive Reduktionsmethode hingegen bringt möglicherweise Vorteile bei Rauchern mit wenig „Self-efficacy-Erwartungen", etwa nach häufigen, vergeblichen Versuchen.

Es ist sinnvoll, in der Rauchentwöhnung verschiedene Therapieschritte zu erkennen:
- die Vorbereitung,
- die eigentliche Entwöhnung,
- die Aufrechterhaltung der Abstinenz und Neuorientierung,
- die Rückfallvorsorge und Nachsorge.

Die in der Verhaltenstherapie häufig angewandten Techniken werden hierzu in der Abb. 2 dargestellt. Der Ablauf dieser Therapieschritte kann zeitlich nicht präzise vorgegeben werden. In der Regel dauert die Entwöhnungsphase im Falle der Schlußpunktmethode 2 Wochen, im Falle der sukzessiven Reduktion ggf. auch sehr viel länger. Gelingt es dem Raucher, diese kritische Phase zu überwinden, so entsteht bei vielen ein Bewußtsein von Selbstkontrolle bzw. eine positive Kompetenzerwartung. Diese Kognitionen sind geeignet, eine längerfristige Abstinenz zu beeinflussen (Condiotte u. Lichtenstein 1981; DiClemente 1986; West, Hayek u. Belcher 1989). Einstellungsänderungen vollziehen sich bekanntlich nur sehr langsam. Entsprechend lange dauert auch der Therapieabschnitt für den Aufbau einer neuen Identität als Nichtraucher. Eine Rückfallprophylaxe an sich ist wiederum zeitlich begrenzt innerhalb von wenigen Tagen oder Wochen trainierbar. Sinnvollerweise setzt diese ca. 1−2 Monate nach der eigentlichen Entwöhnung ein.

Pharmakologische Methoden

Bei den früheren Rauchentwöhnungsprogrammen kamen Pharmakotherapien regelmäßig zur Anwendung. Hierbei wurden Medikamente eingesetzt, um einerseits durch Geschmacksveränderungen dem Rauchen einen aversiven Charakter zu verleihen, andererseits sollten Entzugssymptome reduziert werden (Prignot 1989).

Aversive Pharmakotherapie:
Hierbei kamen Lösungen zur Mundspülung und als Kaugummi zur Anwendung, die Zusätze von Silbernitrat, Kupfersulfat oder Kaliumpermanganat beinhalteten. Diese Mittel mußten regelmäßig angewandt werden, um aversive Geschmacksempfindungen beim Rauchen (Gegenkonditionierung) hervorzurufen. Sie haben sich alle in der Raucherentwöhnung als wenig hilfreich erwiesen (Schwartz 1992).

Substitutionstherapien:
Die Alkaloide Lobelin und Cytisin (Goldregensamen) wurden sehr früh als Analeptikum eingesetzt. Während bei Nichtrauchern beide Alkaloide Vergiftungserscheinungen hervorrufen wie Erbrechen, Schwindel und Übelkeit, besteht offenbar bei Rauchern eine Kreuztoleranz mit Nikotin. Eine Wirksamkeit beider Alkaloide in der Raucherentwöhnung konnte nicht erbracht werden.

Bei der Einnahme von Amphetaminen wurde ein verstärktes Rauchverhalten beschrieben. Andere Substitutionstherapien wie Diazepam, Phenobarbital u. a. erwiesen sich ebenso als ineffektiv.

Mecamylamin ist ein Nikotinrezeptorantagonist. Durch seine Gabe wird die psychoaktive Wirkung beim Rauchen vermindert. Der Effekt hiervon war verstärktes Rauchen. Er erwies sich ebenso wie andere Rezeptorblockademaßnahmen (β-Blocker) als ineffektiv, ungeachtet auch der bedeutsamen Nebenwirkungen wie

Ausführung	Vorbereitung	Nikotin-entwöhnung	Neu-orientierung	Rückfall-vorsorge
Th.	1) Bilanzierung (Zweispaltentechnik)			
Th. und Pat.	2)Therapievertrag (contract management)			
Th.	3) Analyse von Teilzielen und Erwartungen			
Th.	4) Analyse bisheriger Lösungsversuche			
Pat.	5) Selbst-beobachtung (Strichliste)	⇒⇒⇒		
Pat.	6) Selbstbewertung (positive)	⇒⇒⇒	⇒⇒⇒ (Identität als Exraucher)	⇒⇒⇒
Th. und Pat.	7) Verhaltens-analysen von Auslöse-situationen	⇒⇒⇒ von Versuchungs-situation	⇒⇒⇒	⇒⇒⇒
Pat.	8) Stimuluskontrolle durch Vermeiden oder Aufsuchen von Alternativen		⇒⇒⇒	⇒⇒⇒
Pat.	9) Reaktionskontrolle durch Verzögern oder Ablenken		⇒⇒⇒ ... durch Widerstehen der Versuchungs-situation	⇒⇒⇒
Th. und Pat.	10) Sukzessive Reduktion mit Fremdkontrolle (contingency management)			
Pat.	11) Schlußpunkt-methode			
Th. und Pat.	12) Selbst- und Fremdverstärkung für Erfolge	⇒⇒⇒		⇒⇒⇒
Th. und Pat.			13) Streß-bewältigungs-training	⇒⇒⇒
Th. und Pat.			14) Entspannungs-training	⇒⇒⇒
Pat.			15) Positive Selbst-instruktion	⇒⇒⇒
Th. und Pat.			16) Genußtraining	⇒⇒⇒
Th. und Pat.				17) Social-skills-Training und soziale Unterstützung
Ergänzung durch		18) Nikotin-substitution		
		19) Sport und Bewegung	⇒⇒⇒	⇒⇒⇒
			20) Ernährungs-beratung und -umstellung	

Abb 2. Vorbereitung, Nikotinentwöhnung, Neuorientierung und Rückfallfürsorge bei Rauchern (*Th.* Therapeut, *Pat.* Patient)

Ganglienblockade, arterielle Hypotension, Darmparalyse und Harnverhaltung (Prignot 1989).

Clonidin vermag, vermutlich durch Aktivierung von α_2-adrenergen Rezeptoren des Zentralnervensystems Nikotinentzugssymptome und das Rauchverlangen zu reduzieren. Clonidin erwies sich hierbei wirksamer als Placebo (Glassmann et al. 1988). Bei den kurzfristigen Erfolgen, die hierbei erzielt wurden, kam Clonidin als transdermales Pflasterprinzip in einer täglichen Dosierung von 200 mg zur Anwendung. Nebenwirkungen, insbesondere bezüglich der Blutdrucksenkung, waren erstaunlich gering. Ergebnisse über Langzeitabstinenzen liegen jedoch nicht vor (Benowitz 1988).

Nikotinsubstitution:
Seit Einführung von Nikotin als Substitutionstherapie haben andere Pharmaka ihre Bedeutung in der Entwöhnung verloren. Nikotin wird als der für die Abhängigkeit verantwortliche Stoff im Tabakrauch angesehen (Benowitz 1988; Optiz 1992). Bereits oben wurde jedoch darauf hingewiesen, daß nicht in allen Fällen von Tabakrauch zwangsläufig eine Nikotinabhängigkeit entsteht. Beim inhalativen Zigarettenrauchen gelangen nach sehr kurzer Latenz (7 s) Nikotinboli zu den zentralen Nikotinrezeptoren (C_6-Rezeptor). Fehlt dieser Stimulus, treten bei 80 % der Raucher Entzugssymptome auf, die ihr Maximum nach 24−48 h erreichen (Entzugssymptome s. vorherige Übersicht). Eine Nikotinsubstitution stellt hierbei die Maßnahme dar, diese Entzugssymptome zu mildern oder zu beseitigen. Ziel dieser Ersatztherapie ist die Überbrückung der kritischen Zeitspanne der ersten Wochen einer Abstinenz im Sinne einer Entkopplung von verhaltensbezogener Abhängigkeit und psychopharmakologischer Abhängigkeit durch Nikotin. Hierbei muß ein konstanter Nikotinspiegel aufrechterhalten werden. Der Nichtmehrraucher hat dann keinen unmittelbaren Einfluß auf die Höhe seines Nikotinspiegels, im Gegensatz zum Abhängigkeitsraucher, der beim Rauchgenuß exakt diesen Nikotinspiegel verhaltenswirksam steuert. Eine alleinige Nikotinsubstitutionstherapie zur Reduktion eines erhöhten Zigarettenkonsums ist wenig hilfreich (Benowitz 1988; Prignot 1989).

Ein nikotinhaltiger Kaugummi (Nicorette) kann über die Mundschleimhaut 40−90 % des Nikotingehaltes (2 bzw. 4 mg) abgeben. Die hierbei resorbierte Nikotinmenge ist abhängig von einer exakt vorgeschriebenen Kautechnik und vom pH-Wert des Mundspeichels. Ausreichende Nikotinkonzentrationen im Serum werden erst nach 30minütigem Kauen erzielt. Insbesondere bei hoher Nikotinabhängigkeit bedarf es deshalb der Zufuhr der ausreichenden Dosis von Nikotin einerseits durch die Wahl der richtigen Stärke und Anzahl, andererseits durch intensives Kauen. Hierdurch können Nebenwirkungen auftreten, die in der Regel jedoch milder Art sind, wie Hals- und Mundbeschwerden, Schluckauf, Kiefergelenkbeschwerden, Schwindel, gastrointestinale Symptome durch Verschlucken von nikotinhaltigem Speichel, Palpitationen sowie sehr selten Mundschleimhautulzerationen (Benowitz 1988). Diese Nebenwirkungen lassen sich nur durch langsames Kauen mit Unterbrechungen vermeiden. Neben den Schwierigkeiten, die ein Prothesenträger beim Kaugummikauen hat, bestehen relative Kontraindikationen bei Refluxösophagitis, peptischen Ulzera, schwerer Angina pectoris, schweren

Herzrhythmusstörungen, frischem Myokardinfarkt, arterieller Hypertonie, Schwangerschaft, insulinpflichtigem Diabetes mellitus und Hyperthyreose (Tönnesen et al. 1988). Hierbei gilt es jedoch, das geringere Risiko des Nikotinkaugummis u. U. gegenüber dem Risiko des fortgesetzten inhalativen Zigarettenrauchens abzuwägen. In einigen Fällen findet ein fortgesetzter Konsum von Nikotinkaugummi länger als 6 Monate statt. Offensichtlich wird hierdurch die Nikotinabhängigkeit weiter unterhalten. Die gleiche Problematik kann bei Anwendung von nikotinhaltigem Nasenspray oder Nasentropfen erwartet werden, da hierbei auch eine diskontinuierliche Nikotinapplikation erfolgt.

Ein transdermales Therapieprinzip zur Nikotinsubstitution steht seit 1990 zur Verfügung (Nicotinell TTS, Nicofrenon). Hierbei wird ähnlich wie bei Östrogen- und Nitratpflastern über die Haut kontinuierlich eine definierte Nikotinmenge abgegeben, die entsprechend der Pflastergröße von 10, 20 oder 30 cm^2 über 24 h Nikotin in einer Menge von 7, 14 oder 21 mg abgibt. Dank der hervorragenden Penetrationseigenschaft des Tabakalkaloids Nikotin durch die Haut werden auf diesem Wege ausreichende Nikotinkonzentrationen im Serum gewährleistet (Optiz 1992). Hierbei wird insbesondere auch das morgendliche Rauchverlangen gemildert. Als Nebenwirkungen treten in 5–15 % der Fälle Hautirritationen in Form von Rötungen oder Juckreiz auf (Bents u. Buchkremer 1987). Diese Nebenwirkungen waren milder Art und sämtlich voll reversibel. In den extrem seltensten Fällen ist aber auch mit einer Allergisierung gegenüber Nikotin zu rechnen. In der Regel beträgt die Dauer der Substitutionstherapie wenige Wochen, um die Nikotinentzugssymptome erfolgreich zu behandeln. Beide pharmazeutische Firmen weisen darauf hin, daß die Dauer der Anwendung 12 Wochen nicht überschreiten soll. Die eigentliche Nikotinentwöhnung erfolgt dann durch Wahl einer geringeren Pflastergröße.

Kombinationsmethoden

Zur Erlangung einer langfristigen Abstinenz erwiesen sich Selbstkontrolltechniken als erfolgreich. Bei allen anderen Methoden (aversiv, suggestiv, Pharmakotherapie, Akupunktur usw.) waren lediglich kurzfristige Erfolge erzielbar. Die Erfolge bezüglich der Langzeitabstinenz ließen sich seit Einführung einer Nikotinsubstitution signifikant verbessern (Meier-Laemmermann et al. 1990; Bents u. Buchkremer 1987). Andere Pharmakotherapien haben seither ihre Bedeutung verloren. Verhaltenstherapeutische Techniken kommen nahezu in allen Entwicklungsschritten der Entwöhnung zum Tragen. Die Nikotinsubstitution hat ihren gesicherten Stellenwert zur Behandlung von Entzugssymptomen unmittelbar in der Entwöhnung. Als wertvoll erweisen sich ergänzende Maßnahmen (s. Abb. 2) wie Sport- und Bewegungstherapie sowie Ernährungsberatung und Ernährungsumstellung. Beide Maßnahmen sind zusätzlich hilfreich in der Vorbeugung vor der zu erwartenden Gewichtszunahme, die im Durchschnitt zwischen 2 und 5 kg betragen kann (Health and Public Policy Committee, American College of Physicians 1986).

10.11.2.5 Effizienz von Raucherentwöhnung

Zuverlässige Effizienzvergleiche von Entwöhnungsstudien sind schwerlich durchzuführen. Nur wenige Untersuchungen stützen sich auf Einjahreskatamnesen und biochemische Complianceindikatoren. Letzterer Aspekt ist insbesondere deshalb von Bedeutung, weil gezeigt werden konnte, daß bei 25 % selbstberichteten abstinenten Exrauchern Hb-CO-Werte gemessen wurden, die nur mit fortgesetztem Tabakrauchen vereinbar waren (Health and Public Policy Committee, American College of Physicians 1986; DiClemente et al. 1991). Ein Grund für solche Fehlangaben kann durch Antworttendenzen im Sinne sozialer Erwünschtheit erklärt werden. Für zukünftige Effizienznachweise wird deshalb ein Biomonitoring über einen Zeitraum von 1 Jahr gefordert. Hierzu stehen 4 Möglichkeiten zur Verfügung:
- Thiocyanatmessung,
- CO-Gasmessung oder Hb-CO-Bestimmung,
- Cotininbestimmung.

In der Regel werden für Studien CO-Gasmessungen oder Cotininmessungen angewandt. Die CO-Gasmessung in der Ausatmungsluft ist die kostengünstigste Meßmethode, weil leicht praktikabel, nicht invasiv und an jedem beliebigen Ort durchführbar. Die ermittelten ppm-Werte korrelieren linear mit dem Hb-CO-Wert, der wiederum eine lineare Beziehung zu der Anzahl der gerauchten Zigaretten aufweist (Salem u. Klein 1988). Voraussetzung zur qualitativen Analyse ist die optimale Mitarbeit des Probanden bei der Durchführung des Atemmanövers, vergleichbar dem zur CO-Diffusionsmessung nach der Single-breath-Methode. Auf Grund der längeren Halbwertszeit von 16−20 h für Cotinin erscheint dieser Indikator jedoch der zuverlässigste für die Effizienzbeurteilung.

Es gibt begründete Hinweise, daß die Unterschiede der Entwöhnungsraten einzelner Programme mehr durch die Selektion der Probanden und weniger durch die angewandten Behandlungsmethoden bestimmt werden (DiClemente et al. 1991). Zur Planung einer ökonomischen und effizienten Entwöhnungstherapie erhebt sich deshalb die Frage, welcher Raucher profitiert zu welchem Zeitpunkt von welchen Therapiemaßnahmen. Bei aller Komplexität, die sich in dem Lernprozeß der Raucherentwöhnung abspielt, lassen sich 2 wichtige Variablen herausheben (Prochaska u. DiClemente 1983; DiClemente et al. 1991):

1) der Grad der Nikotinabhängigkeit,
2) die Entwicklungsschritte innerhalb des Entwöhnungsprozesses.

Im Prozeß der Raucherentwöhnung lassen sich folgende unterschiedliche Abschnitte beschreiben:

Der unmotivierte Raucher:
Er raucht weiter, verarbeitet wenig Information über sein Rauchen, verbringt wenig Zeit damit, seine Situation als Raucher zu bewerten, zeigt wenig emotionale Reaktionen zu Negativaspekten des Rauchens und tut wenig, um seine Umwelt rauchfrei zu gestalten.

Der Motivierte in der Vorbereitung zur Entwöhnung:
Er raucht noch, ist jedoch aufgeschlossen für Informationen über die Risiken fortgesetzten Rauchens und die Vorteile des Nichtmehrrauchens. Er denkt stärker nach über sein Problemverhalten und erwägt, das Rauchen einzustellen.

Ein Teil dieser motivierten Raucher bleibt länger in dieser Phase des Erwägens, einem anderen Teil gelingt es innerhalb von 6 Monaten, konkrete Entwöhnungsschritte zu unternehmen.

Der Handelnde in der eigentlichen Entwöhnung:
Ein Raucher unternimmt ernsthafte Schritte, die notwendig sind, das Rauchen innerhalb von 4 Wochen einzustellen. Er ist bereits gut informiert und hochmotiviert. Er bedarf jedoch einer weiteren Verstärkung seines Selbstvertrauens und konkreter Anleitungen zur Bewältigung des Problemvehaltens. Je nach Grad der Nikotinabhängigkeit ist bei Entzugssymptomen eine Nikotinsubstitutionstherapie indiziert. Hilfreich erweisen sich regelmäßige engmaschige Konsultationen.

Der Abstinente in der Neuorientierung:
Dieser versucht eine langfristige Abstinenz aufrechtzuerhalten und eine neue Identität als Nichtraucher aufzubauen. Es gilt hierbei eine alternative, gesundheitsbezogene Verhaltenskompetenz zu vermitteln.

Der Rückfall bezeichnet das Ereignis im Prozeß der Raucherentwöhnung, das einer zyklischen Rückführung aus dem Entwöhnungsprozeß in frühere Stadien der Raucherkarriere (Gewohnheitsrauchen, Abhängigkeitsrauchen) bedeutet. Als Gründe für den Rückfall finden sich häufig täglicher Ärger, Belastungssituationen, interpersonelle Konflikte, fehlende soziale Unterstützung, Dysphorie und Depressionen. Als kritisch ist bereits die erste Zigarette des Rückfalles anzusehen, da durch den Abstinenzbrucheffekt hierdurch das Selbstvertrauen erniedrigt wird. Mit zunehmender Häufung der Rückfallereignisse bei spontanen Entwöhnungsversuchen entsteht so bei dem Raucher die Meinung der Hoffnungslosigkeit.

Ob eine Individualtherapie der Raucherentwöhnung als Einzel- oder als Gruppentherapie durchgeführt werden soll, hängt unter anderem von den örtlichen Gegebenheiten ab (Akutklinik, Rehabilitationsklinik, Kurort, Arbeitsplatz, Wohnort; Manley, Epps u. Glynn 1992). Beide Wege haben Vor- und Nachteile. In der Einzeltherapie findet eine individuelle Beratung statt, die stärker auf die speziellen Probleme des Individuums ausgerichtet ist. Nachteil ist, daß der Patient seine Verhaltensänderung viel stärker auf den Therapeuten, also external, attribuieren kann. Die Gruppentherapie bietet den Vorteil gruppenspezifischer Unterstützung, z. B. hinsichtlich sozialer Integrations- und Interaktionsprozesse, insbesondere bei der Identitätsfindung als Nichtmehrraucher.

In der ambulanten Raucherentwöhnung kann ein Raucherentwöhnungswilliger über einen längeren Zeitraum an der Therapie teilnehmen als dies im stationären Bereich möglich ist. Außerdem werden im ambulanten Bereich größere Zahlen der Entwöhnungswilligen erfaßt. Hier findet häufig auch eine größere Selektion im Hinblick auf motivierte Patienten statt. In stationären Einrichtungen haben dagegen die Raucher häufig eine sozial sehr viel akzeptablere Stellung als die Nichtraucher. Deshalb treten im stationären Bereich auch häufiger Motivationsprobleme auf. Unabhängig der wesentlich höheren Therapiekosten konnten für eine stationäre Entwöhnung einige Vorteile aufgezeigt werden: intensivste Motivationsarbeit, Reduktion des Zigarettenkonsums in kürzester Zeit, günstige Umfeldveränderungen durch rauchfreie Zone, optimales Therapiemanagement, erweitertes Therapieangebot zum Aufbau alternativer Verhaltensweisen (Streßbewältigungstraining, Entspannungstraining, Sport und Bewegung, Diät und Ernährung) sowie die Integration in einem erweiterten Behandlungsauftrag.

Eine Indikation zur stationären Entwöhnungstherapie mit breit angelegtem Therapiekonzept ist dann gegeben, wenn
– hohe Nikotinabhängigkeit,
– ernste Gesundheitsrisiken,
– manifeste Erkrankungen oder
– erfolglose Entwöhnungsversuche in ambulanten Gruppenprogrammen vorliegen (Manley, Epps u. Glynn 1992).

10.11.2.6 Schlußbemerkungen

Raucherentwöhnung ist wahrscheinlich die wichtigste präventive Maßnahme. Im Hinblick auf die immense Bedeutung der öffentlichen Gesundheitsfürsorge und der Volkswirtschaft wären Kollektivmaßnahmen legislativer (Steuererhöhung) und sozialtechnologischer Art (breit angelegte Aufklärungskampagnen) wünschenswert, weil am erfolgreichsten. Raucherentwöhnung für den einzelnen stellt einen Lernprozeß dar mit zyklischem Verlauf, da es häufig zu Rückfällen kommt. Unter Kenntnis von Nikotinabhängigkeit und Lerngeschichte einer Raucherkarriere können heute mit oben genannten Methoden und Techniken ermutigende Erfolge erzielt werden. Langfristige Erfolge lassen sich aber nur dann erzielen, wenn Verhaltensänderungen vollzogen werden (Lichtenstein u. Glasgow 1992). In der Regel kommen heute die Kombinationen unterschiedlicher Techniken zur Erzielung einer langfristigen Abstinenz zur Anwendung. Die Nikotinsubstitution hat hierbei einen wichtigen Stellenwert in der eigentlichen Entwöhnungsphase bei hoher Nikotinabhängigkeit. Jeder praktisch tätige Arzt kann durch seine Schlüsselrolle eine richtungsgebende Änderung in der Raucherkarriere auslösen. Hierdurch ließen sich mehr Nichtraucher erzielen als in allen stationären Einrichtungen zusammen. Raucherentwöhnungsprogramme gehören zum therapeutischen Standard einer Rehabilitation (Donner u. Howard 1992).

10.12 Psychologische und psychotherapeutische Rehabilitation bei pneumologischen Erkrankungen

M. Barth, F. A. Muthny

Chronisch-obstruktive Atemwegs- und Lungenerkrankungen (COPD) wie Asthma, chronische Bronchitis und Emphysem zählen mit zu den häufigsten Erkrankungen, wegen denen rehabilitative Maßnahmen gewährt werden. Die Berücksichtigung psychologischer und psychosomatischer Aspekte in der Behandlung hat insbesondere beim Asthma bronchiale eine lange Tradition. Die hierbei gewonnenen Erkenntnisse über die Prozesse der Krankheitsverarbeitung und deren Beeinflussung können teilweise auch auf andere chronische Atemwegserkrankungen übertragen werden.

10.12.1 Psychische Symptome und Reaktionen bei chronisch-obstruktiven Lungenkrankheiten

Die psychosoziale Relevanz der Erkrankung ist beim betroffenen Individuum v. a. durch die Atemnot gegeben, die erlebte Bedrohung einer unverzichtbaren Vitalfunktion. Die reduzierte Arbeitskapazität der Lunge, das Ausmaß an subjektiv erlebter Angst sowie die damit einhergehenden Verhaltens- und Erlebensweisen können zu psychischen Belastungen und Problemen führen (Dekhuijzen et al. 1990), die ihrerseits zu sekundären psychosomatischen Erkrankungen werden können (Nolte 1989). Psychosomatische Dimensionen der asthmatischen Atemnot, wie sie von Richter (1985) aufgezeigt wurden, trennen Beschreibungen der Obstruktionssymptomatik von affektiven Reaktionen im Sinne von Angst und Ärger sowie uncharakteristischer Müdigkeit (s. Abb. 1).

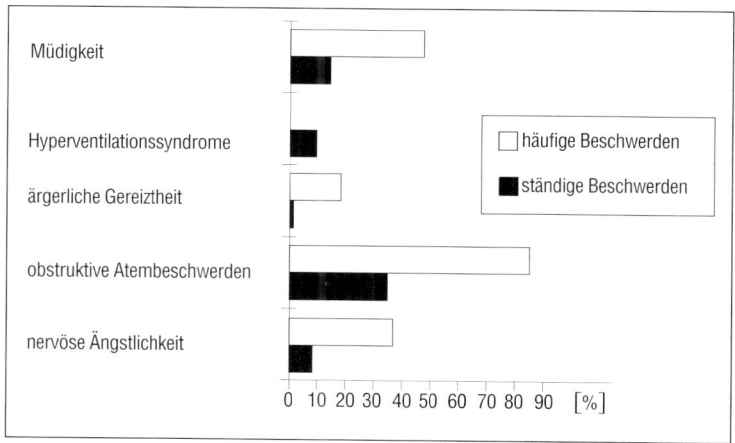

Abb. 1. Dimensionen der asthmatischen Atemnot (Nach Richter 1985)

Während von psychoanalytischer Seite in einer ambivalenten und gestörten Vertrauensbeziehung zur Mutter eine Ursache für Asthma gesehen wird (Alexander 1951; Schüffel et al. 1990), messen psychophysiologisch und verhaltenstherapeutisch arbeitende Autoren psychischen Faktoren in der Ätiologie der Atemwegserkrankungen eine eher untergeordnete Rolle bei (Creer u. Winder 1986; Grossman u. Wientjes 1989; Steptoe 1983). Wenig bestritten ist indes, daß angstbesetzte kognitive Vorstellungen und emotionale Stimuli Hyperventilation, bronchospastische Episoden und asthmaspezifische Symptomatik auslösen und aufrechterhalten können (Grossman u. Wientjes 1989; Richter u. Dahme 1987; Sirota, 1982; Tal u. Miklich 1976). Der Umgang mit der chronischen Erkrankung, Einnahme und von Ärzten verschriebene Dosierung der erforderlichen Medikation sowie Dauer und Häufigkeit stationärer Behandlungen werden in starkem Ausmaß von der subjektiv wahrgenommenen und zum Ausdruck gebrachten Angst des Patienten beeinflußt. Kinsman et al. (1980 a, b) konnten mit der von ihnen entwickelten Asthmasymptomliste zeigen, daß es lediglich Patienten mit moderaten Angstwerten gelang, die Medikation ihren jeweiligen Lungenfunktionswerten (FEV_1) anzupassen (vgl. Kaptein 1982; Sterzer-Breitenbücher 1987). Hingegen nahmen sehr ängstliche Patienten eine unverändert hohe und wenig ängstliche Patienten eine unverändert geringe Medikation ein. Diese unterschiedlichen Formen der Angstwahrnehmung wirken sich auch auf die medikamentöse Behandlung durch den Arzt aus. Ängstlich wirkenden Patienten werden in der Regel stärkere Dosierungen verordnet als nicht ängstlich wirkenden Patienten, wobei diese Unterschiede nicht durch die unterschiedliche Schwere der Erkrankung erklärt werden können (Dirks et al. 1977 a, b; Kinsman et al. 1977). Das subjektive Gefühl der Atemnot und dessen Bewertung kann mit innerer Unruhe, Gereiztheit, Ärger (Kinsman et al. 1973; Schüffel et al. 1990) und Unzufriedenheit mit sich selbst (Jores 1981) und anderen einhergehen, was die soziale Interaktion in der Familie, am Arbeitsplatz und in der Freizeit belastet (vgl. Araujo et al. 1973; Richter u. Ahrens 1988) und die Krankheitsverarbeitung erschwert (Meijer 1985).

Neben diesen eher spezifischen psychischen Symptomen werden bei Patienten mit chronisch-obstruktiven Lungenkrankheiten (Dekhuijzen et al. 1990) auch erhöhte Depressivität (Berger et al. 1979; Steptoe 1983), Hilflosigkeit und mangelnde Kompetenz (Junk 1978) sowie Fixierung auf somatische Aspekte der Erkrankung und unzureichende Wahrnehmungs- und Beschreibungsfähigkeit von Stimmungen und Emotionen beobachtet (Dirks et al. 1981). Diese Symptome lassen sich jedoch nicht nur bei chronisch-obstruktiven Lungenerkrankungen finden, sondern werden häufig bei chronisch körperlich Kranken beobachtet (Beutel 1988) und sind oft Ausdruck unzureichender Krankheitsbewältigung (Dekhuijzen et al., 1990).

10.12.2 Zur Indikation psychologischer Interventionen in der pneumologischen Rehabilitation

Das Ziel rehabilitativer Maßnahmen ist es, den Rehabilitanden zu befähigen, daß er seine krankheitsbedingte Leistungsdefizite und Funktionsstörungen zu kompensieren vermag, um weiterhin seinen Rollenverpflichtungen in Beruf, Familie und Gesellschaft nachkommen zu können. Psychologische Maßnahmen fördern hierbei primär den Erwerb eines der Schwere der Erkrankung angemessenen Krankheitsverhaltens, um deren weiterer Chronifizierung entgegenzuwirken. Hierbei nimmt die psychosoziale Rehabilitation Einfluß auf die folgenden Bereiche:

- emotionales Befinden,
- Behandlungszufriedenheit und Compliance,
- familiäre, soziale und berufliche Situation,
- berufliche Rehabilitation,
- Gesundheits- und Freizeitverhalten.

Für die Indikationsstellung und Therapieplanung entsprechender psychotherapeutischer Interventionen sind zu Beginn der stationären Rehabilitation – z. B. im Rahmen einer Verhaltensanalyse – die auslösenden oder aufrechterhaltenden Bedingungen von Hyperventilation, bronchospastischen Episoden, Asthma und Atembeschwerden zu klären. Ergänzend zur krankheitsspezifischen medizinischen Diagnostik und Anamnese sind mögliche Einflüsse psychischer und sozialer Faktoren auf den Krankheitsverlauf zu prüfen. Von Bedeutung sind hierbei Informationen über die vom Patienten zum Ausdruck gebrachte Angst/Panik, seine Einstellung zu Krankheit und Behandlung (subjektive Krankheitstheorien und Möglichkeiten der Beeinflussung wie Kausal- und Kontrollattributionen), die Qualität der Beziehungen zu wichtigen Bezugspersonen sowie Einflüsse von Lebensstil, Familie und Arbeitswelt auf die Erkrankung.

Verhalten und Emotionen des Patienten sind auch im Zusammenhang mit den bisherigen medizinischen Entscheidungen und verordneten pharmakologischen Behandlungen sowie der gezeigten Compliance zu beurteilen, die in vielen Fällen unzureichend ist (Cluss 1986). Einen besonderen Stellenwert nehmen hierbei Art und Intensität der vom Patienten erlebten und berichteten Angst ein. Eine der Erkrankung angemessene asthmaspezifische Angst hat für den Patienten eine wichtige Signalfunktion, um drohende Anfälle rechtzeitig wahrzunehmen und entsprechende Maßnahmen zu ergreifen. Fehlt diese auf die asthmatischen Beschwerden gerichtete Ängstlichkeit, so ist der Patient hierzu weniger oder kaum in der Lage (Staudenmayer et al. 1979). Die asthmaspezifische Angst kann jedoch nur dann eine Signalfunktion ausüben, wenn die allgemeine persönlichkeitsspezifische Ängstlichkeit eine mittlere Ausprägung aufweist. Hingegen können Patienten mit einer sehr hohen persönlichkeitsspezifischen Ängstlichkeit nur schwer körperliche Hinweisreize angemessen interpretieren. Die mit dieser Ängstlichkeit einhergehende Überbewertung somatischer Symptome löst immer wieder panikartige Reaktionen aus, die dem Patienten ein Gefühl von Hilflosigkeit und Ohnmacht gegenüber der Erkrankung vermitteln. Im Unterschied hierzu verleugnen oder bagatellisieren Patienten mit einer geringen persönlichkeitsspezifischen Ängstlichkeit ihre Beschwerden. Aber auch diese Patienten sind ohne therapeutische Hilfe kaum in der Lage, sich entsprechend der Schwere der Erkrankung zu verhalten (Dirks et al. 1978). Bei der schwierigen Diagnostik von Art und Ausmaß der Angst können ergänzend zu den Informationen aus Anamnese und klinischer Verlaufsbeobachtung entsprechende Fragebogeninventare hinzugezogen werden.

Mit Hilfe der von Dahme et al. (Raulf u. Frank 1983; vgl. Sterzer-Breitenbücher 1987) für deutsche Verhältnisse adaptierten Asthmasymptomliste lassen sich Beschwerden erfassen, wie sie während eines Asthmaanfalls auftreten (situationsbezogene und Stateangst). Die 34 Items sind den 5 Skalen nervöse Ängstlichkeit, obstruktive Atembeschwerden, ärgerliche Gereiztheit, Hyperventilationssyndrom und Müdigkeit zugeordnet. Zusätzlich kann mittels der Angst-Panik-Skala aus dem MMPI (vgl. Dirks et al. 1977a) oder dem State-trait-Angstinventar von Laux et al. (1981) die Traitangst bzw. das Verhältnis zwischen der auf die Krankheit bezogenen Besorgt-heit und der persönlichkeitsspezifischen Ängstlichkeit differenziert werden. Nach Richter u. Dahme (1987) besitzt die Diagnostik der Angst des Patienten einen hohen Stellenwert, da Art und Ausmaß der Angst bei der Indikation von Tranquilizern, autogenem Training oder verschie-denen Interventionen zur Angstbewältigung (z. B. systematische Desensibilisierung) berücksich-tigt werden sollten. Nach den Befunden der Arbeitsgruppen um Kinsman u. Dirks sind diese Maßnahmen primär bei jenen Patienten indiziert, die unter erheblichen persönlichkeitsspezifi-schen Ängsten oder an zu starken situativen Ängsten leiden. Hingegen kann bei Patienten mit einer das Krankheitsverhalten angemessen steuernden asthmaspezifischen und situationsbezoge-nen Angst die routinemäßige Verordnung solcher Interventionen zu einer Verschlechterung ihres Gesundheitszustandes führen (vgl. Deter 1988; Sterzer-Breitenbücher 1987). Da derzeit noch keine gesicherten Erkenntnisse zur Indikation angstreduzierender Medikamente oder Verfahren vorliegen, sollte im klinischen Alltag auf verschiedene Datenquellen und Informationen zurück-gegriffen werden, um die für die Behandlung wichtige Angst der Patienten angemessen beein-flussen zu können.

Bedingt durch gesetzliche Rahmenbedingungen können medizinische Maßnahmen zur Rehabilitation von den Rentenversicherungsträgern erst dann gewährt werden, wenn die Erwerbsfähigkeit des Antragstellers erheblich gefährdet ist (vgl. Teil C, 17.1, 17.2 und 20). Diese Vorgabe impliziert, daß bei einem Großteil der Rehabili-tanden bereits eine beträchtliche Chronifizierung der Erkrankung vorliegt, deren Folgen neben dem Beruf auch die Familie betreffen können. Für eine erfolgreiche Rehabilitation und Krankheitsbewältigung ist die Berücksichtigung der aus diesen sozialen Bereichen resultierenden Belastungen wie der gewährten Unterstützungen unerläßlich.

10.12.3 Psychologische und psychotherapeutische Interventionen

Die Wirksamkeit psychologischer oder psychotherapeutischer Maßnahmen im Rahmen einer 4- bis 6wöchigen stationären Rehabilitation wird einerseits von der Intensität, Kontinuität und Qualität der angebotenen Maßnahmen bestimmt und ist andererseits in starkem Ausmaß von der Motivation und Akzeptanz dieser Angebote bei den Rehabilitanden abhängig. Um diese Bereitschaft zu wecken und zu fördern, sind die diagnostizierenden Ärzte und Psychologen zu Beginn der Heilbehandlung angehalten, auf die konkreten Schwierigkeiten und Probleme der Patienten einzugehen und auf entsprechende psychotherapeutische Möglichkeiten in der Rehabilitation hinzuweisen (vgl. Kanfer et al. 1991). Psychologische und psychotherapeutische Interventionen zielen bei Patienten mit chronisch-obstrukti-ven Lungenkrankheiten auf die im Einzelfall orientierte *Vermittlung detaillierter Informationen* über Verlauf und Behandlung der Erkrankung (Creer u. Winder 1987; Dekhuijzen 1990;), die *Verringerung* des Ausmaßes an *emotionaler Bela-stung* sowie eine *Veränderung von Krankheitsverhalten* und hiermit im Zusam-menhang stehenden Kognitionen (Grossman u. Wientjes 1989; Maes u. Schlösser 1988).

Hingegen gelingt es derzeit kaum, wie eine Vielzahl an experimentellen Untersuchungen bei Asthmatikern verdeutlicht, mittels psychotherapeutischer Verfahren (verschiedene Entspannungstechniken, systematische Desensibilisierung, Hypnose, Biofeedback) die willentliche Kontrolle über pulmonale Funktionen in einem klinisch bedeutsamen Umfang systematisch und dauerhaft zu verbessern (Cluss 1986; Erskine-Millis u. Schonell 1981; Maß et al. 1989; Richter u. Dahme 1982; Steptoe 1983; Steptoe et al. 1981; s. Übersicht).

Psychologische/psychotherapeutische Verfahren bei Patienten mit chronischen Atemwegserkrankungen

- Vermittlung von Informationen über Zusammenhang und Beeinflußbarkeit psychophysiologischer Prozesse,
- Erlernen einer Entspannungstechnik (häufig autogenes Training, ergänzt durch Elemente des Jacobson-Trainings oder Biofeedback),
- psychotherapeutische Gesprächsgruppen,
- ergänzende themenzentrierte Gruppen- oder Einzeltherapien (z. B. Selbstsicherheitstraining, bei Problemen in der Ehe oder im Beruf).

In der Regel werden psychotherapeutische Hilfen zu den genannten 3 Bereichen im Rahmen einer *körperorientierten Gruppentherapie* angeboten (Ago et al. 1976; Böttcher u. Kroemer 1988; Deter 1988; Groen u. Pelser 1960; Kosarz u. Olivet 1989a; Müller 1989; Sterzer-Breitenbücher 1987; Richter u. Dahme 1987). Die Gruppentherapie ist nicht nur eine ökonomische Organisationsform, die die Behandlung einer größeren Anzahl von Patienten ermöglicht, sondern bietet auch eine Vielzahl von Lernbedingungen und Möglichkeiten, Situationen wie Verhaltensweisen von Mitpatienten kennenzulernen (Yalom 1974). Die Atmosphäre in Kleingruppen erleichtert das Ansprechen von Ängsten, fördert die wechselseitige Akzeptanz und gewährt emotionale Unterstützung. Die verschiedenen für die Behandlung chronisch-obstruktiver Lungenkrankheiten konzipierten Gruppentherapien versuchen ungeachtet ihres theoretischen Hintergrunds, das auf die Erkrankung bezogene Erleben, Denken und Verhalten des Patienten positiv zu beeinflusen sowie bestehende intraindividuelle Unstimmigkeiten zwischen diesen 3 Bereichen zu beseitigen. Gerber (1986) bezeichnet diese psychotherapeutische Vorgehensweise als Konkordanztherapie. Zunächst sollen dem Patienten bestehende Diskordanzen zwischen physiologischen („was spüre ich"), kognitiven („was denke ich") und motorischen („wie verhalte ich mich") Aspekten seiner Erkrankung wahrnehmbar werden. Danach erfolgt die Erarbeitung und Erprobung konkreter Bewältigungs- und Veränderungsmöglichkeiten.

Eine erste und notwendige Maßnahme sehen die genannten Autoren in der *Vermittlung von Informationen* über den Zusammenhang von bestimmten Umweltbedingungen, körperlichen Reaktionen und Gefühlen sowie über verschiedene Möglichkeiten, diesen Zusammenhang mit Hilfe eines verbesserten Selbstmanagements positiv zu beeinflussen. Um die Fähigkeit zur Selbstbeobachtung und -kontrolle objektiver Lungenfunktionen zu fördern, empfiehlt es sich, den Patienten den richtigen Gebrauch des Peak-flow-Meters zu lehren (Worth u. Breuer 1990) und sie zur Führung eines COPD-Tagesprotokolls anzuhalten (vgl. Sterzer-Breitenbücher 1987). Mit Hilfe dieser Maßnahmen, die in der Patientenschulung vorgestellt werden, kann die bei vielen Asthmatikern bekannterweise schlechte Wahrnehmungsfähigkeit objektiver Veränderungen pulmonaler Funktionen deutlich verbessert und asthmatischen Episoden vorgebeugt werden (Steiner et al. 1987; Higgs et al. 1986; Harm et al. 1985). Wissen und Einstellungen der Patienten als notwendige Voraussetzungen für ein entsprechendes Gesundheitsverhalten können jedoch effektiver und auf Dauer verändert werden, wenn bei der Vermittlung von Informationen auf die Bedürfnisse, kognitiven Fähigkeiten, unangemessenen oder irrationalen Überzeugungen und Ängste des Patienten eingegangen und das sich hieraus ergebende Krankheitsverhalten analysiert wird. Ein solcher Lernprozeß wird durch ein verhaltenstherapeutisch orientiertes Gruppenkonzept gefördert, in dem die Informationen aus den Veranstaltungen zur Gesundheitsbildung vertieft werden und eine fallorientierte Einübung neuer, der Erkrankung angemessener Verhaltensweisen stattfinden kann (Weißer u. Schneider 1988).

Neben diesen eher gesundheitspädagogischen Interventionen folgt als zweiter wichtiger therapeutischer Baustein das *Erlernen einer Entspannungstechnik*. In der stationären Rehabilitation wird derzeit bei Patienten mit chronisch-obstruktiven Lungenkrankheiten das autogene Training am häufigsten praktiziert, wobei teilweise Elemente des Entspannungstrainings nach Jacobson mit aufgenommen werden oder ein tragbares EMG-Biofeedbackgerät mitbenutzt wird (Kosarz u. Olivet 1989 a; Nolte 1989; Sterzer-Breitenbücher 1987). Ziel dieses Trainings ist es, daß der Rehabilitand mit Hilfe der „Schwerevorstellung" lernt, eine allgemeine Ruhigstellung zu erreichen. Diese autogene Beruhigung ist nicht primär symptomorientiert, sondern wird zur allgemeinen körperlichen Entspannung eingesetzt. Der Patient soll lernen, daß nur regelmäßiges Trainieren der Wärme-, Atmungs- und Sonnengeflechtsübungen zu einer Reduktion der Angst vor Atembeschwerden und Asthmaanfällen führt. Der Patient muß auch wissen, daß er mit Entspannungsverfahren allein eine Asthmaattacke häufig nicht bewältigen kann, sondern oft weiter auf Mittel zur Beeinflussung des autonomen Nervensystems, wie z. B. entsprechende Dosieraerosole, zurückgreifen muß, wenn auch u. U. in geringerer Häufigkeit und Dosierung. Wie bereits erwähnt, ist autogenes Training nicht bei jedem Patienten indiziert bzw. die Entspannungsmethode der Wahl. Vor allem bei starken viszerozeptiven Reizen, die manche Patienten erleben, hat sich das Jacobson-Training mit seinem Erleben des Kontrasts von Anspannung und Entspannung als besserer Einstieg erwiesen. Deshalb sind Gedanken und Gefühlen – insbesondere evtl. auftretende Ängste – während den Entspannungsübungen die erforderliche Aufmerksamkeit zu widmen und psychotherapeutisch zu bearbeiten (vgl. Schüffel et al. 1990).

Hyperventilierende Atmung, die durch emotionale Faktoren verursacht wird, kann mit Hilfe von *respiratorischem Biofeedback* (Grossman et al. 1985) und atemtherapeutischen Übungen (Bonn et al. 1984) erfolgreich beeinflußt werden, wofür die physiologischen und psychologischen Aspekte der mit diesen Verfahren erzielten Entspannung ausschlaggebend sein dürften (Grossman u. Wientjes 1989).

In Einzelfällen können Angst und Distreß bei Patienten mit chronisch-obstruktiven Lungenkrankheiten erfolgreich mit systematischer Desensibilisierung behandelt werden (Cluss 1986). Dieses verhaltenstherapeutische Verfahren zur Angstbewältigung kann dann indiziert sein, wenn die emotionale Störung zur Vermeidung dringend erforderlicher Behandlungsmaßnahmen oder anderer wichtiger Entscheidungen führt (Alexander 1977; Steptoe 1983). Für die Behandlung von Ängsten, die sich nicht primär auf den Atmungsvorgang und seine Behinderung beziehen (und die durch die Atemnot aktualisiert werden können), ist das ganze Spektrum der Angsttherapien in die Therapieplanung einzubeziehen (vgl. z. B. Muthny 1988).

Den dritten Baustein psychotherapeutischer Interventionen in der Rehabilitation bildet die in *psychotherapeutischen Gesprächsgruppen* mögliche Thematisierung und Bearbeitung sozialer Konfliktsituationen, typischer Handlungsabläufe, persönlicher Erfahrungen mit der Erkrankung und deren Folgen sowie Gefühle wie Ärger, Wut, Hilflosigkeit oder Verzweiflung, aber auch der Zuneigung und des Wohlbefindens. Je nach Ausbildung des Psychotherapeuten sind diese Gruppen eher deutend (allerdings nicht primär aufdeckend, sondern eher in einem der Fokaltherapie entsprechenden Vorgehen) und primär supportiv oder probehandelnd in Form von Rollenspielen (vgl. z. B. Leutz 1974) ausgerichtet.

Eine zentrale Aufgabe der medizinischen Maßnahmen zur Rehabilitation ist es, zur *Erhaltung oder Wiederherstellung der Erwerbsfähigkeit* des Versicherten beizutragen. Nicht selten hängt der erfolgreiche Verlauf der Rehabilitation davon ab, wie es dem Rehabilitanden angesichts seiner gesundheitlichen Probleme und psychosozialen Möglichkeiten gelingt, mit den objektiven und sozialen Bedingungen am Arbeitsplatz oder im Erwerbsleben zurechtzukommen. Um diesen Anforderungen gewachsen zu sein, ist es bei einem Teil der Versicherten notwendig, möglicherweise auf sie zukommende Situationen oder Entscheidungen zu antizipieren und angemessene Verhaltensweisen zu erproben, damit sie die Wirksamkeit eigener Handlungskompetenz erfahren können (Bandura 1986). Hier sind auch jene zahlenmäßig wenigen Versicherten zu beachten, bei denen sich im Verlauf der Rehabilitationsmaßnahme herausstellt, daß sie aller Voraussicht nach frühberentet werden müssen, was für viele von ihnen mittel- und langfristig eine erhebliche Belastung bedeuten kann (vgl. Bandura et al. 1987). Neben den bereits genannten psychotherapeutischen Interventionen kann bei der Bearbeitung dieser Themen auch ein Selbstsicherheitstraining indiziert sein (vgl. Ullrich de Muynck u. Ullrich 1976).

10.12.4 Zusammenfassende Bewertung

Bei chronisch-obstruktiven Atemwegs- und Lungenerkrankungen stehen insbesondere beim Asthma bronchiale infolge der erlebten Bedrohung einer unverzichtbaren Vitalfunktion psychologische und soziale Faktoren in unmittelbarer Wechselwirkung mit biologischen Faktoren. Wenn auch sicher nicht jeder dieser Patienten einer psychotherapeutischen Mitbehandlung bedarf (Nolte 1989), unterstützen psychologisch fundierte Vermittlungen krankheitsrelevanter Informationen und das Erlernen von Entspannungsverfahren den Rehabilitationsprozeß. In etwa 25 – 40 % der an Asthma bronchiale erkrankten Rehabilitanden werden hingegen psychotherapeutische Maßnahmen für angezeigt erhalten oder von den Patienten gewünscht (Böttcher u. Kroemer 1988; Muthny u. Kaiser 1991). Wie verschiedene Psychotherapiestudien zeigen, kann diesen Patienten mit Hilfe der erwähnten körperorientierten Gruppentherapie geholfen werden. Eine komplementäre psychotherapeutische Behandlung trägt zur Verbesserung der Compliance, des Krankheitsverhaltens, der subjektiven Befindlichkeit und der Reduktion von Arbeitsunfähigkeitstagen bei. Ferner ergab eine Kosten-Nutzen-Analyse einer psychosomatischen Gruppentherapie unter Einbeziehung des Nutzens in Form einer Reduktion der Krankheits- und Krankenhaustage sowie des Medikamentenverbrauchs im Vergleich mit den Kosten der Gruppentherapie ein Kosten-Nutzen-Verhältnis von 1:5 (Deter 1986). Obgleich die Mehrzahl dieser positiven Befunde bei verhaltenstherapeutisch oder psychoanalytisch konzipierten Therapiegruppen im ambulanten Bereich gefunden wurde, zeigen Untersuchungen, daß auch innerhalb einer 4- bis 6wöchigen medizinischen Maßnahme zur Rehabilitation ähnliche Effekte erzielt werden können (Sterzer-Breitenbücher 1987; Kosarz u. Olivet 1989 b). Der Ansatz, Patienten zu homogenen Therapiegruppen zusammenzufassen und in jeder Sitzung die Vermittlung krankheitsrelevanter Informationen, Entspannungsübungen und psychotherapeutischer Maßnahmen zu integrieren, erwies sich im rehabilitativen Kontext als erfolgreich. So konnte z. B. Sterzer-Breitenbücher (1987) mit ihrem verhaltenstherapeutischen Gruppenkonzept 6 Monate nach Abschluß einer stationären Rehabilitationsmaßnahme eine Verbesserung der Peakflow-Werte, eine Verringerung der Häufigkeit von Atemnot, eine Verbesserung der Anfallsbewältigung durch Selbsthilfe und eine Verringerung der auf das Anfallsgeschehen bezogenen Angstwerte nachweisen. In Anbetracht der hohen Prävalenzrate chronisch-obstruktiver Atemwegs- und Lungenerkrankungen und dem bestehenden Frühberentungsrisiko (Rieben u. Fritze 1985) sind weitere Evaluationsstudien zu wünschen, die nicht nur Auskunft über die Effektivität rehabilitativer Maßnahmen und psychologischer Interventionen geben (vgl. Teil C, 19.1, 19.2), sondern auch nähere Hinweise zur optimalen Gestaltung dieser Maßnahmen ermöglichen. Eine effektive psychologische Betreuung der Rehabilitanden ist auch an eine entsprechende Organisation der Einrichtung gebunden, die nicht nur für eine ausreichende Anzahl ausgebildeter Psychologen sorgt, sondern auch ein der Komplexität der Erkrankung entsprechendes interdisziplinäres Vorgehen gewährleisten kann. Dieser Interdisziplinarität der medizinischen Rehabilitation steht derzeit im ambulanten Sektor wenig Vergleichbares gegenüber. Deswegen sollten bereits in der stationären Rehabilitation Überlegungen zur Gestaltung einer evtl. erforderlichen medizinischen und psychosozialen Nachsorge vorgenommen werden, damit der Rehabilitand − z. B. durch die regelmäßige Teilnahme an einer Selbsthilfegruppe (vgl. Teil C, 9.7) − und die professionellen Helfer vor Ort den in der Klinik begonnenen Veränderungsprozeß fortsetzen und stabilisieren können. Auf diese Weise kann nach unserer Auffassung der weiteren Chronifizierung der Erkrankung begegnet und das Risiko einer vorzeitigen Berentung gesenkt werden.

10.13 Diätetik in der pneumologischen Rehabilitation

P. Haber

Sicherlich ist die pneumologische Rehabilitation nicht in erster Linie ein diätetisches Problem. Trotzdem kann es in der Rehabilitation bestimmter Patienten zur Situation kommen, wo zur weiteren Verbesserung des Befindens auch die Unterstützung durch diätetische Maßnahmen erforderlich ist. Es lassen sich 2 tpyische Situationen beschreiben.

10.13.1 Die Adipositas

Die Beschwerden bei chronisch-obstruktiver Bronchitis können durch Übergewicht aggraviert werden. Gelegentlich kann man sogar beobachten, daß es ein individuelles kritisches Gewicht gibt, oberhalb dessen die Beschwerden, unabhängig von der medikamentösen Therapie, zunehmen und bei Unterschreiten abnehmen. Im Falle übergewichtiger Patienten mit chronisch-obstruktiver Atemwegserkrankung ist also die Gewichtsreduktion eine nichtmedikamentöse Maßnahme im Rahmen einer komplexen Rehabiliationsstrategie.

10.13.2 Kachexie

Längerdauernde pulmonale Erkrankungen verschiedener Art können durchaus einen konsumierenden Charakter annehmen und zu einem erheblichen Verlust an Körpermasse im allgemeinen und Muskelmasse im besonderen führen. Die Ursachen können z. B. Appetitmangel und die immobilisationsbedingte Atrophie sein. Die resultierende körperliche Schwäche ist dann nicht nur durch das erkrankte Organ, sondern auch durch die Atrophie der Muskulatur und des Kreislaufs bedingt. Eine Wiederherstellung der normalen Leistungsfähigkeit, z. B. der Muskulatur, setzt, neben anderen Maßnahmen der Rehabilitation, eine positive Energie und eine positive Stickstoffbilanz der Ernährung voraus, für die diätetisch Sorge getragen werden muß.

10.13.3 Optimale Ernährung durch Beachtung von 5 Bilanzen

Was ist optimal?
Optimale Ernährung bedeutet die bestmögliche Zusammensetzung nach Quantität und Qualität im Hinblick auf eine definierte Zielsetzung. Das bedeutet, daß es „die eine" optimale Ernährung nicht gibt; sondern es gibt für verschiedene Zielsetzungen, z. B. Muskelaufbau oder Gewichtsreduktion, auch verschieden zusammengesetzte optimale Ernährungen. Um die Ernährung nach Quantität und Qualität überschaubar und berechenbar zu machen, ist es vorteilhaft, sie nach 5 Bilanzen zu beurteilen.

Was ist eine Bilanz?

Eine Bilanz ist die arithmetische Summe von Einfuhr bzw. Aufnahme, das ist die positive Seite der Bilanz, und der Ausfuhr, der Ausscheidung oder dem Verbrauch, das ist die negative Seite der Bilanz. Die negative Seite der Bilanz wird auch Umsatz genannt. Die Bilanz ist insgesamt positiv, wenn die Aufnahme überwiegt, und negativ, wenn der Verbrauch überwiegt. Sind Aufnahme und Verbrauch gleich, so ist die Bilanz ausgeglichen. Eine positive Bilanz bedeutet Zunehmen und eine negative Bilanz Abnehmen. Eine ausgeglichene Bilanz gewährleistet die Erhaltung eines gegenwärtigen Zustandes. Die Art der Bilanz, also positiv, negativ oder ausgeglichen, sagt noch nichts über den Umsatz aus. Es ist besonders wichtig festzuhalten, daß alle 3 Bilanzarten sowohl bei großem als auch bei kleinem Umsatz, also sowohl bei großem als auch bei geringem Nahrungsbedarf, möglich sind.

Die 5 Bilanzen der Ernährung

Um eine Ernährung individuellen Bedürfnissen entsprechend gestalten zu können, müssen 5 Bilanzen beachtet werden:
- Energiebilanz,
- Nährstoffbilanz,
- Flüssigkeitsbilanz,
- Elektrolytbilanz,
- Bilanz der Vitamine und Spurenelemente.

10.13.3 Die Energiebilanz

Eine entscheidende Bilanz, insbesondere für die Zielstellungen Ab- und Zunehmen, ist die Energiebilanz. Die Maßeinheit für die Energie ist die Kilokalorie: kcal. bzw. das Kilojoule: kJ. Die gesamte an einem Tag umgesetzte (verbrauchte) Energie, der totale Energieumsatz (TU), besteht aus 2 Anteilen: dem Grundumsatz und dem Leistungsumsatz.

Grundumsatz (GU)

Dies ist jene Energie, die zur Erhaltung des Lebens selbst erforderlich ist, also z. B. für die Herztätigkeit oder die Aufrechterhaltung der Körpertemperatur während des Schlafes. Ihre Menge hängt in erster Linie vom Körpergewicht ab, bei adipösen Menschen vom Sollkörpergewicht, da Fett am Stoffwechsel nicht teilnimmt. In Tabelle 1 sind einige Faktoren aufgelistet, die den Grundumsatz beeinflussen.

Für normalgewichtige, ca. 50jährige Personen gelten, etwas vereinfacht, folgende Formeln (Gräfe 1964):

Männer: GU = (Soll) G · 24 kcal (1 kcal/kg/h)
Frauen: GU = (Soll) G · 24 · 0,9 kcal (G = Körpergewicht in kg)

Der GU für einen 70 kg schweren, schlanken 50jährigen Mann („Standardmann") errechnet sich daher mit 1680 kcal.

Tabelle 1. Faktoren, die den Grundumsatz (GU) beeinflussen

Faktor	Effekt
Körpermaße:	Der GU nimmt mit dem Körpergewicht und der Körpergröße zu
Geschlecht:	Frauen haben einen etwa 10% geringeren GU
Ernährungsstatus:	"Dicke" haben einen bis zu 15% niedrigeren GU als „magere"
Wärmeproduktion ohne Muskeltätigkeit:	Jene Energiemenge, die in Form von Wärme abgestrahlt wird, kann, bei gleichem Gewicht, angeborenerweise um bis zu 10% variieren
Alter:	Mit zunehmendem Alter nimmt der GU um ca. 60 kcal pro Dekade ab

Für eine gleich schwere und gleich alte Frau muß der Faktor 0,9 angewandt werden: 1512 kcal.

Der Leistungsumsatz (LU)
Dies ist der Mehrbedarf an Energie für die beruflichen und sonstigen Tätigkeiten des Alltags.

Leichte körperliche Tätigkeit
Dies entspricht der sog. Schreibtischtätigkeit. Dabei wird der Energieumsatz gegenüber dem Grundumsatz um etwa 30% erhöht. Der LU für die Zeit leichter körperlicher Tätigkeit beträgt daher

$$LU = GU \cdot 1{,}3.$$

Mittlere körperliche Tätigkeit
Das sind Tätigkeiten wie: Gehen, Antreichen, Ziegellegen, Lenken eines LKW. Dabei wird der GU um etwa 300% erhöht. Der LU für die Zeit mittlerer körperlicher Tätigkeit beträgt daher:

$$LU = GU \cdot 3.$$

Der Totalumsatz (TU = GU + LU) für den „Standardmann" für einen Achtstundentag beträgt bei:

Leichter körperlicher Tätigkeit: 2135 kcal (8 h Schlaf + 1 h mittlere körperliche Tätigkeit + 15 h leichte körperliche Tätigkeit beruflich und privat).

Mittlerer körperlicher Tätigkeit: 2849 kcal (8 h Schlaf + 7 h mittlere körperliche Tätigkeit beruflich und privat + 9 h leichte körperliche Tätigkeit beruflich und privat).

Schwere körperliche Tätigkeit kommt heute in der Berufswelt praktisch nicht mehr vor.

Entsprechend den Angaben in Tabelle 1 und den Formeln kann nun der individuelle Totalumsatz (TU) recht gut geschätzt werden. Dazu ein Beispiel:

Eine Frau, 60 kg, Beruf mit mittlerer körperlicher Tätigkeit:

$$TU = \frac{2849 \cdot 60 \cdot 0,9}{70} = 2198 \text{ kcal}$$

Korrektur Gewicht ↓ (above)

← Korrektur „Frau"

Die Genauigkeit auf einzelne kcal ist nur rechnerisch. Tatsächlich entsprechen diese Zahlen eher Größenordnungen, also plausiblen Kalkulationen des Energieumsatzes.

Lediglich die Größe des Faktors Wärmeproduktion ist im Einzelfall unbekannt. Dieser Faktor bedeutet folgendes: Wenn 2 Männer gleich schwer sind, den gleichen Beruf haben und gleich viel essen, aber einer eine um 10 % stärkere Wärmeproduktion und -abstrahlung hat, so kann resultieren, daß dieser gertenschlank bleibt, während der andere langsam und langfristig zunimmt (positive Bilanz bei geringerem Umsatz).

Die Energiebilanz kann im übrigen einfach und zuverlässig mit der Badezimmerwaage kontrolliert werden, die bei regelmäßiger Benutzung positive, negative und ausgeglichene Energiebilanzen durch entsprechende Gewichtsveränderungen anzeigt. Sie muß allerdings immer zur gleichen Zeit in gleichem Zustand benützt werden, also z. B. immer morgens, nach der Toilette, vor dem Frühstück, ohne Kleider.

Abnehmen und Zunehmen

Zu- und Abnehmen ist grundsätzlich ein reines Problem der Energiebilanz. Jede Kalorie, die aufgenommen, aber nicht verbraucht wird, wird als Depotfett gespeichert. Jede Kalorie, die verbraucht, aber nicht aufgenommen wird, mindert die Fettdepots. Die Energiebilanz kann auf 2 Wegen beeinflußt werden: durch Vermehrung oder Verminderung der Energiezufuhr über die Nahrungsaufnahme oder durch Vermehrung oder Verminderung des Energieverbrauchs über das Ausmaß an körperlicher Aktivität. Diese Feststellung behält ihre uneingeschränkte Richtigkeit auch dann, wenn, wie verschiedentlich festgestellt wurde, die Adipositas eine genetische Komponente enthält (Jung 1986; Labhart 1986). Die genetische Komponente bezieht sich auf den Grundumsatz bzw. auf jenen Anteil der aufgenommenen Energie, der ohne Muskeltätigkeit in Form von Wärme abgestrahlt wird („non shivering thermogenesis", NST). Ist dieser Anteil geringer, so verbleibt ein höherer Anteil, der potentiell in Fett umgewandelt werden kann. Menschen mit geringerer NST brauchen daher tatsächlich weniger Energie, als bei ansonsten gleichen Bedingungen üblich ist. Auch bei normaler oder sogar eher knapper Nahrungsaufnahme entsteht daher langfristig eine positive Bilanz bei insgesamt normalem oder sogar kleinerem Umsatz, mit sehr kleinen täglichen Überschüssen. Aber auch solche reichen aus, um über längere Zeit ein enormes Übergewicht zu erzeugen. Dazu ein Rechenexempel:

Bei einem durchschnittlichen täglichen Energiebilanzüberschuß von nur 50 kcal, entsprechend dem Nährwert von 3 Stück Würfelzucker, ergibt sich alle 6 Monate ein Plus von 9000 kcal, entsprechend einem kg Depotfett. Pro Jahr bedeutet das eine Gewichtszunahme von 2 kg und über 10 Jahre, z. B. zwischen dem 25. und 35. Lebensjahr, von 20 kg.

Auch für das Abnehmen reichen kleine Bilanzdefizite. Allerdings geschieht das Abnehmen dann ebenfalls langfristig über Monate bis Jahre.

Bei starker Einschränkung der Kalorienzufuhr im Rahmen radikaler Reduktionsdiäten kommt es zu dem Phänomen, daß der Organismus „lernt", mit der geringeren Energiezufuhr auszukommen, indem der Bedarf und der Umsatz verringert werden. Dies führt dazu, daß eine Reduktionsdiät mit stark verminderter Energiezufuhr nach einigen Wochen zu keiner weiteren Gewichtsabnahme mehr führt. Ein weiterer unerwünschter Effekt ist, daß es nach Beendigung der Abmagerungskur zu einer raschen Wiederzunahme kommt. Je öfter derartige Kuren gemacht werden, desto geringer wird die erzielte Gewichtsabnahme und desto rascher kommt es zur Wiederzunahme nach der Beendigung.

Abnehmen

Das Abnehmen bei Adipositas ist sicherlich das häufigere Problem in der Rehabilitation und der langfristigen Betreuung von pneumologischen Patienten, insbesondere bei den chronisch-obstruktiven Atemwegserkrankungen. Wie dem Gesagten zu entnehmen ist, sind zeitlich beschränkte Abmagerungskuren, die im wesentlichen auf einer drastischen Kalorienreduktion beruhen, keine geeigneten Mittel, um eine dauerhafte Gewichtsabnahme zu erzielen. Das Übergewicht ist das Resultat eines individuellen Eß- bzw. Bewegungsverhaltens, das durch eine Kur nur unterbrochen, aber nicht verändert wird. Eine Kur, auch unter stationären Bedingungen, eignet sich daher nur als Starter eines medizinisch-pädagogischen Prozesses, der eine Änderung des einschlägigen Verhaltens zum Ziel hat. Diese Verhaltensänderung soll zu einer geringen, aber dauerhaften energetischen Unterbilanzierung führen und damit zu einer zwar langsamen, aber dafür stetigen und dauerhaften Gewichtsreduktion. Eine durchschnittliche Unterbilanzierung von etwa 200 kcal pro Tag ergibt in summa alle 45 Tage das kalorische Äquivalent von 1 kg Depotfett und ca. 8 kg pro Jahr. Für eine stabile Gewichtsreduktion sollte man sich nicht mehr als maximal 1 kg pro Monat vornehmen. Zur Bilanznegativierung führen 2 Wege.

Einschränkung der Nahrungsaufnahme durch Änderung des Eßverhaltens

Auch hier können 2 Aspekte unterschieden werden:

1) Die Art und Weise, wie man ißt, also das eigene Eßverhalten. Die meisten adipösen Menschen essen sehr rasch, kauen jeden Bissen nur wenige Male und haben auf diese Weise schon viel gegessen, bevor die Eßlust befriedigt ist und sich ein Sättigungsgefühl einstellt. Eine der wichtigsten Aufgaben für den Patienten ist es daher, langsam essen zu lernen, wobei er in dieser Phase noch durchaus bei seinen gewohnten Nahrungsmitteln bleiben kann. Um das Erlernen des langsamen Essens zu erleichtern, sind folgende 4 Hinweise (=Lernstufen) an den Patienten hilfreich:

Stufe 1: Kauen: Kauen Sie jeden Bissen 50mal. Zählen Sie mit.

Stufe 2: Eßbesteck: Nehmen Sie nur kleine Bissen auf die Gabel und schneiden Sie nur kleine Stücke mit dem Messer ab. Legen Sie das Besteck ab, sobald Sie einen Bissen in den Mund genommen haben. Nehmen Sie das Besteck erst wieder auf, wenn Sie alles geschluckt haben.

Stufe 3: Eßzeit: Sie sind nun wahrscheinlich einer der langsamsten Esser. Beenden Sie die Mahlzeit nach einer angemessenen Frist, z. B. wenn die anderen Normal- oder Schnellesser schon fertig sind, auch wenn noch etwas auf dem Teller ist.

Stufe 4: Portionen: Nehmen Sie von vornherein kleinere Portionen auf den Teller.

Das Gefühl der Sättigung und die Befriedigung der Eßlust hängt nicht nur von der gegessenen Menge ab, sondern auch von der Zeit, die man mit dem Essen verbracht hat. Da letztere durchaus normal ist, und zunächst auch die gewohnten Nahrungsmittel genossen werden, kommt in der Regel nicht das Gefühl auf, eine „Diät" einzuhalten, und sicher auch kein Hungergefühl. Das Hauptproblem ist die Motivierung des Patienten, diese an sich einfachen Empfehlungen und Verhaltensregeln auch im Alltag einzuhalten.

2) Der 2. Aspekt bezieht sich auf das, was man ißt, also auf die Auswahl der Nahrungsmittel. Ohne daß der gewohnte Ablauf der Mahlzeiten verändert wird, kann durch eine bewußte Auswahl der Nahrungsmittel und der Zubereitungsarten eine deutliche Einsparung an Kalorien erreicht werden. Am wichtigsten sind der Ersatz von fettreichen Nahrungsmitteln durch magere. Das betrifft v. a. Nahrungsmittel wie Wurst, Fleisch, Geflügel und Fisch, und Zubereitungsarten wie z. B. Panieren und in Fett Backen. Auch durch den Ersatz von Fruchtsäften und Bier bzw. Wein (pro Liter ca. 600 kcal) durch Mineralwasser kann eine weitere Kalorienreduktion erreicht werden. Bei diesem Teil des Lernprozesses ist die Hilfe einer Diätassistentin zu empfehlen.

Erhöhung des Energieverbrauchs durch Änderung des Bewegungsverhaltens
Auch hier gilt, daß durch kleine Änderungen, die konsequent durchgehalten werden, langfristig respektable Gewichtsveränderungen erzielt werden können:
Werden an jedem Arbeitstag 20 min Fußweg eingeplant, z. B. je 10 min am Weg zur und von der Arbeit, und kalkuliert man die Belastung mit ca. 50 W, so ergibt das einen Mehrverbrauch von 450 kcal pro Woche. Alle 20 Wochen ergibt dies den energetischen Gegenwert von 1 kg Depotfett und ca. 2,5 kg pro Jahr.

Zunehmen
Bei schweren Verläufen pneumologischer Erkrankungen kann es zu kachektischen Zuständen kommen, bei denen dann in der Rehabilitation dem Aufbau der Körpermasse und v. a. der Muskelmasse besondere Bedeutung zukommt. In solchen Fällen ist eine positive Energiebilanz anzustreben, bis ein festgelegtes Zielgewicht erreicht worden ist. Erschwert wird dies gelegentlich durch Appetitlosigkeit.
Grundsätzlich ist ein Wiederaufbau der Muskelmasse nur bei ausreichender körperlicher Aktivität möglich. Eine Positivierung der Bilanz durch Einschränkung des Verbrauchs ist daher abzulehnen.
Zur Erhöhung der aufzunehmenden Energiemenge bieten sich 2 Lösungen an.

Erhöhung der Anzahl der Mahlzeiten
Aufgrund der häufigen Appetitlosigkeit in solchen Fällen ist es meist nicht möglich, einfach die Mahlzeiten durch größere Portionen umfangreicher zu gestalten.

Es muß daher die Anzahl der Mahlzeiten vergrößert werden bis hin zu der Anweisung, z. B. jede Stunde eine kalorisch angemessene kleine Mahlzeit zu sich zu nehmen und die Zeit mit einer Weckeruhr zu kontrollieren. Pädagogisch sollte auf den Patienten dahingehend eingewirkt werden, daß er diese häufigen Mahlzeiten als Teil des therapeutischen Gesamtkonzeptes ansieht und mit der gleichen Konsequenz und Disziplin befolgt wie die anderen Behandlungmaßnahmen.

Erhöhung des Kaloriengehaltes der einzelnen Mahlzeiten und zwar ohne, daß der Umfang der Mahlzeit sichtbar zunimmt

Dies kann durch Aufbesserung der einzelnen Speisen, z. B. Süßspeisen, Faschiertes, Saucen, Suppen oder Cremen entsprechend ihrem Charakter mit Zucker, Fett (Butter oder Öl) oder Eiweiß (Milchpulver oder Sojapulver) bewerkstelligt werden. Auch bei diesem Problem ist die Beratung des Patienten durch eine Diätassistentin nützlich.

10.13.5 Nährstoffbilanz

Die Nährstoffe sind Eiweiß, Fette und Kohlenhydrate. Die erforderlichen Mengen der einzelnen Nährstoffe werden quantitativ primär nicht in g oder auch g/kg Körpergewicht angegeben, sondern es wird ihr Anteil am Totalumsatz in % der Gesamtkalorien bestimmt. Dadurch ist eine sehr individuelle Adaptierung gewährleistet. Die erforderliche Menge eines Nährstoffes wird dann aus dieser Angabe abgeleitet.

Eiweiß (Stickstoffbilanz)

Der Anteil des Eiweiß am Energieumsatz soll in einer Normalkost 12 % betragen. Da 1 g Eiweiß einen Energiegehalt von ca. 4,5 kcal hat, läßt sich der tägliche Eiweißbedarf (E) des „Standardmannes" berechnen:

Bei leichter Tätigkeit:

$$E = \frac{2135 \cdot 0,12}{4,5} = 57 \text{ g oder } 0,8 \text{ g/kg Körpergewicht.}$$

Bei mittlerer Tätigkeit ergibt der gleiche Anteil von 12 % einen anderen täglichen Eiweißbedarf:

$$E = \frac{2849 \cdot 0,12}{4,5} = 76 \text{ g oder } 1,1 \text{ g/kg Körpergewicht.}$$

Zur individuellen Berechnung muß in obigen Formeln noch auf ein anderes Körpergewicht umgerechnet werden und bei Frauen der Faktor 0,9 eingesetzt werden.

Zur Erzielung einer positiven Stickstoffbilanz bei einem angestrebten körperlichen Aufbau wird der Eiweißanteil auf 15 % der Gesamtkalorien erhöht (1 g Stickstoff ist äquivalent zu 7 g Eiweiß und ca. 25 g Muskelgewebe). Wegen der erwünschten und notwendigen körperlichen Aktivität im Rahmen der Rehabilitation kann mittlere Tätigkeit angenommen werden, so daß sich bei einer Frau mit 60 kg folgende Rechnung ergibt:

$$E = \frac{2849 \cdot 60 \cdot 0,9 \cdot 0,15}{70 \cdot 4,5} = 73 \text{ g oder } 1,2 \text{ g/kg Körpergewicht}$$

Eine tägliche Eiweißaufnahme von 0,6 g/kg sollte aber auch bei einer Reduktionsdiät nicht unterschritten werden, da diese Menge z. B. zur Synthese des enzymatischen Proteins erforderlich ist. Wird sie nicht mit der Nahrung aufgenommen, so wird zu diesem Zweck Muskelprotein abgebaut. Dies ergibt zwar auch eine Gewichtsabnahme, die aber eigentlich unerwünscht ist.

Fette

Neben dem Eiweiß müssen die Fette gesondert kalkuliert werden. Der Anteil am Energieumsatz in einer Normalkost soll ca. 30 % betragen. Da 1 g Fett ca. 9 kcal entspricht, errechnet sich die Fettmenge (F) in der Normalkost eines „Standardmannes" mit leichter körperlicher Aktivität wie folgt:

$$F = \frac{2135 \cdot 0,30}{9} = 71 \text{ g oder } 1,0 \text{ g/kg Körpergewicht.}$$

Wie bei der Berechnung des Eiweiß können Körpergewicht, Geschlecht und körperliche Aktivität individuell berücksichtigt werden.

Für eine Reduktionsdiät ist es sinnvoll, den Fettanteil für eine bestimmte Zeit auf 25 % zu beschränken. Für eine Aufbaudiät mit erwünschter positiver Energiebilanz kann der Fettanteil auf 35–40 % angehoben werden, um das Nahrungsvolumen einzuschränken.

In der deutschen und österreichischen Normalkost beträgt übrigens der Anteil der Fettkalorien ca. 40–45 %. Das bedeutet, daß das eigentliche Problem bei der Berücksichtigung des Fettanteils das Vermeiden von überflüssigen Fetten ist, also von Nahrungsmitteln mit einem hohen Gehalt an versteckten Fetten bzw. von fettreichen Zubereitungsarten.

Kohlenhydrate

Der Anteil der Kohlenhydrate ergibt sich sozusagen automatisch nach Berechnung des Eiweiß- und Fettanteils und schwankt zwischen den Extremen 45 % und 63 %. Für die Berechnung des Gewichts [z. B. für Broteinheiten (BE)] wird 1 g Kohlenhydrat 4,5 kcal gleichgesetzt. Für den Standardmann mit leichter Tätigkeit ergibt sich daher folgende Kohlenhydratmenge (KH):

$$KH = \frac{2135 \cdot 0,58}{4,5} = 276 \text{ g oder } 23 \text{ BE}$$

10.13.6 Die Flüssigkeitsbilanz

Der normale Flüssigkeitsbedarf beträgt 1,5 l Wasser pro qm Körperoberfläche, das sind ca. 2,5 l Wasser pro Tag. Bei körperlicher Aktivität und/oder höherer Temperatur kann dieser Bedarf noch erheblich, auf 3–4 l ansteigen. Speziell bei Atemwegserkrankungen ist ja bekannt, daß eine ausreichende Flüssigkeitsaufnahme ein Teil der mukolytischen Therapie ist. Um auf die notwendige Menge zu kommen, muß darauf geachtet werden, daß neben den Speisen, die ja auch Wasser enthalten, etwa 1–1,5 l täglich in Form von Flüssigkeit aufgenommen wird. Bei Getränken, die Zucker, Alkohol oder Milch enthalten, muß der Kaloriengehalt in Rechnung gestellt werden.

10.13.7 Die Bilanz der Elektrolyte sowie der Vitamine und Spurenelemente

Diese beiden Bilanzen sind mit größter Wahrscheinlichkeit ausgeglichen, wenn die Energie- und Nährstoffbilanzen ausgewogen kalkuliert sind und wenn die Speisen aus frischen Produkten der Landwirtschaft mit schonenden Küchentechniken zubereitet worden sind. Durch entsprechende Untersuchungen nachgewiesene Defizite sollen allerdings mit entsprechenden Medikamenten abgedeckt werden. Wird von Seiten des Patienten die Einnahme irgendwelcher Vitamine oder Spurenelemente gewünscht, z. B. weil dies in den Medien propagiert wird, so braucht davon nicht unbedingt abgeraten zu werden, nach dem Grundsatz: Nutzt es nichts, so schadet es auch nichts!

11 Pneumologische Rehabilitation durch den niedergelassenen Arzt. Möglichkeiten, Inhalte, Erfolge, Grenzen

R. F. Kroidl

„Pneumologische Prävention und Rehabilitation in der Praxis ? ... das sagt mir wenig", so die Antwort eines lungenärztlichen Kollegen auf die Frage, was er dazu wohl meinen würde. Gerade dieser Kollege war in zahlreichen Aktivitäten mit Patientenseminaren, Asthmasportgruppen u. ä. engagiert. Diese Tätigkeiten waren für ihn selbstverständlich und ohne die bewußte Assoziation, hier „präventiv" oder „rehabilitativ" tätig zu sein. Ähnlich mag es vielen Ärzten gehen, die in täglicher Praxis Ziele der Prävention und Rehabilitation verfolgen, ohne dies selbst zu realisieren oder von anderen gewürdigt zu bekommen.

Die Arbeit niedergelassener Ärzte hat sich im Zeitraum der letzten Jahre erheblich verändert: hin zu „high tech" in allen Bereichen, der jetzt auch der ambulanten Medizin zu Verfügung steht (und wohl unvermeidbar ist). Die Arzt-Patienten-Beziehung hat sich inhaltlich geändert. Patienten wissen mehr, fragen mehr, sind kritischer geworden. Die „Verordnungsmedizin" wird ergänzt durch ein Mehr an Information über therapeutische Strategien, besonders bei Krankheiten mit langfristigem (chronischem) Verlauf. Pneumologische Krankheitsbilder sind hierbei reichlich vertreten, oft eng verwoben mit Aspekten der Allergologie und der Umweltmedizin. Hier werden Themen der Rehabilitation (und auch Prävention) berührt.

Dieser Beitrag basiert auf Erfahrungen, die der Autor in mittlerweile 15jähriger Praxistätigkeit in Pneumologie und Allergologie gewinnen konnte. Da Erfahrungen eines einzelnen zwangsläufig „singulär" und subjektiv sind, wird es dem Thema und dem Anliegen nutzen, wenn zu bestimmten Punkten besonders engagierte Kolleginnen und Kollegen gehört werden. Auch soll ein Meinungsbild eingebracht werden, welches in einer Umfrage bei 306 niedergelassenen Pneumologen im Herbst 1990 erkundet wurde .

11.1 Patientenschulung in der Praxis

Seit etwa Anfang der 80er Jahre wachsen auch in Deutschland Erfahrungen mit der Patientenschulung (PS). Nachdem gute Lehrprogramme etabliert und hinsichtlich ihrer Effizienz evaluiert wurden, nimmt es kein Wunder, daß die PS graduell auch dort Fuß faßt, wo die Kontaktstelle Patient/Arzt am ersten, am häufigsten und am natürlichsten besteht: in der Praxis des niedergelassenen Arztes. Mit Anweisungen, Gebot und Verbot, guten Ratschlägen und Belehrungen werden Patienten seit eh und je von ihren Ärzten versorgt. Nur schwerlich hat dies jedoch etwas mit PS im aktuellen Sinne zu tun. Der Begriff „„...schulung" ist in diesem Sinne auch nicht traditionell zu verstehen, da der Inhalt nicht in der „frontalen Belehrung" sondern in der partnerschaftlichen – wenn auch von Arzt geführten – Erarbeitung von Lehrinhalten liegt.

Das Ziel ist klar definiert: Aufbauend auf einer aktiven Mitwirkung (und damit Eigenverantwortung) des Patienten soll eine positive Bewältigung eines chronischen Leidens durch verbesserte Krankheits- und Behandlungseinsicht erreicht werden. Dazu kommt ein durchaus handfestes Üben mit technischen Hilfsmitteln, Peak-flow-Metern, Dosieraerosolen, Inhalationsgeräten u.v.a..

Rehabilitationskliniken haben günstige Bedingungen zur Einleitung und Durchführung der PS, ihre Einflußmöglichkeiten sind andererseits jedoch begrenzt. Viele Patienten, die es „nötig" hätten, betreten gar nie eine solche Klinik („es geht ja nicht jeder zur Kur..."). So wichtig es oft sein mag, sich vom häuslichen Milieu (und von Verstrickungen) zu lösen, um seine Einstellung zur Erkrankung zu erfahren, das reale Leben spielt sich zu Hause ab, dort wo der niedergelassene Arzt die Bezugsperson ist und sein soll.

Also .... PS in der Praxis!? ... natürlich, v. a. auch dort!

Im Berufsverband der Pneumologen sind einige Kollegen hervorgetreten, die mit bewundernswertem Engagement PS (und andere Aktivitäten) in ihrer Praxis durchführen.

Wie ist jedoch der allgemeine Stand des Meinungbildes und der Aktivitäten, der idealen und der realen Gegebenheiten? (Befragung bei 306 Pneumologen 1990/91)

11.1.1 Wie verbreitet ist Patientenschulung in der Praxis?

141 Pneumologen gaben ihre Meinung zur PS ab. Gut 2/3 befürwortete solche Aktivitäten, einige waren skeptisch oder unentschlossen, kaum einer lehnte sie ab. Eigene Erfahrung mit der PS hatten jedoch nur knapp die Hälfte (47 %) der Lungenärzte. Die Schulungsprogramme der Fa. Klinge und der Fa. Fisons werden von je 1/3 der Ärzte bevorzugt, es folgt das Programm der Fa. Boehringer Ingelheim. Diejenigen, die selbst PS durchführten, kannten alle 3 führenden Programme.

Viele Kollegen lösen sich alsbald von den Programmen, um unter Nutzung des Anschauungmaterials und der Konzepte ihre eigenen persönlichen Wege der Schulung zu beschreiten.

11.1.2 Wer soll die PS durchführen?

119 der 141 antwortenden Pneumologen meinen, daß die Schulung vom Pneumologen selbst durchgeführt werden sollte. 22 wollen diese Aufgabe primär dem Hausarzt überlassen. Einige (18) bemerken zusätzlich, beide Ärztegruppen sollen sich bei der PS engagieren, der Pneumologe sollte hierbei die Lehrinhalte seinen

hausärztlich tätigen Kollegen vermitteln. Die Delegation der PS an speziell quali-fiziertes Hilfspersonal (u.U. auch an besonders engagierte Arzthelferinnen) wird von einigen Kollegen begrüßt. Interkollegiale Reibungen durch Aktivitäten der PS (Kompentenzstreit, Gefahr der Patientenabwerbung) wurden nur sehr vereinzelt geäußert. Probleme mit der KV kamen nicht vor.

11.1.3 Patientenschulung und Liquidation?

PS in der Praxis ist ganz offensichtlich etwa für Idealisten..., zumindest scheint es so, da nur für 6 Kollegen eine Liquidation möglich war (1mal bei Patienten, 5mal über die Kassen). Jede Leistung ist auch ihres materiellen Lohnes wert; so sind sich alle antwortenden Ärzte einig, daß die PS liquidationsfähig werden muß, am besten über die Einrichtung einer Abrechnungsziffer bei der KV (für Diabeti-ker existiert die Abrechnungsziffer 15 EBM analog den Diabetesschulungspro-grammen). (Kassenliquidation regional möglich, ein genereller Konsens bei Atem-wegserkrankten ist noch nicht erzielt, AOK stimmt regional zu, andere Kassen stehen in Diskussion; Stand Ende 1993.)

11.1.4 Erfolge der Patientenschulung?

Zur Frage, ob sich die Mühe der PS im medizinischen Sinne gelohnt hat, ist die Meinung gespalten. Nur 53 (der 141) Ärzte antworten hierauf. 30 meinen „ja", 15 sind unsicher, 8 antworten mit „nein". Auf Nachfrage meinen 28 Kollegen, daß sie durch die Maßnahmen der PS ihre therapeutischen Ziele besser umsetzen konnten. Kann der Arzt durch PS Zeit einsparen? Nur 13 Ärzte bejahten dies, 40 Ärzte waren skeptisch bzw. antworteten mit einem klaren „Nein".

Dieses Meinungsbild als Spiegel einer Fragebogenaktion soll durch persönliche Erfahrungen ergänzt werden.

Der Nutzen aus der PS ist für Patient und Arzt vor allem aus der Interaktion des freien Gespräches gegeben. Die Kommunikationsebene ist anders und ent-spannter als unter Sprechstundengegebenheiten. Ohne daß der Arzt seine Leitfunk-tion aufgeben muß (er sollte dies nie tun), entsteht eine mehr partnerschaftlich bezogene Situation, die für die therapeutischen Ziele unentbehrlich wird. Gleich-falls spielt die Interaktion unter den Patienten selbst eine ganz wesentliche Rolle, die vom Arzt nur aufgefangen und moderiert werden muß. Wer erst einmal Erfah-rung mit der PS sammeln konnte, wird diese wohl nach anderen Maßstäben als Zeit- und Punkteeinheiten berechnen.

Der „Zeitfaktor" ist nur ein Kriterium für den „Erfolg". Der Zugewinn an Lebensqualität für Patient (und Patientenfamilie) durch sachgerechtes Umgehen mit der Erkrankung ist schwer zu bilanzieren und doch ist es für den Arzt von entscheidender motivierender Bedeutung, diese Zeit für seine Patienten aufzubrin-gen.

Das Bündnis Patient–Familie–Arzt zur Bewältigung der Vorgaben einer chro-nischen Behinderung „zahlt" sich somit im erweiterten Sinne auch für den Thera-

peuten als „Zugewinn" aus. Der schlichte finanzielle Spareffekt für die Kostenträger (Einsparung von Medikamenten, Krankenhauseinweisungen u. a.) ist
bilanzmäßig bereits erfaßt worden.

Manchmal besteht die Möglichkeit, daß PS von mehreren Ärzten im Verbund
angeboten wird. Dies dann zum Nutzen ärztlicher Kooperation in einer Region.
Alle Ärzte, die in der Praxis PS anbieten, stehen auch dazu, daß dies ein Teil ihres
Praxisangebotes („Praxismarketing") ist.

11.1.5 Akzeptanz und Resonanz der PS bei den Patienten?

Ein Beitrag aus dem Praxisalltag: Mit Beginn des neuen Jahres soll das bisher
noch sporadische Angebot an PS regelhafter geplant und praktiziert werden. Im
Januar sind 4 Sonnabende (10.00 bis 11.30) als Schulungsblock vorgesehen. 12
Patienten sind notiert und haben fest zugesagt. Die erste Veranstaltung begann mit
9 Patienten (nicht schlecht), beim zweiten Mal kamen 4 (es war so nebelig im
Lande), dann 7, beim letzten Treffen 3 (der Winterschlußverkauf hat begonnen).
Die wirklichen Problempatienten hatten sich nicht auf die Liste setzen lassen.

Es handelt sich hier nicht um eine „regionale Patiententrägheit", wie die Rück-
sprache mit Kollegen aus anderen Gegenden bestätigt. Die Aufnahme bei den
interessierten Patienten ist ausgezeichnet, doch welche Praxis hat nur Musterpa-
tienten? Diese Realität sollte nicht der Motivation zur PS Abbruch tun, es wäre
aber unehrlich solche Erfahrungen zu verschweigen.

11.2 Nichtrauchertraining

Nichtrauchertraining ist eine präventive, gleichermaßen jedoch auch eine rehabilitative Maßnahme.

Es besteht für den niedergelassenen Pneumologen kein Mangel an Information
zu diesem Thema, kein Mangel an Schulungshilfen und -konzepten. (Siehe auch
Fortbildungsseminar „Raucherentwöhnung in der ärztlichen Praxis" im Mai 1991
anläßlich des Kongresses der Süddeutschen Gesellschaft für Pneumologie in Regensburg.)

Offensichtlich herrscht jedoch (noch?) ein Mangel an Motivation und an Glau-
ben an den Erfolg vor, um sich hier besonders zu engagieren.

Dies ist zumindest das Ergebnis der Befragungsaktion bei ambulant tätigen
Pneumologen. 125 (von 306) befragten Kollegen gaben hierzu ihre Antwort ab:

- 113 hatten keine Aktivitäten in Richtung Nichtrauchertraining.
- 12 hatten sich bereits darin engagiert.
- Verschiedene Programme wurden dabei angewendet: Programme des BGA,
  der AOK, der Firmen Boehringer, Hefa Frenon und Ciba.
- 8 der mit Nichtrauchertraining erfahrenen Kollegen meinten, daß sich ihre Bemühungen „nicht gelohnt" hätten.
- Auch weitere Kommentare („verlorene Liebesmühe") waren recht ernüch-
  ternd.

Zweifellos ist das „Nichtrauchen" ein Thema, welches in jeder ambulanten Praxis täglich vielfach und individuell gesprächsweise erörtert wird. Situatives Engagement ist bei jedem Pneumologen hier anzunehmen; zum strukturierten Training (in Gruppen) fehlt bei vielen Kollegen die Überzeugung und somit die Bereitschaft.

11.3 Ambulante Asthmasportgruppen

Anstrengungsasthma, wenn auch intra- und interindividuell deutlichen Schwankungen unterworfen, ist ein kennzeichnendes Symptom für viele Asthmapatienten. Die vermehrte Atmung bei Anstrengung beschleunigt den Wärme- und Wasseraustausch über die Bronchialschleimhaut. Eine Stimulierung der Thermo- und Osmorezeptoren in der Schleimhaut trägt bei zur erhöhten bronchialen Reizbarkeit. Folgerichtig scheint es, wenn Ärzte ihren Asthmapatienten deshalb von körperlicher Belastung abraten, Jugendliche gar vom Schulsport befreien. Dies ist falsch, das Problem des Anstrengungsasthmas wird dadurch prinzipiell nicht gelöst, sondern nur verschoben. Die Auslöseschwelle für das Belastungsasthma sinkt parallel zum Aktionsradius, der bald bereits bei üblichen täglichen Verrichtungen seine Grenzen erreicht. Bei Kindern ist eine mangelnde Koordinationsleistung, eine geringe Ausdauer und Muskelkraft nachweisbar. Es liegt auf der Hand, daß schließlich schon geringe Belastungen zu unverhältmäßig hoher und wenig effektiver Muskeltätigkeit führen, verbunden mit hoher Atemarbeit. So schließt sich der Circulus vitiosus.

Sportprogramme bei Kindern und Jugendlichen sind gut etabliert und hinsichtlich ihrer Effizienz evaluiert. Eine verbesserte Koordinationsleistung und erhöhte Ausdauer vermindert die erforderliche Atemarbeit. Die Schwelle, die zum Belastungsasthma führt, wird deutlich erhöht.

Diese zunächst in der Klinik erprobten Konzepte gelten gleichermaßen für das tägliche Leben zu Hause, also für die therapeutische Führung von Asthmatikern durch den niedergelassenen Arzt.

11.3.1 Praxis und ambulante Asthmasportgruppen

Beispiele für gut funktionierende ambulante Asthmasportgruppen sind unter niedergelassenen Pneumologen bekannt, die Zahl solcher Aktivitäten ist aber eher klein (bedeutend weniger als bei den Kardiologen und den Koronarsportgruppen). Sport für Asthmatiker bedarf der fachkundigen Leitung und Überwachung. Qualifizierter Übungsleiter (Sportlehrer) und der Arzt sind hier auf enge Zusammenarbeit angewiesen.

In der Befragung unter ambulant tätigen Pneumologen konnten zu diesem Thema 130 Antworten ausgewertet werden.

98 Pneumologen hatten (noch) keine Erfahrung mit Asthmasportgruppen. Ein Drittel dieser Kollegen hatte sich noch nicht damit beschäftigt, ein weiteres Drittel hatte erwogen, Asthmasportgruppen zu gründen oder sich daran zu beteiligen. Aus diversen Gründen (meist Zeitmangel) kam es nicht zur Realisation.

20% planten, sich in der Zukunft dieser Aufgabe zu widmen, nur 12% waren der Meinung, daß Sport bei Asthmatikern wenig nutzbringend sei.

Die Umfrage zeigte, daß immerhin 32 Pneumologen Erfahrungen mit der Sporttherapie bei Asthmatikern hatten. In 24 Fällen war diese Maßnahme in das Angebot eines Sportvereins eingebunden, in 19 Fällen im Verbund mit den gleichzeitig existierenden Koronargruppen. 8 Kollegen nutzten andere Möglichkeiten: eigene Sportgruppen z.B. im Rahmen der Volkshochschule oder private Initiativen wie „Patientenliga Atemwegserkrankungen".

Die Organisation einer Asthmasportgruppe, eingebunden in die lokalen Möglichkeiten im nördlichen Stadtgebiet von Hamburg (Asthmagruppe Großhansdorf), kann aus folgender Aufstellung entnommen werden (Stand 1992):

Kasse zahlt pro

Patient zahlt Beitrag → Sportverein ← Patient und Stunde
DM 6.20

Koronargruppe   Asthmasportgruppe
Qualifizierter Übungsleiter
Betreuender Arzt anwesend / rufbereit

Gruppen von 10–15 Patienten
Häufigkeit z.B. 1mal pro Woche
Vereinbarung der Krankenkassen mit den Verbänden,
in Hamburg, z.B. mit dem Behindertensportverband

Erfahrung der Kollegen, die diese Asthmasportgruppe seit knapp 3 Jahren betreuen:
- Das Angebot wird von Patienten gerne angenommen, die Gruppen sind gut besucht.
- Es besteht der Eindruck, daß das therapeutische Ziel meist erreicht werden konnte.
- Die ärztliche Betreuung bleibt jedoch bei wenigen engagierten Kollegen hängen. Das ursprüngliche Konzept, Zuwendung und Zeit auf viele ärztliche Schultern zu verteilen, hat sich nicht erfüllt.

11.4 Ambulante Atemgymnastik/Atemtherapie

Die Therapie bei Asthmapatienten beschränkt sich nicht auf pharmakologische Maßnahmen. Elemente der krankengymnastischen Atemtherapie sind wichtige Ergänzungen therapeutischer Strategien auf verschiedenen Ebenen.

Atemgymnastik in der Praxis? Meist wird man sie verordnen und durch ambulant tätige Krankengymnasten durchführen lassen.

Eine Umfrage bei Krankengymnasten (-innen) (KG) in der Region des Autors ergab im Sommer 1988 folgende Situation:

- Alle (n=40) KG hatten während ihrer Ausbildung auch Erfahrungen mit Atemgymnastik und Atemtechniken (wenngleich oft nur „am Rande").

- Die im regionalen Krankenhaus tätigen KG hatten die Möglichkeit auch mit Asthmapatienten zu arbeiten und ihre Kenntnisse anzuwenden und zu vertiefen.
- Bei den niedergelassenen KG bestand hingegen kaum Erfahrung mit Atemgymnastik, da solche von den Ärzten nicht oder kaum verordnet wurden (überwiegend orthopädisch bzw. neurologisch orientierte Therapie).
- Trotz guter beruflicher Auslastung mit anderen Aufgaben in der ambulanten Krankengymnastik bestand bei den KG eine hohe Motivation, sich auch mit Atemgymnastik zu beschäftigen.

Zwei Kurse, die im Sommer 1988 zusammen mit einer erfahrenen Krankengymnastin aus der Arbeitsgruppe Atemtherapie im ZVK e.V. angeboten wurden, waren mit je 20 Teilnehmern gut besucht. Folgeveranstaltungen wurden wahrgenommen und das Basiswissen vertieft. Allein, Krankengymnastik wurde nach wie vor von den allgemeinmedizinisch tätigen Ärzten nicht wesentlich häufiger verordnet (sicher weil den Ärzten die Möglichkeiten dieser flankierenden Therapie – trotz angebotener entsprechender Fortbildungsveranstaltungen – nicht ausreichend bekannt ist).

Fazit: Therapeutische Maßnahmen, die in der stationären Rehabilitation selbstverständlich sind, lassen sich in der ambulanten hausärztlichen Versorgung nur mit Geduld und im gemeinsamen Handeln (Pneumologe, Allgemeinmediziner, Krankengymnasten) etablieren.

11.5 Pneumologie und „Öffentlichkeitsarbeit vor Ort"

Der Pneumologe darf und soll keine Öffentlichkeitsarbeit (Werbung) betreiben, die Pneumologie aber darf und soll dies durchaus!

Forderungen der Pneumologie umfassen viele aktuelle Aspekte des täglichen Lebens (Allergologie, Umweltmedizin, Lebensführung u.v.a.).

Die Befragung bei niedergelassenen Pneumologen erbrachte hierin große Zustimmung: 125 Ärzte beantworteten den Fragenkomplex, 115 hielten Öffentlichkeitsarbeit für sehr wichtig. Die meisten würden sich gerne dabei auch persönlich engagieren, aber nur knapp die Hälfte (59) konnte bereits von eigenen praktischen Erfahrungen berichten. Gezielte Öffentlichkeitsarbeit soll auch in den Landesverbänden des Bundesverbandes der Pneumologen (BdP) etabliert werden (9/1991).

Öffentlichkeitsarbeit der Pneumologie im niedergelassenen Bereich hat nichts mit innermedizinischen Verteilungskämpfen zu tun. Zumeist handelt es sich um Informationsvermittlung mit dem Ziel, ein Bewußtseinsbild in unserer Öffentlichkeit zu prägen und damit präventiv und therapeutisch (rehabilitativ) einen günstigen Rahmen zu schaffen.

Anläße für eine Öffentlichkeitsarbeit des niedergelassenen Pneumologen sind zahlreich, sie liegen auf verschiedenen Ebenen:
1) Fortbildung für nichtpneumologisch tätige Kollegen.
   Auswahl der Themen:
   - Lungenfunktionsseminare
   - rationelle Therapie (Stufenschema),

- Notfallmaßnahmen in der Pneumologie,
- Luftverschmutzung in Innen- und Außenräumen,
- Sichere Durchführung der Hyposensibilisierung.

2) Fortbildung unter Einbeziehung medizinischen Hilfspersonals (Krankengymnasten, Arzthelferinnen, Sporttherapeuten; s.Abb. 1).

3) Informationsveranstaltungen für Laien, organisiert u. a. durch
- Krankenkassen,
- Kneipp-Verein,
- Landfrauenverbände
- Volkhochschulen (Seminar über gesundes Bauen und Innenraumverschmutzung)
- Patientenselbsthilfeorganisationen (Allergikerbund, Elterninitiative für asthmakranke Kinder u. a.)

Diese Veranstaltungen bringen für den Pneumologen Kosten und Gewinn (ein finanzieller Gewinn im Sinne eines Honorars ist bei solchen Laienaktivitäten allerdings nicht zu erwarten):
- Sie kosten Zeit, die nur wenige im Überfluß haben.
- Sie bringen Gewinn durch ein Mehr an Wissen, welches sich aus jeder Vorbereitung ergibt (eine wichtige Stufe des Lernens ist, ein Thema zu unterrichten.)

Einladung

zu einer
Fortbildungsveranstaltung
des
Ärztevereins Stade

am Mittwoch, dem
5. Februar 1992, 19.30 Uhr,
im Ärztehaus Stade

*Nichtmedikamentöse
Therapie in der Lungen-
und Bronchialheilkunde*

Programm

1. Einführung
   Übersicht zu therapeutischen
   Möglichkeiten außerhalb der
   Pharmakotherapie (Patientenschulung,
   Nichtrauchertraining, Asthma-Sport-
   gruppen)

2. Physiologische Grundlage zur
   Atemtherapie

3. Inhalationsbehandlung
   (Inhalationstechniken, Inhalationsgeräte, O_2-Therapie)

4. Demonstration von Atemhilfsgeräten:
   PEP, VRP-Flutter, Atemtrainer

5. Krankengymnastische Atemtherapie:
   Prinzipien, Techniken
   Entspannung
   (Wahrnehmung der Atmung)
   Unterstützung der gestörten
   bronchialen Reinigung
   Hustentechniken
   Atemerleichternde Stellungen
   Therapiehilfen in der Familie (Partner)
   Dosierte Lippenbremse
   (exspiratorische Stenose)
   Verbesserung der Ausdauerleistung
   Atemtherapie bei der Mukoviszidose

   (Einladung für Ärzte, Krankengymnasten
   und ärztliche Mitarbeiter mit Interesse an
   der Thematik)

Abb. 1. Fortbildungsveranstaltung des Ärztevereins Stade über nichtmedikamentöse Therapie in der Lungen- und Bronchialheilkunde

Die Diskussion mit Laien setzt die Realitäten wieder in die richtige Dimension. (Wer geübt ist, z. B. vor Landfrauen das Thema „Allergie" verständlich zu referieren, braucht auch Fragen von Fachleuten nicht zu scheuen!)

11.6 Pneumologie und Umwelt

Das Atmungsorgan stellt die größte und innigste Kontaktfläche zwischen Umwelt und Organismus dar. Es ist gut zu verstehen, daß Pneumologen (v. a. auch niedergelassene) sich auch professionell durch Umweltfragen gefordert fühlen. Aktivitäten im Sinne der Öffentlichkeitsarbeit (s. oben) berühren fast ausnahmslos auch diesen Themenkreis.

Die Befragungsaktion bei praktizierenden Lungenärzten lieferte ein etwas gespaltenes Meinungsbild: 121 Ärzte gaben eine Antwort, 117 befürworteten prinzipiell ein solches Umweltengagement. Nur 20 % davon konnten aber schon von persönlichen Erfahrungen und Aktivitäten berichten. Manche Antworten vermittelten den Eindruck, daß das Thema Umwelt ein „politisches Thema" ist, aus welchem sich der Arzt in der Öffentlichkeit heraus halten sollte, um es den Politikern zu überlassen.

Dennoch: Problembewußtsein und Aktivität zu persönlichem Umweltengagement entwickelte sich in der niedergelassenen Pneumologie unabhängig und ziemlich zeitgleich in verschiedenen Regionen (z. B. 1988 in Augsburg, Stade, Lübeck und anderenorts). Anlaß waren regionale Vorgänge, z. B. Pläne zur Errichtung von Müllverbrennungsanlagen, Dioxinbelastung von Wegen und Plätzen, Emissionen aus industriellen Betrieben. Die niedergelassenen Pneumologen Schleswig-Holsteins etablierten eine Fortbildungsreihe zusammen mit einem Universitätsinstitut für Toxikologie (3- bis 4mal pro Jahr).

Delegierte aller Landesverbände des deutschen Pneumologenverbandes trafen sich im September 1991 in Augsburg, um Aktivitäten und Weiterbildung (Zusatzbezeichnung „Umweltmedizin") zu koordinieren. Ökologisch orientierte Praxisführung (Stichwort „medizinischer Abfall") als sehr persönliche Verpflichtung ist auch in pneumologischen Praxen eine wachsende Realität.

11.7 „Kuren": Wer? Warum? Wohin?

Welcher praktizierende Arzt kennt nicht diese oder eine ähnliche Situation:

Der dynamisch wirkende, gebräunte, öffentlich bedienstete Enddreißiger begrüßt einen mit durch Tennisspiel gehärtetem Handschlag und präsentiert den Wunsch zur „Kur" in klimatisch günstiger Lage im Gebirge (2 Wochen davon im Anschluß an die Sommerferien). Der Blick in die Akte offenbart den Nachweis einiger Bronchiektasen in den Unterfeldern als Ergebnis einer Untersuchung in der Fachklinik vor knapp 20 Jahren. Therapeutische Probleme waren in den letzten 12 Jahren nicht zu meistern, Rezepte für Medikamente oder physikalische Therapie wurden nicht abverlangt. Pünktlich alle 3 Jahre erfolgte die von der Beihilfestelle geforderte fachärztliche Bescheinigung zur Kurmaßnahme, der nunmehr 6. dieser Art.

Andererseits:

Die Bauersfrau Mitte der Vierziger mit Asthma bronchiale durch Hausstaubmilben und Vorratsmilbenallergie wirkt erschöpft und am Rande ihrer Kräfte (phy-
sisch und psychisch). Haushalt, Kinder, die Altenteiler auf dem Hof und die Verantwortung für die Milchwirtschaft erlauben keinen freien Tag, keine Besinnung
auf eigene Belange („halt, da war doch der Ausflug mit dem Landfrauenverein
an die Mosel vor einem Jahr"). Die Therapie umfaßt alle denkbaren Aspekte der
Pharmakologie mit Wirkungen und Nebenwirkungen. Teilnahme an der Patientenschulung (Samstags 09.00 bis 11.00 in der Praxis) ist schlicht zeitlich nicht machbar. Der Gedanke an eine „Kur" wurde kaum gedacht, geschweige denn formuliert
(wer soll denn dann Haus und Hof, jüngere und ältere Familienmitglieder versor-
gen?).

Der niedergelassene Arzt steht im Spannungsfeld dieser und anderer Beispiele
und verhält sich hierbei nicht nur medizinisch sachorientiert, sondern auch als
reagierender schwingungsfähiger Mitmensch, der mit seiner Kompetenz Ansprüche bestätigen soll (Fall 1) oder sie erst aufzeigen und deren Realisation ermöglichen muß (Fall 2).

Selten werden vom Praktiker mit einem einzigen Wort „Kur" solch widerstrei-
tende und komplexe Sachverhalte zur Entscheidung abverlangt:

- Medizinisch sinnvoll?
  - Ambulante Therapie ausgeschöpft?
  - Soziale Aspekte? (Familie, Arbeitswelt, sonstiges Lebensumfeld)
  - Verhaltensumstellung überhaupt möglich?
  - Ist da noch ein REHA-Potential vorhanden?
  - Wie wäre wohl der Verlauf ohne diese „Kur"?
- Sozial vertretbar?
  - Kann sich der Arzt mit dem Anspruch indentifizieren oder ist er hier (mal
    wieder) Erfüllungsgehilfe eines gesetzlich formulierten Anspruchs des Ein-
    zelnen?
- Welche Wege im Gestrüpp der schwer durchschaubaren „Kurangebote" und
  der Verordnungen sind hier einzuschlagen? Wie und „wohin" ist die kon-
  krete Empfehlung zu formulieren?

Ein wesentliches Hindernis „bei der Kur" ist alleine schon der Begriff. Ob man
will oder nicht, der Patient, die Kasse, der Berater bei der Berufsgenossenschaft
und nicht zuletzt auch viele Ärzte nehmen das Wort „Kur" als pars pro toto, jeder
versteht das darunter, was er sich so vorstellt oder oft nur erahnt.

Eines von verschiedenen Merkblättern unterschiedlicher Kostenträger führt z. B.
auf:
- Heilverfahren durch den Rentenversicherungsträger,
- ambulante Vorsorgekur (Zuschuß DM 15.-/Tag),
- stationäre Vorsorgekur,
- ambulante Reha-Kur   (Zuschuß DM 15.-/Tag),
- stationäre Reha-Kur,
- ambulante oder stationäre Mütterkur.

Dies möge der Arzt entscheiden und ausführlich begründen. Einfluß auf Zeitraum und Ort der „Kurmaßnahme" sind hierbei sehr gering.

Zur Übersicht von „Kurmaßnahmen" und deren Abgrenzung zu stationären Rehabilitationsmaßnahmen s. Teil C; 17.1; 17.2; 18.

In der lungenärztlichen Praxis kommt nur die Zusammenarbeit mit pneumologisch-allergologisch ausgerichteten Rehabilitationskliniken in Frage.

Überweisung an die Rehabilitationsklinik: Wer? Warum? Wohin?

Wer?   Solche Patienten, die ein therapeutisches Problem (im weitesten Sinne) haben, welches vermutlich durch eine intensive klinische Zuwendung optimiert werden kann. Therapeutische Wünsche überwiegen also vor diagnostischen Gesichtspunkten, da letztere oft in der Praxis oder in der regionalen Fachabteilung geklärt werden können. Dennoch ist die Bestätigung oder Modifizierung der Arbeitsdiagnose und die Erweiterung durch diagnostische Einzelmaßnahmen (z. B. Provokationstests, Karenz- und Reexpositionsversuche, Schlaflabordiagnostik u. a.) ein Wunsch an die Rehabilitationsklinik (Schließung diagnostischer Lükken).

Warum?   Sieht man von den subjektiven Wünschen mancher Anspruchsteller ab, so ist die ärztliche „Gesamtschau" maßgebend. Der Pneumologe bedarf hier zweifellos der Kooperation mit dem Hausarzt, denn selten nur sind Meßdaten und reine Fakten alleine entscheidend. Ergänzung der meist pharmakologisch begründeten Therapie durch
- physikalische Therapie (Atemtechnik, Asthmasport);
- Änderung von Verhaltensmustern (Nichtrauchertraining);
- Wissen und Leben mit einer oft unabänderlichen Einschränkung, situationsgerechtes Reagieren bei Verschlechterung (Patientenschulung);
- Einführung und sachgerechte Handhabung bei technischen Hilfsmitteln (Inhalationstherapie, cPAP-Maske, Sauerstofftherapie);
- Hilfe und Distanzierung bei festgefahrenen Beziehungsproblemen im familiären und sonstigen sozialen Bereich;
- Definition beruflicher Risiken und Empfehlung zur beruflichen Umorientierung (Arbeitsschutzmaßnahmen, ggf. Umschulung, s.Teil C, Kap. 16).

Bei diesem Katalog aktiver Maßnahmen fehlt ganz der Erholungseffekt, der das herkömmliche Bild der Kur traditionell geprägt hat und nach wie vor auch weiter einen gewissen, jedoch nicht mehr exklusiven Stellenwert besitzt.

Wohin?   Auch hier sind traditionelle Vorstellungen bei Laien (nicht selten auch bei Ärzten) prägend, jedoch oft wenig hilfreich. Der Wunsch zur „Klimakur" durch Patienten oder Patienteneltern impliziert die Erwartung einer Heilung oder nachhaltigen Besserung durch natürliche klimatische Bedingungen. (s. Teil C, 10.5.1 und 10.5.2). Es ist Aufgabe des niedergelassenen Arztes, hier Möglichkeiten (z. B. Milbenkarenz im Hochgebirge) und Grenzen (z. B. unkritische Reduktion von Medikamenten nach Rückkehr in das tägliche Leben) nüchtern zu besprechen. Die Möglichkeit, gezielt in eine kompetente Rehabilitationsklinik zu überweisen, ist durch Vorgaben der Kostenträger oft (und unvermeidlich) eingeengt. Dennoch kann man meist Wünsche für eine Auswahl bestimmter Kliniken äußern. Weit mehr als klimatische Aspekte werden für den Arzt persönliche Eindrücke und Erfahrungen hierbei bestimmend sein. Die Überzeugung, für seine Patienten die „beste" Klinik gefunden zu haben, ergibt sich hierbei für den Praktiker nicht aus dem Hochglanzkatalog über das High-tech-Leistungsangebot der Institution, sondern über die interkollegiale persönliche Ebene zu ärztlichen (aber auch zu nichtärztlichen) Entscheidungsträgern. (Die Bedeutung des Pflegepersonals, der Physiotherapeuten, der Psychologen, der Sportlehrer und der Arbeitstherapeuten nimmt breiten und oft entscheidenden Raum im Patientenbericht „nach der Kur" ein!)

Welche Probleme haben Praktiker bei „Kurverfahren" und beim Heilverfahren?

1) Unklare Strukturierung der verschiedenen Angebotsebenen (traditionelle, überholte Begriffe, uneinheitliche Verfahrensinhalte verschiedener Kostenträger).
2) Praktizierende Ärzte müssen durch ihr Fachvotum oft über schwer nachvollziehbare Wünsche ihrer Patienten entscheiden und geraten dadurch u.U. in Konflikte (vom Gesetzgeber formulierte Vorgaben, die als Ansprüche abgefordert werden).
3) Trotz einzelner Angebote weiter bestehende Informationslücken über reale Möglichkeiten und Grenzen einer Rehabilitationsklinik. Hier auch Nachteil der meist beträchtlichen räumlichen Entfernung.
4) Mangelnde persönliche Kommunikation, oft durch wechselnde Bezugspersonen in den Kliniken; Mangel an Möglichkeit, sich kennenzulernen.
5) Rivalität und Kompetenzrangelei (sei es scheinbar oder real). (Patientenbericht: „Als erstes wurden mir meine Medikamente weggenommen und ganz andere gegeben.") Mangelnde Realisation der klinisch tätigen Kollegen über Möglichkeiten und Grenzen des niedergelassenen Arztes.
6) Der meist verzögert eintreffende Bericht, der dann auch oft nur an den einweisenden Arzt (z. B. Pneumologen) geht und nicht an den die Regie führenden Hausarzt (oder vice versa).
7) Die beim Patienten oft mit Mächtigkeit einsetzende Erkenntnis, daß sich an seinem Leiden trotz Kur nichts ganz Entscheidendes geändert hat und seine aktive Mitwirkung weiterhin gefordert wird (Zitat Konrad Lorenz: „Gesagt ist nicht gehört, gehört ist nicht verstanden ...").

Welche Konsequenzen ergeben sich?
Manche Dinge sind zählebig und müssen von den Beteiligten gemeinsam „getragen" werden. Dies trifft v. a. für tradierte Vorstellungen und Begriffe wie auch für Verfahrensweisen staatlicher oder öffentlich-rechtlicher Institutionen zu. Änderungen können aber auch hier mit Geduld erzielt werden.

Wesentlich ist folgendes Verständnis:
Die Führung und die Therapie pneumologischer Patienten ist nur im gemeinsamen Bemühen zu bewältigen. Zumeist werden Patienten als erstes ihre Hausärzte konsultieren. Bei harmonisch funktionierendem Ablauf ärztlicher Kooperation wird dieser den Pneumologen bei Bedarf (und nicht zu spät) in Diagnostik und Therapie mit einbeziehen. Dies stellt eine bereits sehr funktions- und leistungsfähige Basis für die Betreuung dar. Weitergehende Fragen und Bedürfnisse werden bei akuten Problemen mit Fachkliniken, ansonsten mit kompetenten Rehabilitationskliniken angegangen.

Erarbeitete Konzepte zur Patientenführung und -therapie sind aber nicht statisch. Sie müssen weiter vertieft und ergänzt werden. Hierzu kann sich der niedergelassene Arzt in vielen Bereichen gleicher Inhalte und Techniken bedienen wie die stationäre Rehabilitation.

11.8 Persönliche Nachfrage zu Möglichkeiten und Grenzen bei ambulant tätigen Pneumologen

Der niedergelassene Pneumologe muß – so möchte man meinen – ein ganz besonderer Mensch sein, eine Art „Überspecies" gar?

Der niedergelassene Pneumologe muß
- fachlich fit sein,
- die aktuelle Literatur überblicken und verfolgen,
- dabei dennoch die Sicht für das Ganze nicht verlieren,
- nicht zu viel und nicht zu wenig diagnostizieren und therapieren,
- technischen Fortschritt mit intuitiver Kritik verbinden,
- für seine Patienten stets und unbegrenzt Zeit und Verständnis zur Verfügung halten,
- freie Zeit somit der Patientenschulung, dem Nichtrauchertraining und dem Asthmasport widmen,
- Kollegialität vor Ort und in der Fachgruppe pflegen,
- sein Praxisteam führen, ausbilden und motivieren,
- hierbei selbst an Leib und Seele gesund und leistungsfähig bleiben,
- die Belange der Familie nicht vernachlässigen,
- der nachwachsenden Generation als Beispiel dienen,
- seine Schulden bezahlen, ohne sozial unwirtschaftlich zu agieren und,
- pünktlich seine Steuern begleichen.

Die Frage, wie man dem allem nachkommmen kann, hat sich zweifellos schon mancher Betroffene gestellt. Sie war auch (etwas dezenter formuliert) abschließender Gegenstand des Fragenkomplexes bei niedergelassenen Kollegen im Herbst 1990.

Von den 141 Pneumologen, die Fragebögen beantwortet zurücksandten, haben 120 auch die Frage nach ihren persönlichen Möglichkeiten für ein solch „zusätzliches Engagement" beantwortet oder kommentiert.

Zahlenmäßig einsam an der Spitze stand das „Zeitproblem", also das „Problem unserer Zeit" generell. Stellvertretend für viele Antworten sei eine zitiert: „Wir arbeiten schon mehr als genug. Solange die normale Arbeit nicht adäquat honoriert wird, sind zusätzliche Gratisleistungen undiskutabel."

Es wäre unredlich, diese realen Gegebenheiten zu verschweigen. Über die „adäquate Honorierung" kann man ja noch diskutieren und streiten. „Mehr als genug" an Arbeit ist ein Faktum für alle dem Autor bekannten Pneumologen. Das Gefühl, in vielen Bereichen besser sein zu wollen und zu müssen, ist den meisten Kollegen vertraut. Bei diesen hohen Ansprüchen an sich selbst und der ohnehin zu leistenden täglichen Arbeit schafft die Forderung zu „weiteren Taten" auch weiterer Verdruß. So soll dieser Beitrag über die „pneumologische Rehabilitation des niedergelassenen Arztes: Möglichkeiten, Inhalte, Erfolge, Grenzen" ein Mosaik in einer Diskussion sein, die uns stets im unruhigen Bestreben weiter voran führt, voran zur noch besseren Betreuung unserer Patienten, aber getragen von dem uns gemeinsamen Verständnis unserer stets endlichen (also begrenzten) Möglichkeiten. Der Pneumologe ist wohl doch nur Mensch und keine „Über-species".

12 Rehabilitation von Kindern und Jugendlichen mit obstruktiven Atemwegserkrankungen unter besonderer Berücksichtigung des Asthma bronchiale

M. Debelić, J. Lecheler, F. Petermann

12.1 Rechtssituation

Nach einer Informationsschrift der Bundesversicherungsanstalt für Angestellte (BfA) bedeutet der Begriff Rehabilitation in der Rentenversicherung die wesentliche Besserung oder Wiederherstellung der Erwerbsfähigkeit (s. Teil A; Teil C; 1). Die Rehabilitation umfaßt demnach die Gesamtheit der Maßnahmen, die erforderlich sind, den Versicherten – möglichst auf Dauer – in Arbeit, Beruf und Gesellschaft wieder einzugliedern (Bundesversicherunganstalt für Angestellte 1987). Diese Definition der „Rehabilitation" würde somit die Leistungen bei Kindern und Jugendlichen nicht einschließen, da diese noch nicht erwerbsfähig sind und somit auch nicht wieder in ihre Arbeit bzw. in den Beruf eingegliedert werden können.

Für Kinder und Jugendliche bestehen dennoch gesetzliche Grundlagen für eine Präventions- und Rehabilitationsmaßnahme, da der Paragraph 10 des Sozialgesetzbuches (SGB I) besagt (Müller 1981): Wer körperlich, geistig oder seelisch behindert ist oder wem eine solche Behinderung droht, hat ein Recht auf Hilfe, die notwendig ist, um

1) die Behinderung abzuwenden, zu beseitigen, zu bessern, ihre Verschlimmerung zu verhüten oder ihre Folgen zu mildern,
2) ihm einen seinen Neigungen und Fähigkeiten entsprechenden Platz in der Gemeinschaft, insbesondere im Arbeitsleben, zu sichern.

Somit besteht auch für Kinder und Jugendlichen ein soziales Grundrecht auf Rehabilitation im weiteren Sinne des Wortes. Die gesetzlichen Rentenversicherungsträger (Landesversicherungsanstalten, Bundesversicherunganstalt für Angestellte, Bundesknappschaft, Seekasse, Landwirtschaftliche Alterskassen, Bundesbahnversicherungsanstalt u. a.) bewilligen daher als zusätzliche Leistung aus der Versicherung der Eltern stationäre Kinderheilbehandlungen (Heilverfahren, früher Kuren genannt) in dafür qualifizierten Einrichtungen (Sonderkrankenhäuser, Fach- und Kurkliniken, Sanatorien o.ä.; Menger 1980). Allerdings muß die Voraussetzung erfüllt werden, daß durch die gezielte Heilbehandlung eine Behinderung oder eine Gefährdung beseitigt bzw. eine beeinträchtigte Gesundheit wesentlich gebessert oder wiederhergestellt werden kann (Bundesversicherungsanstalt für Angestellte, 1987). In Tabelle 1 sind die Kostenträger und die gesetzlichen Grundlagen für die Vorsorge- und Rehabilitationsmaßnahmen bei Kindern und Jugendlichen aufgelistet.

Die stationären Vorsorge- und Rehabilitationsmaßnahmen erfassen nach der zeitgemäßen Vorstellung eine ganzheitliche Betreuung des Patienten mit mehreren

Tabelle 1. Kostenträger und gesetzliche Grundlagen für stationäre medizinische Vorsorge- und Rehabilitationsmaßnahmen für Kinder und Jugendliche (stationäre Kinderheilbehandlungen)

Kostenträger	Gesetzliche Grundlage	Dauer (Wochen)
Rentenversicherungsträger	Kinderheilbehandlung § 1305 der RVO	4–6
Krankenkasse	Medizinische Rehabilitationsmaßnahme § 40 Abs. 2 des SGB V	4–6
Krankenkasse	Medizinische Vorsorgeleistung § 23 Abs. 4 des SGB V	4–6
Rentenversicherungsträger oder Krankenkasse	Anschlußbehandlung (AHB) nach stationärer Akutkrankenhausbehandlung	4

Zielsetzungen (Halhuber 1981; Bundesversicherungsanstalt für Angestellte 1987; Kaufmann 1982; Wirth 1990). Um diese zu erreichen, stellt der Gesetzgeber an die Rehabilitationseinrichtungen für Kinderheilbehandlungen bestimmte Anforderungen, die die medizinisch-technische Ausstattung, ärztliche und pflegerische Besetzung, psychologisch-erzieherische Betreuung und umfangreiche diagnostische und therapeutische Maßnahmen, einschließlich Physiotherapie und Gesundheitserziehung, betreffen (Bundesversicherungsanstalt für Angestellte 1987; Kaufmann 1982; Menger 1980; Schütz 1981).

Bei der Erfüllung der obengenannten gesetzlichen und medizinischen Voraussetzungen sind die Möglichkeiten für eine rehabilitative Betreuung von Kindern und Jugendlichen im Rahmen einer Heilbehandlung voll gegeben. Allerdings muß ein entsprechender Antrag an den zuständigen Kostenträger seitens des behandelnden Arztes oder der Eltern des Kindes mit entsprechendem ärztlichen Attest gestellt werden. Die Zahl der Kinderheilverfahren hat in den letzten Jahren abgenommen (bei der BfA von 16.127 im Jahre 1987 auf 14.291 in 1989) und die Zahl der Anträge ist rückläufig (Hoffmann 1987). Es ist somit offensichtlich, daß von seiten der Ärzte bei entsprechenden Indikationen Anträge auf eine Kinderheilbehandlung gestellt werden sollen und die Eltern auf die Notwendigkeit einer frühzeitigen Rehabilitation bei Kindern und Jugendlichen hingewiesen werden müssen. Durch klinisch-stationäre Heilbehandlungen können die chronischen oder zur Chronizität neigenden Krankheiten frühzeitig in ihrer Ätiologie erkannt, ganzheitlich behandelt, anhaltend gebessert oder gar geheilt werden. Eine Verhinderung von Spätfolgen einer chronischen Atemwegserkrankung kann durch prophylaktische und therapeutische Maßnahmen nur bei einem frühzeitigen Einsatz im Kindesalter erreicht werden.

12.2 Atemwegserkrankungen im Kindesalter

Die Erkenntnis ist noch nicht alt, daß Asthma bronchiale im Kindesalter eine ernstzunehmende Erkrankung ist. Trousseau, einer der angesehensten Ärzte des 19. Jahrhunderts, rühmte sich in seinen Vorlesungen vor Studenten des Hotel Dieu in Paris, daß er der erste sei, der die Asthmakrankheit im Kindesalter entdeckt habe, wenngleich nach seiner Beobachtung Kinder die merkwürdigsten Formen von Asthma aufweisen würden (Trousseau 1886).

Während nach früheren Untersuchungen keine genauen Zahlen zu gewinnen waren, wie häufig Asthma bronchiale im Kindesalter auftrat, gehen aktuelle Schätzungen von einer Asthmahäufigkeit im Kindesalter zwischen 6,9 und 13,5 % aus (Mitchell 1982). Der mit diesen Zahlen anzunehmende dramatische Anstieg innerhalb recht kurzer Zeit hat das Asthma bronchiale zur häufigsten chronischen Erkrankung im Kindes- und Jugendlichenalter gemacht.

Der Anstieg chronisch-obstruktiver Atemwegserkrankungen wie dem Asthma bronchiale fällt zusammen mit einem allgemeinen Ansteigen chronischer Erkrankungen, das sich seit wenigstens einer Generation vollzieht. Besonders deutlich wird diese Entwicklung bei der Betrachtung von Todesursachen, die heute vorwiegend durch Exazerbationen chronischer Krankheitsverläufe hervorgerufen werden (1955: 81,4 %), eher ausnahmsweise durch akute Krankheiten (1955: 8,0 %, im Gegensatz dazu 1901: 41 %; Hartmann 1984).

Prognosen chronischer Krankheiten wie vom Asthma bronchiale bessern sich aber durch multidimensionale Behandlungskonzepte, die wiederum die Krankheitsbewältigung durch den Patienten selbst zum Ziel haben (Petermann u. Lecheler 1991). Für den Arzt, der immer die Fragen von Kostenträgerschaft und institutionalisierten Behandlungsangeboten mitberücksichtigen muß, versteht sich die umfassende Betreuung chronisch Kranker als die Aufgabe der Rehabilitation. Die Rehabilitation ist daher heute neben Prävention und Akutintervention eine der 3 Hauptfelder ärztlicher Tätigkeit (Lecheler 1989).

12.3 Voraussetzungen der Rehabilitation

Die Arbeit in der Rehabilitation kann v. a. bei chronisch asthmakranken Kindern und Jugendlichen aber nur dann erfolgreich sein, wenn 3 Voraussetzungen ausreichend Berücksichtigung finden:

1) Die Behandlungskonzepte müssen langfristig angelegt sein. Handlungsweisen und Denkgewohnheiten aus der Akutmedizin, deren Fälle auch bei dramatischen Verläufen prinzipiell und in absehbarer Zeit behebbar sind, können sich bei chronischen Krankheiten als nicht effzient genug herausstellen. Chronisch asthmakranke Kindern haben z. B. nicht selten häufige Hospitalisierungszeiten in Akutkliniken (Abb. 1). Trotz dieser bei höheren Schweregraden der Krankheit manchmal grotesk häufigen Krankenhauseinweisungen wurde der Gesamtverlauf der chronischen Krankheit damit nicht beeinflußt und nicht einmal die Progredienz aufgehalten.

Medikamentöse Strategien, die ausschließlich auf Anfallstherapie statt auf Langzeitbetreuung ausgerichtet sind, sind daher ebenfalls unzureichend. Im Gegenteil konnte gezeigt werden, daß ein Ausbleiben einer anfallsvermeidenden Langzeittherapie häufig mit einer Unterschätzung der Krankheit selbst einhergeht und nicht selten eine vitale Bedrohung für das asthmakranke Kind selbst darstellt (Strunk et al. 1985).

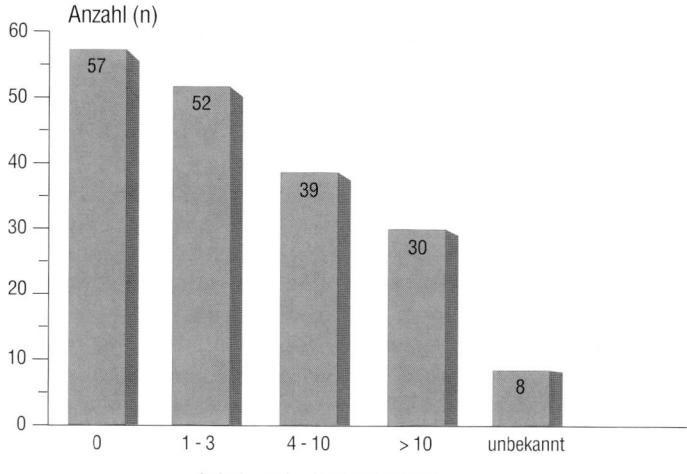

Abb. 1. Stationäre Aufenthalte chronisch asthmakranker Kinder und Jugendlicher in Akutkliniken (n = 186). (Nach Petermann u. Lecheler 1991)

2) Die Prozeßhaftigkeit des chronischen Krankheitsgeschehens muß ausreichend Berücksichtigung finden. Die Entwicklung der chronischen Asthmakrankheit im Kindes- und Jugendalter wirkt sich auf nahezu alle Lebensbereiche des Kindes und seiner Familie aus (Aas 1974). Die Krankheitsbewältigung kann dadurch erschwert werden und ungünstig auf den Krankheitsverlauf selbst zurückwirken.

3) Interdisziplinäre Zusammenarbeit ist eine weitere Voraussetzung für die erfolgreiche Rehabilitation chronisch asthmakranker Kinder und Jugendlicher. Schon allein die multifaktorielle Genese des Krankheitsbildes selbst gibt nur Rehabilitationskonzepten eine Chance, die neben der Optimierung des medikamentösen Managements weitere therapeutische Strategien miteinbeziehen. Dazu gehören neben dem bereits erwähnten medikamentösen Management und weiteren eher medizinisch dominierenden Maßnahmen wie Sporttherapie, Atemtherapie oder auch Patientenschulung v. a. therapeutische Strategien, die eine vorberufliche Förderung und die Aufarbeitung schulischer und pädagogischer Defizite zum Inhalt haben.

Erfolgreiche Bewältigungsstrategien setzen dabei die aktive Mitarbeit des Patienten voraus, der aber die Hilfestellung von ganz verschiedenen Therapeutengruppen benötigt. Ärzte und pflegerische Fachkräfte, Atem- und Sporttherapeuten gehören ebenso dazu wie Psychologen und Pädagogen. Im Kindes- und Jugendalter sind im Unterschied zum Erwachsenenbereich die Familie, die Schule und der vorberufliche Bereich ganz besonders zu berücksichtigen (Lecheler u. Gauer 1991; Dorsch 1989).

12.4 Institutionelle Fördermöglichkeiten für chronisch asthma- und allergiekranke Kinder und Jugendliche

In der Bundesrepublik Deutschland bestehen für die Rehabilitation asthmakranker Kinder und Jugendlicher folgende institutionelle Möglichkeiten:

1) Kurkliniken:
Zeitlich begrenzte (4—6 Wochen) qualifizierte Rehabilitationsmaßnahmen sind in Kurkliniken möglich. Der Mindeststandard solcher Rehabilitationsmaßnahmen (Heilmaßnahmen), die in der Regel in Kostenträgerschaft der Rentenversicherungsträger erfolgt, wurde unlängst zusammenfassend beschrieben (Stein 1991). Während dieser Maßnahmen soll nicht nur eine differenzierte lungenfunktionelle Diagnostik möglich sein (z. B. Belastungstests, zeitaufwendigere Allergiediagnostik), sondern auch die Therapie nach aktuellen pädiatrischen Konsensusstatements auf eine tertiärpräventive Langzeittherapie umgestellt werden. Ein ärztlicher Bereitschaftsdienst rund um die Uhr trennt diese Kliniken von Einrichtungen ab, die eher Hotelcharakter haben und bestenfalls Maßnahmen der Primär- oder Sekundärprävention dienen.

Ein zentrales Merkmal der qualifizierten Rehabilitationsmaßnahmen stellt weiterhin eine entwickelte Physiotherapie dar, die bei Kindern und Jugendlichen v. a. die Sporttherapie beinhaltet.

Patientenschulungsprogramme, eine geeignete Berufsberatung sowie eine gezielte schulische Förderung gehören zu den Grundvoraussetzungen solcher Maßnahmen. Klimatisch bevorzugte Gebiete (z. B. im Hochgebirgsklima) können die Rehabiliation asthma- und allergiekranker Kinder besonders günstig gestalten. Die Klimatherapie allein genügt aber nicht zum Erreichen eines Rehabilitationszieles, wie bereits in Teil C, 10.5 ausgeführt wurde. Immerhin begründet die Klimatherapie anders als bei anderen chronischen Krankheiten auch die Existenz wohnortferner Rehabilitationseinrichtungen.

2) Maßnahmen zur stationären Langzeittherapie werden in der Bundesrepublik Deutschland nur vereinzelt angeboten (z. B. im Asthmazentrum Berchtesgaden). In diesen Einrichtungen werden v. a. schwerkranke Asthmatiker betreut, bei denen neben der medizinischen Rehabilitation auch eine schulische und berufliche Rehabilitation erforderlich ist. Vor allem die Aufarbeitung schulischer Defizite ist im Jugendalter ein wesentliches Rehabilitationsziel. Schulische Defizite bei asthmakranken Jugendlichen werden häufig unterschätzt, viele Kinder und Jugendliche mit schweren Verlaufsformen des chronischen Asthmasyndroms erreichen nicht die ihrem Begabungsgrad entsprechenden schulischen Abschlüsse oder gehen gar ohne schulische Abschlüsse ins Berufsleben über (Abb. 2 und 3). Schulische Förderprogramme dieser Art sind in einer Vierwochenkur kaum durchsetzbar, sie benötigen vielmehr einen längerfristigen Ansatz (Stein 1991).

3) Institutionelle Hilfen zur beruflichen Rehabilitation: Die Arbeitsämter können Maßnahmen zur Arbeitserprobung und Berufsfindung bei asthmakranken Jugendlichen gewähren, die aufgrund ihrer Schulabschlüsse eine eingeschränkte Auswahl an Berufsmöglichkeiten haben (z. B. eher handwerkliche Berufe ergreifen müssen). Haben diese Jugendlichen bereits einen Schulabschluß, sind aber jedoch

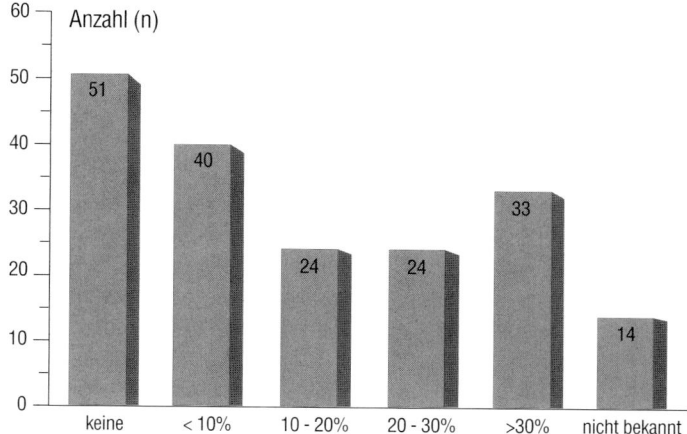

Abb. 2. Schulausfallzeiten chronisch asthmakranker Kinder (n = 186). (Nach Lecheler u. Gauer 1991)

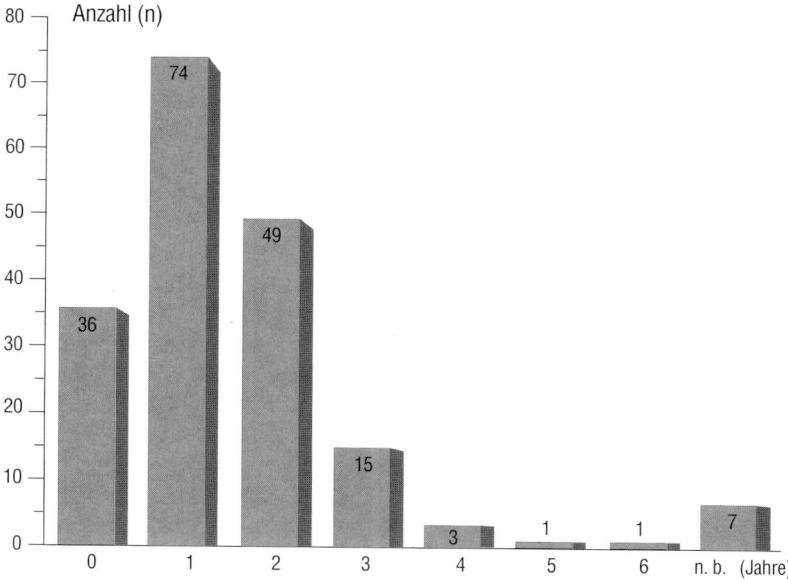

Abb. 3. Auswirkungen von Schuldefiziten asthmakranker Kinder und Jugendlicher (n = 186); Jahre zurück im Vergleich zum schnellstmöglichen Klassenfortschritt (durchschnittlich 1,29 Jahre Rückstand; n.b. – nicht beschulbar)

noch nicht berufsreif und weisen durch jahrelange chronische Krankheit pädagogische Defizite auf, können ebenfalls in Kostenträgerschaft der Arbeitsämter Förderungslehrgänge angeboten werden, die 12 Monate dauern. Auch diese Maßnahmen beinhalten ausschließlich Fördermöglichkeiten, die im Vorfeld einer Berufsausbildung liegen.

Aber auch zur Berufsausbildung selber stehen Plätze in Berufsbildungswerken zur Verfügung. Diese Situation erscheint jedoch deswegen nicht ganz befriedigend, weil die ärztliche Präsenz im Netzwerk der Berufsbildungswerke der Bundesrepublik Deutschland für chronische Asthmatiker mit ihrem stark schwankenden Symptombild meist nicht befriedigend ist. Außerdem sind die in Berufsbildungswerken angebotenen Berufe für diesen Indikationsbereich nicht gerade maßgeschneidert (Lecheler 1990).

4) Institutionalisierte wohnortnahe Rehabilitationskonzepte: Während wohnortferne Rehabilitationsangebote, wenn nicht immer qualitativ hochwertig, so doch zahlreich angeboten werden, liegt die umfassende Betreuung des chronischen Asthmasyndroms am Wohnort selbst in den Händen der niedergelassenen Ärzte.

Nichtärztliche Gruppen (Selbsthilfegruppen, z. B. die Deutsche Allergie- und Asthmahilfe, Hamburg) kümmern sich um halbinstitutionelle Möglichkeiten, um einzelne Rehabilitationsziele auch am Wohnort durchzusetzen. So sind Asthmasportgruppen entstanden, die von engagierten Kinderärzten betreut werden, und in ähnlicher Weise Schulungsprogramme entwickelt worden, die das Asthmamanagement nachhaltig verbessern (Petermann u. Lecheler 1991).

Häufig wurde es als unbefriedigend bezeichnet, stationäre wohnortferne Rehabilitationsprogramme ohne Nachsorge und Nachbetreuung am Wohnort selbst enden zu lassen. Die 1991 europaweit gegründete Europäische Akademie für Umwelt und Gesundheit bemüht sich seither, in Anlehnung an das holländische Modell (Holländischer Asthmafond) auch wohnortnahe Betreuungskonzepte anzubieten und damit die Arbeit des niedergelassenen Arztes sinnvoll zu ergänzen sowie wohnortferne Rehabilitationsmaßnahmen nicht ohne Vorbereitung oder Nachsorge zu lassen.

12.5 Stellenwert der stationären Heilbehandlung

Die medizinische Rehabilitation als stationäre Heilbehandlung steht zwischen der akuten Krankenhaus- und der langfristigen ambulanten Behandlung (Hoffmann 1987; Petro 1991; Schütz 1981). Das Ziel der Heilbehandlung besteht in der Verbesserung der Situation bei einem chronischen Leiden und möglicherweise in der Beseitigung der Erkrankung und ihrer Folgen. Dabei ist eine Zusammenarbeit mit den Krankenhausärzten bei einer evtl. vorausgegangenen Akutbehandlung, und jedenfalls mit dem Hausarzt bzw. dem Arzt, der die anschließende ambulante Betreuung übernimmt, erforderlich.

Die stationäre Heilbehandlung umfaßt nach dem aktuellen Konzept mehrere Maßnahmen, die sich bei Kindern und Jugendlichen am Modell der obstruktiven Atemwegs- und allergischen Erkrankungen in einzelne Bereiche unterteilen lassen: allgemeine Maßnahmen, Diagnostik, medikamentöse Therapie, physikalische und Bewegungstherapie, psychologische Betreuung, Patientenschulung und Berufsberatung:

Maßnahmen, die im Rahmen einer klinisch-stationären Heilbehandlung für Kinder und Jugendliche mit obstruktiven Atemwegs- und allergischen Erkrankungen zur Anwendung kommen.

1) Allgemeine Maßnahmen:
  - Milieu- und Klimawechsel,
  - Expositionsprophylaxe und Allergenkarenz,
  - allgemeine Roborierung, Abhärtungsmaßnahmen, Diät, Gewichtsreduktion, Ernährungsberatung u. a.
2) Diagnostik und Differentialdiagnose.
3) Medikamentöse Therapie, kontrollierte Einstellung.
4) Physikalische und Bewegungstherapie, Sport und körperliches Training.
5) Inhalationstherapie (prophylaktisch und therapeutisch).
6) Psychologische Betreuung, Verhaltens- und Entspannungstherapie.
7) Berufsberatung, Schulunterricht.
8) Patientenschulung und Gesundheitserziehung.

12.5.1 Allgemeine Maßnahmen

Im Rahmen einer Heilbehandlung kommen viele allgemeine Einwirkungen wie der Milieu- und Klimawechsel, allgemein-roborierende Maßnahmen, Expositionsprophylaxe und weitgehende Allergenkarenz, neue Umgebung und soziales Umfeld u. a. m. zum Tragen. Unter kontrollierten stationären Bedingungen sind entsprechende Diäten zur Gewichtsreduzierung oder bei entsprechenden Stoffwechselkrankheiten (Diabetes, Phenylketonurie o. ä.), Nahrungsmittelallergien und Unverträglichkeiten etc. möglich.

Die allergenarme Umgebung ist besonders bei jungen Patienten mit Atemwegsallergien wichtig, wobei die Hausstaubmilben- und Tierhaarallergie im Vordergrund steht. Die weitgehende Allergenkarenz sowie der allgemeine Milieu- und Klimawechsel wirken sich günstig auf die bronchiale Hyperreagibilität und die mit einer asthmatischen Atemwegserkrankung oft verbundenen konstitutionellen Neurodermitis aus (Lecheler 1987; Platts-Mills et al. 1982; Vevolet et al. 1982).

12.5.2 Diagnostik und Differentialdiagnose

Im Rahmen eines stationären Heilverfahrens sind ausgesprochen günstige Voraussetzungen zur Klärung von Ursachen der obstruktiven Atemwegserkrankung gegeben. Wie bekannt, sind die Auslöser des Asthmas und der obstruktiven Bronchitis oft komplex und multikausal. Zahlreiche allergisch-immunologische, entzündliche und unspezifisch-irritative Faktoren können eine bronchiale Hyperreagibilität bewirken, asthmatische Anfälle auslösen und eine chronische Entzündung im Bereich des Bronchialbaums mit nachfolgender Obstruktion unterhalten (Debelic 1982; Riedel u. Rieger 1987; Schultze-Werninghaus u. Debelic 1988).

Während des klinischen Heilverfahrens sind optimale Voraussetzungen für die Durchführung einer gründlichen Diagnostik mit Abklärung der verantwortlichen kausalen Faktoren für das asthmatisch-bronchitische Krankheitsbild gegeben. Neben einer umfangreichen Anamnese/Nachanamnese und wiederholten Lungenfunktionsdiagnostik sind laufend auskultatorische Kontrollen des Patienten, tägliche Peak-flow-Messungen (Abb. 4), gründliche Labor- und Allergiediagnostik,

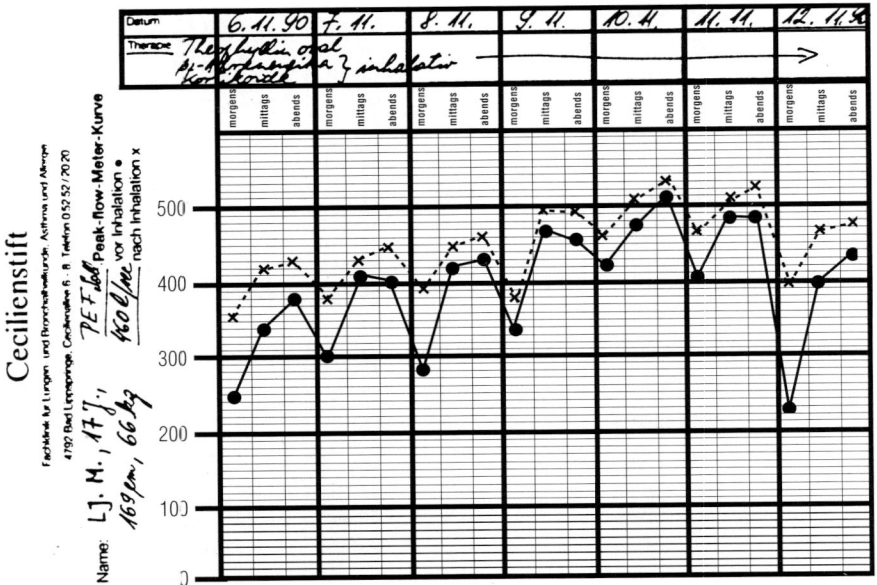

Abb. 4. Originalaufzeichnung eines 1wöchigen Peak-flow-Protokolles. Punkte: vor – Kreuze: nach Bronchospasmolyse

röntgenologische, blutgasanalytische und andere Untersuchungen möglich. Weiterhin sind bei unklaren Fällen differentialdiagnostische Maßnahmen durchführbar, um eine bronchopulmonale von einer kardialen Atemnot, Fremdkörperaspiration, Bronchiektasen, zystischen Fibrose oder anderen Krankheiten abzugrenzen (s. nachstehende Übersicht). Zusätzlich können HNO-ärztliche, kardiologische, endoskopische und andere Untersuchungen vorgenommen werden (Debelic 1982; Riedel u. Rieger 1987).

Differentialdiagnose der rezidivierenden und chronischen obstruktiven Atemwegserkrankungen im Kindes- und Jugendlichenalter

1) Entzündliche Atemwegserkrankungen:
– Asthma bronchiale (allergisch/nichtallergisch),
– obstruktive Bronchitis,
– akute/subakute Bronchiolitis,
– Laryngotracheobronchitis (Pseudocroup),
– zystische Fibrose (Mukoviszidose),
– Bronchiektasen und Zystenlunge.
2) Fremdkörperaspiration (u. a. Nahrungsaspiration).
3) Kongenitale Fehlbildungen:
– Tracheal- und Bronchialstenosen,
– Tracheo- und Bronchialmalazie,
– Tracheo- und bronchoösphageale Fisteln,
– Bronchial- und Gefäßanomalien.

4) Endo- und exobronchiale Tumoren:
- Lymphome, Adenome, Malignome,
- Thymustumoren.

Andere:
- exogen-allergische Alveolitis/Lungenfibrose,
- bronchialpulmonale Aspergillose,
- α_1-Proteaseinhibitormangel, Immunmangel,
- Linksherzversagen/hereditäres Angioödem.

12.5.3 Medikamentöse Therapie

Bei einer mehrwöchigen stationären Heilbehandlung sind alle Voraussetzungen gegeben, die jungen Asthma- und Bronchitispatienten optimal auf eine prophylaktische und kurative Dauertherapie einzustellen. Durch laufende Kontrollen und Überwachung des Patienten ist eine Anpassung an die noch minimal erforderliche, aber effektive Therapie sehr gut möglich. Die Medikamentendosierung und -einnahme kann dabei überprüft und die Wirkung durch laufende Untersuchungen und entsprechende Lungenfunktionstests (z. B. Peak-flow-Messungen) kontrolliert werden (Debelic 1982; Riedel u. Rieger 1987; Schultze-Werninghaus u. Debelic 1988). Die Patienten werden über die Notwendigkeit der Medikation nicht nur informiert, sondern auch im Rahmen des Schulungsprogramms in die aktive Mitbehandlung einbezogen (Petro 1989).

12.5.4 Physikalische Therapie

Eine weitere sehr wichtige und nur im Rahmen einer längeren Betreuung mögliche Behandlung von Patienten ist die Physiotherapie der rezidivierenden oder chronisch-obstruktiven Atemwegserkrankungen (Ehrenberg 1987; Petro 1991). Diese Behandlung umfaßt eine Reihe von atemgymnastischen und ganzkörperlichen Übungen einschließlich Bewegungstherapie, dosiertes körperliches Training und Sportausübung. Weiterhin sind in diesen Programmen – je nach der Erkrankung und Indikation – physikalische Maßnahmen zur Förderung der Expektoration und kontrollierten Atmung, Massagen und Bäder einbezogen:

Physikalische Therapie als Teil des Rehabilitationsprogrammes bei Kindern und Jugendlichen

- Atemgymnastik und Atemschulung,
- Atem- und Hustentechnik,
- Atemkontrolle und Lippenbremse,
- Entspannungstechnik, autogenes Training,
- Lagerungsdrainage, Vibrationsmassage,
- autogene Drainage, Körperhaltungen,
- Bindegewebsmassage, Reflexzonenmassage,
- Sport, dosiertes körperliches Training,
- Schwimmen, Übungen im Wasser, Spiele.

Sport, Bewegung und Koordinationsspiele führen zu einer höheren körperlichen Belastbarkeit und tragen zum körperlichen und seelischen Wohlbefinden bei. Das gilt auch für Kinder mit Asthma und Bronchitis, für die die Sporttherapie wesentlich zur Stabilisierung der Krankheit und zur Leistungssteigerung beiträgt (Innenmoser 1987; Lecheler 1987; Lecheler u. Fischer 1990). Es ist selbstverständlich, daß Sportausübung und Bewegungsspiele dosiert und unter Anleitung einer qualifizierten Kraft erfolgen sollen. Dazu sind beste Voraussetzungen im Rahmen einer stationären Kinderheilbehandlung gegeben.

Die Inhalationstherapie ist in der Regel eine Kombination von physikalischer und medikamentöser Behandlung. Die Vorteile der inhalativen Medikamentenapplikation sind gut bekannt und bestehen im raschen Wirkungseintritt bei niedrigerer Dosierung und kaum vorkommenden Nebenwirkungen. Sie werden durch direkte Applikation der Wirksubstanz auf die Atemwegsschleimhaut erreicht (Debelic 1982; Köhler u. Fleischer 1988; Lindemann 1983). Das stationäre Heilverfahren bietet die günstige Möglichkeit, eine regelmäßige Inhalationsbehandlung, nötigenfalls mehrmals täglich, durchzuführen, den Erfolg dieser Therapie objektiv zu beurteilen und ein rationelles Inhalationsprogramm für zu Hause aufzustellen. Das Kind und gegebenenfalls die Eltern können sich während der Heilbehandlung mit der Inhalationstechnik, dem Gerät und der Inhalationszubereitung vertraut machen. Im Kindesalter werden wir meistens eine kombinierte prophylaktisch-kurative, gelegentlich auch antientzündliche Inhalationstherapie anwenden (Lindemann 1983; Schultze-Werninghaus u. Debelic 1988).

12.5.5 Psychologische Betreuung

Die psychologische Betreuung der jungen Patienten wird von einem Diplompsychologen in Zusammenarbeit mit Erzieherinnen gewährleistet. Neben der Verhaltenstherapie werden Entspannungstechniken und/oder autogenes Training geübt. In Einzel- und Gruppengesprächen werden die sich ergebenden sozialen, familiären und schulischen Probleme verarbeitet. Gespräche mit Eltern und anderen Familienangehörigen sollen die eventuellen Spannungen in der häuslichen Umgebung klären und das soziale Umfeld ansprechen.

12.5.6 Schule und Berufsberatung

Während der Heilbehandlung soll eine ständige schulische Betreuung durch qualifizierte Lehrkräfte entsprechend dem Alter der Kinder gewährleistet sein. Unserer Klinik ist eine staatlich anerkannte Krankenhausschule angegliedert, wo neben dem laufenden Klassenunterricht auch Einzel- und Förderunterricht erteilt wird. Die Lehrkräfte dieser Schule sind im schriftlichen und fernmündlichen Kontakt mit den Lehrern der Heimatschule, um die Lehrpläne anzupassen und den Patienten eine optimale und laufende schulische Weiterbildung zu ermöglichen.

Die Berufsberatung erfolgt im Rahmen der medizinischen Betreuung und bezieht sich v.a. auf die Berufsfindung und die Auswahl der für den Patienten geeigneten Ausbildungsmöglichkeiten (Dorsch u. Lecheler 1990). Dabei werden sowohl pneumologische als auch allergologische Befunde in Betracht gezogen sowie die Funktionstests und die kardiorespiratorische Leistungsgrenze berücksichtigt.

12.5.7 Patientenschulung und Gesundheitserziehung

Eine wesentliche Neuerung stellen die in den letzten Jahren entwickelten Ansätze zur Patientenschulung bei chronisch asthmakranken Kindern und Jugendlichen dar. Diese Ansätze können helfen, den Circulus vitiosus zu durchbrechen. Sie sind aber nur dann sinnvoll, wenn sie nicht nur Wissen vermitteln, sondern auch geeignet sind, den Patienten zu einer Verhaltensänderung zu veranlassen. Die Patientenschulung soll dazu beitragen, das Asthma besser zu verstehen, zu akzeptieren und positiv bewältigen zu lernen.

Wesentliche Aspekte beziehen sich auf
– das Vermitteln medizinischen Wissens,
– das Einüben von Bewältigungsverhalten und
– die soziale Unterstützung des Kindes und seiner Familie.

Die Patientenschulung wird je nach Zugang im Versorgungssystem unterschiedliche Formen aufweisen. Es lassen sich unterscheiden
– die wohnortnahe Patientenschulung in der Kinderklinik oder beim niedergelassenen Arzt,
– eine gekoppelte Schulung von Patienten und deren Familien,
– eine Basisschulung in einer zeitlich strukturierten stationären Rehabilitationsmaßnahme,
– ein intensives Asthmaverhaltenstraining im Rahmen einer längerfristigen stationären Rehabilitationsmaßnahme und schließlich
– wohnortnahe Nachschulungen in bestimmten Zeitabständen, bei schwierigen Patienten auch zusammen mit einer gezielten psychosozialen Einzelfallhilfe.

Besonders erfolgreich sind diese Ansätze mit asthmakranken Kindern und Jugendlichen dann, wenn
– die Lösungsmöglichkeiten der mit der Krankheit zusammenhängenden Probleme alltags- und verhaltensnah eingeübt sind,
– das familiäre Umfeld miteinbezogen wird und
– Schulungsmaßnahmen nach Bedarf wiederholt werden können.

Es gibt mehrere Programme für die Schulung von Kindern mit obstruktiven Atemwegserkrankungen, die sich in der Praxis schon bewährt haben. Das Schulungsteam, bestehend aus Lehrerinnen und Lehrern, Kinderärzten, Diplompsychologen, Erziehern und Sportlehrern, betreut individuell eine kleine, altersentsprechend zusammengestellte Kindergruppe über eine Woche. In dieser Zeit erfolgt eine intensive Schulung der jungen Patienten und auch der Eltern mit Kleinkindern bis zu 6 Jahre. Sie werden umfangreich und altersgerecht über die Atmungsorgane, pathologische Veränderungen bei der Erkrankung, ihre Diagnostik und Therapie unterrichtet (s. nachfolgende Übersicht). Die Teilnehmer der Schulung erlernen die einfache Lungenfunktionsmessung und die Selbstbeobachtung des Verlaufs der asthmatischen Erkrankung. Die Atemschulung und das Erlernen von Entspannungstechniken helfen dem Patienten, vorbeugend Einfluß zu nehmen, um im Falle eines Anfalls besonnener handeln zu können. In der Schulung ergänzen sich Wissensvermittlung und Verhaltensübungen, die bei Spielen, Sport und Schwimmbadbesuchen umgesetzt und erprobt werden können. Die Lerninhalte werden anhand von Modellen, z. B. der Atmungsorgane, und Geräten wie z. B. dem Peak-flow-Meter zur Messung der Lungenfunktion anschaulich und direkt vermittelt (Müller 1981).

Inhalte und Ziele einer Patientenschulung und Gesundheitserziehung für Kinder und Jugendliche mit obstruktiven Atemwegserkrankungen

- Aufbau und normale Funktion der Atmungsorgane;
- Veränderungen bei Asthma und Bronchitis;
- Was ist Asthma/Bronchitis? Ursachen und Auslöser dieser Krankheiten;
- Untersuchungsmöglichkeiten durch Messung der Lungenfunktion, insbesondere des exspiratorischen Spitzenflusses (Peak-flow); warum, wie und wann erfolgt die Messung des Peak-flows, Selbstaufzeichnung der Meßergebnisse und Einschätzung der Werte;
- Medikamente zur Behandlung des Asthmas und der Bronchitis, ihre vorbeugende, bronchialerweiternde und antientzündliche Wirkung;
- weitere vorbeugende Maßnahmen wie Antigenvermeidung und Umgebungssanierung;
- Inhalationsbehandlung und Übungen im Umgang mit Inhaliergeräten, Dosieraerosolen und Inhalationshilfen;
- Atemgymnastik, Atemschulung und Entspannungsübungen, Selbsthilfe im Asthmaanfall, Lippenbremse;
- Erkennung der Verschlechterung, Vermeiden eines Anfalls;
- Sport und Spiele, Trainingsvorbereitung (Aufwärmphase);
- Beurteilung der eigenen körperlichen Belastbarkeit;
- Verhalten in der Schule und Familie, Verhältnis zum Arzt;
- Freizeitgestaltung mit Ausflug, Grillfest, Stadtbesichtigung.

Die Wissensvermittlung über die Krankheiten Asthma und Bronchitis reicht jedoch zu einem erfolgreichen Umgang mit ihnen noch nicht aus. Die Kinder und Jugendlichen leben in einem sozialen Umfeld, aus dem sich eine gegenseitige Beeinflussung mit der Erkrankung ergibt. Hier spielen Familie, Freunde und Lehrer eine wichtige Rolle. In Gesprächen und Rollenspielen wird die Bedeutung dieser Beziehungen für den Alltag und die Asthmaerkrankung deutlich und ein angemessener Umgang mit schwierigen Situationen erprobt. Die körperliche Belastbarkeit wird unter Kontrolle der Diplomsportlehrerin und der Ärzte getestet, die Grenzen und die medikamentösen Hilfen geprüft bzw. kontrolliert eingesetzt.

12.5.8 Effektivität der Kinderheilbehandlungen

Über die Wirksamkeit der Heilmaßnahmen und Kuren bei Kindern findet man in der Literatur mehrere Angaben. Stellvertretend für andere sollen hier die Ergebnisse einer Untersuchung aus dem amerikanischen Zentrum für asthma- und allergiekranke Kinder in Denver/Colorado dargestellt werden (Strunk et al. 1989). Nach mehrmonatiger Betreuung von Kindern mit Asthma konnten die stationären Krankenhausbehandlungen im Jahr nach der Heilbehandlung um 34%, die Krankenhaustage um 39%, die Notfallbehandlungen um 46% und die Besuche in der Arztpraxis um 42% reduziert werden. Der Unterschied zu dem Jahr vor der Heilbehandlung war für alle untersuchten Parameter statistisch signifikant. Ähnliche Ergebnisse wurden auch von anderen Zentren, auch in Deutschland, gemeldet (Lecheler 1987; Stübing u. Rude 1990).

Zusammenfassend soll festgehalten werden, daß die Rehabilitation von Kindern und Jugendlichen mit obstruktiven Atemwegerkrankungen eine Reihe von diagnostischen, therapeutischen und psychologisch-pädagogischen Maßnahmen umfaßt, die am erfolgreichsten im Rahmen einer stationären Heilbehandlung durchgeführt werden können. Bei gründlichem Vorgehen und einer koordinierten Teamarbeit unter einer aktiven Einbeziehung des Patienten sind überzeugende Erfolge zu erreichen.

13 Berufliche Rehabilitation bei chronisch-obstruktiven Atemwegserkrankungen

V. Flörkemeier

Rehabilitation bedeutet: *Milderung oder Aufhebung der Folgen eines vorliegenden oder Abwendung eines drohenden gesundheitlichen Defektes.*

Rehabilitation ist also nicht nur Rekonvaleszenz, Nachbehandlung oder Heilverfahren. Rehabilitation schließt in vielen Fällen auch die berufliche Wiederherstellung der Arbeitsfähigkeit ein. Zugleich wird deutlich, daß die Prävention und Sekundärprävention Teile der Rehabilitation sind.

Die in der beruflichen Rehabilitation tätigen Ärzte machen immer wieder die gleiche Beobachtung: Es vergehen oft Monate und Jahre, bis ein Kranker oder Behinderter in das für ihn adäquate Rehabilitationsverfahren kommt. Dafür gibt es 2 Gründe. Zum einen wird viel zu selten bei Beginn einer Arbeitsunfähigkeit eine Berufsanamnese erstellt. Zum andern sind die Kenntnisse von der beruflichen Rehabilitation bei den meisten Ärzten zu gering (Flörkemeier 1979). An dieser Feststellung hat sich in den letzten 10–15 Jahren nichts geändert.

Im folgenden sollen deshalb 4 Fragen beantwortet werden:

1) In welchen Berufen kann die Symptomatik bei Patienten mit chronisch-obstruktiven Atemwegserkrankungen verschlechtert werden?
2) Wie wird das berufliche Rehabilitationsverfahren eingeleitet und durchgeführt?
3) Welche Probleme treten in der beruflichen Rehabilitation auf?
4) Welche Faktoren hemmen oder fördern das Lernen im Erwachsenenalter?

13.1 Ungeeignete Berufe bei chronisch-obstruktiven Atemwegserkrankungen

Es gibt eine Reihe beruflicher Tätigkeiten, welche für Patienten mit Asthma bronchiale, chronischer Bronchitis und Emphysem ungeeignet sind. Dazu zählen:

- alle körperlich *schweren* Berufe,
- Arbeiten unter *Hitze* und stark *wechselnden Temperaturen*,
- Berufe in einer durch *Stäube, Gase, Dämpfe, Lösungsmittel* usw. *belasteten Arbeitsumwelt*
- Berufe mit hoher *Allergenbelastung*.

Körperlich schwere Berufe sind solche in der Schwerindustrie, im Hoch- und Tiefbau, im Bergbau (Kohle, Erz, Ton) sowie in den Speditionen.

Berufsfelder mit stark durch Gase, Stäube, Dämpfe usw. belasteter Arbeitsumwelt finden wir in der Kunststoffverarbeitung, Lederverarbeitung, Lackiererei, Holzverarbeitung, Druckerei, im Kfz- und im Elektrohandwerk.

Eine hohe *Allergenbelastung* beobachten wir in folgenden Berufen: Schreiner, Landwirt, Gärtner, Tierpfleger/-halter, Bäcker, Konditor, Elektriker/Elektroniker.

In der nachfolgenden Übersicht sind wichtige Arbeitsplätze zusammengefaßt, die für den Asthmatiker ein Risiko darstellen können.

Arbeitsplatzrisiko bei beruflicher Eingliederung von Asthmakranken
(nach Borsch-Galetke 1993)

Geringes arbeitsmedizinisches Risiko:
Arbeitsplätze mit minimalem inhalativem Kontakt zu allergenen oder chemisch-irritativen (toxischen) Arbeitsstoffen.

Beispiele (Büroberufe):
Kaufmännische Berufe:
– Verwaltungsberufe, z. B. Bote, Pförtner, Sekretariatsberufe,
– technische und künstlerische Planungsberufe.

Wissenschaftliche Berufe im theoretischen Bereich:
– Informatikberufe (Programmierer etc.),
– journalistische nachrichten- und medientechnische Berufe im Innendienst,
– bestimmte Tätigkeiten in industriellen Produktionsbereichen (auch Bandarbeit) an emissionsfreien Arbeitsplätzen.

Tragbares und abschätzbares arbeitsmedizinisches Risiko:
Arbeitsplätze mit (je nach ergonomischen Verhältnissen) möglicher, aber nicht obligater inhalativer Belastung durch asthmabegünstigende Arbeitsstoffe bzw. Arbeitsbedingungen (vorwiegend potentielles Asthmarisiko).

Beispiele:
– Verkäufer(in) im Einzelhandel,
– Lagerist (ausgenommen Getreide- und Düngemittellager, Bekleidungs- und Textilfertiger,
– Textilherstellungsarbeiter (Spinnereien, Webereien, ausgenommen Umgang mit ungereinigter Rohbaumwolle),
– Drucker und Druckereiarbeiter,
– Fotograf und Hilfspersonal (ausgenommen Dunkelkammerarbeiten),
– Krankenhaus- und Arztpraxispflegepersonal bzw. Hilfspersonal,
– Apotheker und Hilfspersonal,
– Pharmazeut (ohne Umgang mit Labortieren),
– Zahnarzt, Arzt,
– Chemotechniker (ohne Umgang mit Labortieren),
– Hauswirtschaft und Hotelfachkraft,
– Feinmechaniker,
– Kfz-Mechaniker,
– Elektromechaniker,
– Fensterputzer,
– Industriearbeiter an emissionsfreien Arbeitsplätzen in Einzelbewertung des arbeitsmedizinischen Risikos,
– Maschinenführer im Baugewerbe, in der Forstwirtschaft, im Bergbau (Tagbau); ausgenommen Straßenbau und Landwirtschaft.

Hohes arbeitsmedizinisches Risiko:
Arbeitsplätze und Berufe mit ständiger Gefährdung durch inhalativen Kontakt zu allergenen oder chemisch-irritativen Arbeitsstoffen bzw. anderen asthmabegünstigenden Arbeitsbedingungen.

Beispiele:
- Mehlverarbeitende Berufe (Bäcker, Konditor, Lagerarbeiter in Mehlsilos),
- Florist, Gärtner,
- Landwirt,
- Tischler und andere holzbearbeitende Berufe,
- Tierarzt und Hilfspersonal,
- Tierpfleger, Zoohändler,
- Pharmazeut im Umgang mit Labortieren,
- Schlachthofarbeiter, Schlachter,
- Fischverarbeiter,
- Futtermittel- und Getreidesiloarbeiter,
- Lackierer,
- Friseur,
- Kürschner, Pelznäher, Zuschneider,
- Polsterer,
- Dekorateur,
- Schuhfabrikarbeiter,
- Zahntechniker,
- Desinfektor,
- Müllwerker, Kanalarbeiter,
- Tiefbauarbeiter,
- Industriearbeiter im Umgang mit allergisierenden (z. B. Enzyme) oder chemisch-irritativ wirkenden Substanzen (z. B. Säure- oder Laugendämpfe).

Bei nicht wenigen Menschen führt die berufliche Tätigkeit zu einer Verschlechterung einer bereits bestehenden chronisch-obstruktiven Atemwegserkrankung. Genaue Zahlen sind nicht bekannt. Immerhin brechen pro Jahr 18 000 Jugendliche ihre Ausbildung aus gesundheitlichen Gründen vorzeitig ab (Vetter 1990). Betroffen sind besonders 5 Berufsgruppen: Friseure, Maler und Lackierer, Bäcker, Maurer und Floristen bzw. Gärtner. In den genannten Tätigkeiten kommt es zu besonderen Haut- und Bronchialbelastungen. Bei Bäckern liegt die Abbrecherquote mittlerweile bei etwa 40 %!

Eine Reihe von Arbeitnehmern will trotz Verschlechterung ihrer Atemwegserkrankung ihren erlernten Beruf weiter ausüben. Hier können Maßnahmen der *Arbeitshygiene* hilfreich sein wie zum Beispiel:
- Installation wirkungsvoller Raumabsaugungsanlagen (Kfz-Betrieb, Druckerei, Kunststoffverarbeitung usw.),
- arbeitsplatzbezogene Absaugung (elektrotechnische und elektronische Berufe),
- Benutzung von Feinstaubmasken usw.

Die Ärzte in Berufsförderungswerken sehen sich nach wie vor mit einer großen Zahl *vorprogrammierter Rehabilitationsfälle* konfrontiert. Es handelt sich um chronisch Kranke, die bei sorgfältiger Untersuchung nach dem Jugendarbeitsschutzgesetz den für sie ungeeigneten Beruf gar nicht hätten ergreifen dürfen.

13.2 Einleitung und Durchführung des beruflichen Rehabilitationsverfahrens

Die Rehabilitation ist eine ärztliche Aufgabe, die allerdings nicht immer und von allen Ärzten wahrgenommen wird. Obgleich wir Ärzte immer die erste Anlaufstelle für Kranke und Behinderte sind, wird – leider – das Verfahren oft erst durch Berater der Sozialversicherung oder des Arbeitsamtes eingeleitet. Dabei haben die Ärzte es heute leicht. Sie brauchen sich nicht um die formalen und leistungsrechtlichen Voraussetzungen von Rehabilitationsmaßnahmen zu kümmern. Es ist lediglich eine *Mitteilung an die entsprechende Krankenkasse nach § 368s der RVO erforderlich ("Anregung von Rehabilitationsmaßnahmen").* Diese Meldung erfordert allerdings die Zustimmung des Patienten.

Mit der Anregung einer Rehabilitationsmaßnahme durch den Arzt ist das Verfahren in Gang gesetzt. Die Krankenkasse sucht dann den zuständigen Kostenträger. In Betracht kommen die Bundesanstalt für Arbeit, die entspechende Rentenversicherung oder die Berufsgenossenschaft. Ist das zugrunde liegende Leiden als Berufskrankheit anerkannt, dann ist die Berufsgenossenschaft leistungspflichtig. In der Mehrzahl der Fälle kommen die beiden erstgenannten Kostenträger in Betracht. Entscheidend ist die Zeit, in der ein Arbeitnehmer seine Beiträge an die Rentenversicherung entrichtet hat. Sind es weniger als 180 Monate, ist die Arbeitsverwaltung leistungspflichtig. Bei mehr als 180 Monaten ist die entsprechende Rentenversicherung der Kostenträger.

Zuständig für die nun folgende berufliche Rehabilitation ist jedoch in allen Fällen die Arbeitsverwaltung mit den regionalen Arbeitsämtern. Dort wird auch abgeklärt, welche Form der beruflichen Rehabilitation für den entsprechenden Patienten die optimale ist. Als Möglichkeiten kommen beispielsweise in Betracht:
– innerbetriebliche *Umsetzung,*
– innerbetriebliche *Umschulung,*
– *berufliche Rehabilitation in einem Berufsförderungswerk,*

Ziel ist, für den Betreffenden einen sozialen Abstieg sowie finanzielle Einbußen zu vermeiden. In manchen Betrieben werden Arbeitnehmer „umgesetzt" und als „Minderleister" eingestuft. Im Einzelfall können dadurch psychosoziale Probleme aufgeworfen werden.

Bei den medizinischen Untersuchungen durch Arbeitsamts- oder Vertragsärzte wird die körperliche Leistungsfähigkeit festgestellt. Psychologische Tests ergeben Hinweise zur Motivation sowie zu manuellen und geistigen Fertigkeiten und Fähigkeiten. Die Ergebnisse der Beratungsgespräche sowie der Tests führen dann zum Eingliederungsvorschlag.

Ist eine endgültige Beurteilung durch die Fachdienste der Arbeitsverwaltung nicht möglich, dann werden ein mehrtägiger Test oder eine 2wöchige *Arbeitserprobung und Berufsfindungsmaßnahme* in einem *Berufsförderungswerk* durchgeführt. Eine solche Maßnahme läßt sich nur im Team durchführen. Zu einem solchen Team gehören der Arzt, der Psychologe, der Berufspraktiker, der Rehabilitationsberater und gegebenenfalls andere Fachkräfte. Das Hauptanliegen eines solchen Teams besteht darin, gemeinsam mit dem Behinderten eine sinnvolle berufliche Lösung zu finden. Diese muß vom Behinderten selbst, vom Rehabilitationsteam sowie vom Kostenträger akzeptiert werden. Bei der Arbeitserprobung werden die körperliche Einsatzfähigkeit, die Begabungen sowie die geistigen und manuellen Fähigkeiten qualitativ und quantitativ erfaßt.

Es werden selbstverständlich keine Kenntnisse für die in Frage kommenden künftigen Berufe vorausgesetzt. Es werden jedoch die für den Beruf typischen Arbeitsabläufe simuliert. Damit können der Behinderte wie auch das Rehabilitationsteam feststellen, ob Grundfertigkeiten oder Grundkenntnisse für diesen oder jenen Beruf bestehen oder sich aneignen lassen.

Oft werden bei den Eignungs- und Kenntnistests während der Berufsfindung und Arbeitserprobung Lücken des Allgemeinwissens und der theoretischen Kenntnisse festgestellt. Dann besteht im Rahmen der Rehabilitation die Möglichkeit, die für den künftigen Beruf notwendigen Wissensvoraussetzungen wieder zu schaffen. Solche *Maßnahmen der Rehabilitationsvorbereitung* dauern in der Regel nur etwa 3–4 Monate.

Danach schließt sich die eigentliche berufliche Rehabilitation an. Insgesamt stehen für die Behinderten ca. 80 verschiedene Berufe zur Verfügung. Für Patienten mit chronisch-obstruktiven Atemwegserkrankungen ist das Spektrum der Berufsmöglichkeiten naturgemäß eingeschränkt. Typische Umschulungsalternativen für diesen Personenkreis sind die kaufmännischen Berufe, bestimmte Berufe aus dem Metallbereich (z. B. Mechaniker, Güteprüfer, Technischer Zeichner usw.) sowie u. U. auch bestimmte elektronische Berufe. Bei den letzteren muß jedoch gewährleistet sein, daß bei der Ausbildung und späteren Berufsausübung leistungsfähige und arbeitsplatzbezogene Absauganlagen zur Verfügung stehen. So kann verhindert werden, daß die beim Löten entstehenden Kolophoniumdämpfe dem Rehabilitanden erneut Probleme schaffen.

Nach Errichtung von 5 neuen Berufsförderungswerken in den ostdeutschen Bundesländern verfügen wir in der Bundesrepublik Deutschland über ein Netz von 27 Einrichtungen zur beruflichen Rehabilitation Behinderter. Im Regelfall liegt der Wohnort nicht weiter als 100 km vom nächsten Berufsförderungswerk entfernt.

Die eigentliche Umschulung dauert bis zu 2 Jahren. Sie wird mit einer Prüfung vor der Industrie- und Handelskammer (bzw. Handwerkskammer) abgeschlossen. Da in modernen und vermittlungsfähigen Berufen umgeschult wird, ist die berufliche Wiedereingliederung im Regelfall unproblematisch. Für viele Rehabilitanden bedeutet die Umschulung zugleich auch eine Höherqualifizierung. Dies gilt insbesondere dann, wenn die Betreffenden vorher nicht über einen Berufsabschluß verfügten.

Nach den Jahren der hohen Arbeitslosigkeit (1983–1985) konnte die berufliche Eingliederung der Rehabilitanden 1989 und 1990 deutlich gesteigert werden. Im Jahr 1989 haben beispielsweise 85 % aller eingegliederten ehemaligen Rehabilitanden eine ausbildungsadäquate und 91 % eine behindertengemäße Beschäftigung gefunden.

Abbildung 1 gibt die Nachbefragungsergebnisse der Arbeitsgemeinschaft Deutscher Berufsförderungswerke für die Jahre 1980–1989 wieder. Neuere Befragungsergebnisse z. B. des Berufsförderungswerkes Vallendar für das Jahr 1990 lassen nochmals eine Verbesserung gegenüber den Vorjahrgängen erkennen.

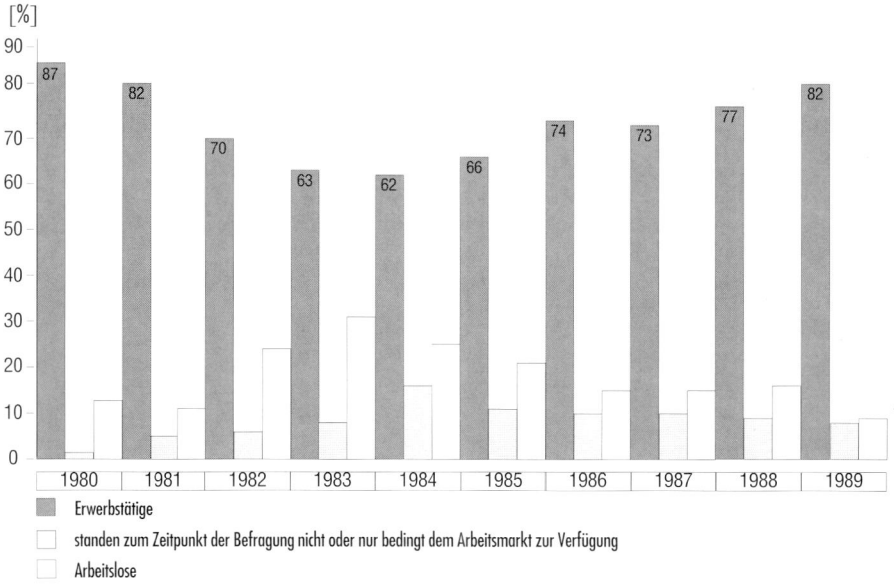

Abb. 1 Eingliederungssituation 1980–1989 (ca. 1 Jahr nach Ausbildungsende)

13.3 Probleme der beruflichen Rehabilitation

Für den einzelnen Rehabilitanden bedeutet die Umschulung eine enorme Kraftanstrengung über 2 Jahre. Die Ausbildungsinhalte der entsprechenden Berufe müssen in der halben Zeit bewältigt werden. Vom Rehabilitanden wird deshalb die volle Energie über 10 Unterrichtseinheiten pro Tag gefordert. Andererseits steht ein Team erfahrener Berufspädagogen für diese intensive Ausbildung zur Verfügung.

Eine große Zahl von Rehabilitanden bedarf gerade zu Beginn einer Umschulungsmaßnahme einer ärztlichen und psychologischen Betreuung. Für einen erfolgreichen Abschluß der Rehabilitationsmaßnahme sorgt aber auch der soziale Dienst der Berufsförderungswerke mit seinen Sozialpädagogen und Sozialarbeitern. Sie sind die eigentlichen „Reisebegleiter" während der 2jährigen Maßnahme.

Trotz der ganzheitlichen Betreuung der Rehabilitanden in einem Berufsförderungswerk ergeben sich doch reichlich Probleme für die Betroffenen. So sehen viele die internatsmäßige Unterbringung mit weiteren 500–1000 (und mehr) Behinderten in einem Rehabilitationszentrum als ein Leben im Ghetto.

Nicht zu übersehen ist der ständige *Leistungsdruck* für den einzelnen wegen der Kürze der Ausbildung. Die Kostenträger erwarten engmaschige Beurteilungen der Leistungsfähigkeit. Diese *permanente Prüfungssituation* wird oft als sehr belastend empfunden.

20–25 % der Rehabilitanden „pendeln" von ihren nähergelegenen Wohnorten in das entsprechende Berufsförderungswerk. Wenn sie abends erschöpft nach

Hause zurückkehren, werden sie mit Problemen und Aufgaben ihrer Familien konfrontiert. Für die Mehrzahl der Rehabilitanden bedeutet die internatsmäßige Unterbringung zugleich auch *Trennung von der Familie und dem Freundeskreis*. Auch dadurch ergeben sich familiäre Probleme, die nicht immer an den dazwischen liegenden Wochenenden geklärt werden können. Die Zahl der Ehescheidungen bei den Rehabilitanden ist höher als in einer Vergleichsgruppe.

Wenngleich die Eingliederungssituation in den letzten Jahren hervorragend war, haben manche Rehabilitanden doch erhebliche *Existenzsorgen*. Um später vermittelt zu werden, ist *Mobilität* gefordert. Im Einzelfall bedeutet das für den Betreffenden eine Härte, eine gewohnte und liebgewonnene häusliche bzw. landschaftliche Umgegend gegen ein Industriezentrum eintauschen zu müssen.

13.4 Lernen im Erwachsenenalter

Das durchschnittliche Alter der Rehabilitanden beträgt etwa 30 Jahre. Manch ein Rehabilitand hat das letzte Mal vor 15 oder mehr Jahren in einem Schulraum gesessen. Im Einzelfall stellt sich die Frage, ob in dem entsprechenden Alter überhaupt noch ausreichende Lernleistungen erbracht werden können (Flörkemeier 1978).

Die Erfahrungen zeigen, daß im Durchschnitt die Abschlußnoten bei der Prüfung vor der Industrie- und Handelskammer erheblich besser sind als die der jugendlichen Auszubildenden. Wir müssen mit dem Vorurteil aufräumen, daß ältere Menschen schlechter lernen. Richtig ist, daß sie anders lernen.

Hemmende Faktoren für das Lernen im Erwachsenenalter sind:
- Abnahme der Seh- und Hörschärfe,
- Abnahme der Energie und Reaktionsgeschwindigkeit,
- Verlernen des Lernens,
- schwere Korrigierbarkeit fehlerhafter „Erfahrungen",
- Ängstlichkeit und Unsicherheit durch Krankheit,
- Ablenkung durch Lebensprobleme,
- Identitätskrise.

Unter der Identitätskrise verstehen wir folgenden Vorgang: Ein 40jähriger, der bereits über mehr als 2 Jahrzehnte seine Leistungsfähigkeit im Beruf unter Beweis gestellt hat, muß wegen seiner Behinderung erneut die Schulbank drücken. Der Ausbilder ist u. U. 10 Jahre jünger als er. Dadurch ergeben sich Probleme, die nicht immer dem Betroffenen wie auch dem Ausbilder bewußt werden.

Wenn erwachsene Behinderte im Durchschnitt viel bessere Ergebnisse in den Prüfungen bei der Industrie- und Handelskammer erzielen, so ist der Grund sicherlich in den *fördernden Faktoren* beim Lernen im Erwachsenenalter zu suchen.

Zu den fördernden Faktoren gehören:
- Die Einstellung zum Lernen ist stärker zielgerichtet.
- Das Langzeitgedächtnis bleibt bestehen.
- Mnemotechnische Hilfen durch die Erkenntnisse der Erwachsenenpädagogik (viele Wiederholungen, Erfolgsbestätigung, Anerkennung, Praxisbezug usw.).

- Günstiges Lernklima in der Gruppe.
- Zunahme der Genauigkeit und Sorgfalt im Alter und
- Chance, den „Traumberuf" zu realisieren.

Der Arzt kann also mit gutem Gewissen durch ein aufklärendes und ermutigendes Gespräch dem Behinderten Hoffnung machen, daß eine berufliche Neuorientierung mit 35, 45 oder sogar 50 Jahren aufgrund vieltausendfacher Erfahrung nicht nur möglich, sondern im Regelfall auch erfolgreich ist.

14 Sozialmedizinische Beurteilung und Begutachtung bei Erwachsenen

E. Petri

Die Erfassung und Beurteilung der körperlichen, geistigen und seelischen Leistungsfähigkeit und Belastbarkeit im Erwerbsleben von Patienten mit bronchopulmonalen Krankheiten ist Aufgabe der sozialmedizinischen Beurteilung und Begutachtung.

14.1 Ziele der Begutachtung

Ein medizinisches Gutachten dient der Feststellung der „medizinischen Wahrheit". Der medizinische Fachgutachter soll erfahren, fachkompetent, objektiv und unbefangen sein. Gutachtenauftrag und Fragestellung bestimmen den Umfang und den Inhalt des Gutachtens, das die Fragestellung enthalten muß und in seinen Schlußfolgerungen allgemein verständlich formuliert sein soll. Die Bewertung der Krankheitsbilder soll nach anerkannten schulmedizinischen Meinungen und Anschauungen unter Berücksichtigung der ausführlichen Anamnese und der erhobenen Untersuchungsbefunde erfolgen. Die im Gutachten getroffenen Folgerungen und Feststellungen müssen beweisbar sein. Zu vermeiden sind unvollständige Befunderhebung, oberflächlich erhobene Anamnese, zu große Beweisgenügsamkeit, Verallgemeinerungen und ungenaue Begriffsbildungen und Begriffsanwendungen (Marx 1981 a).

Aufgabe des ärztlichen Gutachters ist es, aufgrund der Diagnose und der Leistungsfähigkeit des Patienten das positive und negative Leistungsbild für die Verwaltung zu erstellen. Dabei soll nicht nur die Einschränkung der Leistungsfähigkeit, sondern auch die verbliebene Restleistung dargestellt werden. Der medizinische Sachverhalt in Form des Leistungsbildes ist für den Verwaltungsjuristen ein rechtlicher Sachverhalt, aus dem den geltenden Rechtsnormen entsprechend die Rechtsfolgen abgeleitet werden.

Der Arzt muß wegen dieser engen Verzahnung von sozialmedizinischen und verwaltungsrechtlichen Gesichtspunkten die Grundlagen des Sozialversicherungsrechtes und die darin verwandten Begriffe kennen und seine Formulierungen klar und begründet entsprechend dem Gutachtenauftrag abfassen.

Der Gutachter muß bei der sozialmedizinischen Beurteilung im Leistungsrecht der Rentenversicherung (Mäurer 1986)
- die individuelle Fähigkeit des Untersuchten, eine Arbeit (auf dem allgemeinen Arbeitsmarkt) zu verrichten, unter Berücksichtigung der körperlichen, geistigen und seelischen Belastbarkeit feststellen und in Form eines positiven und negati-

ven Leistungsbildes, einschließlich der verwertbaren Arbeitszeit, beschreiben. Dabei muß die Fähigkeit des Versicherten, einen Arbeitsplatz zu erreichen, einbezogen werden;

– die Leistungsfähigkeit in der letzten beruflichen Tätigkeit oder einer bestimmten anderen vorgegebenen beruflichen Tätigkeit des Versicherten beurteilen;
– Feststellungen zum Beginn der Leistungseinschränkung treffen;
– eine Aussage zur Dauer einer bestehenden Leistungseinschränkung machen. Dabei ist die Prognose der Erkrankung bzw. der Behinderung unter dem Gesichtspunkt zu betrachten, ob und ggf. in welchem Umfang eine begründete Aussicht besteht, daß eine Wiederherstellung oder wesentliche Besserung der Leistungsfähigkeit in absehbarer Zeit erreicht werden kann;
– bei einer erheblichen Gefährdung oder Minderung der Leistungsfähigkeit die Notwendigkeit und Erfolgsaussichten von Rehabilitationsmaßnahmen prüfen;
– Änderungen (Besserung, Verschlechterung) einer vorher festgestellten Leistungsminderung beschreiben.

14.2 Sozialmedizinische Begriffsbestimmung

Der Gutachter muß die Begriffe Arbeitsunfähigkeit, Berufsunfähigkeit und Erwerbsunfähigkeit kennen und richtig anwenden.

Arbeitsunfähig ist, wer infolge einer Erkrankung nicht oder nur mit der Gefahr, seinen Zustand zu verschlimmern, seiner bisher ausgeübten Erwerbstätigkeit nachgehen kann. Die Arbeitsunfähigkeit ist ein absoluter Begriff, bei dem keine prozentuale Einstufung möglich ist und der an die Wahrscheinlichkeit des Reversiblen gekoppelt ist.

Berufsunfähigkeit liegt vor, wenn die Erwerbstätigkeit eines Versicherten aus medizinischen Gründen auf weniger als die Hälfte der Erwerbsfähigkeit eines Gesunden mit ähnlicher Ausbildung und gleichwertigen Kenntnissen und Fähigkeiten abgesunken ist (§ 1246 RVO, § 43 SGB VI). Kann der Versicherte auf eine sozial zumutbare Tätigkeit verwiesen werden, besteht keine Berufsunfähigkeit, und eine Rente kann nicht gewährt werden.

Erwerbsunfähigkeit besteht, wenn ein Versicherter aus gesundheitlichen Gründen auf nicht absehbare Zeit eine Erwerbstätigkeit in gewisser Regelmäßigkeit nicht mehr ausüben kann oder nicht mehr als nur geringfügige Einkünfte durch eine Erwerbstätigkeit erzielen kann (§ 1247 RVO, § 44 SGB VI).

Die Entscheidung über Berufs- oder Erwerbsunfähigkeit obliegt nicht dem gutachterlich tätigen Arzt, sondern wird vom Verwaltungsjuristen aufgrund des medizinischen Gutachtens gefällt.

14.3 Begutachtung und Leistungsgröße

Das Leistungsbild wird durch die Beschreibung der qualitativen und quantitativen Leistungsfähigkeit dargestellt. Qualitative Arbeitsmerkmale sind der globale Schweregrad der Arbeit, die erschwerenden Arbeitsanforderungen und der

Arbeitsablauf. Die Einteilung des Schweregrades der Arbeit erfolgt unter Berücksichtigung der zu leistenden Arbeit in Watt in sehr leichte (25−50 W Belastung), leichte (50−75 W), mittelschwere (75−100 W), schwere (100−150 W) und sehr schwere Arbeit (über 150 W). Die erschwerenden Arbeitsanforderungen umfassen die Nachtarbeit, Schichtarbeit, Wechselschicht, Akkordarbeit, wechselnder Einsatzort und Zeit (Außendienst), besondere Anforderungen an Geschicklichkeit und Feinmotorik, Anforderungen an die Sinnesorgane, besondere Unfallrisiken und die Exposition gegenüber unspezifischen Reizen (Staub, Rauch, Dämpfe, Gase etc.), spezifischen Reizen (Allergene, chemische Substanzen) und physikalischen Reizen (Hitze, Kälte, Temperaturwechsel, Witterungseinflüsse, Wind, Nässe, Lärm und andere). Außerdem wird die Wegefähigkeit, d. h. die Fähigkeit des Versicherten, den Arbeitsplatz zu erreichen, in die Beurteilung miteinbezogen. Der Arbeitsablauf ist durch die geleistete physikalische Arbeit, die statische und dynamische Arbeit sowie durch Körperhaltungen und Bewegungen (Bücken, Heben, Knien, Tragen, Steigen, Sitzen, Stehen) gekennzeichnet.

Zur Orientierung über den Schweregrad einer Arbeit in Beruf und Freizeit sind in Tabelle 1 sehr leichte bis mittelschwere Tätigkeiten aufgeführt und der Schweregrad der Arbeit der Leistungseinschränkung gegenübergestellt. Können Aktivitäten, die leichter sind als die in dieser Tabelle angeführten Arbeiten, nicht mehr ausgeführt werden, so ist die Leistungseinschränkung als schwer einzustufen. Als Gegenpol dazu steht das Leistungsvermögen, Tätigkeiten zu verrichten, die über mittelschwere Arbeiten hinausgehen, und somit keine Leistungseinschränkung vorliegt.

Die Arbeitszeit ist das wesentliche quantitative Arbeitsmerkmal mit der Abstufung vollschichtiger, halb- bis unter vollschichtiger, 2 Stunden bis halbschichtiger und unter zweistündiger bzw. keiner Einsatzfähigkeit. Die Zuordnung des Grades der Leistungseinschränkung zu der Arbeitszeit, während der eine bestimmte Leistung noch erbracht werden kann, ist in dem Stufenschema des Gesamtleistungsvermögens (Tabelle 2) dargestellt.

Die Leistungsfähigkeit eines Menschen wird jedoch nicht nur von den in der Leistungsdiagnostik meßbaren Parametern bestimmt, sondern ist auch von psychischen und intellektuellen Fähigkeiten, der Motivation, dem Willen und der Bereitschaft für die Erbringung einer Leistung abhängig. Alle erhobenen Teilbefunde ergeben das in der Leistungsdiagnose zusammengefaßte Bild der Gesamtleistung des Patienten.

Die Beschreibung der Leistungsfähigkeit anhand der qualitativen und quantitativen Arbeitsmerkmale beinhaltet das negative Leistungsbild, d. h. die Arbeitsmerkmale, die der Patient durch die festgestellten Funktionseinschränkungen nicht mehr erfüllen kann, und das positive Leistungsbild. Da werden die Leistungen beschrieben, die der Versicherte noch erbringen kann. Die verbliebene Einsatzfähigkeit in der bisherigen Tätigkeit, geeignete Verweisungstätigkeiten und geeignete Berufsförderungsmaßnahmen werden aufgezeigt. Die Leistungseinschränkung wird auf Zeit begrenzt sein, wenn begründete Aussicht besteht, daß die Berufs- und Erwerbsunfähigkeit in absehbarer Zeit behoben sein kann. Bei starken Leistungseinschränkungen und fortgeschrittenem, schwerem Krankheitsbild mit geringer Aussicht auf Besserung ist die Leistungseinschränkung auf Dauer einzustufen.

Tabelle 1. Schweregrad der Arbeit und Leistungseinschränkung (modifiziert nach Fox 1970; Meyer-Erkelenz et al. 1980)

Schweregrad der Arbeit	Watt	Beruf	Freizeit	Leistungs-einschränkung
Sehr leicht	0–20	Schreibtischarbeit, an elektrischer Schreib- oder Rechenmaschine, Autofahren	Stehen, 1.6 km/h Gehen, Nähen	mittel
	20–40	Reparatur von Auto, Radio, Fernsehgerät, mechanische Schreibmaschine schreiben, Pförtner, Kranführer, Ziegel mauern	3.2–4.0 km/h Gehen, leichte Holzarbeit, Musikinstrument spielen (z. B. Klavier), Schritt reiten	
Leicht	40–60	Ziegel legen, verputzen, Motor zusammenbauen, Lkw fahren, Auto fahren (Stadtverkehr), Hausarbeit	4–5 km/h Gehen, Trab reiten, „energisches" Musizieren	leicht
	60–75	Maler, Tapezierer, Maurer, Montage am Fließband, leichte Tischlerarbeit	5–6 km/h Gehen, Holz hacken, Gymnastik, 1–2 km/h Schwimmen	
	65	Grenze für kontinuierliche berufliche Arbeit während 8 Stunden/Tag		keine
Mittelschwer	75–90	Graben im Garten, lockere Erde schaufeln, Tragen von 10–15 kg schweren Lasten in der Ebene	6–7 km/h Gehen	

Tabelle 2. Stufenschema des Gesamtleistungsvermögens (nach Schnieders et al. 1979 und Mäurer 1986)

Leistungseinschränkung	Arbeitszeit
keine	vollschichtig
leicht	meist vollschichtig
mittel	meist halb- bis unter vollschichtig
körperlich nur leicht belastbar	unter halb- bis vollschichtig
schwer	unter zwei Stunden bzw. keine

14.4 Begutachtungsdiagnostik

Die Begutachtung der Leistungsfähigkeit stützt sich auf die ausführliche Anamnese, die körperliche Untersuchung, die Untersuchung mittels technischer Hilfsmittel (Röntgen, Lungenfunktion, EKG, Ergometrie, Herzkatheteruntersuchungen etc.) unter Hinzuziehung der Befunde von Voruntersuchungen. Bei bronchopulmonalen Erkrankungen sind subjektive Gründe für die Leistungseinschränkung die Symptome Husten, Auswurf, körperliche Schwäche, Dyspnoe in Ruhe, bei körperlicher Belastung, bei Allergenexposition, Atemnotanfälle und kardiale Beschwerden. Diese Symptome und Angaben des Patienten müssen anamnestisch hinsichtlich des örtlichen tages- und jahreszeitlichen Auftretens, ihres Beginns, der Stärke, der Häufigkeit und ihrer Dauer abgeklärt werden. Von besonderer Bedeutung ist die Arbeitsplatzanamnese mit Angaben zu den körperlichen Anforderungen, über Belastungen mit Schadstoffen und unspezifischen Umweltreizen sowie Allergenen. Unerläßlich sind Angaben über Häufigkeit und Dauer der Arbeitsunfähigkeit.

Betreffend die körperliche Untersuchung wird auf Teil C; 9.2 hingewiesen. Bei dieser Untersuchung ist besonders auf Husten, Dyspnoe beim An- und Auskleiden, Zyanose, Giemen und Pfeifen, hypersonoren Klopfschall, Ödeme, Hepatomegalie und den kardialen Auskultationsbefund zu achten.

Die Beurteilung der Leistungsfähigkeit ist allein aufgrund der körperlichen Untersuchung nicht möglich. Die Einschränkungen der Organfunktionen müssen, sofern möglich, mittels Funktionsdiagnostik gemessen werden. Ausführliche Hinweise dazu sind in Teil C; 9.6 enthalten. Funktionsuntersuchungen werden stufenweise in angemessenem Maße den Erfordernissen zur Erhärtung der Diagnose und angepaßt an den Zustand des Patienten eingesetzt. Die Untersuchungen müssen zumutbar und wenig belastbar sein, mit geringstem Risiko behaftet und mit kleinstem Aufwand durchführbar sein sowie bei guter Reproduzierbarkeit eine gute Aussagefähigkeit haben. Doppeluntersuchungen sind zu vermeiden, da Ergebnisse von Untersuchungen, die kurzfristig vor dem Zeitpunkt der Begutachtung erhoben wurden, mitberücksichtigt werden können.

Die Messung der Lungenfunktion erfolgt mittels Spirometrie und Bodyplethysmographie (s. Teil C; 9.5). Tabelle 3 gibt Anhaltspunkte für die Zuordnung der Einschränkung der Lungenfunktion zum Schweregrad der Erkrankung. Die Untersuchung vor und nach Bronchospasmolyse ist bei obstruktiven Atemwegserkrankungen obligatorisch. Die Lungenfunktion ist stets eine Momentaufnahme und muß unter Berücksichtigung der zur Zeit der Untersuchung laufenden medikamentösen Therapie beurteilt werden. Bei Normalwerten in der Spirometrie wird die Bodyplethysmographie mit Messung der Atemwegswiderstände und der statischen Lungenvolumina durchgeführt. Zusätzlich zur Lungenfunktionsprüfung können Peak-flow-Messungen hilfreich sein, die z. B. bei beruflich bedingten obstruktiven Atemwegserkrankungen eine typische Dynamik mit Verschlechterung der Werte zur Mitte und zum Ende der Woche hin zeigen.

Die Blutgasanalyse (s. Teil C; 9.5) ist für die Beurteilung der Funktionseinschränkung von entscheidender Bedeutung. Ergibt die Untersuchung unter Ruhebedingungen Normalwerte, so ist die Durchführung unter körperlicher Belastung auf dem Laufband- oder Fahrradergometer indiziert. In Tabelle 4 ist die Einteilung

Tabelle 3. Schweregrad der Ventilationsstörung, *FEV₁* Einsekundenkapazität (Tiffeneau), R_{aw} Atemwegswiderstand (Bodyplethysmographie), R_{aw} t Raw total (Mittelwert), R_{os} oszillatorisch gemessener Atemwidertand).
(Nach Herzog et al. 1979 und Schütz 1985)

Einschränkung	leicht (bis ca. 33 %)	mittel (bis ca. 66 %)	schwer (über 66 %)
Totalkapazität (TK) [% Soll] bei Restriktion	90–70	< 70–50	<50
Totalkapazität [% Soll] bei Überblähung	>110–120	>120–140	>140
Vitalkapazität (VK) [% Soll] bei Obstruktion	< 90–70	< 70–50	<50
FEV₁ [% Soll]	< 90–70	< 70–50	<50
FEV₁ VK [% Soll]	<100–90	< 90–70	<70
R_{aw} t [kPa/l·s]	0,36–0,6	0,61–0,9	>0,9
[cm H₂O/l·s]	3,67–6,11	3,67–6,11	>9,18
R_{os}			
[kPa/l·s]	0,46–0,6	0,61–0,9	>0,9
[cm H₂O/l·s]	4,69–6,12	6,22–9,18	>9,18

Tabelle 4. Schweregrad der respiratorischen Insuffizienz. (Nach Herzog et al. 1979)

Einschränkung	leicht (bis ca. 33 %)	mittel (bis ca. 66 %)	schwer (über 66 %)
p_aO_2 Richtwerte [kPa]	>8	7–8	<7
[mm Hg]	60	52,5–60	<52,5
Berechnung[a]	M bis (M−1/3 D)	(M−1/3 D) bis (M−2/3 D)	(M−2/3 D) bis 6,5
p_aO_2 Abfall bei Belastung [W]	80 bis 100	40 bis 60	keine Normalisierung einer Ruhehypoxämie
p_aO_2 [kPa]	5,58–6,24	6,37–7,02	>7,02
[mm Hg]	41,85–46,80	4,77–52,65	>52,65

[a] *M* Mindestsoll, abhängig von Geschlecht, Alter, Gewicht; *D* Differenz zwischen M und 6,5 kPa (48,75 mmHg)

der Gasaustauschstörungen unter Ruhe- und Belastungsbedingungen in 3 Schweregrade zusammengefaßt.

Die Rechtsherzinsuffizienz, deren Schweregrad für die Beurteilung der durch Lungen und Atemwegserkrankungen verursachten Spätschäden entscheidend ist, wird anhand von klinischen Symptomen, röntgenologischen Befunden, dem EKG und der Messung des Pulmonalarteriendrucks diagnostiziert. Der Rechtsherzkatheter ist als invasive Untersuchungsmethode bei der Untersuchung zur Begutachtung nicht duldungspflichtig und kann vom Patienten abgelehnt werden, was die Beur-

Tabelle 5. Schweregrad der Rechtsherzbelastung. (Nach Schnieders et al. 1979 u. Meyer-Erkelenz, 1980)

Einschränkung	leicht (bis ca. 33 %)	mittel (bis ca. 66 %)	schwer (über 66 %)
Klinik	Verdacht (ohne EKG-Befund)	Zeichen für manifestes Cor pulmonale	Zeichen für dekompensiertes Cor pulmonale
Röntgen	Verdacht		
EKG	Verdacht ohne klinischen Befund	Verdacht mit klinischem Befund	Cor pulmonale weitgehend sicher
Pulmonalarterienmitteldruck (PAP$_m$) [kPa; mm Hg] – in Ruhe	2,7–4,0 (20–30)	4,0–5,3 30–40	>5,3 (>40)
– Belastung (50 W)	4,0–5,3 (30–40)	5,3–6,7 40–50	>6,7 (>50)

teilung der kardialen Schädigung erheblich erschweren kann. Die Kriterien der Beurteilung und der Einteilung des Schweregrades der Rechtsherzinsuffizienz sind in Tabelle 5 aufgeführt.

14.5 Begutachtung pulmonaler Erkrankungen

Die Beurteilung der Leistungseinschränkung bei den einzelnen Krankheitsbildern bedarf der gesonderten Betrachtung. Akute pneumologische Krankheitsbilder führen grundsätzlich zu keiner dauernden Leistungseinschränkung und werden in diese Betrachtung nicht einbezogen.

Chronische Bronchitis: Die chronische Bronchitis geht ohne wesentliche Einschränkung der körperlichen Leistungsfähigkeit einher. Sie ist aber als häufigste Krankheit der unteren Atemwege oft der Wegbereiter der obstruktiven Bronchitis und Begleiterkrankung des Lungenemphysems, die rechtzeitig diagnostiziert werden müssen.

Chronisch-obstruktive Bronchitis: Bei der chronisch-obstruktiven Bronchitis bestimmt der Grad der Obstruktion, die Ausprägung der Lungenüberblähung im Sinne des Lungenemphysems und als Spätfolge die Rechtsherzbelastung bzw. Rechtsherzinsuffizienz die Einschränkung der Leistungsfähigkeit. Schwere körperliche Arbeiten können nicht mehr verrichtet werden.

Asthma bronchiale: Das Asthma bronchiale wird durch die Häufigkeit, die Dauer, die Stärke der Atemnotanfälle oder die dauernde Obstruktion, den Schweregrad der bronchialen Hyperreagibilität, den infektbedingten Exazerbationen, der Lungenüberblähung und der Rechtsherzbelastung mit dem Cor pulmonale als Endstadium geprägt. Beachtet werden muß die körperliche Belastbarkeit sowie die Exposition mit spezifischen allergischen Noxen, unspezifischen Umweltreizen oder chemisch-irritativen Noxen. Außerdem ist bei der Beurteilung der Leistungs-

fähigkeit und des Krankheitsbildes der Medikamentenbedarf des Patienten zu be-
rücksichtigen. Nebenwirkungen der medikamentösen Therapie, besonders bei
Langzeittherapie, speziell nach langjähriger systemischer Kortikosteroidtherapie
(Osteoporose, Katarakt, diabetische Stoffwechselstörungen etc.) müssen bei der
Gesamtbeurteilung mitbeachtet werden. Die körperliche Leistungsfähigkeit und
die Wegefähigkeit des Asthmatikers ist oft eingeschränkt. Körperliche mittel-
schwere und schwere Arbeiten können meistens nicht mehr verrichtet werden.
Kann wegen Dyspnoe nicht mehr als leichte Arbeit ausgeführt werden und ist bei
Exposition mit schädigenden Substanzen am Arbeitsplatz die innerbetriebliche
Umsetzung auf einen adäquaten Arbeitsplatz nicht möglich, tritt Berufsunfähigkeit
ein. Anhaltende Beschwerden, dauernde Lungenfunktionseinschränkungen und
Rechtsherzbelastung bedingen Erwerbsunfähigkeit.

Bei Patienten mit Bronchiektasen bestimmt die Ausdehnung des Befundes und
die funktionelle Einschränkung das Leistungsvermögen. Gehäufte Infektanfälligkeit und vermehrter Auswurf mit Husten machen Tätigkeiten in der Öffentlichkeit
und mit häufigem Publikumsverkehr unmöglich (Marx 1981 b; Schütz 1986).

Die Sarkoidose im röntgenologischen Stadium I und II führt selten zu einer
funktionellen Einschränkung und damit zu einer Einschränkung der Leistungsfähigkeit. Im Stadium III der Erkrankung, das zur fibrosebedingten Restriktion, respiratorischen Insuffizienz und zur nachfolgenden Rechtsherzinsuffizienz führen
kann, ist mit erheblichen Einbußen der körperlichen Leistungsfähigkeit zu rechnen, die zur Erwerbsunfähigkeit führen. Der Befall von anderen Organen (Herz,
Leber, ZNS, Augen, Haut etc.) ist bei der Beurteilung mitzuberücksichtigen (Marx
1981 b; Schütz 1986). Die Korrelation zwischen Röntgenbefund und Funktionseinbuße ist jedoch locker, so daß vom Ausmaß der Röntgenveränderungen keine
Rückschlüsse auf die Leistungsfähigkeit möglich sind.

Silikose: Die Beurteilung der Leistungseinschränkung bei der Silikose erfolgt
nicht aufgrund der röntgenologischen Befunde, sondern die funktionellen Einschränkungen am kardiopulmonalen System mit Obstruktion, Restriktion, Emphy-
sembildung, Gasaustauschstörung und Rechtsherzinsuffizienz sind für die gutachterliche Beurteilung entscheidend (Smidt 1987).

Die Lungentuberkulose führt während der Phase der Ansteckungsfähigkeit und
der Initialphase der antituberkulotischen Therapie zur Arbeitsunfähigkeit. Leistungseinschränkungen auf Dauer ergeben sich aus persistierenden, pleuralen Veränderungen, intrapulmonalen Höhlenbildungen, narbigen Residuen und Folgezu-
ständen nach operativen Eingriffen. Die Lymphknotentuberkulose führt zu keiner
Leistungseinschränkung. Krankheitsverläufe mit wiederholter Reaktivierung der
Tuberkulose und chronische Tuberkulose mit persistierender Ausscheidung von
Mycobacterium tuberculosis bedingen dauernde Leistungsunfähigkeit im Erwerbsleben. Die Funktionseinschränkungen werden anhand der Lungenfunktion, der
röntgenologischen Veränderungen und der Einschränkung der körperlichen Belastbarkeit beurteilt (Lukas et al. 1986; Marx 1981 c; Schütz 1986).

Erkrankungen des Lungenparenchyms (Alveolitiden, Fibrosen) zeichnen sich
durch Einschränkungen der Lungenfunkion mit Restriktion, der Blutgasanalyse
mit respiratorischer Partial- oder Globalinsuffizienz und dem chronischen Cor pulmonale aus. Leichtgradige Funktionseinschränkungen bedingen keine wesentliche

Leistungseinschränkung bei leichten Arbeiten, während diese bei mittel- und schwergradigen Funktionseinschränkungen nicht mehr ausgeführt werden können und Erwerbsunfähigkeit zur Folge haben. Mittelschwere und schwere Arbeiten können nicht mehr geleistet werden (Marx 1981 b; Schütz 1986).

Pneumonien, die zu röntgenologisch nachgewiesenen irreversiblen Parenchymschädigungen mit andauernder Lungenfunktionseinbuße (Restriktion) und andauernden Leistungseinschränkungen geführt haben, bedingen Erwerbsunfähigkeit und somit die Berentung (Marx 1981 b).

Pleuraerkrankungen, die mit erheblicher Pleuraverschwielung und kompensatorischem Emphysem einhergehen, haben bei schwerer Defektheilung Erwerbsunfähigkeit zur Folge (Marx 1981 b).

Tumorerkrankungen werden je nach Tumorstadium, der Differenzierung des Tumors, der Metastasierung, dem Ausmaß der Resektion, der Bestrahlungsfolgen und der evtl. erfolger Cytostatikatherapie sowie dem Allgemeinzustand des Patienten beurteilt. Guter Allgemeinzustand und ungestörte Lungen- und Kreislauffunktion bedeuten weiterhin Arbeitsfähigkeit. Metastasierung und Pneumonektomie führen jedoch zur Berentung wegen Erwerbsunfähigkeit (Marx 1981 b; Schütz 1986).

Die Epikrise eines medizinischen Gutachtens leitet die sozialmedizinische Beurteilung ein und beinhaltet die Beschreibung der bestehenden Gesundheitsstörung anhand der Diagnose und der Funktionseinschränkungen, einschließlich differentialdiagnostischer Überlegungen und Angaben zur Prognose. Daraus und unter Beachtung der geschilderten Parameter der Leistungsbeurteilung erfolgt die sozialmedizinische Beurteilung mit Darstellung der Leistungsfähigkeit des Versicherten.

15 Sozialmedizinische Beurteilung und Begutachtung bei Kindern

J. Lecheler, B. Niggemann

Eine Beurteilung chronisch-obstruktiver Atemwegserkrankungen im Kindesalter nach Schweregraden ist deswegen sinnvoll, weil über die aktuelle Zustandsbeschreibung hinaus bereits frühzeitig prognostische Aussagen getroffen werden können, die Therapieentscheidungen wesentlich beeinflussen.
- Bei der Schweregradeinteilung der Mukoviszidose dominiert dabei die Bewertung klinischer Symptome nach einem Vorschlag von Shwachmann (1958), dargestellt in Tabelle 1.
- Bei der Beurteilung asthmakranker Kinder und Jugendlicher gibt es dagegen noch keinen ausreichenden Konsens, v. a. dann nicht, wenn man die WHO-Klassifikation von Behinderung zugrunde legt. Diese Beurteilung geht über die Begutachtung des Funktionsschadens („impairment") hinaus und schließt die damit verbundene Beeinträchtigung („disability") sowie die Störung des sozialen Umfeldes („handicap") mit ein. So sind sozialmedizinische Beurteilungen dieser Art nicht nur für den Arzt im anfangs erwähnten Sinn ein therapieentscheidendes Bewertungskriterium, sie haben für die Betroffenen selbst und ihre Familien praktische Bedeutung: etwa ob Beihilfen verschiedenster Art zu erlangen sind, ob eine Eingliederungshilfe (nach dem Bundessozialhilfegesetz) als notwendig angesehen werden muß oder ob institutionelle Förderungen zur beruflichen Rehabilitation möglich sind.

Seit jeher steht aber bei der Schweregradeinteilung des Asthma bronchiale die Diskrepanz zwischen subjektiv geäußerten Beschwerden und objektiven Meßergebnissen einer allgemein akzeptierten Bewertung entgegen. Diese Diskrepanz beruht auf:
- der stark variablen Symptomatik der Krankheit mit anfallsweisen Verschlechterungen und unterschiedlich langen beschwerdefreien Intervallen (Nolte 1989);
- der mangelnden Selbsteinschätzung der Obstruktion (Petermann u. Lecheler 1991);
- unzureichender Möglichkeit longitudinaler Funktionsmessungen, die von der Mitarbeit der Patienten weitgehend unabhängig sind.

Eine Übersicht über derzeit verwendete Schweregradeinteilungen, die nach Angaben über Beschwerdehäufigkeit erstellt wurden, zeigt Tabelle 2, während Tabelle 3 die derzeit verwendeten Schweregradeinteilungen nach Belastungsfähigkeit und Medikamentenbedarf zeigt (Hansen et al. 1991).

Tabelle 1. Shwachman-Score. Das Schema beurteilt Allgemeinzustand, klinischen Befund, Ernährungszustand und Ausmaß der radiologisch nachweisbaren Lungenveränderungen. Die Schwere der Veränderungen wird mit Punkten angegeben, wobei jede Kategorie maximal 25 Punkte haben kann. Die Gesamtbeurteilung ergibt sich aus der Gesamtsumme. (Nach Shwachman et al. 1958)

Punkte	Allgemeinbefinden	Klinischer Befund	Ernährung	Thoraxröntgenbefunde
25	Normale Aktivität, regelmäßiger Schulbesuch	Normal, kein Husten, normale Atemfrequenz, normaler Auskultationsbefund	Gewicht und Länge über der 25. Percentile, geformte Stühle, gute körperliche Konstitution	Normales Lungenbild
20	Verminderte Ausdauer, ermüdet am Abend, regelmäßiger Schulbesuch	Ruhepuls und Atemfrequenz normal, gelegentlich Husten oder Räuspern, keine Trommelschlegelfinger, normaler Auskultationsbefund, minimales Emphysem	Gewicht und Länge zwischen der 15. Percentile, Stuhlbeschaffenheit meist normal, ausreichende Muskelmasse und -tonus	Geringfügige Betonung der bronchovaskulären Zeichnung; angedeutetes Emphysem
15	Ermüdet bei Alltagsbelastung, ausreichender Schulbesuch	Gelegentlicher morgendlicher Husten, Atemfrequenz leicht erhöht, leichtes Emphysem, verschärftes Atemgeräusch, vereinzelt Rasseln, Uhrglasnägel	Gewicht und Länge zwischen der 3. und 15. Percentile, voluminöse Stühle von verminderter Konsistenz, geringfügige Vorwölbung des Abdomens, schlechter Muskeltonus mit reduzierter Muskelmasse	Leichtes Emphysem, kleinfleckige Atelektasen, deutliche bronchovaskuläre Zeichnung
10	Hauslehrer, Dyspnoe nach kurzer Laufstrecke, muß sich häufig ausruhen	Häufiger, meist produktiver Husten, mäßiges Emphysem, Thoraxdeformierung, Rasselgeräusch, deutliche Trommelschlegelfinger	Gewicht und Länge unterhalb der 3. Percentile, voluminöse, fetthaltige Stühle von verminderter Konsistenz, reduzierte Muskelmasse, Muskelschwäche, mäßige abdominelle Vorwölbung	Deutliches Emphysem, ausgeprägte, kleinfleckige Atelektasen und bronchopneumonische Infiltrate, geringe Bronchiektasenbildung

Tabelle 1. Fortsetzung

| 5 | Orthopnoe, nur noch minimale körperliche Belastbarkeit | Schwere Hustenattacken, Tachypnoe und Tachykardie, ausgeprägter Auskultationsbefund, Zeichen des Rechtsherzversagens, ausgeprägte Trommelschlegelfinger | Ausgeprägte Dystrophie, erheblich vorgewölbtes Abdomen, Rektumprolaps, häufige Entleerung von massigen fetthaltigen Stühlen | Ausgeprägte Veränderungen mit ausgedehnten bronchopulmonalen Infiltraten, lobäre Atelektasen, Bronchiektasen |

Tabelle 2. Schweregradeinteilungen des Asthma bronchiale in der Literatur nach Häufigkeit der Beschwerden (die Zahlenangaben entsprechen den Episoden pro Jahr, MdE ist die Minderung der Erwerbsfähigkeit).
Überblähung: reversible oder zumindest teilreversible Erhöhung des thorakalen Gasvolumens bzw. Residualvolumens

Grad 1	Grad 2	Grad 3	Grad 4	Literatur
<5	5–10	>10	–	Cherniak 1979
<5	5–10	>10	–	Debelić 1988
<5	5–10 + Thoraxveränderung	11–20 oder 3 Monate Dauerbeschwerden	>20 oder 6 Monate Dauerbeschwerden	Maier et al. 1976 Reinhardt 1985
1–6, MdE $<50\%$	6–12 monatlich, MdE 50–70%	>12 wöchentlich, MdE 70–100%	Ständige Beschwerden, MdE 100%	Von der Hardt et al. 1985
1–6, Lungenfunktion normal	6–12 monatlich, Lungenfunktion normal	>12 wöchentlich, leichte Überblähung	Ständige Beschwerden, deutliche Überblähung	Riedel et al. 1987

Werden zu den anamnestischen Eckdaten objektive Meßparameter mitverwendet, sollten sowohl peripher als auch zentral messende Parameter Verwendung finden. Neben der Messung der Einsekundenkapazität in der Spirometrie und der bodyplethysmographischen Resistance sollte daher auch die Fluß-Volumen-Kurve gemessen werden, da die Parameter MEF 50 und MEF 25 als besonders empfindlich für die frühe Diagnostik peripherer Obstruktion gelten. Vergleichbares gilt für die bodyplethysmographisch gemessene Überblähung (ITGV; vgl. zusammenfassend von der Hardt u. Hofmann 1985).

Hansen et al. (1991) haben unlängst vorgeschlagen, die Reversibilität der Obstruktion in die Schweregradeinteilung mit aufzunehmen. Es bleibt aber noch abzuwarten, ob dieser Vorschlag auf breiter Basis durchsetzbar ist. Bisher liegen auch noch keine ausreichenden Kenntnisse darüber vor, wie die Ergebnisse standardisierter unspezifischer Provokationstests die Schweregradeinteilung erleichtern könnten.

Tabelle 3. Schweregradeinteilungen des Asthma bronchiale in der Literatur nach Belastungs-fähigkeit und Medikamentenbedarf.

Grad 1	Grad 2	Grad 3	Grad 4	Literatur
Gelegentlich Atembe-schwerden	Anfallsweise Atemnot, unregelmäßig β_2-Mimetika	Variierende Anfallsdyspnoe, regelmäßig β_2-Mimetika	Häufig andauernde Dyspnoe, Dauersteroide	Schultze-Werninghaus 1988
Gelegentlich Atembe-schwerden, β_2-Mimetika nach Bedarf	Regelmäßig Atembe-schwerden, β_2-Mimetika regelmäßig	Stärkeres Asthma, DNCG, Topische Steroide	Schwer kontrol-lierbare Dyspnoe, topische + orale Steroide	Zimmermann 1988
Schlaf ge-stört, Besse-rung mit β_2-Mimetika	Schlaf gestört, keine Besse-rung mit β_2-Mimetika	Dauernde Beeinträchtigung, Puls >120/min	Völlig hilflos, Puls >120/min	Jones 1980 Reinhardt 1985
Schule und Sport mög-lich, β_2-Mi-metika nach Bedarf, Lun-genfunktion normal	Schule und Sport gestört, Theophyllin, DNCG, β_2-Mi-metika, Lun-genfunktion pathologisch	Schule und Sport stark gestört, topi-sche + orale Ste-roide, PEF immer pathologisch	–	Millner 1982
Schule und Sport mög-lich, β_2-Mi-metika nach Bedarf, Lun-genfunktion normal	Schule und Sport gestört, Theophyllin, DNCG, β_2-Mi-metika, Lun-genfunktion pa-thologisch, Überblähung	Schule und Sport stark gestört, topi-sche + orale Ste-roide, PEF immer pathologisch, we-nig reversibel	–	Ellis 1983

Tabelle 4 zeigt schließlich eine Schweregradeinteilung, die subjektive Angaben mit objektiven Meßdaten der Lungenfunktion verbinden soll und nach Meinung der Verfasser einen praktikablen Kompromiß darstellt.

Ein wesentlicher Faktor für die Bestimmungen des Bundessozialhilfegesetzes ist die Progredienz der Erkrankung, da nach den §§ 39 ff. des Gesetzes die von der Behinderung Bedrohten den Behinderten gleichgestellt sind. So können schwächere Verlaufsformen einer Asthmaerkrankung ähnliche Förderungen erhal-ten wie höhere Schweregrade, wenn diese Verschlechterung auch nur zu befürch-ten ist.

Sozialmedizinische Beurteilungen schließen weiterhin auch im Kindes- und Jugendalter Ausfallzeiten in der Ausbildung (Schule und Lehre) als wesentliches Kriterium mit ein.

Schließlich ist zu erwähnen, daß der Wunsch vieler Familien nach einem Be-hindertenausweis für das chronisch asthmakranke Kind, auf dem der Schweregrad der Behinderung (GdB = Grad der Behinderung, früher MdE = Minderung der Erwerbsfähigkeit) eingetragen ist, nicht ganz unkritisch gesehen werden darf.

Tabelle 4. Vorschlag für eine Schweregradeinteilung des Asthma bronchiale im Kindesalter.

Schweregrad	Episoden	Lungenfunktion
Grad 1 (leichtes Asthma)	<5 pro Jahr (erschwerte Atmung, selten Pfeifen, keine Atemnot)	Im Intervall normal
Grad 2 (mäßiggradiges Asthma)	6–10 pro Jahr (Erschwerte Atmung, häufiger Pfeifen, selten Atemnot)	Leichtgradige Obstruktion, keine Überblähung
Grad 3 (mittelschweres Asthma)	11–20 pro Jahr (Pfeifen, gelegentlich Atemnot)	Mäßig schwere Obstruktion, leichte Überblähung
Grad 4 (schweres Astma)	>20 pro Jahr (Pfeifen, häufig Atemnot, Dauerbeschwerden)	Schwergradige Obstruktion, deutliche Überblähung

Zweifellos ist es für manche Beihilfen (keinesfalls aber für alle) eine Bedingung, diesen Ausweis präsentieren zu können. Die Vorteile dieses Ausweises bei der Berufsfindung werden aber möglicherweise überschätzt. Die Erfahrung der letzten Jahre zeigte, daß nur in wenigen Großbetrieben Behinderte bei gleicher Eignung bevorzugt eingestellt werden. Bei mittelständischen Betrieben muß der asthmakranke Jugendliche auch mit dem Gegenteil rechnen, so daß ein Schwerbehindertenausweis – dessen Existenz er nicht verschweigen kann – kaum hilfreich ist.

Der Behindertenausweis sollte daher schweren Asthmaformen vorbehalten bleiben, die auf finanzielle Hilfen in jedem Fall angewiesen sind. Nicht zuletzt widerspricht auch das rasche Streben nach (auch vermeintlichen) staatlichen Hilfen schon bei leichteren Erkrankungsformen dem aktiven Rehabilitationsgedanken, der auf eine möglichst vollständige Wiedereingliederung abzielt.

16 Arbeitsmedizinische Beurteilung und Begutachtung

W. Mohrmann

Die Atemwege, beginnend von der Nase über die Bronchien zu den Alveolen, gehören funktionell zur Körperoberfläche und sind somit einatembaren Schadstoffen der Umwelt, der Innenraumwelt und der Arbeitswelt direkt ausgesetzt. So ist es eine Tatsache, daß die Mehrzahl der beruflich verursachten Erkrankungen das Bronchialsystem und/oder die Lunge betreffen.

Im Rahmen der Klärung der Zusammenhangsfrage und der Entschädigungspflicht von Berufskrankheiten ist von medizinischen Sachverständigen die

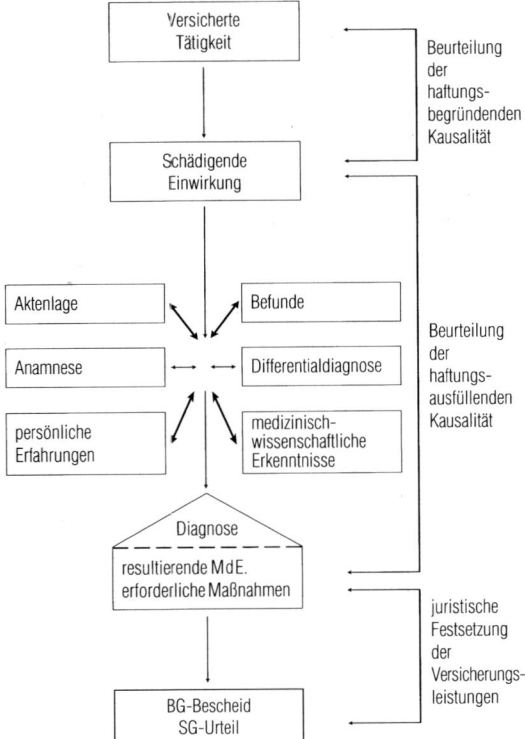

Abb. 1. Gliederung des arbeitsmedizinischen Sachverständigengutachtens. (nach Woitowitz 1978)

sog. „haftungsbegründende Kausalität", d. h., der ursächliche Zusammenhang zwischen versicherter Tätigkeit und schädigender Einwirkung und die sogenannte „haftungsausfüllende Kausalität", d. h., der Zusammenhang zwischen schädigender Einwirkung und eingetretener Gesundheitsschädigung zu klären.

Abbildung 1 zeigt den Aufbau eines Sachverständigengutachtens (Woitowitz 1978).

Grundlage für die Beurteilung von Krankheiten als Berufskrankheiten ist die Liste der Berufskrankheiten nach der Änderungsverordnung zur Berufskrankheitenverordnung vom 18. 12. 92 (BGBl. I, Nr. 59 v. 29. 12. 92):

Liste der Berufskrankheiten

Nr.	Krankheiten
1	Durch chemische Einwirkungen verursachte Krankheiten
11	Metalle und Metalloide
1101	Erkrankungen durch Blei oder seine Verbindungen
1102	Erkrankungen durch Quecksilber oder seine Verbindungen
1103	Erkrankungen durch Chrom und seine Verbindungen
1104	Erkrankungen durch Cadmium oder seine Verbindungen
1105	Erkrankungen durch Mangan oder seine Verbindungen
1106	Erkrankungen durch Thallium oder seine Verbindungen
1107	Erkrankungen durch Vanadium oder seine Verbindungen
1108	Erkrankungen durch Arsen oder seine Verbindungen
1109	Erkrankungen durch Phosphor oder seine anorganischen Verbindungen
1110	Erkrankungen durch Beryllium oder seine Verbindungen
12	Erstickungsgase
1201	Erkrankungen durch Kohlenmonoxid
1202	Erkrankungen durch Schwefelwasserstoff
13	Lösemittel, Schädlingsbekämpfungsmittel (Pestizide) und sonstige chemische Stoffe
1301	Schleimhautveränderungen, Krebs oder andere Neubildungen der Harnwege durch aromatische Amine
1302	Erkrankungen durch Halogenkohlenwasserstoffe
1303	Erkrankungen durch Benzol oder seine Homologe oder durch Styrol
1304	Erkrankungen durch Nitro- oder Aminoverbindungen des Benzols oder seiner Homologe oder ihrer Abkömmlinge
1305	Erkrankungen durch Schwefelkohlenstoff
1306	Erkrankungen durch Methylalkohol (Methanol)
1307	Erkrankungen durch organische Phosphorverbindungen
1308	Erkrankungen durch Flour oder seine Verbindungen
1309	Erkrankungen durch Salpetersäureester
1310	Erkrankungen durch halogenierte Alkyl-, Aryl-, oder Alkylaryloxide
1311	Erkrankungen durch halogenierte Alkyl-, Aryl-, oder Alkylarylsulfide
1312	Erkrankungen der Zähne durch Säuren
1313	Hornhautschädigungen des Auges durch Benzochinon
1314	Erkrankungen durch para-tertiär-Butylphenol
1315	Erkrankungen durch Isocyanate, die zur Unterlassung aller Tätigkeiten gezwungen haben, die für die Entstehung, die Verschlimmerung oder das Wiederaufleben der Krankheit ursächlich waren oder sein können

Zu den Nummern 1101–1110, 1201 und 1202, 1303–1309: Ausgenommen sind Hauterkrankungen. Diese gelten als Krankheiten im Sinne dieser Anlage nur insoweit, als sie Erscheinungen einer Allgemeinerkrankung sind, die durch Aufnahme der schädigenden Stoffe in den Körper verursacht werden oder gemäß Nummer 5101 zu entschädigen sind.

2	Durch physikalische Einwirkungen verursachte Krankheiten
21	Mechanische Einwirkungen
2101	Erkrankungen der Sehnenscheiden oder des Sehnengleitgewebes sowie der Sehnen- oder Muskelansätze, die zur Unterlassung aller Tätigkeiten gezwungen haben, die für die Entstehung, die Verschlimmerung oder das Wiederaufleben der Krankheit ursächlich waren oder sein können
2102	Meniskusschäden nach mehrjährigen andauernden oder häufig wiederkehrenden, die Kniegelenke überdurchschnittlich belastenden Tätigkeiten
2103	Erkrankungen durch Erschütterung bei Arbeit mit Druckluftwerkzeugen oder gleichartig wirkenden Werzeugen oder Maschinen
2104	Vibrationsbedingte Durchblutungsstörungen an den Händen, die zur Unterlassung aller Tätigkeiten gezwungen haben, die für die Entstehung, die Verschlimmerung oder das Wiederaufleben der Krankheit ursächlich waren oder sein können
2105	Chronische Erkrankungen der Schleimbeutel durch ständigen Druck
2106	Drucklähmungen der Nerven
2107	Abrißbrüche der Wirbelfortsätze
22	Druckluft
2201	Erkrankungen durch Arbeit in Druckluft
23	Lärm
2301	Lärmschwerhörigkeit
24	Strahlen
2401	Grauer Star durch Wärmestrahlung
2402	Erkrankungen durch ionisierende Strahlen
3	Durch Infektionserreger oder Parasiten verursachte Krankheiten sowie Tropenkrankheiten
3101	Infektionskrankheiten, wenn der Versicherte im Gesundheitsdienst, in der Wohlfahrtspflege oder in einem Laboratorium tätig oder durch eine andere Tätigkeit der Infektionsgefahr in ähnlichem Maße besonders ausgesetzt war
3102	Von Tieren auf Menschen übertragbare Krankheiten
3103	Wurmkrankheit der Bergleute, verursacht durch Ankylostoma duodenale oder Strongyloides stercoralis
3104	Tropenkrankheiten, Fleckfieber

4	Erkrankungen der Atemwege und der Lungen, des Rippenfells und Bauchfells
41	Erkrankungen durch anorganische Stäube
4101	Quarzstaublungenerkrankungen (Silikose)
4102	Quarzstaublungenerkrankung in Verbindung mit aktiver Lungentuberkulose (Silikotuberkulose)
4103	Asbeststaublungenerkrankung (Asbestose) oder durch Asbeststaub verursachte Erkrankung der Pleura
4104	Lungenkrebs

— in Verbindung mit Asbeststaublungenerkrankung (Asbestose),

— in Verbindung mit durch Asbeststaub verursachter Erkrankung der Pleura oder

— bei Nachweis der Einwirkung einer kumulativen Asbestfaserstaub-Dosis am Arbeitsplatz von mindestens 25 Faserjahren $\{25 \times 10^6 \ [(\text{Fasern/m}^3) \times \text{Jahre}]\}$

4105	Durch Asbest verursachtes Mesotheliom des Rippenfells, des Bauchfells oder des Pericards
4106	Erkrankungen der tieferen Atemwege und der Lungen durch Aluminium oder seine Verbindungen
4107	Erkrankungen an Lungenfibrose durch Metallstäube bei der Herstellung oder Verarbeitung von Hartmetallen
4108	Erkrankungen der tieferen Atemwege und der Lungen durch Thomasmehl (Thomasphosphat)
4109	Bösartige Neubildungen der Atemwege und der Lungen durch Nickel oder seine Verbindungen
4110	Bösartige Neubildungen der Atemwege und der Lungen durch Kokereigase
42	Erkrankungen durch organische Stäube
4201	Exogen-allergische Alveolitis
4202	Erkrankungen der tieferen Atemwege und der Lungen durch Rohbaumwoll-, Rohflachs- oder Rohhanfstaub (Byssinose)
4203	Adenokarzinome der Nasenhaupt- und Nasennebenhöhlen durch Stäube von Eichen- oder Buchenholz
43	Obstruktive Atemwegserkrankungen
4301	Durch allergisierende Stoffe verursachte obtruktive Atemwegserkrankungen (einschließlich Rhinopathie), die zur Unterlassung aller Tätigkeiten gezwungen haben, die für die Entstehung, die Verschlimmerung oder das Wiederaufleben der Krankheit ursächlich waren oder sein können
4302	Durch chemisch-irritativ oder toxisch wirkende Stoffe verursachte obstruktive Atemwegserkrankungen, die zur Unterlassung aller Tätigkeiten gezwungen haben, die für die Entstehung, die Verschlimmerung oder das Wiederaufleben der Krankheit ursächlich waren oder sein können
5	Hautkrankheiten
5101	Schwere oder wiederholt rückfällige Hauterkrankungen, die zur Unterlassung aller Tätigkeiten gezwungen haben, die für die Entstehung, die Verschlimmerung oder das Wiederaufleben der Krankheit ursächlich waren oder sein können
5102	Hautkrebs oder zur Krebsbildung neigende Hautveränderungen durch Ruß, Rohparaffin, Teer, Anthracen, Pech oder ähnliche Stoffe
6	Krankheiten sonstiger Ursache

Durch das im Unfallversicherungsrecht geltende Kausalitätsprinzip ist zumindest der Wahrscheinlichkeitsnachweis für das Vorliegen einer Berufskrankheit zu führen.

Von besonderer Bedeutung ist die Arbeitsanamnese. Für die genaue Kenntnis der Arbeitsplatzsituation ist eine exakte Arbeitsplatzbeschreibung mit Auflisten der Schadstoffe, die am Arbeitsplatz und im direkten Umfeld vorkommen, unerläßlich. In der Akte des Betroffenen sollten ausführliche Arbeitsplatzbeschreibungen mit Angabe von MAK- und TRK-Werten des Technischen Aufsichtsdienstes der jeweiligen Berufsgenossenschaft vorliegen. Mögliche Einwirkungen von Crackprodukten sowie die Summation mehrerer Schadstoffe auf das Tracheobronchialsystem dürfen nicht außer acht gelassen werden.

Je nachdem, ob Pneumokoniosen oder z. B. allergische Erkrankungen als Verursacher einer Berufskrankheit zu diskutieren sind, ist das Untersuchungsprogramm verschieden.

Bei Pneumokoniosen vermittelt die Röntgenaufnahme des Thorax in Hartstrahltechnik ein Bild vom Ausmaß der Intensität der fibrotischen Einlagerungen. Inwieweit sich durch Schichtaufnahmen oder eine Computertomographie die röntgenmorphologischen Veränderungen differentialdiagnostisch besser abklären lassen, hat im Einzelfall entschieden zu werden. Entscheidend für die Beurteilung der MdE ist bei Pneumokoniosen die Lungenfunktionsanalyse, die die Bodyplethysmographie, Spirometrie und das Fluß-Volumen-Diagramm sowie eine blutgasanalytische Untersuchung in Ruhe und unter Belastung enthalten sollte. Bei Verdacht auf Lungendehnbarkeitsstörungen, wie bei der Lungenasbestose, sollte auch eine Complianceuntersuchung vorgenommen werden. Die Tabellen 1−3 fassen Vorschläge zur Einschätzung der MdE bei Asbestose, Lungentuberkulose und Lungenfibrosen zusammen (Konietzko 1991; Tekolf 1993; Bergmann 1993).

Bei tätigkeitsbedingten obstruktiven Atemwegserkrankungen, verursacht durch allergisierende Stoffe (BK-Nr. 4301) oder chemisch-irritativ bzw. toxisch wirkende Stoffe (BK-Nr. 4302) sind Hauttests (Pricktest, Intrakutantest und evtl. Epi-

Tabelle 1. Empfehlungen zur Einschätzung der Erwerbsminderung bei anerkannter Lungenasbestose und/oder Pleuraasbestose. (nach Konietzko 1991)

Meßwert		Störung		
	fehlt	leicht	mittel	schwer
Inspiratorische Vitalkapazität (IVC)	>80 %	≤80 %	<60 %	<40 %
Compliance (C_{Lstat})	>70 %	<70 %	<50 %	<30 %
p_aO_2 bei Belastung	Über Mindestsoll		Um/unter Mindestsoll	Stark unter Mindestsoll
Minderung der Erwerbsfähigkeit MdE [%]	<20	20−30	40−60	>60
Erwartbare ILO-80-Gesamtstreuung	0−1/1	0/1−1/2	1/2−2/3	>2/2

Tabelle 2. Verbleibende Minderung der Erwerbsfähigkeit nach Lungentuberkulose. (Nach Tekolf 1993)

– Bei komplikationslosem Verlauf nach Entlassung mit Chemotherapie:	
für ca. 3 Monate	50%
weitere 3 Monate	10–30%
danach im allgemeinen	0%
– Bei ausgedehnten Prozessen mit nur langsamer Rückbildungstendenz:	
während der Behandlung	100%
nach Entlassung	50–30% für ca. 6 Monate
– Einzelne Restherde	0–20%
– Schrumpfung oder Resektion der Oberlappensegmente 1–3 je nach Funktionsausfall	10–30%
– Schrumpfung oder Resektion der Unterlappensegmente je nach Funktionsausfall	30–50%
– Ausfall einer Lunge je nach Funktionsausfall	50–80%
– Pleuraschwarte je nach Funktionsausfall	10–50%

Tabelle 3. Vorschlag zur MdE-Einschätzung bei Lungenfibrosen. (Nach Bergmann 1993)

MdE [%]	Klinik	IVC [% SW]	Diffusions-kapazität [% SW]	p_aO_2 Ruhe	p_aO_2 Belastung[a]	PAP Ruhe [mm Hg]	PAP Belastung
20–30	Belastungs-dyspnoe – gering	80–70	80–70	Normal	Erniedrigt bei: Belastungs-stufe III	20–25	Normal
40	– zunehmend	70–65	70–65	Normal bis leicht erniedrigt	Belastungs-stufe III	25–30	
50	– deutlich, Sklerophonie	65–60	65–60	Leicht er-niedrigt	Belastungs-stufe II	30–35	
60	Reizhusten, Zyanose	60–55	60–55	Mäßig erniedrigt	Belastungs-stufe II	35–40	Erhöht
70	Ruhedyspnoe	55–40	55–35	Deutlich erniedrigt	Belastungs-stufe I	40–50	Erhöht
80–100	Polyglobulie	40	35	Manifeste respira-torische Global-insuffi-zienz	Nicht belastbar	50	Nicht belastbar

Bei allen Bewertungen Alters- und Geschlechtsabhängigkeit der Sollwerte beachten.
[a] *Belastungsstufe III* = 1650 ml/min $\dot{V}O_2$, *II* = 1350 ml/min $\dot{V}O_2$, *I* = 1050 ml/min $\dot{V}O_2$;
MdE Minderung der Erwerbsfähigkeit; *IVC* inspiratorische Vitalkapazität; p_aO_2 arterieller O_2-Partialdruck; *PAP* Druck in der Ar. pulmonalis; *SW* Sollwert; $\dot{V}O_2$ O_2-Aufnahme.

kutantestungen) und immunologische Untersuchungen (IgE, RAST, Präzipitine) von Bedeutung bei der Identifizierung des in Frage kommenden Allergens.

Auch wenn eine chemisch-irritativ wirkende Substanz der Verursacher einer obstruktiven Atemwegserkrankung ist, ist eine eingehende allergologische Diagnostik unerläßlich, um abzuklären, ob nicht primär eine klinisch relevante Allergie, z. B. gegen Hausstaubmilben, vorliegt und dadurch bereits eine Hyperreagibilität des Bronchialsystems gegeben ist. Bei derartigen Vorerkrankungen ist die Schädigung durch chemisch-irritativ oder toxisch wirkende Substanzen u. U. tiefgreifender.

Bei der Sicherung der Diagnose allergischer bzw. chemisch-irritativ bedingter Atemwegserkrankungen durch Arbeitsstoffe spielt der arbeitsplatzbezogene inhalative Provokationstest (AIT) die entscheidende Rolle.

Beim AIT wird unter fortlaufender Messung relevanter Atemgrößen, so des Atemströmungswiderstandes und des thorakalen Gasvolumens mit der Ganzkörperplethysmographie oder der oszillatorischen Registrierung des Atemwiderstandes, die originäre Arbeitsplatzsituation des Probanden simuliert. Es ist wichtig, daß die Allergene bzw. die Substanzen vom Arbeitsplatz des zu Untersuchenden stammen. Unter ärztlicher Aufsicht werden beim AIT die ätiologisch in Frage kommenden Schadstoffe durch Verstäuben, Versprühen oder Verdampfen tätigkeitsgerecht zur Inhalation gebracht und die bronchiale Reaktion mittels der oben angeführten Untersuchungsmethoden registriert. Bei Beachtung der Kontraindikationen, wie hochgradig sensibilisierende Potenz des Allergens bzw. Aggressivität der chemischen Substanz, hoher Sensibilisierungsgrad, klinischer Zustand des Probanden, bedeutet der AIT in aller Regel kein besonderes Risiko für den Untersuchten, da er ja mit Arbeitsstoffen, denen er ja normalerweise ausgesetzt ist, konfrontiert wird.

Das Ausmaß einer bronchialen Hyperreagibilität läßt sich durch einen unspezifischen bronchialen Provokationstest mit Histamin oder einem Körperüberträgerstoff bestimmen. Eine mögliche physikalische Irritierbarkeit der Tracheobronchialschleimhaut wird durch Inhalation von inerten Stäuben abgeklärt.

Der Grad der Störung in bezug zur Höhe der MdE ist in Tabelle 4 dargestellt.

Für die Beurteilung von Erkrankungen durch organische Stäube ist die bronchoalveoläre Lavage ein wichtiger Bestandteil der Diagnostik. Die Überprüfung der Blutgase in Ruhe und Belastung und die Bestimmung der Diffusionskapazität ergeben Aufschluß über das Ausmaß der alveolokapillären Blockbildung.

Ist unter Zugrundelegung der Arbeitsanamnese, der klinisch weitergehenden Untersuchungen wie Röntgen, allergologischen Untersuchungen, BAL, Lungenfunktion und AIT die tätigkeitsbedingte Verursachung der Atemwegserkrankung bewiesen, so ist der Schweregrad der Erkrankung zu beurteilen hinsichtlich MdE-Einschätzung und ob Maßnahmen nach § 3 der Berufskrankheiten-Verordnung zur Anwendung kommen können.

In aller Regel sind bei den oftmals dynamischen Krankheitsverläufen Kenngrößen, aus denen die Höhe der MdE abzuleiten wäre, nicht bekannt. Es wurde schon vielfach versucht, Richtlinien zur MdE-Bemessung zu erarbeiten. Vorschläge, die auf den wichtigsten Befundparametern aufgebaut wurden, finden sich u. a. in den Veröffentlichungen von Borsch-Galetke (1985) und Kentner (1982). Die Praxis

Tabelle 4. Begutachtung der berufsbedingten Asthma-MdE bei berufsbedingter Atemwegserkrankung

Rhinoconjunctivitis allergica		0 %
Unspezifische bronchiale Hyperreaktivität	klinisch nicht relevant	0 %
Unspezifische bronchiale Hyperreaktivität	klinisch relevant	20 %
Obstruktion	leicht reversibel	20 %
	mittelschwer, teilreversibel	30 %
	schwer, nicht reversibel	40 %
	mit akuter respiratorischer Partialinsuffizienz	10 %
	mit manifester respiratorischer Partialinsuffizienz	20 %
	mit manifester respiratorischer Globalinsuffizienz	100 %
	mit schwerer respiratorischer Globalinsuffizienz	40 %
	mit Cor pulmonale	100 %

Tabelle 5. Empfehlung einer MdE-Abstufung in Abhängigkeit von der kardiopulmonalen Funktionseinbuße. (Nach Kentner 1982)

	MdE			
	20−30 %	30−50 %	50−80 %	80−100 %
Ventilation und Atemmechanik (Ruhespirographie, Spiroergographie, Fremdgasmethode, Ganzkörperlethysmographie)	Leichtgradig eingeschränkt	Mäßiggradig eingeschränkt	Mittelschwer eingeschränkt	Schwer eingeschränkt
Dyspnoe, Zyanose (Anamnese, körperliche Untersuchung)	0	Bei Belastung	Bereits in Ruhe	Bereits in Ruhe
Arterialisationsstörung (Blutgasanalyse in Ruhe und unter Belastung	0	0	Hypoxämie in Ruhe und/ oder unter Belastung	Hypoxämie in Ruhe und unter Belastung, evtl. Hyperkapnie
Rechtsherzbelastung (Röntgen, EKG, körperliche Untersuchung)	0	0	Hinweis auf Rechtsherzbelastung ohne Dekompensation	Cor pulmonale mit Neigung zur Dekompensation

hat jedoch gezeigt, daß die Summation der klinischen Befunde unter Berücksichtigung individueller Fakten und Bewertung der Funktionsparameter nur ungenügend in ein Scoresystem zur MdE-Bemessung einzuordnen sind. Die Beurteilung einer Berufskrankheit mit Festlegung der Minderung der Erwerbsfähigkei sollte den Ärzten vorbehalten bleiben, die über umfangreiche arbeitsmedizinische, allergologische und funktionsanalytische Erfahrungen verfügen. Anhaltspunkte für eine MdE-Abstufung in Abhängigkeit von der Funktionseinbuße sind der Tabelle 5 zu entnehmen.

17 Praktische Wege zum Rehabilitationsverfahren

17.1 Wege in die Rehabilitation.
Rechtliche und administrative Grundlagen

H. Piechowiak

Der Beitrag will in einem 1. Teil über die Zielsetzungen der Rehabilitation sowie über die Leistungsträger und deren Leistungen im Gesamtkonzept der Rehabilitation informieren. Dieser Teil skizziert ferner die wesentlichsten Einrichtungen und stellt den Antragsweg dar. Eine kurze Notiz gilt schließlich den Neuerungen des Rehabilitationsrechts in den letzten Jahren (SGB V 1989, SGB VI 1992).

In einem kürzeren 2. Teil sollen – nach Darstellung des aktuellen Datenmaterials zur medizinischen und beruflichen Rehabilitation – einige Probleme, besonders der medizinischen Rehabilitation, angesprochen werden.

17.1.1 Zielsetzungen und Leistungen im System der sozialen Sicherung

17.1.1.1 Definition der Behinderung und Zielsetzungen der Rehabilitation

Unter einer „Behinderung" wird jede Auswirkung von gesundheitlichen Schäden und körperlichen, geistigen oder seelischen Veränderungen verstanden, die „erheblich" und nicht nur vorübergehender Art sind. Die Ursache der Behinderung ist für die Feststellung der Behinderung unerheblich; es kommt allein auf die Tatsache der Behinderung an.

„Schwerbehinderte" sind Behinderte, die auf Antrag vom Versorgungsamt einen Grad der Behinderung (GdB) von 50 oder mehr zuerkannt bekommen.

Liegt der GdB unter 50, aber wenigstens bei 30, können Behinderte auf ihren Antrag hin den Schwerbehinderten gleichgestellt werden, wenn sie infolge ihrer Behinderung einen geeigneten Arbeitsplatz nicht bekommen oder behalten können. Man nennt sie „Gleichgestellte".

Der Begriff des „Rehabilitanden" bezieht sich – unabhängig von der Höhe des GdB – auf Personen, die aufgrund einer drohenden oder manifesten Behinderung besonderer Hilfen bedürfen.

Die Rehabilitation umfaßt demnach die Gesamtheit der vielfältigen Bemühungen, einen durch Krankheit, ein angeborenes Leiden oder äußere Schädigungen körperlich, geistig oder seelisch behinderten Menschen (über die ärztliche Akutbehandlung hinaus) durch umfassende Maßnahmen auf medizinischem, schulisch-pädagogischem, beruflichem und allgemein-sozialem Gebiet so gut wie möglich in die Lage zu versetzen, ein seinen Vorstellungen entsprechendes Leben zu führen und ihn in Beruf und Gemeinschaft zu reintegrieren.

Die allgemeine Rechtsgrundlage für die rehabilitativen Bemühungen der Gesellschaft findet sich in § 10 Sozialgesetzbuch I (SGB I), wo es heißt: „Wer körperlich, geistig oder seelisch behindert ist oder wem eine solche Behinderung droht, hat unabhängig von der Ursache der Behinderung ein Recht auf die Hilfe, die notwendig ist, um 1. die Behinderung abzuwenden, zu beseitigen, zu bessern, ihre Verschlimmerung zu verhüten oder ihre Folgen zu mildern, 2. ihm einen seinen Neigungen und Fähigkeiten entsprechenden Platz in der Gemeinschaft, insbesondere im Arbeitsleben, zu sichern." Die Rehabilitationsbemühungen – speziell der Gesetzlichen Krankenversicherung – gelten ferner dem Ziel, Pflegebedürftigkeit zu vermeiden oder zu mindern.

17.1.1.2 Leistungsträger und Leistungsspektrum

Rehabilitationsträger sind diejenigen Körperschaften, Anstalten und Behörden der verschiedenen Sozialleistungsbereiche, die gesetzlich verpflichtet sind, Leistungen zur Rehabilitation zu erbringen. Tabelle 1 stellt diese Bereiche, die Leistungsträger und deren rehabilitatives Aufgabenspektrum dar. In Spalte 1 sind in Klammern zusätzlich die wichtigsten Rechtsgrundlagen genannt.

Neben den Sozialversicherungsträgern und Behörden stehen aber auch die Leistungsangebote der caritativen Einrichtungen (Deutscher Caritasverband, Diakonisches Werk der EKD, Zentralwohlfahrtsstelle der Juden in Deutschland, Arbeiterwohlfahrt, Deutscher Paritätischer Wohlfahrtsverband, Deutsches Rotes Kreuz, Müttergenesungswerk etc.) im weiteren Sinne im Dienst der medizinischen und sozialen Reintegration.

17.1.1.3 Die bei den jeweiligen Leistungsträgern anspruchsberechtigten Personenkreise

Hinsichtlich des anspruchsberechtigten Personenkreises ist die GKV v. a. für Kinder, Jugendliche, Hausfrauen und Rentner zuständig.

Die GUV ist Leistungsträger der Rehabilitation für alle bei ihr Versicherten, aber nur für Arbeits- und Wegeunfälle sowie bei Berufskrankheiten. Kinder, Schüler und Studenten haben Leistungsansprüche bei Unfällen im Kindergarten oder in den gesetzlich genannten Bildungseinrichtungen.

Die GRV ist für Erwerbstätige und Frührentner zuständig, sofern die Erwerbsfähigkeit (EF) erheblich gefährdet bzw. bereits gemindert ist und sie durch die Maßnahme wesentlich gebessert oder wiederhergestellt werden kann (§ SGB VI).

Tabelle 1. Übersicht über die Träger der Rehabilitation (*R.*) und deren Aufgabenspektrum

Sozialleistungsbereich	Träger der Versicherung bzw. der Sozialleistung	Aufgabenspektrum
1) Gesetzliche Krankenversicherung (GKV) (Sozialgesetzbuch V)	RVO- und Ersatzkassen (AOK, BKK, IKK, LKK, BEK, DAK etc.)	Medizinische R.
2) Gesetzliche Unfallversicherung (GUV) (3. Buch der Reichsversicherungsordnung, RVO; Berufskrankheiten-Verordnung)	Berufsgenossenschaften (BG, gewerblich und landwirtschaftlich, Gemeindeunfallversicherungsverbände)	Medizinische R., schulisch-pädagogische R., berufliche R., soziale R.
3) Gesetzliche Rentenversicherung (GRV) (Sozialgesetzbuch VI ab 1.1.1992)	Landesversicherungsanstalten, Bundesversicherungsanstalt für Angestellte, Bundesknappschaft, Seekasse, Landwirtschaftliche Alterskassen	Medizinische R., berufliche R.
4) Gesetzliche Arbeitslosenversicherung (Arbeitsförderungsgesetz)	Bundesanstalt für Arbeit (BA) bzw. (Landes-)arbeitsämter	Berufliche R.
5) Soziale Entschädigung (Bundesversorgungsgesetz, Soldatenversorgungsgesetz, Opferentschädigungsgesetz etc.)	(Landes-)versorgungsämter; (Haupt-)fürsorgestellen	Medizinische R., schulisch-pädagogische R., berufliche R., soziale R.
6) Sozialhilfeverwaltung (Bundessozialhilfegesetz)	Sozialämter	Medizinische R., schulisch-pädagogische R., berufliche R., soziale R.

Die Bundesanstalt für Arbeit ist mit ihren Leistungen – wie die GRV – auf die Erwerbsfähigkeit ausgerichtet. Sie ist zuständiger Leistungsträger für die berufliche Rehabilitation bei der Ersteingliederung von Behinderten sowie bei Erwerbstätigen mit kurzen Versicherungszeiten in der Rentenversicherung (unter 180 Monaten), – es sei denn, daß der Antragsteller bereits Rente wegen Berufs- oder Erwerbsunfähigkeit (BU/EU) bezieht; in diesem Fall wäre die zuständige Rentenversicherung der Leistungsträger.

Anspruchsberechtigt von seiten der Kriegsopferversorgung sind Patienten, die Gesundheitsschäden aufgrund von Kriegsdienst, Wehrdienst oder Zivildienst erlitten haben, ferner Behinderte aufgrund von Impfschäden, Gewalttaten oder politischer Inhaftierung.

Die Sozialhilfe ist – entsprechend dem Subsidiaritätsprinzip – nur nachrangig leistungspflichtig, wenn andere Leistungsträger sich als unzuständig erklärt haben. Einkommen und Vermögen werden bei der Leistungsvergabe z. T. berücksichtigt. Der Personenkreis, dem die Leistungen gewährt werden, besteht demnach v. a. aus

Kindern mit schweren konnatalen oder (früh)kindlich erworbenen Behinderungen, wenn die Eingliederung die Finanzkraft der Eltern überschreitet, ferner aus Nichtseßhaften und Suchtkranken.

17.1.1.4 Leistungen

Tabellen 2 und 3 stellen die verschiedenen Einzelleistungen der medizinischen, schulisch-pädagogischen und beruflichen sowie der sozialen Rehabilitation dar, ferner die sog. „ergänzenden" Leistungen (vgl. RehaAnglG §§ 9 ff.). Zu berücksichtigen ist allerdings – s. oben –, daß nicht alle Leistungen von allen Leistungsträgern erbracht werden und daß die Leistungen einzelner Träger auch an bestimmte Einrichtungen gebunden sind. So werden z. B. medizinische Leistungen der Rentenversicherungsträger nicht in Krankenhäusern erbracht und in der Regel auch nicht ambulant am Heimatort.

Die Tabellen enthalten allerdings nur das Spektrum der Leistungen an Behinderte und Schwerbehinderte. Daneben dürfen die umfangreichen Leistungen an die Arbeitgeber nicht vergessen werden, die die Gesetze außerdem vorsehen (Aus-

Tabelle 2. Leistungen der medizinischen und beruflichen Rehabilitation (Nach Angaben der BAR und des VDR, modifiziert)

Medizinische Rehabilitation	Schulisch-pädagogische und berufliche Rehabilitation
– Ärztliche und zahnärztliche Behandlung	– Frühförderung von Kindern, vorschulische, schulische und sonderpädagogische Maßnahmen
– Arznei- und Verbandmittel	– Hilfen zur Erlangung oder Erhaltung eines Arbeitsplatzes
– Heilmittel, Krankengymnastik, Bewegungs-, Sprach- und Beschäftigungstherapie	– Berufsfindung, Arbeitserprobung und Berufsvorbereitung in den Berufsbildungs- und Berufsförderungswerken
– Körperersatzstücke, orthopädische und andere Hilfsmittel (inklusive Änderung, Instandsetzung)	– Berufliche Anpassung, Ausbildung, Fortbildung und Umschulung
– Belastungserprobung und Arbeitstherapie auch in Krankenhäusern sowie Kur- und Spezialeinrichtungen	– Sonstige Hilfen zur Förderung einer Erwerbs- oder Berufstätigkeit auf dem allgemeinen Arbeitsmarkt oder in einer Werkstätte für Behinderte (Reisekosten, Fahrtkostenbeihilfe, Umzugskosten, Arbeitsausrüstung, Kfz.-Hilfen, Zuschüsse an Arbeitgeber etc.)
– Stationäre Heilbehandlungen in Kur- und Spezialeinrichtungen (GKV: Vorsorge- oder Rehabilitationseinrichtungen); inklusive Anschlußheilbehandlungen, auch in Krankenhäusern, einschließlich psychologischer Hilfen und gesundheitserzieherischer Maßnahmen	– Stufenweise Wiedereingliederung in das Erwerbsleben

Tabelle 3. Leistungen zur sozialen Rehabilitation sowie ergänzende Leistungen (mod., nach Angaben der BAR und des VDR)

Soziale Rehabilitation	Ergänzende Leistungen
– Zur Entwicklung der geistigen und körperlichen Fähigkeiten vor Beginn der Schulpflicht	– Krankengeld, Verletztengeld, Übergangsgeld, Versorgungskrankengeld
– Zur angemessenen Schulbildung, einschließlich Vorbereitung dazu	– Sonstige Hilfen zum Lebensunterhalt
– Bei Behinderten, die nur praktisch bildbar sind, zur Ermöglichung einer Teilnahme am Leben in der Gemeinschaft	– Beiträge zur gesetzlichen Kranken-, Unfall- und Rentenversicherung sowie zur Bundesanstalt für Arbeit
– Zur Ausübung einer angemessenen Tätigkeit, soweit berufsfördernde Leistungen nicht möglich sind	– Übernahme der Reisekosten
– Zur Ermöglichung und Erleichterung der Verständigung mit der Umwelt	– Behinderten(bzw. Rehabilitations)sport in Gruppen unter ärztlicher Betreuung
– Zur Erhaltung, Besserung und Wiederherstellung der körperlichen und geistigen Beweglichkeit sowie des seelischen Gleichgewichts	– Übernahme der mit einer berufsfördernden Leistung zusammenhängenden Kosten (Lernmittel, Arbeitskleidung, Arbeitsgeräte, Prüfungsgebühren)
– Zur Ermöglichung oder Erleichterung der Besorgung des Haushaltes	– Haushaltshilfe (unter bestimmten Bedingungen)
– Zur Verbesserung der wohnungsmäßigen Unterbringung	– Sonstige Leistungen zur Erreichung des Rehabilitationsziels
– Zur Freizeitgestaltung und zur sonstigen Teilnahme am gesellschaftlichen und kulturellen Leben	

bildungszuschüsse, Eingliederungshilfen, Zuschüsse für Probebeschäftigungen und für Arbeitshilfen im Betrieb; ferner Arbeitsentgeltzuschüsse, Einarbeitungszuschüsse, Lohnkostenzuschüsse für ältere Arbeitnehmer, Arbeitsbeschaffungsmaßnahmen etc.). Und schließlich sind auch noch die Leistungen der Hauptfürsorgestellen zugunsten Schwerbehinderter zu erwähnen (z. B. Schaffung und Bereitstellung von Ausbildungs- und Arbeitsplätzen, Zuschüsse für außergewöhnliche Belastungen und wegen verminderter Arbeitsleistung etc.).

17.1.1.5 Einrichtungen zur Rehabilitation

Wenngleich keine „Einrichtung" im üblichen Wortsinn, ist das Beratungsgespräch das Fundament jeder Rehabilitation. Es realisiert sich, wo Angehörige der Heilberufe, v. a. Ärzte, mit chronischer Krankheit konfrontiert werden und von ihnen Hilfen zur existentiellen Bewältigung der dadurch gestellten Probleme erwartet werden. Das ist in Klinik und Praxis der Fall.

Daneben bestehen die Reha-Beratungsstellen, v. a. der Träger der gesetzlichen Kranken- und Rentenversicherung und die sozialmedizinischen Dienste der verschiedenen Sozialleistungsbereiche (medizinischer Dienst der Krankenversicherung; sozialmedizinische Dienste der Rentenversicherungsträger; ärztliche Dienste der Arbeits- und Versorgungsämter etc.), die Ärzten wie Patienten bei allen Fragen behilflich sind, sowie die Reha-Einrichtungen im engeren Sinne.

Medizinische Reha-Einrichtungen

An erster Stelle sind diejenigen Krankenhäuser zu nennen, die neben den medizinischen Fachabteilungen auch über spezielle Abteilungen für physikalische Therapie und medizinische Rehabilitation verfügen, aber auch die psychiatrischen Kliniken, in denen Beschäftigungs- und Arbeitstherapien angeboten werden, u.U. sogar mit Trainingsphasen und Überprüfungen der Belastbarkeit.

Für die GUV dürfen schwere Verletzungen nur in bestimmten hochspezialisierten Krankenhäusern behandelt werden. Daneben existieren die berufsgenossenschaftlichen Unfallkliniken und Sonderstationen, in denen stets auch medizinische Rehabilitationsmaßnahmen zum Einsatz kommen.

Bei den Einrichtungen der GRV weisen die Sanatorien den geringsten Spezialisierungsgrad auf, die sog. Schwerpunktkliniken (vor allem auch für AHB) den höchsten. In der Mitte liegen die Kurkliniken mit als „durchschnittlich" betrachteten diagnostisch-therapeutischen Möglichkeiten; sie stellen gewissermaßen den Prototyp der medizinischen Reha-Einrichtungen dar. Auf dem Gebiet der Lungenheilkunde gibt es praktisch keine „Sanatorien"; die medizinische Qualifikation der Einrichtungen entspricht z. T. dem der Kur-(Fach-)kliniken, z. T. auch dem der Schwerpunktkliniken. Die meisten Häuser sind bestimmten Diagnosehauptgruppen zugeordnet, mit denen sie vorrangig belegt werden.

In der GKV sprach man bisher von „Kur- oder Spezialeinrichtungen". Das Sozialgesetzbuch V spricht nun von „Vorsorge- und Rehabilitationseinrichtungen", wobei die entsprechenden Maßnahmen auch in Einrichtungen des Müttergenesungswerkes oder anderen Einrichtungen durchgeführt werden können, wenn entsprechende Verträge mit den Krankenkassen nach § 11 SGB V bestehen. Die meisten Vorsorge- und Rehabilitationseinrichtungen dürften in ihrer Ausstattung Sanatorien bzw. Kurkliniken entsprechen.

Die Versorgungsverwaltung bedient sich der orthopädischen Versorgungsstellen, der Versorgungskrankenhäuser und der Versorgungskuranstalten. Sie belegt ferner fremde Sanatorien und Kurkliniken.

Für psychische Leiden gibt es mit den Tages- und Nachtkliniken teilstationäre Einrichtungen für Patienten, die nachts in eine stabile häusliche Umgebung entlassen werden können bzw. tagsüber einer Tätigkeit nachgehen. Ähnliche Überbrückungsfunktion haben – mit abnehmendem Fremdbetreuungsbedarf – Übergangseinrichtungen, Wohnheime und Patientenselbsthilfegruppen.

Einrichtungen der schulisch-pädagogischen und beruflichen Rehabilitation

Diese Form der Rehabilitation geschieht in Sonderkindergärten sowie Sonderschulen (bei Körperbehinderungen, Verlust von Sinnesorganen, seelisch-geistig Behinderten).

Die berufliche Rehabilitation geschieht in Berufsbildungswerken (berufliche Erstausbildung jugendlicher Behinderter), in denen gleichzeitig eine ärztlich-psychologische Betreuung vorgehalten wird.

Umschulungsmaßnahmen bei erwachsenen Personen, die ihre berufliche Tätigkeit nicht mehr ausüben können, finden in Berufsförderungswerken statt. Auch hier existieren in der Regel begleitende medizinische, psychologische und soziale Rehabilitationsangebote.

Behinderte, die auf dem allgemeinen Arbeitsmarkt nicht (mehr) tätig sein können, finden oft in Werktätten für Behinderte noch eine Möglichkeit zur Ausübung einer ihren Fähigkeiten angemessenen Tätigkeit. Sie müssen dafür „ein Mindestmaß wirtschaftlich verwertbarer Arbeitsleistung" erbringen können; sie müssen ferner von ständiger Pflege unabhängig sein. Diese Werkstätten für Behinderte gliedern sich in eine Eingangsstufe, eine Trainings- oder Ausbildungsstufe und die Arbeitsplätze in der Produktion. Die Behinderten erhalten ein ihrer Arbeit angemessenes Arbeitsentgelt.

Während die Berufsbildungs- und Berufsförderungswerke Durchgangsstationen darstellen, die mit dem Ziel der völligen beruflichen Wiedereingliederung durchlaufen werden, stellen die Werkstätten für Behinderte meist eine Endstation für die Betroffenen dar.

Neben diesen Institutionen bestehen zahlreiche Spezialeinrichtungen, z. B. für Blinde, Sprachgestörte, für hirnerkrankte Jugendliche, für Querschnittsgelähmte etc., über die nähere Informationen der Fachliteratur entnommen werden müssen.

17.1.1.6 Antragswege

Anschlußheilbehandlungen (AHB)

Um bei besonderen Erkrankungen (s. AHB-Indikationsliste; S. 578) den nahtlosen Übergang vom Krankenhaus in eine Reha-Einrichtung sicherzustellen – optimalerweise innerhalb von 14 Tagen nach der Krankenhausentlassung –, war früher eine Mitteilung des Krankenhausarztes an die zuständigen Reha-Träger nach § 372 RVO erforderlich. Die bisherige Vorschrift ist weitgehend in den § 112 SGB V übernommen worden.

Folgendes Vorgehen ist bundesweit zwischen den Trägern der GKV und der GRV vereinbart:
1) Patient möglichst frühzeitig auswählen;
2) Anspruchsvoraussetzungen über die KH-Verwaltung prüfen lassen;
3) Patient informieren, die Zustimmungserklärung vorbereiten und unterzeichnen lassen;
4) Kontakt zur AHB-Klinik: Bett frei?
5) (honorierungsfähigen!) Befundbericht erstellen und mit Zustimmungserklärung an AHB-Klinik senden; Durchschlag der Zustimmungserklärung an die zuständige Krankenkasse;
6) bei Zustimmung von AHB-Klinik Verlegung organisieren.

Bei Verlegung sollte der Patient frühmobilisiert sein, er sollte rehabilitationsfähig sein (kein Pflegefall!) und zum Transport sollte in der Regel ein öffentliches Verkehrsmittel ausreichend sein.

Als pneumologische Indikationen für AHB-Maßnahmen sind festgelegt:
- Chronische Bronchitis mit sicher nachgewiesener Obstruktion,
- Bronchiektasen,
- Asthma bronchiale, Zustand nach Pneumonie,
- Zustand nach Lungenoperationen,
- höhere Stadien der Sarkoidose,
- Kollagenosen, Alveolitiden und interstitielle Fibrosen und Zustand nach Lungenembolien.

Zahlen über die Häufigkeit pneumologischer AHB sind nicht bekannt.

Sonstige medizinische Reha-Maßnahmen

Wenn eine Behinderung besteht oder einzutreten droht und sie durch eine Reha-Maßnahme behoben, gemindert oder ihr Eintritt herausgezögert werden kann, hat der Kassenarzt, der üblicherweise als erster von der Behinderung eines Patienten Kenntnis hat, der zuständigen Krankenkasse eine entsprechende Mitteilung zu machen. Rechtsgrundlage war(en) früher der § 368 s RVO (der auch auf dem entsprechenden Formblatt noch erscheint) bzw. – richtiger – die zwischen der Kassenärztlichen Bundesvereinigung und den Spitzenverbänden der Krankenkassen geschlossenen Verträge, die auch nach Inkrafttreten des SGB V gültig bleiben, obwohl der § 368 s RVO eigentlich nur sinngemäß im § 73 SGB V aufgenommen wurde.

Die Mitteilung ist unabhängig davon, ob die Krankenkasse, der Rentenversicherungsträger oder andere Sozialleistungsträger „zuständig" sind. Ausgenommen sind hier lediglich Behinderungen infolge von Unfallverletzungen. Die Krankenkasse hat dann den zuständigen Reha-Träger zu ermitteln.

Im übrigen – insbesondere bei Nichtkassenärzten – kann die Einleitung einer Reha-Maßnahme durch Beratung des Patienten und die Ausstellung eines entsprechenden Attestes erfolgen.

Neben dem ärztlichen Attest muß der Patient bei allen Rehabilitationsträgern – wiederum mit Ausnahme der Unfallversicherung – auch selbst ein entsprechendes Antragsformular ausfüllen und unterzeichnen, da Reha-Maßnahmen zustimmungsbedürftig sind. Mit Antragstellung und Durchführung verpflichtet sich der Patient zugleich, in zumutbarem Umfang an seiner Rehabilitation mitzuwirken.

Damit bei ungeklärter Zuständigkeit des Trägers dennoch eine erforderliche Reha-Maßnahme ohne Verzögerungen durchgeführt werden kann, sind für bestimmte Aufgaben bestimmte Sozialleistungsbereiche „vorleistungspflichtig". Sie müssen die Kosten übernehmen und dann ggf. im nachhinein klären, welcher Träger tatsächlich leistungspflichtig war. Für die medizinische Rehabilitation ist dies der Rentenversicherungsträger, für die berufliche Rehabilitation die Arbeitsverwaltung, für die soziale Rehabilitation die Sozialhilfeträger und für nachgehende Hilfen im Arbeitsleben die Hauptfürsorgestellen.

Da die bronchopulmonale Rehabilitation nur sehr selten im Gefolge von Thoraxverletzungen erforderlich ist, wird auf die Darstellung der verschiedenen Reha-Verfahren der GUV verzichtet.

In der Regel sollen Anträge auf Reha-Maßnahmen gutachterlich beurteilt werden. Für die Maßnahmen der Arbeiterrentenversicherung (ARV) und der GKV war früher der Vertrauensärztliche Dienst zuständig. Der jetzige Medizinische Dienst der GKV (MDK) nimmt diese Aufgaben nur noch in einigen Regionen wahr. Für andere Leistungsträger sind in größerem Umfang niedergelassene Kollegen gutachterlich tätig.

Im Bereich der GKV haben die Spitzenverbände der Krankenkassen im Februar 1990 ein relativ breites Spektrum von Ausnahmen von der Prüfpflicht durch den MDK beschlossen, wodurch vielerorten die Begutachtung nun eher die Ausnahme geworden ist. Über den Prozentsatz der mit körperlicher Untersuchung begutachteten Antragsteller bzw. den „nach Aktenlage" (befürwortend) bearbeiteten Anträge liegen genaue Angaben nicht vor, und es ist aus verschiedenen Gründen leider wohl auch kaum zu erwarten, daß die Reha-Träger auf diesem Sektor mehr Transparenz zulassen werden.

Antragswege für medizinische Rehabilitationsmaßnahmen in Österreich und der Schweiz

Österreich:
Ist eine Behinderung nicht auf einen Arbeitsunfall oder eine Berufskrankheit zurückzuführen – in diesem Fall ist wie in Deutschland die Unfallversicherung zuständig –, ist in Österreich die Pensionsversicherung für Reha-Maßnahmen zuständig (medizinisch und beruflich), wenn diese Behinderung voraussichtlich zu geminderter Arbeitsfähigkeit oder dauernder Erwerbsunfähigkeit führen würde oder bereits dazu geführt hat. Hier ist wichtig, daß – anders als in Deutschland – der Begriff der „Arbeitsfähigkeit" auch mit der Pensionsversicherung, und nicht nur mit der Krankenversicherung, verbunden ist. Besteht dagegen keine Gefahr einer geminderten Arbeitsfähigkeit oder dauernden Erwerbsunfähigkeit, kann die österreichische Krankenversicherung „rehabilitationsähnliche Leistungen" erbringen.

Wie in Deutschland werden die Maßnahmen in beiden Institutionen nur auf Antrag gewährt. Für „vorwiegend altersbedingte Leiden" sind keine Reha-Maßnahmen vorgesehen.

Die medizinischen Maßnahmen der Rehabilitation haben zum Ziel, einer drohenden Behinderung vorzubeugen sowie eine bestehende zu verbessern oder zu beseitigen. Die Träger der Krankenversicherung können als freiwillige Leistung auch Maßnahmen zur Festigung der Gesundheit erbringen, ebenso die Träger der Pensionsversicherung Maßnahmen der Gesundheitsvorsorge für Versicherte und Pensionisten. – Hinsichtlich der Möglichkeit präventiver Maßnahmen sowie der Erbringung von Leistungen für Pensionisten ist damit in Österreich der Spielraum der „Rentenversicherung" etwas größer als in Deutschland.

Schweiz:
In der Schweiz gibt es keine Krankenversicherungspflicht; ca. 99 % der Bevölkerung sind freiwillig versichert. Reha-Leistungsträger sind damit private oder staatlich subventionierte Krankenversicherungen, welche alle medizinischen Kosten (Arzthonorare, Medikamente, Krankenhauskosten, apparative Hilfsmittel) über-

nehmen. Bei über 12monatiger Erwerbsunfähigkeit infolge Erkrankung übernimmt die (obligatorische) Eidgenössische Invalidenversicherung die Abklärung
des Invaliditätsgrades. Vor Gewährung einer Teil- oder Vollrente werden die Möglichkeiten der medizinischen und beruflichen Rehabilitation abgeklärt. – Für Berufskrankheiten ist – wie in Deutschland – die Unfallversicherung (Schweizerische Unfallversicherunganstalt) für medizinische und berufliche Reha-
Maßnahmen zuständig. Anders als in Deutschland haben die Kranken-, Unfall-
und Invalidenversicherung in der Schweiz aber keine eigenen Krankenhäuser oder
Reha-Einrichtungen. Die Behandlung der Lungenkranken erfolgt in öffentlichen
Krankenhäusern oder sog. Höhenkliniken.

Berufliche Reha-Maßnahmen
Über den Antragsweg für berufliche Reha-Maßnahmen informiert ein eigener aus-
führlicher Beitrag (s. Teil C; 13). In der Regel hat der Kassenarzt die zuständige
Krankenkasse zu verständigen, und diese setzt sich dann mit dem zuständigen
Leistungsträger (Arbeitsverwaltung, Rentenversicherung) in Verbindung. Diese
Träger veranlassen dann eine Begutachtung durch ihre medizinischen Dienste.

Immer wieder kommt es vor, daß Patienten/Versicherte bloß auf den „Rat"
ihres Hausarztes hin ein bestehendes Arbeitsverhältnis von sich aus auflösen. Von
einem solchen Vorgehen ist dringend abzuraten. Die Kollegen sollten unbedingt
den oben genannten Weg einhalten. Kann nämlich aus arbeitsmedizinischer Perspektive die Aufgabe des Beschäftigungsverhältnisses nicht nachvollzogen werden, ist oft in mehrfacher Hinsicht nicht wiedergutzumachender Schaden angerich-
tet (Sperrfristen, Probleme bei etwaigen Umschulungsmaßnahmen und –
namentlich bei Arbeitnehmern über 40 Jahren – erhebliche Schwierigkeiten bei
der Wiedereingliederung ins Arbeitsleben).

17.1.1.7 Neue Rechtsvorschriften

Die §§ 23 und 24 SGB V brachten für die GKV die Möglichkeit, den Versicherten
unter festgelegten Voraussetzungen auch stationäre Vorsorgemaßnahmen zu gewähren. Die §§ 40 und 41 betreffen die Reha-Maßnahmen der GKV. Die Gewährung stationärer Maßnahmen setzt voraus, daß die Möglichkeiten der ambulanten
Behandlung/Rehabilitation am Wohnort bzw. am Kurort nicht ausreichen. Die
Feststellung ist Aufgabe der behandelnden Ärzte und der ärztlichen Gutachter,
soweit sie von den Verwaltungen eingeschaltet werden.

In den §§ 63-68 SGB V sind verschiedene „Erprobungsregelungen" im Bereich
der GKV vorgesehen. Nach § 67 können die Krankenkassen und ihre Verbände
„Maßnahmen zur Erhaltung und Förderung der Gesundheit, auch zur Gesundheitserziehung, sowie zur Rehabilitation selbst durchführen und sich an solchen Maßnahmen anderer beteiligen oder sie fördern". Näheres haben die Satzungen der
einzelnen Kassen zu regeln.

Auch das Rentenreformgesetz 1992 (SGB VI) betont in § 15 den Vorrang
ambulanter Leistungen vor stationären Maßnahmen, wobei die ambulanten Leistungen aber von der GKV zu erbringen sind. Im Rahmen der poststationären
Nachsorge können aber ambulante „sonstige" Maßnahmen von den Rentenversi-

cherungsträgern erbracht werden. Die Dauer der Maßnahme soll stärker den Erfordernissen im Einzelfall angepaßt werden können, wobei ausdrücklich eine Verkürzung auf unter 4 Wochen genannt wird. In beschränktem Umfang werden in Zukunft – unter bestimmten Voraussetzungen – auch von der GRV Leistungen im Ausland erbracht werden können.

Neu für das Recht der Rentenversicherung ist die Möglichkeit präventiver stationärer Maßnahmen (§ 31), wenn Versicherte „eine besonders gesundheitsgefährdende, ihre Erwerbsfähigkeit ungünstig beeinflussende Beschäftigung ausüben."

17.1.2 Daten und Probleme

17.1.2.1 Daten zur Rehabilitation in Deutschland

Im Jahr 1989 wurden insgesamt 1,44 Mio. Rehabilitationsmaßnahmen durchgeführt. Hinzu kamen ca. 665.000 Krankenhausbehandlungen über die GRV mit überwiegend rehabilitativem Charakter, die in die üblichen Statistiken nicht eingehen.

Von den 1,03 Mio. medizinischen Reha-Maßnahmen entfielen über 78% auf die GRV, 11% auf die GKV und die restlichen 11% auf GUV, Kriegsopferversorgung und Sozialhilfe. 5,1% der medizinischen Maßnahmen entfielen auf Krankheiten der Atmungsorgane.

Von den 0,33 Mio. beruflichen Reha-Maßnahmen entfielen gut 77% auf die Arbeitsverwaltung, ca. 14% auf die GRV und der Rest auf die anderen Rehabilitationsträger.

In der GRV waren 84,6% der Rehabilitanden erwerbstätig. Bei einem Bevölkerungsanteil von ca. 48% waren ca. 61% der Rehabilitanden Männer. Den größten Anteil der medizinischen Rehabilitanden stellen mit über 35% die 45- bis 55jährigen. Von allen Erwerbstätigen nahmen 1989 etwa 3,2% (medizinische und/oder berufliche) Reha-Maßnahmen in Anspruch.

17.1.2.2 Probleme der Rehabilitation

Eine ausführliche Darstellung der vielfältigen Probleme im Zusammenhang mit der medizinischen (und beruflichen) Rehabilitation ist hier nicht beabsichtigt und auch nicht sinnvoll. Gerade die Lungenheilkunde ist nämlich – betrachtet man die relativ geringe Repräsentation dieses Faches an den medizinischen Fakultäten – traditionell ein außerhalb der Universitäten gepflegtes Teilgebiet der inneren Medizin gewesen, und so ist die medizinische Kompetenz dieser Reha-Kliniken auch nie Gegenstand der Diskussion gewesen. Wenn auch Kritik an der pneumologischen Rehabilitation vorgetragen wird, dann sind hier die Probleme v. a. in den begleitenden Umständen zu sehen.

Selbstselektion

Als Problempunkt spielt die sonst in der Rehabilitation vielfach kritisierte Selbstselektion der Versicherten (über deren Wert oder Unwert hier nicht in extenso diskutiert werden soll) bei den Atemwegserkrankungen eine geringere Rolle als bei anderen Leiden. Diesbezüglich bestehen die größten Schwächen bei Kinderkuren, die oft völlig kommentarlos wegen „rezidivierender Atemwegsinfekte" beantragt werden. Nach eigenen Erfahrungen erweisen sie sich bei 70 – 80 % der Beantragungen als banale Infekte im Zusammenhang mit dem Eintritt in den Kindergarten oder die Schule, ohne daß aus medizinischer Sicht irgendeine Gefährdung der Entwicklung des Kindes – außer durch überbesorgte Eltern! – gefunden werden könnte.

Bei Jugendlichen und Erwachsenen ist dagegen eher mit einem nicht unbeträchtlichen Prozentsatz von Patienten zu rechnen, die nicht oder nicht rechtzeitig in die Rehabilitation kommen und auch ambulant nicht immer optimal geführt werden. Über die Möglichkeiten der niedergelassenen Ärzteschaft, einen chronisch Kranken zu beraten, machen sich die meisten Kollegen (in Ämtern und Kliniken) ein bei weitem zu optimistisches Bild. Es wäre eine gut begründete Forderung an den Praktiker, bei jeder dauerhaften Verordnung von Bronchospasmolytika einen ca. 2wöchigen Reha-Aufenthalt in einer Fachklinik in Erwägung zu ziehen, damit der Betroffene intensiv über seine Krankheit informiert wird. Damit kommt den pneumologischen Reha-Kliniken eine wichtige vikarierende bzw. kompensierende Funktion in der Betreuung dieser Kranken zu. Wiederholungsheilbehandlungen sollten aber grundsätzlich nur bei strenger medizinischer Indikation durchgeführt werden.

Attesterstellung

In einem Sozialstaat werden riesige Finanzströme über ärztliche Atteste und Erklärungen in Bewegung gesetzt und gehalten. Dies allein rechtfertigt Überlegungen, solche Mitteilungen funktionsgerechter zu gestalten und auch daraufhin zu wirken, daß sie inhaltlich aussagekräftiger werden. Dies trifft v. a. dann zu, wenn nicht Verwaltungen, sondern deren ärztliche Dienste Addressaten der Mitteilungen sind. Eine neue Kultur der Attesterstellung ist unverzichtbar. Diagnostische Mitteilungen allein sind nicht ausreichend. Für weitere Informationen zu diesem Thema wird auf den Beitrag über die Begutachtung der „Reha-Bedürftigkeit" verwiesen (s. Teil C; 17.2).

Begutachtungspraxis

Der MDK, der bisher traditionell die „Kurbegutachtungen" für die GKV und die ARV durchführt, begutachtete früher insgesamt aber doch wohl nur 20 – 30 % aller Anträge auf der Basis einer körperlichen Untersuchung. Genaue Daten dazu sind bisher nicht publiziert worden. Es ist auch nicht bekannt, wie der einzelne Arzt – angesichts der häufig unbefriedigenden Attestinformationen – eigentlich die vorzuladenden Antragsteller selektiert. Weder hinsichtlich der Überprüfung der gesetzlichen Voraussetzungen noch hinsichtlich der Feststellung bisher nicht bekannter oder behandelter Nebenerkrankungen bei Patienten, die wegen anderer Leiden einen Reha-Antrag gestellt haben, ist das momentane Begutachtungsverfahren als befriedigend anzusehen. Es fungiert vielmehr faktisch im wesentlichen als administratives Instrument zur Sicherung der Vollbelegung bzw. zur Steuerung der Wartezeiten. Das ist aber ein Mißverständnis der Aufgabe des Gutachters.

Wartezeiten und Verweildauer

Zweifellos würden pneumologische Reha-Kliniken in weit stärkerem Maße in Anspruch genommen, wenn kürzere Wartezeiten bestünden und die Patienten auch nach kürzeren Behandlungsphasen entlassen werden könnten. Es ist im Patientengut des MDK gar nicht so selten, daß wegen bronchitischer und asthmatischer Beschwerden recht lange AU-Zeiten auch deshalb anfallen, weil zügige fachärztliche Mitbehandlungen mit engmaschigen Therapiekontrollen eben nicht stattfinden und durchzusetzen sind.

Kommunikationsnot

Ein weiterer Problempunkt ist die Komplexität des Gesamtgeschehens Rehabilitation und die damit einhergehende Kommunikationsarbeit mit Ämtern, Dienststellen und Arbeitgebern. Die oftmals nach der stationären Entlassung am Wohnort erforderliche engmaschige Betreuung und Führung des Rehabilitanden kann von den niedergelassenen Kollegen ebenfalls nicht überall in einem befriedigenden Umfang geleistet werden. Langfristig ist es unverzichtbar, den Rehabilitationsgedanken in der niedergelassenen Ärzteschaft noch stärker zu verankern. Im übrigen sollte die wohnortferne Rehabilitation – wo aus klimatischen oder sonstigen Gründen nicht unbedingt erforderlich – Schritt um Schritt durch eine wohnortnahe Rehabilitation abgelöst werden. Für die Zukunft wäre ferner zu überlegen, ob nicht die sozialmedizinischen Dienste der Reha-Träger stärker auch in die Nachsorge eingebunden werden könnten.

17.2 Die Begutachtung bei Reha-Antragstellung

H. Piechowiak

17.2.1 Die Begutachtungssituation in der Praxis

Anträge auf Durchführung einer medizinischen Maßnahme zur Rehabilitation (MMR) durchlaufen in der Theorie einen 3stufigen medizinischen Prüfprozeß. Die 1. Stufe ist die Indikationsstellung durch den behandelnden Arzt, die 2. die Beurteilung durch einen Gutachter und die 3. die abschließende Stellungnahme durch Ärzte in den medizinischen Abteilungen der Rentenversicherungsträger (RVT; Piechowiak 1990).

Daneben müsen regelmäßig die versicherungsrechtlichen Voraussetzungen geprüft weden; dieser Aspekt bleibt im folgenden unberücksichtigt. Wie sieht es nun in der Praxis aus?

Ob der Prüfprozeß auf der 1. Stufe wirksam ist, ist häufig unklar. Sicherlich kann von der geringen Zahl ablehnender Atteste nicht auf die Gesamtzahl der Reha-Ablehnungen bei den niedergelassenen Ärzten geschlossen werden, denn in diesen Fällen wird in der Regel ja gar kein Antrag gestellt. Dennoch gibt es zahlreiche Berichte darüber, daß die Indikationsstellung sehr weit gefaßt wird und „Kurwünsche" den Patienten selten „auszureden" sind (vgl. auch Wasilewski et al. 1987).

In mehrjähriger Gutachtertätigkeit hat der Verfasser bisher einen einzigen Antrag vorgelegt bekommen, in dem das ärztliche Attest festhielt, daß die Patientin zwar eine Kur wünsche, daß dies aus ärztlicher Perspektive aber nicht erforderlich sei.

Die Kritik an der weiten und wissenschaftlich oft nicht nachvollziehbaren ärztlichen Indikations-stellung (und Durchführung) von „Kurmaßnahmen" (Gerdes 1989; Häußler 1976; Jork et al. 1989; Kanzow 1986; Piechowiak u. Kanzow 1987; Schretzenmayr 1965; Specht et al. 1979; Wasilewski et al. 1987) ist unüberhörbar. Sie geht einher mit Kritik an zum Teil als utopisch betrachteten Gesundheitsvorstellungen der Sozialversicherungsträger, aber auch an der Tatsache, daß es zu den unbestimmten Rechtsbegriffen der gesetzlichen Vorschriften (s. unten) bis heute (fast) keine klärende Rechtsprechung gibt.

Insbesondere ist unklar, wo die Grenzen zwischen der zumutbaren Eigenverantwortung, v. a. im Bereich der Prävention, und der vom Solidarprinzip her begründeten Fremdleistung verlaufen.

Bei dieser Sachlage ist es verständlich, daß die Sozialleistungsträger zumindest darauf achten (müssen), daß Anträge auf medizinische Maßnahmen zur Rehabilitation in der Regel im Rahmen der 2. Stufe gutachtlich beurteilt werden (Wille 1988).

Über die formale Basis dieser Begutachtungen (körperliche Untersuchung vs. Beurteilung „nach Aktenlage") und deren Ergebnisse (Höhe der Ablehnungsquoten und deren jeweilige Begründung) durch die Rentenversicherungsträger werden bedauerlicherweise keine amtlichen Daten publiziert. Genaue Erhebungen (Kiefer u. Piechowiak 1991) bei 220 Reha-Antragstellern (R-A) der Arbeiterrentenversicherung (ArV) haben ergeben, daß sich die Rentenversicherungsträger bei Begutachtung mit körperlicher Untersuchung sowohl bei Ablehnungen als auch bei Befürwortungen von medizinischen Maßnahmen zur Rehabilitation in ca. 90 % der Fälle der Empfehlung des begutachtenden Arztes anschließen. Von daher ist der Einfluß, den Gutachterärzte auf das Reha-Geschehen nehmen könnten, keineswegs unbedeutend. Allerdings scheint es mitunter gewisse interne Regularien der Verwaltungen zu geben, die sicherstellen sollen, daß die individuelle Ablehnungsquote der Gutachter einen als tolerabel betrachteten Prozentsatz von 10-15 % nach Möglichkeit nicht überschreitet.

Mit der Verselbständigung des ehemaligen Vertrauensärztlichen Dienstes (VäD) als Medizini-scher Dienst der Krankenversicherung (MDK) entfielen die Begutachtungen von medizinischen Maßnahmen zur Rehabilitation als „Dienstaufgabe". Einige Rentenversicherungsträger haben deshalb nun einen erweiterten Berichtsvordruck für die beantragten niedergelassenen Kollegen entwickelt, um möglichst viele Anträge „nach Aktenlage" beurteilen zu können, andere wün-schen dagegen ganz überwiegend Begutachtungen mit körperlicher Untersuchung. – Für die Zukunft sollte an die Stelle der heute noch sehr unterschiedlichen Handhabung dieser Begutach-tungen innerhalb der Arbeiterrentenversicherung sowie zwischen Arbeiterrentenversicherung, Angestelltenversicherung und anderen Rentenversicherungsträgern ein einheitliches Verfahren treten. Nach Meinung des Verfassers sind allerdings die behandelnden Ärzte mit der Aufgabe einer „objektiven" Begutachtung – gerade auf diesem Sektor – aus verschiedenen Gründen überfordert (Barth et al. 1988).

Bei Anträgen auf Anschlußheilbehandlungen (AHB) gehen die Befundberichte der Klinikkollegen in der Regel direkt an die Medizinalreferate der Rentenversicherungsträger, um eine möglichst zügige Bearbeitung zu gewährleisten. Hier entfallen Begutachtungen auf der 2. Stufe.

Über die Begutachtung auf der 3. Stufe ist wenig bekannt. Sie scheint v. a. die Funktion zu haben, vor dem Abgang der Akte in den administrativen Umlauf die medizinische Vollständigkeit zu beurteilen. Gegebenenfalls ist noch dazu Stellung zu nehmen, in welche Klinik ein Reha-Antragsteller eingewiesen werden soll. – Falsche oder (häufiger!) unzureichende Sachverhaltsfeststellungen können hier grundsätzlich nicht mehr korrigiert werden, da solche Beurteilungen „nach Aktenlage" immer nur zur internen Konsistenz eines Gutachtens Stellung nehmen können.

17.2.2 Gesetzliche Voraussetzungen

Der rechtliche Hintergrund für die Begutachtung von Maßnahmen der Gesetzlichen Rentenversicherung (GRV) ist durch § 10 SGB VI gegeben, der die sog. persönlichen Voraussetzungen für die Durchführung von medizinischen Maßnahmen zur Rehabilitation benennt:

Für Leistungen zur Rehabilitation haben Versicherte die persönlichen Voraussetzungen erfüllt,

1) deren Erwerbsfähigkeit (EF) wegen Krankheit oder körperlicher, geistiger oder seelischer Behinderung erheblich gefährdet oder gemindert ist und
2) bei denen voraussichtlich durch die Leistungen a) bei erheblicher Gefährdung der Erwerbsfähigkeit eine Minderung der Erwerbsfähigkeit abgewendet werden kann, b) bei geminderter Erwerbsfähigkeit diese wesentlich gebessert oder wiederhergestellt werden kann oder der Eintritt von Erwerbsunfähigkeit (EU), Berufsunfähigkeit (BU) oder im Bergbau verminderter Berufsfähigkeit abgewendet werden kann.

Das Hauptproblem für die gutachtliche Umsetzung durch den Arzt stellen die beiden unbestimmten Rechtsbegriffe der erheblich gefährdeten Erwerbsfähigkeit und der voraussichtlich zu erwartenden wesentlichen Besserung dar.

Auf die Rechtsvorschriften für medizinische Maßnahmen zur Rehabilitation anderer Träger, z. B. der Krankenversicherung (§§ 23, 24 und 40, 41 SGB V), der Unfallversicherung (§§ 556 ff. RVO), im sozialen Entschädigungsrecht (§§ 10, 11 BVG) und im Rahmen der Beihilfevorschriften für Beamte (§§ 7, 8 BhV), soll hier nicht eingegangen werden (s. Hartman 1988; Plentz u. Krum 1989; Prechtel 1988).

17.2.3 Begutachtung des Reha-Bedarfes

17.2.3.1 Vorüberlegungen zur Problematik

Das Problem der Reha-Begutachtung (auf der 2. Stufe) hängt – wie oben bereits angedeutet wurde – neben der Problematik der unbestimmten Rechtsbegriffe in den Gesetzestexten v a. mit der weiten Indikationsstellung und der Selbstselektion („overuse") zusammen, ist sachlich aber aus etlichen Gründen davon zu unterscheiden.

Welche Zahlen gibt es zu dieser „Selbstselektion"? Nach einer Erhebung der LVA Niederbayern-Oberpfalz bei 6.480 Reha-Antragstellern geht die Initiative nur in 13,4 % von diesen selbst aus. In einer eigenen Auszählung einer Stichprobe derselben Erhebung in Regensburg (n=97) waren es dagegen 24,7 %. Allerdings muß man wohl auch in den Fällen, in denen die Hausärzte als Initiatoren angegeben werden (über 50 %), einen nicht unbeträchtlichen Anteil vermuten, in denen die Ärzte erst auf Wunsch der Patienten tätig wurden. In einer Ärztebefragung gaben dementsprechend über 80 % der Ärzte an, daß die „Kurinitiative in den meisten Fällen" vom Patienten ausgehe (Wasilewski et al. 1987).

Allerdings sagt die Feststellung, von wem die Initiative zur medizinischen Maßnahme zur Rehabilitation ausging, zunächst einmal natürlich gar nichts über die Frage des (objektiven) Reha-Bedarfs aus, − allenfalls (bei Eigeninitiative) etwas über die (subjektive) Reha-Bedürftigkeit. Dabei ist unklar, was konkret unter Reha-Bedarf zu verstehen ist und in welchem Verhältnis Reha-Bedarf und Reha-Bedürftigkeit überhaupt zueinander stehen, ja ob sie überhaupt in einem definierbaren „Verhältnis" zueinander stehen (Piechowiak u. Gerdes 1991; Schuntermann 1990).

Ein weiteres Problem, das in der Praxis sehr eng mit dem der Reha-Bedürftigkeit bzw. des Reha-Bedarfs zusammenhängt, ist die − im Bereich der Rentenversicherungsträger − faktisch bestehende Beschränkung auf stationäre Maßnahmen von definierter Dauer. Wie die zum Teil hervorragenden pneumologischen Reha-Ergebnisse aus den anglo-amerikanischen Ländern zeigen (Lit. bei Petro 1991), in denen die Rehabilitation „ausschließlich im Rahmen ambulanter Betreuungssysteme abgewickelt" wird, ist aber bis heute keineswegs erwiesen, daß die stationäre Rehabilitation als effektiver betrachtet werden kann. Orthopäden, die als Arztgruppe der medizinischen Rehabilitation am aufgeschlossensten gegenüberstehen sollen, bezeichneten in einer Befragung „Kuren" gleichzeitig am seltensten als geeignete Rehabilitationsmaßnahme (Wasilewski et al. 1987).

Der Reha-Bedarf muß aus medizinischer Perspektive als eine graduierbare Gegebenheit vorgestellt werden, die je nach dem Grad der (drohenden oder vorhandenen) Erkrankung/Behinderung (und je nach dem Grad der Gefährdung der Arbeits- bzw. Erwerbsfähigkeit) den Einsatz unterschiedlicher präventiver/rehabilitativer Maßnahmen aufruft, wie die §§ 23 und 40 SGB V dies für die medizinischen Vorsorge/Reha-Leistungen der gesetzlichen Krankenversicherung (GKV) vorschreiben. Die Tatsache, daß die gesetzliche Rentenversicherung ambulante Maßnahmen nicht durchführt, kann jedenfalls aus der Sicht des ärztlichen Gutachters nicht dazu führen, daß bei Erwerbstätigen andere Kriterien angelegt werden als bei mitversicherten Familienangehörigen in der gesetzlichen Krankenversicherung.

Grundsätzlich müßte man bei der vom SGB V vorgegebenen Stufung (ambulante Behandlung/Rehabilitation am Wohnort, ambulante Reha-Kur an einem Kurort, Rehabilitation in einer stationären Einrichtung) zunächst davon ausgehen, daß der Reha-Bedarf für stationäre medizinische Maßnahmen zu Rehabilitation (im Bereich der gesetzlichen Krankenversicherung wie der gesetzlichen Rentenversicherung) ungefähr das obere Schweregraddrittel aller für Rehabilitation geeigneten und in Frage kommenden Erkrankungen umfassen dürfte. Diese Perspektive deckt sich mit Ansichten, die auch von Reha-Klinikern geäußert wurden (Specht et al. 1979).

Mit Ausnahme schwerer Erkrankungen (vgl. z. B. die Indikationsliste für Anschlußheilbehand-lungen) wird vom Gesetzgeber also aus Gründen der Wirtschaftlichkeit gefordert, daß die kosten-günstigeren Möglichkeiten der Rehabilitation zum Einsatz gekommen sind und nicht erfolgreich waren und daß gleichwohl von einer stationären Maßnahme ein darüber hinausgehender thera-peutisch/rehabilitativer Erfolg realistischerweise erwartet werden kann.

Orientiert sich der ärztliche Gutachter konsequent an der Schwere der Erkrankung und dem tatsächlichen Bedarf an klinischer Diagnostik und „Rund-um-die-Uhr-Betreuung" durch Ärzte und Schwestern bzw. der „Dichte" der erforderlichen „Anwendungen", könnte ein beträchtlicher Prozentsatz der stationären Reha-Maß-nahmen in ambulanter Form durchgeführt werden, und in vielen Fällen wären kürzere Verweilzeiten ausreichend. Diesen Einfluß erwarten auch die niedergelas-senen ärztlichen Kollegen von den Gutachtern (Specht et al. 1979).

17.2.3.2 Finale Orientierung bei der Begutachtung chronischer Leiden

Der ärztliche Gutachter hat juristische und ökonomische Aspekte bei seiner Ur-teilsbildung für die Verwaltungen zu berücksichtigen. Seine primäre Aufgabe ist jedoch, die Gutachtenauftraggeber in *medizinischer* Hinsicht kompetent zu bera-ten.

Spricht man von „objektivem" Reha-Bedarf, ist nach allen Regeln des Sprach-verständnisses davon auszugehen, daß ein solcher Bedarf an (medizinischen) Fak-ten gemessen werden muß, die intersubjektiv nachprüfbar sind. Hier kann und darf es – anders als z. B. bei der Bewertung von Schweregraden oder bei der Frage etwaiger therapeutischer Konsequenzen – naturgemäß zumindest keine gra-vierenden interindividuellen Differenzen geben.

Objektiver Reha-Bedarf wird heute übereinstimmend für diejenigen Erkran-kungen angenommen, die als Indikation für Anschlußheilbehandlungsmaßnahmen gelten, die sich in der Regel innerhalb von 4 Wochen an einen vorangehenden Krankenhausaufenthalt anschließen sollen. Hier entfällt die Begutachtung (auf der 2. Ebene), da Bedarf und Dringlichkeit in der Ärzteschaft als gesichert gelten (Specht et al. 1979). – Aus dem Gebiet der bronchopulmonalen Erkrankungen sind dies Zustand nach Segment- oder Lappenresektion der Lunge, Zustand nach schweren Infektionen der Atemwege, der Lunge oder des Rippenfells, Zustand nach Primärbehandlungen bösartiger Bronchialerkrankungen, Kollagenosen mit überwiegend pulmonaler Beteiligung, Alveolitiden und interstitiellen Lungenfi-brosen sowie Erkrankungen mit schwerer obstruktiver Ventilationsstörung.

Für alle sonstigen Anträge auf medizinische Maßnahmen zur Rehabilitation sind die entscheidenden Gesichtspunkte

1) der Grad der funktionellen Beeinträchtigung, der anamnestisch erfragt und z. T. durch die körperliche und medizin-technische Untersuchung erhoben werden kann,

2) die anhand von Therapiebemühungen zu belegende Feststellung, daß ambulante Maßnahmen keinen dauerhaften Erfolg bewirkt haben oder bewirken können sowie

3) die (begründende) Darstellung, daß durch die funktionellen Einbußen die Erwerbsfähigkeit erheblich gefährdet oder bereits gemindert ist.

Zu 1):

Im Vergleich mit anderen Erkrankungen, z. B. den degenerativen Skeletterkrankungen, ist die Graduierbarkeit von Funktionseinbußen der bronchopulmonalen Leistungsfähigkeit wesentlich besser. Ähnlich wie in der Kardiologie steht ein breites Methodenspektrum (alle bildgebenden Verfahren; Lungenfunktion in Ruhe und unter Belastung, inclusive Blutgasanalysen; nuklearmedizinische Funktionsuntersuchungen; allergologische Tests und Provokationsuntersuchungen; Endoskopie mit Biopsien; Rechtsherzkatheter etc.) zur Verfügung, das dem Gutachter prinzipiell eine befriedigende Einschätzung der Schwere der Erkrankung – auch unabhängig von den Angaben des Patienten – erlaubt.

Bei den obstruktiven Atemwegserkrankungen, die den bei weitem größten Anteil der pneumologischen Reha-Fälle darstellen, ist in vielen Fällen eine Indikation für eine (erste) stationäre medizinische Maßnahme zur Rehabilitation gegeben,
- damit die Patienten durch physikalische und medikamentöse Therapie optimal „eingestellt" werden,
- damit sie über die Art ihres Leidens umfassend informiert werden und
- damit sie – soweit dazu in der Lage – auch in gewissem Umfang die Selbstüberwachung und Therapiesteuerung erlernen können.

Vor Ablauf der gesetzlichen Dreijahresfrist können Wiederholungsmaßnahmen notwendig sein,
- wenn die Obstruktion – nicht nur im Rahmen eines interkurrenten Infektes – zugenommen hat und von daher eine Neueinstellung erforderlich ist,
- wenn gehäuft schwere Infekte aufgetreten sind oder
- wenn sich eine pulmonale Hypertonie entwickelt.

Dies muß jeweils vom Gutachter detailliert erhoben werden.

Bei erneuter Antragstellung nach Ablauf von 3 Jahren kommt neben der Erhebung des medizinischen Status der Würdigung der Reha-Compliance seit der ersten stationären Rehabilitation eine besondere Bedeutung zu.

Für den langfristigen Reha-Erfolg ist es aber mindestens ebenso wichtig, auch nach etwaigen Zeichen anderer Erkrankungen zu fahnden, die auf die Einwirkung des gleichen Risikofaktors zurückgehen (z. B. koronarer Herzkrankheit oder arterielle Verschlußkrankheit bei Nikotinabusus, Stoffwechselstörungen bei Adipositas etc.), denn ein optimal eingestellter „Bronchitiker", der 2 Jahre später wegen einer potentiell vermeidbaren bzw. behandelbaren koronaren oder peripher-arteriellen Verschlußkrankheit berentet werden muß, muß ebenfalls als rehabilitativer „Mißerfolg" verbucht werden. Über die beträchtlichen Anteile erheblich pathologischer Befunde, die nicht auf das primäre Heilbehandlungsleiden zurückzuführen sind und häufig unerwähnt und unentdeckt bleiben, wurde kürzlich berichtet (Piechowiak u. Kiefer 1990).

Zu 2):

Der wohl problematischste Aspekt jeder Begutachtung ist die Stellungnahme zur Frage, ob die Möglichkeiten der ambulanten haus- und fachärztlichen Behandlung als „ausgeschöpft" betrachtet werden müssen.

Es ist wichtiger festzuhalten, welche formalen Voraussetzungen vorliegen sollten, um überhaupt zu einem Reha-Antrag wegen obstruktiver Atemwegserkrankung begründet Stellung nehmen zu können. Ohne Kenntnis des Thoraxröntgenbildes oder dessen Befundung (zum Ausschluß seltener Ursachen bronchopulmonaler Funktionsstörungen) sowie v. a. ohne Information über die einschlägigen Lungenfunktionsparameter vor und unter der laufenden Therapie sollte in der Regel keine Stellungnahme erfolgen. Bei Verdacht auf allergisch bedingte Atemwegserkrankungen sollten ebenfalls die Ergebnisse der Allergietests und die daraus ggf. gezogenen therapeutischen Konsequenzen bekannt sein. Leider fehlen diese Unterlagen/ Informationen in einem hohen Prozentsatz der Begutachtungen.

Natürlich kann ein Gutachter solche Befunde nur dann erwarten, wenn sie am Ort von entsprechend ausgebildeten Kollegen auch erbracht werden können. Besteht eine internistische und/oder lungenfachärztliche Unterversorgung, muß der Gutachter dem natürlich Rechnung tragen. Gerade in solchen Gebieten kann und muß die Indikation für eine medizinische Maßnahme zur Rehabilitation deshalb mitunter etwas großzügiger gestellt werden als in städtischen Regionen.

Es muß ferner die aktuelle Medikation bekannt sein und die bisherige Compliance mit den Empfehlungen der behandelnden Ärzte eruiert werden.

Zu 3):

Ohne eine sehr eingehende Befragung zur Berufsanamnese, zur aktuellen Tätigkeit und zu den Umgebungsbedingungen, unter denen diese erbracht wird, ist eine Korrelation von Krankheit/Behinderung und Erwerbsfähigkeit nicht möglich. Dies gilt für die Begutachtung vor einer Reha-Maßnahme ebenso wie für die nach ihrer Durchführung zu erstellende sozial- und arbeitsmedizinische Epikrise.

Selbstverständlich hat der Gutachter auch stets zu bedenken, daß gar nicht selten psychosoziale Belastungen (in der Familie oder am Arbeitsplatz) ein Beschwerdebild provozieren oder unterhalten können und daß in diesen Fällen von einer rein organischen Betrachtungsweise keine langfristigen Besserungen erwartet werden können.

Bei finaler Betrachtung – so wird gelegentlich eingewandt – könnte eine strikte Anwendung des Gesetzestextes, der eine erhebliche Gefährdung oder bereits eine Minderung der Erwerbsfähigkeit fordert, u. U. dazu führen, daß der Anteil nicht mehr befriedigend rehabilitierbarer Fälle größer würde, als dies aus medizinischer Sicht vertretbar wäre.

Der ärztliche Gutachter ist entscheidend dafür mitverantwortlich, daß diese Entwicklung nicht eintritt. Wesentlich mehr als bisher muß er aber beachten, daß der Gesetzgeber für die medizinischen Maßnahmen zur Rehabilitation der Rentenversicherungsträger einen gewissen Schweregrad der Erkrankung fordert, während über die Träger der gesetzlichen Krankenversicherung ambulante (und ggf. auch stationäre) Maßnahmen mit Vorsorgecharakter durchgeführt werden können. Liegen also primär Risikofaktoren (regelmäßiger Nikotingenuß, Übergewicht von mehr als 30%, Bewegungs- und Trainingsmangel) vor, deren effektive Bekämpfung im Vorfeld einer Erkrankung – z. B. durch intensive gesundheitserzieherische Unterweisung – wahrscheinlich dazu führen wird, daß eine Gefährdung der Erwerbsfähigkeit des Versicherten gar nicht erst eintritt, erscheinen primäre (ambulante) Maßnahmen über die Krankenkassen angezeigt.

Werden diese Risikofaktoren dann allerdings vom Patienten nicht erfolgreich bekämpft, erscheint es in der Regel wohl nicht mehr vertretbar, weitere Maßnahmen zur Vorbeugung durchzuführen, die primär der Bekämpfung von – überwiegend selbst zu verantwortenden – Risikofaktoren dienen, denn den Luxus beliebig oft wiederholbarer Maßnahmen zur Motivation für einen gesundheitsbewußten Lebensstil kann sich eine „soziale" Versicherung in unserer Zeit wohl kaum mehr leisten.

Kommt es im Gefolge eines chronischen Risikoverhaltens zu Erkrankungen der Organsysteme und werden medizinische Maßnahmen zur Rehabilitation der Rentenversicherungsträger gewährt, sollte – nach Meinung des Autors – insbesondere bei Wiederholungsanträgen klar zur Frage der längerfristigen Erhaltbarkeit der Erwerbsfähigkeit bei fortgesetzter Einwirkung des Risikofaktors Stellung genommen werden. Ist eine wesentliche Besserbarkeit der Erkrankung/Behinderung nicht zu erwarten, kann eine Durchführung wegen mangelnder Erfolgswahrscheinlichkeit (infauste Reha-Prognose) nicht in Frage kommen.

18 Patientenmotivation

E. Gonsior

Die Patientenmotivation ist zusammen mit der Patienteninformation und der Vermittlung alternativer Handlungsmuster die Grundlage des Gesundheitstrainings. Es gilt, den Patienten zu veranlassen, mit dem Arzt zusammen einen gemeinsamen Gesundheitsbegriff anzunehmen und mit Hilfe der ärztlich verordneten Behandlungsmaßnahmen das Rehabilitationsziel anzustreben. Das Rehabilitationsziel muß sein, die Gesundheit des Patienten im Sinne ungestörter Organfunktionen und ungestörter Einbindung in sein natürliches soziales Umfeld zu erreichen. „Ärztlich verordnet" bedeutet hierbei, daß Patient und Arzt sich über die Behandlung verständigt haben, ohne daß der Arzt hierbei die Grundregeln der Heilkunst außer acht lassen muß.

18.1 Arzt-Patient-Verhältnis in der Rehabilitation

Jede ärztliche Behandlung erfordert einerseits das Vertrauen des Patienten in das berufliche Können des Arztes und andererseits die bedingungslose Hingabe des Arztes an die Interessen des Patienten. Während diese Vertrauensbasis i. allg. durch die freie Arztwahl des Patienten erreicht wird, besteht in einer Rehabilitationsklinik für den Patienten keine Möglichkeit zur freien Arztwahl; wie bei notfallmäßiger Aufnahme in ein Akutkrankenhaus muß das Vertrauensverhältnis zwischen Arzt und Patient erst zu Beginn der Behandlung aufgebaut werden. Der freien Arztwahl steht das Recht des Arztes gegenüber, eine Behandlung zu beenden, wenn mit dem Patienten keine vernünftige Vereinbarung getroffen werden kann, wie das Behandlungsziel zu erreichen ist.

In der Rehabilitationsmedizin liegen in bezug auf das Arzt-Patient-Verhältnis besondere Bedingungen vor, da die Patienten als Behandlungsziel häufig nicht allein ihre körperliche und soziale Gesundheit anstreben, sondern auch oder ausschließlich die Gewährung von Geldleistungen, d. h. von Rente. Dieser Wunsch kann so stark mit dem medizinischen Behandlungsziel interferieren, daß ein ungestörtes Arzt-Patient-Verhältnis nicht aufgebaut werden kann. Auch der Arzt befindet sich häufig in einem Zwiespalt und steht u.U. sogar unter institutionellem Druck, nicht ausschließlich und bedingungslos die Interessen seiner Patienten zu vertreten, sondern ihnen im Rahmen der gesellschaftlichen Randbedingungen, also der Gesetze und der Dienstanweisungen des Rehabilitationsträgers, lediglich so gut als möglich Rechnung zu tragen. Es kann im Verlauf der Rehabilitationsmaßnahme zu einer Kollision der Interessen von Patient und Rehabilitationsträger kommen, wenn der Arzt neben der Primärleistung der Krankheitsbehandlung die Sekundärleistung der Leistungsbeurteilung zu erbringen hat.

18.2 Rehabilitationsmedizin und Kurortmedizin

Die Patientenmotivation zu optimaler und vertrauensvoller Mitarbeit am Rehabilitationsziel wird weiter beeinträchtigt durch das zwiespältige Erscheinungsbild der Rehabilitationsmedizin, das sich aus ihrem historischen Werdegang erklärt: Die Rehabilitationsmedizin ist ohne exakte Positionsbestimmung zwischen Kurort- und Akutmedizin angeordnet, und bisher sind die Erwartungen an ihre Leistungen bei Patienten, zuweisenden Ärzten, Kostenträgern und Rehabilitationsärzten nicht zu voller Übereinstimmung gebracht worden.

Medizinische Maßnahmen zur Rehabilitation können in unterschiedlichster Form erfolgen: durch den niedergelassenen Arzt, im Krankenhaus oder in Kur- und Spezialeinrichtungen. In Deutschland werden sie traditionell überwiegend in Kurorten durchgeführt. Dies hat die Bewußtseinslage von Patienten, Kostenträgern und Ärzten außerhalb des Reha-Bereichs geprägt und die Behandlungsverfahren mit Elementen der Kurortmedizin durchtränkt.

Zwischen Kurortmedizin und konventioneller Medizin besteht ein schwer zu überbrückender Widerspruch, der letztlich darin begründet ist, daß Kurortmedizin sich ganz bewußt auf Behandlungskonzepte stützt, die ihre Wurzeln in der Zeit vor Aufkommen der Zellularpathologie haben, während sich die konventionelle Medizin ausschließlich auf zellpathologische und pathophysiologische Grundlagen stützt. So zielt beispielsweise die medikamentöse Therapie vorwiegend darauf, gestörte Organfunktionen zu steuern. Demgegenüber macht sich die Kurortmedizin ganz andere Wirkprinzipien zunutze, nämlich die Ausschaltung schädlicher Einflüsse, die Übung der körpereigenen Regulation, die Steigerung der Organkapazität und die Gesundheitserziehung.

Diesem Unterschied in der Behandlungsphilosophie zwischen der konventionellen Medizin und der Kurortmedizin wird von den Beteiligten nicht genügend Rechnung getragen: Die Patienten gehen davon aus, daß am Kurort in erster Linie Kurortmedizin betrieben wird, die nach dem Prinzip des wiederholten Reizes mit schonenden und grundsätzlich nicht unangenehmen Maßnahmen arbeitet.

Die Kostenträger wenden den Begriff der Kureinrichtung auf moderne spezialisierte Kliniken an, die für die Verfahren der konventionellen Medizin ausgelegt sind, und fordern sowohl konventionelle reparative Medizin als auch die Einbeziehung klimatischer Bedingungen und ortsgebundener Kurmittel.

Die leitenden Ärzte der Rehabilitationskliniken haben sich nahezu ausnahmslos in der konventionellen Medizin qualifiziert, übertragen naturgemäß die hier erworbene Erfahrung auf den Bereich der Rehabilitation und sehen keine Veranlassung, sich auf kurmedizinisches Vorgehen zu beschränken. Es gelingt ihnen auch nicht immer, die Ängste der Patienten zu zerstreuen, daß die Rehabilitationsmedizin nichts anderes sei als die Fortsetzung der Universitätsmedizin in landschaftlich schöner Umgebung.

Aus dieser Situation kann eine erste Folgerung gezogen werden: Die Einordnung der Rehabilitationskliniken zwischen konventioneller Medizin und Kurortmedizin muß eindeutig definiert werden. Es muß klar erkennbar sein, daß es sich um medizinisch leistungsfähige Einrichtungen handelt, die auf ihrem Fachgebiet allen Anforderungen gerecht werden, die jedoch über die Handlungskonzepte der konventionellen Medizin hinaus der nichtmedikamentösen und nichtoperativen Therapie besondere Bedeutung beimessen.

Eine solche Abgrenzung und Definition der Behandlungsmethoden und der Leistungsfähigkeit von Rehabilitationskliniken wäre geeignet, die divergierenden Erwartungen an medizinische Rehabilitationsmaßnahmen, wie sie bei Patienten, Kostenträgern, Hausärzten und Personal der Kliniken herrschen, wieder in Übereinstimmung zu bringen, den Zielkonflikt zwischen Patienten, Kostenträgern und Kliniken aufzulösen, und eine tragfähige Grundlage für ein vertrauensvolles Arzt-Patient-Verhältnis zu schaffen.

18.3 Erwartungen der Patienten

Die Erwartungen der Patienten sind davon abhängig, ob sie sich in erster Linie als Kranke oder als anspruchsberechtigte Versicherte sehen. Im günstigsten Falle dominiert echter Gesundungswillen, in weniger günstigen Fällen der Wunsch nach ungestörter Erholung und im ungünstigsten Falle ausschließlich ein Entschädigungswunsch, der mit allen Mitteln durchgesetzt werden soll. Auf jeden Fall muß damit gerechnet werden, daß der Patient davon ausgeht, einen Rechtsanspruch auf Gesundheit zu haben, und daß er versucht, diesen Rechtsanspruch zu realisieren, wobei der Gedanke an Eigenleistungen für die Gesundheit und den hiermit verbundenen Lustverzicht gar nicht erst aufkommt. Der schöne Slogan „Gesundheit selber machen" ist noch weit davon entfernt, von allen Rehabilitanden akzeptiert zu werden.

Diese Dreiteilung der Rehabilitanden in Kranke, Urlauber und Rentenbewerber kennzeichnet durchgehend den Alltag der Kliniken und das Arzt-Patient-Verhältnis in ihnen. Es muß hingenommen werden, daß in Rehabilitationskliniken das vertrauensvolle Arzt-Patient-Verhältnis nicht selbstverständlich ist. Dieses Vertrauen hängt direkt vom Grad der existentiellen Bedrohung des Patienten ab: Ist die Bedrohung akut, ist das Verhältnis vertrauensvoll, ist die Gefährdung latent, wird der Arzt u.U. als Gegenspieler angesehen.

18.4 Erwartungen der Hausärzte

Es ist unübersehbar, daß die Erwartungen, welche die niedergelassenen Kollegen und die Akutkrankenhäuser in bezug auf den Wert der medizinischen Rehabilitation hegen, häufig gering sind. Das Bild der Rehabilitation wird auch bei ihnen von der Gruppe der Erholungssuchenden, der beruflich nicht besonders Erfolgreichen und der wenig Belastbaren geprägt. Ganz offensichtlich veranlassen häufiger Anspruchsdenken und Rentenwunsch der Patienten die Stellung eines Antrags auf medizinische Rehabilitation als die Überzeugung der Ärzte, daß eine zusätzliche und wertvolle Therapiemöglichkeit besteht. Dies führt dazu, daß eine gewisse Negativauslese die Rehabilitationskliniken erreicht: nämlich die Gruppe der über 50jährigen, Chronifizierten und in ihrem Verhalten Fixierten. Bei den Jüngeren, beruflich noch Förderbaren und in ihrem Verhalten noch Modulierbaren wird häufig zu lange die Therapie aus eigener Kraft versucht.

Auch gegenüber den Ärzten muß die diagnostische und therapeutische Kompetenz der Rehabilitationskliniken glaubhaft gemacht werden.

18.5 Erwartungen der Kostenträger

Die Erwartungen der Kostenträger – also der Rentenversicherungen – sind von einem vergleichbaren Zwiespalt geprägt: Erwartet wird eine optimale Rehabilitation mit allen medizinischen, psychologischen, pädagogischen und technischen Mitteln. Zusätzlich sollen ein zutreffendes Leistungsbild des Rehabilitanden gezeichnet werden und bei Bedarf berufliche und soziale Rehabilitationsmaßnahmen eingeleitet werden.

Unter Annahme einer kurmedizinischen Einrichtung wird davon ausgegangen, daß nur komplett ausdiagnostizierte Patienten zur Behandlung kommen und daß in den Kliniken keine eingreifende Diagnostik mehr durchgeführt wird. Gleichzeitig wird eine qualifizierte sozialmedizinische Beurteilung des Rehabilitanden gefordert, ohne daß bedacht wird, daß hierfür ein so hohes Maß an Fachwissen und spezialisierter Funktionsdiagnostik erforderlich ist, daß diese Erwartung nur in Einrichtungen erfüllt werden können, die zu diagnostischen Höchstleistungen fähig sind.

Diesem Gedanken der kurmedizinischen Therapie ist das Verfahren der Anschlußheilbehandlung, das im Anschluß an einen stationären Krankenhausaufenthalt wegen schwerer Erkrankungen eingesetzt wird, diametral entgegengesetzt. Die Mindestanforderungen an den Zustand des Patienten sind hierbei so niedrig, daß regelmäßig Schwerkranke zu betreuen sind. Bei pneumologischen Erkrankungen sind diese Patienten häufig noch vital gefährdet und somit nach den Regeln der konventionellen Akutmedizin zu behandeln. Für diese Patienten gilt allerdings – nicht zuletzt, weil sie häufig existentiell bedroht sind –, daß sie für die Mitarbeit nicht erst motiviert werden müssen.

18.6 Erwartungen der Klinik

Auch die Klinik hat Erwartungen an den Patienten:

Sie erwartet, daß er tatsächlich gewillt ist, sich einer ärztlichen Behandlung zur Besserung seines chronischen Leidens zu unterziehen. Es wird vorausgesetzt, daß der Patient einen identischen Gesundheitsbegriff hat wie der behandelnde Klinikarzt. Der Patient soll nahezu uneingeschränkt zur Mitarbeit bereit sein und diagnostische und therapeutische Maßnahmen freudig auf sich nehmen. Er soll bereit sein, um des Behandlungszieles willen kurzfristigen Lustverzicht auf sich zu nehmen, um langfristig im Sinne des ärztlichen Gesundheitsbegriffes gesundheitliche Vorteile einzuheimsen. Hierzu soll er sich dem Gesundheitstraining der Klinik unterwerfen und nach Möglichkeit eine anhaltende Bewußtseins- und Verhaltensänderung vollziehen.

Diese Erwartungen bedeuten somit, daß der ärztliche Gesundheitsbegriff und die diagnostischen und therapeutischen Verfahren zum Goldstandard erhoben werden, daß die ärztliche Sicht von Leben und Gesundheit einen höheren Wert hat als die Sicht vieler Patienten und daß es somit berechtigt ist, von diesen Lustverzicht und Verhaltensänderung zu fordern. Fürwahr ein hoher Anspruch!

Dieser Anspruch ist letztlich nicht durchzusetzen und wohl auch unberechtigt. Gerade in der Rehabilitationsmedizin muß der Arzt Verhaltensformen entwickeln, die für den Fall, daß der Patient aus seiner Interessenlage heraus die Behandlungsvorschläge nicht uneingeschränkt übernimmt, das Vertrauensverhältnis zwischen Arzt und Patient soweit als möglich erhalten und einen therapeutischen Teilerfolg sicherstellen. Andererseits sollte der Arzt nicht zögern, eine Behandlung von sich aus zu beenden, wenn das notwendige Vertrauen in der Arzt-Patient-Beziehung nicht hergestellt werden kann oder wenn keine Einigung über Ziel und Weg der Therapie zustande kommt.

Diese Übereinstimmung über Ziel und Mittel der Behandlung ist unerläßliche Grundlage des Gesundheitstrainings. Die Information des Patienten über die Ursachen seiner Behinderung ist hierbei Voraussetzung zur Motivation. Aufbauend auf der Motivation können dem Patienten Handlungsmöglichkeiten vermittelt werden, durch die er seine Behinderung überwinden oder zumindest lindern kann. Er muß motiviert werden, gewohnte Verhaltensweisen, die ihm Befriedigung vermitteln, aufzugeben zugunsten der übergeordneten Ziele, die im Gesundheitsbegriff, den er zusammen mit seinem Arzt erarbeitet hat, enthalten sind.

Gegen die Übernahme veränderter Verhaltensformen besteht sogar dann häufig Widerstand, wenn Handlungen rational durchaus als falsch bewertet werden, jedoch kognitiv mit individuellen und sozialen Normen in Einklang gebracht werden können. Daher muß zwischen gesundheitsschädlichem Alltagshandeln und gesundheitsfördernder Zielsetzung eine gedankliche Unvereinbarkeit – eine „kognitive Dissonanz" entstehen; die gesundheitsschädigenden Verhaltensweisen müssen in der Wahrscheinlichkeit ihres Auftretens verringert und Handlungsalternativen herausgearbeitet werden.

Ein klassisches Beispiel für informierte – und meist sogar motivierte – Behinderte, die nicht in der Lage sind, einen gesundheitsschädigenden Handlungsablauf zu unterlassen, sind Pneumologen, die zwischen 2 Bronchoskopien eine Zigarette rauchen.

19 Effekte der Rehabilitation

19.1 Möglichkeiten der Erfolgsbeurteilung

E. Petri

19.1.1 Einleitung

Die Erfolgsbeurteilung medizinischer Rehabilitationsmaßnahmen ist ein grundsätzliches Erfordernis.

Die Effektivität, der langfristige medizinische und sozialmedizinische Erfolg und die Effizienz, das ökonomische Kosten-Nutzen-Verhältnis bzw. das Verhältnis zwischen finanziellem Aufwand und Ertrag sind die entscheidenden Kriterien für die Erfolgsbeurteilung einer Rehabilitationsmaßnahme. Während die Effizienz ein ökonomisches Problem darstellt und die Kostenträger der Rehabilitation betrifft (Muschel 1988), sollen in diesem Kapitel schwerpunktmäßig die Möglichkeiten der Erfassung der Effektivität dargestellt werden.

Der Erfolg ist als das Erreichen eines Zieles definiert. Die Verwirklichung der im Teil C, Kap. 1, angeführten Ziele der pneumologischen Rehabilitation hängt ab vom Krankheitsstadium, in dem die Rehabilitationsmaßnahme begonnen wird, der Multimorbidität, dem Lebensalter, der Persönlichkeitsstruktur des Patienten, der Selektion des Rehabilitanden und der Zuweisung in eine geeignete Rehabilitationsklinik, der Motivation und Mitarbeit der Rehabilitanden während und nach der Rehabilitationsmaßnahme, dem Spezialisierungsgrad und der Qualität der Rehabilitationseinrichtung und der konsequenten Fortführung der Therapie durch den behandelnden Arzt und dem Patienten im Anschluß an die Heilmaßnahme. Zusätzliche Faktoren, die den Rehabilitationserfolg beeinflussen, sind die soziale Schicht und die Familiensituation des Rehabilitanden, seine berufliche Situation, die jahreszeitlichen Schwankungen und der epidemiologische Arbeitsunfähigkeitstrend. Die Effektivität der Rehabilitationsmaßnahme, die durch die Messung des Therapieerfolges erfaßt wird, ist somit eine multifaktorielle Größe (Gerdes 1985; Muschel 1988; Schuntermann et al. 1987).

Die Messung von Therapieerfolgen ist abhängig vom Studiendesign, der Dokumentation der Ergebnisse, der Organisation der Studie, den verwendeten Meßinstrumenten und der statistischen Analyse der Ergebnisse.

19.1.2 Evaluationsverfahren

Zur Isolierung von Effekten der Rehabilitationsmaßnahmen stehen verschiedene Verfahren zur Verfügung. In Studien nach dem experimentellen Design wird die „Fallgruppe" randomisiert vs. der die „Kontrollgruppe". Die möglichen Störgrößen werden hier gleichzeitig auf Fall- und Kontrollgruppe verteilt (Abb. 1). Es erfolgt der Vergleich der Ergebnisse der Rehabilitationsmaßnahme der Patienten der Fallgruppe mit Patienten der Kontrollgruppe, die keine Rehabilitationsmaßnahme erhalten haben, sondern lediglich ambulant behandelt wurden (Gerdes 1985).

Bei Studien nach dem quasi experimentellen Design wird die „Fallgruppe" vs. der „matched Kontrollgruppe" verglichen. Die Fallgruppe enthält Personen mit Rehabilitationsindikationen und vorliegendem Rehabilitationsantrag, während die Kontrollgruppe Personen mit Rehabilitationsindikationen ohne Rehabilitationsantrag und ohne durchgeführte Rehabilitation erfaßt. Die vermuteten Störgrößen werden definiert und Ein- und Ausschlußkriterien festgelegt (Gerdes 1985; Abb. 2).

Beim Vorgehen nach dem nichtexperimentellen Design werden die Zielvariablen und vermuteten Störgrößen definiert und operationalisiert und die Ausprägung der Zielvariablen und Störgrößen vor und nach dem Heilverfahren verglichen (Gerdes 1985; Abb. 3).

Der Erfolg medizinischer Rehabilitationsmaßnahmen läßt sich im Vierebenenmodell erfassen (Schuntermann et al. 1987). Auf rehabilitationsmedizinischer

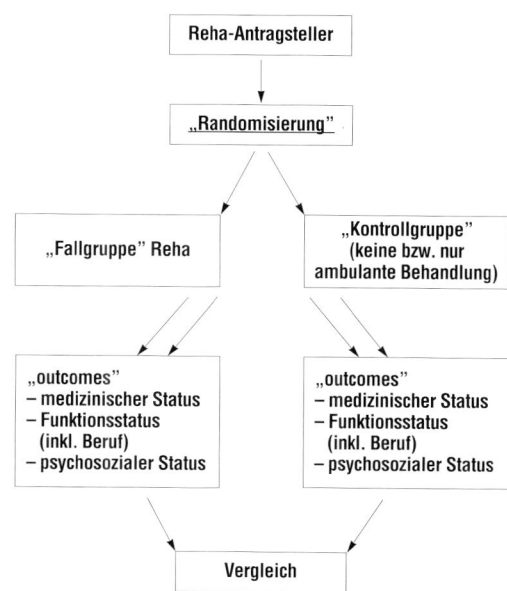

Abb. 1. Experimentelles Design. (Nach Gerdes 1985)

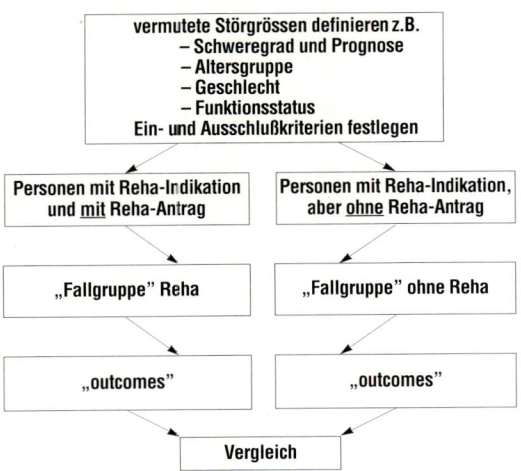

Abb. 2. Quasiexperimentelles Design. (Nach Gerdes 1985)

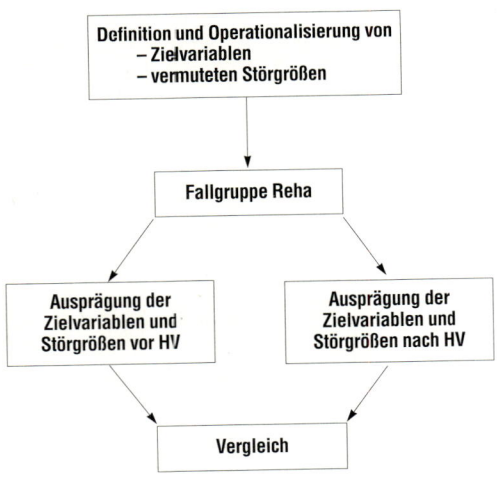

Abb. 3. Nichtexperimentelles Design. (Nach Gerdes 1985)

Ebene wird der Erfolg der Maßnahme hinsichtlich der Bewältigung der Belastung durch die chronische Krankheit, auf sozialmedizinischer Ebene die Leistungsfähigkeit im Erwerbsleben, auf versicherungsrechtlicher Ebene die Erwerbsfähigkeit und auf sozialepidemiologischer Ebene der Erfolg der Maßnahme im Hinblick auf die Wiedereingliederung in das bzw. den Eingliederungserhalt im Erwerbsleben beurteilt (Schuntermann et al. 1987).

19.1.3 Meßinstrumente

Zur Erfassung des Therapieerfolges müssen spezifische Merkmale der Beobachtungen festgelegt werden. Diese werden mittels geeigneter Meßinstrumente wie Skalen, Fragebogen, Tests erarbeitet. Die mittels Meßinstrumenten erhobenen Daten sind vergleichbar, mitteilbar und statistisch auswertbar. In bisher durchgeführten Studien zur Erfolgsmessung wurden verschiedene Meßinstrumente eingesetzt.

1) Vergleich der medizinischen Befunde. Zugrunde gelegt wird die Funktionsdiagnostik zu Beginn der Rehabilitationsmaßnahme als Eingangsprofil, welches mit den Ergebnissen der Funktionsdiagnostik am Ende der Rehabilitationsmaßnahme als Abschlußprofil oder „outcome" verglichen wird. Die zu messenden Parameter und Meßmethoden sind streng ausgewählt und genau definiert. Die Änderung in dem Schweregrad der Erkrankung soll erfaßt werden. Dabei kann die Klassifizierung der Schweregrade der Krankheit u. U. schwierig sein. Durch den Vergleich medizinischer Befunde wird die Veränderung des positiven und negativen Leistungsbildes beurteilt (Konietzko et al. 1988).
2) Beurteilung des Rehabilitationserfolges durch den Patienten. Hier wird die subjektive Zufriedenheit des Patienten unter Berücksichtigung seines psychologischen Status erfaßt.
3) Die Arbeitsunfähigkeitszeiten vor und nach dem Heilverfahren sind ein exakt zu messender Parameter, der in prospektiven Studien über einen langen Zeitraum zu erfassen ist. Der epidemiologische Arbeitsunfähigkeitstrend, d. h. die Tatsache, daß hohen Arbeitsunfähigkeitszeiten im vorangegangenen Jahr Phasen mit niedrigen Arbeitsunfähigkeitszeiten folgen, beeinflußt die Messung (Wagner 1977). Es werden jeweils nur die Arbeitsunfähigkeitszeiten bedingt durch das Heilverfahrensleiden berücksichtigt. Daraus ergeben sich gewisse Schwierigkeiten, da die Arbeitsunfähigkeitszeiten in ihrer Kausalität nicht genau definiert und somit dem Heilverfahrensleiden falsch zugeordnet werden oder aber generell ungenaue Angaben zur krankheitsbedingten Arbeitsunfähigkeit gemacht werden. Diese Schwierigkeit kann durch enge Zusammenarbeit mit den Krankenkassen und/oder den behandelnden Ärzten überwunden werden (Kulpe 1975; Kulpe 1980; Kulpe 1985; Petty 1980; Schmidt 1981; Wannenwetsch 1980; Wannenwetsch 1990).
4) Kosten der ambulanten Behandlung vor und nach einer Rehabilitationsmaßnahme. Diese Kosten sollten bei einer erfolgreich durchgeführten Behandlungsmaßnahme niedriger oder zumindest gleich hoch sein wie vor der Rehabilitationsmaßnahme. Zur Erfassung dieser Kosten ist die Zusammenarbeit mit der Krankenkasse besonders wichtig. Leistungen, die nicht von der Krankenkasse erbracht wurden, sind schwer oder nicht exakt zu erfassen, was zu einer Verfälschung der Untersuchungsergebnisse führen kann (Günthner et al. 1968; Petty 1980; Wannenwetsch 1990).
5) Ausgang der Rentenheilverfahren. Der Grundsatz „Reha vor Rente" hat nach wie vor seine Gültigkeit. Bei Rentenantragstellern soll grundsätzlich durch ein Heilverfahren die Möglichkeit der Besserung des Krankheitsgeschehens erzielt werden und die Beurteilung der Restleistungsfähigkeit des Rentenantragstellers

erfolgen. Das Ziel des Heilverfahrens ist, durch die Erhaltung, Besserung und Wiederherstellung der Erwerbstätigkeit die Frühberentung zu vermeiden oder hinauszuzögern. Die langfristige Beobachtung über Zeiträume von 10–15 Jahren ist erforderlich, um festzustellen, ob die Frühberentung eingetreten ist oder nicht. Gleichzeitig muß der Vergleich von Patienten mit durchgeführter Rehabilitation vs. Patienten ohne Rehabilitationsmaßnahme geschehen. Dabei ergibt sich die Schwierigkeit, übereinstimmende und homogene Gruppen zu bilden. Zusätzliche Erfolgskriterien können die Abschwächung der Erwerbsunfähigkeit zur Berufsunfähigkeit oder aber z. B. das Anheben der Leistungsfähigkeit von z. B. unterhalbschichtig auf halbschichtig sein (Kulpe 1985).

6) Erfolgsbeurteilung durch die Erfassung des Funktionsstatus und Psychosozialstatus. Neben den medizinischen Befunden können zur Beurteilung des Therapieerfolges Merkmale erhoben und verglichen werden, die über die Lebensqualität des Patienten Auskunft geben. Damit befaßt sich die Gesundheitsfaktorenforschung, die spezifische Merkmale zur Beobachtung festlegt und geeignete Meßinstrumente (Skalen, Tests, Fragebogen etc.) zur Erfassung des Therapieerfolges erarbeitet. In der Praxis erfolgt die Erhebung dieser Daten durch sogenannte „Messurement-of-patient outcome-Fragebogen" (MOPO-Fragebogen; Meenan et al. 1980, 1984). Outcomemessungen erfassen die Einschränkungen der Funktionsfähigkeit, des Verhaltens und des Befindens (der Befindlichkeit) des Patienten durch die Krankheit. Sie ergänzen die medizinische Diagnostik und Verlaufskontrolle, ersetzen sie aber nicht. Durch Outcomemessungen wird die Beurteilung des Therapieerfolges unter Berücksichtigung der Lebensqualität des Patienten möglich. die physische, psychische und soziale Gesundheit kommen als Meßebenen der Outcomemessungen zur Anwendung. Die physische Gesundheit ist der Funktionszustand des Patienten, welcher ihm erlaubt, Beschäftigungen nachzugehen, die für gesunde Personen gleichen Alters normal sind. Erfaßt wird die Beweglichkeit, die Selbstversorgungsaktivitäten, die Körperbewegung, das Rollenverhalten, die Beschäftigung im Haushalt und die Freizeitbeschäftigungen. Die psychische Gesundheit beinhaltet die psychische Ausgeglichenheit des Patienten. Sie wird umschrieben durch Angstzustände, Depressivität, Befindlichkeit und die verhaltensmäßige und emotionale Kontrolle.

Soziale Gesundheit erfaßt Fragen der Rollenidentität und sozialen Integration. Betrachtet werden dabei eheliche und familiäre Beziehungen, Geselligkeit und Teilnahme am sozialen Leben, das Verhalten in Arbeit und im Beruf sowie Aktivitäten in anderen sozialen Bereichen (Biefang et al. 1979; Brusis et al. 1980).

Das Meßinstrument der MOPO-Fragebogen wird durch Hinzuziehung der medizinischen Befunde, d. h. z. B. Besserung der Lungenfunktionsparmter, der körperlichen Belastbarkeit etc., ergänzt. Die Ergebnisse von Untersuchungen mit diesem Meßinstrument, die von der Abteilung für klinische Physiologie und Arbeitsmedizin der Universität Ulm in Zusammenarbeit mit der Hochgebirgsklinik Davos Wolfgang durchgeführt wurden, zeigen, daß dieses Meßinstrument zur Erfassung der Effektivität von stationären Maßnahmen geeignet ist.

7) Die Abnahme der Krankenhausbehandlungszeiten nach durchgeführter Rehabilitationsmaßnahme im Vergleich zu denjenigen vor der Rehabilitationsmaßnahme können als Erfolgsparameter der Rehabilitation angesehen werden. Es sollten jedoch nur die Krankenhausbehandlungszeiten in die Beobachtung eingeschlossen werden, die unmittelbar mit dem Heilbehandlungsleiden in Zusammenhang stehen.

8) Bei Schülern und Studenten bietet sich an, die Reduktion der Fehlzeiten vom Unterricht nach der Behandlung als Kriterium des Erfolges von Rehabilitationsmaßnahmen auszuwerten.

Die Messung der Effektivität von Rehabilitationsmaßnahmen wird dadurch erschwert, daß sie eine multifaktorielle Größe darstellt. Die einzelnen Meßgrößen sind für sich allein unzureichend und unvollkommen und beinhalten viele Störmöglichkeiten. Die ungenügende Validität der eingesetzten Meßinstrumente, die zu geringe Fallzahl bei bisherigen Untersuchungen und die zu kurzen Beobachtungszeiträume bisheriger Untersuchungen schränken die Qualität der bisherigen Erfassungen ein. Der echte Kontrollgruppenvergleich nach dem experimentellen Design von Patienten mit durchgeführten Rehabilitationsmaßnahmen und Patienten ohne durchgeführte Rehabilitationsmaßnahmen läßt sich aus ethischen Gründen nicht durchführen.

Die Erfolgsmessung kann verbessert werden durch die Optimierung der Meßinstrumente und die Kombination mehrerer Meßinstrumente, z. B. durch die gleichzeitige Erfassung von medizinischen Befunden, Arbeitsunfähigkeitszeiten vor und nach Rehabilitation, den Vergleich der ambulanten Behandlungskosten vor und nach Rehabilitationsmaßnahmen und die Erfassung des Funktions- und Psychosozialstatus mittels MOPO-Fragebogen.

19.2 Wirkung der Einzelmaßnahmen anhand objektiver Erfolgskriterien

W. Petro

Die Stärke der Rehabilitationsanbieter liegt zweifelsohne im Bereich der nichtmedikamentösen Therapie (American Thoracic Society 1987; Harris 1985).

Im Vordergrund der pneumologischen Rehabilitation steht die physikalische Therapie mit krankengymnastischer Atemtherapie, Inhalationstherapie, Klimatherapie, Atemhilfstherapie (Respiratortherapie u. a.), Bäder- und Massagetherapie sowie Trainingsprogramme. Weitere wesentliche Komponenten sind Patientenschulung und Patiententraining. Die in der Akutmedizin praktisch nicht vorhandene Sozialberatung ist entscheidender Faktor für die Wiedereingliederung des Rehabilitanden in das Alltagsleben. Sie umfaßt Lebensberatung, Berufsberatung, Ernährungs- und Entwöhnungsberatung. Der anhaltende Effekt der Einzelkomponenten pneumologischer Rehabilitation ist an definierte Nachsorgeprogramme gebunden. Hier sind offenbar staatliche und dirigistisch gelenkte Systeme im Vorteil, erstaunlicherweise aber auch Gesundheitssysteme, die die finanzielle Eigenverantwortlichkeit herausstellen.

Im Gegensatz zur Akutmedizin war die Rehabilitationsmedizin, ganz besonders in jüngster Vergangenheit, unter dem Eindruck sich verknappender Geldmittel, zunehmender, teils polemischer Kritik ausgesetzt. Ursache für die Kritik war eine vermeintliche Ineffektivität, die immer wieder als subjektiver Erlebnishorizont von vielen Hausärzten, die Patienten Rehabilitationsmaßnahmen zuführten, kolportiert wurde. Ein wichtiger Grund für diese Diskussion liegt offenbar in der häufigen Ausnutzung eines Systems, das ohne wesentliche Eigenverantwortlichkeit und Initiative dem Gießkannenprinzip gleich medizinische Segnungen über breite Bevölkerungsschichten streut, die diese Segnungen als Selbstverständlichkeit der sozialen Wohlfahrt verstehen. In dieser Phase entstand der Begriff des „Kurlaubs", der, ursprünglich als sinnreiche Maßnahme der Prävention, von unsoliden Ausnutzern, aber auch Anbietern mißbraucht wurde. Die Ergebnisse dieser Problematik sind niedergelassenen Ärzten hinreichend bekannt:

Gemeint sind diese Art von „Kuren", in denen ein meist pensionierter Badearzt im Rahmen einer 4wöchigen Rehabilitation einen Patienten einmal sieht, vorangegangene Diagnostik nicht hinterfragt, gezielte Diagnostik nicht verfügbar hat und daher eine schmale Palette allgemeiner balneologischer Maßnahmen zur Anwendung bringt, die vom Patienten zwar als angenehm empfunden wird, deren Wirksamkeit darüber hinaus jedoch fragwürdig erscheint.

Im folgenden sollen daher Einzelmaßnahmen pneumologischer Rehabilitation unter dem Gesichtspunkt ihrer objektivierten Effektivität beschrieben werden.

19.2.1 Krankengymnastische Atemtherapie

Die Varianten der krankengymnastischen Atemtherapie sind zwanglos in Tabelle 1 zusammenfassend dargestellt. Sie erfüllen ihren Sinngehalt erst dann, wenn sie dem Rehabilitanden zusammen im Rahmen einer strukturierten Schulung und Information dargeboten werden. Nur dann wird der Erkrankte in die Lage versetzt, die Maßnahme als Selbsthilfe auch im häuslichen Alltag nach der Rehabilitation einzusetzen. Bereits heute belegen dezidierte Untersuchungen den positiven Effekt dieser Schulungsmaßnahmen in Kombination mit der gezielten Atemtherapie (Petro 1988, 1988; Prittwitz 1992). Die Ziele krankengymnastischer Atemtherapie für die obstruktiven Atemwegserkrankungen Asthma bronchiale, chronisch-obstruktive Bronchitis und Lungenemphysem sind in Tabelle 2 dargestellt. Beim Asthma bronchiale stehen Angstabbau und Hyperreaktivitätssenkung im Vordergrund; die Therapieziele bei chronisch-obstruktiver Bronchitis und Lungenemphysem zeigen einige Gemeinsamkeiten (Ehrenberg 1987a, b; Siemon 1985; Siemon et al. 1985).

Bei der Bronchitis geht es um Expektorationsförderung durch Clearancesteigerung. Beim Lungenemphysem geht es um Instabilitätsvermeidung zur verbesserten Expektoration. Die Literatur belegt eine Vielzahl bemerkenswerter Erfolge, die bei obstruktiven Atemwegserkrankungen objektive Zustandsverbesserungen bringen

Tabelle 1. Varianten der krankengymnastischen Atemtherapie

Gruppentherapie	Einzeltherapie	Selbsthilfetechniken
Atemgymnastik, autogenes Training, muskuläres Tiefentraining, Inspirationsmuskeltraining	Lagerungsdrainage, Vibrationsmassage, autogene Drainage, Bindegewebsmassage	Atemtechniken, Hustentechniken, Körperhaltungen, PEP
Strukturierte Patientenschulung und Information		

Tabelle 2. Ziele krankengymnastischer Atemtherapie. (Mod. nach Siemon u. Ehrenberg 1985)

Asthma Bronchiale	Chronisch-obstruktiver Bronchitis	Emphysem
Angstminderung und Entspannung	Exspirationshilfe bei körperlicher Belastung	
Verbessern der Exspiration	Thoraxbeweglichkeit steigern	erhalten
Vermeiden unproduktiven Hustens	Zwerchfellkraft steigern, Ausdauerleistung steigern	erhalten
Meiden der forcierten Exspiration	Steigern der Clearance	Vermeiden der Pressatmung

(Cegla 1985; Feldner 1986; Hodgkin 1986; Siemon 1987, 1983, 1980; Sutton et al. 1982; Weg 1985; Ehrenberg 1987; Faling 1986; Herzog 1983; Morr 1986; Nolte 1979; Rochester 1980; Schleusing 1987; Wettengel 1986).

Beispielhaft soll die Lagerungsdrainage und Vibrationsmassage herausgestellt werden. Sie ist um so effektiver, je größer die retinierte Schleimmenge in den Atemwegen ist. Lagerungsdrainage und Vibrationsmassage zeigen bei schwerer Mukostase eine Verbesserung funktioneller Parameter (Cochrane 1977; Feldman et al. 1979; Hudson et al. 1981; Pavia 1976; Camner et al. 1979; Bateman 1981, 1979; May et al., 1979; Rossman et al., 1982; Oldenburg et al., 1979; Thomson et al 1975; Wong et al 1977; Wollmer et al. 1985). Ähnlich effektiv sind Körperhaltungen, die zum Einsatz der Atemhilfsmuskulatur durch Ablegen des Schultergürtels führen. Nachweislich führen diese Maßnahmen zu einer Verminderung des Atemwegswiderstandes und Verbesserung der dynamischen Lungenfunktionsgrößen (Ehrenberg 1984). Gezielte Atemgymnastik mit gähnender Inspiration oder dosierter Lippenbremse bei der Exspiration senken den Atemwegswiderstand und führen zu einem Anstieg des p_aO_2 bzw. zu einem Abfall des p_aCO_2 (Egli 1983; Siemon 1980, 1985; Tiep et al. 1986). Spezielle Formen der unterstützenden Beatmung wie Assisto-Jet-Beatmung und Beatmung mittels PEP-Maske (positiver exspiratorischer Druck) erhöhen ebenfalls den p_aO_2 und senken den p_aCO_2 (Cegla 1987; Falk et al. 1985; Herala et al. 1988). Spezielle Formen des Inspirationsmuskeltrainings mit definierten Trainingszyklen bei inspiratorischer Stenoseatmung führen zu einer verbesserten Ausdauerleistung und Belastungstoleranz der Atemmuskulatur, teilweise auch zu einem geringeren Dyspnoegrad (Ambrosino et al. 1984; Andersen et al. 1984; Chen et al. 1985; Flenley 1985; Grassino 1984; Larson et al. 1988; Madsen et al. 1985; Noseda et al. 1987; Zack et al. 1985).

19.2.2 Bewegungstraining

Bewegungstraining mit einer Mindestanwendung von ca. 15 min mindestens 2mal wöchentlich führt bei obstruktiven Atemwegserkrankungen zu erhöhter Belastungstoleranz, Steigerung der maximalen Leistungsfähigkeit und der Ausdauerleistungsfähigkeit (Bungaard et al. 1984; Busch et al. 1988; Carter et al. 1988; Levine et al. 1986; Pineda et al. 1986; Ries et al. 1980, 1986; Weg 1985; Zack et al. 1985; Haber 1982, 1985). Eine weitere Verbesserung der Ausdauerleistung und Belastungstoleranz wird dann erzielt, wenn das stationär eingeleitete Bewegungstrainingsprogramm ambulant fortgesetzt wird (Belman 1986).

(Einzelheiten zum Einsatz von Bewegungstrainingsprogrammen s. Teil C; 10.8.)

19.2.3 Klimatherapie

Unter Klimatherapie wird die medizinische Nutzbarmachung der Gesamtheit meteorologischer Erscheinungen bewertet, die den mittleren Zustand der Atmosphäre an irgend einer Stelle der Erdoberfläche in einem gegebenen Zeitraum charakterisieren. Hauptdeterminanten sind Temperatur, Luftfeuchte und Wind, die Einwirkung von Allergenen und Noxen (Schmidt 1986).

(Einzelheiten zu den Möglichkeiten der Klimatherapie siehe Teil C; 10.5.1; 10.5.2.)

Rehabilitationsmaßnahmen im Hochgebirge und in Seenähe nutzen die relative oder absolute Allergenarmut. Immer wieder werden Verbesserungen der Lungenfunktionsparameter unter Einwirkung von Seeklima in der Brandungszone, aber auch bei Höhlenaufenthalten gefunden.

Hochgebirgsklima führt zu Stimulationen der Nebennierenrindenfunktion und verursacht auf diesem Wege eine verbesserte Atemfunktion (Dunham et al. 1984; Hilpert et al. 1974). Gegenteilige Effekte durch starke Druckschwankungen und Abkühlung mit Zunahme der Asthmahäufigkeit wurden ebenfalls beobachtet (Weg 1985). Höhenklima kann über den verminderten Barometerdruck in großer Höhe und die damit verbundene Viskositätsabnahme zu einem Abfall des Atemwegswiderstandes führen (Schmidt et al. 1969).

19.2.4 Inhalationstherapie

Vielfach wird im Rahmen der pneumologischen Rehabilitation als ortsgebundenes Kurmittel Sole unterschiedlicher Herkunft angeboten. Das Ziel der Inhalation mit Salzlösungen liegt in der Befeuchtung, dem Schutz vor Austrocknung und Sekreteindickung, der Regeneration des Flimmerepithels durch epitheliotrophe Wirkstoffe, die den Salzlösungen beigemengt werden können, des weiteren Entzündungshemmung und gesamthaft Expektorationsförderung. Der Wirkungsmechanismus ist in den meisten Fällen durch die Hyperosmolarität bedingt. Inhalation von 1 %iger Reichenhaller Sole führt zu einer Steigerung der Ziliarfrequenz um 10 %. Diese Untersuchungen ließen sich sowohl in vitro als auch in vivo zeigen (Kaspar et al. 1989). Die in Einzelfällen immer wieder nachweisbare Hyperreaktivitätssteigerung passagerer Art nach Soleinhalation kann durch vorherige Anwendung von β$_2$-Adrenergika verhindert werden (Schmidt et al. 1981; Kaspar et al. 1989).

Hinsichtlich der medikamentösen Inhalationstherapie ist die weitgebräuchlichste Form sicherlich das Dosieraerosol. Dieses soll hier nicht näher betrachtet werden, sondern eher die apparativen Inhalationsmöglichkeiten, die dann einzusetzen sind, wenn Applikationsprobleme beim herkömmlichen Dosieraerosol bestehen. Die Deposition des Aerosols liegt beim Dosieraerosol bei 20−35 %, beim apparativen Vernebler bei 30−60 % (Lauber 1986). Somit kann durch apparative Inhalationshilfen die Menge des angewandten Medikaments im Bronchialsystem erhöht werden. Der Wert der intermittierenden Überdruckinhalation (IPPB) wird kontrovers diskutiert, einerseits verminderte Krankenhausaufenthaltszeiten (Herzog 1983), andererseits nur geringer Einfluß auf den Verlauf chronisch-obstruktiver Atemwegserkrankung (IPPB Trial Group 1984). Während die Indikation für maschinelle Düsenvernebler immer dann zu stellen ist, wenn das herkömmliche Dosieraerosol ineffektiv angewendet wird, ergibt sich eine strengere Indikation für die intermittierende Überdruckinhalation. Ihre Verordnung sollte immer dann erfolgen, wenn mangelnde Präparateapplikation verbunden ist mit schwerer respiratorischer Partial- oder Globalinsuffizienz, so daß die druckunterstützte Medikation eine Unterstützung der gestörten Atemmechanik erbringt (s. auch Teil C; 10.3).

19.2.5 Sauerstofflangzeittherapie

Die Sauerstofflangzeittherapie spielt als Behandlungsform der schweren chronischen Hypoxämie in der pneumologischen Rehabilitation keine herausragende Rolle. In Abhängigkeit vom Ausrüstungsgrad einer Rehabilitationsklinik wird bei ca. 0,7−2 % der Rehabilitanden eine Sauerstofflangzeittherapie neu eingesetzt. Untersuchungen belegen, daß damit eine Besserung im Sinne der beruflichen Rehabilitation nicht erzielt werden kann; es zeigt sich lediglich eine Verbesserung im Sinne der sozialen Rehabilitation mit gesteigerter Lebensqualität und Belastbarkeit (Salzer et al. 1988). Der Beweis, daß die Sauerstofflangzeittherapie bei chronisch-obstruktiven Atemwegserkrankungen mit konsekutiver schwerer Hypoxie eine sinnvolle Maßnahme ist, ist hinreichend untersucht. Es liegen gesicherte Studien vor, die eine verbesserte Lebenserwartung der prognostisch ungünstigen Verläufe verifizieren (Bardsley et al. 1986; Nocturnal oxygen therapy trial 1980; Medical Research Council Working Party 1981).

(Einzelheiten dieser Behandlungsform s. unter Teil C; 10.7.)

19.2.6 Patiententraining

Schon 1988 hatte das Patiententraining für chronische Atemwegserkrankungen in der Bundesrepublik Deutschland einen nennenswerten Verbreitungsgrad: 37 medizinische Einrichtungen betrieben irgendeine Form des Patiententrainings, wobei Rehabilitationskliniken hier mit 33 % stark beteiligt waren (Petro 1989). Eine Folgeumfrage 1990 ergab eine Steigerung auf 41 Kliniken und Krankenhäuser sowie auf 26 niedergelassene Ärzte.

Die derzeit vorhandenen Schulungsprogramme sind vom Inhalt her im wesentlichen identisch und unterscheiden sich lediglich nach der zu unterrichtenden Klientel in Erwachsenen- und Kinderprogramme (Gebert et al. 1989; Prittwitz et al. 1989; Wollmer 1985).

Ergebnisse von derartigen Trainingsmaßnahmen sind in der Literatur mit profunden Studien belegt (Tabelle 3). Demnach führt das Patiententraining nachweislich zu einer Verminderung von Krankenhausaufenthaltstagen, Schulfehltagen, Atemnotanfällen und zu verminderten Kosten (Clark et al. 1980; Fleming et al. 1987; Hindi-Alexander et al. 1981; Lewis et al. 1984; Mikulla et al. 1989; Moldofsky et al. 1979; Parcel et al. 1980; Worth et al. 1987).

Untersuchungen im Rahmen der pneumologischen Rehabilitation von obstruktiven Atemwegserkrankungen bei Rehabilitanden mit Asthma, chronisch-obstruktiver Bronchitis und Lungenemphysem zeigen sowohl einen anhaltenden Wissenszuwachs als auch eine geringere Arbeitsunfähigkeit und verminderte Anzahl von Krankenhauseinweisungstagen (Petro 1988; Petro et al. 1989).

(Einzelheiten siehe Teil C; 10.10.)

Tabelle 3. Effektivität von verschiedenen Modellen des Patiententrainings (Erwachsene)

Autor		Anzahl	Ergebnis
Fireman	1981	13	↓ Krankenhaustage, Schulfehltage ↓ Anfälle, Kosten ↑ Medikamentenverbrauch ambulant
Hindi-Alexander	1984	92	↓ Schulfehltage, Hausbesuche
Lewis	1984	48	↓ Anfälle, Krankenhaustage ↓ Kosten (180 $/ Jahr)
Clark	1986	207	↓ Krankenhaustage ↓ Kosten (11,2 $ je 1 $ Schulungskosten)
Worth	1989	104	↓ Anfälle, Krankenhaustage ↓ Arbeitsunfähigkeit ↑ Lebensqualität
Petro	1989	181	↑ Alltagstauglichkeit, Lebensqualität, Wissen ↓ Arbeitsunfähigkeit

19.2.7 Nachweis der Effektivität

Der Anteil von Patienten, die der pneumologischen Rehabilitation zugewiesen werden mit umfangreicher Vordiagnostik und Vortherapie hat in den vergangenen Jahren zugenommen. Dennoch unterliegt die Einweisungsdiagnose zum Rehabilitationsverfahren verschiedenen Einwirkungsgrößen, die sich kursorisch aufgestellt wie folgt darstellen lassen:

Wunschvorstellung des Patienten, Gefälligkeitsdiagnose des Hausarztes, vorläufige oder Verdachtsdiagnose fachfremder Arztgruppen, Akut- und Notfalldiagnose von Krankenhäusern. In der Rehabilitation folgt in der Regel eine Basisdiagnostik, die den aktuellen Funktionszustand objektiviert und Basis ist für eine evtl. Therapieadjustierung. Dies ist insbesondere deshalb notwendig, weil in der Rehabilitationsklinik am Ende der Maßnahme eine sozialmedizinische Stellungnahme abgefordert wird, die vielerlei Kritikpunkten standzuhalten hat. Untersuchungen zur Häufigkeitsverteilung bezüglich Bestätigung, Erweiterung oder Änderung der Einweisungsdiagnose bzw. Einweisungstherapie (Petro et al. 1988) erbrachten interessante Ergebnisse. Im Mittel kommt es bei ca. 30 % aller Patienten zu einer Diagnoseerweiterung und bei 23 % aller Patienten zu einer Diagnoseänderung. Einzelheiten, insbesondere in der Verteilung über verschiedene Diagnosegruppen sind in Tabelle 4 zu entnehmen. Bei der Analyse, welche diagnostischen Verfahren diese Erweiterungen und Änderungen herbeigeführt haben, zeigt sich, daß objektive Lungenfunktionsverfahren den wesentlichen Anteil tragen. Wichtige einflußgebende Verfahren sind außerdem die Allergologie, die klinische Untersuchung, die bildgebenden Verfahren und die Endoskopie (Tabelle 5).

Bezüglich der Therapie im Vergleich Einweisung/Entlassung ist die Situation noch krasser: Eine Bestätigung der Einweisungstherapie war nur in 1,4 % der Fälle möglich, die Therapie wurde erweitert in 11,5 %, geändert in 12 % sowie erweitert und geändert in 66 % der untersuchten Rehabilitanden.

Fragt man gesamthaft nach der Effektivität pneumologischer Rehabilitation, so ist diese anhand objektiver Funktionsparameter zu messen. Da diese nur einen

Tabelle 4. Retrospektive Untersuchung von 431 Rehabilitanden hinsichtlich Häufigkeitsverteilung für Bestätigung, Erweiterung oder Änderung der Einweisungsdiagnose. Aufteilung nach Diagnosegruppen und für das gesamte Rehabilitandengut

	bestätigt [%]	Diagnose erweitert [%]	geändert [%]
Asthma bronchiale	62	28	12
Chronische Bronchitis	49	31	26
Asthma bronchiale und chronische Bronchitis	29	36	42
Übrige	57	21	24
Alle Patienten	52	30	23

Tabelle 5. Häufigkeit von diagnostischen Verfahren der pneumologischen Rehabilitation, die zu einer Diagnoseerweiterung oder Änderung geführt haben (431 Patienten)

Diagnoseverfahren	Erweiterung [%]	Änderung [%]
Klinische Untersuchung	5,8	4,2
Lungenfunktion	21,3	16,9
Endoskopie	2,4	2,3
Allergologie	6,5	1,2
Bildgebende Verfahren	3,7	3,9
Labor	0,2	1,4
Andere	–	1,0

Teilaspekt des menschlichen Daseins widerspiegeln, ist die Effektivität letztendlich nur an Arbeitsfähigkeit bzw. Morbidität und Mortalität zu messen.

Pneumologische Rehabilitation führt objektiv zur Besserung der Atemmechanik mit verminderter Obstruktion (Carter et al. 1988, Egli 1983; Foster et al. 1988; Konietzko et al. 1988; Ramsdell et al. 1979; Rogers et al. 1985; Schmidt 1970; Young 1983; Konietzko 1988; Mohsenifar et al. 1983). Folge dieser optimierten atemmechanischen Situation ist eine erhöhte Belastungstoleranz und Belastbarkeit.

Die Verbesserung der Arbeitsfähigkeit konnte an einer Studie an 431 Patienten (Petro et al. 1988) nachgewiesen werden. Hierbei kam es zu einer Verbesserung der Arbeitsfähigkeit im Rahmen eines pneumologischen Rehabilitationsverfahrens um 6 % und einen Rückgang der Arbeitsunfähigkeit um 24 % (Tabelle 6). Auffällig war, daß eine große Zahl von Rehabilitanden von der sozialmedizinischen Beurteilungsvariante „arbeitsunfähig" wechselte zur Beurteilungskategorie „eingeschränkte Arbeitsfähigkeit". Dieses positive Beispiel wird durch weitere Untersuchungen untermauert, insbesondere des angloamerikanischen Schrifttums (Haas et al. 1969; Klein et al. 1986; Petty 1980; Petty et al. 1981; Schmidt 1981; Wettengel 1986). In der Vergleichbarkeit mit amerikanischen Arbeiten gelten einige Einschränkungen. Diese resultieren aus der grundsätzlich anderen Form der Rehabilitation im Vergleich zum deutschen System der klinischen Rehabilitation. Außerhalb Deutschlands wird Rehabilitation ausschließlich im Rahmen ambulan-

Tabelle 6. Änderung der sozialmedizinischen Stellungnahme und sozialmedizinischen Empfehlung im Vergleich vor und am Ende des Heilverfahrens (*HV*)

	Vor HV [%]	Ende HV [%]
Arbeitsfähig	51	57
Eingeschränkt arbeitsfähig	0	18
Arbeitsunfähig	41	17
Berufsunfähig	0,5	0,5
Erwerbsunfähig (auf Zeit)	2	0
Erwerbsunfähig	4	4,5
Berufsfördernde Maßnahmen	1,5	3

ter Betreuungssysteme abgewickelt, wobei die Kosten dieser Maßnahmen in der Regel vom Erkrankten selbst zu tragen sind. Erfahrungsgemäß führt strenge Kostenbeteiligung zu einer Effizienzverbesserung durch eine stärkere Motivation der Betroffenen. Die häufig mangelnde Motivation der „Pflichtrehabilitanden" der deutschen Rentenversicherungsträger erschwert die Vergleichbarkeit der Ergebnisse. Die Wiederherstellung der Arbeitsfähigkeit ist jedoch nur eine, wenn auch eine wesentliche Betrachtungsseite. Sie sollte jedoch erweitert werden auf eine generell gesteigerte Lebensqualität, wie sie durch pneumologische Rehabilitation erreicht werden kann und die auch häufig zu einem Abbau von Angst und sozialer Isolation führt (Agle et al. 1973; Deter 1986; Lustig et al. 1972; Mall et al. 1988).

Bezüglich des Einflusses auf die Mortalität liegen einige richtungsweisende Studien, ebenfalls aus der ambulanten Rehabilitation des angloamerikanischen Schrifttums, vor. Sie belegten eine höhere Überlebensrate bei Patienten, die ein Rehabilitationsverfahren durchliefen (Daughton et al. 1984; Hodgkin 1979; Petty 1980; Petty et al. 1981; Postma et al. 1979; Sahn et al. 1978, 1980).

Der Vergleich funktionell gleich stark eingeschränkter Patientengruppen (Abb. 1) zeigte nach Ablauf von 10 Jahren im Rahmen eines ambulanten Rehabilitationsprogramms signifikante Unterschiede zwischen einer Gruppe mit und einer Gruppe ohne Rehabilitationsmaßnahmen (Diener et al. 1975; Hodgkin 1979).

Nicht nur die verminderte Mortalität ist belegt, sondern auch eine verminderte Rate von Hospitalisationen und deutliche Kosteneinsparungen (American Thora-

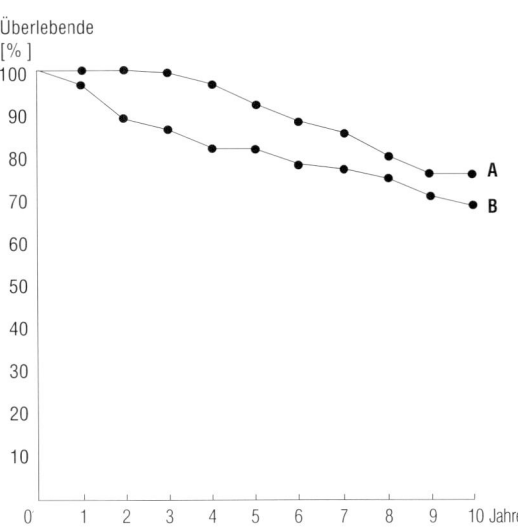

Abb. 1. Überlebensrate bei Patientengruppen, die auf vergleichbare funktionelle Einschränkungen geprüft wurden. *A* 46 Patienten mit Rehabilitationsprogramm (nach Hodkin et al.), *B* 52 Patienten ohne Rehabilitationsprogramm (nach Burrows et al.). Die Unterschiede sind signifikant (Petty 1978).

cic Society 1981; Cherniak et al. 1969; DeFlorio 1980; Hudson et al. 1976; Lertzman et al. 1976; Petty 1980; Johnson et al. 1979; Johnson et al. 1983, 1980; Eaton
et al. 1980).

Diese erfreulichen Ergebnisse sind in ihrer Übertragbarkeit auf das deutsche
System der pneumologischen Rehabilitation begrenzt. Sie sind ermutigend und
bieten Argumentationshilfen, ersetzen jedoch nicht den immer noch ausstehenden
Nachweis, daß das spezielle deutsche System der pneumologischen „Vierwochen-
rehabilitation" ähnlich effektiv ist.

20 Situationsanalyse

N. Gerdes

„Investigare necesse est"

Den Thesen zur gegenwärtigen Situation der Rehabilitation, die im folgenden
dargelegt werden, ist eine Bemerkung voranzuschicken: Die Darstellung bezieht
sich nicht primär auf die spezifischen Probleme und Methoden der Rehabilitation
bei Erkrankungen der Atemwege, sondern versucht, die aktuelle Lage des Rehabi-
litationswesens insgesamt in den Blick zu nehmen. Die Perspektive ist hier also
eher auf den allgemeinen Hintergrund gerichtet, der natürlich auch die jeweils
spezifische Situation in den einzelnen Krankheitsbereichen prägt. Diese Perspektive wurde gewählt, weil die zu erläuternden Situationsmerkmale das Rehabilitationswesen insgesamt betreffen, und nicht etwa nur den Bereich der Atemwegserkrankungen in irgendeiner besonderen Weise kennzeichnen. Wenn die folgenden
Thesen auch für die Rehabilitation bei chronischen Atemwegserkrankungen zutreffend erscheinen, so deshalb, weil dieser Bereich der Rehabilitation von den
gleichen gesellschaftlichen Randbedingungen bestimmt ist und an den gleichen
Entwicklungen partizipiert, die auch die übrigen Bereiche der Rehabilitation prägen.

20.1 Von der „Kur" zur umfassenden Rehabilitation bei chronischen Krankheiten

Die gegenwärtige Situation der Rehabilitation bei chronischen Krankheiten läßt
sich in aller Kürze vielleicht am besten dadurch charakterisieren, daß seit einigen
Jahren ein tiefgreifender Wandlungsprozeß begonnen hat, der erst jetzt seinen
„springenden Punkt" herauszukristallisieren beginnt: Gemeint ist der Wandel vom
„Kurwesen", das auf Erholung und eine generelle Kräftigung der Gesundheit ausgerichtet war, zu einer spezialisierten Rehabilitation, die darauf abzielt, die Bewältigung chronischer Krankheiten und ihrer Folgen einzuüben und die Leistungsfähigkeit in Beruf und Alltagsleben trotz gesundheitlicher Einschränkungen
möglichst weitgehend zu erhalten.

Dieser Wandel kann nur gelingen, so die zentrale These dieses Kapitels, wenn
er von systematischer Forschung getragen wird. Eine wissenschaftliche Fundierung der Rehabilitation kann dabei weder als das Privathobby einiger besonders
interessierter Ärzte und Forscher angesehen werden noch als ein dekoratives Ac-
cessoire, mit dem man den traditionell eher niedrigen Status der Rehabilitations-

medizin etwas anheben könnte, und auch nicht als ein Mittel, das zu einer pauschalen Rechtfertigung der bestehenden Praxis eingesetzt werden könnte. Die Forderung nach einer umfassenden wissenschaftlichen Fundierung der Rehabilitation ergibt sich vielmehr ganz einfach aus der Tatsache, daß die Aufgaben, vor denen eine spezialisierte Rehabilitation steht, überhaupt nur mit wissenschaftlichen Mitteln adäquat angegangen werden können.

Dies wird unmittelbar einsichtig, wenn man sich vor Augen führt, daß eine professionell ausdifferenzierte Rehabilitation in ihren Grundzügen etwa Folgendes leisten müßte:

- Der Bedarf an rehabilitativen Leistungen kann im individuellen Einzelfall ausreichend zuverlässig festgestellt werden. Dies bedeutet: es sind Merkmale (sog. „Prädiktoren") bekannt, an denen abgelesen werden kann, ob und in welchem Ausmaß aktuell oder in absehbarer Zukunft eine Gefährdung der Leistungsfähigkeit in Beruf und Alltagsleben besteht oder nicht. Gleichzeitig sind abgesicherte Erfahrungswerte verfügbar, an denen eingeschätzt werden kann, ob bestimmte Maßnahmen die Leistungsfähigkeit voraussichtlich erhalten oder verbessern können.
- Die individuellen Problemlagen der Patienten können im Hinblick auf den Gesundheitsstatus, das Leistungsvermögen und psychosoziale Belastungen detailliert analysiert werden.
- Kurz-, mittel- und langfristige Ziele, die unter Einsatz definierter Maßnahmen und Maßnahmenprogramme realistischerweise erreichbar erscheinen, können in operationaler (d. h. meßbarer oder sonstwie eindeutig beobachtbarer) Form festgelegt werden.
- Eine kontinuierliche Erfolgsbewertung der durchgeführten Maßnahmen liefert eine zuverlässige Rückmeldung darüber, an welchen Stellen die intendierten Ziele tatsächlich erreicht wurden und an welchen Stellen gezielt an der Verbesserung der eingesetzten Maßnahmen gearbeitet werden müßte.

Wenn diese Merkmale einer professionell entwickelten Rehabilitation auch als utopisches Maximalprogramm erscheinen mögen, so markieren sie doch sehr deutlich die grundlegend neue Orientierung, die den Wandel vom Kurwesen der Vergangenheit zu einer spezialisierten Rehabilitation prägen muß: Die spezifischen Aufgaben der Rehabilitation – jene Problemlagen der Patienten also, die nicht einfach mit den Mitteln der Akutmedizin zu bewältigen sind – können zureichend nicht nur mit Erfahrung, Intuition und gesundem Menschenverstand angegangen werden, sondern bedürfen, ebenso wie die akutmedizinischen Probleme, einer abgesicherten Wissensbasis, die den Ärzten und anderen Fachkräften in der Rehabilitation rational begründete Entscheidungshilfen liefert. Eine ausdifferenzierte Rehabilitation würde also von der Akutmedizin auch (und sogar vor allem) deren wissenschaftlichen Grundimpuls übernehmen und ihn auf die spezifischen Aufgaben der Rehabilitation übertragen. Dieser Grundimpuls heißt: Man sollte möglichst genau wissen können, wie die rehabilitativen Probleme individueller Patienten in all ihren relevanten Facetten aussehen und welche Interventionen mit welcher Wahrscheinlichkeit zu welchen Ergebnissen führen werden.

20.2 Die rehabilitationsspezifischen Aufgabenfelder und ihre Wissensbasis

Rehabilitation bei chronischen Krankheiten, so war oben kurz angedeutet worden, zielt ganz generell darauf ab, Menschen mit chronischen Krankheiten zu helfen, mit der Krankheit leben zu können und die Leistungsanforderungen in Beruf und Alltagsleben trotz gesundheitlicher Einschränkungen möglichst gut bewältigen zu können. Diese Aufgabenstellung schließt die Zielsetzung und die Methoden der Akutmedizin zwar mit ein, geht aber gleichzeitig weit darüber hinaus. Diejenigen Aufgabenfelder der Rehabilitation, die von ihrer akutmedizinischen Basis aus nicht mehr abgedeckt werden können, werden im folgenden als die „Reha-spezifischen" Aufgaben bezeichnet.

Was darunter im wesentlichen zu verstehen ist, ergibt sich aus der Analyse der Probleme, die ein Leben mit einer bestimmten chronischen Krankheit typischerweise mit sich bringt. Als „Reha-spezifisch" treten dann folgende Aufgabenfelder hervor:

- Optimierung der medizinischen Diagnostik und Therapie, soweit dies im akutmedizinischen Versorgungsbereich nicht ausreichend geschehen ist.
- Ausführliche Information über die Krankheit und Einüben krankheitsgerechten Verhaltens mit dem Ziel, Symptome zu mildern und einer Progredienz der Erkrankung vorzubeugen. Eine zentrale Aufgabe in diesem Zusammenhang besteht darin, die Betroffenen von passiven Empfängern medizinischer Leistungen zu einem informierten, aktiven und selbstverantwortlichen Handeln für die eigene Gesundheit zu führen.
- Umstellung risikoträchtiger Verhaltensweisen, die entweder mit der Entstehung oder einer möglichen Progredienz der Krankheit zusammenhängen oder zu weiteren Erkrankungen führen können.
- Maßnahmen zur „funktionalen Adaptation", die darauf abzielen, Einschränkungen der Leistungsfähigkeit im körperlichen, beruflichen und privaten Bereich möglichst gut zu kompensieren. Dazu zählt das gezielte Auftrainieren eingeschränkter Funktionen (z. B. der Sauerstoffutilisation bei eingeschränkter Fähigkeit zur Sauerstoffaufnahme) ebenso wie das Einüben in den Gebrauch von Hilfsmitteln oder Maßnahmen zur Anpassung des Arbeitsplatzes an die bestehende Leistungsfähigkeit.
- Hilfen zur Krankheitsbewältigung mit dem Ziel, psychische, soziale oder ökonomische Probleme zu lösen, die aus der Krankheit resultieren, zu ihrer Progredienz beitragen können oder ihre Bewältigung erschweren.

Die entscheidende Frage ist nun: Wie sieht es eigentlich mit der Wissensbasis in diesen spezifischen Aufgabenfeldern der Rehabilitation aus? Sowohl bei der Auswahl Reha-bedürftiger Personen und ihrer Zuweisung zu bestimmten Maßnahmenformen als auch in Diagnostik und Therapie in den Reha-Einrichtungen selbst müssen zahlreiche Entscheidungen gefällt werden, die sich – wenn man denn das Prinzip eines möglichst rationalen Handelns auch für die Rehabilitation fordert – an abgesichertem Wissen über die Voraussetzungen und Konsequenzen bestimmter Entscheidungsalternativen orientieren können müßten.

Ein kurzer Seitenblick auf die Akutmedizin kann illustrieren, was damit gemeint ist: Bei der Diagnose einer Gesundheitsstörung verfügt der einzelne Arzt über ein ganzes Arsenal von überprüften Handlungsanweisungen, die ihm Kriterien an die Hand geben, nach denen bestimmte Symptome und Befunde vorliegen müssen, um eine spezifische Diagnose stellen zu können. Bei den Entscheidungen über die durchzuführende Therapie liegen ebenfalls abgesicherte Erfahrungswerte vor, die es ermöglichen, die voraussichtlichen Auswirkungen einer bestimmten Therapie einzuschätzen. Natürlich ist diese Wissensbasis auch in der Akutmedizin bei weitem nicht lückenlos; sie versorgt aber doch einen großen Teil des medizinischen Handelns mit abgesicherten Handlungsanweisungen.

Im Vergleich dazu ist die Wissensbasis für die spezifischen (also über die Akutmedizin hinausgehenden) Aufgaben der Rehabilitation nur rudimentär entwickelt. Dieses Fazit ergibt sich zwangsläufig, wenn man sich die wichtigsten Handlungsfehler der Rehabilitation vor Augen führt und fragt, inwieweit die Entscheidungen, die dort gefällt werden müssen, sich auf abgesichertes Wissen stützen können. Eine solche Analyse wird im folgenden für 2 zentrale Handlungsfelder skizziert, und zwar für die beiden Problembereiche „Indikation zur Rehabilitation" (Auswahl rehabilitationsbedürftiger Personen) und „Evaluation der eingesetzten Maßnahmen".

20.2.1 Auswahl rehabilitationsbedürftiger Personen

Ganz zweifellos werden in diesem Handlungsfeld Entscheidungen getroffen, die ausgesprochen weitreichende Konsequenzen haben, und deshalb ist es vorrangig, an dieser Stelle die Entscheidungsgrundlagen möglichst rational zu gestalten. Im Bereich der Rehabilitation durch die Rentenversicherungsträger sind die Voraussetzungen des Zugangs in abstrakter Weise bekanntlich dadurch definiert, daß die Erwerbsfähigkeit aus gesundheitlichen Gründen gemindert oder erheblich gefährdet sein muß und daß durch eine Reha-Maßnahme die Erwerbsfähigkeit voraussichtlich erhalten, gebessert oder wiederhergestellt werden kann.

Bei der Entscheidung darüber, ob diese Voraussetzungen in einem konkreten Einzelfall vorliegen oder nicht, müssen letztlich 2 Wahrscheinlichkeiten eingeschätzt werden – und zwar einerseits die Wahrscheinlichkeit, mit der in naher oder entfernterer Zukunft eine Erwerbs- oder Berufsunfähigkeit (Frühberentung) eintreten wird, wenn keine Reha-Maßnahmen durchgeführt werden, und andererseits die Wahrscheinlichkeit, mit der eine Frühberentung vermieden oder hinausgezögert werden kann, falls geeignete Reha-Maßnahmen durchgeführt werden. Die 1. Wahrscheinlichkeit ist ein Ausdruck für die „Gefährdung der Erwerbsfähigkeit", während die 2. die „Erfolgsaussichten der Maßnahmen" darstellt. Die Bezifferung dieser beiden Wahrscheinlichkeiten kann nur auf der Grundlage von Längsschnittstudien vorgenommen werden, in denen ermittelt wird, in welchem Ausmaß bestimmte medizinische, funktionale oder psychosoziale Parameter mit einer späteren Frühberentung verbunden sind – d. h. es müssen „Prädiktoren der Frühberentung" empirisch ermittelt werden. (Die Festlegung von „Schwellenwerten", an denen eine „erhebliche" Gefährdung bzw. eine „ausreichende Erfolgsaussicht" be-

ginnt, ist dann eine sozialpolitische Aufgabe. Die Forschung müßte aber Anhaltspunkte dafür liefern, wie groß die beiden Wahrscheinlichkeiten in einem individuellen Einzelfall überhaupt ausgeprägt sind.)

Die Crux der wissenschaftlichen Aufgabe liegt an einer ganz bestimmten
Stelle: In sehr vielen – wenn nicht in den meisten – Fällen können diese beiden
Wahrscheinlichkeiten nicht direkt aus der medizinischen Diagnose des aktuellen
Gesundheitszustandes abgeleitet werden, weil ihre Bestimmung in allen Fällen, in
denen im Augenblick noch keine eindeutige Einschränkung der Erwerbsfähigkeit
vorliegt, eine Prognose der gesundheitlichen Entwicklung voraussetzt – und die
wird häufig nicht nur durch biologische Faktoren und medizinische Behandlung,
sondern auch durch das Verhalten der Betroffenen, externe Belastungsfaktoren
etc. mitbestimmt und ist dadurch medizinisch nur schwer prognostizierbar.

Zum anderen gilt ganz prinzipiell: Die zentrale Bezugsgröße der Rehabilitation, nämlich das Leistungsvermögen in Beruf und Alltagsleben, ist in den meisten
Fällen nicht direkt und zwangsläufig mit dem Gesundheitszustand verbunden, sondern läuft – mechanistisch ausgedrückt – über ein „Übersetzungsgetriebe" (genannt „Bewältigungspotential" oder „Coping"), das die einschränkenden Auswirkungen des Gesundheitszustandes auf die Leistungsfähigkeit vergrößern oder
verkleinern kann. Wie jeder Reha-Praktiker weiß, büßen manche Patienten schon
bei relativ leichten Gesundheitsstörungen ihre Leistungsfähigkeit ein, während andere alle Anforderungen des täglichen Lebens in Beruf und Familie trotz wirklich
schwerwiegender Gesundheitsschäden meistern können. Bei einer Prognose des
Leistungsvermögens müßte deshalb der gesamte Komplex des „Bewältigungspo-
tentials" analysiert und entsprechend berücksichtigt werden.

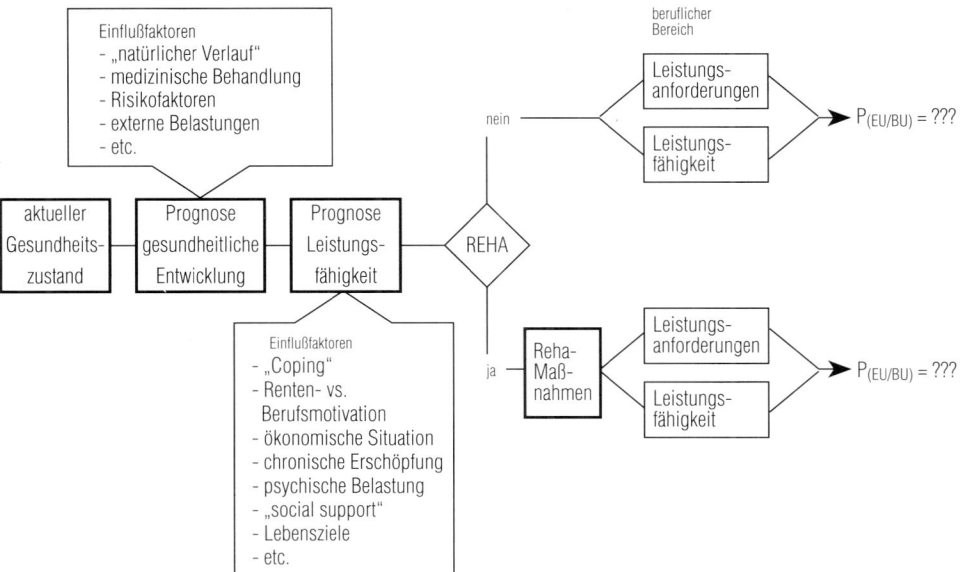

Abb. 1. Indikaton zur Rehabilitation

Macht man sich klar, was man eigentlich wissen müßte, um die beiden Wahrscheinlichkeiten auch nur nach halbwegs rationalen Kriterien einschätzen zu können, so wird das ganze Ausmaß des Wissenschaftsdefizits an dieser entscheidenden Stelle des Rehabilitationsprozesses sichtbar. Ein – vermutlich noch recht simples – Modell der Variablenzusammenhänge, die hier durch eine intensivierte Forschung aufgeklärt werden müßten, zeigt Abb. 1.

Verbessert werden können die Entscheidungsgrundlagen hier nur durch systematische Forschung, die gezielt auf die Ermittlung der beiden Wahrscheinlichkeiten und ihrer Einflußfaktoren ausgerichtet ist. Von der Methodik her kann diese Aufgabe nur mit prospektiven Längsschnittstudien („Kohortenstudien") an repräsentativen Stichproben von Versicherten (nicht: Reha-Antragstellern oder Rehabilitanden!) angegangen werden. Solange solche Studien fehlen, wird man bereits bei der Auswahl Reha-bedürftiger Personen weiterhin Entscheidungen treffen, die sich nicht auf eine zureichende Wissensbasis stützen können und deshalb notwendigerweise im vagen bleiben.

20.2.2 Evaluation und gezielte Weiterentwicklung der eingesetzten Maßnahmen

Das Thema einer zuverlässigen Erfolgsbewertung von Reha-Maßnahmen ist sozusagen der „Dauerbrenner" der bisherigen Rehabilitationsforschung. Wenn trotz aller Anstrengungen, die dazu in den vergangenen 2–3 Jahrzehnten unternommen worden sind, ein überzeugender Wirksamkeitsnachweis nicht gelungen ist, so liegt das v. a. an 3 Gründen:

– Die meisten Versuche in dieser Richtung zielten auf eine pauschale Rechtfertigung der bestehenden Rehabilitationspraxis ab – und dies ist ein Unternehmen, das von vornherein zum Scheitern verurteilt ist. (Man stelle sich vor, „das" ambulante Versorgungssystem solle evaluiert werden!)
– Die verbreitete Skepsis gegenüber der Wirksamkeit der Reha-Maßnahmen entzündet sich m.E. nicht wirklich an den fehlenden oder nur mäßig überzeugenden wissenschaftlichen Nachweisen der Wirksamkeit, sondern an der unzulänglichen wissenschaftlichen Fundierung der Reha-Praxis selbst. Ein skeptischer Zeitgenosse, der sieht, daß die spezifischen Aufgaben der Rehabilitation auf weite Strecken ohne abgesicherte Wissensbasis bearbeitet werden, wird sich durch keine noch so positiven Wirksamkeitsnachweisen überzeugen lassen – er wird vielmehr sofort nach methodischen Mängeln suchen (und sie natürlich an irgendeiner Stelle auch finden!).
– In den meisten der vorliegenden Studien konnten die beiden zentralen Methodenprobleme, die bei einer Evaluation der Reha-Maßnahmen berücksichtigt werden müssen, in der Tat nicht zufriedenstellend gelöst werden:
  Zum einen wurde bei der Definition der Erfolgsparameter („outcomes") die zentrale Zielgröße der Rehabilitation (nämlich die Erhaltung der Leistungsfähigkeit im Beruf und Alltagsleben) gar nicht oder nur unzureichend abgebildet. Und der Nachweis, daß sich isolierte medizinische Parameter verbessert haben oder daß die Patienten sehr zufrieden waren, ist für eine Evaluation nicht ausreichend, solange nicht bekannt ist, in welcher Relation diese Parameter zu den spezifischen Zielen der Rehabilitation stehen.

Für das 2. methodische Grundproblem, nämlich die Kontrolle von „Störgrößen", ist eine Lösung nur selten überhaupt versucht worden. Aus einem Vergleich von Meßwerten, die vor und nach einer Intervention (z. B. einer Reha-Maßnahme) erhoben wurden, kann nur unter ganz bestimmten Voraussetzungen der Schluß gezogen werden, die Veränderung der Meßwerte sei ursächlich durch die Intervention bedingt und deshalb als Wirkung der Intervention zu interpretieren. Mit Ausnahme der Fälle, in denen die Wirkungsmechanismen eindeutig determiniert und bekannt sind, steht vor dieser Kausalitätsaussage zwingend die Prüfung, ob die Veränderung der Meßwerte nicht durch ganz andere Faktoren (sog. „Störgrößen") – und nicht durch die Intervention – bedingt war. Bei der Evaluation von Reha-Maßnahmen kommen dafür v. a. in Frage: natürlicher Krankheitsverlauf; Spontanremissionen; „Urlaubseffekte" der Maßnahmen; Regressionseffekte aufgrund der Selektion von Personen, bei denen sowieso, d. h. mit oder ohne Intervention, mit einer positiven Veränderung der Meßwerte zu rechnen ist (nachweislich trifft dies z. B. für die oft beobachtete Abnahme der AU-Zeiten nach einem Heilverfahren zu; vgl. Gerdes 1990).

Für eine wissenschaftlich überzeugende Evaluation der Reha-Maßnahmen folgt aus diesen Überlegungen als erstes: Die Fixierung auf die Legitimation der bestehenden Praxis als primäres Forschungsziel muß verlassen werden. Stattdessen müßte die Evaluationsforschung sich darauf konzentrieren, Wirksamkeitsprüfungen – wie auch sonst in der medizinischen Therapieforschung üblich – mit dem Ziel durchzuführen, die eingesetzten Maßnahmen weiter zu entwickeln und kontinuierlich zu verbessern. Sozusagen als „Nebeneffekt" (und nur so!) wird sich aus solcher Forschung auch eine Legitimation der Maßnahmen ergeben: Wenn nämlich jeder sehen kann, daß alles unternommen wird, um den Patienten die derzeit nachweislich beste Unterstützung bei der Bewältigung chronischer Krankheiten und ihrer Folgen anzubieten, bedarf es keiner zusätzlichen pauschalen Legitimation der bestehenden Praxis – diese Praxis selbst wird dann ausreichend überzeugend sein.

Eine Evaluationsforschung mit dieser Zielsetzung wird in folgenden Schritten vorgehen müssen:

- Auszugehen ist von einer detaillierten Analyse der Problemlagen, die die einzelnen Patienten in das Reha-Verfahren mitbringen. Diese Forderung wird definiertermaßen durch eine medizinische Diagnostik allein nicht erfüllt. Hinzukommen müßte vielmehr eine Diagnostik der Reha-spezifischen Probleme im Bereich der Leistungsfähigkeit in Beruf und Alltagsleben, des Krankheits- und Gesundheitsverhaltens sowie im psychosozialen Bereich – und zwar in der Weise, daß die Probleme operational beschrieben werden können.
- Die Maßnahmen, die zur Lösung dieser Probleme eingesetzt worden sind, müssen so detailliert beschrieben werden, daß sie repliziert werden können. (Die schönsten Erfolgsmeldungen sind für eine Weiterentwicklung der Maßnahmen nutzlos, wenn man nicht erfährt, was genau denn eigentlich gemacht worden ist!)

- Es müssen operationalisierte Zielgrößen („outcomes") festgelegt werden, an denen abgelesen werden kann, ob sich die Problemlagen der Patienten verbessert haben und die definierten Rehabilitationsziele erreicht wurden.
- Durch ein geeignetes Studiendesign („Baseline"- oder Kontrollgruppendesign) ist sicherzustellen, daß bekannte oder vermutete Störgrößen kontrolliert werden und so die tatsächlichen Effekte der Maßnahmen ermittelt werden können. Eine Studienform, die auch in den Reha-Einrichtungen selbst leicht durchzuführen ist, bestünde darin, daß neue Maßnahmenformen (z. B. eine zusätzliche Atemschulung oder zusätzliche Maßnahmen zur ambulanten Rehabilitation am Wohnort) randomisiert gegen die „Standardmaßnahmen" getestet werden (vgl. z. B. Beck et al. 1984); zumindest die zusätzlichen Effekte der neuen Maßnahmenformen könnten auf diese Weise zuverlässig festgestellt werden.
- Durch Nacherhebungen ist zu ermitteln, wie lange solche Effekte anhalten und unter welchen Voraussetzungen längerfristige Effekte erzielt werden können.

Um zusammenzufassen: Nur unter der Voraussetzung, daß die Rehabilitationsforschung insgesamt intensiviert wird – und zwar v. a. in den Reha-Einrichtungen selbst – und sich der hier skizzierten Fragen in einer systematischen Weise annimmt, wird der notwendige Wandel vom „Kurwesen" zu einer spezialisierten Rehabilitation gelingen und sich ein professionell ausdifferenziertes Rehabilitationswesen entwickeln, das dem Gesundheitsproblem Nr. 1 in unserer Gesellschaft gewachsen ist: der Bewältigung chronischer Krankheiten und ihrer Folgen.

21 Zukunftsperspektiven

J. Fischer, F. Raschke

Die Zukunftsperspektiven der pneumologischen Prävention und Rehabilitation hängen nicht nur von zukünftigen sozial- und gesundheitspolitischen Entscheidungen ab, sondern ganz wesentlich auch von der Entwicklung des Zusammenspiels der 3 tragenden Säulen der medizinischen Betreuung der Bevölkerung, nämlich der ambulanten, der stationären und der rehabilitativen medizinischen Versorgung. In diesem Beitrag soll nicht nur versucht werden, allgemeine Defizite der Rehabilitation (Gerdes 1992) oder spezifische Defizite der pneumologischen Prävention und Rehabilitation aufzuzeigen, sondern Weiterentwicklungsmöglichkeiten sollen dargelegt werden, die sowohl die praktizierten Rehabilitationskonzepte als auch die beginnende institutionalisierte Rehabilitationsforschung betreffen. Nicht unwesentliche Vorarbeiten zu dieser Thematik wurden bereits in den Jahren 1989 – 1991 von den Mitgliedern der Projektuntergruppe Pneumologie der Kommission zur Weiterentwicklung der Rehabilitation in der gesetzlichen Rentenversicherung geleistet (Fischer et al., Reha-Kommission 1991).

21.1 Allgemeines

Die Situation der Pneumologie als medizinische Fachdisziplin in Deutschland gibt aus mehreren Gründen Anlaß zur Besorgnis. Es besteht für den Bereich der pneumologischen Erkrankungen eine Versorgungs-, Weiterbildungs- und Forschungslücke. Die Ursachen hierfür sind vielfältig, aber wohl im wesentlichen darauf zurückzuführen, daß die Pneumologie aufgrund ihrer historischen Entwicklung bis vor 40 Jahren im wesentlichen mit der Volksseuche Tuberkulose in Zusammenhang gebracht wurde und sich entsprechend der damaligen Betrachtungsweise von Infektionskrankheiten vorwiegend außerhalb der Universitäten entwickelt hat. Dem erheblichen Anstieg chronischer, v. a. obstruktiver Atemwegserkrankungen, beruflichen Respirationsallergien und malignen Neubildungen der Atemwege wurde nur ungenügend Rechnung getragen.

In den letzten 15 Jahren wurde z. B. keine neue pneumologische Abteilung an einer deutschen Universität geschaffen und selbst bei der Neugestaltung von Hochschulen oder Abteilungen wurde die Pneumologie meistens nur als Appendix der kardiologischen Abteilung geführt und durch einen „Alibi-Oberarzt" repräsentiert. Entsprechend dieser Unterrepräsentanz in der Forschung und v. a. auch in der Lehre sind auch die Versorgungs- und Weiterbildungslücken, erkennbar am starken Rückgang der Pneumologen als Arztgruppe und einer ungünstigen Altersstruktur der pneumologisch tätigen Ärzte, im ambulanten und stationären Bereich zu erklären. Daß diese regionale Versorgungslücke nicht automatisch zu erheblichen generalisierten Versorgungsproblemen geführt hat, liegt u. a. daran, daß die Infrastruktur der gegenwärtigen pneumologischen Rehabilitation in Form von gemischten Kliniken die regionale Versorgung der Bevölkerung mit übernimmt. So befinden sich rund 1/3 der ausgewiesenen pneumologischen Krankenhausbetten in der Trägerschaft von Rehabilitationsinstitutionen wie LVA, BfA, Bundesknappschaft und privaten Klinikträgern (Rohrbacher et al. 1983). Die Zukunftsperspektiven der pneumologischen Rehabilitation werden daher insbesondere hinsichtlich der Vorsorge, Nachsorge, Anschlußheilbehandlung (AHB), ambulanten und teilstationären Rehabilitation davon abhängen, inwieweit es durch Herbeiführung allgemein politischer, wissenschaftspolitischer und standespolitischer Entscheidungen gelingt, die aufgezeigten Lücken in der pneumologischen Versorgung der Bevölkerung zu schließen.

21.2 Ziele

Die inhaltlichen Ziele der pneumologischen Rehabilitation haben sich in den letzten Jahren ebenfalls erheblich gewandelt. Sie bestehen nicht mehr nur in der Verbesserung der Atemfunktion zur Erlangung maximaler Selbständigkeit und nützlicher Aktivität mit dem Versuch, die Wiederaufnahme oder Fortsetzung der früheren beruflichen Tätigkeit zu erreichen oder, falls erforderlich, die medizinische Grundlage zur Ausbildung für eine besser geeignete Arbeit zu legen, um die Folgen der Krankheit für Familie und Gesellschaft zu minimieren. Die Ziele der modernen pneumologischen Rehabilitation lassen sich heute besonders dahingehend erweitern, daß der Erlangung einer maximalen Kompetenz im Umgang mit der Erkrankung ein besonderer Stellenwert eingeräumt wird.

21.3 Diagnostik – Einweisung

Eingangsvoraussetzungen für eine stationäre Reha-Maßnahme stellen z. B. folgende Faktoren dar: Reha-Status, Reha-Bedürftigkeit, Einweisungsdiagnose und vorbestehende Therapie. Für diese Bereiche liegen jedoch erhebliche Defizite hinsichtlich einer vereinheitlichten, objektivierten und nach prognostischen Kriterien optimierten Erfassung und Bearbeitung vor. Das Diagnoseinstrumentarium der Reha-Kliniken wird anerkanntermaßen als gut bezeichnet. Da eine solche fachspezifische Untersuchung während der stationären pneumologischen Rehabilitation aber häufig erstmals in adäquater Weise durchgeführt wird, kann es dazu kommen, daß in pneumologischen Schwerpunktkliniken in 30 % der Fälle eine Diagnoseerweiterung und in 23 % der Fälle eine Diagnoseänderung vorgenommen wird (Petro u. Lautwein 1988). Lungenfunktionsdiagnostische Versorgungslücken bestehen daher im regionalen, insbesondere im hausärztlichen und allgemein-internistischen Bereich, also an denjenigen entscheidenden Stellen, an der die Primärselektion erfolgt, die Reha-Bedürftigkeit festgestellt und der Reha-Status festgelegt wird.

Auch die gutachterliche Stellungnahme der medizinischen Dienste der Sozialversicherungsträger und die daraus abgeleitete Einweisungsstrategie in pneumologische Reha-Kliniken, die bei pneumologisch-allergologischen Erkrankungen insbesondere auch die Berufs-, Arbeitsplatz- und Sozialanamnese, die Ermittlung
psychophysischer, motivationaler Voraussetzungen sowie die Verhaltensstrukturen
einbeziehen muß, wird derzeit in nichtstandardisierter Form durchgeführt und
nach uneinheitlichen Bewertungskriterien ermittelt. Instrumentelle Ansätze zum
Abbau dieser Defizite wurden z. B. kürzlich von Gerdes durch einen Fragebogen
vorgelegt, der die „Indikation zur Rehabilitation" beinhaltet (vgl. Teil C, Kap. 20).

Solche und weiterführende Selektionsstrategien werden dazu beitragen, der bestehenden Einweisungspraxis zu größerer Effizienz zu verhelfen.

21.4 Therapie

Das jeweilige patientenspezifische Rehabilitationskonzept wird auf Grundlage der
Ergebnisse der Diagnostik als Stufentherapie für den Einzelfall festgelegt.

Die Bestimmung der Therapieziele und des Therapieplans erfolgt im Rahmen
von ärztlichen Visiten und gemeinsamen Besprechungen, an denen im Sinne einer
integrierten Rehabilitation auch die Mitarbeiter des psychologischen Dienstes, der
Bewegungstherapie, der Ernährungsberatung und der Patientenschulung teilnehmen. Mit dieser Vorgehensweise soll gewährleistet werden, daß in Abhängigkeit
vom Ausmaß und Schweregrad der Erkrankung ein optimales Behandlungskonzept festgelegt wird, welches im Verlaufe der Behandlung an die jeweiligen individuellen Erfordernisse angeglichen werden kann.

21.5 Medikamentöse Therapie

Im Rahmen der medikamentösen Therapie wird die Zukunft in der Weiterentwicklung der auch im Bereich der Akutmedizin eingesetzten individuell adaptierten
Stufentherapie liegen. Besondere Berücksichtigung müssen hierbei die chronobiologischen Aspekte der zirkadianen Rhythmik, insbesondere bei der Behandlung
der obstruktiven Atemwegserkrankungen, erfahren, die auch die Einbeziehung einer Schlafmedizin erforderlich macht. Neben der bisher üblichen funktionsdiagno-
stischen Therapieüberwachung mittels Spirometrie oder Ganzkörperplethysmographie wird der patienteneigenen Therapieüberwachung mittels Peak-flow-
Kontrollmessung und Protokollprüfung eine verstärkte Bedeutung zukommen.
Diese während der Reha-Maßnahme eingeübte Überwachung der Therapieeffekti-
vität muß aber auch im häuslichen Bereich gewährleistet sein und durch besondere
Kenntnisse auch der nachbetreuenden Ärzte weiter genutzt werden. Dies ist nur
möglich, wenn die Hausärzte auch über die erforderlichen diagnostischen Möglichkeiten, wie die kleine Spirometrie, und über genügend Erfahrungen im Einsatz
der differenzierten Stufentherapie verfügen. Es muß daher auch in Zukunft noch
mehr zur Aufgabe der Reha-Kliniken und besonders ihrer leitenden Ärzte werden,
mit zum Verständnis beizutragen, daß gerade die Therapie der obstruktiven Atem-

wegserkrankungen eine wandlungsfähige Therapie darstellt, die den jeweiligen individuellen Erfordernissen der Erkrankung anzupassen ist.

21.6 Physikalische Therapie

Auch im Bereich der Anwendung der physikalischen Therapieprinzipien wie der Atemhilfen, Beatmungs- oder Inhalationstherapie liegt eine wesentliche Zukunftsaufgabe in der sinnvollen Anwendung der bekannten Prinzipien. Auch hier sind durch Schulungsmaßnahmen, nicht nur der Patienten, sondern auch der verordnenden Ärzte, wesentliche Verbesserungen der Effektivität zu erlangen.

Untersuchungen zum Wirksamkeitsnachweis beim Einsatz ortsgebundener Salzlösungen müssen in Zukunft durch Querschnitt- und Längsschnittuntersuchungen die Effizienz dieser Therapie belegen. Die Kenntnisse über die Wirkungsweise spezieller ionaler Zusammensetzungen von Salzlösungen sind ebenfalls lückenhaft und führen oft zu einer pauschalen Beurteilung und Abwertung der Aerosoltherapie.

Der Einleitung und besonders der Verbesserung der Akzeptanz bei der Durchführung von Sauerstofflangzeittherapieverfahren, aber besonders der nächtlichen nasalen Beatmung als Heimdauertherapie wird in Zukunft in der pneumologischen Reha-Klinik immer größere Bedeutung zukommen. Hier sei nur auf die hohe Prävalenz des Schlafapnoesyndroms besonders bei dem Klientel der Reha-Kliniken hingewiesen und die bei einem nicht unerheblichen Teil der Patienten erforderliche nasale CPAP-Therapie. Ebenso stellt das Beatmungstraining bei Patienten mit insuffizienter Atempumpe, wie z. B. bei solchen mit Kyphoskoliose oder neuromuskulären Erkrankungen, eine zukünftige Herausforderung für die pneumologische Rehabilitation dar. Auch in diesem Bereich ist für die pneumologischen Reha-Kliniken, die häufig wissenschaftlich qualifizierte leitende Ärzte haben, die Notwendigkeit zur Forschung bis hin zur Grundlagenforschung gegeben.

21.7 Bewegungstherapie

Die Bewegungstherapie bei Erkrankungen der Atmungsorgane steht erst am Anfang ihrer Entwicklung (Reha-Kommission 1991). Ihr wird eine zunehmende Bedeutung zukommen, nachdem sich gezeigt hat, daß durch entsprechende Schulungs- und Trainingsprogramme selbst bei Asthma bronchiale günstige Effekte zur Steigerung der kardiopulmonalen Leistungsfähigkeit erzielt werden, die in Form von ambulanten Sportgruppen am Heimatort weitergeführt werden können.

Auch für das Krankheitsbild „chronische Bronchitis" bestehen begründete Erwartungen für eine Verbesserung der körperlichen Leistungsfähigkeit durch Sporttherapie. Auch dort kann die Einübung der aktiven Bewegung, der Spaß am Spiel, die Freude am Erfolg, die Kooperation in der Gruppe zu mehr Lebensqualität und als unspezifische Nebenwirkung zu Verhaltensänderungen führen, die auch einen Abbau von Suchtpotentialen beinhalten können. Die Entwicklung von spezifisch wirksamen Sporttherapieprogrammen und die Einrichtung von „Atemwegssportgruppen" im Rahmen des sog. Behindertensports ist dringend notwendig, bedarf aber auch im Bereich der Nachsorge einer pneumologisch fundierten Betreuung.

21.8 Physiotherapie

Die Krankengymnastik und Atemtherapie nutzt ebenfalls Bewegung zur Unterstützung von Heilungsprozessen oder zur Korrektur von Fehlentwicklungen. Aktive Methoden der Bewegungs- oder Atemtherapie werden dabei auch durch eher passive Methoden wie Massage, Wärme- und Kältetherapie, Hydro- und Elektrotherapie unterstützt.

Obwohl der Wert physiotherapeutischer Maßnahmen, wie die tägliche pneumologische Reha-Praxis belegt, im Hinblick auf Verbesserung von Gasaustausch, Expektoration, Drainage und Atemmuskelfunktionen außer Zweifel steht, besteht demgegenüber aber ein erheblicher Mangel an kontrollierten Vergleichsstudien, die den Wert und die Effektivität der einzelnen Maßnahmen belegen können.

21.9 Medizinische Klimatologie

Die medizinische Klimatologie zeigt zwar physikalische Nachweise für Allergenarmut, Luftreinheit, Aerosolzusammensetzung und regionale Langzeitklimamessungen in Heilklimaten auf, die günstige Voraussetzungen für Heilungschancen bei chronischen Atemwegs- und Lungenerkrankungen bieten, doch existiert keine einzige Studie mit Kontrollgruppen, die einen Wirksamkeitsnachweis hätte erbringen können. Rasch zunehmende Erkenntnisse über die Wechselwirkungen zwischen Klima einerseits und Immunreaktionen, zellulärer Lavagezusammensetzung, Impaktion und Deposition von Allergenen und Aerosolen andererseits werden dazu beitragen, die Klimatherapie auf eine rationale Basis zu stellen.

21.10 Patientenschulung, Verhaltenstherapie

Patientenschulung, Aufklärung, Gesundheitserziehung und Verhaltenstraining nehmen derzeit einen hohen Stellenwert in der pneumologischen Rehabilitation ein und werden bei Atemwegserkrankungen, bei denen sich eine Verlagerung von der Dritt- zur Zweitprävention abzeichnet, zu mehr Effektivität führen. Langfristige Wirksamkeitsnachweise, also zur verbesserten Effizienz dieser Maßnahmen, stehen jedoch noch aus und befinden sich in der Evaluationsphase. Auch die eher psychologischen Therapieformen wie Raucherentwöhnungstraining, Entspannungstraining und Krankheitsbewältigungsstrategien stehen derzeit in vorderster Reihe bei der Gesundheitserziehung. Wiederholte Fehlschläge bei den langfristigen Erfolgen der Raucherentwöhnung geben jedoch eher Anlaß zur Skepsis hinsichtlich der dauerhaften Wirksamkeit solcher Maßnahmen. Ein erfreulicher Trend von der Zweit- zur Erstprävention zeichnet sich dagegen z. B. durch Gesundheitserziehung in den Grund- und weiterführenden Schulen ab und kann möglicher-

weise die Erlangung von erhöhter Lebensqualität und Lebenshygiene in einer ent-
wicklungspsychologisch sensiblen Phase fördern, die zu rechtzeitig gebahnten und
gefestigten Verhaltensstrukturen führt.

21.11 Nachsorge

Die Entwicklung von Konzepten und Rahmenbedingungen bei ambulanter Patientenschulung, ambulanten Sportgruppen und qualifizierter Funktionsdiagnostik im
Bereich der Nachsorge ist bisher nur rudimentär angegangen worden und muß in
weiten Bereichen weiterentwickelt bzw. erst noch realisiert werden. Hier ist auch
eine Zusammenarbeit zwischen Reha-Klinik, gutachterlich tätigem Vertrauensarzt,
Betriebsarzt und Hausarzt denkbar, die bei entsprechender Kooperation eine systematische Langzeitbetreuung erzielen können.

21.12 Sozialmedizinische Beurteilung

Die am Ende jeder medizinischen Rehabilitationsmaßnahme erforderliche sozialmedizinische Beurteilung, die insbesondere über das Leistungsvermögen des einzelnen Auskunft geben soll, ist nicht nur für den Patienten, sondern auch für den
Reha-Träger von besonderer Bedeutung. Unabhängig von arbeitsrechtspolitischen
Problemen sollte es das Bestreben besonders auch der pneumologischen Rehabilitationskliniken sein, eine sachgerechte Leistungsbeurteilung abzugeben. Leider
besteht aber ein erheblicher Mangel an einem praxisrelevanten, rehabilitationsspe-
zifischen Instrumentarium zur Funktionsdiagnostik, welches es gestattet, die
Funktions- und Einsatzfähigkeit für den jeweiligen Arbeitsplatz zu bewerten. Übliche Belastungstests geben zwar physiologische Meßgrößen in Maß und Zahl
wieder, der Sprung zu daraus resultierender gutachterlicher Ermittlung und Stellungnahme hinsichtlich Arbeitsfähigkeit, Einsatzfähigkeit, Zufriedenheit und
Selbstverwirklichungsmöglichkeiten ist einem erheblichen Ermessensspielraum
unterworfen (Raschke, Reha-Kommission 1991). Der Einsatz von arbeitsplatzspe-
zifischen Belastungstests, die informatorische, feinmotorische oder konzentrative
Beanspruchung oder auch Monotoniebeanspruchung bewerten, spielt in der klinischen krankheitsbezogenen Anwendung zwar gelegentlich eine Rolle, muß aber
noch wesentlich mehr im Rahmen der sozialmedizinischen Beurteilung berücksichtigt werden. Es besteht allerdings noch ein erheblicher Forschungsbedarf,
diese Funktionstests, die zwar von der Psychophysiologie oder Ergonomie bereit-
gestellt werden, hinsichtlich ihrer Einsatzfähigkeit und Aussagekraft im Rahmen
der medizinischen Rehabilitation und besonders der arbeits- und sozialmedizinischen Beurteilung zu evaluieren.

21.13 Berufs- und Weiterbildung

In Zukunft muß das Anliegen der Krankheitsaufklärung, Gesundheitsbildung und Patientenschulung weiter entwickelt werden und in alle pneumologischen Rehabilitationsbemühungen einbezogen werden. Diese inhaltlichen Ziele lassen sich besonders durch die integrierte Rehabilitation bewerkstelligen, d. h. durch die fachübergreifende Tätigkeit verschiedener Berufsgruppen wie Ärzte, Krankenschwestern, Psychologen, Sporttherapeuten, Krankengymnasten, Gymnastiklehrer, Physiotherapeuten, Diätassistenten und Ökotrophologen. Eine Leitfunktion kommt dabei dem Arzt zu, dessen Aufgaben in Zukunft noch mehr die ständige Integration und Koordination unter Berücksichtigung medizinischer, kognitiver und emotionaler Aspekte sein muß, um zu verhindern, daß verschiedene Berufsgruppen nicht parallel, wie bisher so häufig, sondern integriert arbeiten. Als ein wesentliches Element ist in diesem Rehabilitationsteam auch der Gesundheitspädagoge anzusiedeln, der besondere Kenntnisse in der Erwachsenenbildung und der Gesundheitserziehung aufweisen muß. Leider ist ein solches Berufsbild bisher nicht entwickelt, so daß sich für die Rehabilitationskliniken hier auch ein wesentliches Feld der Weiterbildung für ärztliche oder nichtärztliche Mitarbeiter ergibt, wobei die große praktische Erfahrung der Reha-Kliniken genutzt werden kann. Für die Weiterentwicklung der integrierten Rehabilitation bieten sich insbesondere auch die eigenen Kliniken der Sozialversicherungsträger zur Übernahme von Pilotfunktionen an, wie diese für die LVA Westfalen auf Anregung der Chefärzte der eigenen Kliniken formuliert und in ersten Ansätzen bereits verwirklicht wurde (LVA Westfalen 1992).

21.14 Entwicklung von Krankheitsbildern

Entscheidend beeinflußt wird die Zukunftsperspektive der pneumologischen Rehabilitation auch von der Entwicklung der Erkrankungen der Atmungsorgane in der Bevölkerung. Infolge der Veränderung der Rauchgewohnheiten der weiblichen Bevölkerung in den letzten 20 Jahren ist mittel- bis langfristig mit einer Zunahme der chronischen Bronchitis und des Bronchialkarzinoms in der weiblichen Bevölkerung zu rechnen. Bisher hat sich dieses zumindest bis zum Jahre 1990 noch nicht in einer wesentlichen Zunahme der Reha-Maßnahmen im Bereich Pneumologie widergespiegelt. Mit einer Zunahme muß aber besonders im Bereich der Rentenversicherung der Angestellten gerechnet werden, da hier der überwiegende Teil der Frauen versichert ist. In den letzten 5 Jahren hat sich allerdings ein bedeutsamer Trend bei den obstruktiven Atemwegserkrankungen dargestellt. Es hat sich in dieser Zeit bei nahezu gleicher Behandlungszahl sowohl bei Männern (Abb. 1) als auch bei Frauen (Abb. 2) die Diagnosehäufigkeit der chronischen Bronchitis verringert und die Diagnosehäufigkeit des Asthma bronchiale signifikant zugenommen. Dieses trifft für die Arbeiterrentenversicherung (LVA) und die Angestelltenrentenversicherung (BfA) in gleicher Weise zu. Die Ursachen für diesen Diagnosewandel sind nicht bekannt und unerforscht. Als gesichert muß aber wohl die Zunahme der allergischen Erkrankungen, bei aller Skepsis gegenüber

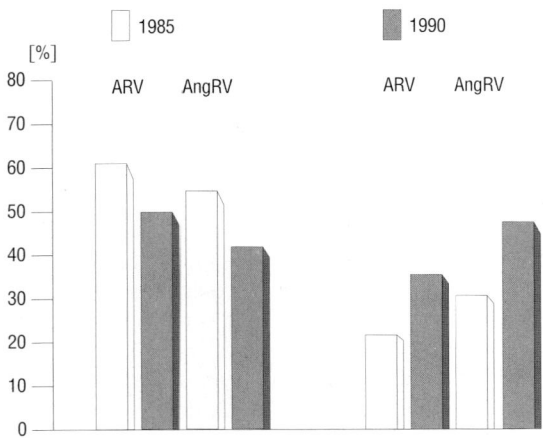

Abb. 1. Entwicklung der Rehabilitationsmaßnahmen für die Krankheitsbilder chronische Bronchitis (*links*) und Asthma bronchiale (*rechts*) für die Jahrgänge 1985 und 1990 bei Männern der Arbeiterrentenversicherung (*ARV*) und der Angestelltenrentenversicherung (*AngRV*)

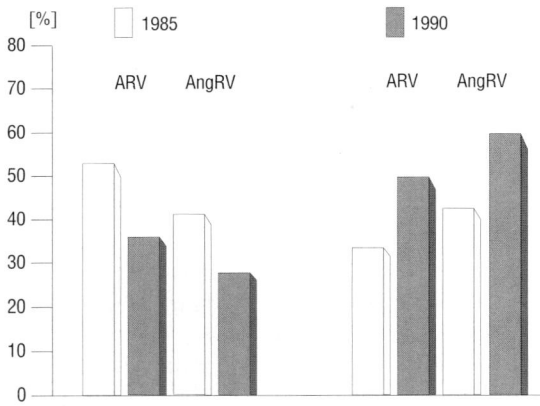

Abb. 2. Entwicklung der Rehabilitationsmaßnahmen für die Krankheitsbilder chronische Bronchitis (*links*) und Asthma bronchiale (*rechts*) für die Jahrgänge 1985 und 1990 bei Frauen der Arbeiterrentenversicherung (*ARV*) und der Angestelltenrentenversicherung (*AngRV*)

der Vergleichbarkeit früherer und heutiger epidemiologischer Studien, angesehen werden (Ring 1991).

Eine wesentliche Bedeutung wird in Anbetracht der hohen Prävalenz den schlafbezogenen Atmungs- und Kreislaufregulationsstörungen, insbesondere bei Männern (Fischer 1992), zukommen. Erste Reha-Konzepte (Reha-Kommission 1991) müssen weiter entwickelt und optimiert werden. Auf die Notwendigkeit der Forschungsaktivitäten in diesem Bereich bis hin zur Grundlagenforschung ist besonders hinzuweisen. Ein erheblicher Teil der pneumologischen Universitätskli-

niken zeigte hierbei, außer einer allmählich einsetzenden klinischen Patienten-
betreuung, wissenschaftlich eine gewisse Verweigerungsstrategie gegenüber der
Erforschung dieses besonders risikoträchtigen Teils der Erkrankungen der
Atmungsorgane, wahrscheinlich aus Kapazitätsgründen.

Die Durchführung von Anschlußheilbehandlungen (AHB) im Rahmen der
Pneumologie stellt nicht nur im Bereich der Tumornachsorge, insbesondere nach
thoraxchirurgischen Eingriffen, sondern auch im Rahmen der frühzeitigen Reha-
Bemühungen bei chronisch-obstruktiven Atemwegserkrankungen und zur Verbes-
serung der Akzeptanz der Atmungstherapie als Heimdauertherapie ein wichtiges
zukünftiges Betätigungsfeld dar. So wurden im Jahr 1990 lediglich 1.514 AHB-
Verfahren wegen einer Erkrankung der Atmungsorgane durchgeführt. Im Bereich
der Erkrankungen der Verdauungsorgane war dieses bei 2.806 (1,9fach) und im
Bereich der Herz-Kreislauf-Krankheiten bei 32.948 (21,8fach) Männern und
Frauen der Fall.

21.15 Forschung in der pneumologischen Rehabilitation

Zur wissenschaftlichen Begleitung der Weiterentwicklung der pneumologischen
Prävention und Rehabilitation und zur Überprüfung der bereits entwickelten Reha-
Konzepte hinsichtlich Effektivität und Effizienz ergibt sich die Notwendigkeit zur
Forschungsaktivität an pneumologischen Schwerpunktkliniken. Die Verwirklichung solcher Aktivitäten ist am ehesten durch das Betreiben von Forschungsinsti-
tutionen mit einer Anbindung geeigneter Reha-Kliniken und in möglichst engem
Kontakt zur medizinischen Fakultät einer Universität möglich. Hierdurch könnte
es gelingen, auch im Rahmen der Lehrtätigkeit an der Universität und der Bereitstellung von Möglichkeiten der praktischen Studentenausbildung vorhandene Defizite im Bereich der Pneumologie abzudecken und gleichzeitig das Interesse an
der Rehabilitationsmedizin zu wecken. Auch im Rahmen der Weiterbildung von
Gebiets- und Teilgebietsärzten ergeben sich durch solche enge Kooperation Möglichkeiten zur Zusammenarbeit. Durch die wechselseitige Förderung der Aus- und
Weiterbildung ist nicht nur eine verbesserte Akzeptanz der Rehabilitationsmedizin
zu erwarten, sondern auch eine Verbesserung des Verständnisses der chronischen
Erkrankungen der Atmungsorgane.

Zusammenfassend lassen sich für die Zukunft der pneumologischen Prävention
und Rehabilitation nicht nur ein erheblicher Weiterentwicklungsbedarf, sondern
auch zahlreiche weitere Entwicklungsmöglichkeiten aufzeigen, die bei entsprechender Nutzung nicht nur allen am Rehabilitationsgeschehen direkt Beteiligten,
sondern auch der Gesellschaft dienen.

Literaturverzeichnis

Aas K (1974) Das allergische Kind. Thieme, Stuttgart

Aas K (1975) The bronchial provocation test. Thomas, Springfield/Ill

Aas K, Backman A, Belin L, Weeke B (1978) Standardization of allergen extracts with appropriate methods. The combined use of skin prick testing and radio-allergosorbent tests. Allergy 33: 130-137

Abt R (1991) Die sozio-ökonomische Bedeutung chronisch-obstruktiver Atemwegserkrankungen in der Schweiz. In: Studien zur Gesundheitsökonomie 15. Pharma Information, Basel

Acba N (1986) Selbsthilfe in Gruppen. Fachbuchhandlung für Psychologie, Eschborn bei Frankfurt

Ackerknecht EH (1986) Geschichte der Medizin, 5. Aufl. Enke, Stuttgart

Adam D et al. (1991) Antibakterielle Therapie bei infektiösen Bronchialerkrankungen. Empfehlungen der Deutschen Liga zur Bekämpfung von Atemwegserkrankungen. MMW 133: 308-312

Adult Respiratory Distress Syndrome (1990) (Vol 11) No 4, Dec

AG Evaluation (1993) Konsensuspapier, Präv.-Rehab. 5,2, 60-63

AG Methodik (1993) Konsensuspapier, Präv.-Rehab. 5,2, 54-59

Agle DP, Baum GL, Chester EH (1973) Multi-discipline treatment of chronic pulmonary insufficiency: 1. Psychologic aspects of rehabilitation. Psychosom Med 35: 41-49

Ago Y, Ikemi Y, Sugita M, Takahasi N, Teshima H, Nagata S, Inouye S (1976) A comporative study on somatic treatment and comprehensive treatment of bronchial asthma. J Asthma Res 14: 37-43

Ahrens J (1992) Prävention, Ätiologie und Therapie akuter Erkrankungen der oberen und unteren Atemwege. Therapiewoche Schweiz 8: 12

Air Power (1984) Self-management of asthma through group education. NIH Publication Nr. 85-2362. National Institute of Health, Bethesda

Air Wise (1984) Self-Management of Asthma Through Individual Education. National Institute of Health. NIH Publicatin Nr. 84-2363

Alexander AB (1972) Systematic relaxation and flow rates in asthmatic children. Relationship to emotional percipitants and anxiety. J Psychosom Res 16: 405-410

Alexander AB (1977) Chronic asthma. In: Williams RB, Gentry WP (eds) Behavioral Approaches to Medical Treatment. Ballinger, Cambridge/MA

Alexander F (1951) Psychosomatische Medizin. De Gruyter, Berlin

Ambrosino N, Paggiaro PL, Roselli MG, Contini V (1984) Failure of resistive breathing training to improve pulmonary function tests in patients with chronic obstructive pulmonary disease. Respiration 45: 455

Ameisen JC, Capron A, Joseph M et al (1985) Aspirin-sensitive asthma: abnormal platelet response to drugs inducing asthma attacks, diagnostic and physiopathological implications. Int Arch Allergy Appl Immunol 78: 438

Amelung W, Evers A (1962) Handbuch der Bäder- und Klimaheilkunde. Schattauer, Stuttgart

Amelung W, Hildebrandt G (1985) Balneologie und medizinische Klimatologie, Bd 2. Springer, Berlin Heidelberg New York Tokio

American Thoracic Society (1981) Pulmonary rehabilitation. Am Rev Respir Dis 124: 663-665

American Thoracic Society (1987) Standardization of spirometry – 1987 Update. Am Rev Respir Dis 136: 1285-1928

American Thoracic Society (1987) Standards for the diagnosis and care of patients with chronic obstructive pulmonary diseases (COPD and asthma). Am Rev Respir Dis 136: 225-244

American Thoracic Society (1989) Guidelines for the approach to the patient with severe hereditary alpha-1-antitrypsin deficiency. Am Rev Respir Dis 140: 1494-1497

Andersen JB, Dragsted L, Kann T (1979) Resistive breathing training in severe chronic obstructive pulmonary disease. Scand J Respir Dis 60: 151

Andersen JB, Falk P (1984) Clinical experience with inspiratory resistive breathing training. Int Rehabil Med 6: 183

Anderson HR (1989) Increase in hospital admission for childhood asthma: trends in referral, severity and readmission from 1970 to 1985 in a health region of the United Kingdom. Thorax 1989: 614-619

Anderson S, Schoeffel R (1983) Physiological aspects of exercise-induced-asthma. In: Oseid S, Edwards A (Hrsg) The asthmatic child in play and sport. Pitman Press, London, pp 21-35

Andrae S, Axelson, O, Björksten B, Fredrikson M, Kjellmann N (1988) Symptoms of bronchial hyperreactivity and asthma in relation to environmental factors. Arch Dis Child 86: 473-478

Angehrn W, Perrin LE, Kraemer R (1987) Wir haben ein Asthma-Kind. München

Apter AJ, Greenberger PA, Patterson R (1989) Outcomes of pregnancy in adolescents with severe asthma. Arch Intern Med 149: 2571

Arbeitsgemeinschaft Allergiekrankes Kind (Hrsg) (1989) Unser Kind ist allergisch. Ravensburg

Arbeitsgemeinschaft für Ergometrie der österreichischen kardiologischen Gesellschaft (1978) Leitlinien für die Ergometrie. Österreichische Ärztezeitung 33: 7

Arbeitskreis 'Bronchiale und nasale Provokationstests' der Deutschen Gesellschaft für Allergologie und Immunitätsforschung (1984) Richtlinien für die Durchführung von bronchialen Provokationen mit Allergenen und pharmakodynamischen Substanzen bei obstruktiven Atemwegskrankheiten. Allergologie 7: 238-242

Arbeitskreis 'Bronchiale und nasale Provokationstests' der Deutschen Gesellschaft für Allergie- und Immunitätsforschung (1990) Richtlinien für die Durchführung von nasalen Provokationstests mit Allergenen bei Erkrankungen der oberen Luftwege. Allergologie 13: 53-55

Arstilla M (1972) Puls conducted triangular ECG Test. Acta Med Scand [Suppl 529]

Ärzteverband Deutscher Allergologen (1990) Empfehlungen zur Hyposensibilisierung mit Allergenextrakten. Allergology 13: 185

Asendorpf J (1988) Keiner wie der andere. Wie Persönlichkeitsunterschiede entstehen. Piper, München Zürich

Asher MI, Pattemore PK, Harrison AC, Mitchell EA, Rea HH, Stewart AW, Woolcock AJ (1988) International comparison of the prevalence of asthma symptoms and bronchial hyperresponsiveness. Am Rev Respir Dis 138: 524

Asthma Kinder LKW (Lernen, Können, Wissen) (1990) Fisons, Köln

Atypical Pneumonia Syndromes (1991) Clin Chest Med 1/2:

Auer F (1973) Höhenmedizin. Urban & Schwarzenberg, München

Avery Mary E, Tooley WH, Keller JB, Hurd SS, Bryan MH, Cotton RB, Epstein MF, Fitzhardinge PM, Hansen CB, Hansen TN, Hodson WA, James LS, Kitterman JA, Nielsen HC, Poirier TA, Truog WE, Wung JT (1987) Is chronic lung disease in low birth weight infants preventable? A survey of eight centers. Pediatrics 79: 26-30

Axelrod RS, Havas HF, Murasko DM, Bushnell B, Chong Fen Guan (1988) Effect oft the Mixed Bacterial Vaccine on the Immune Response of Patients With Non-Small Cell Lung Cancer and Refractory Malignancies. Cancer 61: 2219-2230

Aylward M, Maddock J, Dewland P (1980) Clinical eval. of acetylcystein in the treatment of patients with chronic bronchitis. Eur J Respir Dis 61: 81-89

Aylward M, Maddock J, Dewland P (1980) Untersuchungen über die klinisch-therapeutische Wirksamkeit von Acetylcystein bei der Behandlung von Patienten mit chronisch-obstruktiver Bronchitis. Therapiewoche 30: 1955-1965

Backhouse CI (1975) Peak expiratory flow in youths with varying cigarette smoking habits. Br Med J 1: 360-362

Badura B (Hrsg) (1981) Soziale Unterstützung und chronische Krankheit. Suhrkamp, Frankfurt am Main

Badura B, Kaufhold G, Lehmann H, Pfaff H, Schott T, Waltz M (1987) Leben mit dem Herzinfarkt. Springer, Berlin Heidelberg New York Tokyo

Baer PE, Foreyt JP, Wright S (1977) Selfdirected termination of excessive cigarette use among untreated smokers. J Behav Ther Exp Psychiatry 8: 71-74

Bakke P, Eide GE, Hanoa R, Gulsvik A (1991) Occupational dust or gas exposure and prevalences of respiratory symptoms and asthma in a general population. Eur Respir J 4: 273

Ballard RD, Saathoff MC, Patel DK, Kelly PL, Martin RJ (1989) Effect of sleep on nocturnal bronchoconstriction and ventilatory patterns in asthmatics. J Appl Physiol 67: 243-249

Balter MS, Rebuck AS (1989) Treatment of the recalcitrant asthmatic. Ann Allergy 63 (4): 297-300

Bancalari E, Gerhardt T (1986) Bronchopulmonary dysplasia. Pediatr Clin North Am 33: 1-23

Bandura A (1986) Social foundations of thought and action: A social cognitive theory. Prentice Hall, Englewood Cliffs/NJ

Banner NR, Govan JR (1986) Longterm transtracheal oxygen delivery. Br Med J 293: 111-114

Barbee RA, Halonen M, Kaltenborn WT, Burrows B (1991) A longitudinal study of respiratory symptoms in a community population sample. Chest 99: 20-26

Barczok M, Menrad S (1989) Patientenschulung in der Praxis. In: Petro W (Hrsg) Patientenschulung für Atemwegserkrankte. Dustri, München Deisenhofen

Bardsley PA, Howard P (1986) Cor pulmonale and home oxygen therapy. Practitioner 230: 565

Barker AF, Bardana EJ (1988) Bronchiectasis; Update of an orphan disease. Am Rev Respir Dis 137: 969-978

Barleben A, Müller E, Wilke A, Vogel J (1990) Lungenfunktionsdiagnostik mit der multifrequenten Oszillometrie unter Berücksichtigung des Lungenvolumens. Pneumologie 44: 950-954

Barnes P, Brown M, Silverman M, Dollery C (1989) Circulating catecholamines in exercise and hyperventilation induced asthma. Thorax 36: 435-440

Barnes PJ, Fitzgerald G, Brown M, Dollery C (1980) Nocturnal asthma and changes in circulating epinephrine, histamine, and cortisol. N Engl J Med 303: 263-267

Barriot P, Riou B (1987) Prevention of fatal asthma. Chest 92: 460

Barter CE, Campbell AH (1976) Relationship of constitutional factors and cigarette smoking to decrease in 1-second forced expiratory volume. Am Rev Respir Dis 113: 305-314

Barter CE, Campbell AH, Tandon MK (1974) Factors affecting the decline of FEV_1 in chronic bronchitis. Aust N Z J Med 4: 339-345

Barth M et al (1989) Die Inanspruchnahme medizinischer Maßnahmen zur Rehabilitation – Die Sichtweise der Experten. Deutsche Rentenversicherung, Heft 8-8

Barth M, Hoffmann-Markwald A, Koch U, Potreck-Rose F, Wittmann WW (1988) Das Antragsverhalten hinsichtlich medizinischer Maßnahmen zur Rehabilitation aus der Sicht der Experten. Synopse und Ergebnisse der Berufsgruppenbefragung (Projektphase A). Psychologisches Institut der Universität, Freiburg i. Br.

Bateman JRM (1979) Regional lung clearance of excessive bronchial secretions during chest physiotherapie in patients with stable chronic airways obstruction. Lancet 1: 294

Bateman JRM, Newman SP, Daunt KM, Sheahan NF, Pavia D, Clarke SW (1981) Is cough as effective as chest physiotherapy in the removal of excessive tracheobronchial secretions? Thorax 36: 683

Bateman JRM, Pavia D, Clarke SW (1978) The Reduction of lung secretions during the night in normal subjects. Clin Sci Mol Med 55: 523-527

Bättig M (1989) Therapeutische Umschau 46/9: 619-624

Bauer J (1950) Differential diagnosis of internal diseases. Clinical analysis and syntesis of symptomes an signs on Pathophysiologic basis. Grune & Stratton, New York

Bauer J, Hüls G, Lindemann H, Schwandt HJ (1985) Theophyllin-Spiegel im Tränensekret bei Kindern und Jugendlichen mit Asthma bronchiale. Atemw-Lungenkrkh 11: 351-352

Bauer J, Wach G, Hüls G, Lindemann H (1988) Wertigkeit der Kaltlufthyperventilation zur Objektivierung einer bronchialen Hyperreaktivität. Atemw-Lungenkrkh 14: 304-306

Bauer PC (1990) Asthma am Arbeitsplatz. In: Konietzko N, Costabel U, Bauer PC (Hrsg) Lunge und Arbeitswelt. Springer, Berlin Heidelberg New York Tokyo, S 9-24

Bauer PC, Heyer M, Kottmann R (1983) Die Bedeutung der Fiberbronchoskopie in der Intensivmedizin. Internist 24: 89

Bauer X, Weiss W (1988) Neue Entwicklung in der Diagnostik des Berufsasthmas. Prax Klin Pneumol 42: 6-16

Bauman A, McKenzie D, Young L, Yoon R (1990) Asthma Education: The perception of family physicians. J Asthma 27 (6): 385-392

Bäumler G (1974) Lern- und Gedächtnis-Test LGT. Hogrefe, Göttingen

Bäumler G (1985) Farbe-Wort-Interferenz-Test nach JR Stroop (FWIT). Hogrefe, Göttingen

Baur X (1989) Berufsbedingte bronchopulmonale Erkrankungen. In: Fabel H (Hrsg) Pneumologie. Urban & Schwarzenberg, München, S 351-379

Baur X (1989) Hyposensibilisierung bei Asthma bronchiale – ein noch aktuelles Therapieverfahren? Med Klin 84: 439

Baur X (1990) Inhalative Allergene und Irritantien am Arbeitsplatz. Allergologie 13/4: 134-139

Baur X, Behr J, Dewair M, Ehret W, Fruhmann G, Vogelmeier C, Weiss W, Zinkernagel V (1988) Humidifier lung and humidifier fever. Lung 166: 113

Bayrard P, Orehek J (1980) Mauvaise utilisation des aerosol-dosurs par les asthmatiques. Respiration 40: 47-52

Beck AT, Rush JA, Shaw BF, Emery G (1981) Kognitive Therapie der Depression. Urban & Schwarzenberg, München

Beck E, Slapke J, Müller S, Meiske W, Glende M (1990) Upper respiratory tract infection (URI) ist a potent trigger factor for asthma manifestation in predisposed individuals: preliminary results of a retrospective case control study. Atemwegs- und Lungenkrankheiten 16 [Suppl 1]: 22-24

Beck M, Eissenhauer W, Löffler H (Hrsg) (1984) Die Reha-Studie Baden. Eine wissenschaftliche Untersuchung medizinischer Rehabilitation und Nachsorge. Karlsruhe

Beck P (1968) Über die Sollwerte direkt gewonnener Herz- und Kreislaufgrößen während gewichtsbezogener submaximaler Belastung. Z Kreislaufforschung 57: 986

Becker H, Faust M, Fett I, Kublik A, Peter JH, von Wichert P (1989) Langzeitakzeptanz der n-CPAP-Therapie bei 70 Patienten mit Schlafapnoe bei einer Behandlungsdauer von mehr als 6 Monaten. Pneumologie 43: 643-646

Behrendt H, Krämer U, Dolgner R, Hinrichs J, Willer H, Hagenbeck H, Schlipköter HW (1993) Elevated levels of total serum IgE in East German children: atopy, parasites, or pollutants? Allergo J 2: 31

Behrendt JU (1985) Selbsthilfegruppen im Gesundheitswesen: Ursachen, gegenwärtiger Stand, Entwicklung. Verhaltenstherapie und psychosoziale Praxis 17/1: 110-121

Bellia V, Cuttita G, Insalaco G, Visconti A, Bonsignore G (1989) Relationship of nocturnal bronchoconstriction to sleep stages. Am Rev Respir Dis 140: 363-367

Belman MJ (1986) Exercise in chronic obstructive pulmonary disease. Clin Chest Med 7: 585

Belman MJ, Kendregan BA (1981) Exercise training fails to increase sceletal muscle encymes in patients with chronic obstructive pulmonary disease. Am Rev Respir Dis 123: 256

Belman MJ, Thomas SG, Lewis MI (1986) Resistive breathing training in patients with chronic obstructive pulmonary disease. Chest 90: 662

Benatar SR (1986) Fatal asthma. N Engl J Med 314: 423-429

Bender B, Belleau L, Fukuhara J, Mrazek D, Strunk R (1987) Psychomotor adaption in children with severe chronic asthma. Pediatrics 79: 723-727

Benowitz NL (1988) Pharmacologic aspects of cigarette smoking and nicotine addiction. N Engl J Med 319: 1318-1330

Benton A (1981) Der Benton-Test. Huber, Bern

Bents H, Buchkremer G (1987) Raucherentwöhnung: Psychologische und pharmakologische Methoden. Dtsch Med Wochenschr 112: 559-564

Berbig B, von Mutius E, Nicolai T, Stiepel E, Adam D (1991) Untersuchungen zu einem multiallergenen Teststempel im Vergleich zum Prick-Test. Allergologie 14: 51-57

Berdel D, Huber B, Kuck-Moers D (1987) Stempelteste in der Diagnostik von Typ-I-Allergien. Allergologie 10: 272-275

Berger D, Maack N, Nolte D (1979) Persönlichkeitsstrukturen bei verschiedenen Formen des Asthma bronchiale. Med Klin 74: 15-20

Berger D, Nolte D (1976) Zum Einfluß des „Pursed-lips-breathing" auf die Strömungsmechanik bei Patienten mit obstruktiver Lungenerkrankung. In: Ulmer WT (Hrsg) Verh Ges Lungen- u Atm-Forsch Bd 6. Springer, Berlin Heidelberg New York Tokyo

Berger D, Nolte D (1982) Vergleichende Untersuchungen zur Strömungsdynamik beim Hustenstoß und bei der forcierten Exspiration. Atemwegs- und Lungenkrankheiten 8: 257

Bergmann K-C (1993) Die Einschätzung von Funktionseinschränkungen (Minderung der Erwerbsfähigkeit) bei Lungenfibrosen. Atemw-Lungenkrankh 19/2: 64-66

Bergmann K-C, Bauer CP, Overlack A (1990) A placebo-controlled, blindet comparison of nedocromil sodium and beclomethsone dipropionate in brochial asthma. Lung 168, [Suppl]: 230-239

Bergmann K-C, Schwarting H-H (1987) Inhalative Anwendung eines polyvalenten Bakterienlysats bei Patienten mit rezidivierenden Atemwegsinfekten ohne nachweisbare Nebenwirkungen. Allergologie 10: 455-458

Bergmann K-C, Waldman RH (1988) Stimulation of secretory antibody following oral administration of antigen. Rev Infect Dis 10: 939-950

Bergmann K-C (1988) Fibromucyl parenteral bei Patienten mit rezidivierenden Atemwegsinfekten. Med Welt 39: 914-918

Bergofsky EH, Haas F (1968) An investigation of the site of the pulmonary vascular pressor response to hypoxia. Bull Physio-Path-Resp 4: 91-102

Bergofsky EH, Holtzmann SH (1967) A study of the mechanismus involved in the pulmonary arterial pressure response. Circ Res 20: 506-520

Bertoli L et al (1983) Action of ambroxol in mucociliary clearance. In: Pulmonary surfactant System. Elsevier, Amsterdam, pp 349-360

Bethel R (1987) Air pollution and asthma. Sem Respir Med 8: 253

Bettex M (1987) Arbeit mit Selbsthilfegruppen. Z Psychother Psychosom 6/1: 47-57

Beutel M (1988) Bewältigungsprozesse bei chronischen Erkrankungen. Verlag Chemie, Weinheim

Biberger A (1990) Die motorischen Hauptbeanspruchungsformen und ihre Anwendung im Sport bei Asthma bronchiale. In: Lecheler J, Fischer J (Hrsg) Bewegung und Sport bei Asthma bronchiale. Echo-Verlag, Köln

Biefang S, Pohlmeier H (1979) Gesundheitsindikatoren – Ein Versuch, Gesundheit zu messen. MMG 4: 22-27

Bischoff E (1986) Physikalische, chemische und biologische Voraussetzungen für die Entstehung allergenhaltigen Hausstaubes – Nachweis mit Hilfe des Acarex[R]-Tests. SwissMed 8, 4c: 39-44

Bischoff E et al (1984) Farbnachweis für allergenhaltigen Hausstaub. Allergologie 7, 11: 446-449

Bischoff E et al (1986 und 1987) Zur Bekämpfung der Hausstaubmilben in Haushalten von Patienten mit Milbenasthma. Allergologie 9: 448-457; 10: 473-478

Bjorksten F, Suoniemi I, Koski V (1980) Neonatal birch pollen contact and subsequent allergy to birch pollen. Clin. Allergy 10: 581

Blackley CH (1973) Experimental research on the cause and nature of catarrhus aestivus. Ballière-Tindall, London

Blaha H (1978) Physiotherapie bei Erkrankungen der Atmungsorgane. In: Sylla A (Hrsg): Lungenkrankheiten, Bd I. Thieme, Leipzig

Blessing-Moore (1987) Self-management programs for childhood asthma. Clin Rev Allergy 5: 191-193

Bobak M, Leon DA (1992) Air pollution and infant mortality in the Czech republic, 1986-88. Lancet 340: 1010.

Bohling H, Hain E, Valentin H, Woitowitz HJ (1982) Internationale Staublungenklassifikation ILO. Arbeitsmedizin aktuell, 10. Lieferung. Fischer, Stuttgart

Boman G, Bäcker U, Larsson S, Melander B, Wahlander L (1983) Oral acetylcysteine reduces exacerbation rate in chronic bronchitis. Report of trial organized by the Swedish Society for Pulmonary Disease. Eur J Respir Dis 64: 405-415

Bonfanti R, Baldini G, Gucci M, Arzilli P, Gotti A (1988) Selfmanagement in childhood asthma: Pisa in „Italia Project" (Poster). European Pediatric Respiratory Society, p 119

Bonn JA, Readhead CPA, Timmons BH (1984) Enhanced adaptive behavioural response in agoraphobics pretreated with breathing retraining. Lancet II: 665-669

Borelli S, Düngemann H (1981) Fortschritte der Allergologie und Dermatologie. IMP-Verlag, Basel

Börner N (1986) Sonographische Diagnostik pleuropulmonaler Erkrankungen. Med Klin 81: 496

Börner N, Braun B (1985) Sonographische Diagnostik am Thorax. Prax Klin Pneumol 39: 263

Borsch-Galetke E, Stresemann E (1985) Richtlinien zur Bemessung der MdE bei berufsbedingten Atemwegserkrankungen. Arbeitsmed Sozialmed Präventivmed: 20

Borsch-Galetke E (1993) Gesichtspunkte zur beruflichen Wiedereingliederung (berufliche Rehabilitation) des Patienten mit einer chronischen Lungenerkrankung. Atemw-Lungenkrankh 19/2: 89-93

Bosse R, Sparrow D, Garvey AJ, Costa PT jr et al (1980) Cigarette smoking, aging and decline in pulmonary function: A longitudinal study. Arch Environ Health 35: 247-252

Böttcher HF, Kroemer G (1988) Psychotherapeutische Mitbehandlung des Asthma bronchiale. Z Gesamte Inn Med 43: 43-46

Bouchard ThJ, Kimmerly Jr, Wilcos J, Segal NL, Tellegen Au, Lykken RT, Rich St (1988) Personality in twins reared apart and together. J Pers Soc Psychol 54/6

Boushey HA, Holtzmann MJ, Sheller (1980) Bronchial hyperreactivity. Am Rev Respir Dis 121: 389-396

Bousquet J, Hatton F, Godard P, Michel FB (1987) Asthma mortality in France. J Allergy Clin Immunol 80: 389-394

Bousquet J, Michel F (1986) Specific immunotherapy in asthma. In: Proc XII Int Congr All Clin Immunol. Reed CH (ed) Mosby, St. Louis, pp 397

Bradley TD, Rutherford RF, Grossman RF et al (1985) Role of daytime hypoxemia in the pathogenesis of right heart failure in the obstructive sleep apnea syndrome. Am Rev Respir Dis 131: 835-839

Brain JD, Valbert PA (1979) Deposition of Aerosols in the respiratory tract. Am Rev Respir Dis 126: 1325-1375

Brandt HJ, Loddenkemer R (1985) Thorakoskopie und Pleurablindbiopsie. In: Tumoren der Atmungsorgane und des Mediastinums. Springer, Berlin Heidelberg New York Tokio (Handbuch der Inneren Medizin)

Brandt HJ, Loddenkemper R, Mai J (1983) Atlas der diagnostischen Thorakoskopie. Thieme, Stuttgart

Breuer HW, Worth H (1989) Welche Möglichkeiten der Schulung des Asthmatikers gibt es? Krankenpflege-Journal 27: 5-9

Brickenkamp R (1981) Test d2. Aufmerksamkeits-Belastungs-Test. Hogrefe, Göttingen Toronto Zürich

Brisson-Noel A et al (1991) Diagnosis of tuberculosis by DNA amplification in clinical practice evaluation. Lancet 338: 364-366

Broadbent DE et al (1982) The Cognitive Failure Questionnaire (CFQ) and its correlates. Br J Clin Psychol 21: 1-16

Brook U (1990) An Assessment of asthmatic knowledge of school teachers. J Asthma 27 (3): 159-164

Bruce RA (1971) Exercise testing of patients with coronary heart disease. Ann Clin Res 3: 323

Brüggemann W (1980) Kneipptherapie. Springer, Berlin Heidelberg New York

Brunekreef B (1992) Damp housing and adult respiratory symptoms. Allergy 47: 498

Brusis J, Biefang S (1980) Lebensqualität als Maßstab für Therapie-Evaluation. MMG 5: 10-16

Buchkremer G (1982) Raucherentwöhnung durch Selbstkontrolle. Nervenarzt 53: 72-77

Buchkremer G (Hrsg) (1989) Raucherentwöhnung. Psychologische und pharmakologische Methoden. Thieme, Stuttgart New York

Buchkremer G, Bents H, Minneker E, Opitz K (1988) Langfristige Effekte einer Kombination von transdermaler Nikotinzufuhr mit Verhaltenstherapie zur Raucherentwöhnung. Nervenarzt 59: 488-490

Buchkremer G, Tölle R (1988) Nikotinabhängigkeit. In: Meyer JE, Strömgren E (Hrsg) Psychiatrie der Gegenwart. Bd III: Abhängigkeit und Sucht. Springer, Berlin Heidelberg New York Tokyo, S 443-465

Buist A, Sexton GJ, Nagy JM, Ross BB (1976) The effect of smoking cessation and modification on lung function. Am Rev Respir Dis 114: 115-162

Buist AS, Vollmer WM, Johnson IR, McCamant IE (1988) Does the single-breath N_2 test identify the smoker who will develop chronic airflow limitation? Am Rev Respir Dis 137: 293-301

Bundesanstalt für Arbeit (Hrsg) (1987) Berufliche Eingliederung Behinderter, 2. Aufl. Acon, Köln

Bundesarbeitsgemeinschaft für Rehabilitation (Hrsg) (1984) Die Rehabilitation Behinderter. Wegweiser für Ärzte. Deutscher Ärzte-Verlag, Köln

Bundesministerium für Arbeit und Sozialordnung (Hrsg) (1983) Anhaltspunkte für die ärztliche Gutachtertätigkeit. Köllen Druck und Verlag GmbH, Bonn

Bundesversicherungsanstalt für Angestellte (1987) Hundert Begriffe verständlich gemacht: Fremdwort Rehabilitation. BfA, Berlin

Bundgaard A, Ingemann-Hansen T, Halkjaer-Kristensen J (1984) Physical training in bronchial asthma. Int Rehabil Med 6: 179

Burdon JGW, Juniper EF, Killian KJ, Hargreave FE, Campbell EJM (1982) The perception of breathlessness in asthma. Am Rev Respir Dis 126: 825

Burge PS (1990) Occupational asthma. In: Brewis RAL, Gibson GJ, Geddes DM (eds) Respiratory medicine. Baillière Tindall, London, pp 704-721

Burge PS, Pepys J (1979) Berufsbezogener bronchialer Provokationstest. Allergologie 2: 7-12

Burge PS, Pickering CAC (1990) Byssinosis. In: Brewis RAL, Gibson GJ, Geddes DM (eds) Respiratory Medicine. Verlag Baillière Tindall, London, pp 721-725

Burki NK, Mitchell K, Chaudhary BA, Zechmann FW (1978) The ability of asthmatics to detect added restrictive loads. Am Rev Respir Dis 117: 71-75

Burney P (1988) Asthma deaths in England and Wales 1931-1985: evidence for a true increase in asthma mortality. J Epidemiol Community Health 42: 316-320

Burney PGJ (1986) Asthma mortality in England and Wales: Evidence for a further increase, 1974-84. Lancet 1: 323-326

Burney PGJ, Chinn S, Rona RJ (1990) Has the prevalence of asthma increased in children? Evidence from the national study of health and growth 1973-1986. Br Med J 300: 1306

Burr ML (1987) Is asthma increasing? J Epidemiol Community Health 41: 185-189

Burr ML et al. (1976) Antimite measures in mite sensitive adult asthma. A controlled trial. Lancet

Burr ML et al. (1980) Effects of anti-mite measures on children with mite sensitive asthma: a controlled trial. Thorax 35: 506-512

Burr ML, Butland BK, King S, Vaughan-Williams E (1989) Changes in asthma prevalence: Two surveys fifteen years apart. Arch Dis Child 64: 1452

Burrows B et al (1983) Interactions of smoking and immunologic factors in relation to airways obstruction. Chest 84: 657-661

Burrows B, Fletcher CM, Heard BE et al (1966) The emphysematous and bronchial types of chronic airway obstruction. Lancet I: 830-835

Burrows B, Halonen M, Barbee RA, Lebowitz MD (1981) The relationship of serum immunoglobulin E to cigarette smoking. Am Rev Respir Dis 124: 523-525

Busch AJ, McClements JD (1988) Effects of a supervised home exercise program on patients with severe chronic obstructive pulmonary disease. Phys Ther 68: 469

Busch S, Kern F, Schulz V (1979) Früherfassung bronchialer Erkrankungen bei jugendlichen Rauchern. Prax Klin Pneumol 33: 651-654

Businco L (1991) Early prevention of allergic sensitization. European Pediatric Respiratory Society, Rome, June 27-29

Camilli AE, Burrows B, Knudson RJ, Lyle SK, Lebowite MD (1987) Longitudinal changes in forced expiratory volume in one second in adult: Effects of smoking and smoking cessation. Am Rev Respir Dis 135: 794-799

Camner P, Mossberg B, Philipson K, Strandberg K (1979) Elimination of test particles from the human tracheobronchial tract by voluntary coughing. Scand J Respir Dis 60: 56

Cantin A, Crystal RG (1985) Oxidants, antioxidants and the pathogenesis of emphysema. Eur J Resp Dis 66 [Suppl 139]:7-17

Carter R, Nicotra B, Clark L, Zinkgraf S, Williams J, Peavler M, Fields S, Berry J (1988) Exercise conditioning in the rehabilitation of patients with chronic obstructive pulmonary disease. Arch Phys Med Rehabil 69: 118-122

Cegla UH (1983) Lungengeräusche – Entstehung und differentialdiagnostische Bedeutung. Themen der Medizin Nr 5, Wander Pharma GmbH, Nürnberg

Cegla UH (1984) Inhalative Kortikoid-Therapie der obstruktiven Atemwegserkrankungen. Astra Pharma, Wedel

Cegla UH (1984) Zirkadiane Schwankungen der bronchialen Hyperreagibilität. Atemwegs- und Lungenkrankheiten 10: 584-586

Cegla UH (1985) Physikalische Therapie bei Atemwegserkrankungen. Fortschr Med 103: 619

Cegla UH (1986) Wirkungsunterschiede verschiedener Steroidpräparate in der Pneumologie. Atemwegs- und Lungenkrankheiten 12 (3): 77-81

Cegla UH (1987) Behandlung mit Assisto-Jet. Wann? Bei Wem? Wie? Intensivbehandlung 12: 97

Centers of Disease Control (1989) Pneumococcal polysaccharide vaccine. MMWR 38: 64-68, 73-76

Chan-Yeung M, Lam S (1986) Occupational Asthma. Am Rev Respir Dis 133: 686-703

Chen H, Dukes R, Martin BJ (1985) Inspiratory muscle training in patients with chronic obstructive pulmonary disease. Am Rev Respir Dis 131: 251

Cherniak RM (1979) Lungenfunktionsprüfung. Schattauer, Stuttgart

Cherniak RM, Handford RG, Svanhill E (1969) Home Care of chronic respiratory disease. JAMA 208: 821-824

Chester EH, Belman MJ, Bahler RC, Baum GL, Schey G, Buch P (1977) Multidisciplinary treatment of chronic pulmonary insufficiency 3: the effect of physical training on cardiopulmonal performance in patients with chronic obstructive pulmonary disease. Chest 72: 695

Childhood Asthma: Learning to Manage (CALM) (1987) Culver City, California. In drei Altersstufen 1-7, 8-12 und 13-19 Jahre

Christians R (1990) Was erwarte ich von einer Selbsthilfegruppe? Unveröffentlichtes Manuskript eines Atemwegspatienten

Christie D (1986) Physical training in chronic obstructive lung disease. Br Med J 2: 150

Christopher KL, Spofford BT, Brannin PK, Petty TL (1986) The safety, efficacy and efficiency of a new transtracheal procedure and catheter. Am Rev Respir Dis 134: 340-341

Clark NM (1989) Asthma self management education research and implications for practical practice. Chest 95/5: 1110-1113

Clark NM, Feldman CH, Evans D, Levison MJ, Wasilewski Y, Melhaus RB (1986) The impact of health education on frequency and cost of health care use by low income children with asthma. J Allergy Clin Immunol 78: 104-115

Clark NM, Feldman CH, Evans D, Levison MJ, Wasilewski Y, Mellins RB (1986) The impact of health education on frequency and cost of health care use by low income children with asthma. J Allergy Clin Immunol 78: 108-115

Clark NM, Feldman CH, Freudenberg N, Millman EJ, Wasilewski Y, Valle I (1980) Developing education for children with asthma trough study of self-management behaviour. Health Educ 7: 278-297

Clark TJH (1983) Steroids in asthma. Aids Press, Auckland New York London

Clarke SW (1989) Rationale of airway clearance. Eur Respir J 2: 5992-604s

Clarke SW, Pavia D (1984) Aerosols and the Lung. Butterworths, London

Clinics in Chest Medicine (1987) Pulmonary signs and symptoms. Vol 8, Nr 2, June

Cluss PA (1986) Behavioural interventions as adjunctive treatments for chronic asthma. In: Hersen M, Eisler RM, Miller PM (eds) Progress in behaviour modification, vol 20. Academic Press, Orlando

Cochrane GM, Webber BA, Clarke SW (1977) Effect of sputum on pulmonary function. Br Med J 2: 1184

Cockcroft DW, Murdoch KY (1987) Comparative effects of inhaled salbutamol, sodium cromoglycate, an beclomethasone on allergen-induces early asthmatic responses, late asthmatik response, and increased bronchial responsiveness to histamine. J Allergy Clin Immunol 79: 734-740

Cockroft DW (1983) Mechanism of perennial allergic asthma. Lancet I: 253-256

Cogswell JJ, Mitchell EB, Alexander J (1987) Parental smoking, breast feeding, and respiratory infection in development of allergic diseases. Arch Dis Child 62: 338

Committee on the Safety of Medicines (1986) CSM update: desensitising vaccines. Br Med J 293: 948

Conboy K (1989) Self-management skills for cooperative care in asthma. J Pediatr 115: 863-866

Condiotte MM, Lichtenstein E (1981) Self-efficacy and relapse in smoking cessation programs. J Consult Clin Psychol 49: 648-658

Conellan SJ, Joyce H, Holland F, Carson R, Pride NB (1982) Factors determining susceptibility to chronic airway narrowing in smokers. Thorax 37: 232

Conference on home oxygen therapy (1986) Problems in prescribing and supplying oxygen for medicare patients. Am Rev Respir Dis 134: 340-341

Conference on long-term oxygen therapy (1988) Further recommendations for prescribing and supplying long-term osygen therapy. Am Rev Respir Dis 138:745

Conradi E (Hrsg) (1984) Therapieempfehlungen zur Anwendung der Verfahren der Physiotherapie bei ausgewählten Erkrankungen. Gesellschaft für Physiotherapie der DDR, Manuskriptdruck

Coombs RRA, Gell PGH (1975) Classification of allergic reactions responsible for clinical hypersensitivity and clinical disease. In: Gell PGH, Coombs RRA, Lachman PJ (eds) Clinical aspects of immunology, 3rd edn. Blackwell, Oxford London, pp 761 ff

Cooper CB, Sugget AJ, Evans TW, Howard P (1985) Survival on long-term domiciliary oxygen for hypoxic cor pulmonale. Post medical res council trial studies. 4. Congress of SEP, Milano Stresa

Cordes JC (1988) Physiotherapie, 4. Aufl. Volk und Gesundheit, Berlin

Cordes JC, Albrecht V, Edel H, Callies R (1980) Spezielle Physiotherapie in der Kardiologie, Bronchopneumologie, Rheumatologie und Chirurgie-Traumatologie. Volk und Gesundheit, Berlin

Cordes JC, Zeibig B (1981) Physiotherapie, Hydro- und Elektrotherapie. Volk und Gesundheit, Berlin

Costabel U et al. (1988) Deutsche Gesellschaft für Pneumologie und Tuberkulose: Empfehlungen zur diagnostischen bronchoalveolären Lavage. Prax Klin Pneumol 42: 119-122

Costabel U, Teschler H, Guzman J, Kroegel C (1990) Bronchoalveoläre Lavage: Zwischenbilanz nach zehn Jahren klinischer Anwendung. Med Klin 85: 376-387

Cramon D von, Zihl J (Hrsg) (1988) Neuropsychologische Rehabilitation. Grundlagen-Diagnostik-Behandlungsverfahren. Springer, Berlin Heidelberg New York Tokyo

Crane J, Flatt A, Jackson R, Ball M, Pearce N, Burgess C, Kwong T, Beasley R (1989) Prescribed fenoterol and death from asthma in New Zealand, 1981-83: Case-control study. Lancet I: 917

Creer T, Burns K (1979) Self-management training for children with chronic bronchial asthma. Psychother Psychosom 32 (1-4): 270-278

Creer T, Renne C, Christian W (1976) Behavioral contributions to rehabilitation and childhood asthma. Rehabilitation Literature 37 (8): 226-232

Creer T, Wigal JK, Kotses H, Lewis P (1990) A critique of 19 self-management programs for childhood asthma: Part 2. Comments Regarding the scientific merit of the programs. Pediatric Asthma, Allergy and Immunology 4 (1): 41-55

Creer TL, Winder JA (1986) Asthma. In: Holroyd KA, Creer TL (eds) Self-Management of Chronic Disease. Academic Press, New York

Criée C-P, Laier-Groeneveld G, Hüttemann U (1991) Die Atempumpe. Atemwegs- und Lungenkrankheiten 17: 94-101

Criée CP, Wilhelms E, Neuhaus KL (1987) Atemmuskulatur, Teil I und II. Atemw-Lungenkrht 13: 57 und 121

Cullen MR et al (1990) Occupational Medicine. First Part. N Engl J Med 322/9: 594 ff

Cullen MR et al (1990) Occupational Medicine. Second Part. N Engl J Med 332/10: 675 ff

Cummingham FM, Morley J, Sanjar S (1983) Effect of Ambroxol on mucociliary transport in guienea pig. Br J Pharmacol 80 [Suppl]: 639

D'Alonzo GE, Smolensky M (1991) Nächtliches Asthma und seine Mechanismen. Internist 32: 402-410

D'Alonzo GE, Smolensky MH, Feldman S, Gianotti LA, Emerson MB, Staudinger H, Steinijans VW (1990) Twenty-four hour lung function in adult patients with asthma. Chronoptimized theophylline therapy once daily dosing in the evening versus conventional twice-daily dosing. Am Rev Respir Dis 142: 84-90

da Araujo G, van Arsdel PO, Holmes TH, Dudley DL (1973) Life change, coping ability and chronic intrinsic asthma. J Psychosom Res 17: 359-363

Dahmer J (1988) Anamnese und Befund. Thieme, Stuttgart New York, S 16-53

Danaher B (1977) Rapid smoking and self control in the modification of smoking behavior. J Consult Clin Psychol 45: 1067-1075

Daniele RP (1988) Immunology and immunologic diseases of the lung. Blackwell, Boston Oxford London

Das Schirmbild heute (1985) Neue Richtlinien der SVTL. In: Tuberkulose und Lungenkrankheiten. Beilage zum Bulletin des Bundesamtes für Gesundheitswesen 4: 30-32

Daughton DM, Fix JA, Kass I, Patil KD (1984) Three-year survival rates of pulmonary rehabilitation patients with chronic obstructive pulmonary disease. J Natl Med Assoc 76 (3): 265-268

Daum KW (1984) Selbsthilfegruppen. Die Idee der Selbsthilfe und das Konzept von Gesprächs-Selbsthilfegruppen. Psychiatr Prax 11/5: 157-162

Daum S, Heinl, KW, Emslander HP, Munteanu J, Scheidemandel V, Goerg R (1988) Sauerstofftherapie bei der Herzinsuffizienz und bei Herzrhythmusstörungen. In: Matthys H, Nolte D, Petro W, Siemon W (Hrsg) Sauerstoff-Langzeit-Therapie. Dustri, München Deisenhofen

Dawson SV, Schenker MB (1979) Health effects of inhalation of ambient concentrations of nitrogen dioxide. Am Rev Respir Dis 120: 281-292

De Marco FJ, Wynne JW, Block AJ et al (1981) Oxygen desaturation during sleep as a determinant of the „Blue and Bloated" syndrome. Chest 79: 621-625

de Vries K, Goei JT, Booy-Noord A, Oric NG (1962) Changes during 24 hours in the lung function and histamine hyperreactivity of the bronchial tree in asthmatic and bronchitic patients. Int Arch Allergy Appl Immunol 20: 93-101

de Weck AL (1987) Hausstaubmilben – Allergie: Ein weltweites Problem. Pressekonferenz, Bad Kreuznach, September 1-2

Debelic M (1978) Behandlungserfolge mit Halb-Depotextrakten – eine Übersicht. Atemwegs- und Lungenkrankheiten 4: 31

Debelic M (1982) Asthma bronchiale im Kindes- und Jugendlichenalter. Prax Klin Pneumol 36: 49-61

Debelic M (1988) Asthma bronchiale, symptomatische Therapie. In: Fuchs E, Schulz KH (Hrsg): Manuale allergologicum. Dustri, München Deisenhofen

Dees SC (1988) Asthma. In: Kendig EL jr (ed) Disorders of the respiratory tract in children. Saunders, Philadelphia

Deetjen P (1981) Höhenphysiologie. In: Deetjen P, Humpeler E (Hrsg): Medizinische Aspekte der Höhe. Thieme, Stuttgart New York

Deetjen P, Humpeler E (Hrsg) Medizinische Aspekte der Höhe. Thieme, Stuttgart

DeFlorio GP, Johnson MNR, Tanzi F (1980) A prospective study of morbidity and cost/benefit outcomes for in-hospital pulmonary rehabilitation of patients with chronic obstructive lung disease. Am Rev Respir Dis 121: 127

Dejours T (1964) Regulation of breathing in exercise at high altitude. In: Weihe W (ed) The physiological effects of high altitude. Pergamon Press, Oxford New York

Dekhuijzen PNR, Cox NJM, Folgering HThM, van Herwaarden CLA (1990) Chronisch-obstruktive Lungenkrankheit – So schult man Patienten in den Niederlanden. Therapiewoche 40: 1620-1624

Dekker C, Dales R, Bartlett S, Brunekreef B, Zwanenburg H (1991) Childhood asthma and the indoor environment. Chest 100: 922

Department of Health and Human Services (1984) The health consequences of smoking: Chronic obstructive lung disease. A Report of the surgeon general. Government Printing Office, Washington/DC, DHHS publication no (PHS) 84-50205

Department of Health, Education and Welfare (1979) Smoking and health: a report of the surgeon general. Government Printing Office, Washington/DC, DHEW publication no (PHS) 79-50066

Deter HC (1986) Cost-benefit analysis of psychosomatic therapy in asthma. J Psychosom Res 30 (2): 173-182

Deter HC (1988) Die krankheitsorientierte Gruppentherapie im Rahmen der psychosomatischen Behandlung von Patienten mit Asthma bronchiale. In: Deter HC, Schüffel W (Hrsg) Gruppen mit körperlich Kranken. Springer, Berlin Heidelberg New York Tokyo

Deutsche Forschungsgemeinschaft (1981) Forschungsbericht Chronische Bronchitis und Staubbelastung am Arbeitsplatz. Boldt, Boppard

Deutsche Gesellschaft für Pneumologie und Tuberkulose (1984) Empfehlungen zur Sauerstoff-Langzeit-Therapie bei chronischer respiratorischer Insuffizienz. Prax Klin Pneumol 38: 199-200

Deutsche Gesellschaft für Pneumologie und Tuberkulose (1987) Möglichkeiten zur Diagnostik und Therapie schlafbezogener Atemregulationsstörungen. Prax Klin Pneumol 47: 449-451

Deutsche Gesellschaft für Pneumologie und Tuberkulose (1989) Empfehlungen zur Sauerstoff-Langzeit-Therapie bei schwerer chronischer Hypoxämie. Pneumologie 43: 233-235

Deutsche Liga zur Bekämpfung der Atemwegserkrankungen (1982) Empfehlungen zur Inhalationstherapie bei obstruktiven Atemwegserkrankungen in der Praxis. Dtsch Med Wochenschr 107: 1246-1248

Deutsches Zentralkommitee zur Bekämpfung der Tuberkulose (Hrsg) (1988) Richtlinien zur Tuberkulindiagnostik. Prax Klin Pneumol 42: 3-5

DFG-Forschungsbericht (1975) Chronische Bronchitis und Staubbelastung am Arbeitsplatz, Teil 1. Harald-Boldt-Verlag, Boppard

DFG-Forschungsbericht (1981) Chronische Bronchitis und Staubbelastung am Arbeitsplatz, Teil 2. Harald-Boldt-Verlag, Boppard

DiClemente CC, Fairhurst SK, Velasquez MM, Prochaska JO et al (1991) The process of smoking cessation: an analysis of precontemplation, contemplation, and preparation stages of change. J Consult Clin Psychol 59: 295-304

DiClemente CCT (1986) Self-efficacy and the addictive behaviors. J Soc Clin Health: 302-315

Diener CF, Burrows B (1975) Further observations on the course and prognosis of chronic obstructive lung disease. Am Rev Respir Dis 111: 719-724

Dierkesmann R (1988) Sauerstoff-Langzeit-Therapie bei Schlafapnoe. In: Matthys H, Nolte D, Petro W, Siemon G (Hrsg) Sauerstoff-Langzeit-Therapie. Dustri, München Deisenhofen

Dilling H, Mombour W, Schmidt MH (1991) (Hrsg) Internationale Klassifikation psychischer Störungen: ICD 10 Kapitel V. Huber, Bern

Dinh Minh VU, Lee HM, Vasquez P, Shepperd JQ, Beil JW (1979) Relation of VO2max to cardiopulmonary function in patients with chronic obstructive lung disease. Bull Eur Physiopath Respir 15: 359

Dirks JF, Jones NF, Kinsman RA (1977a) Panic-fear: a personality dimension related to intractability of asthma. Psychosom Med 29: 120-126

Dirks JF, Kinsman RA, Horton DJ, Fross KH, Jones NF (1978) Panic-fear in asthma: rehospitalization following intensive long-term treatment. Psychosom med 40: 5-13

Dirks JF, Kinsman RA, Jones NF, Spector SL, Davidson PJ, Evans W (1977 b) Panic-fear: a personality dimension related to length of hospitalisation in respiratory illness. J Asthma Res 14: 161-167

Dirks JF, Robinson SK, Dirks DL (1981) Alexithymia and the psychomaintenance of bronchial asthma. Psychother Psychosom 36: 105-115

Dirnagel (1965) Gesundheitsschäden durch künstliche Raum-Ozonisierung? MMW 107: 1414

Dirnagel K (1981) Klimaphysiologie therapeutisch nutzbarer Alpengebiete. Zitiert nach Drexel H

Dirnagl K (1982) Aerosole in der Medizin. Prax Pneumol 36: 365-375

Dodge RR, Borrows B (1980) The prevalence of asthma and asthma like symptoms in a general population sample. Am Rev Respir Dis 122: 567-575

Döhring W (1985) Computertomographie und Kernspintomographie der Lunge. Prax Klin Pneumol 39: 605

Donner CF, Howard P (1992) Pulmonary rehabilitation in chronic obstructive pulmonary disease (COPD) with recommendations for its use. Eur Respir J 5: 266-275

Donner CF, Ioli F. Patessio A (1987) Role of workload in training programs in pulmonary rehabilitation. Bull Eur Physiopath Respir 23 [Suppl 12]: 429s

Dorhorst AC (1955) Respiratory insufficiency. Lancet I: 1185-1187

Dorow P, von Wichert P (Hrsg) (1986) Relevanz zirkadianer Rhythmen in der Pneumologie. de Gruyter, Berlin

Dorow P, Weis Th, Felix R (1983) Effects of secretolytic agent (Ambroxol) on regional mucociliary clearance in patients with chronic obstructive lung disease. In: Pulmonary surfactant system. Elsevier, Amsterdam, pp 371-374

Dorsch U (1989) Arbeitserprobung und Berufsfindung für allergie- und asthmakranke Jugendliche – Ein Modellprojekt. Präv Rehabil 1: 36-41

Dorsch U, Lecheler J (1990) Berufsvorbereitende Maßnahmen für asthma- und allergiekranke Jugendliche – Ein Modellprojekt. Pneumologie 44: 905-908

Dorsch W (1990) Asthma bronchiale: Allergie und Entzündung. Grundlagen einer rationalen Asthmatherapie. Monatsschr Kinderheilkd 138: 578-583

Douglas NJ (1989) Asthma. In: Kryger MH, Roth T, Dement WC (eds) Principles and practice of sleep medicine. Saunders, Philadelphia, pp 591-600

Douglas NJ, Fitzpatrick MF (1991) Effects of Salmeterol on nocturnal asthma. Eur Respir Rev 1 (4): 293-296

Douglas NJ, White DP, Weil JV, Pickett CK, Zwillich CW (1982) Hypercapnic ventilatory response in sleeping adults. Am Rev Respir Dis 126: 758-762

Drexel H (1981) Bioklimatologie der Höhe. In: Deetjen P, Humpeler E (Hrsg): Medizinische Aspekte der Höhe. Thieme, Stuttgart

Du Bois (1975) In: Diem, Lentner (Hrsg) Dokumenta Geigy. Thieme, Stuttgart

Du Pan M, Köchli B (1984) Interferon-Induktion durch das Bakterienlysat Bronchovaxom: Eine klinische Doppelblindstudie für das Kindesalter. Kinderarzt 15: 646-561

Duffy DL, Martin NG, Battistutta D, Hopper JL, Mathews JD (1990) Genetics of asthma and hay fever in Australian twins. Am Rev Respir Dis 142: 1351

Dunham JL, Hodgkin EJ, Nicol J (1984) Cost effectiveness of pulmonary rehabilitation programs. In: Hodgkin JE, Zorn EG, Connors GL (eds): Pulmonary Rehabilitation: Guidelines to success. Butterworth, Boston

Dunn MM (1989) Asbestos and the Lung. Chest 95: 1304-1308

Eason J, Markowe HLJ (1987) Controlled investigation of deaths from asthma in hospitals in the North East Thames region. Br Med J 294: 1255

Eaton ML, Green BA (1980) Efficacy of theophylline in „irreversible" airflow obstruction. Ann Intern Med 92: 758-761

Edmunds AT, Tooley MM, Godfrey S (1978) the refractory period after exercise induced asthma. Am Rev Respir Dis 117: 247-254

Egli HJ (1983) The pursed lip technic in abdominal breathing exercises for pulmonary emphysema. Physical Ther Rev 40 (5): 368

Ehrenberg H (1980) Zum Stellenwert krankengymnastischer Atemtherapie bei bronchopulmonalen Erkrankungen. In: List M (Hrsg) Krankengymnastik aktuell. Pflaum, S . 30-38

Ehrenberg H (1984) Krankengymnastische Behandlung bei Hyperregibilität der Bronchien. Krankengymnastik 36: 223

Ehrenberg H (1987) Krankengymnastik (Physiotherapie) der obstruktiven Atemwegsleiden. Prax Klin Pneumol 41: 576

Ehrenberg H (1987) Krankengymnastische Atemtherapie beim Asthma bronchiale im Kindes- und Jugendalter. Atemwegs- und Lungenkrankheiten 13: 18-22

Ehrenberg H, Jückstock K, Witt H (1990) Techniken der Krankengymnastik. In: Thom H (Hrsg) Krankengymnastik, Bd 1: Grundlagen, Techniken. Thieme, Stuttgart New York

Eibel-Eibesfeld I (1985) Der programmierte Mensch. Das Ererbte als bestimmender Faktor im menschlichen Verhalten. Orion-Heimreiter, Kiel

Eigen M (1989) Perspektiven der Wissenschaft. Jenseits von Ideologien und Wunschdenken. Deutsche Verlags-Anstalt, Stuttgart

Eiser N (1990) Desensitisation today. Br Med J: 1412

EKGS (1971) Kommission der Europäischen Gesellschaft: Referenztabellen für die spirographischen Untersuchungen. Schriftenreihe Arbeitshygiene und Arbeitsmedizin Nr 11, 2 Aufl. Luxemburg

Ellis EF (1983) Asthma in childhood. J Allergy clin Immunol 81: 526-539

Ellis ME, Friend J (1985) How well do asthmatic patients understand their asthma; Br J Dis Chest 79: 43-48

Elmes P (1990) Other pneumoconioses. In: Brewis RAL, Gibson GJ, Geddes DM (eds) Respiratory medicine. Baillière Tindall, London, pp 1283-1305

Emmerich B, Emslander HP, Pachmann K, Hallek M, Milatovic D, Busch R (1990) Lokale Immunität bei Patienten mit chronischer Bronchitis und die Wirkungen eines Bakterienextraktes, Broncho-Vaxom, auf T-Lymphozyten, Makrophagen, Gamma-Interferon, sekretorisches Immunglobulin A in der bronchoalveolären Lavage-Flüssigkeit und auf andere Variablen. Respiration 57: 90-99

Emmerich B, Munteanu J, Schöttler R, Emslander HP (1987) Lokale Abwehrmechanismen der Lunge und ihre Beeinflussung durch Bakterienextrakte. Allergologie 10: 447-454

Endres P (1987) Checkliste Pneumologie. In: Sturm A, Largiader F, Wicki O (Hrsg) Checklisten der aktuellen Medizin. Thieme, Stuttgart New York, S 1-3

Enjeti S, Hazelwood B, Permutt S, Menkes H, Terry P (1978) Pulmonary function in young smokers: male-female differences. Am Rev Respir Dis 118: 667-676

Enquete-Kommission (1988) Strukturreform der gesetzlichen Krankenversicherung – Zwischenbericht. BT-Drucksache 11/310

Eriksson S (1965) Studies in alpha-antitrypsin deficiency. Acta Med Scand [Suppl] 432: 1-85

Erskine-Milliss J, Schonell M (1981) Relaxation therapy in asthma: a critical review. Psychosom Med 43: 365-372

Eschenbacher WL, Boushey HA, Sheppard D (1984) Alteration in osmolarity of inhaled aerosols cause bronchoconstriction and cough, but absence of a permeant anion causes cough alone. Am Rev Respir Dis 129: 211-215

Essens S von, Robbins RA, Thompson AB, Rennard (1990) Organic dust toxic syndrome: an acute febrile reaction to organic dust exposure distinct from hypersensitivity pneumonitis. Clin Toxicol 28: 389

Euler US von, Liljestrand G (1946) Observations on the pulmonary arterial blood pressure. Acta Physiol Scand 12: 301-320

Europäische Gem f Kohle und Stahl (1983) Standardized lung function testing. Report working party. „Standardization of lung function tests". Bull Europ Physiopath Respir 5

Evans D, Clark NM, Feldman CH (1987) School health programs for asthma. Clin Rev Allergy 5: 207-212

Fagerström KO (1978) Measuring degree of physical dependence to tobacco smoking with reference to individualization of treatment. Addict Behav 3: 235-241

Fahrenberg J, Hampel R, Selg H (1988) Das Freiburger Persönlichkeitsinventar. Revidierte Fassung FPI-R. Hogrefe, Göttingen Toronto Zürich

Falk M, Kelstrup M, Andersen JB, Kinoshita T, Falk P, Stooring S, Gothgen J (1985) Improving the ketchup bottle method with positive exspiratory pressure. PEP. A controlled study in patients with cystic fibrosis. Eur J Respir Dis 6: 59

Feddersen CO, Krause A, von Wichert P (1991) Allergische Alveolitis. Internist (Berl) 32: 635-639

Feldkamp A, Hedrich B (1986) Vergleichende Untersuchung von Schulungsprogrammen für Hypertoniker und Asthmatiker. Med Dissertation, Düsseldorf

Feldman CH (1987) Asthma education: general aspects of childhood programs. J Allergy Clin Immunol 80: 494-497

Feldman CH, Clark NM, Evans D (1987) The role of health education in medical management of asthma: some program applications. Clin Rev Allergy 5: 195-205

Feldman J, Traver GA, Taussig IM (1979) Maximal exspiratory flows after postural drainage. Am Rev Respir Dis 119: 239

Feldner H (1986) Heilverfahren – Physiotherapie bei chronisch unspezifischen Atemwegserkrankungen. Wien Med Wochenschr 136: 630

Ferber C von (1987) Die neue Selbsthilfebewegung. Geistige Behinderung 26/3: 147-156

Ferlinz R, Ferlinz Ch (1988) Die Tuberkulosesituation in der Bundesrepublik Deutschland im Jahr 1988 unter Berücksichtigung möglicher Wechselwirkungen mit AIDS. Prax Klin Pneumol 42: 693-700

Ferlinz R, Lenz H, Boldt C (1970) Bronchographische Funktionsuntersuchungen bei Bronchiektasen in Vollnarkose mit stimulierter Spontanatmung. Pneumologie 143: 185

Fiatarone MA, Marks EC, Ryan ND (1990) Resistancetraining in nonagerians. JAMA 263: 3029

Findeisen DGR (1987) Asthma bronchiale, 4. Aufl. Fischer, Jena

Fink JN (1988) Hypersensitivity pneumonitis. In: Middleton E, Reed CE, Ellis EF, Adkinson NF, Yuninger JW (eds) Allergy. Principles and practice, 3rd edn. Mosby, St. Louis, pp 1237 ff

Fireman P, Friday GA, Gira C, Vierthaler WA, Michaels L (1981) Teaching self-management skills to asthmatic children and their parents in an ambulant care setting. Pediatrics 68: 341-348

Fischer J (1992 a) Schlafapnoe-Syndrom (SAS)-Screening in der pneumologishen Rehabilitation. In: Petro W, Netzer N (Hrsg) Schlafapnoe-Screening. Dustri, München Deisenhofen

Fischer J (1992 b) Schlafbezogene Atmungsstörungen. In: Nolte D (Hrsg) Manuale pneumologicum. Dustri, München Deisenhofen

Fischer J (1992 c) Hypertonie bei Schlafstörungen. 1. Deutscher Kongreß für Schlafmedizin, Bad Wildungen

Fischer J (1992) Schlafbezogene Atmungsstörungen (Apnoe-Syndrom). In: Nolte D (Hrsg) Manuale pneumologicum. Dustri, München Deisenhofen, S I-14 – I-19

Fischer J (1992) Was hat sich durch die Einbeziehung von schlafbezogenen Störungen von Atmung und Kreislauf in das diagnostische und therapeutische Vorgehen für die Rehabilitationsklinik geändert? In: Peter JH (Hrsg) Schlaf – Atmung – Kreislauf. Springer, Berlin Heidelberg New York (im Druck)

Fischer J, Cegla UH, Kosarz P, Mikulla A, Stumpner J (1991) Reha-Kommission Arbeitsbereich 3 „Rehabilitationskonzepte" Projektgruppe 4 „Krankheiten der Atmungsorgane. In: Kommission zur Weiterentwicklung der Rehabilitation in der gesetzlichen Rentenversicherung. Abschlußbericht, Bd 3: VDR, Frankfurt am Main, S. 475-531

Fischer J, Dorow P, Köhler D, Mayer G, Peter JH, Podszus T, Raschke F, Rühle K-H, Schulz V (1991 a) Empfehlungen zur Diagnostik und Therapie nächtlicher Atmungs- und Kreislaufregulationsstörungen. Deutsche Gesellschaft für Pneumologie. Arbeitsgruppe: Nächtliche Atmungs- und Kreislaufregulationsstörungen. Pneumologie 45: 45-48

Fischer J, Härtel A, Raschke F (1992) Einfluß der nasalen Meerwasser-Inhalation auf die spezifische nasale Reagibilität bei allergischer Rhinitis. 3. Grafschafter Kolloquium, Aerosole und Lunge

Fischer J, Jackowski M, Raschke, F (1991 b) Validierung eines Anamnesebogens zur Diagnostik der Schlafapnoe bei Patienten mit chronischen Erkrankungen der Atmungsorgane. Pneumologie 45: 205-208

Fischer J, Jackowski M, Will W, Mehring N, Dahmen K (1991) Lungenfunktionelle Screening-Methoden bei obstruktiver Schlafapnoe. Prax Klin Pneumol 41: 364-366

Fischer J, Rühle KH, Matthys H (1985) Die chronische Bronchitis, eine Studie zur Früherkennung. In: Seidel A (Hrsg) Kolloquium Luftverunreinigung und Atemwegserkrankungen beim Menschen. Kernforschungszentrum Karlsruhe, 95-124

Fischer J, Rühle KH, Matthys H (1986) Die chronische Bronchitis, eine Studie zur Früherkennung. In: Matthys H (Hrsg) Luftverunreinigungen und Atemwegserkrankungen beim Menschen. Projekt Europäisches Forschungszentrum für Maßnahmen zur Luftreinhaltung (PEF) – Kernforschungszentrum Karlsruhe. pmi-Verlag, Frankfurt am Main, S 65-83

Fischer J, Schmidt-Wolf I, Raschke F (1990) Einfluß eines mehrwöchigen Aufenthalts im Nordseeklima auf die Lymphozytensubpopulationen bei Patienten mit Neurodermitis und Atemwegserkrankungen. Z Phys Med Baln Med Klim 19: 320-324

Fishman AP (1988) Pulmonary diseases and disorders, vol 1. McGraw-Hill, New York

Flatten G (1988) Prävention – eine bewährte Strategie ärztlichen Handelns. Deutscher Ärzte-Verlag, Köln (Wissenschaftliche Reihe, Bd 41)

Fleetham J, West P, Mezon B, Conway W, Roth T, Kryger M (1982) Sleep, arousals, and oxygen desaturation in chronic obstructive pulmonary disease. Am Rev Respir Dis 126: 429-433

Fleischer W (1991) Rauchen und Lungenfunktion. Daten aus der Pneumobil-Aktion. Pneumologische Notizen 3: 12-18

Fleming DM, Crombie DL (1987) Prevalence of asthma and hayfever in England and Wales. Br Med J 294: 279-283

Flenley CD (1985) Inspiratory muscle training. Eur J Respir Dis 67: 153

Flenley CD, Douglas NJ, Lamb D (1980) Nocturnal hypoxemia and long term domiciliary oxygen in blue bloater bronchitis. Chest 77: 305

Flenley DC (1983) Longterm oxygen therapy – state of the art. Respir Care 28: 876-884

Flenley DC (1986) Pathogenesis of pulmonary emphysema. Q J Med 61: 901-909

Flenley DC (1989) Chronic obstructive pulmonary disease. In: Kryger MH, Roth T, Dement WC (eds) Principles and practice of sleep medicine. Saunders, Philadelphia, pp 601-610

Flenley DC (1990) Pulmonary Emphysema. In: Olivieri D, Bianco S (eds) Airway obstruction and inflammation. Karger, Basel München Paris London

Fletcher CM, Peto R (1977) The natural history of chronic airflow obstruction. Br Med J 1: 1645-1648

Fletcher CM, Peto R, Tinker C, Speizer FE (1976) The natural history of chronic bronchitis and emphysema. An eight-year study of early chronic obstructive lung disease in working men in London. Oxford University Press, Oxford

Fletcher EC (1990) Respiration during sleep and cardiopulmonary hemodynamics in patients with chronic lung disease. In: Martin RJ (ed) Cardiorespiratory disorders during sleep. Futura Publishing Company, New York, pp 215 ff

Fliedner TM, Gerdes N (1988) Wissenschaftliche Grundlagen der Rehabilitation bei chronischen Krankheiten. Situationsanalyse und Zukunftsperspektiven. Deutsche Rentenversicherung 4/5: 227-237

Flörkemeier V (1978) Lernfähigkeit und Lernbarrieren Erwachsener. Therapiewoche 28: 9612

Flörkemeier V (1979) Die Rehabilitation Behinderter als neue Aufgabe für den Kassenarzt. Deutscher Ärzte-Verlag, Köln

Fontane T (1987) Unwiederbringlich, 5. Aufl. Manesse, Zürich

Forche G, Harnoncourt K (1983) Gemessene Normbereiche für die kleine Spirometrie. Prax Klin Pneumol 37: 808-810

Förster D (1989) Normale Schulabschlüsse auch für Asthmatiker höheren Schweregrades. Sozialpädiatrie 11: 14-16

Fortschritt und Fortbildung in der Medizin (1988/89) Band 12. Deutscher Ärzte-Verlag, Köln

Foster S, Lopez D, Thomas HM (1988) Pulmonary rehabilitation in COPD patients with elevated PCO_2. Am Rev Respir Dis 138: 1519-1523

Fox SM (1971) Physical activity and the prevention of coronary heart disease. Ann Clin Res III: 404-431

Francus T et al (1983) Tabacco glycoprotein (TGP) elicits an exclusive IgE response (abstr.). Fed Proc 42: 712

Franz IW (1982) Ergometrie bei Hochdruckkranken. Springer, Berlin Heidelberg New York Tokyo

Freitag L, Greschuchna D (1989) Fiberbronchoskopie oder richtige Bronchoskopie? Atemwegs- und Lungenkrankheiten 15: 81-91

Friberg S, Bevegard S, Graff-Lonnevig V (1988) Asthma from childhood to adult age. Acta Paediatr Scand 77: 424-431

Friedman HH (ed) (1987) Problem-oriented medical diagnosis. Little, Brown and Co, Boston Toronto

Friedmann H, Booth-Kewley S (1987) The „disease-prone personality". A meta-analytic view of the construct. Am Psychologist 42: 539-555

Fritz GK (1987) Psychological issues in assessing and managing asthma in children. Clin Rev Allergy 5: 259-271

Fromm E (1979) Haben und Sein. Die seelischen Grundlagen einer neuen Gesellschaft. dtv, München

Fruhmann G (1985) Exogen allergische Alveolitis. Prax Klin Pneumol 39: 715-718

Fruhmann G (1988) Arbeitsbedingte Erkrankungen der Atemwege. Arbeitsmed Sozialmed Präventivmed 23: 146-154

Fruhmann G (1988) Pneumokoniosen durch organisches Material. Dtsch Ärzteblatt 85: B-2228-2231

Fuchs E Asthma bronchiale. Themen der Medizin 1. Wander GmbH

Fuchs E (1979) Allergische Atemwegsobstruktion (Allergisches – extrinsic – Asthma bronchiale). In: Ulmer WT (Hrsg) Bronchitis, Asthma, Emphysem. Springer, Berlin Heidelberg New York (Handbuch der Inneren Medizin, Bd 4/2, S 543 ff)

Fuchs E (1982) Gewerbliche Allergene als Ursache obstruktiver Lungenerkrankungen. Schweiz Med Wochenschr 112: 185-192

Fuchs E (1986) Inhalative, „allergisierende" Stoffe (Allergene) am Arbeitsplatz. Eine Übersicht. Allergologie 9: 464-468

Fuchs E, Schultze-Werninghaus G (1988) Allergene als Asthmaursache. In: Schultze-Werninghaus G, Debeliĉ M (Hrsg): Asthma. Grundlagen-Diagnostik-Therapie. Springer, Berlin Heidelberg New York Tokyo, S 151 ff

Fuchs E, Thiel C (1979) Zur Durchführung von inhalativen Provokationsproben mit Allergenen. Allergologie 2: 38-42

Fumex JG, Michel FB (1980) Evaluation trial of respiratory bacterial prophylaxis by a ribosomal vacine. Arzneim-Forsch/Drug Res 30 (1)/1a: 206-213

Fumex JP, Michel FB (1980) Evaluation trial of respiratory bacterial prophylaxis by a ribosomal vaccine. Multicentric double blind study. Arzneimittelforschung 30: 206-213

Furukawa CT, Roesler TA (1989) Psychological aspects of allergic disease. In: Biermann CW, Pearlman DS (eds) Allergic diseases of infancy, childhood and adolescence. WB Saunders, Philadelphia

Gaultier C, Boule M, Allaire Y, Clement A, Buvery A, Girard F (1978) Determination of capillary oxygen tension in infants and children: assessment of methodology and normal values during growth. Bull Eur Physiopathol Respir 14: 287-297

Gebert N, Hümmelink R, Kingeling C, Wahn U (1989) „Puste mal". Ein Schulungsprogramm für asthmakranke Kinder und deren Eltern. Kinderarzt 20: 351-356

Gebert N, Hümmelink R, Wahn U (1989) „Puste mal", das Berliner Schulungsprogramm für asthmakranke Kinder und ihre Eltern. Erfahrungen, Reflexionen und Evaluation. In: Petro W (Hrsg) Patientenschulung für Atemwegserkrankte. Dustri, München-Deisenhofen, S. 18-37

Gebert N, Hümmelink R, Wahn U (1990) Asthmatikerschulung und Sport – eine sinnvolle, gegenseitige Ergänzung. In: Lecheler J, Fischer J (Hrsg) Bewegung und Sport beim Asthma bronchiale.

Gebert N, Hümmelink R, Wahn U, Könning J, Schmidt S, Szczepanski R (1993) Forschungsbericht Asthmaschulung bei Kindern und ihren Eltern, Robert Bosch Stiftung

Gebert P (1992) Entwicklung einer patientenorientierten Anleitung zum Gebrauch von Dosieraerosolen bei Patienten mit chronischen Atemwegserkrankungen unter Berücksichtigung und Analyse der Handhabungsfehler. Dissertationsschrift aus der Fachklinik für Erkrankungen der Atmungsorgane, Bad Reichenhall, Fakultät für Medizin, TU München,

Gebhard H (1905) Die Erfolge der Heilstätten für Lungenkranke. In: Fränkel B (Hrsg) Der Stand der Tuberkulosebekämpfung in Deutschland

Geisler L (1988) Leben mit Asthma, Bronchitis, Emphysem. Wiesbaden

Geisler L (1990) Der Asthmakranke. Ein „schwieriger Patient"? Medikon, München

Geisler L (1992) Nächtliches Asthma. Dtsch Med Wochenschr 117: 869-874

Geisler LS (1988) Empfehlungen für ein Stufenschema der medikamentösen Langzeittherapie obstruktiver Atemwegserkrankungen. Dtsch Med Wochenschr 113: 1609-1612

Gelber LE, Seltzer LH, Bouzoukis JK, Pollart SM, Chapman MD, Platts-Mills TAE (1993) Sensitization and exposure to indoor allergens as risk factors for asthma among patients presenting to hospital. Am Rev Respir Dis 147: 573

Gemmel CG (1991) Macrolides and host defences to respiratory tract pathogens. J Hosp Infect 10 [Suppl A]

George CF, Nickerson P, Kryger M (1987) Sleep apnea patients have increased automobile accidents. Am Rev Respir Dis 135: A 37

Georgi H (1966) Die Verteilung von Spurengasen in reiner Luft. In Exp (Suppl) 13. Birkhäuser, Basel

Gerber WD (1986) Verhaltensmedizin in der Migräne

Gerdes N (1985) Evaluation der medizinischen Rehabilitationsmaßnahmen der Rentenversicherungsträger. Bericht im Auftrag der Willy-Pitzer-Stiftung, Bad Nauheim. Internationales Institut für wissenschaftliche Zusammenarbeit eV Schloß Reisensburg, Günzburg

Gerdes N (1989) Analyse des ursächlichen Einflusses stationärer Reha-Maßnahmen auf die Entwicklung der Arbeitsunfähigkeits-Zeiten. Eine empirische Untersuchung von AU-Daten 1977-1985 bei 3500 Versicherten einer Betriebskrankenkasse. Günzburg, Internationales Institut für wissenschaftliche Zusammenarbeit e.V., Schloß Reisensburg, Günzburg

Gerdes N (1990) Bewirken stationäre Reha-Maßnahmen eine Senkung der Arbeitsunfähigkeitszeiten? Eine Fall-Kontroll-Studie der AU-Daten 1977-1985 von 3.500 Versicherten einer Betriebskrankenkasse. Unveröffentlichter Projektbericht. Reisensburg

Germouty J, Brocard H, Charpin J (1980) Kooperative Doppelblindstudie mit oralem Acetylcystein und Placebo. Therapiewoche 30: 1984-1990

Gerrard JW et al (1980) Immunoglobulin levels in smokers and non-smokers. Ann Allergy 44: 261-262

Gerritsen J, Koeter KG, Postma DS, Schouten JP, Knol K (1989) Prognosis of asthma from childhood to adulthood. Am Rev Respir Dis 140: 1325-1330

Gervais P, Reinberg A, Gervais C, Smolensky M, DeFrance O (1977) Twenty-four-hour rhythm in the bronchial hyperreactivity to house dust in asthmatics. J Allergy Clin Immunol 59: 207-213

Geubelle F, Mossay C (1983) Obstruktive Bronchitis im Kleinkindesalter: Epidemiologie, Klinik Prognose. In: Wahn U (Hrsg) Aktuelle Probleme der pädiatrischen Allergologie. Fischer, Stuttgart New York, S 143-153

Gimenez M (1989) Exercise training in patients with chronic airways obstruction. Eur Respir J 2 [Suppl 7]: 611 s

Ginko T, Bermann K-Ch (1989) Aerogenic application of a polyvalent-bacterial lysate in patients with recurrent respiratory infections. Allergologie 12: 301

Giordano A, Holsclaw D, Litt M (1987) Effects of various drugs on canine tracheal mucociliary transport. Ann Otol Rinol Laryngol 87: 484-490

Glassmann AH, Stener F, Walsh BT, Raizmann PS et al (1988) Heavy smokers, smoking cessation, and Clonidine. JAMA 259: 2863-2866

Glezen, PW, Decker M, Perrotta DM (1987) Survey of Underlying Conditions of Persons Hospitalized with Acute Respiratory Disease during Influenza Epidemics in Houston 1978-1981. Am Rev Respir Dis 136: 550-554

Goldberg P, Roussos Ch (1990) Assessment of respiratory muscle dysfunction in chronic obstructive lung disease. Med Clin North Am 74: 643-660

Goldsmith JR, Friberg L (1977) Effects of air pollution on human health. In: Stern A (Hrsg) Air pollution, vol II. Academic Press, New York, pp 457-610

Gonsior E (1988) Bronchialtest. In: Fuchs E, Schulz KH (Hrsg) Manuale allergologicum. Dustri, München Deisenhofen, IV 8: 1 ff

Gonsior E, Krüger M, Meier-Sydow J (1980) Influence of physiological method and criterion of evaluation on results of bronchial antigen provocation tests. In: Herzog H (ed) Asthma. Progress in respiration research, vol 14. Karger, Basel London New York, pp 104 ff

Gordon NF, Scott CB, Wilkinson WJ, Duncan JJ, Blair SN (1990) Exercise an mild essential Hypertension. Sports Med 10: 390

Görtler I, Urbanek R (1990) Untersuchung zur Antigenität und Allergenität der hypoallergenen Hydrolysate zur Säuglingsernährung. Monatsschr Kinderheilkd 138: 605-610

Gorwitz D, Mindorff C, Levison H (1981) Increased incidence on bronchial reacitvity in children with a history of bronchiolitis. J Pediatr 98: 551-555

Gothe B, Goldman MD, Cherniack NS, Mantey P (1982) Effect of progressive hypoxia on breathing during sleep. Am Rev Respir Dis 126: 97-102

Gräfe HK (1964) Optimale Ernährungsbilanzen für Leistungssportler. Akademie Verlag, Berlin

Grainger J, Woodman K, Pearce N, Crane J, Burgess C, Keane A, Beasley R (1991) Prescribed fenoterol and death from asthma in New Zealand, 1981-7: a further case-control study. Thorax 46: 105

Grassi C, Morandini GC (1976) A controlled trial of intermittent oral acetylcysteine in the long-term treatment of chronic bronchitis. Eur J Clin Pharmacol 9: 393-396

Grassino A (1984) A rationale for training respiratory muscles. Int Rehabil Med 6: 175

Green GM (1985) Mechnisms of tobacco smoke toxicity on pulmonary macrophage cells. Eur J Respir Dis 66 [Suppl 139]: 82-85

Gregg J (1967) Epidemiological aspects. In: Clark TJH, Godfrey S (eds) Asthma. Chapman & Hall, London, pp 214-240

Grimby G (1974) Aspects of lung expansion in relation to pulmonary physiotherapy. Am Rev Respir Dis 110: 145

Groen J, Pelser HE (1960) Experiences with and results of group-psychotherapy in patients with bronchial asthma. J Psychosom Res 4: 191-205

Gronemeyer W, Fuchs E, Bandilla K (1979) „Reibtest" und RAST. Z Hautkr 54: 205-212

Gross NJ, Skorodin MS (19??) Anticholinergic, antimuscarinic bronchodilatators. Am Rev Respir Dis 129: 856-870

Gross R (1969) Medizinische Diagnostik, Grundlagen und Praxis. Heidelberger Taschenbücher. Springer, Berlin Heidelberg New York Tokyo, S 27-35

Gross R, Spechtmeyer H (1973) Erhebung der Vorgeschichte und körperliche Untersuchung. In: Losse H, Wetzels E (Hrsg) Rationelle Diagnostik in der inneren Medizin. Thieme, Stuttgart New York, S 3-4

Grossman P, de Stewart JCG, Defares PB (1985) A controlled study of breathing therapy for treatment of hyperventilation syndrome. J Psychosom Res 29: 49-58

Grossman P, Wientjes CJE (1989) Respiratory Disorders: Asthma and hyperventilation syndrome. In: Turpin G (ed) Handbook of clinical psychophysiology. Wiley, New York

Grützmacher I, Schicht R, Chlaeger R, Sill V (1984) Hämodynamik des kleinen Kreislaufes bei Patienten mit chronisch-obstruktiver Atemwegserkrankung und pulmonaler Hypertonie in Abhängigkeit von den Theophyllin-Konzentrationen im Serum. Prax Klin Pneumol 38: 19-25

Guilleminault C (1989) Clinical features and evaluation of obstructive sleep apney. In: Kryger MH, Roth T, Dement WC (eds) Principles and practice of sleep medicine. Saunders, Philadelphia, pp 552-558

Günthner W, Schmidt OP (1968) Die Kurortbehandlung beim chronischen bronchitischen Syndrom. Therapiewoche 18: 1853-1859

Gustafsson PA (1987) Family interaction and family therapy in childhood psychosomatic disease. Dissertation, Linköping

Gustafsson PA, Kjellman NJ, Ludvigsson J, Cederblad M (1987) Asthma and family interaction. Arch Dis Child 62: 258-263

Gustafsson PM, Kjellman N-IM, Tibbling (1990) Bronchial asthma and acid reflux into the distal and proximal oesophagus. Arch Dis Child 65: 1255-1258

Gutstadt L, Gillette J, Mrazek D, Fukuhara J, LaBrecque J, Strunk R (1989) Determinants of school performance in children with chronic asthma. Am J Dis Child 143: 471-475

Haahtela T et al (1981) Allergic discorders and immediate skin test reactivity in Finnish adolescents. Allergy 35: 433-441

Haas A, Cardon H (1969) Rehabilitation in chronic obstructive pulmonary disease. Med Clin North Am 53: 593-606

Haber P (1985) Bewegungstraining bei chronisch-obstruktiven Lungenerkrankungen. Systematisches aerobisches Training verbessert Ausdauerleistungsfähigkeit. Fortschr Med 103: 373

Haber P (1985) Der Einfluß von Leistung und Training auf die Atmung bei Gesunden und bei Erkrankungen der Atmung. In: Aigner (Hrsg) Sportmedizin in der Praxis. Hollinek, Wien

Haber P, Burghuber O, Kummer F (1982) Körperliches Training bei obstruktiven Atemwegserkrankungen. In: Nolte, D (Hrsg) Pneumologische Therapie. Reichenhaller Kolloquien, Bd 14. Dustri, München Deisenhofen, S 158-167

Haber P, Harnoncourt K, Feldner H, Forche G (1988) Die österreichische Standardisierung der Blutgase. Österreichische Ärztezeitung 43: 32, 53

Haber P, Kummer F, Lukeschitsch G, Dorda W (1982) Die Beziehung von Deformationsgrad und Lungenfunktionseinschränkung bei Skoliosepatienten. Respiration 43: 241

Haber P, Niederberger M (1977) Einschätzung der kardialen Reserve und der Kreislaufregulation mittels einfacher ergometrischer Meßwerte. Herz/Kreislauf 9: 453

Haber P, Niederberger M, Kummer F, Ferlitsch A (1978) Der Wert submaximaler Ergometertests für die Bestimmung der körperlichen Leistungsbreite. Schweiz Med Wochenschr 108: 652

Haber P, Schlick W, Schmid P, Mulac K (1976) Die Einschätzung der Leistungsbreite gesunder Jugendlicher mit der PWC 170. Acta Med Austriaca 3: 164

Hadorn W (1984) Vom Symptom zur Diagnose. S Karger, Basel New York

Haeberlin C, Goeters W (1954) Grundlagen der Meeresheilkunde. Thieme, Stuttgart

Haen E (1988) Chronopharmacology of reversible airways obstruction. Universimed, Frankfurt

Haen E, Hauck R, Emslander HP, Remien J, Fruhmann G (1991) Nocturnal Asthma-ß-adrenoceptors on peripheral mononuclear leucocytes, CAMP-and cortisol-plasma concentrations. Chest 10: 1239-1245

Hain E (1985) Neuere Erkenntnisse bei berufsbedingten Erkrankungen der Atmungsorgane und ihre gutachterlichen Konsequenzen (§ 551 (2) RVO. Hier: Bronchialkarzinom – Atemwegskarzinom). Prax Klin Pneumol 39: 707-708

Halhuber C (1987) Raucherentwöhnung in Klinik und Praxis. Prax Klin Pneumol 41: 662-665

Hallhuber MJ (1981) Rehabilitationsidee. Geschichtliche Entwicklung, Definitionen, Zielsetzungen, Weiterentwicklungen. In: Schmidt OP (Hrsg) Rehabilitation. Broncho-Pulmonale Erkrankungen. Witzstrock, Baden-Baden

Hammond EC (1966) Smoking in relation to death rates of one million men and women. Natl Cancer Inst Monogr 19: 127-204

Hammond EC (1972) Smoking habits and air pollution in relation to lung cancer. In: Lee DHK (ed) Environmental factors in respiratory disease. Academic Press, New York

Hamster W, Langner W, Mayer K (1980) Tübinger Neuropsychologische Untersuchungsreihe (TÜLUC) Beltz Test, Weinheim

Hansen G, Niggemann B, Hellwege HH (1991) Asthma bronchiale im Kindesalter – Vorschlag für eine Schweregradeinteilung. Atemwegs- und Lungenkrankheiten 17, Nr 4: 125-130

Haponic EF, Bleaker ER, Allen RP, Smith PL, Kaplan J (1981) Abnormal inspiratory flow-volume curves in patients with sleep-disordered breathing. Am Rev Respir Dis 124: 571-574

Hardt H von der, Hofmann D (1985) Das Asthmasyndrom. In: Fenner A, von der Hardt H: Pädiatrische Pneumologie. Springer, Berlin Heidelberg New York Tokyo

Hardt H von der, Oseid F (1985) Das Asthma-Syndrom im Kindesalter. Monatsschr Kinderheilkd 133: 854-858

Harm DL, Marion RJ, Creer TL, Kotses H (1985) Improving the ability of peak expiratory flow rates to predict asthma. J Allergy Clin Immunol 76: 688-694

Harre D (1979) Trainingslehre. Sportverlag, Berlin

Harris PL (1985) A guide to prescribing pulmonary rehabilitation. Prim Care 12: 253-266

Hartman AL (1987) Arbeitsmedizinische Selektion zur Prävention des Berufsasthmas. Sichere Arbeit 3: 18-21

Hartmann F (1984) Patient, Arzt und Medizin. Vandenhoeck & Ruprecht, Göttingen

Hartmann J (1988) Zur Begutachtung der Beihilfefähigkeit von Sanatoriumsbehandlungen und Heilkuren. Med Sachverst 84: 122-124

Hartung M (1990) Ätiologie, Pathogenese und Klinik der Hartmetallfibrose der Lunge. Pneumologie 44: 49-54

Hasselbach W (1971) Muskel. In: Gauer OH, Kramer K, Jung R (Hrsg) Physiologie des Menschen, Bd 4. Urban & Schwarzenberg, München Berlin Wien

Hauptverband der gewerblichen Berufsgenossenschaften eV (1983) Krebserzeugende Arbeitsstoffe allgemein. In: Berufsgenossenschaftliche Grundsätze für arbeitsmedizinische Vorsorgeuntersuchung (G 40). Genter, Stuttgart

Hauptverband der gewerblichen Berufsgenossenschaften eV (1991) Übersicht über die Geschäfts- und Rechnungsergebnisse der gewerblichen Berufsgenossenschaften im Jahr 1990. Selbstverlag, St. Augustin

Hausen T (1989) Gründung einer Patientengruppe für Atemgymnastik. In: Petro W (Hrsg) Patientenschulung für Atemwegserkrankte. Dustri, München Deisenhofen, S 128-140

Hausen TH (1990) Chronisch-obstruktive Atemwegserkrankungen. Allgemeinarzt 12: 1120-1127

Hausen TH (1990) Peak-flow-Messung. Allgemeinarzt 12: 208-215

Hausen TH (1991) Therapie von obstruktiven Atemwegserkrankungen. MMW 133: 44-49

Häußler S (1976) Das Kurwesen aus der Sicht des Kassenarztes. Arbeitsmed Sozialmed Präventivmed 11: 67-70

Hay IF, Higenbottam TW (1987) Hat sich die Behandlung des Asthma bronchiale verbessert? Lancet 1: 940-944

Haynes R (1982) Improving patient compliance: an empirical view. In: Stewart H (ed) Adherence, compliance and generalization in behavioral medicine

Hazzard A, Angert L (1986) Knowledge, attitudes and behavior in children with asthma. J Asthma 23 (2): 61-67

Health and Public Policy Committee, American College of Physicians (1986) Methods for stopping cigarette smoking. Ann Intern Med 105: 281-291

Heck M (1987) Die Rolle von Experten bei der Unterstützung von Selbsthilfegruppen. Verhaltenstherapie und psychosoziale Praxis 19/2: 150-166

Heidenberger K (1989) Probleme der Effizienzmessung von Rehabilitationsmaßnahmen. Deutsche Rentenversicherung, Heft 8-9

Heimlich HJ (1982) Respiratory rehabilitation with transtracheal oxygen system. Ann Otol 91: 643-647

Heller R, Blümchen G, Zurmann J, Jette M, Bannies H, Meiser M (1990) Vierwöchiges Training bei Patienten mit großem Vorderwandinfarkt: Vergleich zu einer randomisierten nichttrainierenden Kontrollgruppe. Z Kardiologie 79: 831

Hellmann A (1989) Ozon: Wirkungen auf den Menschen. Bundesverband der Pneumologen, Verbandpolitische Mitteilungen 10: 574-578

Helpap B (1987) Leitfaden der allgemeinen Entzündungslehre. Springer Verlag, Berlin Heidelberg New York Tokyo

Herala M, Gislason T (1988) Chest physiotherapy. Evaluation by transcutaneous blood gas monitoriing. Chest 93: 800

Herberhold C (1982) Physiologie und Pathophysiologie der Nasennebenhöhlen. Arch Otolaryngol Head Neck Surg 235: 1-40

Herrerea H, Fialkov J (1981) Psychologic considerations in the evolution and natural history of bronchial asthma. In: Gershwin ME (ed) Bronchial asthma

Herzog H (1983) Prinzipien und Erfahrungen in der physikalischen Therapie des Lungenemphysems. In: Nolte, D (Hrsg) Lungenfibrosen, Lungenemphysem. Reichenhaller Kolloquien, Bd 15. Dustri, München Deisenhofen, S 139-164

Herzog H, Goerg R, Fridrich R (1971) Die Beurteilung verschiedener Techniken der Aerosoltherapie durch Aktivitätsmessung über den Lungen nach Applikation radioaktiver Kolloide. Med Klin 66: 948-955

Herzog H, Keller R, Kopp C, Perruchoud (1979) Die Begutachtung der kardiopulmonalen Insuffizienz. Prax Pneumol 33: 71-84

Herzog H, Perrouchoud AP (1984) Asthma and bronchial hyperreactivity. In: Herzog H (ed) Progress in respiration research

Hetzel MR, Clark TJ (1980) Comparison of normal and asthmatic circadian rhythms in peak expiratory flow rate. Thorax 35: 732-738

Higenbottam T, Clark TJ, Shipley MJ, Rose G (1980) Lung function and symptoms of cigarette smokers related to tar yield and number of cigarettes smoked. Lancet I: 409-411

Higgins, ITT (1988) Epidemiology of bronchitis and emphysema. In: Fishman AP (ed): Pulmonary diseases and disorders. New York: McGraw-Hill

Higgins, MW, Thom, T (1989) Incidence, prevalence, and mortality: Intra- and intercountry differences. In: Hensley MJ und Saunders NA (eds): Clinical epidemiology of chronic obstructive pulmonary disease. Lung Biology in Health and Disease, Vol. 43. Dekker, New York

Higgs CM, Richardson RB, Lea DA, Lewis GT, Laslo G (1986) Influence of knowledge of peak flow on self assessment of asthma: studies with a codes peak flow meter. Thorax 41: 671-675

Hildebrandt G (1962) Biologische Rhythmen und ihre Bedeutung für die Bäder- und Klimaheilkunde. In: Amelung W, Evers A (Hrsg) Handbuch der Bäder- und Klimaheilkunde. Schattauer, Stuttgart, S 730-785

Hildebrandt G (1972) Therapeutische Zeitordnung und Kurerfolg. Z Angew Bäder-Klimaheilkunde 19: 219-241

Hildebrandt G (1985) Die Kur: Kurverlauf, Reaktionsstruktur und Kureffekt. In: Amelung W, Hildebrandt G (Hrsg) Balneologie und medizinische Klimatologie, Bd I. Springer, Berlin Heidelberg New York Tokyo, S 109-234

Hillebrand M, Siemon G (1986) Was können Arzt und Patient bei der Asthma-Behandlung falsch machen? Allgemeinarzt 17: 1216-1223

Hilpert P, Debeliĉ M, Hartmann B (1974) Der Einfluß des Höhenklimas auf obstruktive Atemwegserkrankungen. Prax Pneumol 28: 797

Hilton S, Anderson HR, Sibbald B, Freeling P (1986) Controlled evaluation of the effects of patient education on asthma morbidity in a general practice. Lancet

Hindi-Alexander M (1987) Asthma education programs: their role in asthma morbidity and mortality. J Allergy Clin Immunol 80: 492-494

Hindi-Alexander M, Cropp GJ (1981) Community and family programs for children with asthma. Ann Allergy 46: 143-148

Hindi-Alexander M, Cropp GJ (1984) Evaluation of a family asthma program. J Allergy Clin Immunol 74: 505-510

Hindi-Alexander M, Throm J, Middleton E (1987) Collaborative asthma self-management evaluation designs. Clin Rev Allergy 5: 249-258

Hippokrates (1984) Von der Umwelt. In: Ausgewählte Schriften. Artemis, Zürich

Hitzenberger K (1972) Das Zwerchfell im gesunden und kranken Zustand. Springer, Wien

Hobson JA (1990) Schlaf – Gehirnaktivität im Ruhezustand. Spektrum der Wissenschaft, Heidelberg

Hodgkin JE (1979) Chronic obstructive pulmonary disease. Current concepts in the diagnosis and comprehensive care. American College of Chest Physicians, Park Ridge/Ill

Hodgkin JE (1986) Organization of a pulmonary rehabilitation program. Clin Chest Med 7: 541

Hodgkin JE (1990) Pulmonary Rehabilitation. Clin Chest Med 11: 447-460

Hoffmann K (1987) Aktuelle Fragen und Probleme der Rehabilitation. In: Rehabilitation 1987. Vorträge zur Rehabilitationstagung der BfA am 24 März 1987 in Bad Kissingen. BfA-aktuell, Berlin

Hoffmann K, Wasilewski R (Hrsg) (1988) Anschlußheilbehandlungen in der Gesetzlichen Rentenversicherung. Schriftenreihe des Instituts für empirische Soziologie, Bd 8. Nürnberg

Hofmann A (1980) Orale Anwendung von Acetylcystein bei der Behandlung von Asthma bronchiale und chronischen Erkrankungen der Luftwege. Therapiewoche 30: 2040-2046

Hoiby N (1991) Cystic fibrosis: Infection. Schweiz Med Wochenschr 121: 105-109

Holgate ST (1988) Clinical evaluation of nedocromil sodium in asthma. Br J Clin Pract, [Suppl] 53: 13-20

Holland WW, Reid DD (1965) The urban factor in chronic bronchitis. Lancet I: 445-448

Hollmann W (1963) Höchst- und Dauerleistungsfähigkeit des Sportlers. Barth, München

Hollmann W, Hettinger T (1976) Sportmedizin. Arbeits- und Trainingsgrundlagen. Schattauer, Stuttgart New York

Hollmann W, Hettinger T (1980) Sportmedizin – Arbeits- und Trainingsgrundlagen. Schattauer, Stuttgart New York

Hollmann W, Venrath H, Herkenrath G, Barwisch B (1966) Untersuchungen zum Leistungsverhalten in mittleren Höhen. Sportarzt und Sportmedizin 17: 137

Holody B, Goldberg HS (1981) The effect of mechanical vibration physiotherapy on arterial oxygenation in acutely ill patients with atelectasis or pneumonia. Am Rev Respir Dis 124: 372

Howenstine M, Eigen H, Tepper R (1991) Pulmonary function in infants after pertussis. J Pediatr 118: 563-566

Howland J, Bauchner H, Adair R (1988) The impact of pediatric asthma education on morbidity. Assessing the evidence. Chest 94 (5): 964-969

Hsieh KH, Shen JJ (1988) Prevalence of childhood asthma in Taipei, Taiwan, and other Asian Pacific countries. J Asthma 25: 73

Huber D (1987) Aufgaben und Probleme psychologischer Begutachtung von Renten-antragstellern. In: Verband Deutscher Rentenversicherungsträger (Hrsg) Der Psychologe in der Rehabilitationsklinik.

Hudgel DW, Martin RJ, Johnson B, Robertson D (1983) Increase in pharyngeal resistance during sleep in normal man. Am Rev Respir Dis 127: 235

Hudson LD, Tyler ML, Petty TL (1976) Hospitalization needs during an outpatient rehabilitation program for severe chronic airway obstruction. Chest 70: 606-610

Hughes DM, McLeod M, Garner B, Goldbloom RB (1991) Controlled trial of a home and ambulatory program for asthmatic children. Pediatrics 87 (1): 54-61

Hümmelink R (1990) Asthma self-management im Kindesalter. Evaluation des Schulungskurses „Puste mal". Dissertation FU Berlin

Hunter ChC (1967) Errors in management of patients dying of chronic obstructive lung disease. JAMA 199: 488

Huppmann M, Schenk E, Kummer F (1990) Wertigkeit exspiratorischer Bronchiolen-kollapszeichen in der Emphysemdiagnostik. Pneumologie 44: 771-776

Hurt RD, Dale LC, McClain FL, Eberman KM et al (1992) A comprehensive model for the treatment of nicotine dependence in a medical setting. Med Clin North Am 76: 495-513

Idell S, Cohen AB (1983) Alpha1-antitrypsin deficiency. Clin Chest Med 4: 359-375

Imai M et al (1986) Mortality from asthma and chronic bronchitis associated with changes in sulfur oxides air pollution. Arch Environ Health 41: 29-25

Imhof AE (1988) Die Lebenszeit. Vom aufgeschobenen Tod und von der Kunst des Lebens. Beck, München

Influenza Vaccine Guidelines (1990) In: Recommendations of the Immunization Practices Advisory Committee (ACIP). MMWR 11

Ingelheimer Modell zur Gesundheitsförderung (1989) München

Innenmoser J (1987) Erfahrungen mit ambulanten Asthma-Sportgruppen. Atemwegs- und Lungenkrankheiten 13: 32-42

Intermittent positive pressure breathing trial group (1983) Intermittend positive pressure breathing therapy of chronic obstructive pulmonary disease. Ann Intern Med 99: 612-624

Internationaler Konsensus-Bericht zur Diagnose und Behandlung des Asthma bronchiale. (1993) Pneumologie 47, Sonderheft 2

IPPB-Trial Group (1984) IPPB in COPD. Chest 86: 341

Iravani J, Melville GN (1975) Wirkung von Pharmaka und Milieuänderungen auf die Flimmertätigkeit der Atemwege. Respiration 32: 157-164

Irwin RS, Curley FJ, French CL (1990) Chronic cough. The spectrum and frequency of causes, key components of the diagnostic evaluation, and outcome of specific therapy. Am Rev Respir Dis 141: 640-647

Isaacs D (1990) Cold comfort for the catarrhal child. Arch Dis Child 65: 1295-1296

Ishizaki I et al (1987) Studies of prevalence of Japanese ceder pollinosis among the residents in a densely cultivated area. Am Allergy 58: 265-270

Ishizaki T (1987) Studies of prevalence of Japanese cedar pollinosis among the residents in a densely cultivated area. Allergy 58: 265

Islam MS, Ulmer WT (1983) Referenzwerte der ventilatorischen Lungenfunktion. Prax Klin Pneumol 37: 9-14

Iversen M, Dahl R, Korsgaard J, Hallas T, Jensen EJ (1988) Respiratory symptoms in Danish farmers: an epidemiological study of risk factors. Thorax 43: 872

Jaakkola MS, Ernst P, Jaakkola JJK, N'gan'ga LW, Becklade MR (1991) Effect of cigarette smoking on evolution of ventilatory lung function in young adults: an eight year longitudinal study. Thorax 46: 907-913

Jackowski M, Fischer J (1992) Auswirkungen der Inhalation einer hyperosmolaren Lösung (Meerwasser) auf die Lungenfunktion bei Patienten mit hyperreagiblem Bronchialsystem. XX Internationaler Kongreß für Thalassotherapie

Jackson JM, Barnes J, Cooksey P (1984) Efficacy and tolerability of oral acetylcysteine (Fabrol[R]) in chronic bronchitis: A double-blind placebo controlled study. J Int Med Res 12: 198-206

Jackson R, Gears MR, Beaglehole R, Rea HH (1988) Internationals trends in asthma mortality: 1970 to 1985. Chest 94: 914-919

Jackson R, Sears MR, Beaglehole R, Rea HH (1988) International trends in asthma mortality: 1970 to 1985. Chest 94: 914

Jackson RT, Beaglehole R, Rea HH, Sutherland DC (1982) Mortality from asthma: a new epidemic in New Zealand. Br Med J 285: 771-774

Jacobsson I, Benediktsson B, Hanson B-G, Lindberg T (1985) Dietary bovine ß-Lactoglobulin is transfered to human milk. Acta Paediatr Scand 74: 342-345

Jaeckel G (1987) Die Charité. Die Geschichte eines Weltzentrums der Medizin. 2. Aufl. Hestia, Bayreuth

Jäger AO, Althoff K (1983) Der WILDE-Intelligenz-Test (WIT) Ein Strukturdiagnostikum. Hogrefe, Göttingen Toronto Zürich

Jäger L (1966) Sollwerte der Ventilation. Z Tuberkulose 125: 345-350

Jäger L (1973) Regulationsmechanismen bei atopischer Sensibilisierung. Allerg Immunol (Leipz) 19: 256

Jakowles NN (1977) Sportbiochemie. Johann Ambrosius Barth, Leipzig

James AL, Philips MJ, Thompson PJ (1985) Adequacy of management and severity of asthma in children attending a summer camp. Med J Aust 142: 293-294

Janke W, Erdmann G, Kallus W (1985) Streßverarbeitungsfragebogen (SVF). Hogrefe, Göttingen

Janoff A (1985) State of the art: elastases and emphysema. Am Rev Respir Dis 132: 417-433

Jarisch R (1987) Hauttestungen im Kindesalter. In: Wahn U, Seger R, Wahn V (Hrsg) Pädiatrische Allergologie und Immunologie in Klinik und Praxis. Fischer, Stuttgart New York. S 51-56

Jay S, Litt I, Durant R (1984) Compliance with therapeutic regimens. J Adolesc Health Care 5: 124

Jenkinson D, Davisin J, Jones S, Hawtin P (1988) Comparison of effects of a self management booklet and audiocassette for patients with asthma. Br Med J 297: 267-270

Jessel U (1955) Beiträge zur Spurenstoffchemie der Meeres- und Brandungsluft. Arch Phys Ther 7: 230-234

Johnson NM (1986) Respiratory Medicine. Blackwell, Oxford London

Johnson NR, Balchum O, Tanzi F (1979) Comprehensive pulmonary rehabilitation in severe chronic obstructive lung disease (COLD): Patient characteristics predictive of successful outcomes in the barlow hospital study. Chest 76: 356

Johnson NR, DeFlorio GP, Einstein H (1983) Cost/benefit outcomes of pulmonary rehabilitation in severe chronic obstructive pulmonary disease. Am Rev Respir Dis 127: 111

Johnson NR, Tanzi F, Balchum OJ (1980) Inpatient comprehensive pulmonary rehabilitation in severe COPD: Barlow hospital study. Respir Ther

Jones ES (1980) The recognition and management of acute severe asthma. In: Belingham A (ed): Advanced medicine. Pitman, London

Jones JG, Minty BO, Lawler P, Hulands G et al (1980) Increased alveolar epithelial permeability in cigarette smokers. Lancet 1: 66-68

Jordan H (1980) Kurorttherapie. 2. überarb Aufl. Fischer, Jena

Jores A (1981) Praktische Psychosomatik 2. Huber, Bern

Jork K, Engel JM, Piechowiak H (1989) Reha-Maßnahmen: „Input"- und „Output"-Probleme. Folge 13 der Serie „Sozialmedizinische Kasuistiken". MMW 131: 639-642

Jung RT (1986) Physiological aspects of obesity, brown fat and energy balance. ICI, England

Junk J (1978) Coping Potential, Life Events und Symptome bei depressiven Patienten im Vergleich zu Asthma-Patienten und zu einer Bevölkerungsstichprobe. In: Hautzinger M, Straub R (Hrsg) Psychologische Aspekte depressiver Störungen. Roderer, Regensburg

Kallenbach JM, Pauz VR, Joffe BI, Jankelow D, Anderson R, Haitas B, Seftel HC (1988) Nocturnal events related to „morning dipping" in bronchial asthma. Chest 93: 751-757

Kanfer FH, Reinecker H, Schmelzer D (1991) Selbstmanagement-Therapie. Springer, Berlin Heidelberg New York Tokyo

Kansen K (1940) Allgemeine Gesichtspunkte für die klinische Beurteilung der allergischen Reaktion. In: Berger W, Hansen K (Hrsg) Allergie: Ein Lehrbuch in Vorlesungen. Thieme, Leipzig

Kanzow U (1986) „Nun kurt mal schön!" Dtsch Ärzteblatt 83/42: 2847

Kaptein AA (1982) Illnes Behaviour of patients with asthma. Academic proefschrift, Amsterdam

Karlsson J, Diamant B, Saltin B (1970) Muscle metabolites during submaximal and maximal exercise in man. Scand J Clin Lab Invest 26: 385

Kaspar P, Petro W (1989) Vergleichende Untersuchungen zur Inhalationstherapie bei Patienten mit und ohne bronchiale Hyperreaktivität. Z Phys Med Baln Med Klim 18: 308

Kaspar P, Petro W (1989) Wirkung von Bad Reichenhaller Sole auf die Schlagfrequenz menschlicher nasaler Zilien. Z Phys Med Baln Med Klim 18: 287

Kauffmann F, Neukirch F, Korobaeff M, Marne MJ, Claude JR, Lellouch J (1988) Eosinophils, smoking, and lung function. An epidemiologic survey among 912 working men. Am Rev Respir Dis 134: 1172-1175

Kaufmann FW (1976) Ergebnisse katamnestischer Erhebungen nach medizinischen Rehabilitationsmaßnahmen der Rentenversicherung. In: VDR (Hrsg) Deutsche Rentenversicherung 1/2 (Sonderdruck).

Kaufmann FW (1982) Rehabilitation aus der Sicht des Rentenversicherungsträgers. In: Prävention und Rehabilitation bei chronischen Atemwegserkrankungen. Frühjahrstagung der Rheinisch-Westfälischen Vereinigung für Lungen- und Bronchialheilkunde in Düsseldorf am 6.3.1982. Grünenthal, Stolberg

Kay AB (1987) Inflammatory cells in acute and chronic asthma. Am Rev Respir Dis 135: 63-66

Kearly R, Block JW, Boysen PG, Lindsey S, Martin C (1980) The effect of low flow oxyten on sleep disordered breathing and oxygen desaturation. Chest 78: 682-685

Keller R (1975) Inhalationstherapie bei obstruktiven Atemwegserkrankungen. Atemwegs- und Lungenkrankheiten 1: 54-58

Keller R (1976) Inhalationstherapeutische Maßnahmen zur Verbesserung der Atmung bei chronischer Ateminsuffizienz. In: Rehabilitation der Atmung. Fischer, Stuttgart

Keller R (1979) Ventilation und Atemmechanik bei obstruktiven Atemwegserkrankungen. In: Herzog H, Nolte D, Schmidt OP (Hrsg) Obstruktive Atemwegserkrankungen. Witzstrock, Baden-Baden

Keller R (1983) Chronische Lungenkrankheiten beim Raucher. Ther Umschau 40: 133-138

Keller R (1986) Luftverschmutzung und Lungenkrankheiten beim Erwachsenen. Soz Präventivmed 31: 12-15

Keller R (1988) Rehabilitation bei respiratorischer Insuffizienz. Atemwegs- und Lungenkrankheiten 14: 585-588

Keller R (1989) Check-up in der Pneumologie. Ther Umsch 46: 349-356

Keller R (1989) Neue Hypothesen und Fakten zur bronchialen Hyperreaktivität. Sozialpädiatrie 11: 103-109

Keller R (1989) Pulmonale Rehabilitation beim Lungenemphysem. Schweiz Rundsch Med 78: 126-129

Keller R, Baltzer PH, Keller-Wossidlo H, Gamp R et al (1990) Akute Auswirkungen der natürlichen atmosphärischen Ozonbelastung auf die Lungenfunktion von klinisch gesunden Rauchern und Nichtrauchern. Schweiz Med Wochenschr 120: 1724-1730

Keller R, Bohn W (1978) Epidemiologie und sozialmedizinische Bedeutung von Erkrankungen der Atmungsorgane in der Schweiz. Prax Klin Pneumol 32: 571-577

Keller R, Bohr W (1983) Tuberkulose bei Stoffwechselkrankheiten mit besonderer Berücksichtigung von Diabetes mellitus und Hepatopathien. Prax Klin Pneumol 40: 442-446

Keller R, Fäh B, Schoch RB et al (1989) Das Los der Atembehinderten in der Schweiz. Sandorama 4: 34-39

Keller R, Herzog H, Ragaz A et al (1978) Lungenfunktionsprüfungen beim Emphysem. Schweiz Med Wochenschr 108: 268-273

Keller R, Wossidlo H (1988) Die Lungenfunktion in der ärztlichen Praxis. Ther Umsch 45: 559-567

Keller-Wossidlo H (1990) Vorsorgeuntersuchungen und Lungenfunktion. In: Pneumologische Information SVTL-Arbeitsmedizin Tuberkulose und Lungenkrankheiten. Beilage zum Bulletin des Bundesamtes für Gesundheitswesen 4: Sonderdruck

Kentner M (1982) Funktionsprüfungen des kardiopulmonalen Systems und ihre Bedeutung für die sozialmedizinische Begutachtung. Sonderdruck aus: Der medizinische Sachverständige. 78 Jahrg, Heft 3, Mai/Juni

Kerrebijn KG, van Essen-Zandvliet EEM, Neijens HJ (1987) Effect of long-term treatment with inhaled corticosteroids and beta-agonists on the bronchial responsiveness in children with asthma. J Allergy Clin Immunol 79: 653-659

Kersten W (1986) Neues über alte und neue Allergene – Pollen. In: Allergologische Fortbildung, Bd I. Verlag für Medizin und Umwelt GmbH

Kersten W et al (1988) Klinische Studie zur Wirksamkeit der acariziden Substanz Acarosan^R bei Hausstaubmilbenallergikern. Allergologie 11: 371-390

Kersten W, Kasperski J, Worth G (1977) Ergebnisse spezifischer Hyposensibilisierung bei allergischen Erkrankungen. Dtsch Med Wochenschr 102: 1877

Kersten W, Puls KE (1984) Pollenflug – Vorhersage. Allergologie 7: 81-114

Kersten W, Stollewerk D, Müsken H (1988) Klinische Studie zur Wirksamkeit der akariziden Substanz Acarosan bei Hausstaubmilbenallergikern. Allergologie 11: 371-390

Kettelhut BV, Metcalfe DD (1988) Adverse reactions to food. In: Middleton E, Reed CE, Ellis EF, Adkinson NF, Yunginger JW (eds) Allergy. Principles and practice, 3rd edn. Mosby, St Louis, pp 1481 ff

Khan AK, Staerk M, Bonk C (1973) Role of counter-conditioning in the treatment of asthma. J Psychosom Res 17: 389-392

Kiefer KH, Piechowiak H (1991) Medizinische Reha-Maßnahmen („Kuren"). Hat der ärztliche Gutachter Einfluß auf die Über-Inanspruchnahme? Z Allgemeinmed 67: 1947-1955

Kiene H (1990) Klinische Studien zur Misteltherapie karzinomatöser Erkrankungen. Eine Übersicht. therapeutikon 3: 347-353

Kijanski HD (1987) Das Aufgabengebiet des Klinischen Psychologen in der Rehabilitation wegen allgemeiner Erkrankungen. In: Verband Deutscher Rentenversicherungsträger (Hrsg) Der Psychologe in der Rehabilitationsklinik

Kinsman RA, Dahlem NW, Spector SL, Staudemayer H (1977) Observations on subjective symptomatology, coping behaviour and medical decisions in asthma. Psychosom Med 39: 102-119

Kinsman RA, Dirks JF, Dahlem NW (1980b) Noncompliance to prescribed-as-needed medication use in asthma: Usage patterns and patients characteristics. J Psychosom Res 24: 97-107

Kinsman RA, Dirks JF, Jones NF, Dahlem NW (1980a) Anxiety reduction in asthma: Four catches to general application. Psychosom Med 42: 397-405

Kinsman RA, Luparello T, O'Banion K, Spector SL (1973) Multidimensional analysis of the subjective symptomatology of asthma. Psychosom Med 35: 250-257

Kjellmann N-IM (1983) Erfahrungen in der Diagnose und Therapie mit gereinigten Allergenextrakten im Kindesalter. Allergology 6: 199

Kleiger JH, Dirks JF (1979) Medication compliance in chronic asthmatic patients. J Asthma Res 16: 93-96

Klein G (1988) Sauerstoff-Langzeit-Therapie: Was ist gesichert? In: Matthys H, Nolte D, Petro W, Siemon G (Hrsg) Sauerstoff-Langzeit-Therapie. Dustri, München Deisenhofen., S 1-14

Klein G, Köhler D, Matthys H (1988) Unterschiedliche Reaktion des Bronchialsystems auf zentrale oder periphere Inhalation eines Parasympathikomimetikums. Atemwegs- und Lungenkrankheiten 14: 313-316

Klein G, Rühle KH, Matthys H (1986) Long-term oxygen therapy vs IPPB-therapy in patients with COLD and respiratory insufficiency: Suvrival and pulmonary hemodynamics. Eur J Respir Dis 69: 409

Klein K, Dathe R, Göllnitz S, Jäger L (1992) Allergies – a comparison between two vocational schools in East and West Germany. Allergy 47, suppl. 12: 259

Kleitman N (1983) Basic rest activity cycle – 22 years later. Sleep 4: 311-317

Klingelhofer EL (1987) Compliance with medical regimens, self-management programs, and self-care in childhood asthma. Clin Rev Allergy 5: 231-247

Klingelhofer EL, Gershwin ME (1988) Asthma self management programs: premises not promisses. J Asthma 25: 89-101

Knape H (1990) Diagnostik des Anstrengungsasthmas. In: Lecheler J, Fischer J (Hrsg) Bewegung und Sport bei Asthma bronchiale. Echo-Verlag, Köln

Knapp P, Carr H, Mushatt C, Nemetz S (1966) Asthma, melancholia, and death. ii. Psychosomatic considerations. Psychosom Med 28: 134

Knauth K, Reiners B, Huhn R (1981) Physiotherapeutisches Rezeptierbuch. Volk und Gesundheit, Berlin

Knecht M, Strehl R, Lindemann H (in press) The problem of „indoor pollution" by emission of benzyl benzoate from Acarosan products

Kneist W (1989) Rehabilitations-Konzept der Neurodermitis constitutionalis atopica im Hochgebirge unter Berücksichtigung der Klimatherapie. Prävention und Rehabilitation 1: 13-17

Kniest FM, Young E, van Praag MCG, Vos H, Kort Helianthe SM, Koers WJ, de Maat-Bleeker F, van Bronswijk J EMH (1991) Clinical evaluation of a double-blind dust-mite avoidance trial with mite-allergic rhinitis patients. Clin Exp Allergy 21: 39-47

Knowles M, Gatzy J, Boucher R (1981) Increased bioelectric potential difference across respiratory epithelia in cystic fibrosis. N Engl J Med 305: 1489-1495

Knowles MR, Church L, Nina L, Waltner WE, Yankaskas JR, Gilligan P, King M, Edwards LJ, Helms RW, Boucher RC (1990) A pilot study of aerosolized amiloride for the treatment of lung disease in cystic fibrosis. N Engl J Med 322: 1189-1194

Knudson RJ, Lebowitz MD (1977) Comparison of flow-volume and closing volume variables in a random population. Am Rev Respir Dis 116: 1039-1045

Koch A (1986) Der gastroösophageale Reflux im Säuglingsalter. Hippokrates, Stuttgart

Koch HJ, Schandry R, Rädler U (1991) Die Entwicklung eines Fragebogens für Asthmapatienten (FAP) zur Messung der Lebensqualität. Verhaltensmodifikation und Verhaltensmedizin 12/4: 309-328

Kohen M (1985) Educational and exercise programs for asthmatic children. South Med J 78/8: 948-950

Köhl C (1989) Langzeittherapie (medizinisches Management) bei chronisch obstruktiven Atemwegserkrankungen. Präv Rehabil 1: 29-35

Köhler D (1988) Bronchiale Reinigung des Bronchialbaums von nicht löslichen Substanzen. In: Lindemann H (Hrsg) Fortschritte in Diagnostik und Therapie der Mukoviszidose (Cystische Fibrose). Borek, Braunschweig. S 23-41

Köhler D (1990) Inhalationstherapie bei chronischer Schleimretention. Pneumologie 44: 1166-1170

Köhler D, App E, Schmitz-Schumann M, Würtemberger G, Matthys H (1986) Inhalation of amiloride improves the mucociliary and the cough clearance in patients with cystic fibrosis. Eur J Respir Dis 69: 319-326

Köhler D, Fleischer W (1988) Was ist gesichert in der Inhalationstherapie? Arcis, München

Köhler D, Fleischer W, Matthys H (1986) Inhalationstherapie. Gedon & Reuss, München

Köhler D, Siebold A, Daikeler D, Matthys H (1982) Einfluß von Carbocystein und Cystamin auf die mukociliare Clearance der Lunge. Atemwegs- und Lungenkrankheiten 8: 201

Köhler D, Vastag E (1991) Bronchiale Clearance. Pneumologie 45: 314

Konietzko N (1985) Der mucociliäre Transport und dessen therapeutische Beeinflußbarkeit. Atemwegs- und Lungenkrankheiten 11: 145-150

Konietzko N (1989) Lungenemphysem bei schwerem Alpha-1-PI-Mangel. Dustri, München Deisenhofen

Konietzko N (1990) Bronchiektasie. Krankenhausarzt 63: 129-133

Konietzko N (1991) Asbestbedingte pleuropulmonale Erkrankungen. Pneumologie 45: 418-421

Konietzko N (1992) Nuklearmedizinische Diagnostik. In: Ferlinz R (Hrsg) Diagnostik in der Pneumologie. Thieme, Stuttgart New York

Konietzko N, Hohenhorst W, Malessa R (1988) Erfolgsbeurteilung der Rehabilitations-maßnahmen durch Funktionsuntersuchungen. In: Petro W (Hrsg) Pneumologie in der Rehabilitation. Dustri, München Deisenhofen, S 7-21

Konietzko N, Kasparek R, Kellner U, Petro W (1983) Die Wirkung von Bronchospasmolytika auf die Ziliarfrequenz in vitro. Prax Klin Pneumol 37 [Suppl 1]: 904-906

Konietzko N, Klopfer M, Adam WE, Matthys H (1975) Die mukoziliäre Klärfunktion der Lunge unter ß-adrenerger Stimulation. Pneumologie 152: 203-208

König G (1985) Therapie des bedrohlichen Status asthmaticus auf der Intensivstation. Atemwegs- und Lungenkrankheiten 11: 518-522

Könning J, Theiling S (1991) „Luftikurs" – ein Betreuungsmodell für asthmakranke Kinder und deren Familien. Rep Psychologie 4: 6-13

Korsgaard J (1983) Mite asthma and residency. A case-control study on the impact of exposure to house-dust mites in dwellings. Am Rev Respir Dis 128: 231

Korsgaard J (1983) Preventive measures in mite asthma. Allergy 38: 93-104

Kosarz P, Olivet HP (1989a) Ein verhaltensmedizinisches Modell des Asthma bronchiale. Prax Klin Verhaltensmed Rehabil 2: 61-67

Kosarz P, Olivet HP (1989b) Ergebnisse einer stationären verhaltensmedizinischen Behandlung des Asthma bronchiale. Prax Klin Verhaltensmed Rehabil 2: 95-97

Kotses H, Lewis P, Creer TL (1990) Environmental control of asthma self-management. J Asthma 27 (6): 375-384

Kramer MS (1988) Does breast feeding help protect against atopic disease? Biology, methodology, and a golden jubilee of controversy. J Pediatr 112: 181-190

Krämer U, Altus C, Behrendt H, Dolgner R, Gutsmuths JF, Hille J, Hinrichs J, Mangold M, Paetz B, Ranft U, Röpke H, Teichmann S, Willer HJ, Schlipköter HW (1992) Epidemiologische Untersuchungen zur Auswirkung der Luftverschmutzung auf die Gesundheit von Schulanfängern. Forum Städte Hygiene 43: 82

Krauss H (1981) Hydrotherapie. 4. überarb Aufl. Volk und Gesundheit, Berlin

Krauss H (1987) Die Sauna. 4. Aufl. Volk und Gesundheit, Berlin

Krieger J, Kurtz D (1978) EEG-changes before and after apnea. In: Guilleminault C, Demnt WC (eds) Sleep apnea syndromes. Liss, New York, pp 161-176

Kronenberger H, Jäger J, Meier-Sydow J, Morgenroth K, Schneider M (1985) Zeitliche Beanspruchung von Zahntechnikern bei der Ausübung berufstypischer Techniken und ihre Bedeutung für die inhalative Belastung im Dentallabor. Prax Klin Pneumol 39: 684-686

Kublik A, von Wichert P (1991) Anwendung von Euphylong bei Patienten mit chronisch-obstruktiven Atemwegserkrankungen. Pneumologie 45: 858-862

Kubly LS, McClellan MS (1984) Effects of self-care instruction on asthmatic children. Issues Compr Pediatr Nrs 7: 121-130

Kullmer T, Kindermann W, Mücke E (1987) Körperliche Leistungsfähigkeit und Herz-Kreislaufverhalten bei Fahrradergometrien unterschiedlicher Stufendauer. Herz/Kreislauf 19: 209

Kulpe W (1975) Kur und Kurerfolg. Dtsch Ärzteblatt 72: 1438-1443

Kulpe W (1980) Rehabilitation senkt Krankenstand. Mitteilungen der LVA Württemberg 72: 190-198

Kulpe W (1985) Rehabilitation vor Rente – Grundsätze und Ergebnisse. Mitteilungen der LVA Württemberg 10: 210-228

Kunkel G, Siebert B (1988) Biochemical and cellular basis for circadian rhythms in obstructive lung disease and implications for theophylline therapy. Arzneim-Forsch/Drug Res 38: 1200-1202

Kurz R (1990) Der plötzliche Kindstod. In: Kurz R, Muntean W (Hrsg) Präventive Pädiatrie. Thieme, Stuttgart New York. S 66-71

Labhart A (1986) Alte und neue Aspekte der Fettsucht. Schweiz Med Wochenschr 116: 758

Lachmann B, Tischer AB, Grossmann G, Robertson B (1981) Lung compliance and alveolar expansion in the artificially ventilated premature newborn rabbit after maternal treatment with Ambroxol. Respiration 42: 209-216

Lahmann E (1985) Luftverunreinigungen – Emissionen und Immissionen in der Bundesrepublik Deutschland. PEF-Bericht 1. Kernforschungszentrum, Karlsruhe

Laier-Groeneveld G, Criée C-P (1991) Zukunftsaspekte der nichtinvasiven intermittierenden Selbstbeatmung. Atemwegs-und Lungenkrankheiten 17: 102-110

Lam A, Newhouse T (1990) Management of Asthma and chronic airflow limitation. Are methylxanthines obsolete? Chest 1: 44-52

Lambert PM, Reid DD (1970) Smoking, air pollution, and bronchitis in Britain. Lancet I: 853-857

Lammers W (1990) From cure to care: Transactional analysis treatment of adult asthma. Transactional Analysis J 20/4: 245-251

Landesversicherungsanstalt Baden (1990) Leitfaden zum Reha-Entlassungsbericht

Langhof H (1990) Die Peak-Flow-Messung. In: Lecheler J, Fischer J (Hrsg) Bewegung und Sport bei Asthma bronchiale. Echo, Köln

Laros CD, Swierenga J (1972) Rehabilitation program in patients with obstructive pulmonary disease. Am J Med 54: 344

Larson JL, Kim MJ, Sharp JT, Larson DA (1988) Inspiratory muscle training with a pressure threshold breathing device in patients with chronic obstructive pulmonary disease. Am Rev Respir Dis 138: 689

Larsson C (1978) Natural history and life expectancy in severe alpha-antitrypsin deficiency PiZ. Acta Med Scand 204: 345-351

Latil E, Vervloet W, Casanova P, Garbe L, Fuentes P, Wierzbicki N, Charpin J (1986) Appearance of specific antibody-bearing cells in human brochial mucos after local immunization with bacterial vaccine. J Clin Microbiol

Lauber B (1986) Chronisch kranke Kinder. Stellenwert der Inhalationstherapie. Sozialpädiatrie in Praxis und Klinik 8, 10: 713-718

Lauber B (1986) Moderne Asthma-Therapie. Vom Terpentin-Abszeß zu inhalierbaren Bronchospasmolytika – Geschichte und heutiger Stand kausaler und symptomatischer Therapie der Bronchialobstruktion. Allgemeinarzt 15: 1110-1113

Lauda E (1958) Die internationale Diagnostik in ihrer geschichtlichen Entwicklung aus ihren Anfängen bis in die Gegenwart. Med Klin 53: 1157-1158

Laurell CB, Eriksson S (1963) The electrophoretic A-2-globulin pattern of serum in A-1-antitrypsin deficiency. Scand J Clin Lab Invest 15: 132-140

Laux L, Glanzmann P, Schaffner P, Spielberger CD (1981) Das State-Trait-Angstinventar. Theoretische Grundlagen und Handanweisung. Beltz, Weinheim

Lavie P (1983) Incidence of sleep apnea in a presumably healthy working population: a significant relationship with excessive daytime sleepiness. Sleep 6: 312-318

Lazarus RS, Delongis A, Folkman S, Gruen R (1985) Stress and adaptional outcomes. Am Psychologist 40: 770-779

LeBaron S, Zeltzer LK, Ratner P, Kniker WT (1985) A controlled study of education for improving compliance with cromolyn sodium: The importance of physician-patient communication. Ann Allergy 55: 811-818

Lebensrhythmus Atmen (1989) Klinge, München

Lebowitz MD, Burrows B (1977) Quantitative relationships between cigarette smoking and chronic productive cough. Am J Epidemiol 6: 107-113

Lecheler J (1987) Aufgaben der Deutschen und Europäischen Gesellschaft für Klimatherapie. Beiträge zum Ersten Deutschen Pollenflugsymposion, Bad Honnef

Lecheler J (1987) Langzeitbehandlung von Kindern mit schwerem Asthma bronchiale im Hochgebirgsklima. Atemwegs- und Lungenkrankheiten 13: 13-17

Lecheler J (1989) Geleitwort. Prävention und Rehabilitation 1: 1

Lecheler J (1989) Histoire de la climatotherapie. Revue internationale de pédiatrie 193: 7-10

Lecheler J (1990) Fördermaßnahmen jugendlicher Asthmatiker in Berufsbildungswerken. Luftpost 9: 9-11

Lecheler J, Biberger A, Seligmann C, Dorsch U, Hasse-Dorsch I (1988) Sporttherapie in der Behandlung des kindlichen Asthma bronchiale. Vergleich von Intervall- und Dauerlauftraining. Prax Klin Pneumol 42: 475-478

Lecheler J, Ehmer-Künkele U, Schantl H (1987) Höhenabhängige Reduzierung des Pollenfluges und die Auswirkungen auf Kinder und Jugendliche mit Asthma bronchiale. Atemwegs- und Lungenkrankheiten 13: 6-7

Lecheler J, Fischer J (Hrsg) (1990) Bewegung und Sport bei Asthma bronchiale. Köln

Lecheler J, Fischer J (Hrsg) (1990) Bewegung und Sport bei Asthma bronchiale. Echo, Köln

Lecheler J, Gauer S (1991) Schuldefizite chronisch asthmakranker Kinder und Jugendlicher. Monatsschr Kinderheilkd 139: 69-72

Lecheler J, Gauer S (1991) Schuldefizite chronisch asthmakranker Kinder und Jugendlicher. Monatsschr Kinderheilkd 2: 7-13

Legler U (1968) Die Erkrankungen der Nase und ihrer Nebenhöhlen im Kindesalter. In: Opitz H, Schmidt F (Hrsg) Handbuch der Kinderheilkunde Bd 9. Springer, Berlin Heidelberg New York Tokyo, S 184-278

Lehnert G, Raithel HJ, Valentin H (1992) Asbestfeinstaubexposition, Asbestose und Lungenkrebs. Arbeitsmed Sozialmed Präventivmed 27: 96-101

Leistner W (1954) Metereologische Grundlagen. In: Haeberlin C, Groeters W (Hrsg): Grundlagen der Meeresheilkunde. Thieme, Stuttgart

Leistner W, Schultze EG (1974) Indikationen und Kontraindikationen von Klimakuren an der Nordsee. Med Welt 25: 373-378

Leith DE, Bradley M (1976) Ventilatory muscle strength and endurance training. J Appl Physiol 41: 508

Lemmer B (1991) Grundlagen und Konzepte der Chronopharmakologie: Antiasthmatika – kardiovaskulär-wirksame Pharmaka – H2-Blocker. Internist 32: 380-388

Lemy-Debois N, Frigerio G, Lualdi P (1978) Oral acetylcysteine in bronchopulmonary disease. Acta Therapeutica 4: 125-132

Lenci G (1990) Nichtinvasive Methoden zur Frühdiagnose des chronischen Cor pulmonale bei chronisch obstruktiven Atemwegserkrankungen. Pneumologie 44: 721

Leonhardt L, Kersten W (1988) Empfehlungen zur Immuntherapie (spezifische Hyposensibilisierung). Allergologie 11: 518

Lernen, Wissen, Können (1989) CEDIP/Fisons, München

Lertzman MM, Cherniak RM (1976) Rehabilitation of patients with chronic obstructive pulmonary disease. Am Rev Respir Dis 114: 1145-1165

Lesouëf PN, Geelhoed GC, turner DJ, Morgan SEG, Landau L (1989) Response of normal infants to inhaled histamine. Am Rev Respir Dis 139: 62-66

Leuschner R, Böhm G (Hrsg) (1988) Advances in aerobiology. Birkhäuser, Basel

Leuschner RM (1983) Pollenzählungen und Informationsdienst über Pollen und Pilzsporen der Luft. Schweiz Ärztezeitung 64: 1799-1804

Leutz GA (1974) Psychodrama, Theorie und Praxis. Springer, Berlin Heidelberg New York

Levi FA, Canon C, Touitou Y, Reinberg A, Mathe G (1988) Seasonal modulation of the circadian time structure of circulating T and natural killer lymphocyte subsets from healthy subjects. J Clin Invest 81: 407-413

Levine S, Weiser P, Gillen J (1986) Evaluation of a ventilatory muscle endurance training program in the rehabilitation of patients with chronic obstructive pulmonary disease. Am Rev Respir Dis 133: 400

Lewis CE, Lewis MA (1987) Evaluation and implementation of selfmanagement programs for children with asthma. J Allergy Clin Immunol 80: 498-500

Lewis CE, Rachelefsky G, Lewis MA, de la Sora A, Kaplan M (1984) A randomized trial of asthma care training for kids. Pediatrics 74: 478-486

Lewis DA, Kamon E, Hodgson JL (1986) Physiological differences between genders. Implications for sports conditioning. Sports Med 3: 357

Lewiston NJ, Rubinstein S (1987) The young Damocles. The adolescent at high risk for serious or fatal status asthmaticus. Clin Rev Allergy 5: 273-284

Lichtenstein E, Glasgow RE (1992) Smoking cessation: What have we learned over the past decade? J Consult Clin Psychol 60: 518-527

Liedtke M, Hoffarth HP, Ulmer WT (1991) Die Fluß-Volumen-Kurve bei Lungenemphysem. Atemwegs- und Lungenkrankheiten 17: 157-161

Lilja G, Dannaeus A, Fälth-Magnusson, Graff-Lonnevig V, Johansson SGO, Kjellmann N-IM, Öman H (1988) Immune response of the atopic woman and foetus-effects of high-and-low-dose food allergen intake during late pregnancy. Clin Allergy 18: 131-142

Linck I (1989) Selbsthilfegruppen im Gesundheitsbereich. Ärzteblatt Rheinland-Pfalz 42/5: 292-296

Lindemann H (1979) Body Plethysmographic measurements in children with an accompanying adult. Respiration 37: 278-281

Lindemann H (1981) Lungenfunktionsuntersuchungen bei Kleinkindern. Prax Klin Pneumol 8: 343-386

Lindemann H (1983) Die Inhalationsbehandlung in der kinderärztlichen Praxis. Pädiat Prax 28: 449-459

Lindemann H (1987) Allergische Alveolitis. In: Wahn U, Seger R, Wahn V (Hrsg) Pädiatrische Allergologie und Immunologie in Klinik und Praxis. Fischer, Stuttgart New York, S 229-235

Lindemann H (1987) Zur Häufigkeit des Anstrengungsasthmas. Atemwegs- und Lungen-krankheiten 13: 23-27

Lindemann H (1989) Pneumonien im Kindesalter: Besonderheiten in Diagnostik und Therapie. Pneumologie 43: 204-209

Lindemann H (1991) Vorschläge zur Berufsberatung Jugendlicher mit Atemwegserkrankungen. Dtsch Ärzteblatt 88: B-2085-2088

Lindemann H, Bauer J (1984) Transkutane Bestimmung des Sauerstoffpartialdrucks unter standardisierter Belastung und Hyperoxie-Bedingungen bei Kindern. Prax Klin Pneumol 38: 545-548

Lindemann H, Keller F, Velcovsky HG (1982) Exogene allergische Alveolitis im Kindesalter. Ergebn Inn Med Kinderheilk 50: 1-30

Littlewood JM, Johnson AW, Edwards PA, Littlewood AE (1988) Growth retardation in asthmatic children treated with inhaled beclomethasone dipropiomate. Lancet I: 115-116

Lode H (1990) Infektionen der Atemwege – wann besteht eine Indikation zur Antibiotika-therapie? Pneumologie 44: 763-766

Löffler W (1968) Vom Wesen der Klimatherapie. In: Derschwanden J von, Schram K, Thams J (Hrsg) Der Mensch im Klima der Alpen. Huber, Bern

Lopez M, Salvaggio JE (1987) Molds. In: Highlights in asthmology. Springer, Berlin Heidelberg New York Tokyo

Lopez M, Salvaggio JE (1988) Hypersensitivity Pneumonitis. In: Murray JF, Nadel JA (eds) Textbook of respiratory medicine. Saunders, Philadelphia, pp 1237 ff

Lorenz K (1977) Die Rückseite des Spiegels. Versuch einer Naturgeschichte menschlichen Erkennens. dtv, München

Lowe MR, Green L, Kurtz SM, Ashenberg ZS, Fisher EB (1980) Self-initiated cue extinction and covert sensitization procedures in smoking cessation. J Behav Ther Exp Psychiatry 3: 357-372

Luftikurs, Arbeits- und Nachschlageheft für Kinder und Eltern (1989) Kinderhospital Osnabrück

Lugaresi E, Cirignotaa F, Coccagna G, Piana C (1980) Some epidemiological data an snoring and cardiocirculatory disturbances. Sleep 3: 221-224

Lukas W, Piechowski U (1986) Lungentuberkulose. In: Verband Deutscher Rentenversicherungs-träger (Hrsg) Leitfaden für sozialmedizinische Begutachtung in der gesetzlichen Renten-versicherung. 4. Auflage. Gustav Fischer, Stuttgart New York, S. 350-358

Lustig FM, Haas A, Castillo R (1972) Clinical and rehabilitation regime in patients with COPD. Arch Phys Med Rehabil 53: 315-322

LVA Westfalen (1992) Die Stellung der eigenen Kliniken im Rehabilitationsgeschehen der Landesversicherungsanstalt Westfalen. Vertreterversammlung, Münster 10.03.1992

Maassen W (1985) In: Tumoren der Atmungsorgane und des Mediastinums A. Springer, Berlin Heidelberg New York Tokio. (Handbuch der Inneren Medizin)

MacNee W, Wathen CG, Flenley DC, Muir AD (1988) The effects of controlled oxygen therapy on ventricular function in patients with stable and decompensated cor pulmonale. Am Rev Respir Dis 137: 1289-1295

Madsen F, Secher NH, Kay L, Kok-Jensen A, Rube N (1985) Inspiratory resistance versus general physical training in patients with chronic obstructive pulmonary disease. Eur J Respir Dis 67: 167

Maes S, Schlösser M (1988) Changing health behaviour outcomes in asthmatic patients: a pilot intervention study. Soc Sci Med 26: 359-364

Maesen F, Smeets J, Gubbelmans H et al (1990) Formoterol in the treatment of nocturnal asthma. Chest 98: 866-870

Maesen, Brombacher FP (1980) Die Behandlung der chronischen Bronchitis mit oralen Dosen von Acetylcystein. Therapiewoche 30: 2024-2027

Magnussen H (1984) Diagnostik und Therapie des Anstrengungs-induzierten Asthma bronchiale. Atemwegs- und Lungenkrankheiten 10: 534-537

Magnussen H (1988) Die Überempfindlichkeit der Atemwege gegen pharmakologische, allergene, physikalische und osmotische Reize. In: Schultze-Werninghaus G, Debelić M (Hrsg) Asthma. Springer, Berlin Heidelberg New York Tokyo, S 138-147

Magnussen H, Litt M (1984) Selbstkontrolle der Lungenfunktion bei Asthma bronchiale: Das Peak-flow-Meter. Dtsch Med Wochenschr 109: 1529-1533

Magnussen H, Nowak D (1991) Lungenemphysem und Umweltfaktoren. Pneumologie 45: 479

Magnusson CGM (1986) Maternal smoking influences cord serum IgE and IgD levels and increases th risk for subsequent infant allergy. J Allergy Clin Immunol 78: 898-904

Magnusson H, Jörres R (1989) Umwelt und Atemwege. Dtsch Med Wochenschr 114: 1416-1421

Maier E, Menger W, Wenner J (1976) Beurteilung und Begutachtung des kindlichen Asthmas. Kinderarzt 7: 156-171

Malinverni R (1988) Influenza- und Pneumokokkenimpfung bei Patienten mit chronisch-obstruktiven Lungenerkrankungen: Nutzen-Risiko. Ther Umsch 45: 328-338

Mall RW, Medeiros M (1988) Objective evaluation of results of a pulmonary rehabilitation program in a community hospital. Chest 94 (6): 1156-1160

Manley MW, Epps RP, Glynn T (1992) The clinician's role in promoting smoking cessation among clinic patients. Med Clin North Am 76: 477-494

Manz A (1988) Bösartige Neubildungen der Atemwege und der Lunge durch Kokereirohgase. Arbeitsmed Sozialmed Präventivmed 23: 145-146

Marazzini I, Pelosi V, Vezzoli E, Pennasi R, Lunghini F (1977) Prospetice study of airway obstruction in a population with small airway disease. Bull Eur Physiopathol Respir 3: 219-229

Marazzini I, Vezzoli E, Lionghini E (1981) Respiratory function 8 years after a diagnosis of peripheral airways disease. Respiration 42: 88-97

Marget W (1985) Bakteriologische Diagnostik. In: Fenner A, Hardt H von der (Hrsg) Pädiatrische Pneumologie. Springer, Berlin Heidelberg New York Tokio, S 75-78

Marion RJ, Creer TL, Reynolds RVC (1985) Direct and indirect costs associated with the management of childhood asthma. Ann Allergy 54: 31-34

Marquardt R, Fischer J, Küstner W (1976) Der Einfluß einer arteriellen Hypoxie und Azidose auf die Flimmerschwelle des Katzenherzes in vivo. Z Kardiol 65: 585-589

Marquette CH, Ramon P, Courcol R, Wallaert B, Tonnel AB, Voisin C (1988) Bronchoscopic protected catheter brush for the diagnosis of pulmonary infections. Chest 93 (4): 746-750

Marsh DG, Bias VB, Meyers DA (1981) The epidemiology and genetics of atopic allergy. N Engl J Med 26: 1551-1559

Martin AJ, McLennan LA, Landau LI, Phelan PD (1980) The natural history of childhood asthma to adult life. Br Med J 280: 1391-1398

Martin R, Litt M, Mariott Ch (1980) The effect of mucolytic agents on the rheologic and transport properties of canine tracheal mucus. Am Rev Respir Dis 121: 495-500

Martin RJ, Cicutto LC, Ballard RD (1990) Factors related to the nocturnal worsening of Asthma. Am Rev Respir Dis 141: 33-38

Marx HH (1981a) Die Begutachtung als ärztliche Aufgabe. In: Marx HH (Hrsg) Medizinische Begutachtung. Grundlagen und Praxis. Thieme, Stuttgart New York

Marx HH (1981b) Erkrankungen der Lungen, Pleura und des Thorax. In: Marx HH (Hrsg) Medizinische Begutachtung. Grundlagen und Praxis. Thieme, Stuttgart New York

Marx HH (1981c) Infektionskrankheiten. In: Marx HH (Hrsg) Medizinische Begutachtung. Grundlagen und Praxis. Thieme, Stuttgart New York

Marx HH (Hrsg) (1987) Medizinische Begutachtung, 5. Aufl. Thieme, Stuttgart New York

Marx HH (Hrsg) (1992) Medizinische Begutachtung. Grundlagen und Praxis, 6. Aufl. Thieme, Stuttgart New York

Maß R, Richter R, Dahme D (1989) Zur Biofeedbacktherapie des Asthma bronchiale. Prax Klin Verhaltensmed Rehabil 2: 68-73

Mathews KP (1984) Historic interview and examination. In: Korenblatt PhE, Wedner HJ (Hrsg) Allergy. Theory and Practice. Grune & Stratton, pp 43-47

Matthys H (1988) Pneumologie. 2. Aufl. Springer Berlin Heidelberg New York Tokyo

Matthys H (1990) Bewertung neuer Formen der Inhalationstherapie. In: Sill V, Nolte D (Hrsg): Neue Wege in der Inhalationstherapie obstruktiver Atemwegserkrankungen. Dustri, München Deisenhofen

Matthys H (1990) Inhalation delivery of asthma drugs. Lung 168 [Suppl]: 645-652

Matthys H, Köhler D (1980) Effect of theophylline on mucociliary clearance in man. Eur J Respir Dis [Suppl] 109: 98-102

Matthys H, Köhler D (1985) Pulmonary deposition of aerosols by different mechanical devices. Respir 48: 269-276

Matthys H, Nolte D, Petro W, Siemon G (1988) Sauerstoff-Langzeit-Therapie. Dustri, München-Deisenhofen

Matthys H, Vestage E, Daikeler G, Köhler D (1984) Die mukoziliare Clearance des Bronchialbaums unter Methylxanthinen, Beta-Mimetika und Sekretolytika. In: Methylxanthine bei obstruktiven Atemwegserkrankungen. Dustri, München-Deisenhofen

Matthys H, Zaiß A, Ende K (1984) Fenoterol bei chronisch obstruktiver Bronchitis – Wirkungsvergleich verschiedener Applikationsformen. Fortschr Med 102 [39]: 996-1000

Matzat J (1987) Zur Bedeutung von Selbsthilfegruppen in der Gesundheitsvor- und -nachsorge. Prävention 10/3: 75-79

Mäurer HCh (1986) Zur Methode der sozialmedizinischen Begutachtung in der Rentenversicherung. In: Verband Deutscher Rentenversicherungsträger (Hrsg) Leitfaden für die sozialmedizinische Begutachtung in der gesetzlichen Rentenversicherung, 4. Aufl. Fischer, Stuttgart New York, S 133-168

Mawkinney H, Spector SL, Kinsman RA, Siegel SC, Rachelefsky GS, Katz RM, Rohr AS (1991) Compliance in clinical trials of two nonbronchodilator, antiasthma medications. Ann Allergy 66: 294

May DB, Munt PW (1979) Physiologic effects of chest percussion and postural drainage in patients with stable chronic bronchitis. Chest 75: 29

Mayer S, Bauer CP (1990) Hauttestungen in der Allergiediagnostik im Kindesalter. In: Bauer CP, Urbanek R (Hrsg) Allergologie im Kindesalter. Marseille, München, S 31-40

McElnay JC: Patient education in the use of inhalers. In: Kompendiumsband „The Pharmacy and Pharmacotherapy in asthma"

McElvaney NG, Hubbard RC, Birrer P, Chernick MS, Caplan DB, Frank MM, Crystal RG (1991) Aerosol α>FNT3<1-antitrypsin treatment for cystic fibrosis. Lancet 337: 392-394

McKelvie RS, McCartney N (1990) Weighthlifting training in cardiac patients. Sports Med 10: 355

McKerrow CB (1964) Chronic respiratory disease in Great Britain. Arch Environ Health 8: 182-197

McKerrow CB, Rossiter CE (1968) An annual cycle in the ventilatory capacity of men with pneumoconiosis and of normal subjects. Thorax 23: 340-349

McNabb WL, Wilson Pessano SR, Hughes FW, Scamagas P (1985) Self management education of children with asthma: AIR WISE. Am J Public Health 75: 1219-1220

Medical Research Council Working Party (1981) Long-term domiciliary oxygen therapy in chronic hypoxic cor pulmonale complicating chronic bronchitis and emphysema. Lancet I: 681

Meenan RF, Gertmann PM, Mason JH (1980) Measuring in health status in arthritis. The arthritis impact measurement scales. Arthritis Rheum 23: 146-152

Meenan RF, Gertmann PM, Mason JH (1984) Outcome assessment in clinical trials. Evidence for the sensitivity of a health status measure. Arthritis Rheum 27: 1344-1352

Meier-Ewert K (1989) Tagesschläfrigkeit, Ursachen, Differentialdiagnose, Therapie. VCH, Weinheim

Meier-Laemmermann E, Buettner H, Kluepfel P, Trapp VE et al (1990) Entwicklung eines psychologisch fundierten Raucherentwöhnungsprogrammes unter adjuvanter Anwendung von nikotinhaltigem Kaugummi. Pneumologie 44: 116-117

Meijer A (1985) Psychotherapie von adoleszenten Asthmapatienten. Prax Kinderpsychol Kinderpsychiatr 34: 49-54

Meister R (1980) Atemfunktion und Lungenkreislauf bei thorakaler Skoliose. In: Müller, Ferlinz (Hrsg) Bücherei des Pneumologen. Thieme, Stuttgart New York

Meister R (1986) Langzeittherapie Acetylcystein-Retardtabletten bei Patienten mit chronischer Bronchitis – eine doppelblind-placebokontrollierte Studie. Forum des Praktischen und Allgemeinarztes 25: 18-22

Meister R (1986) Rauchgewohnheiten und Prävalenz bronchopulmonaler Symptome in der Bevölkerung der Bundesrepublik. In: Geisler LS (Hrsg) Rauchen und Atemwege. Prävention und therapeutische Aspekte. Verlag für angewandte Wissenschaften, München, S 33-42

Meister R (1988) Luftschadstoffe als Auslöser oder Ursache von Hyperreagibilität und Asthma? In: Schultze-Werninghaus G, Debeliĉ M (Hrsg) Asthma. Springer Berlin Heidelberg New York Tokyo, S 177-189

Meister R (1990) Allgemeine Umweltnoxen und Passivrauchen. Pneumologie 44: 378-386

Meister R, Hinnah V (1983) Zum Symptom Husten in der Bevölkerung: Ergebnisse einer Repräsentativumfrage an 10016 Bürgern in der Bundesrepublik. Prax Klin Pneumol 37: 257-294

Meister R, Hinnah V, Schulte H (1984) Rauchen und Bronchitis-Symptomatik in der jungen Generation der Bundesrepublik Deutschland. Atemwegs- und Lungenkrankheiten 10: 507-513

Meister R, Hinnah V, Schulte H (1986) Zur regionalen Häufigkeit bronchialer Symptome (Husten, Auswurf, Atemnot) in der Bundesrepublik Deutschland. – Beziehungen zu den Waldschäden? In: Matthys H (Hrsg) Luftverunreinigungen und Atemwegserkrankungen beim Menschen. Projekt Europäisches Forschungszentrum für Maßnahmen zur Luftreinhaltung (PEF) – Kernforschungszentrum Karlsruhe. pmi Frankfurt am Main, S 31-51

Melamed MR, Flehinger BJ (1987) Detection of lung cancer: high-lights of the Memorial Sloan-Kettering Study in New York. Schweiz Med Wochenschr 117: 1457-1463

Melamed MR, Flehinger BJ, Zaman MB (1987) Impact of early detection on the clinical course of lung cancer. Surg Clin North Am 67: 909-924

Mellins RB (1989) Asthma education: a national strategy. Am Rev Respir Dis 140: 577-578

Melville GN, Ismail S, Sealy C (1980) Tracheobronchial function in health and disease. Respiration 40: 329-336

Menger W (1980) Sonderkrankenhäuser und Kurkliniken zur Behandlung von Kindern mit Krankheiten der Atemwege. Kinderarzt 11: 1704-1711

Menger W, Dölp R (1968) Der Einfluß von Gebirge und See auf die 17-Ketosteroidausscheidung im Harn. Int J Biometeorol 12: 277-282

Menger W, Schellhaas J (1980) Telemetrische Untersuchung zum Nachweis des sekretolytischen Effektes der Brandungszone bei Kindern mit Asthma bronchiale. Prax Pneumol 34: 746-749

Menz G, Weber-Merklein U, Virchow C (1987) Erfahrungen aus einem medizinisch-sozialpädagogischen Seminar für asthmakranke Jugendliche. Wege zu Self-Assessment und Self-Management. In: Schmidt-Redemann W (Hrsg) Chronische Erkrankungen der Atemwege im Kindesalter. Springer, Berlin Heidelberg New York Tokyo

Merget R, Schultze-Werninghaus G (1983) Allergiehauttest trotz antiallergischer Therapie. Dtsch Med Wochenchr 108: 1250-1253

Meshan I (1981) Analyse der Röntgenbilder. Band 2: Atemwege, Herz. Enke, Stuttgart

Mestitz H, Coplanmd J, App B et al (1989) Comparison of outpatient nebulized vs. metered dose inhaler Terbutaline in chronic airflow obstruction. Chest 96: 1237-1240

Meyer-Erkelenz JD, Mösges RW, Sieverts H (1980) Spiroergometrie (kardio-pulmonale Funktion unter Belastung). Prax Pneumol 34: 585-600

Michel FB, Bousquet J, Godard P (1987) Highlights in asthmology. Springer, Berlin Heidelberg New York Tokyo

Miehle W (1985) Medikamentöse Therapie rheumatischer Krankheiten. Thieme, Stuttgart New York

Migueres M, Escamilla R, Coca F, Didier A, Krempf M (1990) Pulsed doppler echocardiography in the diagnosis of pulmonary hypertension in COPD. Chest 98: 280

Mikulla A, Weißer K, Markfeld D (1989) Vier-Säulen-Modell der Patientenschulung der Albert-Schweitzer-Klinik. In: Petro W (Hrg) Patientenschulung für Atemwegserkrankte. Dustri, München-Deisenhofen, S 150-165

Miller KA (1982) Theophylline compliance in adolescents patients with chronic asthma. Z Adolesc Health Care 3/3: 177-179

Millner AD (1982) Childhood asthma, treatment and severity. Br Med J 285: 155-156

Millner AD (1984) Asthma in childhood. New York

Mishra H (1985) Behavioural medicine and therapeutic programming. Dayalbagh Educational Institute Research Journal of Education 3/1: 41-48

Miskovitz G, Szüle P, Zolnay E (1979) Klinische Ergebnisse mit der SCMC (Transbronchin[R])-Therapie. In: Herzog et al. (Hrsg) Obstruktive Atemwegserkrankungen. Witzstrock, Baden-Baden Köln New York. S 191

Mitchell E (1982) Increasing prevalence of asthma in children. N Z Med J 96: 463-464

Mitchell EA (1983) Increasing prevalence of asthma in children. N Z Med J 96: 463

Mitchell EA, Anderson HR, Freeling P, White PT (1990) Why are hospital admission and mortality rates for childhood asthma higher in New Zealand than in the United Kingdom? Thorax 45: 176

Mizell M, Correa P (eds) (1984) Lung Cancer: Causes and prevention. Verlag Chemie, Weinheim

Moeller ML (1978) Selbsthilfegruppen. Rowohlt, Reinbek

Mohiuddin AA, Martin RJ (1990) Circadian basis of the late asthmatic response. Am Rev Respir Dis 142: 1153-1157

Mohrmann W, Kann J (11/1986) Zusammenhangsfrage und Entschädigungspflicht bei Berufsasthma. Allergologie 9: 497-500

Mohsenifar Z, Horak D, Brown HV, Koerner SK (1983) Sensitive indices of improvement in a pulmonary rehabilitation program. Chest 83: 189

Moldofsky H, Broder I, Davies G, Leznoff A (1979) Video-tape educational program for people with asthma. Can Med Assoc J 120: 669-672

Molema J, von Herwaarden CLA, Folgering HThM (1989) Effects of long-term treatment with inhaled cromoglycate and budesonide on bronchial hyperresponsiveness in patients with allergic asthma. Eur Respir J 2: 308-316

Molfino NA, Slutsky AS, Zamel N (1992) The effects of air pollution on allergic bronchial responsiveness. Clin Exper Allergy 22: 667

Monto AS, Meltzner HL, Napir JA (1971) The Tecumseh study of respiratory illness. I. Plan of study and observations on syndromes of acute respiratory disease. Am J Epidemiol 94: 269-279

Moren F, Newhouse MT, Dolovic MB (1985) Aerosols in Medicine. Elsevier, Amsterdam

Morr H (1986) Sozialmedizinische Entscheidungen. In: Morr H (Hrsg) Erkrankungen der Atmungsorgane. Urban & Schwarzenberg, München Wien Baltimore

Morr H (1991) Theorie und Praxis der Therapie mit inhalierbaren Steroiden. Pneumologie 45: 85-89

Morrow MB, Prince HE (1964) A summary of airborne mould surveys. Ann Allergy 22: 575

Mühlhauser I (1987) Die Bedeutung der Patientenschulung in der Behandlung chronischer Krankheiten: Diabetes mellitus, Hypertonie, Asthma bronchiale. Internist Welt 8: 1-14

Mühlhauser I, Kraut D, Deparade C, Leinhäuser U, Scholz V, Breuer HW, Worth H, Berger M (1986) Patientenschulung – wesentlicher Bestandteil der Asthmabehandlung. Med Welt 37: 1142-1145

Mullen JBM, Wiggs BR, Wright JL, Hogg JC, Paré PD (1986) Nonspecific airway reactivity in cigarette smokers. Relationship to airway pathology and baseline lung function. Am Rev Respir Dis 133: 120-125

Müller H (1981) Rechtsgrundlagen. Voraussetzungen für Präventiv-Rehabilitation. In: Schmidt OP (Hrsg) Rehabilitation. Broncho-Pulmonale Erkrankungen. Witzstrock, Baden-Baden

Müller H (1990) a) Historische Entwicklung der strukturellen Grundlagen der Rehabilitation. b) Gesetzliche Rentenversicherung – Leistungsarten und ihr Voraussetzungen, gegliedert nach Reha-Trägergruppen. In: Kommission zur Weiterentwicklung der Rehabilitation in der Rentenversicherung (Hrsg) Arbeitsbereich 1 „Recht und Struktur", Schwerpunkte einer problemorientierten Bestandsaufnahme – Diskussionspapier. Unveröffentlichte Beiträge

Müller KM, Gonzales S (1991) Präneoplasien und Frühkarzinom – Histogenetische Aspekte des Bronchialkarzinoms. Pneumologie 45: 971-976

Müller KP (1989) 15 Jahre stationäre Psychotherapie in der Lungenklinik Ballenstedt. Z Ärztl Fortbild (Jena) 83: 929-931

Müller-Held W, Rebscher H, Schütgens K (Hrsg) (1989/92) Medizinischer Dienst der Krankenversicherung. Asgard, St. Augustin

Murciano D, Auclair MH, Pariente R, Aubier M (1989) A randomized controlled trial of theophylline in patients with severe chronic obstructive pulmonary disease. N Engl J Med 23: 1521-1525

Murray AB, Ferguson AC (1983) Dust-free bedrooms in the treatment of asthmatic children with house dust or house dust mite allergy: A controlled trial. Pediatrics 71/3: 418-422

Muschel H (1988) Ökonomische Aspekte der Rehabilitation. Mitteilungen der LVA Württemberg 10: 293-299

Muthny FA (1988) Furcht und Angst bei körperlichen Erkrankungen. In: Hippius H, Ackenheil, Engel R (Hrsg) Angst – Leitsymptom psychiatrischer Erkrankungen. Springer, Berlin Heidelberg New York Tokyo, S 148-167

Muthny FA (1988) Zur klinischen Erfassung von Krankheitsverarbeitung und zur Spezifitätsfrage. Prax Klin Verhaltensmed Rehabil 1: 9-16

Muthny FA (1988) Zur klinischen Erfassung von Krankheitsverarbeitung und zur Spezifitätsfrage. In: Broda M (Hrsg) Krankheitsverarbeitung – Krankheitsbewältigung. Prax Klin Verhaltensmed Rehabil 1: 9-16

Muthny FA (1989) Freiburger Fragebogen zur Krankheitsverarbeitung FKV. Beltz Test, Weinheim

Muthny FA, Kaiser U (1991) Bedarf und Inanspruchnahme psychosozialer Rehabilitationsmaßnahmen durch Asthmapatienten in der stationären Heilbehandlung (in Vorbereitung)

Mutius E von, Fritzsch C, Weiland SK, Röll G, Magnussen H (1992) Prevalence of asthma and allergic disorders among children in united Germany: a descriptive comparison. Br Med J 305: 1395

Mygind N (1989) Grundriß der Allergologie. Steinkopff, Darmstadt, S 51-70

Nadler HL, Ben-Yoseph Y (1984) Genetics. In: Taussig LM (ed) Cystic fibrosis. Thieme – Stratton, Stuttgart New York, pp 10-24

Nakhosteen JA, Zavala DC (1983) Atlas und Lehrbuch der flexiblen Bronchoskopie. Springer, Berlin Heidelberg New York Tokyo

National Institute of Health (1991) National asthma education program; Guidelines for the diagnosis and management of asthma. NIH, Bethesda/MD, pp 47-62

Netzwerk aktuell (1991) Immunallergische Reaktionen nach Echinacea-Extrakten. Arznei-Telegramm 4: 39

Neumann G, Daniello J, Pdolski B (1990) Zugänge an Tuberkulose der Atmungsorgane in Stuttgart 1986-1988, eine epidemiologische Studie. Pneumologie 44: 55-61

Neumann HR (1940) Messungen des Aerosols an der Nordsee. Gerl Beitr Bioph 56: 49

Newhouse MT, Dolovich M (1987) Aerosol therapy of reversible airflow obstruction. Chest 91 [Suppl]: 58-65

Newman SP, Clarke SW (1984) The proper use of metered dose aerosols. Chest 86: 342-345

Newman SP, Moren F, Trofast E et al (1989) Deposition and clinical efficacy of terbutaline sulphate from Turbohaler, a new multi-dose powder inhaler. Eur Respir J 2: 247-252

Newman Taylor AJ (1990) Extrinsic allergic alveolitis. In: Brewis RAL, Gibson GJ, Geddes DM (eds) Respiratory medicine. Baillière Tindall, London, pp 1104-1114

Nicholas JJ, Gilbert R, Gabe R, Auchincloss JH (1970) Evaluation of an exercise therapy program for patients with chronic obstructive pulmonary disease. Am Rev Respir Dis 102: 1

Nielson CP, Crowley JJ, Morgan ME, Vestal RE (1988) Polymorphonuclear leukocyte inhibition by therapeutic concentrations of theophylline is mediated by cyclic-3, 5-adenosine monophosphate. Am Rev Respir Dis 137: 25-30

Niggemann B (1991) Nehmen Todesfälle durch Asthma bronchiale zu? Eine aktuelle Übersicht. Atemwegs- und Lungenkrankheiten 17: 435-452

Niggemann B (1991) Nehmen Todesfälle durch Asthma bronchiale zu? Atemwegs- und Lungenkrankheiten 17: 435-452

Nikolaizik WH, Warner JO (1991) Stellenwert inhalativer Corticosteroide bei der Behandlung des Asthma bronchiale im Kindesalter. Vortrag, 13. Jahrestagung der Gesellschaft für Pädiatrische Pneumologie, Dresden 21.-23.3

Nocturnal oxygen therapy trial group (1980) Continuous or nocturnal oxygen therapy in hypoxemic chronic obstructive lung disease. A clinical trial. Ann Intern Med 93: 391

Nocturnal oxygen therapy trial group (1980) Continuous or nocturnal oxygen therapy in hypoxemic chronic obstructive lung disease. A clinical trial. Ann Intern Med 93: 39

Nolte D (1976) Therapiemöglichkeiten bei Leistungsbegrenzung von seiten der Lunge. Pneumologie [Suppl 61]: 61

Nolte D (1979) Pathophysiologische Grundlagen der Atemgymnastik bei obstruktiven Atemwegserkrankungen. Atemwegs- und Lungenkrankheiten 5: 1

Nolte D (1981) O₂-Therapie in Kombination mit physikalischer Atemtherapie. Prax Klin Pneumol 35: 519

Nolte D (1986) Asthma. Urban & Schwarzenberg, München

Nolte D (1989) Asthma. Das Krankheitsbild. Der Asthmapatient. Die Therapie. 4. Aufl. Urban & Schwarzenberg, München Wien Baltimore

Nolte D (1989) Asthma. Urban & Schwarzenberg, München

Nolte D (1989) Hyposensibilisierung bei Asthma – zwischen Glaube und Gewißheit. Med Klin 84: 459

Nolte D (1989) Psychophysiologische Interaktionen beim Asthma bronchiale. Prax Klin Verhaltensmed Rehabil 2: 59-60

Nolte D (1991) Asthma – Das Krankheitsbild, Der Asthmapatient, Die Therapie. Urban & Schwarzenberg, München

Nolte D (1991) Asthma, 5 Aufl. Urban & Schwarzenberg, München

Nolte D (1992) Asthma bronchiale. In: Nolte D (Hrsg) Manuale pneumologicum. Dustri, München Deisenhofen, S I-1.1- 1.36

Nolte D, Burghele A (1988) Bronchospasmolyse mit Beta-2-Sympathikomimetika: Erfahrungen mit dem langwirkenden Dosieraerosol Formoterol. Dustri, München Deisenhofen

Noon L (1911) Prophylactic inoculation for hay fever. Lancet

Noseda A, Carpiaux JP, Vandeput W, Prigogine T, Schmerber J (1987) Resistive inspiratory muscle training and exercise performance in COPD patients. A comparative study with conventional breathing retraining. Bull Eur Physiopathol Respir 23: 457

Nowak D (Eingereicht) Epidemiologie von Atemwegserkrankungen bei Landwirten.

Nowak D, Claussen M, Berger J, Magnussen H (1991a) Weltweite Zunahme des Asthma bronchiale – Epidemiologischer Nachholbedarf in Deutschland. Dtsch Ärztebl 88: A2903

Nowak D, Heinrich J, Beck E, Willenbrock U, Jörres R, Claussen M, Berger J, Wichmann HE, Magnussen H (1993) Differences in respiratory symptoms between two cities in Western and Eastern Germany: The first report in adults. Am Rev Respir Dis 147: A378

Nowak D, Jörres R, Magnussen H (1992) Einfluß von Luftschadstoffen auf die Lungenfunktion. Atemwegs- und Lungenkrankheiten 18: 441

Nowak D, Jörres R, Magnussen H (Eingereicht) Luftverschmutzung – Asthma – Atemwegsallergien: Zwischenergebnisse deutsch-deutscher epidemiologischer Studien.

Nowak D, Magnussen H: Epidemiologie des Asthma bronchiale. Atemwegs- und Lungenkrankheiten, im Druck.

Nowak D, Manussen H (1987) Ketotifen (Zaditen) und Dinatriumglicinsäure (Intel) in der Therapie des Asthma bronchiale. Prax Klin Pneumol 41: 319-323

Nowak D. Kanzow G, Magnussen H (1991b) Asthma und Beruf. Intern Prax 32: 413

Nüssel E, Scheuermann W, Scheidt R, Deckert E, Gabriel B (1989) Ärztliche Primärversorgung und Selbsthilfegruppen. Ärzteblatt Rheinland-Pfalz 42/5: 270-291

O'Byrne PM, Dolovich M, Dirks R, Roberts RS, Newhouse MT (1984) Lung epithelial permeability: relation to nonspecific airway responsiveness. J Appl Physiol 57: 77-84

Ohman JL (1989) Allergen immunotherapy in Asthma: Evidence for efficacy. J Allergy Clin Immunol 84: 133

Oldenburg FA jr, Dolovich MB, Montgomery JM, Newhouse MT (1979) Effects of postural drainage exercise and cough on mucus clearance in chronic bronchitis. Am Rev Respir Dis 120: 739

Open Airways/Respiro Abierto. Asthma Self Management Program (1984) National Institute of Health, NIH Publication Nr. 84-2365

Optiz K (1992) Nicotinsubstitution. ASP-Sonderheft 19: 13-17

Orie NGM, Sluiter HJ, Vries K de, Tammeling GJ, Witkop J (1961) The host factor in bronchitis. In: Orie MGM, Sluiter HJ (eds) Bronchitis, an international symposium, April 27-29, University of Groningen. Assen, Royal Van Gorcum, pp 43-59

Orlandi O, Perino B, Testi R (1989) Old and ney in chest physiotherapy. Eur Respir J 2 [Suppl 7]: 595 s

Ortlepp H-P, Nachtigal G, Hansen V (1989) Gesundheitsreformgesetz. Erläuterungen für die Praxis. Wirtschaftsverlag Bachem, Köln

Østerballe O, Weeke B (1979) A new lancet for skin prick testing. Allergy 34: 209-212

Oswald WD, Roth E (1978) Der Zahlen-Verbindungs-Test (ZVT). Hogrefe, Göttingen

Pahl O (1984) Klimagutachten für die Ostfriesischen Inseln. Kleine Klimaanalyse zur Anerkennung der sieben Ostfriesischen Inseln als Nordseeheilbäder. Schriftenreihe der Forschungsgemeinschaft für Meeresheilkunde 11: 3-52

Pannier R, Burie D, Hermans J, Puspowidjono I (1983) Möglichkeiten und Grenzen der 67 Gallium-Thorax-Szintigraphie. Prax Klin Pneumol 39: 641

Parcel GS, Nader PR, Tierman K (1980) A health education program for children with asthma. J Dev Behav Pediatr 1 (3): 128-132

Pardy RL, Rivington RN, Despas PJ, Macklem PT (1981) The effects of inspiratory muscle training on exercise performance in chronic airflow limitation. Am Rev Respir Dis 123: 426

Parker SR (1987) The future role of asthma self-management. J Allergy Clin Immunol 80: 511-514

Parker SR, Lenfant C (1988) Educational and Behavioral Approaches to the Prevention and Control of Lung Disease. In: Murray JF, Nadel JA (eds) Textbook of respiratory medicine. Saunders, Philadelphia

Parker SR, Mellins RB, Sogn DD (1989) Asthma education: a national strategy. J Allergy Clin Immunol 80: 511-514

Pauli G, Bessot J (1990) Der Kampf gegen Milben. Prävention und Rehabilitation 2: 173-176

Pauwels R, Snashall PD (1986) A practical approach to asthma. Fisons

Pavia D, Bateman JR, Sheahan NF, Clarke SW (1980) Clearance of lung secretions in patients with chronic bronchitis: Effect of terbutaline and ipratropiumbromide aerosols. Eur J Respir Dis 61: 245-253

Pavia D, Thompson MI, Phillipakos D (1976) A preliminary study of the effect of a vibrating pad on bronchiale clearance. Am Rev Respir Dis 113: 92

Pavia D, Thomson ML, Clarke StW (1978) Enhanced clearance of secretions from the human lung after the administration of hypertonic saline aerosol. Am Rev Respir Dis 117: 199-203

Pearce N, Grainger J, Atkinson M, Crane J, Burgess C, Culling C, Windom H, Beasley R (1990) Case-control study of prescribed fenoterol and death from asthma in New Zealand, 1977-81. Thorax 45: 170

Peat JK, Berg RH van den, Mellis CM, Leeder SR, Woolcock AJ (1993) Changes in the prevalence of asthma and allergy in Australian children 1982-1992. Am Rev Respir Dis 147: A800

Pederson S, Frost L, Arnfred T (1986) Errors in inhalation technique and efficiency in inhaler use in asthmatic children. Allergy 41: 118-124

Pepys J (1969) Hypersensitivity disease of the lungs due to fungi and organic dusts. In: Kallos P, Hasek M, Inderbitzin TM, Miescher PA, Waksman BH (eds) Monographs in allergy, vol IV/1. Karger, Basel, pp 1 ff

Pepys J (1969) Hypersensitivity diseases of the lungs due to fungi and organic dusts. Allergy 4: 44-69

Pepys J, Tangen O, Perkins FT, Tate H, Brighton WD (1975) Examination of cocksfoot pollen (Dactylis glomerata) extracts by skin prick test in man, RAST-based allergen assay and protein content. In: Regamey RH, Hennessen W, Perkins FT (eds) International WHO-IABS symposium on standardization and control of allergens administered to man. Karger, Basel New York (Develop Biol Standard, vol 29, pp 284 ff)

Peruchoud A, Tschan M, Kopp C et al (1983) Rehabilitationsprogramm mit IPPB-Heimbehandlung bei schwerer obstruktiver Lungenkrankheit. Schweiz Med Wochenschr 113: 1234-1239

Peter JH (1991) Chronobiologie und Schlaf. Internist (Berl) 32: 363-379

Peter JH, Becker H, Blanke J, Clarenbach P, Mayer G, Raschke F, Rühle KH, Rüther E, Schläfke M, Schönnbrunn E, Sieb JP, Stumpner J, Weis R (1992) Empfehlungen zur Diagnostik, Therapie und Langzeitbetreuung von Patienten mit Schlafapnoe. Med Klin 86: 46-50

Petermann F, Lecheler J (Hrsg) (1991) Asthma bronchiale im Kindes- und Jugendalter – Behandlungskonzepte und Krankheitsbewältigung. Quintessenz, München

Petermann F, Noeker M, Bode U (1987) Psychologie chronischer Krankheiten im Kindes- und Jugendalter. PVU, München

Petro W (1983) Sauerstoff-Langzeit-Therapie. Therapiewoche 33: 4017-4021

Petro W (1986) Klinischer Einsatz von Expektorantien. In: Geisler L (Hrsg) Rauchen und Atemwege. Verlag für angewandte Wissenschaften, München, S 119-137

Petro W (1987) Therapie der vagal vermittelten Bronchokonstriktion – eine Standortbestimmung. In: Petro W: Vagus und Bronchialobstruktion. Dustri, München-Deisenhofen, S 1-12

Petro W (1988) Patientenschulung bei chronisch-obstruktiven Atemwegserkrankungen – heutiger Stand. Pneumologische Akzente 16

Petro W (1988) Patientenschulung in der Therapie chronisch-obstruktiver Atemwegs-erkrankungen – die gegenwärtige Situation. Prax Klin Pneumol 42: 859-866

Petro W (1988) Patientenschulung: Ein Bestandteil fortschrittlicher Atemwegstherapie. Fortschr Med 106/25: 21-22

Petro W (1989) Patientenschulung für Atemwegserkrankte. München

Petro W (1989) Sauerstoff-Langzeit-Therapie – ein Ratgeber für Patienten. Steinkopff, Darmstadt

Petro W (1989) Sauerstoff-Langzeit-Therapie. Therapie – Methodik – Klinik. Thieme, Stuttgart New York

Petro W (1991) Physikalische Therapie und Sauerstofflangzeittherapie bei Erkrankungen der Atmungsorgane. Dtsch Med Wochenschr 116: 1763-1769

Petro W (1991) Pneumologische Rehabilitation – was ist gesichert? Atemwegs- und Lungenkrankheiten 17: 43-50

Petro W (1992) Die Wirkung einer einfachen Apparatur zum Trainieren des Dosieraerosol-gebrauchs. Pneumologie (in Vorbereitung)

Petro W (Hrsg) (1989) Patientenschulung für Atemwegserkrankte. Dustri, München Deisenhofen

Petro W, Konietzko N (1982) Sauerstoff-Langzeit-Therapie. Wirkung auf die Lungenfunktion bei respiratorischer Partialinsuffizienz nach thoraxchirurgischen Eingriffen und bei chronisch-obstruktiver Lungenkrankheit. Dtsch Med Wochenschr 107: 1178

Petro W, Konietzko N (1986) Lungenfunktionsdiagnostik. In: Ferlinz R (Hrsg) Diagnostik der Pneumologie. Thieme, Stuttgart New York

Petro W, Konietzko N (1989) Atlas der pulmonalen Funktionsdiagnostik. Steinkopff, Darmstadt

Petro W, Lautwein A (1988) Rehabilitation und Anschlußheilbehandlung – Wegweiser für Diagnostik und Therapie von Lungenkrankheiten. In: Petro W (Hrsg) Pneumologie in der Rehabilitation. Dustri, München-Deisenhofen, S 120-135

Petro W, Prittwitz M, Betz HP (1989) Patientenschulung Asthma, Bronchitis, Emphysem – Stellenwert im Therapiekonzept chronisch-obstruktiver Atemwegserkrankungen. In: Nolte D, Strösser W (Hrsg) Obstruktive Atemwegserkrankungen. Vieweg, Braunschweig

Petro W, Wisthal B, Jacke J, Salzer E (1988) Sauerstoff-Langzeit-Therapie – Akzeptanz und Compliance. In: Matthys H, Nolte D, Petro W, Siemon G (Hrsg) Sauerstoff-Langzeit-Therapie. Dustri, München-Deisenhofen, S. 154-165

Petty TL (1978) Chronic obstructive pulmonary disease. Marcel Dekker, New York

Petty TL (1980) Pulmonary rehabilitation. Amer Rev Respir Dis 122 (Part II): 159-161

Petty TL (1988) Pulmonary Rehabilitation. In: Murray JF, Nadel JA (eds) Textbook of Respiratory Medicine. Saunders, Philadelphia

Petty TL, Branscomb BV, Farrington JF, Kettel LJ, Lindesmith LA (1974) Community resources for rehabilitation of patients with chronic obstructive pulmonary diseases and cor pulmonale. Circulation 49: 1

Petty TL, Cherniak RM (1981) Comprehensive care of COPD. American Thoracic Society. Clin Notes on Respir Dis 20: 7-8

Petty TL, Ryan SF, Mitchell RS (1967) Cigarette smoking and the lung, relation to postmortem evidence of emphysema, chronic bronchitis and black lung pigmentation. Arch Environ Health 14: 172-177

Petzl D, Haber P, Schuster E, Popov C, Haschke F (1988) Reliability of estimation of maximum performance capacity on the basis of submaximal ergometry stress tests in children 10 – 14 years old. Eur J Pediatr 147: 174

Pfleiderer H (1952) Der heutige Stand der bioklimatischen Aerosolforschung. Z Aerosolforsch Ther 1: 696-709

Phelan D, Landau LJ, Olinsky A (1982) Respiratory illness in children. Blackwell, Oxford London Edinburgh Melbourne

Piechowiak H (1990) Kurwesen – Kurunwesen. Lebensversicherungsmed 42: 25-28

Piechowiak H (1990) Kurwesen – Kurunwesen. Versicherungsmed 42: 25-28

Piechowiak H, Eicher W (1992) Rechtliche Grundlagen der Sozialmedizin. In: Schwerd W (Hrsg) Rechtsmedizin. Lehrbuch für Mediziner und Juristen, 5. Aufl. Deutscher Ärzte-Verlag, Köln

Piechowiak H, Gerdes N (1991) Stellungnahme zu MF Schuntermann: Zum Selektionsproblem in der medizinischen Rehabilitation. Deutsche Rentenversicherung 1: 219-220

Piechowiak H, Kanzow U (1987) Ein gesundheitspolitisches Reizthema: Nun kurt mal schön? Dtsch Ärztebl 84/11: 428-432

Piechowiak H, Kiefer KH (1990) „Vorladungen" von Rehabilitations-Antragstellern. Eine Erhebung über den Nutzen von HV-Begutachtungen. Dtsch Ärzteblatt 87: C-2323-2325

Pierson WE, Koenig JQ (1992) Respiratory effects of air pollution on respiratory disease. J Allergy Clin Immunol 90: 557

Pineda H, Haas F, Axen K (1986) Treadmill exercise training in chronic obstructive pulmonary disease. Arch Phys Med Rehabil 67: 155

Platts-Mills TAE, Tovey ER, Mitchell EB et al (1982) Reversal of bronchial hyperreactivity during prolonged allergen avoidance. Lancet II: 675-678

Plaut T (1988) Children with asthma. A manual for parents. Amherst/MA

Plentz K, Krum L (1989) Heilkuren/Sanatoriumsaufenthalt. Das Gesundheitsamt zwischen Anspruch und Wirklichkeit. Öff Gesundheitswes 51: 770-773

Plomin R (1990) The role of inheritance on behaviour. Science 248: 183

Plomin R, Daniels D (1987) Why are children in the same family so different from one another? Behavioural and Brain Sciences 10: 1

Podszus T, Bauer W, Mayer J, Penzel T, Peter JH, Wichert P von (1986) Sleep apnea and pulmonary hypertension. Klin Wochenschr 64: 131-134

Poe RH, Israel RH, Utell MJ, Hall WJ (1982) Chronic cough: bronchoscopy or pulmonary function testing? Am Rev Respir Dis 126: 160-162

Polgar G, Promadhat V (1971) Pulmonary function testing in children: Techniques and standards. Saunders, Philadelphia

Polleninformation Bencard (1985) Cladosporium-Sporen in der Luft: Vergleich Oberjoch/ Delmenhorst

Popper KR (1976) Logik der Forschung, 6. Aufl. Mohr-Siebeck, Tübingen

Postma DS, Buremka J, Gimeno F (1979) Prognosis in severe chronic obstructive pulmonary disease. Am Rev Respir Dis 119: 357-367

Postma DS, deVries K, Koeter GH, Sluiter H (1986) Independent influence of reversibility of air-flow obstruction and nonspecific hyperreactivity on the long-term course of lung function in chronic air-flow-obstruction. Am Rev Respir Dis 134: 276-280

Prechtel J (1988) Zum Problem der Kurbegutachtung im sozialen Entschädigungsrecht. Med Sachverst 84: 23-28

Pride N (1986) Smoking, allergy and airways obstruction: revival of the Dutch hypothesis. Clin Allergy 16: 3-6

Pride NB (1983) Which smokers develop progressive airflow obstruction? Eur J Respir Dis [Suppl 126] 64: 79-83

Prignot J (1989) Pharmacological approach to smoking cessation. Eur Respir J 2: 550-560

Prittwitz M, Betz HP (1989) Bad Reichenhaller Modell der Patientenschulung Asthma, Bronchitis, Emphysem – Ziele, Inhalate, Evaluation. In: Petro W (Hrsg) Patientenschulung für Atemwegserkrankte. Dustri, München-Deisenhofen, S 217-230

Prittwitz M, Holländer P, Betz HP, Netzer N, Randelshofer U, Hirschbichler A, Lauber B, Petro W (1992) Patients training in rehabilitation of asthma, chronic obstructive bronchitis and emphysema improves life-quality and reduces hospitalisation rate, absenteeisms of work and visits of the GP. Am J Respir Dis, [Suppl] 145: 4

Prittwitz M, Petro W (1989) Patientenschulung – auch bei Atemwegserkrankten ein erfolgreiches Konzept? Herz, Sport und Gesundheit 5: 52-54

Prochaska JO, DiClemente CC (1983) Stages and processes of self-change of smoking: toward an integrative model of change. J Consult Clin Psychol 51: 390-395

Projekt Umwelt und Gesundheit (PUG) (1992) 1. Statuskolloquium März, Kernforschungszentrum Karlsruhe

Rachelefsky GS (1987) Review of asthma self management programs. J Allergy Clin Immunol 80: 306-311

Rachelefsky GS, Warner JO (1993) International consensus on the management of pediatric asthma: A summary statement. Pediatr Pulmonol 15: 125

Ragaz A, Keller R (1988) Gefahren und Überwachung der Sauerstoff-Langzeit-Therapie. In: Matthys H, Nolte D, Petro W, Siemon G (Hrsg) Sauerstoff-Langzeit-Therapie. Dustri, München-Deisenhofen, S 95-107

Ramsdell JW, Tisi GM (1979) Determination of bronchodilatation in the clinical pulmonary function laboratory. Chest 76: 622-628

Ramsey BW, Mercuse EK, Foy HM, Cooney MK, Allan I, Brewer D, Smith AS (1986) Use of bacterial antigen detection in the diagnosis of pediatric lower respiratory tract infections. Pediatrics 78: 1-4

Rasche F (1991) Rehabilitationswissenschaftliche Aspekte und Forschungsbedarf bei pneumologischer Rehabilitation. In: Kommission zur Weiterentwicklung der Rehabilitation in der gesetzlichen Rentenversicherung Arbeitsbereich „Wissenschaft und Lehre". Abschlußbericht, Bd VI. VDR, Frankfurt am Main, S 245-250

Rasche K, Marek W, Holmer BH, Ulmer WT (1988) Obstruktive Atemwegserkrankung: Teilwiderstände und Gesamtwiderstand. Atemwegs- und Lungenkrankheiten 14: 468-473

Raschke F (1991) Mechanismen der Atmungsregulation im Schlaf. In: Schläfke M, Gehlen W, Schäfer T (Hrsg) Schlaf und schlafbezogene autonome Störungen. Brockmeyer, Bochum, S 25-34

Raschke F, Fischer J (1992) Gestörte Atmung – gestörter Schlaf. In: Petro W, Netzer N (Hrsg) Schlafapnoe-Screening. Dustri, München Deisenhofen, S 71-81

Raschke F, Möller KH (1989) Untersuchungen zur Tagesrhythmik der Chemosensitivität und deren Beitrag zu nächtlichen Atmungsregulationsstörungen. Pneumologie 43: 568-571

Raschke F, Schlenker E, Fischer J (1991) Verlaufskontrolle von nächtlicher Sauerstoffsättigung, Lungenfunktion und Schlafstörungen zu Beginn der medizinischen Rehabilitation bei Patienten mit chronisch-obstruktiver Bronchitis. Atemwegs- und Lungenkrankheiten 17: 380-383

Rasmussen FV (1991) General environmental factors. Eur J Respir Dis 118: 27-33

Raulf B, Frank G (1983) Die Entwicklung einer deutschen Version der Asthma-Symptom-Check-Liste. Psychologische Diplomarbeit Universität Hamburg

Razzouk H (1987) Allergisches Asthma im Hochgebirgsklima. Atemwegs- und Lungenkrankheiten 13: 8-12

Rea HH, Scragg R, Jackson R, Beaglehole R, Fenwick J, Sutherland DC (1986) A case-control study of deaths from asthma. Thorax 41: 833-839

Rechtschaffen und Kales (eds) (1968) A manual of standardized terminology, techniques and scoring system for sleep stages of human subjects. Public Health Service Publication 204. United States Government Printing Office, Washington/DC.

Redline S (1991) Epidemiology of COPD. In: Cherniack NS (Hrsg) Chronic obstructive pulmonary disease. Saunders, Philadelphia

Reichel G (1978) Diagnostik und Beurteilung berufsbedingter obstruktiver Atemwegserkrankungen aus toxischer oder chemisch-irritativer Ursache. ASP 12: 270-275

Reichel G (1986) Obstruktive Atemwegserkrankungen aus chemisch-irritativer und toxischer Ursache. Allergologie 9: 469-473

Reichel G, Ulmer WT (1970) Luftverschmutzung und unspezifische Atemwegserkrankungen. Springer, Berlin Heidelberg New York

Reimann HJ, Schlehe H, Emslander HP, Schmidt U, Goerg R, Daum S (1983) Hypoxie und Mediatoren. In: Daum S (Hrsg) Hypoxie – Pathophysiologie, Klinik, Therapie. Dustri, München-Deisenhofen

Reinberg A, Motohashi Y, Bourdeleau P, Touitou Y, Nougier J, Nouguier J, Levi F, Nicolai A (1980) Internal desynchronisation of circadian rhythms and tolerance to shift work. Chronobiologia 16: 21-34

Reinhardt D (1985) Asthma bronchiale im Kindesalter. Springer, Berlin Heidelberg New York Tokyo

Reinhardt D (1987) Asthma bronchiale. In: Wahn U, Seger R, Wahn V (Hrsg) Pädiatrische Allergologie und Immunologie in Klinik und Praxis. Fischer, Stuttgart New York, S 205-227

Reitemeyer E, Böhm E, Müller KM (1985) Silikose und Bronchialkarzinom – Pathologische Anatomie und gutachterliche Problematik. Prax Klin Pneumol 39: 679-680

Reiter R (1968) Jahresgang und Höhenabhängigkeit der Ultraviolettstrahlung im Hochgebirge. In: von Deschwanden J, Schram K, Thams J (Hrsg) Der Mensch im Klima der Alpen. Huber, Bern

Repace JL, Lowrey AH (1985) A quantitative estimate of nonsmokers' lung cancer risk from passive smoking. Environ Int 11: 3-22

Report of the Medical Research Council Working Party (1981) Longterm domiciliary oxygen therapy in chronic hypoxic cor pulmonale complicating chronic bronchitis and emphysema. Lancet 1: 681

Richards W (1987) Compliance and self-help in an office practice. Clin Rev Allergy 5: 213-230

Richter R (1985) Zur Psychophysiologie der akuten obstruktiven Atemnot-Untersuchungen der Atemmuskelaktivität unter fluß-resistiver Atmung bei Gesunden und Asthmatikern. Habilitationsschrift, Universität Hamburg

Richter R (1988) Auslösung und Unterhaltung des Asthmas durch physiologische Faktoren. In: Schultze-Werninghaus G, Debeliĉ M (Hrsg) Asthma. Springer, Berlin Heidelberg New York Tokyo, S 190-198

Richter R, Ahrens S (1988) Psychosomatische Aspekte der Allergie. In: Fuchs E, Schulz KH (Hrsg) Manuale allergologicum. Dustri, München-Deisenhofen

Richter R, Dahme B (1982) Bronchial asthma in adults: there ist little evidence for the effectness of behavioural therapy and relaxation. J Psychosom Res 26: 533-540

Richter R, Dahme B (1987) Psychosomatische Aspekte des Asthma bronchiale. Prax Klin Pneumol 41: 656-660

Richtlinien für die Tuberkulosetestierung (1988) In: Tuberkulose und Lungenkrankheiten, Beilage zum Bulletin des Bundesamtes für Gesundheitswesen, Bd 5, S 1-5

Rieben FW, Fritze D (1985) Praktische Lungen- und Bronchialheilkunde. Grundlagen – Diagnosen – Therapie. Steinkopff, Darmstadt

Riedel F, Krämer M, Scheibenbogen C, Rieger CHL (1988) Effects of SO_2 exposure on allergic sensitization in the guinea pig. J Allergy Clin Immunol 82: 527

Riedel F, Rieger CHL (1987) Asthma bronchiale im Kindesalter – eine aktuelle Übersicht. Prax Klin Pneumol 41: 242-258

Riedel F, von der Hardt H (1986) Bronchial sensivity to inhaled histamine in healthy, nonatopic children. Pediatr Pulmonol 2: 15-18

Rieder HL, Cauthen GM, Kelly GB et al (1989) Tuberkulosis in the United States – State of the Art. JAMA 262: 385-389

Rieder HL, Zimmermann H, Zwahlen M, Billo NE (1990) Epidemiologie der Tuberkulose in der Schweiz. Schweiz Rundsch Med Prax 79: 675-679

Rieger CH, Fenner A (1985) Bakterielle Pneumonien. In: Fenner A, von der Hardt H (Hrsg) Pädiatrische Pneumologie. Springer, Berlin Heidelberg New York Tokyo, S 399-424

Ries AL, Ellis B, Hawkins RW (1988) Upper extremity exercise training in chronic obstructive pulmonary disease. Chest 93: 688

Ries AL, Moser KM (1986) Comparison of isocapnic hyperventilation and walking exercise training at home in pulmonary rehabilitation. Chest 90: 285

Ring J (1988) Pseudo-allergische Arzneimittelreaktionen. In: Fuchs E, Schulz KH (Hrsg) Manuale allergologicum. Dustri, München-Deisenhofen, S IV 4: 1 ff

Ring J (Hrsg) (1992) Epidemiologie allergischer Erkrankungen – Nehmen Allergien zu? MMV Medizin Verlag, München

Riordan JR, Rommens JM, Kerem Bat-Shewa, Alon N, Rozmahel R, Grzelczak Z, Zielenski J, Lok S, Plavsic N, Chiou JL, Drumm ML, Iannuzzi M, Collins FS, Lap-Chee T (1989) Identification of the cystic fibrosis gene: cloning and characterization of complementary DNA. Science 245: 1066-1973

Rizzo A, Mirabella A, Bonanno A (1988) Effect of body weight on the volume of distribution of theophylline. Lung 166: 2769-2776

Rochester DF, Braun NMT, Aurora NS (1979) Respiratory muscle strengh in chronic obstructive pulmonary disease. Am Rev Respir Dis 119: 151-157

Rochester DF, Goldberg SK (1980) Techniques of respiratory physical therapy. Am Rev Respir Dis 122: 133

Rodnick JE et al. (1991) Diagnosis and antibiotic treatment of community-aquired pneumonia. West J Med 154: 405-409

Rogers RM, Owens GR, Pennock BE (1985) The pendulum swings again: Toward a rational use of theophylline. Chest 87: 280-282

Röggla G, Haber P (1991) Verhalten des arteriellen pO2 nach submaximaler Belastung bei chronisch-obstruktiver Lungenerkrankung. Atemwegs- und Lungenkrankheiten 17 (zur Veröffentlichung angenommen)

Rohrbacher R, Rothkirch C von, Rothkirch R von (1983) Stand und Entwicklung der ärztlichen Versorgung von Lungen- und Bronchialkrankheiten durch Pneumologen in der Bundesrepublik Deutschland (Prognostisches Gutachten im Auftrag des Bundesverbandes der Pneumologen). Prognos, Basel

Roifman CM, Lederman HM, Gelfand EW (1985) Treatment of chronic sinopulmonary disease with high-dose intravenous immunoglobulin in patients with hypogammaglobulinaemia. In: Waters H, Webster ADB (eds) Intravenous Immunoglobulins, International Congress and Symposium Series no. 84. The Royal Society of Medicine, London, pp 41-46

Rossman CM, Waldes R, Sampson D, Newhouse MT (1982) Effects of chest physiotherapy in the removal of mucus in patients with cycstic fibrosis. Am Rev Respir Dis 126: 131

Rossmann CM, Lee RMK, Forrest JB et al: Nasal ciliary ultrastructure and function in patients with primary ciliary dyskinesia. Am Rev Respir Dis 129: 161-165

Rubin DH, Leventhal JM, Sadock RT, et al (1986) Educational intervention by computer in childhood asthma: A randomized clinical trial testing the use of a new teaching intervention in childhood asthma. Pediatrics 77: 1-10

Rudd RM (1990) Asbestos-relates disease. In: Brewis RAL, Gibson GJ, Geddes DM (eds) Respiratory medicine. Baillière Tindall, London

Rudnik J, Gawal J, Haluszka J, Kurzawa R, Mielnicka B, Majewski-Zalewska H, Zielen B, Zebrak J (1980) Chronische Lungenkrankheiten bei Kindern und ihre Behandlung mit oraler Gabe von N-Acetylcystein. Therapiewoche 30: 2046-2053

Rühle KH (1986) Schlaf und gefährdete Atmung. Thieme, Stuttgart

Rühle KH, Dorow P, Schmitz-Schumann H (1990) Effects of a combined treatment theophylline und tulobuterol on nocturnal chronic asthma. Lung [Suppl]: 192-193

Ruppert V (1985) Asthmafibel. Handbuch für Klinik und Praxis. Schwarzeck, München

Russi E (1983) Aerosoltherapie. Schweiz Med Wochenschr 113: 1234-1238

Rutishauser M (1981) Lungenveränderungen bei jugendlichen Rauchern. Schweiz Rundsch Med Prax 70: 1636-1637

Rutishauser M, Amacher A (1986) Die pulmonale Hypertonie aus der Sicht des pädiatrischen Pulmologen. Wien Klin Wochenschr 21: 728-732

Sahn SA, Nett LN, Petty TL (1980) Ten-year follow-up of a comprehensive rehabilitation program for severe COPD. Chest [Suppl] 77: 311-314

Sahn SA, Petty TL (1978) Results of a comprehensive rehabilitation program for severe COPD. In: Petty TL (ed) Chronic obstructive pulmonary disease. Dekker, New York

Salem S, Klein K (1988) Möglichkeiten des Einsatzes kursbegleitender Meßverfahren beim Fünf-Tage-Nichtrauchertraining. Umwelt und Gesundheit aktuell 4: 25-29

Saltin B, Blomquist G, Mitschell JH, Johnson RL, Wildenthal K, Chapman CB (1968) Response to exercise after bedrest and after training; a longitudinal study of adaptive changes in oxygen transport and body composition. Circulation 38 [Suppl VII]

Salvaggio JE (1986) Allergic extract immunotherapy. Chest 90 [Suppl]: 53

Salzer E, Härtl W, Petro W (1988) Sauerstoff-Langzeit-Therapie in der Rehabilitation chronischer Lungenerkrankungen. In: Matthys H, Nolte D, Petro W, Siemon G (Hrsg) Sauerstoff-Langzeit-Therapie. Dustri, München-Deisenhofen, S 64-72

Sanchez J, Brunet A, Medrano G, Debesse B, Derenne JP (1988) Metabolic enzymatic activitiy in the intercostal and serratus muscles and in the latissimus dorsi of middle aged normal man and patients with moderate obstructive pulmonary disease. Eur Respir J 1: 376

Santa Cruz R, Landa J, Hirsch J, Sackner MA (1974) Tracheal mucus velocity in normal man and patients with obstructive lung disease, effect of Terbutaline. Am Rev Respir Dis 109: 458-463

Sauerbruch F (1951) Das war mein Leben. Kindler, München

Scalvini S, Errera D, Foglio K, Marangoni S, Schena M, Volterrani M, Dotti A, Quadri A, Levi GF (1988) Effects of exercise training in patients with chronic obstructive lung disease. Eur Respir J [Suppl 1]: 69s

Schaberg T, Lode H (1990) Diagnostik der Tuberkulose. Dtsch Med Wochenschr 115: 1795-1798

Schäfer H (1983) Bilanz der Medizin heute. In: Schatz (Hrsg) Wie krank ist unsere Medizin? Salzburger Humanismusgespräche 11. Styria, Graz Wien Köln

Schäfer H (1986) Erkenntnisse und Bekenntnisse eines Wissenschaftlers. Verlag für Medizin Dr. Ewald Fischer, Heidelberg

Schaner EG, Chang AE, Doppmann JL, Conkle DM, Fleye MW, Rosenberg SA (1978) Comparison of computed and conventional whole lung tomography in detecting pulmonary nodules: a prospective radiologic-pathologic study. Am J Roentgenol 131: 51

Schaub E (1989) Neuregelungen im Bereich der Rehabilitation. Deutsche Rentenversicherung 6-7: 424-432

Schauwecker GC (1988) Selbsthilfegruppen bei körperlich Kranken. In: Deter HC (Hrsg) Gruppen mit körperlich Kranken. Eine Therapie auf verschiedenen Ebenen. Springer, Berlin Heidelberg New York Tokyo

Schayck CP van, Dompeling E, et al (1990) Accuracy and reproducibility of the Assess peak flow meter. Eur Respir J 3: 338-341

Schenk Chr, Wunderlich H, Kleine U, Kleine W (1987) Biofeedback-Therapie bei psychosomatischen Beschwerden in der Allgemeinpraxis. Therapiewoche 37: 1187-1190

Schenker MB, Samet JM, Speizer FE (1982) Effect of cigarette tar content and smoking habits on respiratory symptoms in women. Am Rev Respir Dis 125: 684-690

Schildge J, Cegla M, Ortlieb H, Schulte-Mönting J (1989) Der Einfluß der Röntgenreihenuntersuchung auf die Früherkennung des Bronchialkarzinoms. Pneumologie 43: 500-506

Schindler H et al. (1981) Kochbuch für Allergiker. Ehrenwirth, München

Schipperges H (1984) Perspektiven und Programme einer präventiven Medizin. Wien Med Wochenschr 134: 175

Schipperges H (1986) Sein Alter leben. Herder, Freiburg Basel Wien

Schipperges H (1990) Herausforderungen an die Medizin am Ende des 20. Jahrhunderts. Wien Med Wochenschr 140: 520

Schipperges H, Vescovi G, Geue B, Schlemmer J (1988) Die Regelkreise der Lebensführung. Gesundheitsbildung in Theorie und Praxis. Deutscher Ärzte-Verlag, Köln

Schlenter WW (1982) Methodische und technische Fehlermöglichkeiten beim rhinomanometrischen kontrollierten intranasalen Provokationstest. HNO 30: 107-112

Schleusing G (1987) Die Bedeutung des Trainings für die Prävention, die Therapie und die Rehabilitation bei Lungenkrankheiten. Z Ärztl Fortbild (Jena) 81: 1241-1245

Schlippe A von, Theiling S (1989) Asthma: Behandeln und Bewältigen. Luftiku(r)s, ein Betreuungsansatz für asthmakranke Kinder und deren Familien. Forschungsberichte Nr 72, Universität Osnabrück

Schmid TH, Keller R (1987) Realitäten bei der Erfassung des Bronchialkarzinoms in Klinik und Praxis. Schweiz Med Wochenschr 117: 1518-1521

Schmidt A (1989) Rehabilitation als Leistung der Sozialversicherung – Fragen zur Kontinuität und Qualität in der Therapie und Rehabilitation chronischer Kranker. In: Bundesarbeitsgemeinschaft Hilfe für Behinderte (Hrsg) Perspektiven einer Neuorientierung im Gesundheitswesen. Düsseldorf, S 35

Schmidt LR (1990) Psychodiagnostik in der Gesundheitspsychologie. In: Schwarzer R (Hrsg) Gesundheitspsychologie. Ein Lehrbuch. Hogrefe, Göttingen

Schmidt OP (1970) Chronische unspezifische Krankheiten der Atemwege und ihre kombinierte Kurbehandlung. Z Angew Bäder- Klimaheilk 17: 1-24

Schmidt OP (1981) Ein Expertengespräch. Rehabilitation – bronchopulmonale Erkrankungen. Witzstrock, Baden-Baden

Schmidt OP (1981) Rehabilitation – Broncho-Pulmonale Erkrankungen. Witzstrock, Baden-Baden Köln New York

Schmidt OP (1982) Rehabilitation bei Bronchialkrankheiten – eine kritische Analyse. Österreichische Ärztezeitung 37/10: 680

Schmidt OP (1985) Rehabilitationsmaßnahmen. In: Ferlinz R, Lichterfeld A, Steppling H (Hrsg) Stufentherapie der Atemwegsobstruktion. Thieme, Stuttgart New York, S 123

Schmidt OP (1986) Massagen, Elektrotherapie, Hydrotherapie. In: Schmidt, OP (Hrsg) Bad Reichenhaller ärztliches Vademecum. Bad Reichenhaller Forschungsanstalt für Krankheiten der Atmungsorgane eV, Staatliche Kurverwaltung, Bad Reichenhall

Schmidt OP (1986) Rehabilitation wird viel zu oft vernachlässigt. Klinikarzt 15: 684

Schmidt OP, Kaspar P (1981) Inhalationstherapie und hyperreagibles Bronchialsystem. Z Erkr Atmungsorgane 157: 262-269

Schmidt OP, Krieger E (1969) Indikationen und Kontraindikationen zur Klimatherapie im Hochgebirge bei chronischen Krankheiten der Atemwege. Arch Phys Ther 21: 385-396

Schmidt OP, Lauber B (1987) Rehabilitationsmaßnahmen gestern und heute. Med Welt 38: 550

Schmidt W (1986) Bringen Klimakuren den erhofften Erfolg? Klinikarzt 15: 694-700

Schmidt W (1992) Lungenfunktionsdiagnostik. In: Nolte D (Hrsg) Manuale pneumologicum. Dustri, München-Deisenhofen

Schmidt-Wolf I, Fischer J (1988) Lymphocyte subsets in peripheral blood in patients with bronchial asthma and atopic dermatitis. 2. International Meeting on Respiratory Allergy, Sorrento, Italy

Schmidt-Wolf I, Fischer J (1990) Einfluß eines Aufenthalts im Nordseeklima auf die Lymphozytensubpupulation im peripheren Blut bei Patienten mit exogen allergischem Asthma bronchiale und chronischer Bronchitis. Pneumologie 44: 241-242

Schmitzberger R, Rhomberg K, Büchele H, Puchegger R, Schmitzberger-Natzmer D, Kemmler G, Panosch B (1993) Effects of air pollution on the respiratory tract of children. Pediatr Pulmonol 15: 68

Schnieders H, Kaliebe R, Laux S, Schütz I, Thurmayr, Fürnthaler E, Karl K (1979) Praxisbezogene Vorschläge zur Diagnostik und Schweregradeinteilung der chronischen nichtspezifischen Atemwegserkrankungen (CNSRD). Prax Pneumol 33: 917-933

Schoeffel RE, Anderson SD, Altounyan REC (1981) Bronchial hyperreactivity in response to inhalation of ultrasonically nebulised solutions of distilled water and saline. Br Med J 283: 1285-1287

Scholz D, Wittgens A (1981) Arbeitsmedizinische Berufskunde (zusammengefaßte Darstellung verschiedener Berufe und Berufsbilder mit spezifischen Expositionen). Gentner, Stuttgart

Schretzenmayr A (1965) Kur, Kurarzt und Kurklinik. MMW 107: 548-551

Schüffel W, Herrmann JM, Dahme B, Richter R (1990) Asthma bronchiale. In: Uexküll T von (Hrsg) Lehrbuch der psychosomatischen Medizin, 4. Aufl. Urban & Schwarzenberg, München

Schuh A (1987) Schadstoffbelastung der Luft im Hochgebirge. Atemwegs- und Lungenkrankheiten 13: 1-5

Schulte RM (1990) Rehabilitation. In: Schulte RM (Hrsg) Rechts- und Sozialmedizin für die ärztliche Praxis. Hippokrates, Stuttgart, S 42-56

Schultze EG (1973) Meeresheilkunde. Urban & Schwarzenberg, München

Schultze-Werninghaus G (1988) Anamnese. Allgemeine Allergieanamnese. In: Fuchs E, Schulz KH (Hrsg) Manuale allergologicum. Dustri, München-Deisenhofen, S IV 1-11

Schultze-Werninghaus G (1988) Definitionen. In: Schultze-Werninghaus G, Debelîc M (Hrsg): Asthma. Grundlagen, Diagnostik, Therapie. Springer, Berlin Heidelberg New York Tokyo, S 1-3

Schultze-Werninghaus G, Debelîc M (Hrsg) (1988) Asthma. Grundlagen, Diagnostik, Therapie. Springer, Berlin Heidelberg New York Tokyo

Schultze-Werninghaus G, Debelîc M, Konietzko N, Magnussen H, Petro W (1988) Unspezifische und spezifische Provokationstests der Atemwege. In: Schultze-Werninghaus G, Debelîc M (Hrsg) Asthma. Grundlagen, Diagnostik, Therapie. Springer, Berlin Heidelberg New York Tokyo, S 257-279

Schultze-Werninghaus G, Dörrer C (1978) Häufigkeit und klinische Bedeutung von Sensibilisierungen gegen Hausstaub und Hausstaubmilben bei Asthma bronchiale. Allergologie 1: 74-80

Schultze-Werninghaus G, Gonsior E (1976) Antigenspektrum und Reaktionsbeurteilung im Routinehauttest. Monatsschr Kinderheilkd 124: 213-234

Schultze-Werninghaus G, Merget R (1991) Berufsbedingte Atemwegsallergien vom Soforttyp. Internist (Berl) 32: 587-595

Schuntermann MF (1990) Zum Selektionsproblem in der medizinischen Rehabilitation. Deutsche Rentenversicherung 2: 111-123

Schuntermann MF, Koch U (1987) Erfolgsparameter medizinischer Rehabilitationsmaßnahmen. Öff Gesundheitswesen 49: 136-141

Schüppenhauer H (1970) Untersuchungen über den Kurerfolg von Nordsee-Klimakuren bei chronischer Bronchitis und Asthma. Z Phys Med 1: 324-343

Schüren KP, Hüttemann U, Schröder R (1975) Chronische obstruktive Lungenkrankheiten und Cor pulmonale. Schattauer, Stuttgart

Schütz I (1981) Die Durchführung von stationären Heilbehandlungen. In: Schmidt OP (Hrsg) Rehabilitation. Broncho-Pulmonale Erkrankungen. Witzstrock, Baden-Baden

Schütz I (1985) Sozialmedizinische Beurteilung der Leistungsfähigkeit bei Atemwegserkrankungen. Medizinische Sachverständige 2: 3-9

Schütz I (1986) Unspezifische Krankheiten der Atmungsorgane. In: Verband Deutscher Rentenversicherungträger (Hrsg) Leitfaden für die sozialmedizinische Begutachtung in der gesetzlichen Rentenversicherung, 4. Aufl. Fischer, Stuttgart New York, S 327-349

Schwartz J, Dockery DW (1992) Increased mortality in Philadelphia associated with daily air pollution concentrations. Am Rev Respir Dis 145: 500

Schwartz JL (1992) Methods of smoking cessation. Med Clin North Am 76: 451-476

Schwarz MJ, King TE (1988) Insterstitial lung disease. Decker, Toronto Philadelphia

Schweitzer J (1987) Bericht der Enquete-Kommission „Chancen und Risiken der Gen-Technologie" an den Deutschen Bundestag. München

Sears MR (1991) Worldwide trends in asthma mortality. Bull Int Union Tuberc Lung Dis 66: 79

Sears MR, Rea HH, de Boer G, et al. (1986a) Accuracy of certification of death due to asthma: a national study. Am J Epidemiol 124: 1004

Sears MR, Rea HH, Rothwell RPG, O'Donnell RV, Holst PE, Gillies AJD, Beaglehole R: Asthma mortality (1986b) comparison between New Zealand and England. Br Med J 293: 1342

Seefeld H von, Disse B (1985) Neue experimentelle Erkenntnisse zur Wirkung von Mucosolvan. In: Allergie und Asthma. Reichenhaller Kolloquium, Bd 17. Dustri, München Deisenhofen, S 28 II

Seefeld H von, Weiss JM, Rensch H (1983) Neue Konzepte in der Therapie der Mukostase. Prax Klin Pneumol 37: 896-900

Seeliger W (1988) Die Volksheilstättenbewegung in Deutschland um 1900. Profil, München

Seidel HM, Ball JW, Dains JE, Benedict GW (1987) Mosby's guide to physical examination. Mosby, St Louis

Seidenberg (aus Kapitel 3.10.9, Lecheler, Sport und körperliches Training bei Kindern und Jugendlichen – weitere Angaben zu dieser Literaturstelle fehlen!!!)

Seidenberg J, Reilmann L, Kuzerka J, Wagner TOF, von der Hardt H (1989) Dose response study of inhaled beclomethasone ipropionate (BDP) in severe infantile asthma. Eur Respir J 2 [Suppl 8]: 647

Sennekamp J (1989) Exogen allergische Alveolitis. In: Konietzko J, Dupuis H (Hrsg) Handbuch der Arbeitsmedizin. ecomed, Landsberg München Zürich, S IV – 5.3.2.1

Sessler CN (1990) Theophylline toxicity: clinical features of 116 consecutive cases. Am J Med 88: 567-576

Shepard JW (1986) Hemodynamics in obstructive sleep apnea. In: Fletcher EC (ed) Abnormalities of respiration during sleep. Grune & Stratton, New York, pp 39-61

Shephard RJ (1977) On the design and effectiveness of training regimens in chronic obstructive lung disease. Bull Europ Physiopath Respir 13: 457

Sheppard D, Wong WS, Uehara CF et al (1980) Lower treshold and greater bronchomotor responsivness of asthmatic subjects to sulfur dioxide. Am Rev Respir Dis 12: 873-878

Shibutani S, Iwagaki K (1990) Self-Management programs for childhood asthma developed and instituted at the Nishinara-Byoin National Sanatorium in Japan. J Asthma 27 (6): 359-374

Shim CS, Williams MH (1980) Evaluation of the severity of asthma: Patients versus physicians. Am J Med 68: 11-13

Shwachmann H, Mahmoodian A, Neff R (1958) Long-term study of 105 patients with cystic fibrosis. J Dis Child 96: 6-15

Siefert G (1989) Die Risiken der Hyposensibilisierungs-Therapie. Dtsch Ärztebl 86: 1331

Siegenthaler W, Jenny S (1980) Anamnese und intuitive Einfühlung. In: Siegenthaler W (Hrsg) Differentialdiagnose innerer Krankheiten. Thieme, Stuttgart New York, S 2.1-2.5

Siegrist J, Peter JH, Himmelmann H, Geyer S (1987) Erfahrungen mit einem Anamnesebogen zur Diagnostik der Schlafapnoe. Prax Klin Pneumol 41: 357-363

Siemon G (1980) Objektivierung der Wirksamkeit krankengymnastischer Atemtherapie auf die gestörte Atemmechanik des Erwachsenen. In: List M (Hrsg) Krankengymnastik aktuell: 39-46. Pflaum

Siemon G (1983) Objektivierung der Wirkungsweise physikalischer Atemtherapie bei obstruktiven Atemwegserkrankungen. Prax Klin Pneumol 37: 961

Siemon G (1983) Physikalische Atemtherapie bei obstruktiven Atemwegserkrankungen. Allgemeinarzt 5: 909-914

Siemon G (1985) Physikalische Atemtherapie bei obstruktiven Atemwegserkrankungen. In: Ferlinz R, Lichterfeld A, Steppling H (Hrsg) Stufentherapie der Atemwegsobstruktion. Thieme, Stuttgart New York

Siemon G (1987) Objektive Erfolge im Rahmen der krankengymnastischen Atemtherapie (Physiotherapie). In: Petro W (Hrsg) Pneumologie in der Rehabilitation. Dustri, München-Deisenhofen, S 98-105

Siemon G, Ehrenberg H, Thoma R (1973) Die Beeinflussung des bronchialen Strömungswiderstands durch physikalische Atemtherapie. Proceedings 6 Internat Congr Physic Med, Barcelona 1972, Bd II, S 26-31

Siemon G, Mikulla A (1989) Prävention bei broncho-pulmonalen Krankheiten. Krankengymnastik 41: 1193-1196

Sirota AD (1982) Assessment of Asthma. In: Keefe FJ, Blumenthal JA (eds) Assessment Strategies in Behavioural Medicine. Grune & Stratton, New York

Skinner BF (1973) Jenseits von Freiheit und Würde. Rowohlt, Reinbek

Slapke J, Hummel S (1988) Analgetika-Intoleranz. Fischer, Jena

Sly PD, Landau L, Weymouth R (1985) Home Recording of peak expiratory flow rates and perception of asthma. Am J Dis Child 139: 479-482

Sly RM (1984) Increase in death from asthma. Ann Allergy 53: 20-25

Smidt U (1987) Derzeitiger Stand der Begutachtung der Silikose. Prax Klin Pneumol 41: 616-618

Smith JM (1976) The prevalence of asthma and wheezing in children. Br J Dis Chest 70: 73

Smoking and Health (1979) A report of the Surgeon General. US Departement of Health, Education and Welfare, Washington/DC

Smolensky MH, D'Alonzo GE, Reinberg A (1991) Chronotherapie des Asthmas. Internist 32: 411-417

Snider GL (1986) Experimental studies on emphysema and chronic bronchial injury. Eur J Respir Dis 69 [Suppl 146]: 17-35

Söderberg M, Hellström S, Lundgren R, Bergh A (1990) Bronchial epithelium in humans recently recovering from respiratory infections caused by influenza or Mycoplasma. Eur Respir J 3: 1023-1028

Sonne LJ, Davis JA (1982) Increased exercise performance in patients with severe COPD following inspiratory resistive training. Chest 81: 436

Sous-Comission Technique ANTADIR (1991) Home controls of a sample of 2414 oxygen concentrators. Eur Respir J 4: 227-231

Sparrow D, Glynn RJ, Cohen M, Weiss ST (1984) The relationship of the peripheral leukocyte count and cigarette smoking to pulmonary function among adult men. Chest 86: 383-386

Spätz-Schwalbe E, Born J, Kern W, Fehm HL (1991) Endokrinologische Aspekte des Schlafs. In: Schlaefke M, Gehlen W, Schäfer T (Hrsg) Schlaf und schlafbezogene autonome Störungen. Brockmeyer, Bochum, S 3-14

Specht KG (1979) Effektivität und Effizienz von stationären Heilverfahren in der Beurteilung von ärztlichen und nichtärztlichen Experten der Rehabilitation. Institut für empirische Soziologie, Nürnberg

Specht KG, Faßmann H; Masopust G (1979) Effektivität und Effizienz von stationären Heilverfahren in der Beurteilung von ärztlichen und nicht-ärztlichen Experten der Rehabilitation. Eine explorative Studie zur Erfolgsbeurteilung von Maßnahmen der medizinischen Rehabilitation der LVA Oberbayern. Institut für empirische Soziologie, Nürnberg

Speich R, Russi E (1990) Lungeninfekte bei HIV-Krankheit. Schweiz Rundsch Med Prax 79: 666-669

Speizer FE, Tager IB (1979) Epidemiology of chronic mucus hypersecretion and obstructive airways disease. Epidemiol Rev 1: 124-142

Spieksma F, Zuidema P, Leupen M (1971) High altitude and house dust mites. Br Med J 1: 82

Spitzer WO, Suissa S, Ernst P, Horwitz RI, Habbick B, Cockcroft D, Boivin JF, McNutt M, Buist S, Rebuck AS (1992) The use of β-agonists and the risk of death and near death from asthma. N Engl J Med 326: 501

Sporik R, Holgate ST, Platts-Mills TAE, Cogswell JJ (1990) Exposure to house-dust mite allergen (Der p I) and the development of asthma in childhood. A prospective study. N Engl J Med 323: 501

Statistisches Bundesamt (Hrsg) (1992) Sozialleistungen. Fachserie 13, Reihe 5.2: Rehabilitationsmaßnahmen 1989. Metzler-Poeschel, Stuttgart, S 18 ff.

Statistisches Jahrbuch 1988 für die BRD. Kohlhammer, Stuttgart Mainz

Staudenmayer H, Harries P, Selner J (1981) Evaluation of a self-help education-exercise program for asthmatic children and their parents: six months follow-up. J Asthma 18: 1-5

Staudenmayer H, Kinsman RA, Dirks JF, Spector SL, Wangaard C (1979) Medical outcome in asthmatic patients: effects of airways hyperreactivity and symptom focused anxiety. Psychosom Med 41: 109-118

Steffen R (1984) Was läßt sich über die Wirksamkeit verschiedener Methoden zur Raucherentwöhnung aussagen? Schweiz Rundsch Med Prax 73: 1295-1297

Stegemann (1984) Leistungsphysiologie: Physiologische Grundlagen der Arbeit und des Sports. Thieme, Köln

Stegmayr BG (1988) One-line hemodialysis and hemoperfusion in a girl intoxicated by Theophylline. Acta Med Scand 223: 565-567

Stein D (1991) Ziel der Rehabilitation beim Asthma bronchiale. Prävention und Rehabilitation 3: 30-33

Stein M (1982) Biopsychosocial factors in asthma. In: West LJ, Stein M (ed) Critical issues in behavioral medicine. Philadelphia, pp 159-182

Steinbach TH, Adämmer J, Müller KM (1981) Computergestützte Einteilung präneoplastischer Epithel-Veränderungen der menschlichen Bronchialschleimhaut. Prax Klin Pneumol 35: 667-669

Steiner W, Higgs CMB, Fritz GK, Laszlo G, Harvey JE (1987) Defense style and the perception of asthma. Psychosom Med 49: 35-44

Steinhausen HCh (1977) Psychosomatische Theorienbildung des Asthma bronchiale. Monatsschr Kinderheilk 125: 129-136

Steinhausen HCh (1983) Vergleichende Studien zur Psychopathologie bei Asthma bronchiale und zystischer Fibrose. Monatsschr Kinderheilk 131: 145-149

Steinijans VW, Sauter R, Böhm R, Dietrich R, Benedikt G (1991) Chronotherapeutische Konzeption und pharmakokinetische Validierung eines Theophyllinretardpräparates für die abendliche Einmalgabe (Euphylong). Pneumologie 45: 827-833

Steinkamp G (1991) Antibiotikainhalation bei zystischer Fibrose. Eine Literaturübersicht. Monatsschr Kinderheilkd 139: 73-80

Stephan U, Wiesmann Hg (1982) Mucoviscidose in der Adoleszenz und beim Erwachsenen. Prax Pneumol 36: 450-456

Steptoe A (1983) Psychological aspects of bronchial asthma. In: Rachman S (ed) Contributions to Medical Psychology. Pergamon, London

Steptoe A, Philips J, Harburg J (1981) Biofeedback and instructions in the modification of total respiratory resistance: an experimental study of asthmatics and nonasthmatics volunteers. J Psychosom Res 25: 541-552

Sterzer-Breitenbücher G (1987) Klinisch-psychologische Interventionen bei Patienten mit Asthma bronchiale. Entwicklung und Überprüfung eines Therapieprogrammes. Lang, Frankfurt am Main (Europäische Hochschulschriften Reihe VI: Psychologie, Bd 220)

Stetten D von (1989) Die Behandlung chronisch Kranker im Rahmen der Rentenversicherung. Präv Rehabil 1: 3-11

Steurich F (1973) Hausbehandlung der chronischen obstruktiven Lungenkrankheiten durch intermittierende assistierte Überdruckbeatmung. Prax Pneumol 27: 730-738

Stevenson DD, Simon RA (1988) Aspirin sensitivity: respiratory and cutaneous manifestations. In: Murray JF, Nadel JA (eds) Textbook of respiratory medicine. Saunders, Philadelphia, pp 1537 ff

Stickl H, Just M (1991) Aktuelles über die Haemophilus influenza (Typ b)-Impfung. Pädiatr Prax 42: 203-206

Stickl HA (1991) Impfungen in der Praxis. 2. Aufl. Marseille, München

Stocksmeier U, Hermes G (1979) Rauchertherapie in Klinik und Praxis. Suchtgefahren 5: 219-224

Strohl KP, Cherniack NS, Gothe B (1986) Physiologic basis of therapy for sleep apnea. Am Rev Respir Dis 134: 791-802

Strube G (1989) Management of asthma in the community. Lancet II: 738

Strunk R, Mrazek D, Wolfson Fuhrmann G, LaBrecque J (1985) Physiologic and psychological characteristics associated with deaths due to asthma in childhood. JAMA 254: 1193

Strunk RC, Fukuhara JT, La brecque JF et al (1989) Outcome of long-term hospitalization for asthma in children. J Allergy Clin Immunol 83: 17-25

Strunk RC, Mraczek DA, Furmann GS, LaBrecque JF (1985) Physiologic and psychological characteristics associated with deaths due to asthma in childhood. JAMA 254: 1193-1198

Stübing K, Rude P (1990) Klimatherapie im Gebirge und Schulung bei Kindern und Jugendlichen mit Asthma bronchiale. Pädiatr Prax 40: 583-591

Sturm J, Zielke M (1988) Chronisches Krankheitsverhalten – die klinische Entwicklung eines neuen Krankheitsparadigmas. Praxis der Klinischen Verhaltensmedizin und Rehabilitation 1: 17-27

Sturm W, Willmes K (1983) LPS-K – Eine LPS-Kurzform für hirngeschädigte Patienten. Diagnostica, Band 29/4: 346-358

Sutinen S, Vaajalahti P, Paakko P (1978) Prevalence, severity and types of pulmonary emphysema in a population of deaths in a Finnish city: correlation with age, sex and smoking. Scand J Respir Dis 59: 101-115

Sutton P, Pavia D, Bateman JRM, Clarke SW (1982) Chest physiotherapy: a review. Eur J Respir Dis 63: 188

Szczepanski R (1993) Konsensuspapier der Arbeitsgemeinschaft „Asthmaschulung im Kindes- und Jugendalter", Präv.-Rehab. 5,2, 47-63

Szczepanski R, Könning J (1989) Krankheitsbewältigung. Luftpost Nov: 8-11

Szczepanski R, Schmidt S, Könning J, Lob-Corzilius T (1991) Bessere Asthmatherapie durch Selbstwahrnehmung. Pädiatr Prax 42, 245-250

Tabachnik E, Levison H (1981) Infantile bronchial asthma. J Allergy Clin Immunol 67: 339-347

Tager IB, Hanrahan JP, Tosteson TD, Castile RG, Brown RW, Weiss ST, Speizer FE (1993) Lung function, pre- and postnatal smoke exposure, and wheezing in the first year of life. Am Rev Respir Dis 147: 811

Takafuji S et al (1987) Diesel-exhaust particulates inoculated by the intranasal route have an adjuvant activity for IgE-production in mice. J Allergy Clin Immunol 79: 639-645

Tal A, Miklich DR (1976) Emotionally induced decreases pulmonary flow rates in asthmatic children. Psychosom Med 38: 190-200

Tammeling GJ, Quanjer H (1980) Physiologie der Atmung. Thomae

Tandon MK, Kailis SG (1991) Bronchodilatator treatment for partially reversible chronic obstructive airways disease. Thorax 46: 248-251

Taylor JC, Madison R, Kosinska D (1988) Is antioxidant deficiency related to chronic obstructive pulmonary disease? Am Rev Respir Dis 134: 285-289

Taylor RG, Gross E, Joyce H, Holland F, Pride NB (1985) Smoking, allergy, and the differential white blood cell count. Thorax 40: 17-22

Teaching Myself About Asthma (1984), Columbia, S Carolina

Teklof E, Konietzko N (1993) Entschädigungspflicht bei Trauma, Tumor und Tuberkulose. Atemw-Lungenkrankh 19/2: 75-80

Tepper R (1987) Airway reactivity in infants: a positive response to methacholine and metaproterenol. J Appl Physiol 62: 1155-1159

Teschler H, Costabel U (1990) Lungenparenchymerkrankungen: Differenzierung mittels bronchoalveolärer Lavage. In: Konietzko N, Costabel U, Müller KM (Hrsg): Generalisierte Lungenparenchymerkrankungen. Steinkopff, Darmstadt

Thelen M, Weigand H (1986) Radiologische Verfahren. In: Ferlinz R (Hrsg) Diagnostik in der Pneumologie. Thieme, Stuttgart New York

Thiel C (1990) Allergenkarenz bei nutritiver Allergie. In: Manuale allergologicum. Dustri, München Deisenhofen

Thiel CL (1988) Asthma durch Nahrungsmittel und Zusatzstoffe. In: Schultze-Werninghaus G, Debeliĉ M (Hrsg) Asthma: Grundlagen – Diagnostik – Therapie. Springer, Berlin Heidelberg New York Tokyo, S 166

Thoman RL, Stoker GL, Ross JC (1966) The efficacy of pursed-lips breathing in patients with chronic obstructive pulmonary disease. Am Rev Respir Dis 93: 100

Thomas L (1988) Labor und Diagnose. 3. Aufl. Medizinische Verlagsgesellschaft, Marburg

Thomson ML, Pavia D, Jones CJ, McQuiston TAC (1975) No demonstrable effect of S-carboxymethyl-cysteine on clearance of secretions from the human lung. Thorax 30: 669

Thürauf J (1980) Die Begutachtung allergisch bedingter Berufskrankheiten. ASP 8: 189-193

Thurlbeck WM (1990) Pathophysiology of chronic obstructive pulmonary disease. Clin Chest Med 11: 389-403

Thurn P, Bücheler E (1986) Einführung in die radiologische Diagnostik, 8. Aufl. Thieme, Stuttgart New York

Tiep BL, Burns M, Kao D, Madison R, Herrera J (1986) Pursed-lips breathing training using ear oximetry. Chest 90: 218

Tiep BL, Carter R, Nicotra B, Berry J, Phillips RE, Otsap B (1987) Demand oxygen delivery during exercise. Chest 91: 15-20

Todisco T, Polidori R, Rossi F, Jamacci L, Bruni B, Fedeki L, Palumbo R (1985) Effect of N-Acetylcysteine in subjects with slow pulmonary mucociliary clearance. Eur J Respir Dis 66: 136-141

Tokuhata GK, Lilienfeld AM (1963) Familial aggregation of lung cancer in humans. J National Cancer Inst 30: 289

Tölle R (1989) Zigarettenrauchen. Dtsch Ärztebl 86: 2187-2188

Tönnesen P, Fryd V, Hansen M, Helsted J et al (1988) Effect of nicotine chewing gum in combination with group counseling on the cessation of smoking. N Engl J Med 318: 15-18

Trendelenburg F (1985) Pneumokoniosen durch organische und nichtorganische Stäube (außer Silikose und Asbestose). Prax Klin Pneumol 39: 698-702

Trendelenburg F (1987) Rationale Prävention in der Pneumologie. In: 20. Jubiläums-Symposium, Bad Reichenhaller Forschungsanstalt für Krankheiten der Atmungsorgane. Dustri, München-Deisenhofen

Trendelenburg F, Mall W (1979) Begutachtung des Lungenemphysems. Prax Pneumol 33: 85-90

Trojan A (Hrsg) (1986) Wissen ist Macht. Eigenständig durch Selbsthilfe in Gruppen. Fischer, Frankfurt am Main

Trousseau A (1986) Medizinische Klinik des Hotel Dieu in Paris. Stahelscher Verlag, Würzburg

Turnball JW (1962) Asthma conceived as a learned response. J Psychosom Res 6: 59-70

Turner KJ, Dowse GK, Stewart GA, Alpers MP, Woolcock AJ (1985) Prevalence of asthma in the South Fore People of the Okapa District of Papua New Guinea. Int Archs Allergy Appl Immun 77: 158

Turner-Warwick M (1988) Epidemiology of nocturnal asthma. Am J Med 85 [Suppl 1B]: 6-8

Ukena D, Schlimmer P, Sybrecht GW (1989) Die Therapie obstruktiver Atemwegserkrankungen. Teil I: Xanthine, Calciumantagonisten und VIP. Med Klin 84: 347-354

Ukena U, Sybrecht GW (1990) Asthma bronchiale. Neue Aspekte der Pharmakotherapie. Arzneimitteltherapie 8: 11-21

Ullrich de Munyck R, Ullrich R (1976) Das Assertivness-Trainings-Programm ATP: Einübung von Selbstvertrauen und sozialer Kompetenz (3 Bände). Pfeiffer, München

Ulmer WT (1982) Das Bronchialkarzinom im Stadt-/Landfaktor. Epidemiologische Studie mit Abgrenzung anderer Einflußgrößen. Bücherei des Pneumologen, Bd 7, Thieme, Stuttgart

Ulmer WT (1985) Begutachtung in der Pneumologie: Silikose. Prax Klin Pneumol 39: 674-676

Ulmer WT (1986) Chronische Bronchitis. Verhandlungen der Deutschen Gesellschaft für Arbeitsmedizin, 59-69

Ulmer WT (1990) Pneumokoniosen – gegenwärtiger Stand der Erkenntnisse. Internist 31: 268-271

Unger S, Medici TC (1983) Beeinflußt die Rauchweise von Zigaretten die chronischen obstruktiven Atemwegserkrankungen und den Bronchialkrebs? Schweiz Med Wochenschr 113: 104-106

Urbanek R (1987) Serologische Testverfahren. In: Wahn U, Seger R, Wahn V (Hrsg) Pädiatrische Allergologie und Immunologie in Klinik und Praxis. Fischer, Stuttgart New York, S 57-68

Urbanek R, Hader S (1990) Präventive Maßnahmen bei Allergien. In: Kurz R, Muntean W (Hrsg) Präventive Pädiatrie. Thieme, Stuttgart New York, S 120-131

Urbanek R, Trede N (1987) Orale Hyposensibilisierung. Fortschr Med 105: 415-418

Use of BCG Vaccines in the Control of Tuberculosis (1988) A Joint Statement by the ACIP and the Advisory ACIP Committee for Elimination of Tuberculosis. JAMA 266: 2983-2991

Valerius NH et al (1991) Prevention of chronic pseudomonas aeruginosa colonisation in cystic fibrosis by early treatment. Lancet 338: 725-726

Varonier HS et al (1984) Prevalence de l'allergie chez les enfants et les adolescents. Helv Paediatr Acta 39: 129-136

Varonier HS, Haller J de, Schopfer C (1984) Prévalence de d'allergie chez les enfants et les adolescents. Helv Pediat Acta 39: 129

Verband Deutscher Rentenversicherungsträger (Hrsg) (1986) Leitfaden für die sozialmedizinische Begutachtung in der gesetzlichen Rentenversicherung. Fischer, Stuttgart New York

Verband Deutscher Rentenversicherungsträger (VDR) Statistik, Rehabilitation 1982-1989

Verband Deutscher Versicherungsträger (Hrsg) (1984) Gesundheit selber machen. Jünger, Offenbach

Verordnung über gefährliche Stoffe, Gefahrstoffverordnung (1988) Schriftenreihe der Bundesanstalt für Arbeitsschutz, Regelwerk RW Nr 14. Wirtschaftsverlag NW, Bremerhaven

Verstraeten JM (1980) Die mukolytische Behandlung bei chronischer Obstruktion der Luftwege. Therapiewoche 30: 2008-2018

Vervolet D, Penaud A, Razzouk H et al (1982) Altitude and house dust mites. J Allergy Clin Immunol 69: 290-296

Vervoloet D, Penaud A, Razzouk H, Senft M, Arnaut A, Boutin C, Charpin J (1982) Altitude and house dust mites. J Allergy Clin Immunol 69: 290-296

Vetter G (1990) Medical Tribune 7: 10

Viegi G, Prediletto R, Paoletti P, Carrozzi L, Pede F di, Vellutini M, Pede C di, Giuntini C, Lebowitz M (1991) Respiratory effecrts of occupational exposure in a general population sample in North Italy. Am Rev Respir Dis 143: 510

Vilsvik JS, Persson CG, Amundsen T, Brenna E, Naustdal T, Syvertsen U, Storstein L, Kallen AG, Eriksson G. Holte S (1990) Comparison between theophylline and an adenosine non-blocking xanthine in acute asthma. Eur Respir J 3: 27-32

Virchow JC (1990) Klinisch-experimentelle Untersuchung zur Wertigkeit des Theophyllin-Spiegel-Monitorings im Speichel unter standardisierten Bedingungen bei Kindern mit obstruktiven Atemwegserkrankungen. Inauguraldissertation, Universität Tübingen

Völker M (1986) Ergebnisse eines sechswöchigen Intervalltrainings bei asthmakranken Jugendlichen. Dissertation, Universität Frankfurt am Main

Volle B, Wiedebusch S, Lohaus A (1990) Psychologische Korrelate der Selbsthilfegruppenzugehörigkeit bei Erkrankungen des rheumatischen Formenkreises. Psychother Psychosom Med Psychol 40: 230-237

Vollmer WM, Buist AS, Johnson LR, McCamant LE, Halonen M (1986) Relationship between serum IgE and cross-sectional and longitudinal FEV_1 in two cohort studies. Chest 90: 416-423

Vollmer WM, Osborne ML, Buist AS (1993) Temporal trends in hospital-based episodes of asthma care in a health maintenance organization. Am Rev Respir Dis 147: 347

Voorhorst R et al (1964) Is a mite (Dermatophagoides sp.) the producer of the house dust allergen? Allergie, Asthma 10: 329

Wagner H (1977) Fehlerquellen bei Kurerfolgsbeurteilungen mittels Arbeitsausfallzeiten wegen Krankheiten. Z Physiother 29: 313-338

Waite DA, Eyles EF, Tarkin SL, O'Donnell TB (1980) Asthma prevalence in Tokelauan children in two environments. Clin Allergy 10: 71

Wald NJ, Nanchahal K, Thompson SG, Cuckle HS (1986) Does breathing other people's tobacco smoke cause lung cancer? Br Med J 293: 1217-1222

Walters EH, Abramson M, Kutin J, Czarny D (1993) Is the prevalence of adult asthma increasing in Australia? Am Rev Respir Dis 149: A798

Wannenwetsch E (1980) Die Kur aus wirtschaftlicher, medizinischer und sozialmedizinischer Sicht. Heilbad und Kurort 32: 326-332

Wannenwetsch E (1990) Effizienz von Rehabilitationsmaßnahmen an Kurorten. Die Schwierigkeiten mit den Kriterien für einen Kurerfolg. In: Hartmann B, Grosse-Ruyken FJ, Bassenge E (Hrsg) Prävention und Rehabilitation durch Kuren: Tradition und Zukunft. Gesundheit, Heft 2. Gesellschaft für Gesundheitsbildung eV

Wanner A (1977) State of the art: clinical aspects of mucociliary transport. Am Rev Respir Dis 116: 73-125

Ward DL (1992) An international comparison of asthma morbidity and mortality in US soldiers, 1984 to 1988. Chest 101: 613

Warner JA (1992) Environmental allergen exposure in homes and schools. Clin Exp Allergy 22: 104

Warner JO, Götz M, Landau LI, Levison H, Milner AD, Pedersen S, Silverman M (1989) Management of Asthma: a consensus statement. Arch Dis Child 64: 1065-1079

Warren CPW, Holford-Strevens V, Wong C, Manfreda J (1982) The relationship between smoking and total immunoglobulin levels. J Allergy Clin Immunol 69: 370-375

Wasilewski R, Steger R, Passenberger J (1987) Zugang zu Kuren. Analyse von primären und sekundären Einflußfaktoren auf Verordnung und Inanspruchnahme von stationären Heilbehandlungen. Kurzfassung des Forschungsberichtes des Instituts für empirische Soziologie, Nürnberg

Wassermann K, Whipp BJ, Koyal SN, Beaver WL (1973) Anaerobic threshold and respirtory gas exchange during exercise. J Appl Physiol 35 (2): 236

Wassermann SJ (1984) Ciliary function and disease. J Allergy Clin Immunol 73: 17

Weber H (1992) Belastungsverarbeitung. Z Klin Psychol, 21/1: 17-27

Weber RW (1989) Allergen immunotherapy and standardization and stability of allergen extracts. J Allergy Clin Immunol 84: 1093

Weg JG (1985) Therapeutic exercise in patients with chronic obstructive pulmonary disease. Cardiovasc Clin 15: 261

Weidlich S, Lamberti G (1980) DCS: Diagnosticum für Cerebralschädigung. Huber, Berlin

Weinstein A (1987) Asthma. The complete guide to self-management of asthma and allergies for patients and their families. New York

Weinstein AG, Cushey W (1985) Theophylline compliance in asthmatic children. Ann Allergy 54: 19

Weissler JC (1987) Pulmonary emphysema. Am J Med Sci 293: 125-138

Weißer K, Schneider HJ (1988) „Asthma-Gruppe" – Verhaltenspsychologie in der Rehabilitations-Klinik. Prax Klin Verhaltensmed und Rehabil 1: 301-308

Weitzenblum E et al (1984) Home oxygen therapy of chronic bronchitis patients. Clinical, functional and pulmonarys haemodynamic results – Apropos of 17 cases. Rev Pneumol Clin

Weitzenblum E, Sautegeau A, Ehrhart M, Mamosser M (1985 a) Long-term haemodynamic effects of oxygen therapy in patients with chronic obstructive pulmonary disease. 4. Congress of SEP. Stresa, Milano

Weitzenblum E, Sautegeau A, Ehrhart M, Mamosser M, Pelletier A (1985 b) Long-term oxygen therapy can reverse the progression of pulmonary hypotension in patients with chronic obstructive pulmonary disease. Am Rev Respir Dis 131: 493

Weske G et al (1987) Strukturiertes Schulungsprogramm für Patienten als wesentlicher Bestandteil der Asthma-Behandlung – erste Erfahrungen. Klin Wochenschr 65: 117

West RJ, Hayek P, Belcher M (1989) Severity of withdrawal symptoms as a predictor of outcome of an attempt to quit smoking. Psychol Med 19: 981-985

Wettengel R (1986) Rehabilitation des Asthmatikers einschließlich atemtherapeutischer Maßnahmen. In: Allergie und Asthma. Reichenhaller Kolloquien Bd 18. Dustri, München Deisenhofen. S 245

Wettengel R (1991) Therapie mit Beta$_2$-Adrenergika-Neubewertung? Dtsch Ärztebl 88: 1367-1368

Wewers MD (1989) Pathogenesis of emphysema: assessment of basic science concepts through clinical investigation. Chest 95: 190-195

Whitman N, West D, Brough F, Welch M (1985) A study of a self-care rehabilitation program in pediatric asthma. Health Educ Q 12/4: 333-342

Whittemore AS (1988) Effect of cigarette smoking in epidemiological studies of lung cancer. Stat Med 7: 223-238

Wick G, Wigzell H, Michel FB, Bergmann KCh (1987) Recent Advances in immunostimulation: bacterial ribosomal vaccines. Drugs and diseases 3/2

Wie sich Asthmakinder selber helfen (1987) Schweizerische Vereinigung gegen Tuberkulose und Lungenkrankheiten, Wander

Wiesinger K (1956) Mensch und Höhe. Dokumenta Geigy, Basel

Wigal JK, Creer TL, Kotses H, Lewis P (1990) A critique of 19 self-management programs for childhood asthma: Part 1 Development and evaluation of the programs. Pediatric Asthma, Allergy and Immunology 4 (1): 17-39

Wille G (1988) Die ärztliche Begutachtung zur Einleitung von medizinischen Rehabilitationsmaßnahmen aus Sicht eines Rentenversicherungsträgers (BfA). Med Sachverst 84: 29-34

Williams MH (1989) Increasing severity of asthma from 1960 to 1987. N Engl J Med 320: 1015-1016

Wilson W (1960) A review of the causes of rib-notching with a report of an unusual case. Br J Radiol 33: 756

Wilson-Pessano SR, McNabb W (1985) The role of patient education in the management of childhood asthma. Prev Med 14: 670-687

Wilson-Pessano SR, Mellins RB (1987) Workshop in asthma self-management: Workshop summary. J Allergy Clin Immunol 80: 487-490

Wimberley N, Failing JJ, Bartlet JG (1979) A fiberoptic bronchoscopy technique to obtain uncontaminated lower airway secretions for bacterial culture. Am Rev Respir Dis 119: 337

Wirth A (1990) Rehabilitation statt Kur. Dtsch Ärztebl 87/30: A 2298-2300

Wirth A (1990) Rehabilitation statt Kur. Dtsch Ärztebl 87: 1388

Wirth A (1990) Rehabilitation statt Kur. Dtsch Ärztebl B87: 1628-1630

Wisthal B (1987) Sauerstoffkonzentratoren in der Sauerstoff-Langzeit-Heimtherapie. Therapiewoche 37: 2740

Woitowitz HJ (1985) Die Begutachtung von Asbestinhalationsschäden. Prax Klin Pneumol 39: 691-694

Woitowitz HJ, Krieger HG (1978) Diagnostik und Beurteilung berufsbedingter obstruktiver Atemwegserkrankungen aus allergischer Ursache. ASP 12: 265-270

Woitowitz HJ, Woitowitz RH, Schäke G (1979) Arbeitsmedizinische Aspekte des allergischen Asthma bronchiale durch Mehlberufe. Dtsch Med Wochenschr 96: 276-280

Wolf C, Cichini G, Haber P (1988) Ein einfaches Verfahren zur Abklärung von pulmonalen Gasaustauschstörungen. Atemwegs- und Lungenerkrank 14: 1978

Wolff/Weihrauch (1990) Internistische Therapie. 8. Aufl. Urban & Schwarzenberg, München Wien Baltimore

Wollmer P, Ursing K, Midgren B, Erikson L (1985) Inefficiency of chest percussion in the physical therapy of chronic bronchitis. Eur J Respir Dis 66: 233

Wong JW, Keens TG, Wannamaker EM, Crozier DN, Levison H, Apsin N (1977) Effects of gravity on tracheal mucus transport rates in normal subjects and in patients with cystic fibrosis. Pediatrics 60: 146

Woolcock AJ, Jan K, Salome CM (1988) Effect of therapy on bronchial hyperresponsiveness in the long-term management of asthma. Clin Exp Allergy 18: 165-176

Worth H (1988) Patientenschulung – wesentlicher Bestandteil einer effektiven Asthmatherapie. In: Schultze-Werninghaus G, Debelic M (Hrsg) Asthma. Springer, Berlin Heidelberg New York Tokyo, S 360-365

Worth H (1989) Patientenschulung in der Therapie des Asthma bronchiale. Fortschr Med 107: 631-636

Worth H (1989) Patientenschulung in der Therapie des Asthma bronchiale. Fortschr Med 107: 41-49

Worth H, Breuer HWM (1990) Führt die Patientenschulung zur Besserung des Beschwerde-bildes? Therapiewoche 40: 1612-1619

Worth H, Stoeriko H, Goeckenjahn G, Smidt U (1985) Zur Trainierbarkeit der Atemmuskeln bei Patienten mit obstruktiven Atemwegserkrankungen. Prax Klin Pneumol 39: 226

Worth H, Weske G, Kraut D, Küpper E, Deparade C, Mühlhauser I, Breuer HWM, Berger M (1987) Patientenschulung als wesentlicher Bestandteil einer effektiven Asthmatherapie – erste Ergebnisse. Atemwegs- und Lungenkrankheiten 13: 311-312

Wortmann F (1976) Neuere Ergebnisse über zelluläre und humorale Veränderungen bei der allergischen Sensibilisierung und der spezifischen Desensibilisierung. Allergie Immunol 22: 43

Wortmann F (1978) Behandlungserfolge bei oraler Desensibilisierung. Atemwegs- und Lungen-krankheiten 4: 39

Wossidlo H, Keller R (1987) Prävalenz obstruktiver Ventilationsstörungen in verschiedenen Berufsgruppen. Swiss Med 9: 14-15

Würtemberger G, Matthys H (1988) Tracheal inspirationsgesteuerte Sauerstoffgabe. In: Matthys H, Nolte D, Petro W, Siemon G (Hrsg) Sauerstoff-Langzeit-Therapie. Dustri, München Deisenhofen, S 177-184

Wüthrich B (1985) Nahrungsmittelallergien. Schweiz Med Wochenschr 115, 41: 1428-1436 und 1437-1442

Wüthrich B (1986) Nahrungsmittelallergien. Schweiz Med Wochenschr 116, 41: 1401-1410

Wüthrich B et al. (1986) Häufigkeit der Pollinosis in der Schweiz – Ergebnisse einer repräsentativen demoskopischen Umfrage unter Berücksichtigung anderer allergischer Erkrankungen. Schweiz Med Wochenschr 116: 909-917

Wüthrich B, Günthard HP (1974) Spätergebnisse der Hyposensibilisierungstherapie der Pollinosis. Nachkontrolle von 328 Fällen 2-5 Jahre nach Abschluß der Spritzenkur mit wässerigen oder Semidepot-Allergenextrakten. Schweiz Med Wochenschr 104: 713

Wylicil P, Weber JM (1969) Zirkadianrhythmus des Bronchialwiderstandes. Med Welt 20: 2183-2187

Wynder EL, Lemon FR, Mantel N (1965) Epidemiology of persistent cough. Am Rev Respir Dis 91: 679-700

Wynder EL, Stellman SD (1979) The impyct of long-term filter cigarette usage on lung and larynx cancer risk. J National Cancer Inst 62: 471-477

Yalom ID (1974) Gruppenpsychotherapie. Grundlagen und Methoden. Psychologische Rehabilitation bei pneumologischen Erkrankungen. Pfeiffer, München

Yanaura S, Imanura N, Misawa M (1981) Effects of expectorants on the canine tracheal ciliated cells. Jpn J Pharmacol 31: 957-965

Young A (1983) Rehabilitation of patients with pulmonary disease. Ann Acad Med Singapore 12 (3): 410-416

Yukawa T, Kroegel C, Chanez P, Dent G, Ukena D, Chung KF, Barnes PJ (1989) Effect of Theophylline and Adenosine on eosinophil function. Am Rev Respir Dis 140: 327-333

Zack MB, Palange AV (1985) Oxygen supplemented exercise of ventilatory and nonventilatory muscles in pulmonary rehabilitation. Chest 88: 66

Zeltner S, Sennhauser FH, Kraemer R (1986) Epidemiologische Aspekte des Asthma bronchiale im Kindesalter. Schweiz Med Wochenschr 116: 1210-1216

Zenker W (1984) Mein Kind hat Asthma. Düsseldorf

Zenker W (1985) Mit Asthma leben lernen. Düsseldorf

Zepp F, Schulte-Wissermann H (1987) Störungen der zellulären Immunität (T-Zellen). In: Wahn U, Seger R, Wahn V (Hrsg) Pädiatrische Allergologie und Immunologie. Fischer, Stuttgart New York, S 343-360

Zimmermann B (1988) Allergy in asthma: the dose relationship of allergy to seveity of childhood asthma. J Allergy Clin Immunol 81: 63-70

Zuidema P, von Essel AD (1965) Messung von Tagesschwankungen des bronchialen Strömungswiderstandes bei Asthmatikern. Schweiz Med Wochenschr 95: 805-808

Zwi S, Goldman HI, Levin A (1964) Cigarette smoking and pulmonary function in healthy young adults. Am Rev Respir Dis 89: 73

Zwillich CW, Neagley SR, Cicutto L, White DP, Martin RJ (1989) Nocturnal asthma therapy, inhaled Biltoterol versus sutained-release Theophylline. Am Rev Respir Dis 139: 470-474

Sachverzeichnis